Radiologische Differenzialdiagnostik Kopf-Hals-Region

Herausgegeben von
Thomas J. Vogl

Unter Mitarbeit von
Rania Helal

1426 Abbildungen

Georg Thieme Verlag
Stuttgart • New York

Prof. Dr. med. Thomas J. **Vogl**
https://orcid.org/0000-0001-5218-1075

Dr. med. Rania **Helal**
https://orcid.org/0000-0002-2340-9736

Bibliografische Information der Deutschen Nationalbibliothek
Die Deutsche Nationalbibliothek verzeichnet diese Publikation in der Deutschen Nationalbibliografie; detaillierte bibliografische Daten sind im Internet über http://dnb.d-nb.de abrufbar.

Ihre Meinung ist uns wichtig! Bitte schreiben Sie uns unter:
www.thieme.de/service/feedback.html

© 2024. Thieme. All rights reserved.
Georg Thieme Verlag KG
Rüdigerstraße 14, 70469 Stuttgart, Germany
www.thieme.com

Printed in Germany

Redaktion: Dr. Doris Kliem, Urbach
Zeichnungen: Christine Lackner, Ittlingen
Covergestaltung: © Thieme
Bildnachweis Cover: © Thieme/Abbildungen von Prof. Dr. med. Thomas J. Vogl, Frankfurt/Main
Satz: Druckhaus Götz GmbH, Ludwigsburg
Druck: Esser bookSolutions GmbH, Göttingen

DOI 10.1055/b-006-163 704

ISBN 978-3-13-241489-1   1 2 3 4 5 6

Auch erhältlich als E-Book:
eISBN (PDF) 978-3-13-241492-1
eISBN (epub) 978-3-13-241493-8

Wichtiger Hinweis: Wie jede Wissenschaft ist die Medizin ständigen Entwicklungen unterworfen. Forschung und klinische Erfahrung erweitern unsere Erkenntnisse, insbesondere was Behandlung und medikamentöse Therapie anbelangt. Soweit in diesem Werk eine Dosierung oder eine Applikation erwähnt wird, dürfen die Lesenden zwar darauf vertrauen, dass Autor*innen, Herausgeber*innen und Verlag große Sorgfalt darauf verwandt haben, dass diese Angabe dem Wissensstand bei Fertigstellung des Werkes entspricht.

Für Angaben über Dosierungsanweisungen und Applikationsformen kann vom Verlag jedoch keine Gewähr übernommen werden. Jede*r Benutzende ist angehalten, durch sorgfältige Prüfung der Beipackzettel der verwendeten Präparate und gegebenenfalls nach Konsultation eines/r Spezialist*in festzustellen, ob die dort gegebene Empfehlung für Dosierungen oder die Beachtung von Kontraindikationen gegenüber der Angabe in diesem Buch abweicht. Eine solche Prüfung ist besonders wichtig bei selten verwendeten Präparaten oder solchen, die neu auf den Markt gebracht worden sind. **Jede Dosierung oder Applikation erfolgt auf eigene Gefahr des Benutzenden.** Autor*innen und Verlag appellieren an alle Benutzenden, ihnen etwa auffallende Ungenauigkeiten dem Verlag mitzuteilen.

Marken, geschäftliche Bezeichnungen oder Handelsnamen werden nicht in jedem Fall besonders kenntlich gemacht. Aus dem Fehlen eines solchen Hinweises kann nicht geschlossen werden, dass es sich um einen freien Handelsnamen handelt.

Das Werk, einschließlich aller seiner Teile, ist urheberrechtlich geschützt. Jede Verwendung außerhalb der engen Grenzen des Urheberrechtsgesetzes ist ohne Zustimmung des Verlages unzulässig und strafbar. Das gilt insbesondere für Vervielfältigung und Verbreitung in gedruckter Form, Übersetzung, Übertragung und Bearbeitung in andere Sprachen oder Fassungen sowie die Einspeicherung und Verbreitung in elektronischen Medienformen (z. B. CD-Rom, DVD, USB-Speicher, Datenbank, cloud-basierter Dienst, e-book und sonstige Formen des electronic publishing) und auch öffentlicher Zugänglichmachung (z. B. Internet, Intranet oder andere leitungsgebundene oder -ungebundene Datennetze), u. a. durch Wiedergabe auf stationären oder mobilen Empfangsgeräten, Monitoren, Smartphones, Tablets oder sonstigen Empfangsgeräten per Download (z. B. PDF, ePub, App) oder Abruf in sonstiger Form etc.

Wo datenschutzrechtlich erforderlich, wurden die Namen und weitere Daten von Personen redaktionell verändert (Tarnnamen). Dies ist grundsätzlich der Fall bei Patient*innen, ihren Angehörigen und Freund*innen, z. T. auch bei weiteren Personen, die z. B. in die Behandlung von Patient*innen eingebunden sind.

Vorwort

Mit dem neuen Werk „Radiologische Differenzialdiagnose: Kopf-Hals-Region" soll ein Werk initiiert werden, das die Problematik der bildgebenden Diagnostik in der Kopf-Hals-Region erfasst und dem Leser und Anwender insbesondere helfen soll, die relevanten Fragestellungen in dieser komplexen Region zu beantworten. Der Leser soll einen Leitfaden an die Hand bekommen, mit dem es ihm möglich ist, pathologische Prozesse in der Kopf-Hals-Region richtig zu analysieren und differenzialdiagnostisch einzuordnen. Aufgrund der komplexen Topografie, der vielfachen Leitstrukturen und eines breiten differenzialdiagnostischen Spektrums stellt die Kopf-Hals-Region dabei eine besondere Herausforderung an die bildgebende Diagnostik dar. Der gezielte und an die Fragestellung adaptierte Einsatz moderner bildgebender Verfahren dient der richtigen topografischen Analyse und der detaillierten Detektion. Das Ziel ist eine exakte Erfassung der Differenzialdiagnose. Anhand von didaktisch dargestellten Fällen der kompletten Differenzialdiagnostik sollen die wichtigen differenzialdiagnostischen Kriterien für die Kopf-Hals-Region vorgestellt werden. Dies beinhaltet qualitative und auch quantitative Daten, jeweils auf der Basis der modernen bildgebenden Verfahren.

Das vorliegende Werk ist Teil eines Konzepts, das die komplette Differenzialdiagnostik des menschlichen Körpers umfassen soll. Sortiert nach der zu analysierenden Region werden kurz jeweils infrage kommende bildgebende Untersuchungsverfahren beschrieben, die wesentlichen technischen Parameter erläutert und die Interpretationskriterien vorgestellt. Die ausgesuchten Beispiele entsprechen modernen didaktischen Anforderungen und erlauben mithilfe der verschiedenen differenzialdiagnostischen Kriterien die Erfassung der jeweils zugrunde liegenden Pathologie. Dabei lassen sich vielfach Prozesse der Kopf-Hals-Region artdiagnostisch auf der Basis der vorhandenen bildgebenden Diagnostik sehr eng eingrenzen. Bei bestimmten Fragestellungen und Regionen kann jedoch nur die lokalisierte Biopsie oder Histopathologie die genaue Diagnose ermitteln.

Mein besonderer Dank gilt den Mitarbeiterinnen und Mitarbeitern meines Instituts, den Kooperationspartnern aus der HNO-Klinik, insbesondere Herrn Prof. Stöver, der Mund-, Kiefer- und Gesichtschirurgie in domo, meiner Oberärztin Dr. Iris Burck, Conny Holtfoth, Frau Sigrid Potapczuk, Herrn Roland Schreiner für die Mithilfe bei der Erstellung des Technik-Kapitels sowie meiner Doktorandin, Frau Rania Helal, für die Erarbeitung der didaktischen Grundlagen dieser Ausführungen.

Frankfurt/Main, im Frühjahr 2024
Thomas J. Vogl

Abkürzungen

A.	Arteria	**MDP**	Methyldiphosphonat
ADC	apparenter Diffusionskoeffizient	**MIBG**	Metajodbenzylguanidin
AIDS	erworbenes Immunschwächesyndrom	**MIP**	Maximumintensitätsprojektion
a.-p.	anteroposterior	**MRA**	Magnetresonanzangiografie
CT	Computertomografie	**MRT**	Magnetresonanztomografie
CTA	computertomografische Angiografie	**N./Nn.**	Nervus/Nervi
DSA	digitale Subtraktionsangiografie	**p.-a.**	posteroanterior
DTPA	Diethylentriaminpentaessigsäure	**PET**	Positronenemissionstomografie
DVT	digitale Volumentomografie	**R.**	Ramus
DWI	diffusionsgewichtete Bildgebung	**STIR**	Short-Tau Inversion-Recovery
FDG	Fluordesoxyglukose	**T1w/T2w**	T1-/T2-gewichtet
FLAIR	Fluid-attenuated Inversion-Recovery	**T**	Tesla (Einheit)
HE	Hounsfield-Einheit	**Tc**	Technetium
HIV	humanes Immunschwächevirus	**TE**	Echozeit
kVp	Kilovolt-Peak	**TR**	Repetitionszeit
Lig./Ligg.	Ligamentum/Ligamenta	**V./Vv.**	Vena/Venae
M./Mm.	Musculus/Musculi		

Inhaltsverzeichnis

I Allgemeiner Teil

1 Einleitung ... 12
Thomas J. Vogl, Rania Helal

1.1	Grundlagen des vorgestellten Konzepts	12	1.3	Klinische Untersuchungsverfahren	13
1.2	Systematische Vorgehensweise zur Analyse radiologischer Befunde der Kopf-Hals-Region	12			

2 Bildgebende Untersuchungsverfahren allgemein ... 14
Thomas J. Vogl, Rania Helal

2.1	Sonografie	14	2.3	Tomografische Verfahren	19
2.2	Konventionelle digitale Röntgendiagnostik (Projektionsradiografie)	16			

II Spezieller Teil

3 Anteriore Schädelbasis ... 30
Thomas J. Vogl, Rania Helal

3.1	Topografie	30	3.5	Spezielle Differenzialdiagnosen	84
3.2	Spezifische anatomische Strukturen	31	3.6	Zusammenfassung und diagnostische Strategie	86
3.3	Spezifische Untersuchungsverfahren	33	3.7	Literatur	86
3.4	Spezifische Befunde	35			

4 Ohr und Felsenbein ... 87
Thomas J. Vogl, Rania Helal

4.1	Topografie	87	4.4	Spezifische Befunde	91
4.2	Spezifische anatomische Strukturen	87	4.5	Literatur	132
4.3	Spezifische Untersuchungsverfahren	89			

5 Innenohr, innerer Gehörgang, Kleinhirnbrückenwinkel und Labyrinth ... 133
Thomas J. Vogl, Rania Helal

5.1	Topografie	133	5.5	Spezielle Differenzialdiagnosen	165
5.2	Spezifische anatomische Strukturen	133	5.6	Zusammenfassung und diagnostische Strategie	171
5.3	Spezifische Untersuchungsverfahren	134	5.7	Literatur	171
5.4	Spezifische Befunde	135			

6 Orbita ... 172
Thomas J. Vogl, Rania Helal

6.1	Topografie ... 172	6.5	Spezielle Differenzialdiagnosen ... 211
6.2	Spezifische anatomische Strukturen ... 172	6.6	Zusammenfassung und diagnostische Strategie ... 212
6.3	Spezifische Untersuchungsverfahren ... 173	6.7	Literatur ... 212
6.4	Spezifische Befunde ... 174		

7 Nasenhaupthöhle, Nasennebenhöhlen und angrenzender Gesichtsschädel ... 213
Thomas J. Vogl, Rania Helal

7.1	Topografie ... 213	7.4	Spezifische Befunde ... 214
7.2	Spezifische anatomische Strukturen ... 213	7.5	Zusammenfassung und diagnostische Strategie ... 251
7.3	Spezifische Untersuchungsverfahren ... 214	7.6	Literatur ... 251

8 Nasopharynx und Parapharyngealraum ... 252
Thomas J. Vogl, Rania Helal

8.1	Topografie ... 255	8.4	Spezifische Befunde ... 256
8.2	Spezifische anatomische Strukturen ... 255	8.5	Zusammenfassung und diagnostische Strategie ... 285
8.3	Spezifische Untersuchungsverfahren ... 255	8.6	Literatur ... 285

9 Speicheldrüsen ... 286
Thomas J. Vogl, Rania Helal

9.1	Topografie ... 286	9.4	Spezifische Befunde ... 287
9.2	Klinische Symptomatik und Leitsymptome ... 286	9.5	Zusammenfassung und diagnostische Strategie ... 309
9.3	Spezifische Untersuchungsverfahren ... 286	9.6	Literatur ... 309

10 Mund, Kiefer und Gebiss ... 311
Thomas J. Vogl, Rania Helal

10.1	Topografie ... 311	10.4	Spezifische Befunde ... 314
10.2	Spezifische anatomische Strukturen ... 311	10.5	Literatur ... 399
10.3	Spezifische Untersuchungsverfahren ... 313		

11 Mundhöhle, Oropharynx und Mundboden ... 401
Thomas J. Vogl, Rania Helal

11.1	Topografie ... 401	11.4	Spezifische Befunde ... 403
11.2	Spezifische anatomische Strukturen ... 401	11.5	Zusammenfassung und diagnostische Strategie ... 428
11.3	Spezifische Untersuchungsverfahren ... 401	11.6	Literatur ... 430

12 Hypopharynx und Larynx ... 431
Thomas J. Vogl, Rania Helal

12.1	Topografie ... 431	12.4	Spezifische Befunde ... 432
12.2	Spezifische anatomische Strukturen ... 431	12.5	Zusammenfassung und diagnostische Strategie ... 451
12.3	Spezifische Untersuchungsverfahren ... 432	12.6	Literatur ... 451

13 Halsweichteile ... 452
Thomas J. Vogl, Rania Helal

13.1	Topografie ... 452	13.5	Spezielle Differenzialdiagnosen ... 477
13.2	Spezifische anatomische Strukturen ... 452	13.6	Zusammenfassung und diagnostische Strategie ... 478
13.3	Spezifische Untersuchungsverfahren ... 452	13.7	Literatur ... 478
13.4	Spezifische Befunde ... 453		

Sachverzeichnis ... 479

I Allgemeiner Teil

1	Einleitung	12
2	Bildgebende Untersuchungsverfahren allgemein	14

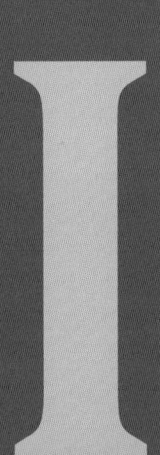

1 Einleitung

Thomas J. Vogl, Rania Helal

1.1 Grundlagen des vorgestellten Konzepts

Die Zielsetzung des vorliegenden Buches umfasst die Vorstellung eines Konzepts zur Erarbeitung einer möglichst präzisen radiologischen Differenzialdiagnostik der Kopf-Hals-Region auf der Basis von bildgebenden Kriterien und umfangreichen ausgewählten Bildbeispielen. Diese stellen einen aktuell zu interpretierenden bildgebenden Befund den histologisch und klinisch gesicherten Befunden gegenüber. Nach Erarbeitung einer entsprechenden Differenzialdiagnose resultieren die Diagnosestellung sowie auch eine entsprechende Empfehlung zum weiteren diagnostischen und therapeutischen Vorgehen. Die klinischen Untersuchungsverfahren werden dabei nur am Rande behandelt.

Im allgemeinen Teil werden die wesentlichen klinischen und radiologischen Kriterien der Diagnostik der Kopf-Hals-Region vorgestellt. Schematisch werden die diagnostisch relevanten Krankheitsgruppen wie Missbildungen und Variationen, Tumoren, Entzündungen, Traumafolgen und therapieinduzierte Veränderungen behandelt. Dabei stellt die Kenntnis der klinischen Fragestellung stets einen wesentlichen Bestandteil der radiologischen Bildinterpretation dar.

Die allgemeinen Untersuchungstechniken werden getrennt nach klinischen und bildgebenden Verfahren diskutiert. Im Vordergrund stehen neben der konventionellen Röntgendiagnostik die CT (Computertomografie), die MRT (Magnetresonanztomografie), die Sonografie sowie die DSA (digitale Subtraktionsangiografie).

Im klinischen Abschnitt sollen spezifisch für jede Region die möglichen Wege zur Erarbeitung einer exakten Differenzialdiagnose über die Bearbeitung eines konstanten Systems, die klinische Symptomatologie sowie die spezifische Symptomkonstellation vorgestellt werden. Des Weiteren werden die allgemeindiagnostischen Kriterien und der Weg vom Befund bis zur präzisen Differenzialdiagnose aufgezeigt.

Seit Einführung der konventionellen Röntgentechnik um die Jahrhundertwende fand in der Diagnostik des Gesichtsschädels, der Schädelbasis und des Halses eine rasante Entwicklung statt. Die Einstelltechniken der meisten konventionellen Röntgenaufnahmen, die bereits kurze Zeit danach entwickelt wurden (z. B. Felsenbeinaufnahmen nach Schüller im Jahr 1905 und nach Stenvers im Jahr 1917), kommen noch heute weitgehend unverändert zum Einsatz.

Die Angiografie entwickelte sich bald als wichtige Ergänzung zur Abklärung stark vaskularisierter Prozesse. Erst die Einführung der DSA im Jahr 1978 aber ermöglichte eine präzise Erfassung des morphologischen Aufbaus und der hämodynamischen Verhältnisse in Gefäßen und Tumoren. Parallel dazu etablierte sich die Sonografie als Routineuntersuchung insbesondere im Bereich des Halses und der Gesichtsweichteile.

Den wohl bedeutsamsten Fortschritt in der Diagnostik der Kopf-Hals-Region stellt die Einführung der Schnittbildverfahren wie CT und MRT dar. Mithilfe dieser Methoden gelang erstmals eine lückenlose und überlagerungsfreie Darstellung anatomischer und pathologischer Prozesse in dieser Region.

Die Aufgabe der radiologischen Diagnostik liegt darin, den klinischen Anforderungen zur sicheren Diagnosestellung und zur Operationsplanung innerhalb der interdisziplinären Zusammenarbeit gerecht zu werden. Verfeinerte mikrochirurgische Operationstechniken sowie neue Möglichkeiten der Radio- und Chemotherapie stellen zunehmend höhere Ansprüche an die radiologische Diagnostik dieser Körperregion.

Zunächst obliegt es der Diagnostik, bei möglichst exakter Angabe der Fragestellung oder einer klinischen Verdachtsdiagnose aus der Vielzahl der zur Verfügung stehenden technischen Verfahren die aussagekräftigste und für den Patienten am wenigsten belastende Methode auszuwählen. Ziel jeder Untersuchung ist zum einen, Lokalisation und Ausdehnung einer Läsion genau zu beschreiben, und zum anderen, mittels ausreichender Sensitivität und Spezifität Aussagen über die genaue Diagnose zu treffen. Im Folgenden wird versucht, getrennt nach verschiedenen topografischen Regionen einen Einblick in die diagnostische Strategie bei verschiedenen Krankheitsbildern zu gewähren.

Die zusammenschauende Analyse der topografischen Informationen und der bildgebenden Parameter sowie die Kenntnis des differenzialdiagnostischen Spektrums stellen die Voraussetzung zur Erzielung einer exakten radiologischen Diagnose dar.

1.2 Systematische Vorgehensweise zur Analyse radiologischer Befunde der Kopf-Hals-Region

Im Vordergrund stehen im vorliegenden Buch das Training sowie die Bereitstellung erforderlicher Informationen für eine systematische Analyse radiologischer Untersuchungsverfahren in der Kopf-Hals-Region, angereichert mit ausführlichem Bildmaterial.

Eine weitere zuverlässige Hilfestellung erlaubt die Anwendung des im angloamerikanischen Sprachraum üblichen Systems „Fünf D" für eine sorgfältige Bildinterpretation:

- **Detect:** Dies steht für die wesentliche Aufgabenstellung der Identifizierung einer pathologischen Läsion oder Erkrankung. Dabei sollte zunächst versucht werden, alle wesentlichen Strukturen nach möglichen Ausgangspunkten einer Läsion abzusuchen. Klassische Läsionen der Kopf-Hals-Region können von einer Vielzahl topografischer Strukturen ausgehen (▶ Tab. 1.1).
- **Describe:** „Describe" bedeutet die Bestimmung der Zugehörigkeit einer Läsion. Dies bezieht sich auf die Zuordnung zu Knochen, Gelenken, Weichteilen, Speicheldrüsen, vaskulären oder neuralen und anderen Strukturen. Des Weiteren muss die exakte Lagebeziehung einer Läsion in Relation zu den mitbeteiligten oder benachbarten Strukturen dokumentiert werden. Wesentliche Informationen beziehen sich auf die Frage einer regionalen, fokalen oder generalisierten Erkrankung sowie die Detektion solitärer oder multipler Erkrankungen.
- **Discuss:** Darunter versteht man die erste Bewertung der zusammengetragenen Ergebnisse der Befundung.
- **Differential Diagnosis:** Diese umfasst die Bearbeitung, Auflistung und Abwägung der möglichen Differenzialdiagosen.
- **Diagnosis:** Dieser Ausdruck beinhaltet den letzten Arbeitsschritt – die Diagnose – nach Berücksichtigung aller möglichen Kriterien und der Gesamtkonstellation.

Tab. 1.1 Ausgangspunkte von Erkrankungen der Kopf-Hals-Region.

Strukturen der Kopf-Hals-Region	Ausgangspunkte von Läsionen
Knochen	• Substantia corticalis (z. B. knöcherne Wandung: Maxilla) • Substantia spongiosa (z. B. Pyramidenspitze)
Gelenke	• Temporomandibulargelenk (Synovia, Substantia corticalis, Weichteilgewebe, Knorpel)
Schleimhaut	• Mukosa • Submukosa
vaskuläre Leitstrukturen	• Arterien • Venen
Lymphsystem	• Gefäße • Lymphknoten
neurales System	• Nerven • Ganglien
Speicheldrüsen	• Glandula parotis • Glandula submandibularis • Glandula sublingualis
Weichteile	• Bindegewebe • Faszien • Sehnen

1.3 Klinische Untersuchungsverfahren

Bei der differenzialdiagnostischen Erwägung klinischer Fragestellungen muss selbstverständlich davon ausgegangen werden, dass der Erhebung der Anamnese eine wesentliche Rolle zukommt. Eine entscheidende Bedeutung haben dabei für die Erfassung von Erkrankungen der Kopf-Hals-Region die Standarduntersuchungsmethoden wie Inspektion und Palpation. Das gilt im Wesentlichen für die Hals-Nasen-Ohren-Spiegeluntersuchung und die klassischen audiometrischen Messverfahren. Dabei umfassen die klinischen Untersuchungsmethoden im Rahmen der klinischen Otologie und der Schädelbasisdiagnostik zunächst die Inspektion sowie die Palpation der Ohrmuschel, der unmittelbaren Ohrumgebung und regionaler Lymphknoten. In einem weiteren Schritt kommen die Otoskopie, audiologische Untersuchungen sowie Vestibularis- und Tubenfunktionsprüfungen zum Einsatz. In Einzelfällen sind zusätzlich Untersuchungen wie Abstrich und bakteriologische Untersuchungen notwendig sowie – bei ausgedehnteren Schädelbasisprozessen – Untersuchungen sämtlicher Hirnnervengruppen.

Bei der Differenzialdiagnose von Hörstörungen werden Inspektion, Palpation und/oder Otoskopie durch Stimmgabelprüfungen mit Versuchen nach Weber, nach Renne oder nach Gelle im Tonaudiogramm der Sprachabstandsprüfung sowie der Sprachaudiometrie ergänzt. Zur Abklärung der Innenohrschwerhörigkeit muss eine Prüfung des Rekruitments erfolgen, ebenso wie der Fowler-Test. Weitere Methoden stellen die Prüfung der Hörermüdung sowie die Impedanzmessung dar. Bei Fragestellungen in Bezug auf Gleichgewichtserkrankungen umfasst das klinische Untersuchungsprogramm zusätzlich Verfahren wie thermische Prüfung, Dreh- und Pendelstuhlbewegung sowie eine Abklärung des okulomotorischen und somatischen Systems. Dies betrifft insbesondere die komplexe Abklärung bei Erkrankungen wie dem Schwindel.

Bei Erkrankungen der Gesichtsregion haben otorhinolaryngologische Untersuchungen der Gesichtsweichteile, der Nasennebenhöhlen, der Mundhöhle, des Ober- und Unterkiefers sowie der Glandula-parotis-Region entscheidende Bedeutung.

Speziell für die aus Nase, Nasennebenhöhlen und Nasenrachen bestehende Region kommen die optikgestützte Endoskopie, die Rhinomanometrie und Rhinorheografie sowie die Sinuskopie (Anteroskopie) zum Einsatz, bei Fragestellungen im Bereich von Mund und Rachen die Lupenendoskopie.

Für die Gruppen der Kopfspeicheldrüsen besteht die Möglichkeit einer Bestimmung der Speichelflussrate (Sialometrie). Diese erlaubt Rückschlüsse auf die Speichelproduktion und die Funktion der betroffenen Drüse. Ebenso kann die Speichelchemie zusätzlich Informationen über die biochemische Zusammensetzung des Speichels liefern.

Für die Region Larynx und Hypopharynx steht klinisch die Laryngoskopie als Pilotuntersuchung am Anfang jeder instrumentalen Larynxexploration zur Verfügung. Die Lupenlaryngoskopie (ebenfalls indirekt) bietet die Möglichkeit der optischen Vergrößerung. Die direkte Laryngoskopie in Form der Mikrolaryngoskopie erlaubt zusätzlich auch endolaryngeale Maßnahmen und Manipulationen.

Bei Stimm- und Sprachstörungen wird die Untersuchung der Stimm- und der Sprechfunktion durch exzessive klinische Verfahren ergänzt.

2 Bildgebende Untersuchungsverfahren allgemein

Thomas J. Vogl, Rania Helal

In der Kopf-Hals-Region kommen je nach Fragestellung und Symptomatik des Patienten unterschiedliche bildgebende Untersuchungsmethoden zum Einsatz (▶ Tab. 2.1). Einige pathologische Prozesse lassen sich mittels MRT besser darstellen, andere mittels CT, Cone-Beam-CT oder Sonografie. Im Folgenden werden die wesentlichen bildgebenden Verfahren vorgestellt, die eine klinisch relevante diagnostische Rolle in der Kopf-Hals-Region einnehmen.

2.1 Sonografie

2.1.1 Allgemeine Technik

Die schmerz- und nebenwirkungsfreie Ultraschalluntersuchung beruht auf dem Prinzip des Echolots. Ausgesandte mechanische hochfrequente (für das menschliche Ohr nicht hörbare) Wellen mit einer Frequenz von über 20 kHz treffen mit einer mittleren Schallintensität von 100 mW/cm² auf Gewebe und werden je nach Dichteunterschied abgeschwächt reflektiert. Diese Reflexionen werden „Echos" genannt. Der Schallkopf erzeugt longitudinale Wellen und fungiert dabei sowohl als Sender als auch als Empfänger. Aus den Laufzeitunterschieden der rückläufigen Wellen werden daraufhin die abzubildenden Strukturen errechnet. Der verwendete Frequenzbereich liegt typischerweise zwischen 2 und 20 MHz (▶ Abb. 2.1 und ▶ Tab. 2.2). Bei steigender Frequenz nimmt die Absorption von Gewebe zu und die Eindringtiefe der Wellen nimmt ab. Dadurch verbessert sich die Auflösung. Bei abnehmender Frequenz hingegen wird die Eindringtiefe erhöht. Dabei verschlechtert sich dementsprechend die Auflösung. Schallköpfe mit einer Frequenz von 10 MHz und mehr kommen bei Fragestellungen zum Einsatz, die die oberflächlichen Strukturen betreffen. Muskeln und Gefäße erreicht man dagegen mit deutlich geringeren Frequenzen (5 MHz).

2.1.2 Konventionelle sonografische Techniken

Die Sonografie kommt überwiegend im Bereich der Kopf-Hals-Weichteile zum Einsatz. Dabei können besonders gut das Drüsengewebe, die Orbita und der Bulbus oculi, die Muskulatur und die Lymphknoten beurteilt werden. Außerdem ist es möglich, pathologische Prozesse wie beispielsweise Raumforderungen im Bereich der Nasennebenhöhlen, der Kieferhöhlen und des Kehlkopfs darzustellen. Einen sehr hohen Stellenwert besitzt die Sonografie im Bereich der Schilddrüsendiagnostik. Je nachdem, welches Organsystem untersucht werden soll, ist ein spezifischer Schallkopf zu wählen.

2.1.3 Amplitudenmodus

Bei dem Amplitudenmodus (kurz: A-Modus) wird kein Bild des Organsystems und der umliegenden Gewebe erzeugt. Es entsteht vielmehr eine Aufzeichnung von Tiefe und Reflexionsstärke der Grenzflächen. Die Eindringtiefe auf der x-Achse und die Echogenität auf der y-Achse werden als Amplitude-Zeit-Diagramm angezeigt. Es handelt sich dabei um ein eindimensionales Verfahren. Diese Methode wird bei der Diagnose einer akuten Sinusitis genutzt.

Tab. 2.1 Bildgebende radiologische Untersuchungsverfahren der Kopf-Hals-Region.

Bildgebende Untersuchungstechniken	Untersuchungsverfahren
konventionelle Röntgendiagnostik	• Tomografie/Breischluckkinematografie • CT • Spiral-CT • hochauflösende CT (High-Resolution-CT) • CTA • CT-gesteuerte Biopsie • Cone-Beam-CT
MRT	• MRT • MRA • MR-Spektroskopie • interventionelle MRT
Sonografie	• Doppler-Sonografie • farbkodierte Duplexsonografie • Ultraschallelastografie • Kontrastmittelsonografie
DSA	• DSA • interventionelle Verfahren

CT = Computertomografie
CTA = computertomografische Angiografie
DSA = digitale Subtraktionsangiografie
MRA = Magnetresonanzangiografie
MRT = Magnetresonanztomografie

Tab. 2.2 Ultraschall im medizinischen Einsatz.

Frequenzbereich (MHz)	Einsatzgebiet
2–5	abdominale Organe
5–12	Gefäße, Schilddrüse, Halsweichteile
bis 20	in der Dermatologie

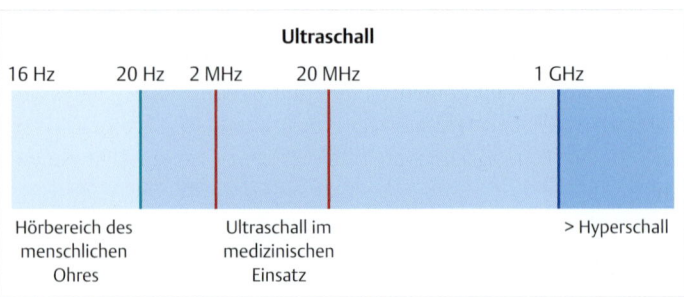

Abb. 2.1 Ultraschall im medizinischen Einsatz.

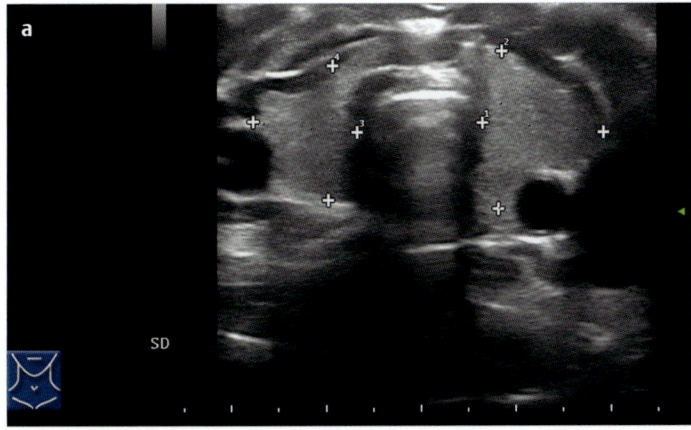 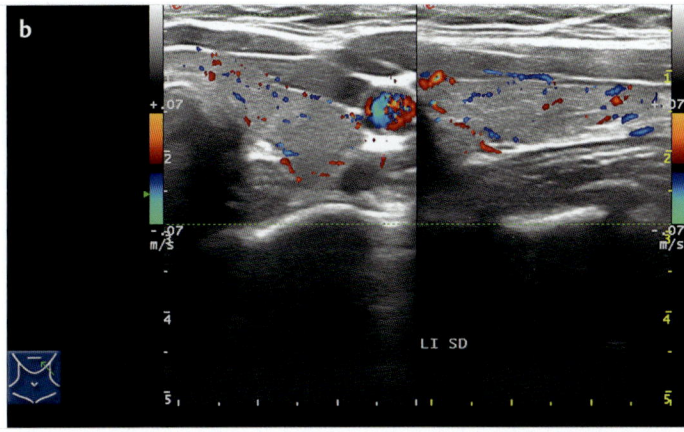

Abb. 2.2 Ultraschall der Schilddrüse.
a B-Modus-Ultraschall, der beide Schilddrüsenlappen zeigt.
b Farb-Doppler-Ultraschall über dem linken Schilddrüsenlappen.

2.1.4 Brightness-Modus

Der Brightness-Modus (kurz: B-Modus) ist eine Weiterentwicklung des Amplitudenmodus. Angezeigt wird bei dieser Untersuchungsmethode die Echostärke in Graustufen (▶ Abb. 2.2a; s. auch ▶ Abb. 2.3d). Sie wird als Helligkeit übermittelt, sodass ein Bild entsteht, mit dessen Hilfe die zu untersuchenden Organ- und Gewebestrukturen bewertet werden können.

2-D-Echtzeitmodus

Der 2-D-Echtzeitmodus ist die Standarduntersuchung. Der B-Modus wird dabei mit einer 2-D-Technik synchronisiert. Durch die zusätzliche Bewegung des Echosignals entsteht eine zweidimensionale Abbildung.

Tissue harmonic Imaging

Durch eine spezielle Software ist eine verbesserte Darstellung des B-Modus im Hinblick auf Kontrast und räumliche Abbildungsparameter möglich.

2.1.5 (Time-)Motion-Modus

Der (Time-)Motion-Modus (kurz: M-Modus bzw. TM-Modus) wird angewendet, um bewegliche Organsysteme wie z. B. Herzklappen zu beurteilen. Die registrierten Echosignale werden im B-Modus als Funktion der Zeit aufgenommen und werden als bewegtes 2-D-Bild dargestellt. Zusätzlich findet eine eindimensionale Achsendarstellung des Echosignals statt, die die Bewegungsabläufe wiedergibt.

2.1.6 Elastografie

Mithilfe der Option der Ultraschallelastografie lässt sich die Rigidität des Gewebes erkennen. Somit können eventuelle Pathologien erfasst und charakterisiert werden. Technisch ist die Elastografie eine Erweiterung des B-Modus und benötigt eine speziell dafür geeignete Software. Der Untersucher übt bei der Untersuchung mit dem Schallkopf einen leichten Druck auf das Organ aus. Mittels spezieller Messverfahren wird die Elastizität des Gewebes errechnet.

Eine Elastografie ist nicht nur mithilfe der Sonografie, sondern auch mittels MRT möglich. Bei der MRT-Untersuchung wird der benötigte Druck durch ein im Untersuchungsraum positioniertes System erzeugt. Verschiedene Pulswellen werden dazu eingesetzt. Chronische Gewebeveränderungen oder auch Tumoren verändern dabei die Gewebeelastizität.

2.1.7 Duplexsonografie

Die Duplexsonografie ist die Summe aus B-Modus und Pulsed-Wave-Doppler-Ultraschall, bei dem der Doppler-Effekt ausgenutzt wird. Es handelt sich um die Aufnahme von Frequenzverschiebungen beweglicher Teilchen (z. B. Blutzellen) an einem gewählten Ort. Bestimmt wird damit z. B. der Blutfluss im Gefäßsystem. Im Graubild wird die Gewebemorphologie angezeigt, der Blutfluss kann farbig markiert werden (▶ Abb. 2.3; s. auch ▶ Abb. 2.2b). Mithilfe einer farbkodierten Doppler-Sonografie lassen sich Strömungsgeschwindigkeiten berechnen und so eventuelle Turbulenzen sowie pathologische Gefäßveränderungen erkennen.

2.1.8 Kontrastmittelsonografie

Das Ultraschallkontrastmittel besteht aus Gaspartikeln sowie einem Transportmedium und wird intravenös im Bolus injiziert. Durch seine echoverstärkende Wirkung sorgt diese Substanz für eine bessere Darstellung des Blutflusses in den Gefäßen und weist eine vermehrte Anreicherung im entzündlichen und stoffwechselaktiven Gewebe auf. Fokale Veränderungen des Halsbereichs lassen sich damit deutlicher detektieren und charakterisieren. Die intravenöse Kontrastmittelgabe kann auch in Kombination mit der Elastografie angewendet werden.

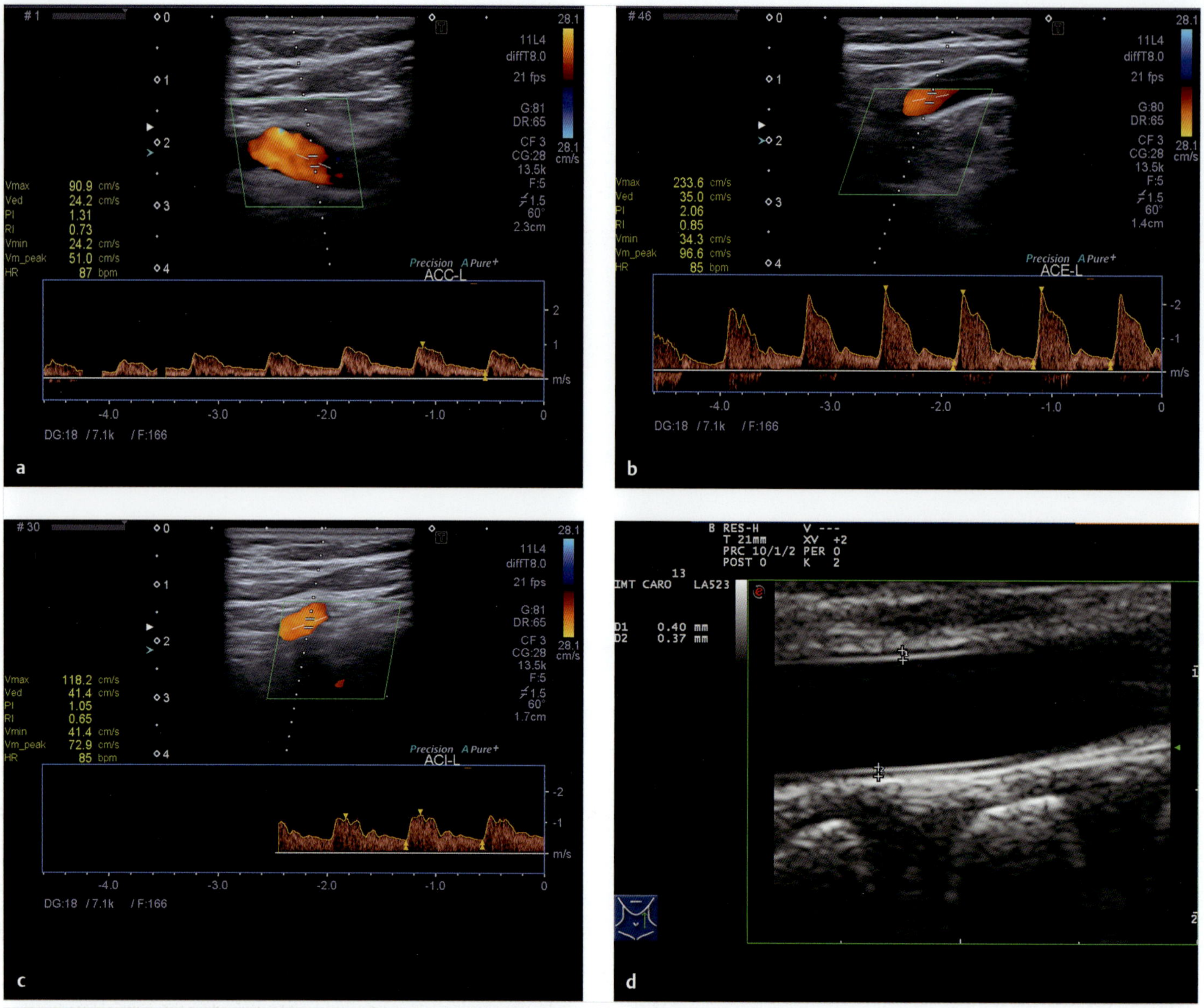

Bildgebende Verfahren

Abb. 2.3 Ultraschall der linken A. carotis. A. = Arteria.
a Farb-Doppler-Ultraschall über der linken A. carotis communis mit normaler spektraler Wellenform.
b Farb-Doppler-Ultraschall über der linken A. carotis externa mit normaler spektraler Wellenform.
c Farb-Doppler-Flussultraschall über der linken A. carotis interna mit normaler spektraler Wellenform.
d B-Mode-Ultraschall, der die Messung der Intimadicke zeigt.

2.2 Konventionelle digitale Röntgendiagnostik (Projektionsradiografie)

Die Projektionsradiografie (▶ Abb. 2.4) hat klinisch an Bedeutung verloren und ist laut Deutschem Ärzteblatt aus dem Jahr 2014 nur noch für die Zahndiagnostik und in Ausnahmefällen in der Diagnostik von Mund, Kiefer und Gesicht durchzuführen. Entzündliche, traumatologische und tumoröse Erkrankungen sind in der Regel heute gemäß den Leitlinien internationaler und deutscher Fachgesellschaften mittels Schnittbildverfahren wie Ultraschalldiagnostik, CT, Cone-Beam-CT oder MRT zu diagnostizieren.

Für konventionelle digitale Röntgenuntersuchungen des Schädels und der Schädelbasis sollte bei konstantem Röhrenstrom von 50 mAs die Aufnahmespannung zwischen 70 und 85 kV liegen. Verwendet wird dabei ein Film-Folien-System der Empfindlichkeitsklasse 200 und mit einer Brennfleckgröße von 0,6 mm in Rastertechnik. Der Verlauf des Zentralstrahls entspricht den herkömmlichen Standardanforderungen. Die Expositionszeit liegt bei dieser Untersuchungstechnik unter 100 ms. In seitlicher Projektion kann eine Spannung zwischen 65 und 80 kV bei niedrigerem Röhrenstrom und identischen Parametern gewählt werden. Die Gonadendosis bei einer Frau beträgt dabei weniger als 0,2 µSv, die maximale Dosis im roten Knochenmark des Schädels 4 mSv.

Zusatzinfo

Die projektionsradiografische Untersuchung ist heute fast ausschließlich zur Bestimmung von Frakturen nach Traumata empfohlen. Folgende Indikationen zur Anfertigung von Röntgenbildern sind laut Deutschem Ärzteblatt von 2014 leitliniengerecht: Für die Diagnostik des Schläfenbeins sind sie zur postoperativen Kontrolle der korrekten Elektrodenlage von Kochleaimplantaten etabliert. In der Dentalmedizin werden mittels projektionsradiografischer Verfahren Wurzelstatus und qualitative sowie quantitative Daten von Os mandibulare und Os maxillare sowohl prä- als auch posttherapeutisch evaluiert.

2.2 Projektionsradiografie

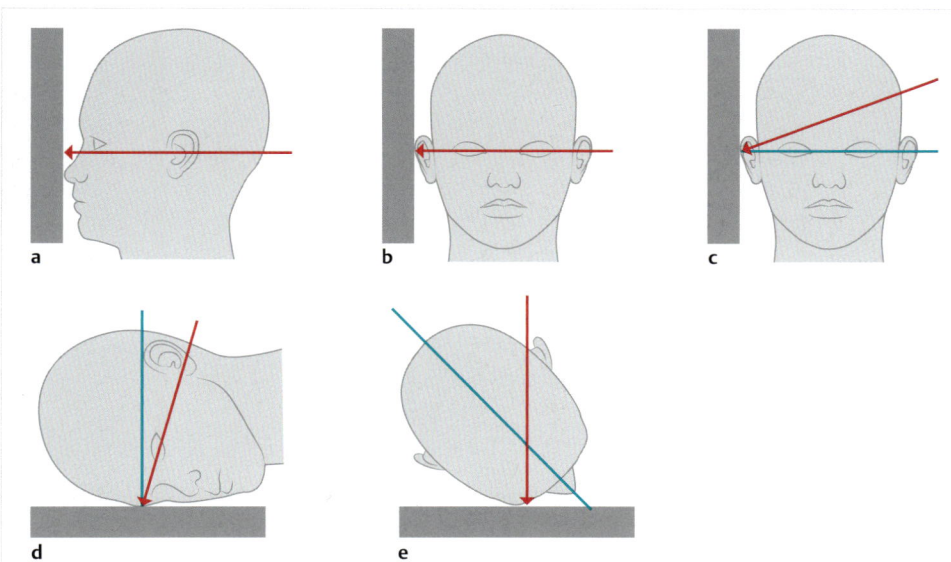

Abb. 2.4 Projektionsradiografien der Kopf-Hals-Region.
a P.-a. (posteroanteriore) Schädelaufnahme; sitzend, Gesicht zum Film.
b Seitliche Aufnahme; Rücken-, Bauchlage oder sitzend, Gesicht seitlich zum Film.
c Aufnahme nach Schüller; Zentralstrahl um 30° nach oben versetzt.
d Bauchlage; der Zentralstrahl wird um 12° nach kaudal gekippt.
e Bauchlage; der Zentralstrahl wird um 45° nach dorsal gekippt.

2.2.1 Axiale Aufnahme der Schädelbasis

Zu beachten ist, dass bei axialen Aufnahmen der Schädelbasis der Zentralstrahl bei hyperextendiertem Kopf weitgehend senkrecht zur Horizontalen verläuft. Es werden die vordere, die mittlere und die hintere Schädelgrube dargestellt. Abzugrenzen sind die Foramina lacerum, ovale und spinosum in der mittleren Schädelgrube und das Foramen magnum als zentrale Struktur in der hinteren Schädelgrube. Die Felsenbeinstrukturen mit den pneumatisierten Mastoidzellen liegen zwischen der mittleren und der hinteren Schädelgrube.

2.2.2 Posteroanteriore Schädelaufnahme

Die Stirn des Patienten liegt bei der p.-a. (posteroanterioren) Aufnahme direkt der Kassette oder dem Detektor an. Dadurch werden die knöchernen Konturen beider Orbitae sowie der Stirnhöhle und der Nasenhaupthöhle präzise abgebildet. Kaudal bilden sich die Pyramidenoberkante, die Pyramidenspitze und das Mastoid ab (▶ Abb. 2.5a; s. auch ▶ Abb. 2.4a). Dadurch erhält man einen Überblick über die Asymmetrien oder Verschiebungen der Proportionen bei Missbildungen oder anderen Pathologien.

2.2.3 Seitliche Aufnahme des Schädels

Der Patient befindet sich bei der seitlichen Aufnahme des Schädels (▶ Abb. 2.5b; s. auch ▶ Abb. 2.4b) in Rücken- oder Bauchlage, mit der zu untersuchenden Seite nahe am Detektor. Die Medianebene des Schädels liegt parallel zum Untersuchungstisch. In der seitlichen Schädelaufnahme werden die knöchernen Strukturen der Schädelkalotte abgebildet. Die Suturen können in der 2. Ebene beurteilt werden, Fossa hypophysialis, Dorsum sellae und Os frontale werden dargestellt. Vom Gesichtsschädel können im Wesentlichen das Os nasale und der Sinus frontalis in der 2. Ebene beurteilt werden. Auch der kraniozervikale Übergang und die oberen Halswirbelkörper werden abgebildet.

2.2.4 Aufnahme nach Schüller

Bei der Aufnahme nach Schüller (▶ Abb. 2.6; s. auch ▶ Abb. 2.4c) wird der Zentralstrahl horizontal um 30° nach oben versetzt ausgerichtet. Diese Aufnahme dient der Beurteilung des Processus mastoideus und der pneumatisierten Zellen des Mastoids, des äußeren Gehörgangs, der Paukenhöhle sowie des Unterkieferköpfchens, am besten im Seitenvergleich.

2.2.5 Aufnahme nach Stenvers

Die Spezialaufnahme nach Stenvers stellt die Pyramidenoberkante und die Pyramidenspitze sowie den inneren Gehörgang mit den Innenohrstrukturen wie Bogengängen und Schnecke dar (▶ Abb. 2.7). Sie sollte stets beidseitig durchgeführt werden. Der Zentralstrahl wird dabei um 45° nach dorsal und um 12° nach kaudal gekippt. Kennzeichnend für einen pathologischen Befund sind Osteolysen der Pyramidenoberkante und der Pyramidenspitze, eine deutliche Seitendifferenz des inneren Gehörgangs von mehr als 2 mm sowie eine Aufweitung des inneren Gehörgangs um mehr als 8 mm.

2.2.6 Aufnahme nach Mayer

Die Schläfenbeinaufnahme nach Mayer wird unter einem Einstrahlwinkel von 45° von kranial angefertigt und dient der Beurteilung des Mastoids und des Caput mandibulae. Der Einsatzbereich dieser Aufnahmen ist vergleichbar mit dem der Aufnahmen nach Schüller, sie werden jedoch nur noch in Ausnahmefällen eingesetzt.

Bildgebende Verfahren

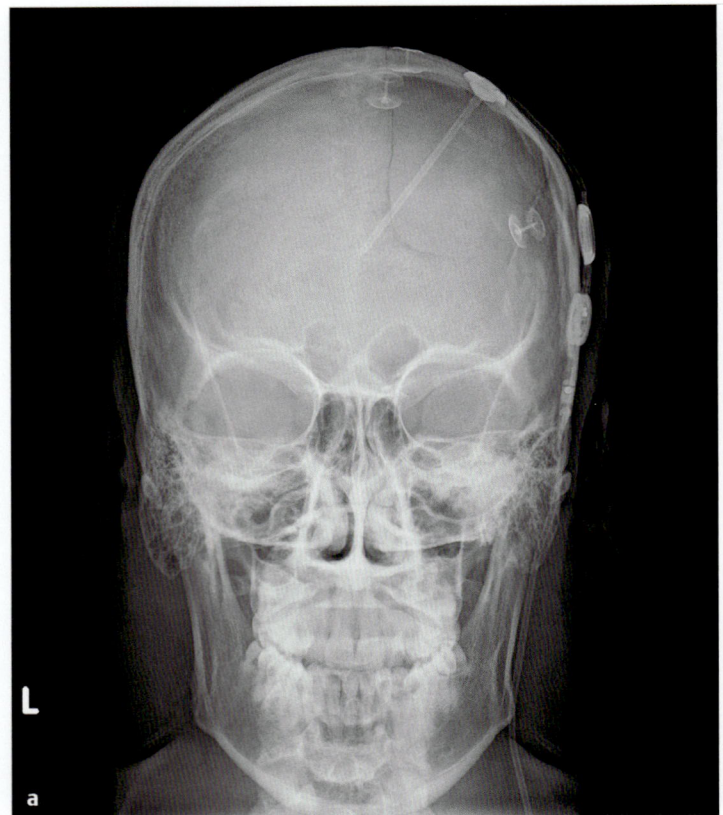
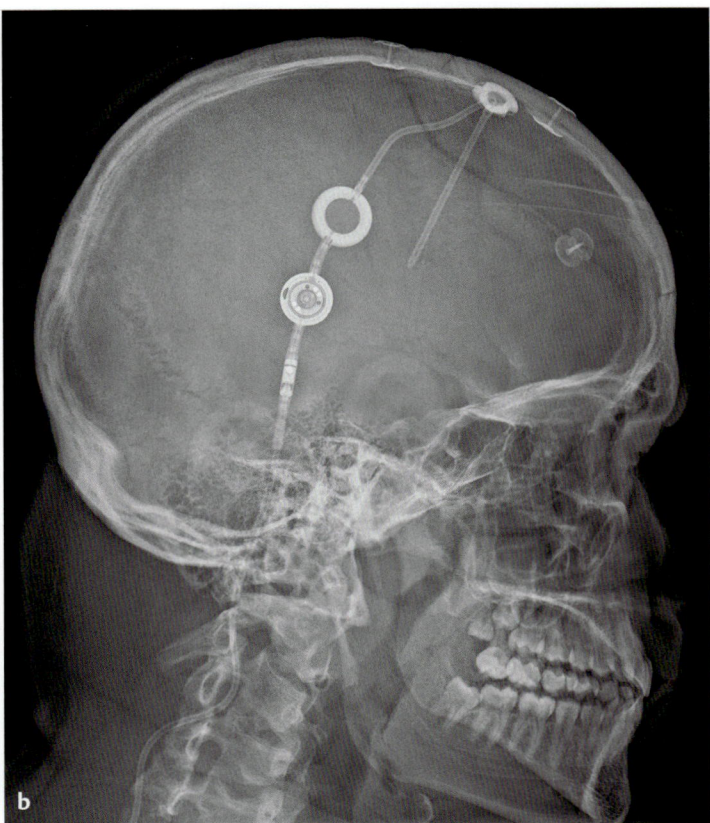

Abb. 2.5 Röntgenaufnahme des Schädels in 2 Ebenen. Patient mit Shunt-Versorgung.
a P.-a. Aufnahme.
b Seitliche Aufnahme.

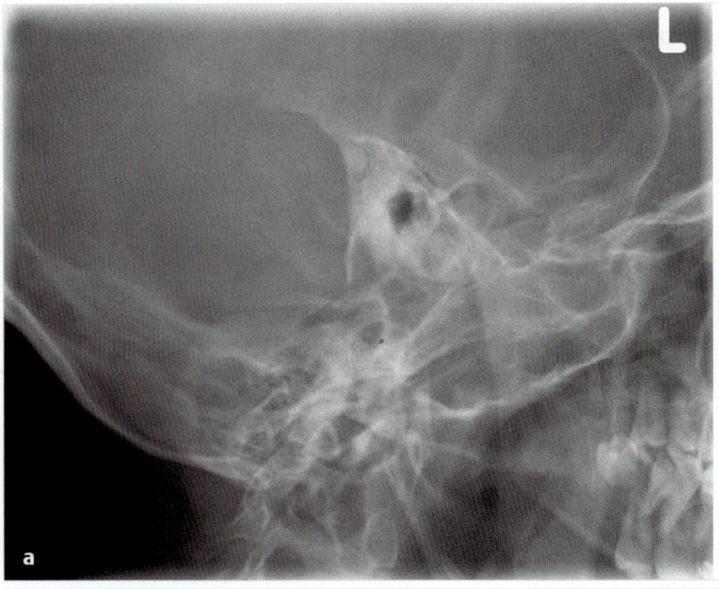
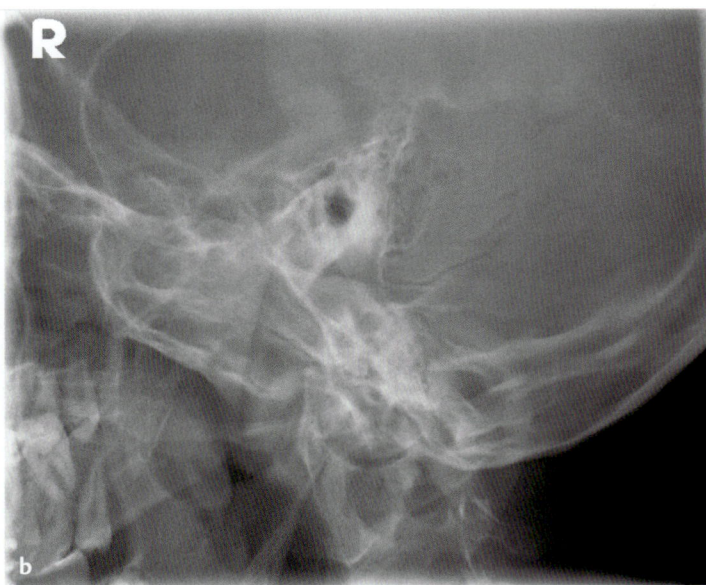

Abb. 2.6 Röntgenaufnahme des Felsenbeins beidseits nach Schüller.
a Links.
b Rechts.

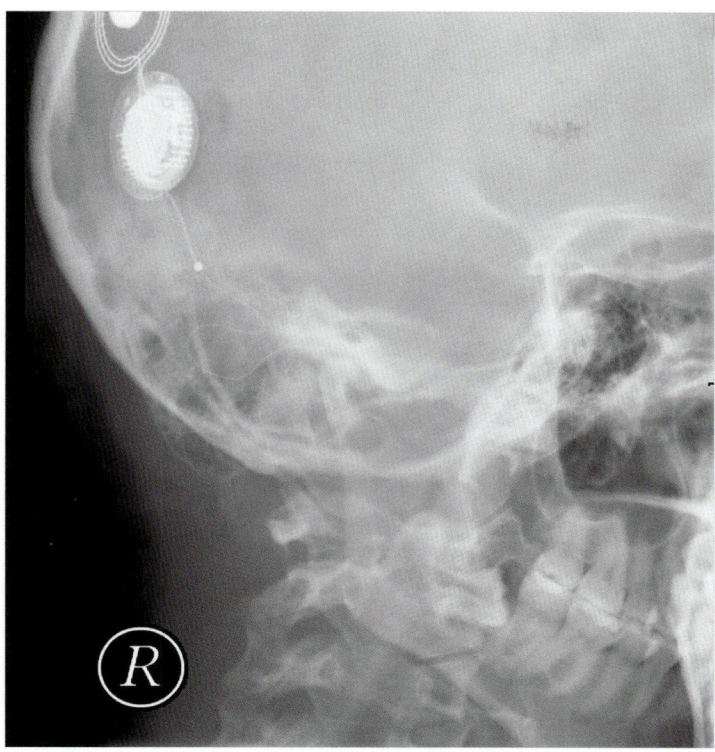

Abb. 2.7 Röntgenaufnahme des rechten Felsenbeins nach Stenvers. Patient mit Zustand nach Implantation eines Kochleaimplantats rechts.

Tab. 2.3 Hounsfield-Skala.

Bereich	Hounsfield-Einheit (HE)
Luft	−1000
Lunge	−800 bis −500
Fett	−100 bis −50
Wasser	0
Leber	40–70
Knochen	300–3071
Implantat	bis 3071

2.3 Tomografische Verfahren

2.3.1 Computertomografie

Im Jahre 1972 wurde der erste klinische Computertomograf entwickelt. Damit wurde eine wesentliche radiologische Technik initiiert. Bislang existieren 5 Gerätegenerationen. Dabei hat sich die 3. Generation durchgesetzt und kommt heute in weiterentwickelter Form zum Einsatz.

Die 3. Generation ist ein Mehrzeilencomputertomograf. Eine Röhre sendet fächerförmige Strahlen aus, während sie den Patienten vollständig umrundet. Detektoren nehmen die Reststrahlung auf, die den Patienten durchdrungen hat. Anhand dieser Daten werden dann die endgültigen Bilder errechnet.

Um die Strahlenbelastung deutlich zu senken, musste die Streustrahlung des Fächerstrahls reduziert werden. Dies erlauben Multidetektorelemente, die ebenfalls um den Patienten rotieren. Je nach Gerät sind zwischen 2 und 250 Detektorzeilen möglich. Daraus ergibt sich bei einer Rotationszeit von 0,3 s eine deutlich verkürzte Untersuchungsdauer.

Ein weiterer Vorteil ist die Isotopie der Voxel (Volumenelement). Ihre Größe wird bestimmt durch die Matrixgröße, das Field of View und die Schichtdicke.

Mithilfe des beweglichen Patiententischs lässt sich der Patient axial durch den Computertomografen transportieren. Dies erlaubt die spiralförmige Untersuchung des Körpers.

Die Multidetektor-CT ermöglicht eine reproduzierbare Darstellung der knöchernen und der Weichteilstrukturen der Schädelbasis, des Gesichtsschädels und der Halsregion. Das verbesserte Auflösungsvermögen und die überlagerungsfreie Darstellung sind für die Beurteilung sowohl tumoröser als auch traumatologischer und infektiöser Prozesse von entscheidendem Vorteil. Deshalb konnte die Multidetektor-CT die konventionelle Tomografie vollständig ablösen. Auch hinsichtlich des Nachweises von Knochendestruktionen und einer Lymphknotenvergrößerung (maligne Lymphome, Metastasen) ist die CT besonders aussagekräftig. Dichtemessungen erlauben zudem Rückschlüsse auf einzelne Gewebestrukturen: Knochendichte Strukturen weisen eine starke Abschwächung bis hin zu 3000 HE auf (wie Metall; HE = Hounsfield-Einheit). Definitionsgemäß hat Wasser eine Dichte von 0 HE und Luft eine Dichte von −1000 HE. Dementsprechend befinden sich verschiedene Weichteilgewebe wie Muskulatur, Drüsen- und Bindegewebe sowie Tumoren im positiven Dichtebereich, Fettgewebe dagegen weist negative Dichtewerte auf. In der Praxis wird die Skala von −1024 bis 3071 HE (12-Bit-Zahlen) verwendet (▶ Tab. 2.3). Durch die Festlegung eines geeigneten Fensters (Field of View) wird die Bildausspielung der Fragestellung angepasst (Knochen- oder Weichteilfenster).

Eine Routineuntersuchung sollte eine Schichtdicke zwischen 3 und 5 mm sowie ein Topogramm mit und ohne Darstellung der einzelnen Schichtebenen aufweisen. Spezielle Fragestellungen, die das Innenohr betreffen (z. B. Otosklerose, Felsenbeintraumata), müssen mit der hochauflösenden Dünnschicht-CT (High-Resolution-CT) untersucht werden. Dabei kommt eine Schichtdicke von 1 mm zur Anwendung. Abgebildet werden die Ossikel im Mittelohr, die Bogengänge, das Foramen ovale und das Trommelfell.

Bei Patienten mit traumatologischen Fragestellungen erweist sich eine Multidetektor-CT-Untersuchung als hilfreich, da mit ihr bei gleicher Aufnahmequalität eine deutliche Verkürzung der Untersuchungszeit erreicht werden kann. In einem Zeitraum von wenigen Sekunden wird dabei das gesamte Volumen einer gewünschten Region lückenlos gescannt. Als vorteilhaft erweist sich in der Regel die Volumenakquisition in Atemstillstand mit der Möglichkeit der quantitativen und qualitativen Analyse der gemessenen Datensätze. Erst durch einen Nachbearbeitungsprozess werden die einzelnen Schichtaufnahmen unabhängig vom gewählten Tischvorschub in beliebiger Schichtdicke (Inkrement) gewonnen. Als technische Voraussetzung muss ein Mehrzeilen-Scanner mit der Möglichkeit der Akquisition von Mono- oder Dualspiralen zur Verfügung stehen. Derzeit zur Verfügung stehende Geräte erlauben dabei die Messung von 24 bis zu 110 Schichten innerhalb eines Untersuchungsmodus.

Für die Weichteildiagnostik in der Kopf-Hals-Region ist in der Regel die intravenöse Injektion eines jodhaltigen Kontrastmittels erforderlich, mit dem die Gefäßdarstellung und der Kontrast eines Tumors zur Umgebung deutlich verbessert werden (▶ Abb. 2.8). Vor Kontrastmittelinjektion muss sichergestellt sein, dass der Patient über mögliche Komplikationen aufgeklärt ist und dass im Falle

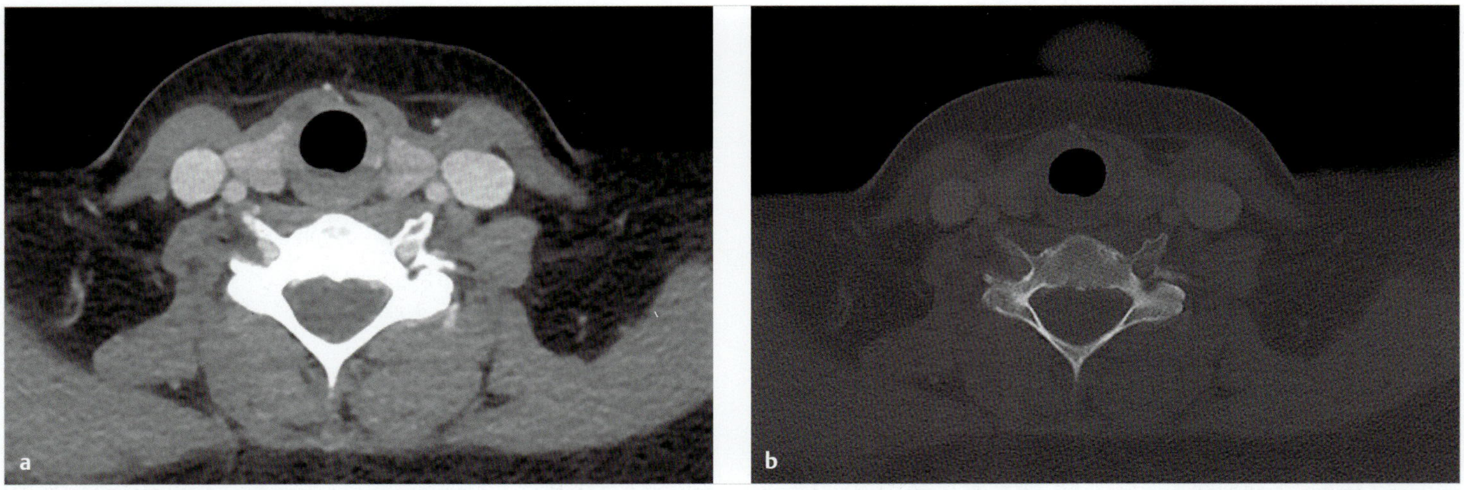

Bildgebende Verfahren

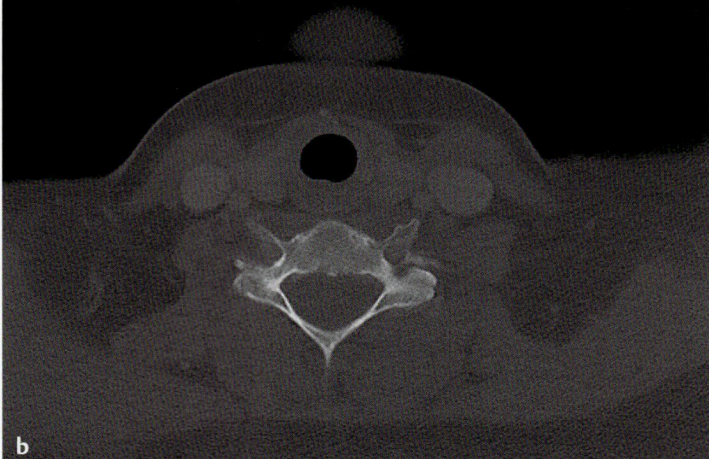

Abb. 2.8 CT des Halses mit Kontrastmittelverstärkung.
a Weichteilfenster.
b Knochenfenster.

Tab. 2.4 Dual-Source-CT.

Parameter	Röhre A	Röhre B
Stromstärke (mAs)/Rotation	302	151
Rotationszeit (s)	0,5	0,5
Pitch-Faktor	0,9	0,9
Kollimation	2 × 64 × 0,6 mm	2 × 64 × 0,6 mm

eines Auftretens von Komplikationen alle Notfallmaßnahmen durchgeführt werden können. Das zu injizierende Gesamtvolumen ist vom Scan-Volumen der zu untersuchenden Region abhängig und beträgt in der Regel zwischen 60 und 120 ml. Besonders bei der Multidetektor-CT-Untersuchung kommt der Kontrastmittelapplikation mit individuell berechneter Kontrastmittelmenge, Injektionsgeschwindigkeit und entsprechender Vorlaufzeit (Delay) eine zentrale Bedeutung zu. Im Schädelbasisbereich erweisen sich in der Regel eine Kontrastmittelmenge von 120 ml, ein Flow von bis zu 2 ml/s und Vorlaufzeiten von ca. 20 s als ausreichend. Als Nachteil dieser Technik in der Kopf-Hals-Region muss die relativ starke Anfälligkeit für Bewegungs- und Metallartefakte angeführt werden, die die Diagnostik einschränken kann. Im Einzelfall muss bei qualitativ reduzierten Einzelschichten eine erneute Schichtung der artefaktüberlagernden Zonen erfolgen.

Im Rahmen der klinischen Kapitel werden spezifisch optimierte Sequenzprotokolle vorgestellt. Parameter wie die zu wählende Schichtdicke, der Tischvorschub und das Rekonstruktionsinkrement (Pitch-Faktor) müssen aufeinander abgestimmt werden.

Dual-Source-Computertomografie

Das Dual-Source-CT ermöglicht eine noch schnellere Untersuchung bei reduzierten Bewegungsartefakten und sowohl hoher zeitlicher als auch räumlicher Auflösung. Dies wird durch 2 um 90° versetzt angeordnete Röhrendetektorsysteme gewährleistet (▶ Tab. 2.4).

Mit dem Dual-Energy-Modus ist es möglich, mit unterschiedlichen Röhrenspannungen zu arbeiten. Dadurch wird die Strahlenbelastung reduziert und sowohl die Bildqualität als auch die Gewebedarstellung werden deutlich verbessert. Eine zusätzliche Reduktion der Strahlenbelastung erreicht man durch eine automatische Dosiskontroll-Software. Diese errechnet anhand von Körpergröße, Körpergewicht und Körperquerschnitt die jeweils optimalen CT-Parameter für jeden Patienten.

Grundsätzlich zeigen Gewebe bei niedrigen Spannungen deutlichere Kontraste und ein vermehrtes Rauschverhalten. Dagegen tragen hohe Spannungen zu einer Rauschreduktion und verringerten Kontrasteigenschaft bei. Durch die Kombination von 80 und 140 kVp (Kilovolt-Peak) können mit einer geringeren Strahlenbelastung ähnliche bis gleichwertige Untersuchungsbilder erzielt werden wie bei der Untersuchung in der Single-Energy-CT mit einer Spannung von 120 kVp.

Computertomografische Angiografie

Eine zusätzliche Rekonstruktionsmöglichkeit bietet die CTA (computertomografische Angiografie; ▶ Abb. 2.9). Sie dient der 3-D-Oberflächendarstellung extrakranieller Abschnitte des A.-carotis-Stromgebiets (A. = Arteria). Dabei werden simultan die Gefäße des oberen Mediastinums, der Halskarotisregion und der Schädelbasis wie auch der intrakraniellen Region erfasst. Im Bereich der Schädelbasis bestehen Einschränkungen durch Knochenaufhärtungsartefakte. Die dafür verwendeten Modi sind Shaded Surface Display und Volume Rendering.

Dynamische kontrastmittelverstärkte Computertomografie

Die dynamische kontrastmittelverstärkte CT wird auch Perfusions-CT genannt. Unter Verwendung von jodhaltigem Kontrastmittel lassen sich u. a. das Blutvolumen, der Blutfluss und die Fließzeit des Kontrastmittels vom intravasalen zum interstitiellen Raum bestimmen. Dies spiegelt die Gewebe- und Gefäßdurchblutung wider. Dadurch eröffnet sich eine Möglichkeit, maligne von benignen Veränderungen anhand von differenten Perfusionsparametern zu unterscheiden. Trotz längerer Scan-Zeiten und einer wesentlich höhe-

2.3 Tomografische Verfahren

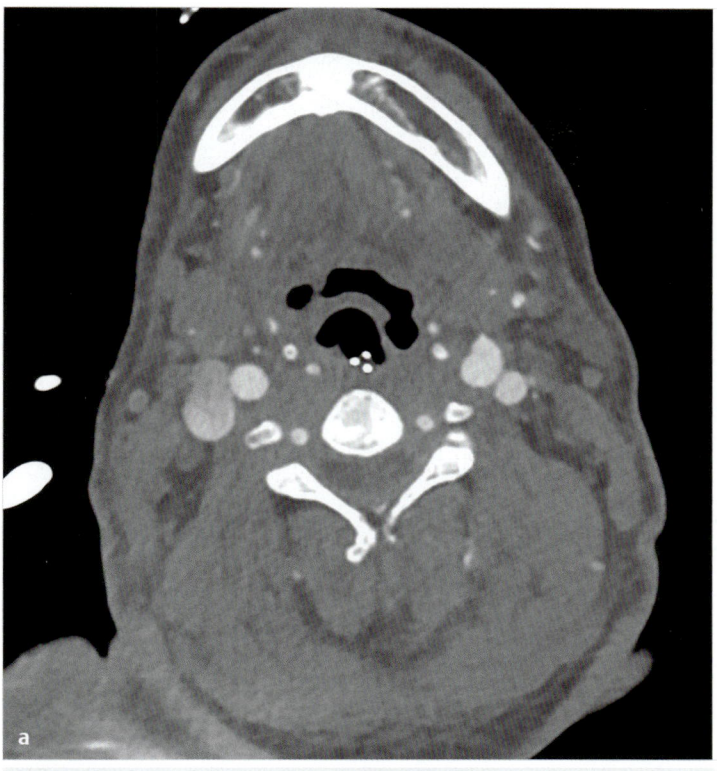
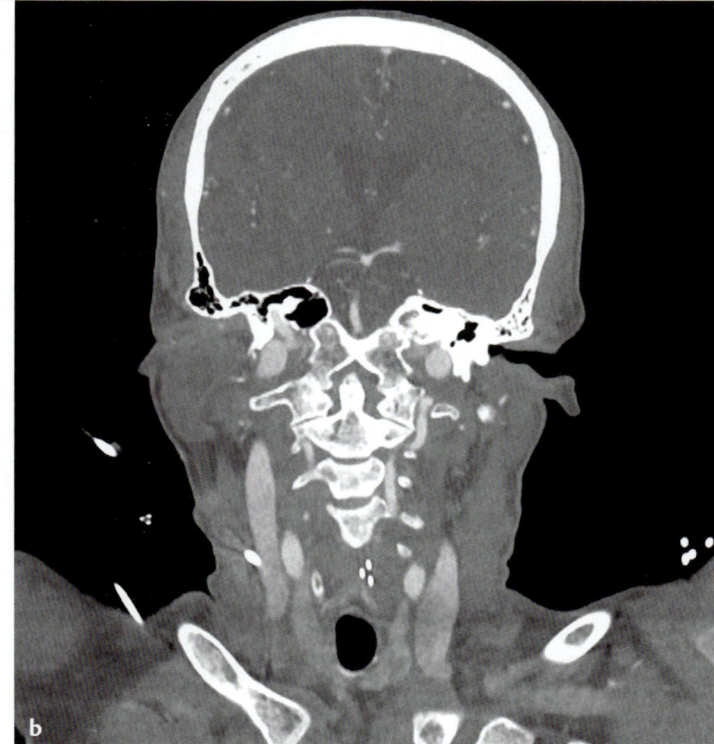

Abb. 2.9 CTA der Halsgefäße mit Kontrastmittelverstärkung.
a Axiales Bild.
b Koronares Bild.

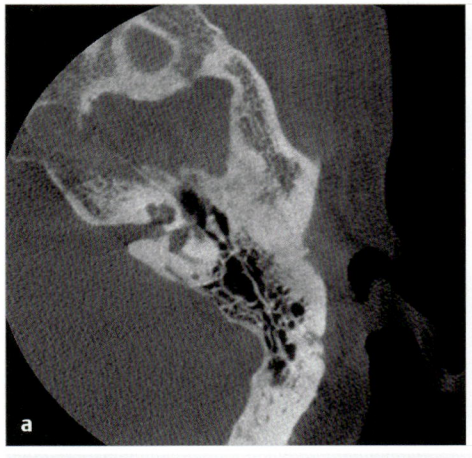
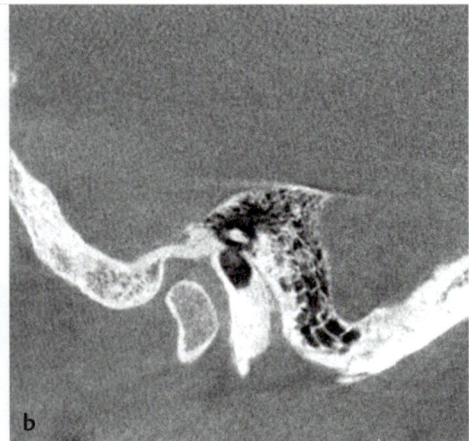
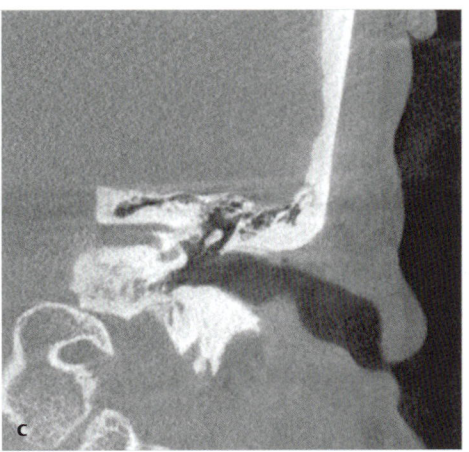

Abb. 2.10 DVT des linken Felsenbeins.
a Axiale Rekonstruktion.
b Sagittale Rekonstruktion.
c Koronare Rekonstruktion.

ren Strahlendosis von bis zu 10 mSv pro Untersuchung hat die dynamische kontrastmittelverstärkte CT für einzelne Fragestellungen eine Bedeutung.

Digitale Volumentomografie

Weitere Bezeichnungen für die DVT (digitale Volumentomografie; Synonym: Cone-Beam-CT) sind „Flächendetektor-CT" oder „Fächerstrahl-CT". Die Akquisitionszeit beträgt bis zu 1 min. Mittels einer speziellen Software, der DVT, wird eine 2-D- oder auch eine 3-D-Rekonstruktion angefertigt. Außerdem erzeugen diese Bilder eine hohe Ortsauflösung, die zum Teil mit einer niedrigeren Strahlenexposition im Vergleich zu einer CT-Untersuchung einhergehen soll.

Diagnostisch wurden zu Beginn der Einführung der DVT nur dentale Fragestellungen behandelt. Mittlerweile lassen sich die mittlere Schädelbasis mit Strukturen des Gesichtsschädels sowie das Innenohr und das Mittelohr damit beurteilen (▶ Abb. 2.10 und ▶ Abb. 2.11). Etabliert hat sich die DVT auch in der Leber- und Lungendiagnostik, diese Verfahren können intra- wie auch prä- oder

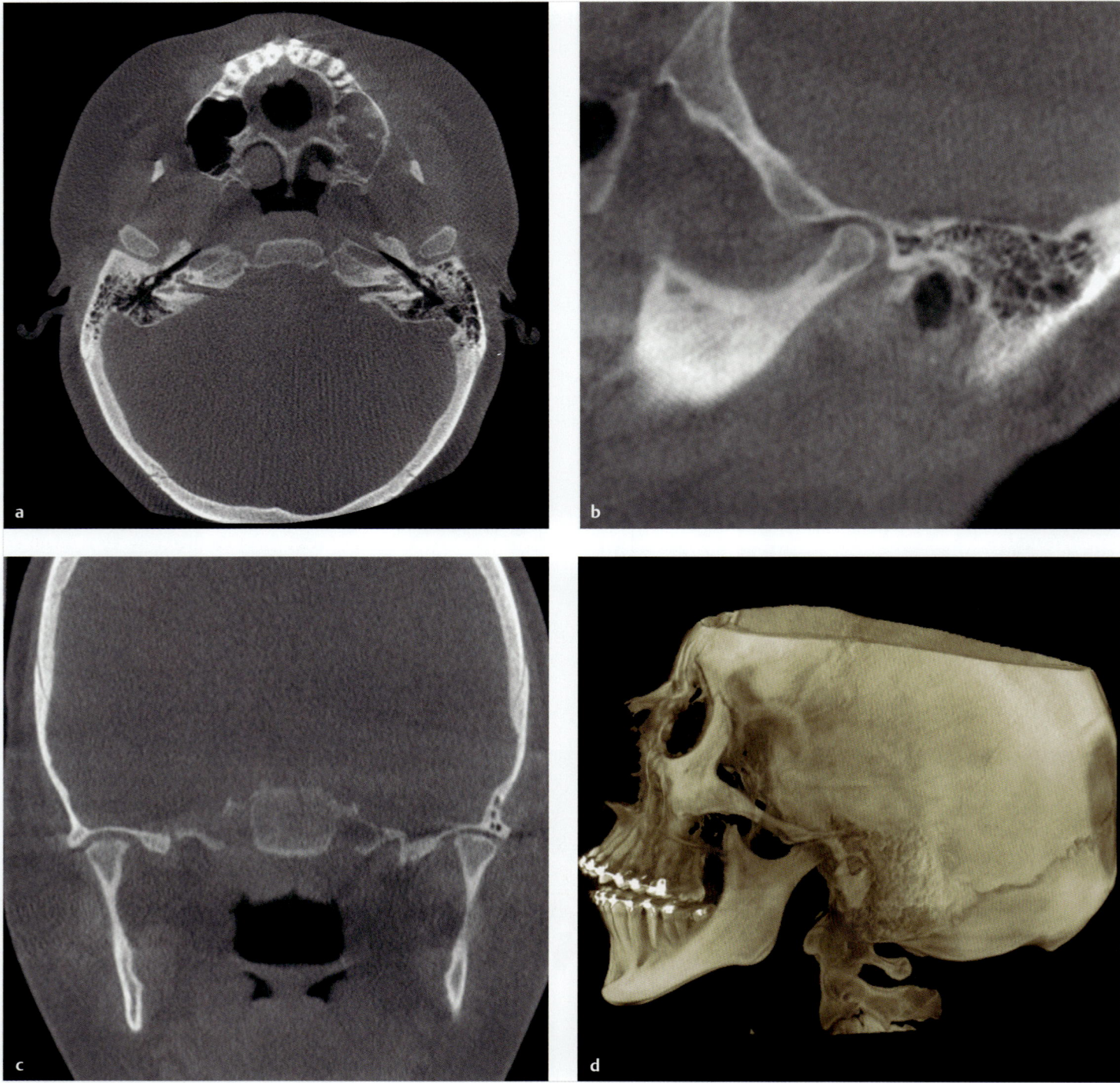

Abb. 2.11 DVT des Kiefergelenks.
a Axiales Bild.
b Sagittales Bild.
c Koronares Bild.
d 3-D-formatiertes Volume-Rendering-Bild.

postoperativ genutzt werden. Während die Auflösung ossärer Strukturen wie auch von Metallobjekten in der DVT in weiten Regionen der CT überlegen ist, ist ihre Weichteilauflösung jedoch der CT unterlegen.

Die Panoramaröntgenaufnahme (-schichtaufnahme, auch „Orthopantomogramm" genannt; ▶ Abb. 2.12) ist ein 2-D-Röntgenbild des Ober- und Unterkiefers. Ein keilförmiger, senkrechter Röntgenstrahl durchdringt das Objekt und wird vom Bildempfänger direkt aufgenommen, während sich die Röntgenröhre und der Sensor um den Kopf des Patienten bewegen. Gleichzeitig dreht sich der Sensor noch einmal um seine eigene Achse, als ob er den Kiefer der untersuchten Front „rollen" würde. Während der Aufnahme wird der Strahl an jedem Punkt streng senkrecht auf den Bildempfänger gerichtet. Bei der Panoramaschichtaufnahme bewegen sich die Quelle und der Film relativ zum Objekt entlang bestimmter Trajektorien. Dabei werden nur Strukturen scharf abgebildet, die innerhalb einer bestimmten Schicht liegen. Die Dicke der abgebildeten Schicht ist von dem Schichtwinkel abhängig. Dabei gilt: Je schmaler der Rönt-

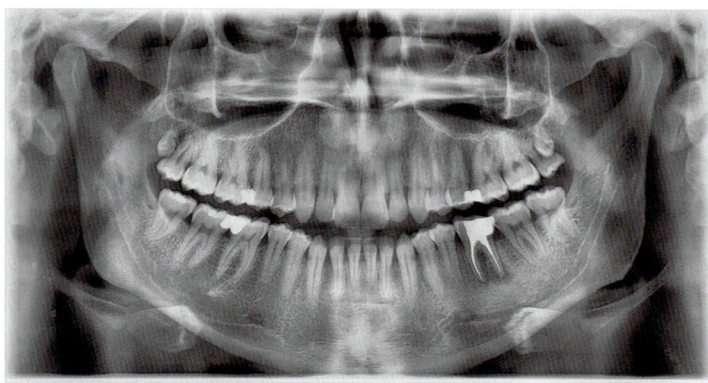

Abb. 2.12 Panoramaschichtaufnahme des Kiefers. Orthopantomogramm.

genstrahl ist, desto breiter wird die Schicht (etwa 6–20 mm). Auf diese Weise entsteht der adäquate Teil des Bildes, der strukturell dem untersuchten Objekt entspricht und somit visuell besser wahrgenommen wird.

Positronenemissionstomografie-Computertomografie

Erst seit Januar 2016 wird eine PET-CT-Diagnostik (PET = Positronenemissionstomografie) bei sowohl nicht kleinzelligem als auch kleinzelligem Lungenkarzinom und malignem Lymphom von den Krankenkassen vergütet. Trotzdem wird dieses Verfahren seit über 10 Jahren erfolgreich angewandt.

Da sich eine reine PET-Untersuchung ausschließlich auf die funktionellen Stoffwechselaktivitäten und deren Veränderungen beschränkt und auch nur diese abbildet, ist die Kombination dieses Verfahrens mit dem einer morphologischen Abbildung eine logische Schlussfolgerung. Das PET-CT verbindet 2 hochwertige und eigenständige Untersuchungsverfahren: die Szintigrafie und die CT. Beide Untersuchungsverfahren werden dabei zum gleichen Zeitpunkt durchgeführt. Das verwendete Radionuklid ist das Fluorisotop ^{18}F. Seine Halbwertszeit beträgt in etwa 100 min. Dieser sog. Tracer wird dem Patienten über einen venösen Zugang appliziert. Anschließend wird die PET-CT-Untersuchung des gesamten Körpers durchgeführt. Wichtig ist dabei, dass der Patient wohltemperiert gelagert wird. Er sollte auf keinen Fall frieren, da sonst alle Bereiche, die bei erhöhter Glykolyse aktiv sind, z. B. Muskulatur und Fettgewebe, dargestellt würden und die Untersuchung damit nicht zum gewünschten Ergebnis führen würde. Eine bestimmte Software verarbeitet und fusioniert nach der Untersuchung die entstandenen PET- und CT-Bilder, sodass Bilder mit Informationen beider Verfahren entstehen. Dieses kombinierte Untersuchungsverfahren kommt zum Einsatz, um mögliche Raumforderungen und deren genaue Lokalisationen erkennen zu können (▶ Abb. 2.13).

Neuere Studien belegen die hohe prädiktive Wertigkeit in der frühen Bewertung des Therapieansprechens bei komplexen Radiochemotherapien von Malignomen der Kopf-Hals-Region. Hinzu kommt der Fokus auf die Suche des Primärtumors bei histologisch gesicherten zervikalen Lymphknotenmetastasen. In Kombination mit der MRT können so auch sehr kleine, submukös wachsende Primärtumoren der Pharynxregion wie auch extrazervikale Metastasen detektiert werden.

2.3.2 Magnetresonanztomografie

Die Vorteile der MRT liegen in der besseren Darstellbarkeit von Weichteilstrukturen (▶ Abb. 2.14) und der fehlenden Strahlenexposition. Deshalb können damit auch Schwangere und Kinder risikolos untersucht werden. Als Basisprinzip der MRT werden elektromagnetische Felder in verschiedenen räumlichen Anordnungen zu unterschiedlichen Zeiten erzeugt. Dies geschieht durch die Verknüpfung des magnetischen Dipolmoments mit dem Spin (Eigendrehimpuls) der Wasserstoffatomkerne. Hochfrequente Impulse, gepaart mit magnetischen Gradientenfeldern in unterschiedlich gewählten Stärken, Frequenzen und Zeiten, erzeugen eine Pulssequenz. Durch 3 Gradientenfelder wird die 3-D-Information generiert. Das MRT-Bild wird aus Voxeln zusammengesetzt. Jedes dieser Voxel hat eine Form zwischen einem Quader und einem Würfel. Zu Beginn der MRT-Entwicklung ähnelten Voxel eher einem Quader – eine Erklärung für die Unschärfe der Bilder aus den Anfängen der MRT. Heutzutage ist bei den akquirierten Datensätzen die Voxelform an die Würfelform angenähert. So werden vergleichsweise scharf abgrenzbare Bilder erzeugt.

Als negative Aspekte der MRT-Diagnostik sind folgende Kontraindikationen zu erwähnen:
- spezielle metallische Implantate,
- MRT-untaugliche Medikamentenpumpen,
- spezielle Herzschrittmacher,
- höhere Kosten sowie
- räumliche Enge im MRT.

Mit Einsatz von Geräten mit höherer Feldstärke wie bei der 3-T-MRT (T = Tesla) entsteht eine etwas längere Untersuchungszeit. Daraus resultiert jedoch eine detailreichere und deutlichere Bildgebung, die eine Beurteilung kleinster Substrukturen erlaubt.

Die Bilddarstellung in der MRT wird durch 4 Einflussfaktoren charakterisiert:
- **Spulentechnologie:** In der Kopf-Hals-Region kommen spezielle Kopfspulen zum Einsatz, optional eine kombinierte Kopf-Hals-Spule.
- **Gewichtungs- und sequenzspezifische Gewebeparameter:**
  - TR beschreibt die Repetitionszeit, also die Zeit zwischen 2 aufeinanderfolgenden Anregungen. In der T 1w (T 1-gewichteten) Sequenz beträgt die TR zwischen 400 und 800 ms, während sie in der T 2w (T 2-gewichteten) Sequenz bei über 2000 ms liegt.
  - TE ist die Zeit zwischen der Anregung des Gewebes bis zur darauffolgenden Messung. Sie wird „Echozeit" genannt und beträgt in der T 1w Sequenz weniger als 30 ms, in der T 2w Sequenz 70–150 ms.

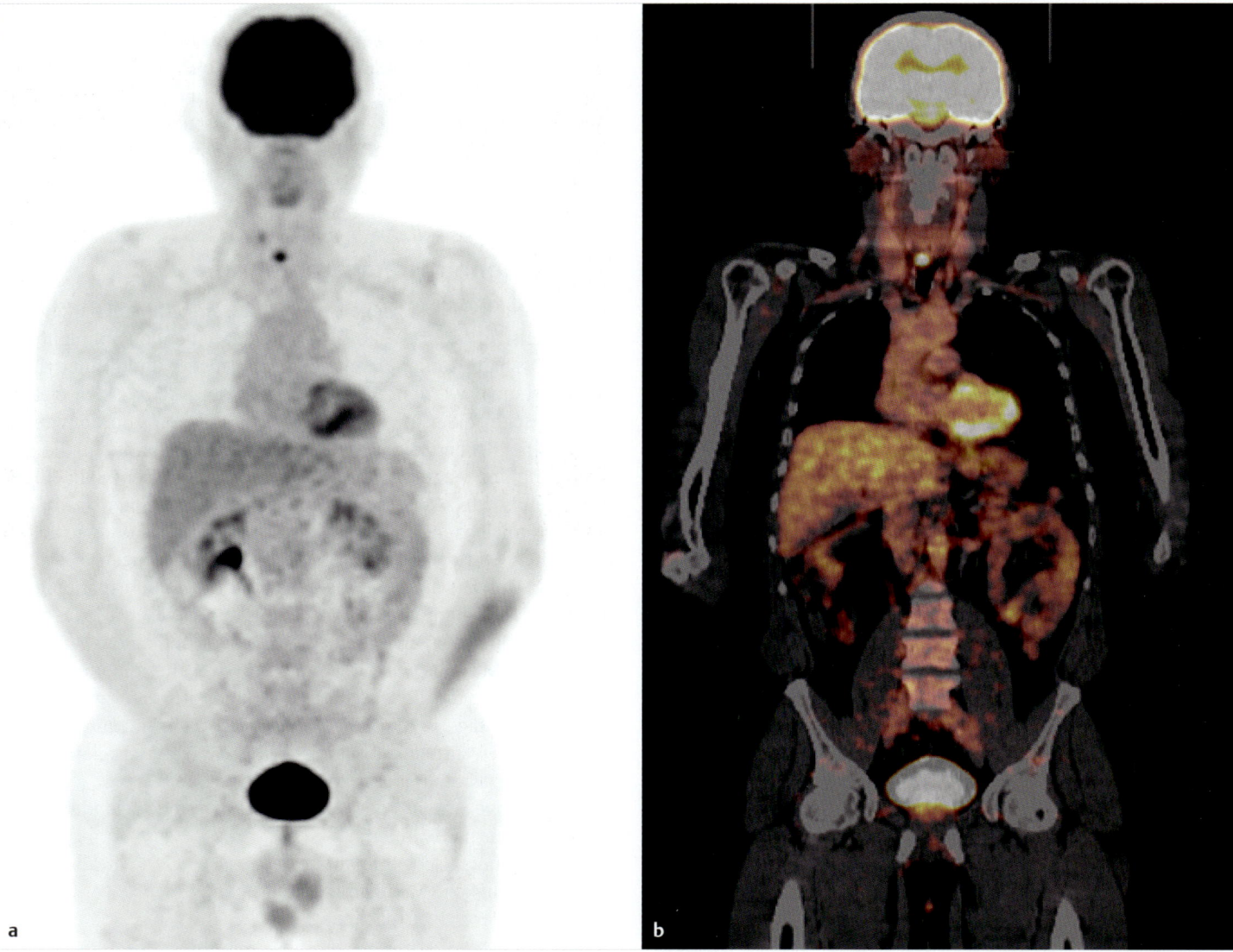

Abb. 2.13 ^{18}F-FDG-PET-CT-Darstellung des Glukosestoffwechsels bei papillarem Schilddrüsenkarzinom. Zustand nach Thyreoidektomie mit Halsdissektion und Tracheanaht nach Fensterresektion. FDG = Fluordesoxyglukose.
a MIP (Maximumintensitätsprojektion) des PET.
b Koronares fusioniertes PET-CT. Es zeigen sich ein deutlich abgrenzbarer Glukosemetabolismus in der dorsalen rechten Tracheawand auf Höhe des Brustwirbelkörpers 1 (einem Lokalrezidiv bzw. Resttumor entsprechend) und eine abgrenzbare, mäßig hypermetabole, kleine Lymphknotenmetastase zervikal rechts in Level 3.

- **Sequenztypen:**
  - Die Basissequenz in der MRT wird „Spin-Echo-Sequenz" genannt. Sie erzielt einen optimalen Gewebekontrast und ist weniger störanfällig gegenüber Magnetfeldinhomogenitäten; die Messdauer ist um ca. 5–10 min verlängert.
  - Andere Frequenztypen in der MRT wie Turbo-Spin-Echo-Sequenzen und die schnelle Gradienten-Echo-Sequenz wie z. B. FLASH, FISP oder GRASS sind durch eine verkürzte Untersuchungszeit charakterisiert, jedoch auch störanfälliger. Vermehrte Artefakte treten auf, wodurch der Gewebekontrast reduziert wird. Die Längsmagnetisierung erfolgt nur um einen geringen Winkel in der x/y-Ebene.
  - Die Echo-Planar-Imaging-Sequenz ist eine schnelle Gradienten-Echo-Sequenz und eine Diffusionsbildgebung mit extrem kurzer Schaltzeit. Durch eine hohe Gradientenamplitude kommt es zu Single Shots mit Zeiten von weniger als 100 ms pro Bild.
  - Sogenannte Sättigungsimpulse werden vor der eigentlichen Anregung ausgesandt und führen dadurch zu einer gezielten Unterdrückung der Signale spezifischer Organe. Beispielsweise sind in diesem Zusammenhang die fettunterdrückte STIR-Sequenz (STIR = Short-Tau Inversion-Recovery) und die wasserunterdrückte FLAIR-Sequenz (FLAIR = Fluid-attenuated Inversion-Recovery) zu nennen. Die Anwendung von T 1w Sequenzen mit und ohne Unterdrückung des Fettsignals kann durch das Anreicherungsverhalten unterschiedlicher Strukturen zu einer optimalen Diagnose beitragen.
  - Neue extrem T 2w Sequenzen wie Turbo-Spin-Echo-Sequenzen oder die Inversion-Recovery-Sequenz stellen flüssigkeitshaltige Strukturen dar. Liquorverhältnisse und die Strukturen der Endolymphe des Innenohrs können so begutachtet, Pathologien können diagnostiziert werden.

2.3 Tomografische Verfahren

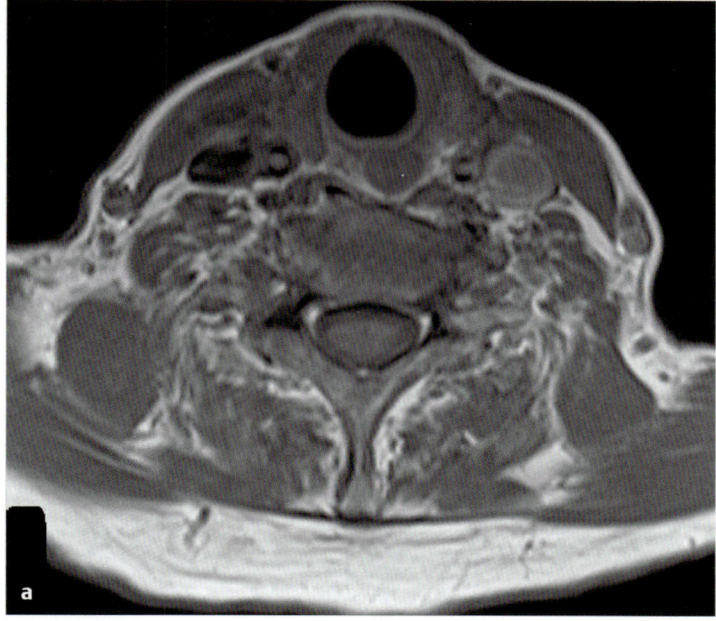
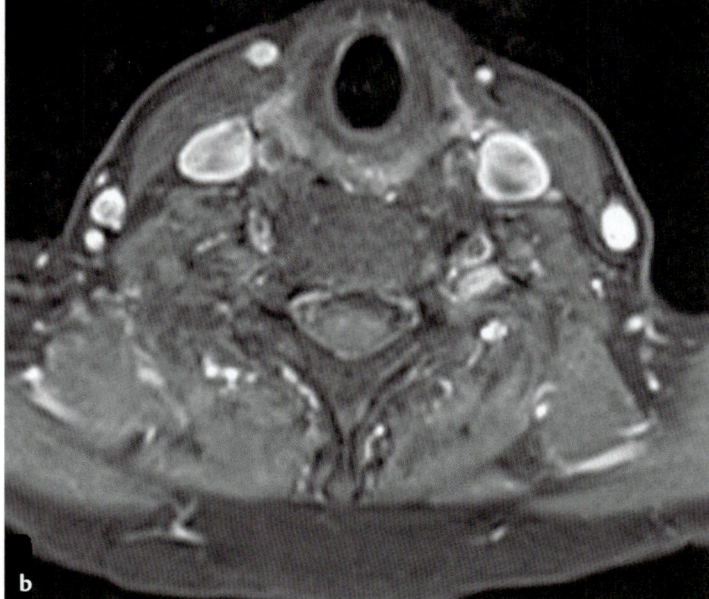

Abb. 2.14 Axiale MRT-Abbildungen der unteren Halsregion.
a Native T1w (T1-gewichtete) Sequenz.
b T1w Sequenz nach Kontrastmittelgabe.

Magnetresonanzangiografie

Prinzipiell kann die MRA (Magnetresonanzangiografie; ▶ Abb. 2.15) nativ und kontrastmittelverstärkt durchgeführt werden. Bei der nativen MRA werden nicht-invasiv der arterielle und der venöse Fluss visualisiert. Spezielle Techniken sind Time-of-Flight-MRA und Phasenkontrast-MRA. Diese nutzen ebenfalls spezifische Vorsättigungstechniken. Dadurch können arterielle und venöse Gefäßterritorien bezüglich ihrer Flusseigenschaften analysiert werden.

Für den Gesichtsschädel-, Halsweichteil- und Schädelbasisbereich kommen native MRA- oder auch kontrastmittelgestützte MRA-Techniken zum Einsatz.

Zusatzinfo

Zu beachten ist, dass bei arteriellen Sequenzen ein venöser Vorsättigungspuls positioniert werden muss, um das Strömungssignal venöser Leiter im Schädelbereich zu unterdrücken. Bei den venösen Sequenzen nutzt man stattdessen einen tiefen Vorsättigungspuls auf Höhe des Aortenbogens, um in diesem Bereich den arteriellen Fluss zu unterdrücken. Dafür eignet sich besonders die FLASH-2-D-Sequenz.

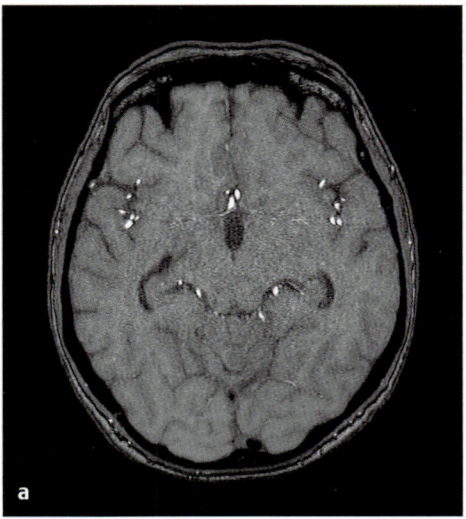
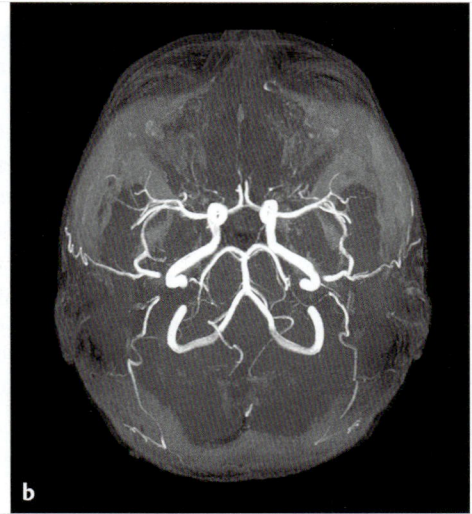
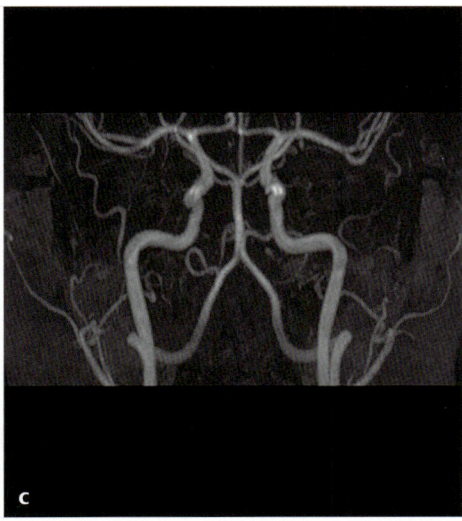

Abb. 2.15 3-D-Time-of-Flight-MRA von Hirngefäßen.
a Axiales MRA-Bild.
b MIP-MRA-Bild auf Höhe des Circulus Willisii. Ansicht von kaudal.
c MIP-MRA-Bild auf Höhe des Circulus Willisii. Ansicht von anterior.

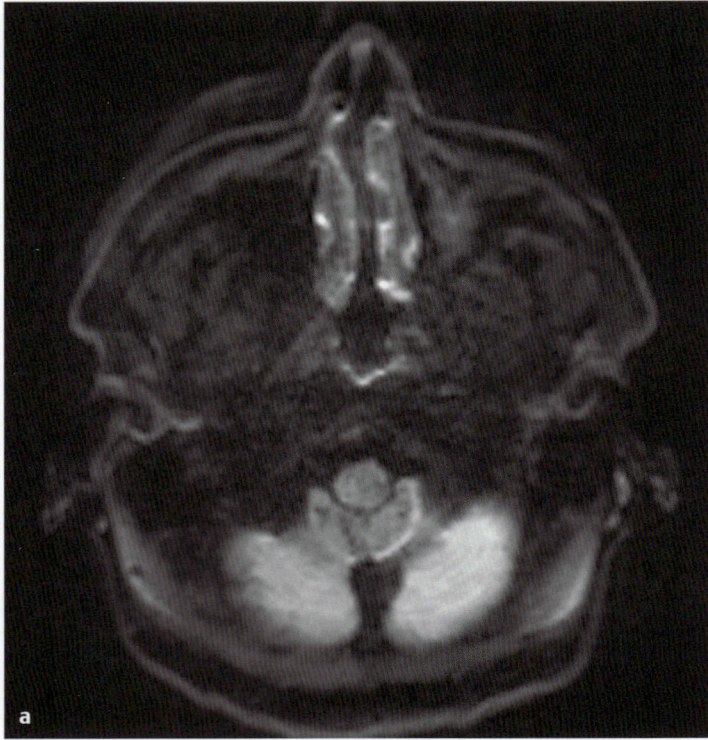 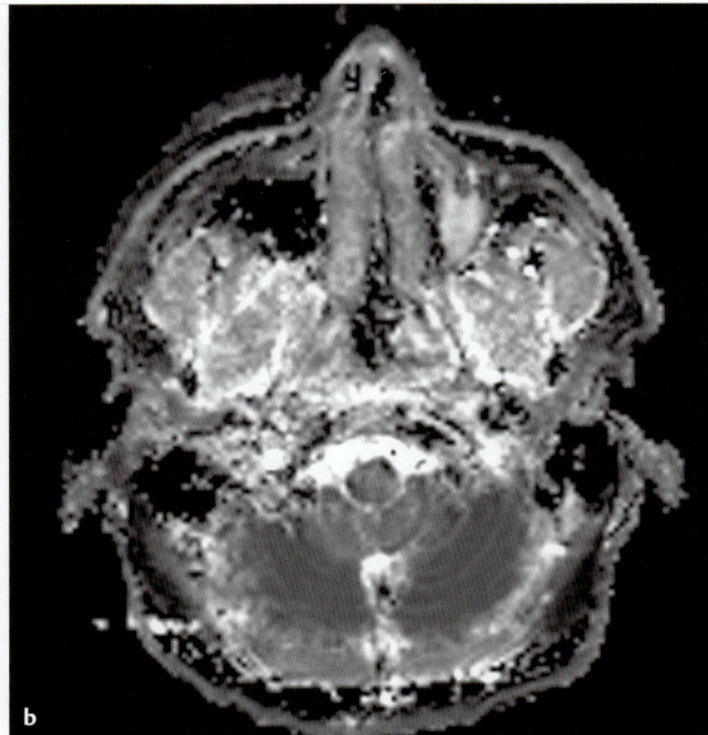

Abb. 2.16 Axiale MRT-Abbildungen der unteren Schädelregion. ADC = apparenter Diffusionskoeffizient.
a DWI-Bild.
b ADC-Bild.

Diffusionsmagnetresonanztomografie

Eine weitere Darstellungsoption ist die DWI (diffusionsgewichtete Bildgebung; ▶ Abb. 2.16). Es handelt sich um eine neue, ebenfalls nicht invasive MRT-Technik, mit der man ohne intravenöse Kontrastmittelgabe zwischen Strukturen mit hoher Zelldichte und anderen Strukturen unterscheiden kann. Dabei werden Änderungen der Protonendichte und Diffusionsfähigkeit von Wassermolekülen erfasst. Eine Kopf-Hals-Detektionsspule kommt dafür zum Einsatz. Die DWI-Bilder werden vor den kontrastverstärkten T1w Sequenzaufnahmen erstellt.

Kontrastmitteleinsatz

Zum Einsatz kommen Kontrastmittel wie Gadolinium-DTPA (Diethylentriaminpentaessigsäure) oder Gadolinium-DTPA-BMA. Es handelt sich um paramagnetische Kontrastmittel. Diese sollen mit 0,1 ml/kg Körpergewicht dosiert werden. Zu beachten ist eine mögliche nephrogene systemische Fibrose, die als Folgeerkrankung nach Kontrastmittelapplikation auftreten kann. Derzeit wird der Einsatz makrozyklischer Kontrastmittel empfohlen, da für neuere Kontrastmittel eine mögliche Ablagerung von Gadolinium im Nucleus caudatus nachgewiesen worden ist.

Anwendungsmöglichkeiten der einzelnen Sequenzen

Die diagnostische Aussagekraft der MRT-Befunde hängt in großem Maße von der Auswahl und Interpretation der Protokolle und Sequenzen ab. Wichtig ist dabei, die Evidenz zu beschreiben, für welche medizinischen Fragestellungen diese Protokolle und Sequenzen angewendet werden:

- Basissequenzen (T1w, T2w, T1w mit Kontrastmittel) und Fettsuppressionstechniken (TIRM/STIR, Dixon, Spectral Fat Sat) sind wichtig für die diagnostische Abklärung von inflammatorischen Erkrankungen, kongenitalen Läsionen und Tumoren einschließlich Staging.
- Zusätzliche Sequenzen (SSFP, SPACE, VISTA, 3-D-FLAIR) werden angewandt bei Pathologien der Hirnnerven sowie des Labyrinths und zur Beurteilung des endolymphatischen Hydrops bei Morbus Menière.
- Gefäß- und Perfusionssequenzen (3-D-TOP, TWIST/TRICKS-Angiografie, dynamische kontrastmittelverstärkte CT) werden bei vaskulärem Kontaktsyndrom sowie Gefäßmalformationen und zur Analyse von mikrovaskulären Parametern der Gewebeperfusion angewandt.
- DWI (EPI-DWI, non-EPI-DWI, RESOLVE) ist nützlich bei der Diagnose eines Cholesteatoms, der Abschätzung von Malignität und der Beurteilung des Behandlungsansprechens und Remissionsstatus bei Kopf-Hals-Malignomen.

Die diagnostische Aussagekraft der Bildgebung mittels MRT wird verbessert durch das Verständnis der MRT-Sequenzen und der engen Zusammenarbeit mit den zuweisenden Kliniken wie Hals-Nasen-Ohren-Heilkunde, Kieferchirurgie und Radioonkologie.

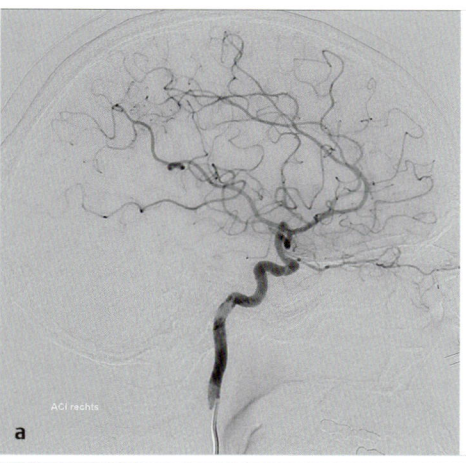
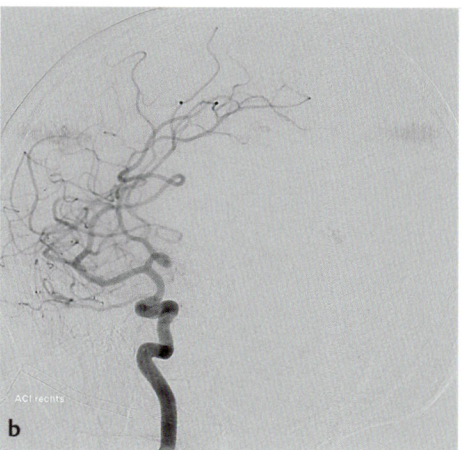
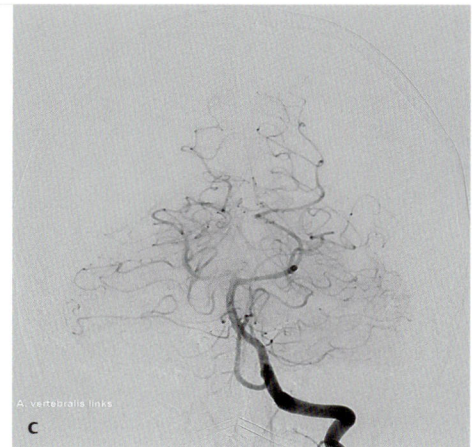

Abb. 2.17 DSA von Hirngefäßen. ACI = A. carotis interna
a DSA der rechten A. carotis interna von lateral.
b DSA der rechten A. carotis interna von vorn (a.-p. = anteroposterior).
c DSA der linken A. vertebralis in der Ansicht von vorn (a.-p.).

2.3.3 Diagnostische Angiografie und interventionelle Therapie

Mittels moderner digitaler Angiografieeinheiten mit Subtraktionsmodul (DSA) können diagnostische Angiografien, aber auch interventionelle Therapien durchgeführt werden.

Nach femoraler Punktion verschafft man sich mittels eines speziellen Katheters eine Übersicht über die Gefäßtopografie der A. subclavia, der A. carotis interna (▶ Abb. 2.17a und ▶ Abb. 2.17b) und der A. carotis externa. Danach erfolgt die Sondierung umliegender Gefäße mit dünnlumigem Katheter oder Tracker-System. Abhängig von der Fragestellung werden durch unterschiedliche Arbeitsschritte interventionelle Maßnahmen ergriffen. Zum Einsatz kommen Embolisationsmaterialien wie Partikel, Coils, Balloons und flüssige Substanzen, die sich biologisch in ihrer Resorbierbarkeit unterscheiden. Zu beachten ist: Bei einer Verschleppung der genannten Materialien in hirnversorgende Gefäße drohen massive neurologische Ausfallserscheinungen.

Im Kopf-Hals-Bereich wird diese diagnostische und therapeutische Methode bei der Abklärung von hypervaskularisierten Tumorerkrankungen eingesetzt. Meist werden etwaige Tumoren von der A. carotis externa oder von Ästen der A. subclavia versorgt; daher müssen diese Gefäße selektiv dargestellt werden. Bei multipler bzw. bilateraler Lokalisation des Tumorgewebes sollten ebenfalls die jeweiligen Nachbargefäße A. vertebralis (▶ Abb. 2.17c), A. carotis interna, A. maxillaris, A. occipitalis interna, A. pharyngea ascendens und A. auricularis posterior evaluiert und ggf. therapiert werden. Eine weitere wesentliche Indikation stellt die präoperative Partikelembolisation bei Glomustumoren, Hämangiomen oder vaskulären Malformationen dar.

II Spezieller Teil

3	Anteriore Schädelbasis	*30*
4	Ohr und Felsenbein	*87*
5	Innenohr, innerer Gehörgang, Kleinhirnbrückenwinkel und Labyrinth	*133*
6	Orbita	*172*
7	Nasenhaupthöhle, Nasennebenhöhlen und angrenzender Gesichtsschädel	*213*
8	Nasopharynx und Parapharyngealraum	*252*
9	Speicheldrüsen	*286*
10	Mund, Kiefer und Gebiss	*311*
11	Mundhöhle, Oropharynx und Mundboden	*401*
12	Hypopharynx und Larynx	*431*
13	Halsweichteile	*452*

3 Anteriore Schädelbasis

Thomas J. Vogl, Rania Helal

Die anteriore Schädelbasis stellt als knöcherne Begrenzung zwischen dem Nasopharynx einerseits und dem Frontalhirn andererseits eine besondere Herausforderung für die radiologische und klinische Diagnostik dar. Diese Region ist Ursprung einer Reihe von primär ossären Läsionen, ist jedoch häufiger durch Infiltration von Läsionen mit nasopharyngealem oder intrakraniellem Ursprung betroffen.

Die klinische Untersuchung beruht im Wesentlichen auf der Inspektion, Palpation und Probeexzision sowie auf der Funktionsdiagnostik der in dieser Region zur Versorgung gehörenden Hirnnervenstrukturen. Aufgrund der klinisch unzugänglichen Lage der anterioren Schädelbasis werden Läsionen in dieser Region zumeist erst in einem fortgeschrittenen Stadium diagnostiziert und erfordern deshalb eine exakte radiologische Erfassung der Läsionen, um das weitere therapeutische Prozedere zu planen. Das Verständnis der komplexen anatomischen Gegebenheiten dieser Region ist unabdingbar für den exakten Einsatz von bildgebenden Verfahren und die Erfassung differenzialdiagnostischer Kriterien.

Für die Differenzialdiagnostik ist insbesondere die Evaluation von Raumforderungen der Schädelbasis wichtig. Die bildgebende Diagnostik beruht zurzeit im Wesentlichen auf dem Einsatz der CT, seltener der DVT (in der Regel ohne Kontrastmittelapplikation) und der MR-Verfahren. In seltenen Fällen wird sie ergänzt durch angiografische Verfahren auf Basis der nicht invasiven CTA und MRA, selten auch der invasiven Angiografie.

In diesem Kapitel sollen nach der Vorstellung der Topografie und der wesentlichen untersuchungstechnischen Aspekte sowie der vielen Pathologien die wesentlichen Differenzialdiagnosen dieser Region herausgearbeitet werden. Dabei imponieren Raumforderungen der vorderen Schädelbasis als lufthaltige, liquide oder solide Raumforderungen:

- Bei der lufthaltigen Raumforderung erfolgt eine detaillierte, didaktisch ausgerichtete Differenzialdiagnostik, die in Variationen von tumorösen über entzündliche zu posttherapeutischen Diagnosen reicht.
- Die zweithäufigste Differenzialdiagnose der anterioren Schädelbasis umfasst die Evaluation von Raumforderungen mit liquidem Inhalt.
- Ihnen stehen solide Raumforderungen der anterioren Schädelbasis gegenüber, die entweder kranialen oder kaudalen Ursprungs sind.
- Ein weiteres differenzialdiagnostisches Muster umfasst die Sklerosierung mit oder ohne Raumforderung der vorderen Schädelbasis sowie osteolytische Prozesse mit Weichteilkomponenten.

3.1 Topografie

Das Os sphenoidale ist die knöcherne Grundstruktur der anterioren Schädelbasis. Dieses anatomisch komplexe Gebilde formt zum einen den Boden der mittleren Schädelbasis und des parasellären Sinus cavernosus und enthält zum anderen die Hypophyse in der Sella turcica sowie eine Reihe von Neuroforamina mit neurovaskulären Strukturen. Die Form des Os sphenoidale entspricht der Gestalt eines Vogels mit abgespreizten Flügeln. Anatomisch lässt sich das Os sphenoidale in einen Körper (Corpus sphenoidale), 2 nach lateral gerichtete Flügel (Alae minor et major) und 2 nach inferior gerichtete Fortsätze (Processus pterygoidei) unterteilen. Der Corpus sphenoidale ist kubisch und enthält 2 luftgefüllte Hohlräume, den Sinus sphenoidalis. Die dorsale Begrenzung des Os sphenoidale bildet das Dorsum sellae mit dem jeweils lateral liegenden Processus clinoideus posterior, der als Anheftungsstelle für das Tentorium dient.

Der Sinus sphenoidalis liegt im Corpus sphenoidale und wird in der Regel durch eine sich von kranial nach kaudal erstreckende, dünne Knochenlamelle in 2 luftgefüllte Hohlräume unterteilt. Diese Hohlräume sind häufig asymmetrisch und können sich nach lateral bis in die Alae minor et major bzw. nach laterokaudal bis zum Palatum pterygoideum erstrecken. Der Sinus sphenoidalis steht im anterosuperioren Bereich über 2 Öffnungen, die in den Recessus sphenoethmoidale münden, mit der Fossa nasalis in Verbindung. Nach lateral geht der Corpus sphenoidale in die Alae majores über, die leicht nach kranial ziehen. Diese bilden zum einen den Boden für die anterolateral gelegenen Hirnanteile und enthalten zum anderen eine Reihe von Neuroforamina. Die inferiore Begrenzung bildet den lateralen Teil der Fissura orbitalis inferior und die mediale Begrenzung den lateralen Teil der Fissura orbitalis superior.

Die Alae minores artikulieren mit ihrem posterioren Ende mit dem Orbitadach des Os frontale. Im medioposterioren Anteil befindet sich der Processus clinoideus anterior, der die anteriore Anheftungsstelle für das Tentorium bildet. Eine Durafalte überbrückt den anterioren und medialen Processus clinoideus. Sie kann verkalken und bildet dann das Foramen caroticoclinoidale. Der Canalis opticus mit dem N. (Nervus) opticus und der A. ophthalmica durchquert die mediale Anheftungsstelle des Ala minor am Corpus sphenoidale.

Die dreieckige Fissura orbitalis wird medial durch den Corpus sphenoidale, kranial durch die Ala minor und kaudal durch die orbitale Fläche der Ala major begrenzt. Durch diese Öffnung ziehen die Nn. (Nervi) oculomotorius, trochlearis sowie abducens und die orbitalen Äste der A. meningea media sowie die Sympathikusäste des Plexus caroticus internus, Äste der A. lacrimalis und die V. (Vena) ophthalmica.

Der Processus pterygoideus entspringt jeweils am unteren medialen Anteil der Alae majores und setzt sich dabei aus je einer Lamina medialis und einer Lamina lateralis zusammen, die im anterioren Bereich verschmelzen. Die Fossa pterygoidea liegt als Rinne zwischen den beiden Flächen und dient als Ursprung für den M. (Musculus) pterygoideus medialis. Zusätzlich bildet die Vorderseite des Processus pterygoideus die dorsale Begrenzung der Fossa pterygopalatina. Die Lamina lateralis bildet einen Anteil der medialen Begrenzung der Fossa infratemporale und dient als Ansatz für den M. pterygoideus lateralis. Die Lamina medialis bildet die laterale Grenze der Fossa pterygoidea, an der der M. pterygoideus medialis ansetzt. Der superiore Anteil der anterioren Begrenzung bildet dabei die posteriore Grenze der Fissura pterygomaxillaris. Die Fascia pharyngobasilaris ist am posterioren Ende der Lamina medialis befestigt, während der M. constrictor pharyngis superior weiter inferior inseriert. Die Lamina medialis mündet inferior in einen hakenartigen Fortsatz, den Hamulus pterygoideus, um den die Sehne des M. tensor veli palatini geschlungen ist.

Tab. 3.1 Neuroforamina der Schädelbasis und ihre neurovaskulären Strukturen.

Foramina	Lokalisation	Nerven	Gefäße
Lamina cribrosa	Fossa cranialis anterior	Nn. olfactorii N. ethmoidalis anterior	A. ethmoidalis anterior V. ethmoidalis anterior
Canalis opticus	Ala minor Os sphenoidale	N. opticus	A. ophthalmica
Fissura orbitalis superior	zwischen der Ala minor und der Ala major	N. oculomotorius (III) N. trochlearis (IV) N. ophthalmicus (V1) N. abducens (VI)	V. ophthalmica superior
Foramen rotundum	Fossa cranialis medialis (inferior der Fissura orbitalis superior)	N. maxillaris (V2)	Arterie des Foramen rotundum V. emissaria
Foramen ovale	Fossa cranialis medialis (lateral der Sella)	N. mandibularis (V3)	R. meningeus accessorius Vv. emissariae
Foramen spinosum	posterolateral des Foramen ovale	R. meningeus	A. meningea media R. meningeus recurrens
Foramen lacerum	Basis der Lamina pterygoidea	N. petrosus major N. petrosus minor	Äste der A. pharyngea ascendens
Canalis pterygoideus (Vidii)	Os sphenoidale (inferomedial des Foramen rotundum)	N. canalis pterygoidei (N. Vidii)	A. canalis pterygoidei (A. Vidii)
Canalis caroticus	Os temporale (petröser Anteil)	Plexus sympathicus	A. carotis interna
Foramen jugulare	posterolateral des Canalis caroticus	Pars nervosa: N. glossopharyngeus, Jacob-Nerv	–

A. = Arteria
N./Nn. = Nervus/Nervi
R. = Ramus
V./Vv. = Vena/Venae

3.2 Spezifische anatomische Strukturen

3.2.1 Basale Foramina

▶ Tab. 3.1 und ▶ Tab. 3.2 geben einen Überblick über die Neuroforamina der Schädelbasis und wie sie bildgebend dargestellt werden können.

Foramen rotundum

Das Foramen rotundum liegt inferior und lateral der Fissura orbitalis superior an der Basis der Ala major des Os sphenoidale. Die mediale Begrenzung des Foramens befindet sich in der lateralen Wand des Sinus sphenoidalis. Jedoch kann in manchen Fällen auch das gesamte Foramen im Sinus sphenoidalis liegen. Das Foramen rotundum verläuft leicht schräg von kraniomedial nach kaudolateral. Es verbindet die mittlere Schädelgrube mit der Fossa pterygopalatina und enthält den N. maxillaris und die Vv. (Venae) emissariae.

Der N. maxillaris versorgt sensibel die Haut des Mittelgesichts. Die Arterie des Foramen rotundum entspringt in der Fossa pterygopalatina als terminaler Ast der A. maxillaris interna und verläuft zusammen mit dem N. maxillaris. Dieses Gefäß ist eine wichtige Anastomose zwischen den kavernösen Ästen der A. carotis interna und der A. maxillaris interna.

Dieses Foramen kann optimal mittels frontaler CT-Schichtungen dargestellt werden.

Tab. 3.2 Topografische Beurteilbarkeit von Neuroforamina mittels unterschiedlicher bildgebender Verfahren.

Neuroforamina	Techniken und Schichtorientierung
Lamina cribrosa	CT, axial und frontal Tomografie, a.-p. und seitlich
Canalis opticus	CT, axial und frontal MRT, axial und frontal Aufnahme nach Rhese
Fissura orbitalis superior	CT, axial und frontal Tomografie, a.-p. und seitlich
Foramen rotundum	CT, frontal Nasennebenhöhlen, okzipitofrontal Schädelaufnahme, p.-a.
Canalis pterygoideus	CT, axial und frontal Tomografie, a.-p.
Foramen ovale	CT, axial und frontal MRT, frontal Schädelaufnahme, axial
Foramen spinosum	CT, frontal
Foramen lacerum	CT, axial und frontal MRT, axial und frontal

a.-p. = anteroposterior
CT = Computertomografie
MRT = Magnetresonanztomografie
p.-a. = posteroanterior

Foramen ovale

Das Foramen ovale, durch das der N. mandibularis, die A. meningea accessoria und die Vv. emissariae ziehen, ist im medialen Anteil des Ala major lokalisiert. Die intrakranielle Öffnung liegt posterolateral des Foramen rotundum, während die extrakranielle Öffnung an der Basis der Lamina lateralis zur Darstellung kommt.

Der N. mandibularis enthält sowohl sensible als auch motorische Fasern und versorgt die Mm. (Musculi) masseter, temporalis sowie pterygoidei motorisch und die Haut über der Temporalregion, des unteren Gesichts, der Lippen, der Mandibula, des temporomandibularen Gelenks sowie auch einen Teil der Dura sensibel.

Die A. meningea accessoria entspringt entweder direkt von der A. meningea media oder von der A. maxillaris interna unmittelbar distal der A. meningea media. Sie verläuft anterior des N. mandibularis durch das Foramen und versorgt den Pharynx und die Eustachi-Röhre.

Das Foramen ovale kann sowohl mittels axialer als auch mittels frontaler CT-Schichtungen abgebildet werden. Dabei können nicht nur interindividuelle, sondern auch im Seitenvergleich intraindividuelle Größenschwankungen des normalen Foramendurchmessers beobachtet werden. Läsionen, die sich durch das Foramen ovale ausbreiten, können mit der frontalen MRT am sichersten erfasst werden.

Foramen spinosum

Das Foramen spinosum verbindet die Fossa cranialis medialis mit der Fossa infratemporalis und liegt im posteromedialen Anteil des Ala major. Dabei befindet sich die intrakranielle Öffnung des Foramens posterolateral des Foramen ovale und die extrakranielle Mündung anterolateral der Eustachi-Röhre. Durch dieses Foramen ziehen die A. und V. meningea media und der R. (Ramus) meningeus des N. mandibularis.

Die A. meningea media entspringt vom proximalen Anteil der A. maxillaris interna und verläuft durch das Neuroforamen zur Schädelbasis. In seltenen Fällen entspringt die A. meningea media auch direkt von der A. ophthalmica, sodass ein verkleinertes Foramen spinosum zur Darstellung kommt oder gar kein Foramen angelegt ist.

Eine optimale Darstellung dieses Foramens gelingt mittels frontaler CT und MRT.

Foramen lacerum

Der extrakranielle Anteil dieses Neuroforamens ist knorpelig überzogen (Fibrocartilago basalis). Das Foramen lacerum ist an der Basis der Lamina medialis lokalisiert und wird anterolateral durch die Ala major, posterior durch den petrösen Apex und medial vom Corpus sphenoidale und vom Basiokziput begrenzt. Die Öffnung des Canalis pterygoideus liegt weiter posterior im anterioren Anteil des Foramen lacerum.

Die A. carotis interna läuft nicht, wie früher angenommen, durch dieses Foramen, sondern liegt auf dem intrakraniellen, knorpeligen Überzug. Ein inkonstanter meningealer Ast der A. pharyngea ascendens sowie die Nn. petrosi major und minor durchdringen den knorpeligen Überzug und sind somit die einzigen Strukturen dieses Neuroforamens.

Das Neuroforamen kann mittels axialer und frontaler CT oder MRT abgebildet werden.

3.2.2 Canalis pterygoideus

Der Canalis pterygoideus liegt an der Basis des Flügelfortsatzes unterhalb und medial des Foramen rotundum im Corpus sphenoidale und verbindet die Fossa pterygopalatina mit dem Foramen lacerum. In seltenen Fällen kann er auch im Boden des Sinus sphenoidale verlaufen. Durch ihn ziehen die A. Vidii und der N. canalis pterygoidei, eine Verlängerung des N. petrosus major nach seiner Vereinigung mit dem N. petrosus profundus. Nach dem Verlassen des Kanals zieht der Nerv zum Ganglion pterygopalatinum und versorgt vegetativ die Glandula lacrimalis sowie die Mukosa der Nase, des Pharynx und des Gaumens.

Die A. Vidii, ein terminaler Ast der A. maxillaris interna, entspringt in der Fossa pterygopalatina, zieht um das Foramen sphenopalatina und verläuft zusammen mit dem N. Vidii durch den Canalis pterygoideus. Aufgrund der Nähe zum Foramen lacerum stellt die A. Vidii eine wichtige Kollaterale zur A. carotis interna dar.

3.2.3 Sella turcica

Die knöcherne Sella wird vom Keilbein gebildet. Ihre Begrenzungen sind beidseits lateral die Sinus cavernosi, dorsal das Dorsum sellae des Klivus. Der Boden der Sella wird vom Dach der Keilbeinhöhle gebildet. Die Gefäßversorgung wird durch 2 Arterien aus der A. carotis interna (Aa. hypophysiales superior und inferior) sowie über ein komplexes Portalgefäßsystem sichergestellt. Der venöse Abfluss verläuft über den Sinus cavernosus. Der Hypophyse benachbarte Strukturen sind rostral das Chiasma opticum, kaudal die Keilbeinhöhle und beidseits lateral der Sinus cavernosus.

Durch den Sinus cavernosus ziehen die A. carotis interna und der N. abducens. In seiner lateralen Wand verlaufen der N. oculomotorius, der N. trochlearis, der N. ophthalmicus und basal der N. maxillaris.

3.2.4 Sinus cavernosus

Der Sinus cavernosus liegt beidseits lateral im Corpus sphenoidale und reicht von der Spitze der Fissura orbitalis anterior bis zum Apex petrosus dorsal. Die Größenausdehnung beträgt ca. 2 × 1 cm. Der Sinus cavernosus wird von der A. carotis interna durchzogen, die in einem bindegewebigen Geflecht liegt und von einem sympathischen Plexus umgeben ist. Der N. abducens liegt ebenfalls im Sinus cavernosus und verläuft inferolateral zur A. carotis interna. Dagegen verlaufen (in der Reihenfolge von kranial nach kaudal) der N. oculomotorius, der N. trochlearis, der N. ophthalmicus und der N. maxillaris in der lateralen Wand des Sinus cavernosus. Dabei sind die einzelnen Nerven bindegewebig eingehüllt und zusätzlich durch Endothel vom venösen Blut im Sinus cavernosus getrennt.

Die Sella (kranial) und der Sinus sphenoidale (kaudal) sind beide medial des Sinus cavernosus gelegen. Die Meckel-Höhle mit dem Ganglion trigeminale befindet sich am posteroinferioren Anteil des Sinus cavernosus.

Der venöse Zustrom in den Sinus cavernosus erfolgt zum Teil über die V. ophthalmica sowie über die Vv. cerebri superficialis, media und inferior. Die Drainage verläuft über den Sinus petrosus superior in den Sinus transversus sowie über den Sinus petrosus inferior in die V. jugularis interna. Zusätzlich findet ein Abstrom des venösen Blutes über Venen statt, die durch das Foramen sphenoidale in den venösen Plexus pterygoideus ziehen, über die Vv. emissariae des Foramen ovale und lacerum sowie über die V. ophthalmica in die V. facialis. Beide Sinus cavernosi stehen miteinander über den Plexus basalis auf dem Klivus sowie über anteriore und posteriore Sinus intercavernosi in Verbindung.

Der Blutfluss durch den Sinus cavernosus wird zum einen durch Pulsationen der A. carotis interna und zum anderen durch Gravitationseffekte bei unterschiedlicher Kopfneigung beeinflusst.

3.2.5 Klivus

Der Klivus als Teil der Schädelbasis liegt zwischen dem Foramen magnum und dem Dorsum sellae. Anterolateral wird der Klivus durch die Fissura petrooccipitale und weiter posterior durch die Synchondrose zwischen dem basiokzipitalen und dem exookzipitalen Anteil des Os occipitale begrenzt. Die obere anteriore Grenze des Klivus geht in den Corpus sphenoidale und den Sinus sphenoidale über. Dagegen zieht die untere Begrenzung nach posteroinferior und verbindet sich mit dem anterioren Anteil des Foramen magnum. Die extrakranielle Begrenzung des Klivus bildet der Nasopharynx.

Der Sinus petrosus inferior verläuft entlang der unteren lateralen Begrenzung des Klivus. Auf der endokraniellen Fläche des Klivus befindet sich ein venöser Plexus; zudem weist diese Fläche eine enge topografische Beziehung zur Pons und zur Medulla oblongata auf.

3.3 Spezifische Untersuchungsverfahren

Die bildgebende Diagnostik umfasst die konventionelle Röntgendiagnostik in okzipitomentaler und okzipitofrontaler Technik, in Einzelfällen auch zusätzlich eine Schädelaufnahme p.-a. und seitlich. Heute wird auch die CT in frontaler und axialer Schichtorientierung nativ und nach Applikation von intravenösem Kontrastmittel eingesetzt. Für die Darstellung der Weichteilstrukturen der Schädelbasis hat sich die MRT als Methode der ersten Wahl durchsetzen können. In Einzelfällen werden bei bestimmten, insbesondere tumorösen Fragestellungen angiografische Techniken angewendet sowie vereinzelt nuklearmedizinische Verfahren, z.B. die Liquorraumszintigrafie.

In diesem Kapitel soll auf die Differenzialdiagnostik von Läsionen der anterioren Schädelbasis anhand der bildmorphologischen Kriterien eingegangen werden. Das Erscheinungsbild einer Läsion in einem bildgebenden Verfahren ist dabei die Grundlage für die Erarbeitung der letztendlichen Diagnose und ihrer Differenzialdiagnosen.

3.3.1 Ultraschall

Die Ultraschalluntersuchung dieser Region ist nur eingeschränkt möglich und dient der Beurteilung der Nasennebenhöhlen. Der posteriore Anteil des Sinus ethmoidalis und der Sinus sphenoidalis sind mit dieser Methode jedoch nicht, der anteriore Anteil des Sinus ethmoidalis und des Sinus frontalis nur eingeschränkt beurteilbar. Zum Einsatz kommt in der Regel der eindimensionale, amplitudenmodulierte Ultraschall (A-Scan) mit einem 3,5- bis 5-MHz-Schallkopf.

Mit dieser Methode lassen sich Schleimhautschwellungen, Sekretbildungen, Zysten, Zelen und Tumoren der Nasennebenhöhlen beurteilen. Weniger detaillierte Befunde können auch ohne räumliche Darstellung wie in der konventionellen Röntgenaufnahme erhoben werden. Indikationen des Ultraschalls in dieser Region sind akute und chronische Erkrankungen der Nasennebenhöhlen, die Verlaufskontrolle unter Therapie sowie die Untersuchung von Kindern und Schwangeren.

3.3.2 Konventionelle Röntgenaufnahmen

Die konventionellen Röntgentechniken in der Region der Schädelbasis sind durch die Verfügbarkeit von CT und MRT zunehmend in den Hintergrund gerückt worden. Primäre Indikationen für die Anfertigung von konventionellen Röntgenaufnahmen stellen jedoch nach wie vor traumatische Fragestellungen und Entzündungen der Nasennebenhöhlen dar. Darüber hinaus liefern Spezialaufnahmen bei bestimmten Fragestellungen zusätzliche Informationen; sie werden heute ergänzend zu den Schnittbildverfahren angefertigt. Bei Fragestellungen nach tumorösen Raumforderungen und ihrer Ausdehnung spielt die konventionelle Tomografie heute keine Rolle mehr, da sie die exakte Tumorausdehnung nur unzureichend oder gar nicht erfassen kann. Zudem bedeutet sie im Vergleich zur CT eine unverhältnismäßig höhere Strahlenbelastung für den Patienten.

In ▶ Tab. 3.3 sind die wesentlichen Röntgentechniken im Bereich der anterioren Schädelbasis mit ihren Fragestellungen zusammengefasst.

Tab. 3.3 Konventionelle Röntgentechniken und ihre Indikationen bei Fragestellungen der Schädelbasis.

Techniken	Indikationen
Schädel p.-a. und seitlich	Beurteilung des knöchernen Schädels und der knöchernen Begrenzungen der Nasennebenhöhlen, der Orbita und der anterioren Schädelbasis (z.B. bei Verdacht auf Frakturen, Tumoren)
Gesichtsschädel seitlich	Beurteilung der ventrodorsalen Tumorausdehnung
Nasennebenhöhlen okzipitomental (nach Walter)	Beurteilung von Kiefer- und Keilbeinhöhle
axiale Aufnahme nach Welin	Beurteilung von Stirnhöhle und Siebbeinzellen
Sellazielaufnahme	Beurteilung von Pyramidenspitzen, Labyrinth
Aufnahme nach Rhese	exaktere Beurteilung des dorsalen Orbitabereichs und des Canalis n. optici mit angrenzenden Strukturen
Tomografie seitlich und a.-p.	Beurteilung von • umschriebenen Knochendefekten und umschriebener Knochenausdünnung • Knocheneinschlüssen (Zysten, retinierten Zähnen) • Verlagerung der Wände der Nasennebenhöhlen • knochen- oder kalkdichter Wandauflagerung

a.-p. = anteroposterior
n. = nervi
p.-a. = posteroanterior

3.3.3 Computertomografie

Die CT-Untersuchung der anterioren Schädelbasis erfolgt in der Regel mit einer Serie von transversalen Schichten in ca. 15°- bis 20°-Neigung zur orbitomeatalen Linie. Zusätzlich kann eine Untersuchung in semifrontaler Schichtorientierung mit maximal retroflektiertem Kopf des Patienten durchgeführt werden. Angestrebt wird dabei, dass die Schichtebene die orbitomeatale Linie im ca. 70°-Winkel kreuzt, d. h. senkrecht zum Klivus liegt. Sollte eine Reklination des Kopfes nicht möglich sein oder Zahnfüllungen aus Amalgam die Bildqualität zu sehr beeinträchtigen, können auch frontale Rekonstruktionen aus dünnen, axialen Aufnahmen angefertigt werden.

Die Dokumentation der Aufnahmen sollte in Weichteilfenster- und, je nach Fragestellung oder Befund, auch in Knochenfenstertechnik erfolgen. Bei der Frage nach knöchernen Läsionen sollte zudem ein hochauflösender Knochenalgorithmus mit einem erweiterten Fenster (ca. 4000 HE) zum Einsatz kommen. Die Schichtdicke beträgt in der Regel 1–4 mm. Die axiale CT-Untersuchung dieser Region sollte vom Foramen magnum bis zu den suprasellären Zisternen reichen. Bei der Fragestellung nach Weichteilraumforderungen ist eine intravenöse Kontrastmittelapplikation notwendig.

Die wesentlichsten Vorteile der CT-Untersuchung in dieser Region im Vergleich zu den konventionellen Verfahren sind
- die überlagerungsfreie Darstellung von knöchernen Strukturen,
- eine deutliche Abgrenzbarkeit und Differenzierbarkeit von Weichteilstrukturen sowie
- die Möglichkeit sekundärer Rekonstruktionen zusätzlicher Ebenen bzw.
- einer 3-D-Darstellung des untersuchten Bereichs.

3.3.4 Magnetresonanztomografie

Für die Darstellung der anterioren Schädelbasis wird routinemäßig eine Kopfspule eingesetzt. Bei bestimmten Fragestellungen und erforderlicher hoher Ortsauflösung kann auch eine Helmholtz-Oberflächenspule verwendet werden.

Die Standarduntersuchung dieser Region erfolgt nach einer Übersichtssequenz in 3 Ebenen (Scout) mit T2w und T1w Sequenzen in axialer Schichtorientierung. Dabei hat sich eine Parameterkonstellation von TR = 3000 ms und TE = 22–90 ms (Doppelecho) für die T2w und von TR = 700 ms und TE = 5 ms für die T1w Sequenz bewährt. Die Schichtdicke sollte 3–5 mm betragen. Nach der Applikation des Kontrastmittels Gadolinium-DTPA mit einer Standarddosis von 0,1 mmol/kg Körpergewicht wird die T1w Sequenz mit den gleichen Parametern wie bei der nativen Untersuchung wiederholt. Zusätzlich kommen nun T1w Sequenzen in frontaler und – in Abhängigkeit von der Fragestellung und dem Befund – auch in sagittaler Schichtorientierung zum Einsatz.

Je nach der Fragestellung und dem Befund in der nativen Untersuchung können zudem sog. Spezialsequenzen zum Einsatz kommen und diagnostische Mehrinformationen liefern. Dabei sind insbesondere die native arterielle und venöse MRA, eine Dynamiksequenz zur Erfassung der Kontrastmittelanflutung und die Fettunterdrückungssequenz vor und nach Kontrastmittelapplikation von Bedeutung:
- Mit der arteriellen und venösen MRA ist es möglich, den Verlauf der großen Gefäße dieser Region darzustellen und Aussagen zur Topografie von Tumor und Gefäß zu erhalten bzw. eine tumorbedingte Gefäßverlagerung, -kompression oder -pathologie (z. B. Fistelbildung, Aneurysma) nachzuweisen. In seltenen Fällen gelingt zudem die Darstellung der tumorversorgenden Gefäße.
- Mit der Kontrastmitteldynamik kann eine Aussage über den Vaskularisationsgrad einer Läsion getroffen werden. Das ermöglicht eine weitere Eingrenzung der Differenzialdiagnosen.
- Der Einsatz der Fettunterdrückungssequenz nach Kontrastmittelapplikation erweist sich als äußerst hilfreich für die Darstellung des Infiltrationsausmaßes einer Läsion in benachbarte Weichteilstrukturen.

Anatomisch sollten sich die axialen Aufnahmen von den suprasellären Zisternen bis zum Nasopharynx erstrecken, während die frontalen Aufnahmen vom anterioren Sinus frontalis bis zum Foramen magnum reichen sollten.

Der verbesserte Weichteilkontrast wie auch die multiplanare Schichtführung begründen die Überlegenheit der MRT in dieser Region.

T1-gewichtete Sequenzen

Diese Sequenztechnik erlaubt die Beurteilung der Tumorlokalisation, der Morphologie, der Binnenstrukturen und der Verdrängung von benachbarten Strukturen. Dies schließt auch die Interpretation von strukturellen Veränderungen des hypointensen Liquor- und Ventrikelsystems mit ein.

T2-gewichtete Sequenzen

Diese Sequenztechnik ermöglicht vor allem die Charakterisierung pathologischer Gewebestrukturen und entzündlicher Veränderungen. Das betrifft in erster Linie die Differenzierung solider von zystischen Tumorkomponenten sowie die Erfassung von regressiven Veränderungen bei extraaxialen Tumoren. Bei Verwendung von stark T2w Sequenzen gelingt in ca. ¾ der Fälle eine Abgrenzung des Tumor vom umgebenden Ödem aufgrund der unterschiedlichen Signalintensitäten. Zusätzlich kommt dieser Sequenz ein hoher Stellenwert bei der Evaluierung von Tumorrezidiven bzw. -residualgewebe nach der Therapie zu.

T1-gewichtete Sequenzen nach Kontrastmittelapplikation

Insgesamt wird durch die Applikation des paramagnetischen Kontrastmittels Gadolinium-DTPA die Differenzierung des Tumors von den umgebenden Strukturen signifikant verbessert. Dieses Kontrastmittel vermag eine pathologische Blut-Hirn-Schranke zu permeieren und führt dann zu einer Reduktion der T1-Relaxationszeit von Tumoren. Alle extraaxialen wie axialen Läsionen der Schädelbasis können so diagnostisch exakt erfasst und klassifiziert werden.

3.3.5 Nuklearmedizinische Untersuchungstechniken

Nuklearmedizinische Untersuchungstechniken wie die Skelettszintigrafie spielen in dieser Region bei der Frage nach einer lokalisierten oder generalisierten Beteiligung ossärer Strukturen durch primäre und sekundäre Läsionen eine wesentliche Rolle. Darüber hinaus können spezielle Techniken wie die Immunszintigrafie Aufschluss über die Tumorhistologie geben oder werden wie bei der Liquorraumszintigrafie eingesetzt, um eine Fistelbildung zu lokalisieren.

Skelettszintigrafie

Bei den knochenbildenden Systemerkrankungen und Tumoren kommt es 2–6 h nach einer intravenösen Injektion von ^{99m}Tc-MDP (Tc = Technetium, MDP = Methyldiphosphonat) zu einer meist intensiven Anreicherung des Radionuklids. Diese ist zwar artunspezifisch, aber deutlich sensitiver als röntgendiagnostische Verfahren insbesondere bei der Diagnostik einer Osteomyelitis. Bei entsprechender klinischer Symptomatik und noch negativen Röntgenaufnahmen ist die Skelettszintigrafie indiziert. Darüber hinaus eignet sie sich für die Verlaufskontrolle einer Osteomyelitis sowie auch von therapierten Malignomen mit ossärer Beteiligung. Im Fall eines Rezidivs kann mit ihr bereits frühzeitig eine erneute Aktivitätszunahme in gleicher oder anderer Lokalisation dokumentiert werden. Diese stellt dabei einen unspezifischen bildgebenden Befund dar.

Eine Aktivitätsanreicherung findet sich vor allem bei Knochendestruktionen durch maligne Tumoren, Knochenmetastasen, systemische maligne Erkrankungen (Lymphom, eosinophiles Granulom), benigne Knochentumoren (Osteom, Osteochondrom), Morbus Paget und fibröse Knochendysplasie sowie bei entzündlichen Veränderungen (Osteomyelitis, Sinusitis mit reaktiver Knochenbeteiligung). Eine mäßig erhöhte Aktivität kann jedoch auch posttherapeutisch noch nach vielen Jahren beobachtet werden.

Immunszintigrafie

Tumoren wie z. B. das Neuroblastom können mit radioaktiv markierten Metaboliten oder Antimetaboliten szintigrafisch nachgewiesen werden. Dabei kommt u. a. das Derivat des Guanethidins, MIBG (Metajodbenzylguanidin), zum Einsatz. Es handelt sich dabei um spezifische Tumornachweismethoden.

Liquorraumszintigrafie

Diese Untersuchung wird bei der Diagnostik von primären (durch Trauma) oder sekundären (iatrogenen) Liquorfisteln eingesetzt. Nach intrathekaler Applikation der radioaktiven Substanz wird seitengetrennt gemessen und die Aktivitätsanreicherung wird dokumentiert. Bei Vorliegen einer Fistel kann über der betroffenen Seite eine Aktivitätsvermehrung verzeichnet und durch Aktivitätsmessungen des abtropfenden Liquors bestätigt werden.

3.4 Spezifische Befunde

In diesem Kapitel sollen zunächst die wichtigsten Pathologien der anterioren Schädelbasis vorgestellt werden. Dabei erfolgt die Gliederung nach der Morphologie der Läsion unter Miteinbeziehen differenzialdiagnostischer Überlegungen. Das Spektrum der Läsionen der anterioren Schädelbasis reicht von kongenitalen Missbildungen und Variationen über Tumormanifestationen und traumatisch induzierte bis hin zu posttherapeutisch bedingten Veränderungen.

Die Gesichtsschädelregion mit dem oberen Ausläufer der Schädelbasis stellt eines der wesentlichen Merkmale der individuellen Persönlichkeit dar. Abweichungen von der Norm sind dort besonders auffällig. Im Rahmen bildgebender Verfahren unter Berücksichtigung klinischer Daten müssen mögliche Formveränderungen exakt dokumentiert und beschrieben werden.

Die klinische Symptomatik bei Pathologien der anterioren Schädelbasis ist häufig unspezifisch und beruht im Wesentlichen auf morphologischen Symptomkonstellationen. Dabei ist die Formveränderung des Gesichts im Bereich der supraorbitalen Abschnitte das auffälligste Symptom. Mögliche Ursachen sind folgende:
- Missbildungen, Tumoren,
- Gesichtsschwellungen,
- Hautveränderungen im Gesichtsbereich,
- Lähmungen im Gesichtsbereich,
- motorische Lähmungen,
- Funktionsstörungen und sensible Lähmungen,
- Schmerzen im Schädelbasisbereich,
- Hals-Nasen-Ohren-Erkrankungen,
- Zahn-Kiefer-Erkrankungen,
- Neuralgien,
- endokranielle Ursachen.

Die Pathologie der anterioren Schädelbasis kann von Missbildungen über Tumoren, Formveränderungen, Entzündungen, Degenerationen, vaskuläre Läsionen und Traumata bis hin zu Therapiefolgen reichen. In der Reihenfolge der zunehmenden Häufigkeit kommen folgende Erkrankungen vor:
- Missbildungen,
- Tumoren,
- Entzündungen.

Grundlagen der exakten Evaluierung einer Läsion der anterioren Schädelbasis sind neben der Anamnese die klinische Untersuchung und der Einsatz der Rhinoskopie. Die weiterführende Diagnostik umfasst neben der Bestimmung der Blutwerte und evtl. einer Liquordiagnostik vor allem den Einsatz bildgebender Verfahren, da die direkte visuelle Beurteilung in dieser Region nur bedingt möglich ist. Dies gilt insbesondere für die Beurteilung von therapieinduzierten Veränderungen und die Fragestellung nach einem Tumorrezidiv.

3.4.1 Läsionen kranialen Ursprungs

Tumoröse Raumforderungen kranialen Ursprungs sind häufiger Enzephalozelen oder primär vorliegende Arachnoidalzysten. Bei den primären Tumoren stehen Tumoren im Vordergrund, die von den Hirnhäuten ausgehen, wie die Dermoidzyste oder das Meningeom. Weitere dort vorkommende Tumoren sind das Kraniopharyngeom oder das Hypophysenadenom, das Neurinom oder das Ästhesioneuroblastom. Entzündliche tumoröse Prozesse sind häufig Mukozelen. Ein Hämatom kann traumatisch bedingt oder iatrogen sein.

Kongenitale Missbildungen

Die häufigsten Missbildungen im Bereich der Schädelbasis betreffen mediane oder laterale Spaltbildungen sowie Dysplasien im Bereich des Os frontale. Weitere Missbildungsformen sind kraniomandibulofaziale Dysostosen, Kraniostenosen, otomandibuläre und otopalatinodigitale Missbildungen (▶ Tab. 3.4). Aufgabe der bildgebenden Diagnostik ist es dort, die Morphologie zu beschreiben, die betroffenen ossären Strukturen zu identifizieren sowie die Lagebeziehungen zu vaskulären und nervalen Strukturen festzuhalten.

Kraniostenose

> **Kernaussagen**
>
> Die Diagnostik von Kraniostenosen und Kraniosynostosen beruht heute im Wesentlichen auf dem Einsatz der CT mit 3-D-Rekonstruktion der Oberfläche. Häufig werden noch zusätzlich Schädelaufnahmen angefertigt.

Anteriore Schädelbasis

Tab. 3.4 Synopsis der Missbildungen der vorderen Schädelbasis.

Befunde	Morphologie in der CT	Morphologie in der MRT
Kraniostenose	ossäre Läsion, ggf. ossäre Auftreibung	erschwerte Differenzierung
Arachnoidalzyste	Dichte äquivalent zu Liquor, ggf. ossäre Destruktion	Signalintensität äquivalent zu Zysten
Meningozele	zentral überwiegend hypodens (Dichte äquivalent zu Liquor); ossäre Läsion	Weichteilraumforderung; zentral Signalintensität äquivalent zu Zysten
Enzephalozele	zentral überwiegend isodens (Dichte äquivalent zu Hirnparenchym); ossäre Läsion	Weichteilraumforderung; zentral überwiegend hirnparenchymäquivalente Signalintensität

CT = Computertomografie
MRT = Magnetresonanztomografie

Definition

Bei den Kraniostenosen oder Kraniosynostosen handelt es sich um einen vorzeitigen Verschluss der Schädelnähte.

Pathophysiologie und Ätiologie

Unterteilt wird dieses Missbildungssyndrom in primäre und sekundäre Kraniostenosen. Die sekundären Formen sind dabei häufig Begleiterscheinungen einer primären hämatologischen, metabolischen oder ossären Erkrankung bzw. in selten Fällen auch iatrogen induziert, wie z. B. nach Shunt-Anlagen bei einem Hydrozephalus.

Demografie

Kraniostenosen oder Kraniosynostosen treten im Normalfall um das 3. Lebensjahr auf. Dabei ist das männliche Geschlecht ca. viermal häufiger betroffen als das weibliche.

Klinik, Therapie und Prognose

Je nach Art der vorzeitigen Verknöcherung von Schädelnähten entstehen unterschiedliche Formen der Missbildung wie z. B. der Brachyzephalus (Frontalnaht und Lambdanaht) und der Plagiozephalus (unilateral Frontalnaht und Lambdanaht).

Bildgebung

Bildgebung

- *Konventionelles Röntgen:* Es werden Schädelübersichtsaufnahmen in 2 Ebenen angefertigt.
- *CT:* Neben den Schädelübersichtsaufnahmen in 2 Ebenen ist vor allem die High-Resolution-CT mit 3-D-Rekonstruktion der Kalottenoberfläche von entscheidender Bedeutung (▶ Abb. 3.1, ▶ Abb. 3.2 und ▶ Abb. 3.3).
- *MRT:* Die MRT wird nur bei zusätzlichen Weichteilveränderungen bzw. -missbildungen eingesetzt.

Differenzialdiagnose

Differenzialdiagnosen

Es ist keine relevante Differenzialdiagnose von Kraniostenosen bzw. Kraniosynostosen bekannt.

3.4 Spezifische Befunde

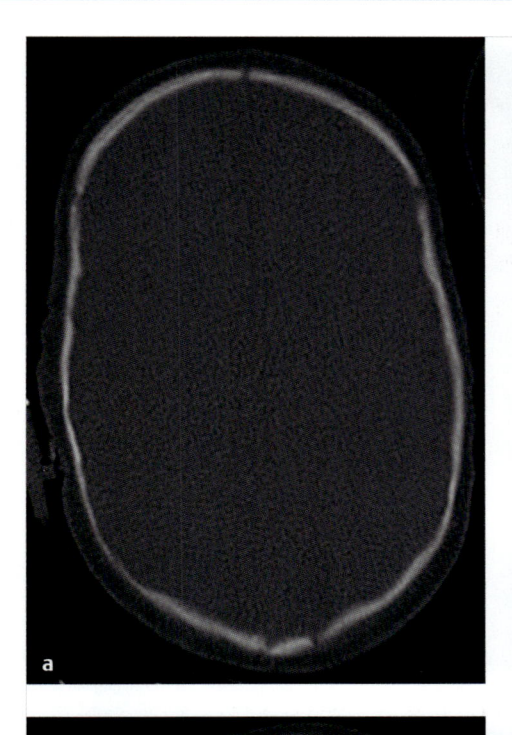

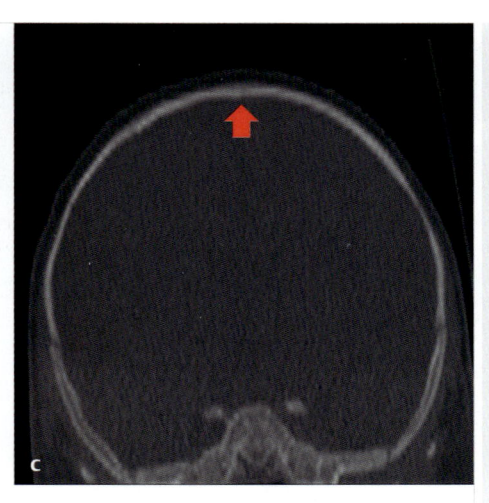

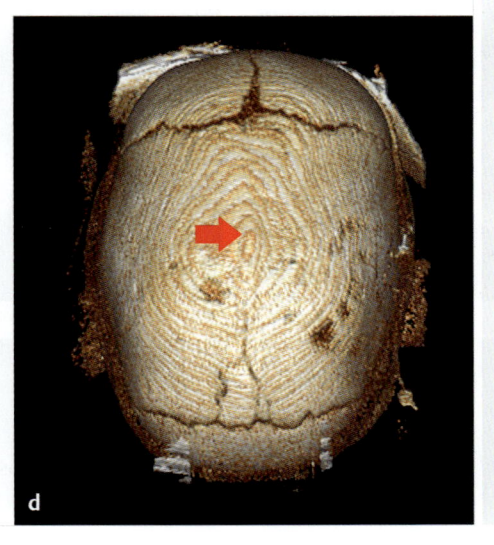

Abb. 3.1 Kraniosynostose (Dolichozephalus). In den CT-Aufnahmen des Kindes zeigt sich eine vollständige Verknöcherung der Sagittalnaht (c, d, Pfeile), die residual nur im dorsalen Drittel abzugrenzen ist. Zusätzlich vollständiger knöcherner Verschluss der großen Fontanelle.
a Axiale CT-Aufnahme.
b Sagittale CT-Aufnahme.
c Koronare CT-Aufnahme.
d 3-D-Rekonstruktion (Blick von kranial).

Arachnoidalzyste

Kernaussagen

Die Arachnoidalzyste stellt einen häufigen Zufallsbefund im Bereich der Schädelbasis dar und zeigt typische Signalveränderungen in der CT und der MRT.

Definition

Bei der Arachnoidalzyste handelt es sich um eine entwicklungsbedingte Abnormität des Subarachnoidalraums.

Pathophysiologie und Ätiologie

Diese Läsionen können sich während der antenatalen Entwicklung progressiv ausdehnen und sind überwiegend in der mittleren Fossa cranialis lokalisiert. Der exakte Mechanismus der Entstehung ist bislang unbekannt, obwohl eine Vielzahl von Theorien existiert.

Demografie

Es handelt sich um eine häufige Fehlbildung.

Klinik, Therapie und Prognose

Häufig ist das Vorliegen von Arachnoidalzysten mit keiner klinischen Symptomatik assoziiert. Lediglich bei großen Zysten kann es zu sekundären Nerven- oder Gefäßkompressionen oder Verlagerungen von zerebralen Leitstrukturen kommen.

Anteriore Schädelbasis

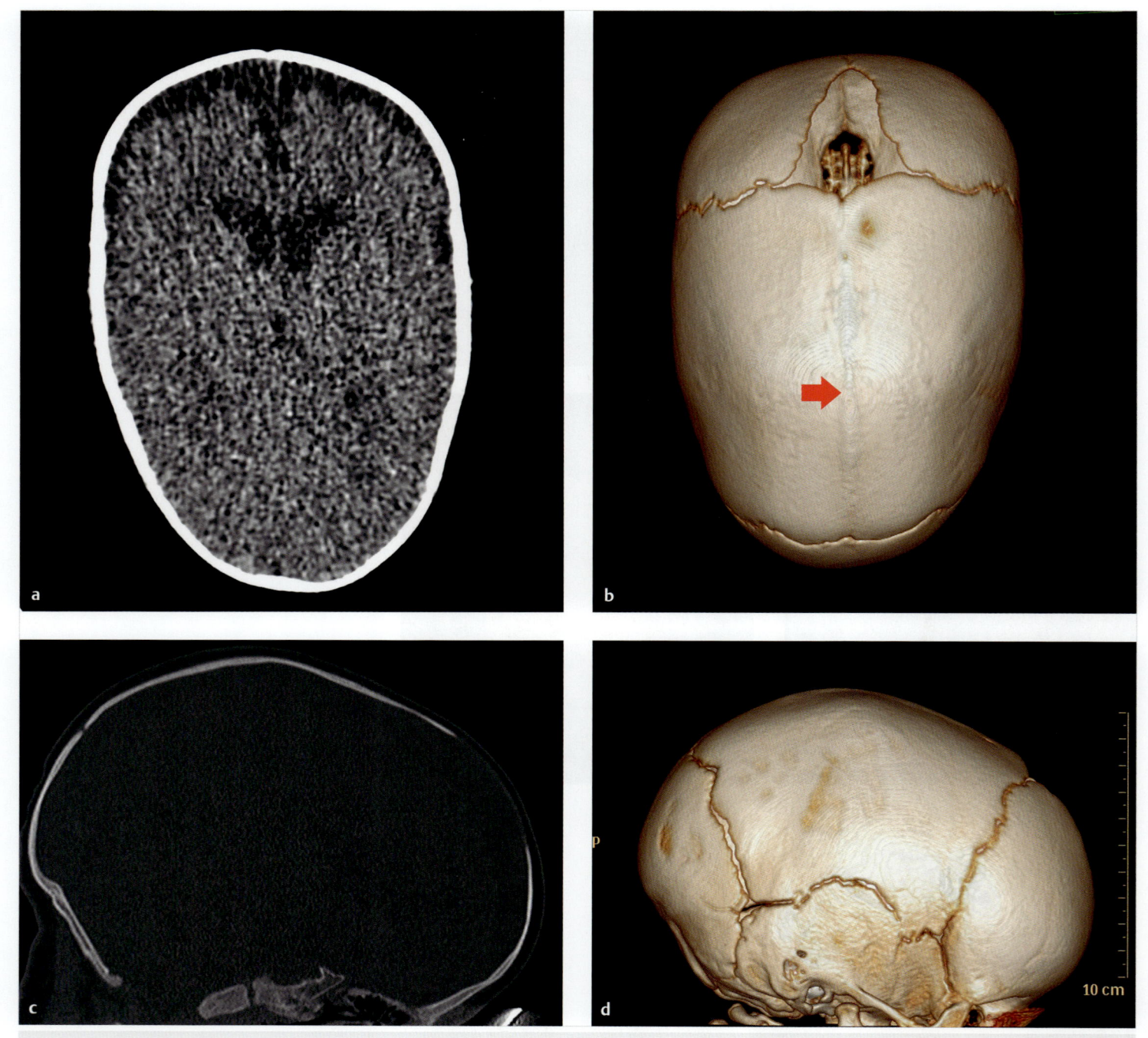

Abb. 3.2 Kraniosynostose (Dolichozephalus). Die CT-Aufnahmen dieses Kindes zeigen eine vorzeitige Ossifikation der Sagittalnaht (b, Pfeil). Sutura coronalis, Sutura lambdoidea und Sutura squamosa sind offen.
a Axiale CT-Aufnahme.
b 3-D-Rekonstruktion (Blick von kranial).
c Sagittale CT-Aufnahme.
d 3-D-Rekonstruktion (Blick von lateral).

Bildgebung

Sowohl in der CT als auch in der MRT kommen diese Läsionen mit einer Signalintensität ähnlich der von intraventrikulärer Flüssigkeit zur Darstellung (▶ Abb. 3.4). Knöcherne Affektionen der Schädelbasis werden am besten in der kranialen CT erfasst. Dabei können insbesondere eine Ausdünnung des Os temporale, eine Anhebung des Ala minor und eine anteriore Dislokation des Ala major beobachtet werden.

In der MRT kann die exakte Lagebeziehung und Ausdehnung der Arachnoidalzyste durch die multiplanare Schichtführung besser erfasst werden.

3.4 Spezifische Befunde

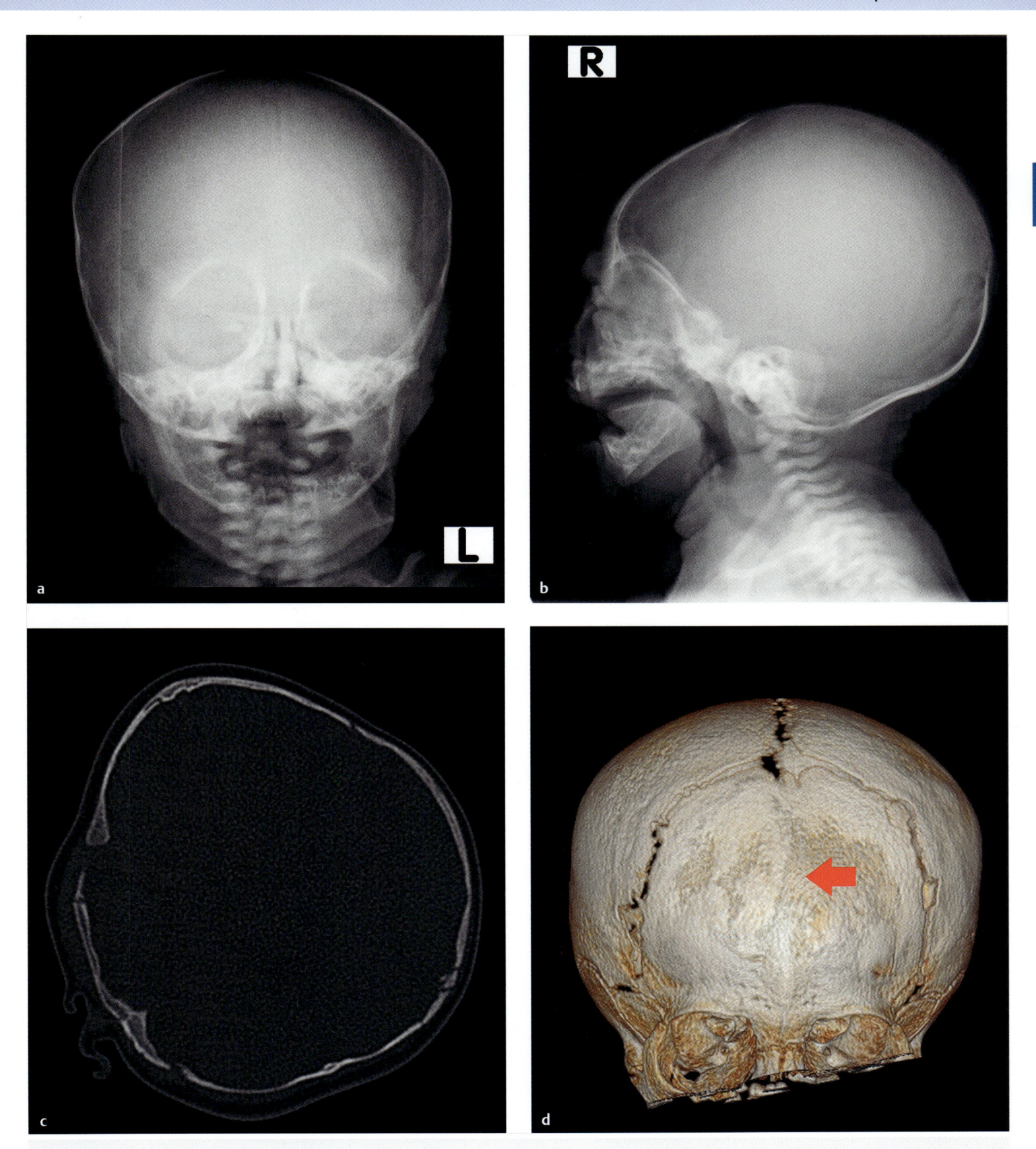

Abb. 3.3 Trigonozephalus mit Kraniosynostose der Metopic-Naht. In den CT-Bildern des Säuglings ist eine vorzeitige Verknöcherung der Metopic-Naht (d, Pfeil) mit parietookzipitaler Auswölbung der Schädelkalotte zu sehen.
- **a** Röntgenaufnahme des Schädels p.–a.
- **b** Röntgenaufnahme des Schädels seitlich.
- **c** Axiale CT-Aufnahme im Knochenfenster.
- **d** 3-D-Rekonstruktion.

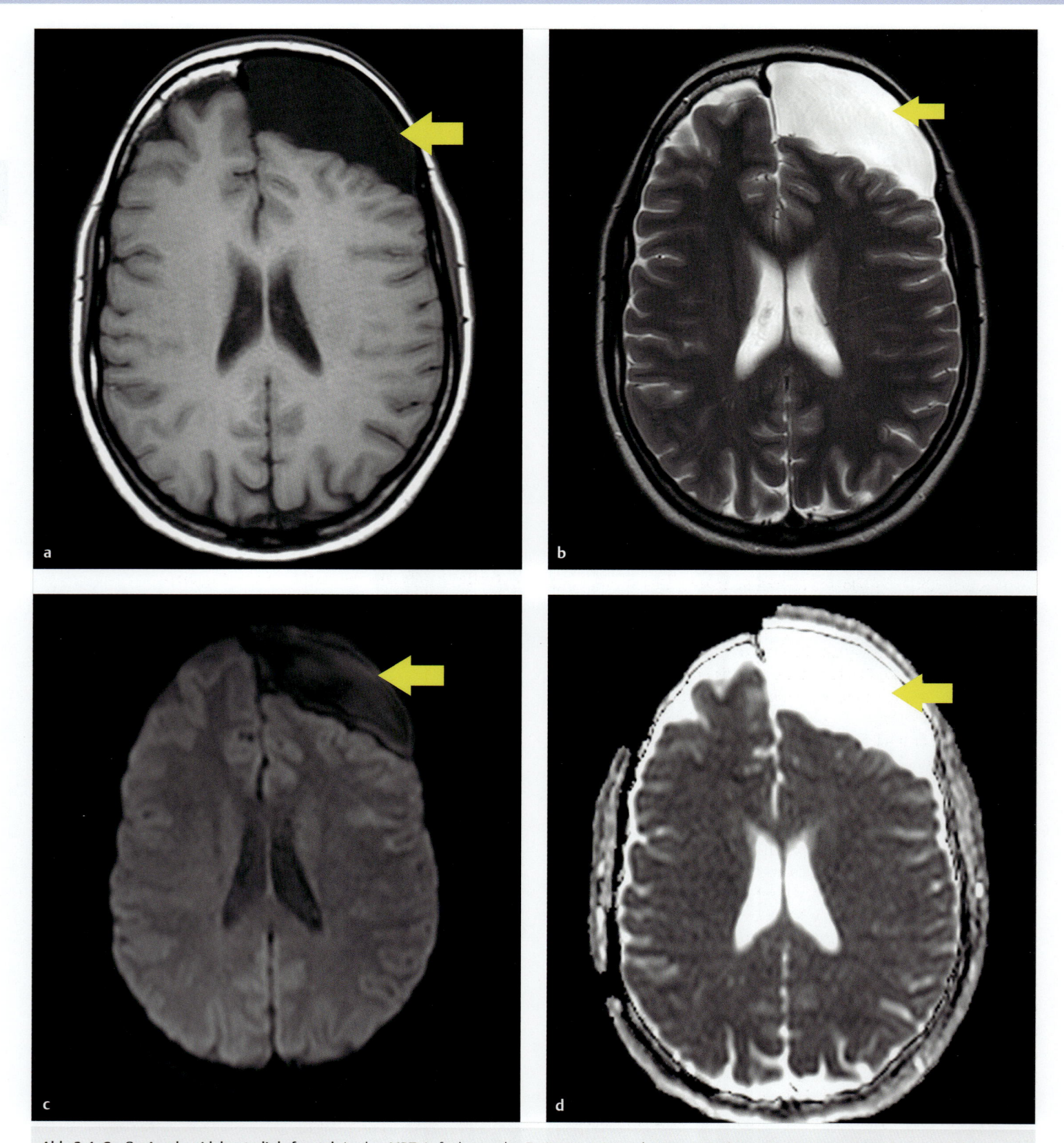

Abb. 3.4 Große Arachnoidalzyste linksfrontal. In den MRT-Aufnahmen des Patienten zeigt sich eine große liquorisointense, extraaxiale, nur lokale Raumforderung linksfrontal (a, b, Pfeile) ohne Diffusionsrestriktion (c, d, Pfeile).
a T1w MRT-Sequenz.
b T2w MRT-Sequenz.
c DWI-Sequenz.
d ADC-Sequenz.

Differenzialdiagnose

> ⚠️ **Differenzialdiagnosen**
>
> Differenzialdiagnostisch kommen bei einer Arachnoidalzyste die Epidermoidzyste, das chronische Subduralhämatom sowie das Subduralhygrom infrage.

Zephalozele

> **Ⓜ! Kernaussagen**
>
> Die Bildgebung der Zephalozele beruht im Wesentlichen auf dem Einsatz der CT zur Verifizierung von ossären Landmarken sowie der MRT zur Dokumentation der Faszien der interzerebralen Veränderungen.

Definition

Definitionsgemäß bedeutet eine Zephalozele eine fehlerhafte Anlage des Zerebrums mit Schädellücken, durch die sich zerebrale Anteile nach außen vorwölben können.

Pathophysiologie und Ätiologie

Zephalozelen können praktisch überall im Bereich des Neurokraniums auftreten. Sie werden aber gehäuft in der Mittellinie im Bereich des Okziput, der anterioren Schädelbasis und des Vertex beobachtet. Die Ausdehnung der Zephalozele durch das Os sphenoidale ist jedoch auf die Persistenz des Canalis craniopharyngeus zurückzuführen, von dem angenommen wird, dass er das Residuum eines Gefäßversorgungskanals durch das Os sphenoidale während der pränatalen Entwicklung ist. Als 2. mögliche Ursache der Entstehung einer Zephalozele in diesem Bereich kommt eine Fehlentwicklung der multiplen und komplexen Ossifikationszentren der anterioren Schädelbasis in Betracht. In der Regel haftet dabei die Dura am Periost im Bereich der externen Defektöffnung. Der Bezirk der knöchernen Dehiszenz ist an einer Sutur, an einem Vereinigungspunkt von mehreren Knochen oder an einem Vereinigungspunkt mehrerer Ossifikationszentren eines Knochens (z. B. Os sphenoidale) lokalisiert. Der äußere Überzug einer Zephalozele variiert je nach dem Ort der Entstehung und der Lokalisation.

Demografie

Die Inzidenz der Zephalozele wird mit ca. 1:10000–4:10 000 Lebendgeburten bzw. mit 10–20 % aller kraniospinalen Malformationen angegeben. Dabei sind ca. 75 % der Läsionen okzipital, 13–15 % frontoethmoidal, 10 % sphenoidal und 10–12 % parietal lokalisiert. Eine Häufung mit anderen Missbildungssyndromen (z. B. Spina bifida, Arnold-Chiari-Syndrom usw.) wird in ca. 60 % der Fälle beobachtet.

Klinik, Therapie und Prognose

Die häufigste Form der basalen Zephalozele ist der sphenopharyngeale Typ, der klinisch als eine pharyngeale Raumforderung mit konsekutiver Behinderung der Atemwege sowie als Ursprungsort einer Rhinoliquorrhö und einer Meningitis in Erscheinung treten kann. Vor der Verfügbarkeit der CT basierte die radiologische Diagnostik der Zephalozele auf der Identifizierung eines ossären Defekts der Schädelbasis, verbunden mit einer Weichteilraumforderung. Dabei mussten die Defekte zum Zeitpunkt der Diagnosestellung bereits ein erhebliches Ausmaß besitzen, bevor sie diagnostiziert werden konnten.

Bildgebung

In der CT der anterioren Schädelbasis können die knöcherne Begrenzung des Defekts sowie die Weichteilkomponente bereits bei kleinen Läsionen exakt dargestellt werden (▶ Abb. 3.5). Wegweisend kann dabei neben dem knöchernen Defekt auch die umgebende zarte Sklerosezone sein. Mit der Instillation kleiner Mengen eines Kontrastmittels intrathekal wird die Differenzierung einer einfachen Meningozele von einer Enzephalozele in der kranialen CT erleichtert. Dabei kommen die kortikalen Sulki der Enzephalozele von Kontrastmittel umgeben zur Darstellung. Während die intrathekale Kontrastmittelapplikation bei der Diagnostik von Zephalozelen heute weitgehend nicht mehr zum Einsatz kommt, ist sie Methode der Wahl bei Verdacht auf eine Liquorfistel.

Heute stellt jedoch die MRT die Methode der Wahl für die Identifizierung des Zeleninhalts und dabei insbesondere für den Nachweis von intrakraniellen Strukturen dar (▶ Abb. 3.6). Mithilfe der MRT kann somit auf invasivere diagnostische Methoden zur Beurteilung des Zeleninhalts verzichtet werden. Ergänzend kann die zerebrale Angiografie für die exaktere Evaluierung vaskulärer Strukturen von Zephalozelen eingesetzt werden.

Differenzialdiagnose

> ⚠️ **Differenzialdiagnosen**
>
> Es besteht keine wesentliche Differenzialdiagnose der Zephalozele. Selten können die Pathologien bei der Diagnostik von Mukozelen, Zysten oder Abszedierungen in der Schädelbasis abgegrenzt werden (▶ Abb. 3.7, ▶ Abb. 3.8 und ▶ Abb. 3.9).

Anteriore Schädelbasis

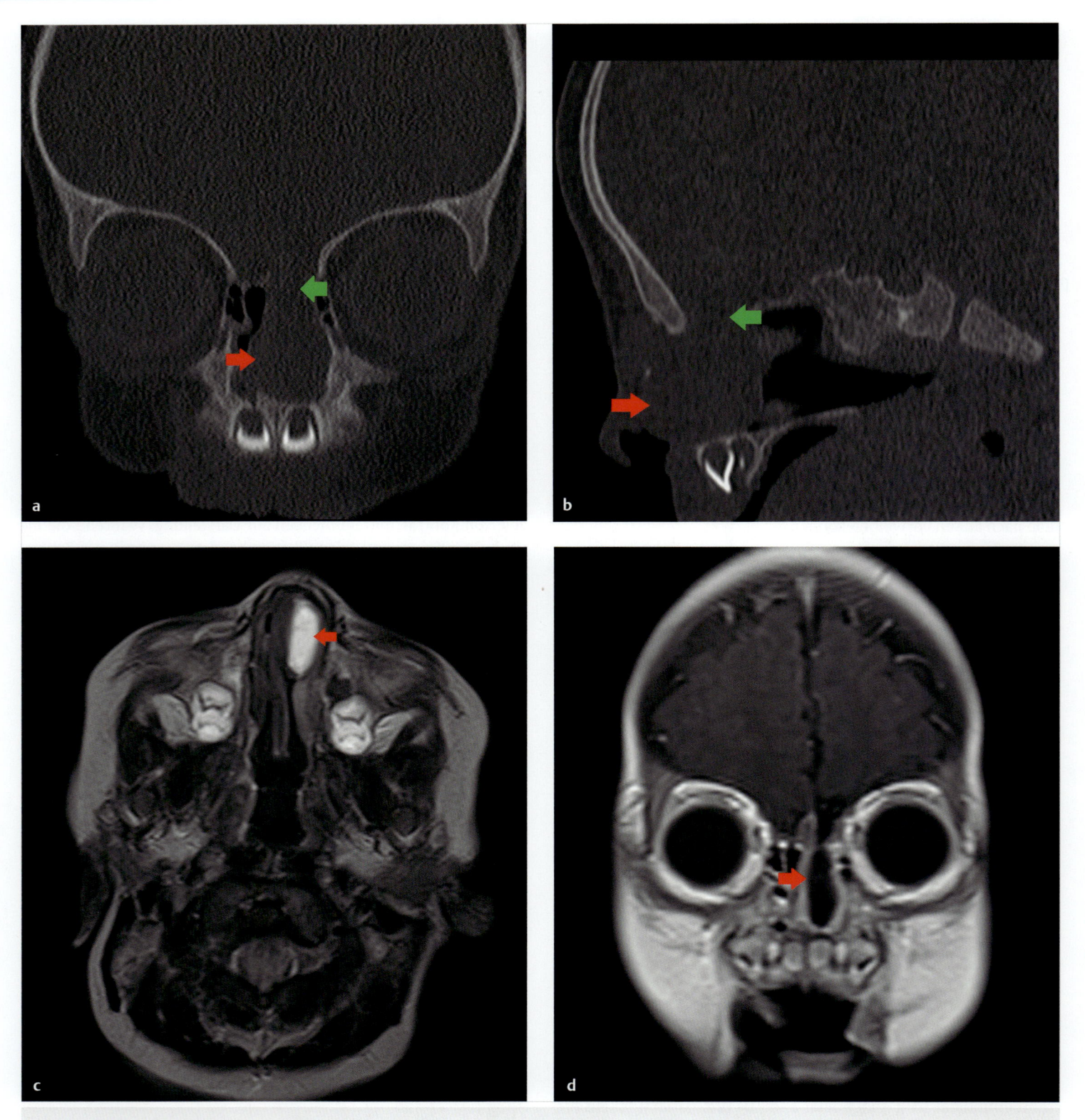

Abb. 3.5 Meningozele der anterioren Schädelbasis links. Im CT zeigt sich eine Asymmetrie auf der linken Seite mit einer liquiden, flüssigkeitshaltigen Zone, die den Aditus nasi linksseitig ausfüllt, glatt begrenzt, ohne umschriebene Kalzifikationen (**a**, **b**, rote Pfeile). Die grünen Pfeile in **a** und **b** umreißen den Knochendefekt. Im MRT stellt sich linksseitig eine liquide Formation (**c**, **d**, rote Pfeile) im Naseneingang dar, konfluierend und mit einem linearen, punktuellen Kontakt zur Frontobasis mit liquiden Strukturen.
- **a** Koronare CT-Aufnahme.
- **b** Sagittale CT-Aufnahme.
- **c** Axiale T2w MRT-Aufnahme.
- **d** Frontale T1w MRT-Aufnahme nach Konstrastmittelgabe.

3.4 Spezifische Befunde

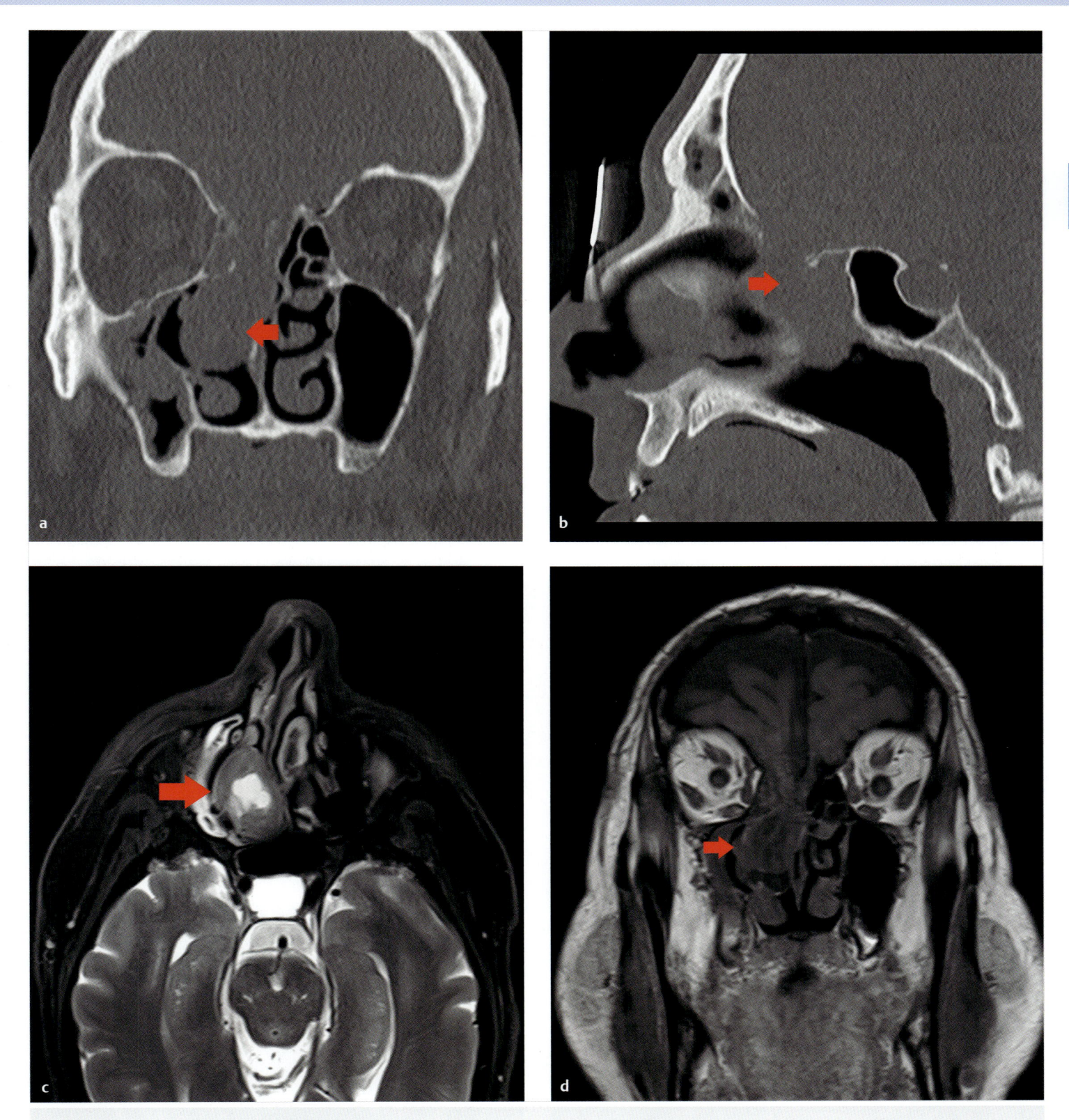

Abb. 3.6 Meningoenzephalozele rechts. Es zeigt sich eine großflächige ossäre Defektzone in der anterioren Schädelgrube rechts im Bereich der Lamina cribrosa rechts, bis zum oberen Nasenseptum rechts reichend. In diesem Bereich Vorwölbung von Meningen, Hirnparenchym und Liquor in Richtung der posterioren Ethmoidalzellen im Sinne einer Meningoenzephalozele (Pfeile), mit einer Hernierung durch den ossären Defekt.
a Koronare CT-Aufnahme.
b Sagittale CT-Aufnahme.
c Axiale T2w MRT-Aufnahme.
d Koronare T1w MRT-Aufnahme.

Anteriore Schädelbasis

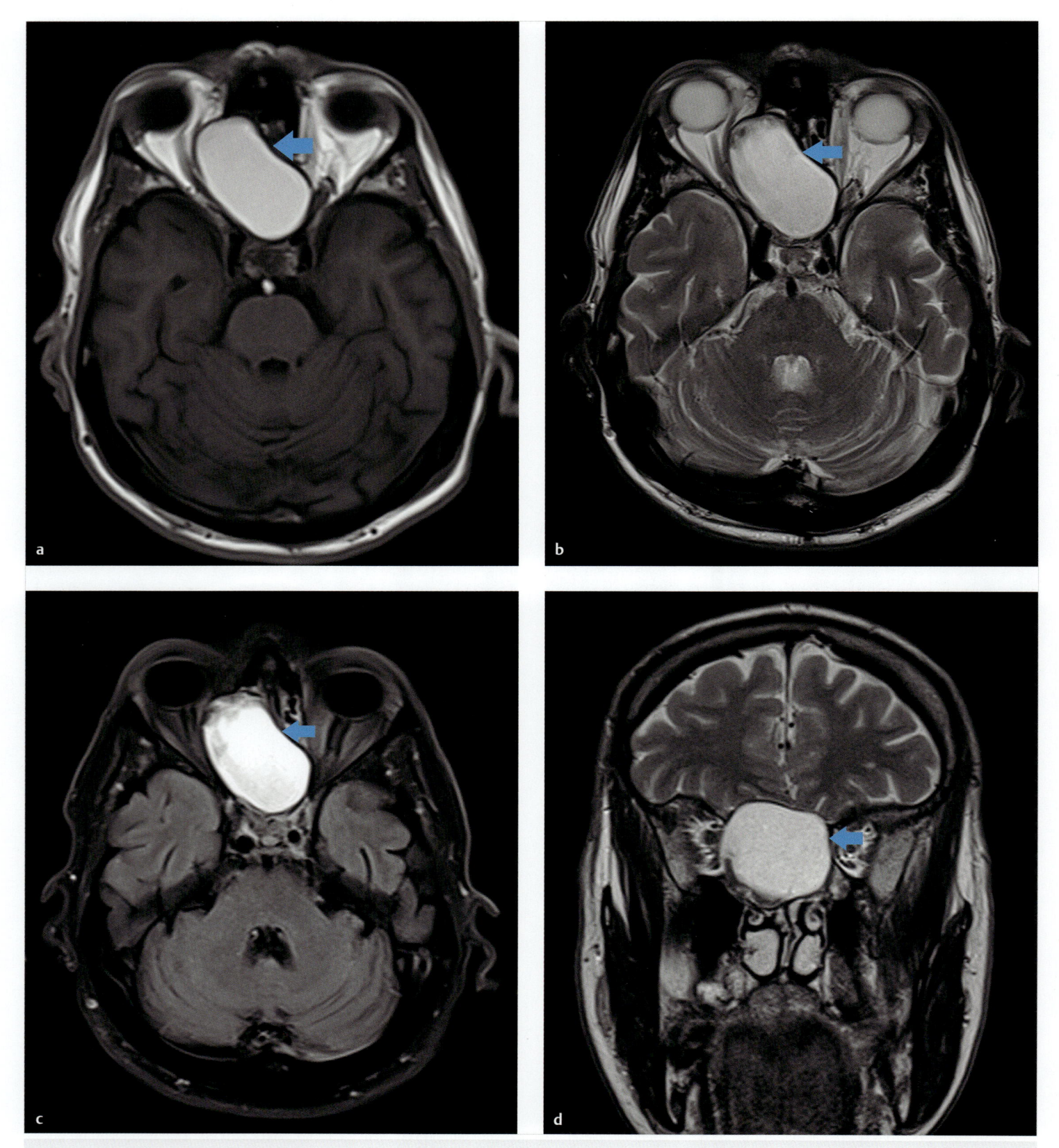

Abb. 3.7 Zephalozele: Differenzialdiagnose große ethmoidale Mukozele. Bildgebend stellt sich eine liquide bzw. zystisch imponierende, glatt berandete, am ehesten abgekapselte Raumforderung (Pfeile) innerhalb des Os ethmoidale dar. Ventral an der Wand erscheint die Raumforderung anteilig inhomogen. Diffusere bzw. flauere Gewebestrukturen scheinen an den Wandbereich angelagert zu sein. Die Raumforderung wölbt sich in die vordere Schädelgrube nach kranial vor und verlagert dort den Gyrus rectus beidseits (rechts deutlicher als links) nach kranial. Nach rechtslateral bzw. temporal breitet sich die Raumforderung in die Orbita aus und verdrängt den M. rectus lateralis sowie den N. opticus etwas nach temporalwärts. Konsekutive Einengung der Fissura orbitalis superior bzw. des Canalis opticus sowie Elongation des N. opticus. Linksseitig dehnt sich die Raumforderung ebenfalls in den Konus der Orbita aus und reicht bis an die Fissura orbitalis superior heran.

a Axiale T 1w MRT-Aufnahme.
b Axiale T 2w MRT-Aufnahme.
c Axiale FLAIR-MRT-Aufnahme.
d Koronare T 2w MRT-Aufnahme.

3.4 Spezifische Befunde

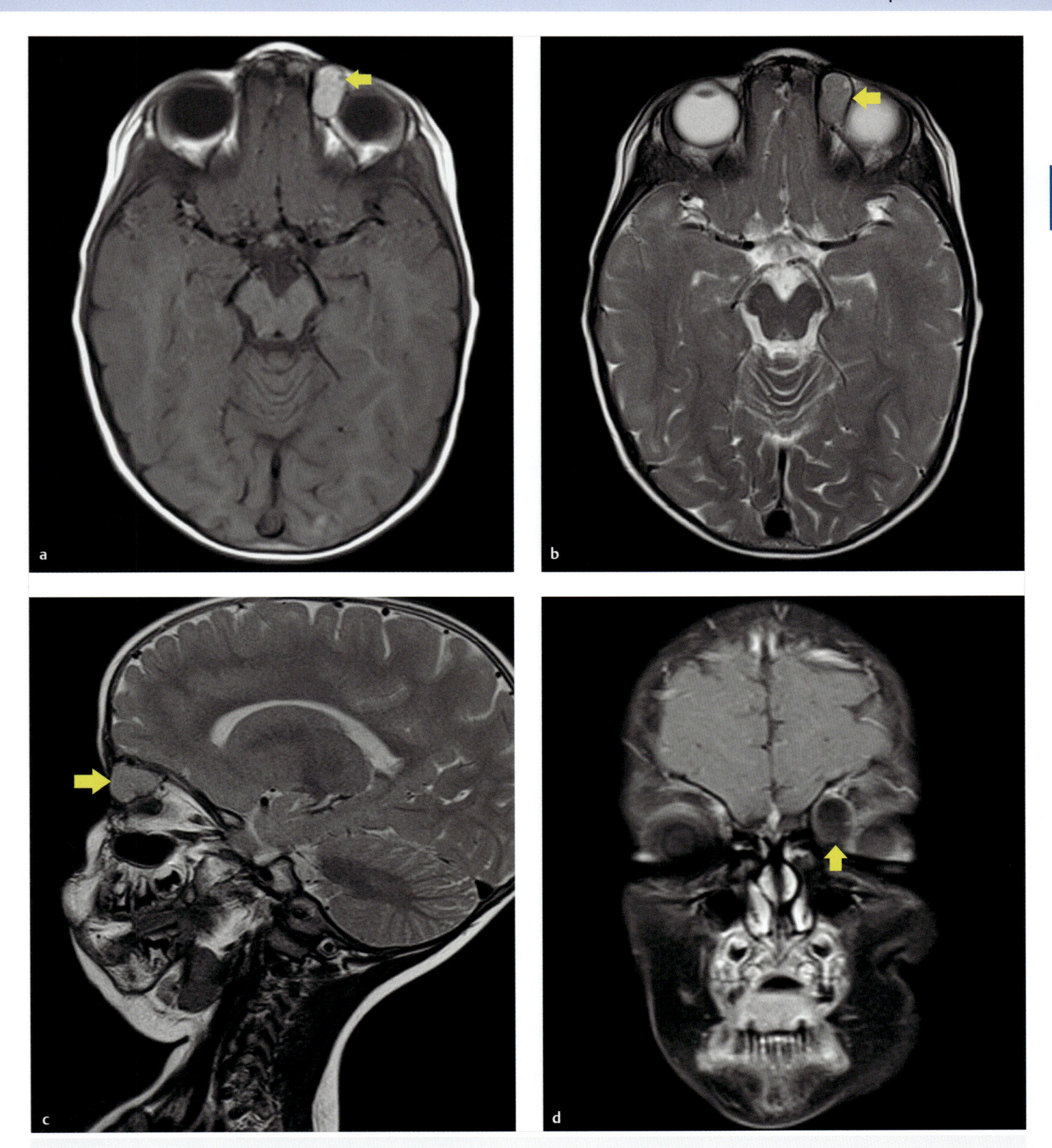

Abb. 3.8 Zephalozele: Differenzialdiagnose benigne fetthaltige Raumforderung intraorbital links (am wahrscheinlichsten Dermoidzyste). Im MRT zeigt sich eine glatt begrenzte, rundliche bis leicht oväläre Raumforderung intraorbital links (Pfeile) ohne Verbindung nach intrakraniell. Sie stellt sich hyperintens in der nativen T1w Sequenz (a) und hypointens nach Kontrastmittelgabe mit Fettsuppression dar (d). Die Raumforderung weist in der T2w Sequenz ein relativ isointenses Binnensignal auf, bei schmaler, kontinuierlich abgrenzbarer und stark hypointenser Randbegrenzung (b, c).
a Native axiale T1w MRT-Aufnahme.
b Axiale T2w MRT-Aufnahme.
c Sagittale T2w MRT-Aufnahme.
d Koronare T1w MRT-Aufnahme nach Kontrastmittelgabe mit Fettsuppression.

Anteriore Schädelbasis

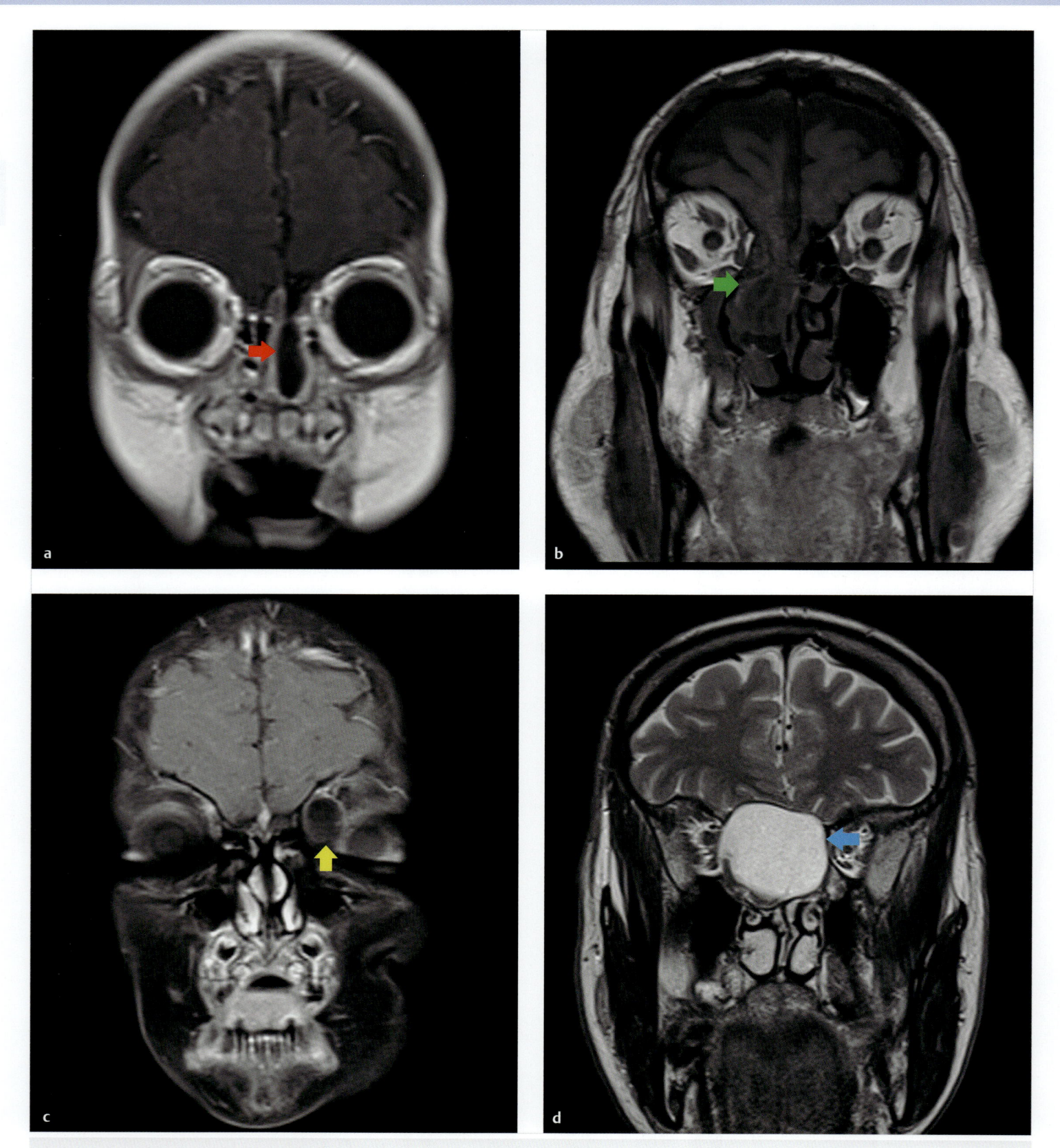

Abb. 3.9 Zephalozele: verschiedene Differenzialdiagnosen. Unterschiedliche Patienten.
a Koronare T1w Postkontrast-MRT-Aufnahme eines Patienten mit linker frontaler Meningozele (Pfeil).
b Koronare T1w Postkontrast-MRT-Aufnahme eines Patienten mit Meningoenzephalozele rechts (Pfeil).
c Koronare T1w Postkontrast-MRT-Aufnahme eines Patienten mit frontaler Dermoidzyste links (Pfeil).
d Koronare T2w MRT-Aufnahme eines Patienten mit großer ethmoidaler Mukozele (Pfeil).

Tumoren

Für die differenzialdiagnostische Evaluierung der vorderen Schädelbasis sollte bei Nachweis einer soliden Raumforderung in den bildgebenden Verfahren CT und MRT zwischen Prozessen mit und solchen ohne knöcherne Destruktion differenziert werden (▶ Tab. 3.5 und ▶ Tab. 3.6).

In Abhängigkeit von der klinischen Symptomatik wird bei neurologischen Fragestellungen primär die MRT eingesetzt, bei Formveränderungen und Fragestellungen im Bereich des Gesichtsschädels primär die CT. Neben der Erfassung einer ossären Destruktion durch eine solide Raumforderung erleichtert die CT auch die Erfassung von intratumoralen Verkalkungsstrukturen bzw. den Nachweis von Knochenfragmenten im Tumor. In den ▶ Tab. 3.7 und ▶ Tab. 3.8 sind Kriterien tumoröser Prozesse aufgeführt, mit Identifikation des primären Ursprungs einer Läsion (kranial, intrinsisch oder kaudal).

Die exakte differenzialdiagnostische Zuordnung einer Läsion in der Region der anterioren Schädelbasis erfordert die Erfassung
- der Topografie des Tumors (Form und Größe des Tumors, Lagebeziehung),
- der Morphologie der Läsion (überwiegend zystisch, solide oder verkalkt),
- des Kontrastmittelverhaltens (wenig bzw. starke Kontrastmittelanreicherung, Form der Kontrastmittelanreicherung) und
- der Randbegrenzung der Läsion (scharf begrenzt, unscharf begrenzt, infiltrativ).

Neben der Differenzierung der Tumorbegrenzung ist für die Differenzialdiagnostik eines Prozesses auch die Erfassung der topografischen Lagebeziehung von entscheidender Bedeutung. Diese ermöglicht die Identifikation des Ursprungsorts der Läsion. Wegweisend ist ferner die exakte Charakterisierung der Tumormorphologie. Dabei ist die MRT mit ihrem höheren Weichteilkontrast der CT deutlich überlegen. Insbesondere die Interpretation des Signalverhaltens in den unterschiedlichen Sequenzen sowie die Analyse der Kontrastmittelanflutung mittels dynamischer Sequenzen erleichtern die Artdiagnostik einer soliden Raumforderung in der MRT. Zudem nimmt die MRT vor allem bei der Evaluierung von Tumorrezidiven in der Abgrenzung gegen posttherapeutische Residualveränderungen einen hohen Stellenwert ein.

Meningeom

> **Kernaussagen**
>
> Meningeome als häufige Tumoren der Schädelbasis werden bildgebend hauptsächlich mit der MRT erfasst und in Einzelfällen mit der CT.

Definition

Bei Meningeomen handelt es sich um gut abgegrenzte extraaxiale Tumoren, die sich neben der Konvexität und auch im Bereich des Keilbeins, der N.-olfactorius-Rinne sowie der hinteren Schädelgrube und entlang der Hirnnerven finden.

Pathophysiologie und Ätiologie

Die Tumoren entstehen aus entarteten Zellen der Meningen und führen pathophysiologisch in der Regel zu einer Verlagerung von benachbarten Strukturen. Es kommt aber in der Regel nicht zu Infiltrationen.

Demografie

Das Meningeom der vorderen Schädelbasis gilt allgemein als der dritthäufigste Tumor dieser Region und tritt mit einer Inzidenz von ca. 17 % aller intrakraniellen Raumforderungen auf. Die Geschlechtsverteilung männlich zu weiblich entspricht dabei etwa 1:2–1:4, bei einem Altersgipfel bei ca. 45 Jahren.

Tab. 3.5 Charakteristika von Meningeomen in MRT und CT.

Techniken	Charakteristika
Topografie	• breitbasig aufsitzend • extraaxiale Lokalisation • Invasion des venösen Sinussystems • selten: Ausbreitung in Richtung des Apex petrosus
konventionelles Röntgen	• Hyperostosis • Verkalkungen • Blistering an den Nasennebenhöhlen
native CT	• iso- bzw. hyperdens im Vergleich zum Hirnparenchym (in ca. 95 % der Fälle) • zirkuläres bzw. radiäres Verkalkungsmuster; Differenzialdiagnose: Osteom • Permeation des Knochens (intraossäres Meningeom); Differenzialdiagnose: fibröse Dysplasie • Hyperostosis • minimales perifokales Ödem; Differenzialdiagnose: intraaxiale Läsion
CT nach Kontrastmittelgabe	• isodense, uniforme Kontrastmittelanreicherung
native MRT	• T 2w: iso- bzw. hyperintens im Vergleich zur weißen Substanz • T 1w: iso- bzw. hypointens im Vergleich zur weißen Substanz, heterogene Darstellung • homogenes bzw. heterogenes Erscheinungsbild
MRT nach Kontrastmittelgabe	• Dural-Tail-Zeichen: bogiger Ausläufer der Kontrastmittelanreicherung am duralen Rand des Meningeoms in ca. 60 % der Fälle • Dynamik: rasche Kontrastmittelanreicherung in den ersten 3 min • homogene starke Kontrastmittelanreicherung mit einem Anreicherungsfaktor von ca. 148 %

CT = Computertomografie
MRT = Magnetresonanztomografie
T 1w/T 2w = T 1-/T 2-gewichtet

Tab. 3.6 Synopsis der Weichteiltumoren der vorderen Schädelbasis.

Befunde	Morphologie in der CT	Morphologie in der MRT
Meningeom	nativ iso- bzw. hypodens, homogene Kontrastmittelanreicherung	nativ isointens, starke, homogene Kontrastmittelanreicherung
Metastasen	ossäre Destruktion, inhomogene Kontrastmittelanreicherung	T 2w: iso- bzw. hyperintens, starke Kontrastmittelanreicherung
Kraniopharyngeom	Verkalkungen, Zystenbildung, unterschiedliches Muster der Kontrastmittelanreicherung	zystenäquivalente Signalintensität, randständige Kontrastmittelanreicherung
Chordom	ossäre Destruktion, Verkalkungen, Knochenfragmente	T 2w: hyperintens, deutliche Kontrastmittelanreicherung
Ästhesioneuroblastom	ossäre Destruktion, selten: Verkalkungen, starke Kontrastmittelanreicherung	inhomogene Signalintensität in T 1w und T 2w Sequenzen, starke Kontrastmittelanreicherung
Chondrom	überwiegend Weichteiltumor, Verkalkungen bzw. Ossifikationen, mäßige Kontrastmittelanreicherung	T 1w: mittlere Signalintensität, T 2w: hohe Signalintensität, deutliche, zum Teil inhomogene Kontrastmittelanreicherung
Chondrosarkom	nativ leicht hyperdens, grobschollige Verkalkungen, mäßige Kontrastmittelanreicherung	T 2w: hohe Signalintensität, mäßige Kontrastmittelanreicherung

CT = Computertomografie
MRT = Magnetresonanztomografie
T 1w/T 2w = T 1-/T 2-gewichtet

Tab. 3.7 Differenzialdiagnose tumoröser Raumforderungen der anterioren Schädelbasis.

Befunde		Differenzialdiagnostische Kriterien
Kranialer Ursprung		
Missbildungen	Enzephalozele	Morphologie bzw. Struktur
	Arachnoidalzyste	Dichte
Tumoren	Dermoidzyste	Dichte
	Meningeom	Lokalisation bzw. Kontrastmittelanreicherung
	Kraniopharyngeom	zystische Binnenstruktur
	Hypophysenadenom	Topografie
	Neurinom	Kontrastmittelanreicherung
	Ästhesioneuroblastom	Topografie bzw. Kontrastmittelanreicherung
	Hirntumor	Kontrastmittelanreicherung
Entzündungen	Mukozele	Lokalisation, Dichte, Kontrastmittelanreicherung
Trauma	Hämatom	Dichte
iatrogen	Hämatom	Dichte
Intrinsischer Ursprung		
Tumoren	Metastase	ossäre Destruktion, ossäre Morphologie
	fibröse Dysplasie	ossäre Morphologie, Lokalisation, Dichte bzw. Morphologie
	Morbus Paget	ossäre Morphologie
	Chondrom	Morphologie, Kontrastmittelanreicherung, ossäre Destruktion, Weichteilinfiltration
	Osteom	ossäre Destruktion, Weichteilinfiltration
	Lymphom	Lokalisation, Dichte, Morphologie
	Histiozytosis X	ossäre Morphologie, ossäre Destruktion
	Chondrosarkom	Weichteilinfiltration
	Osteopathie	–
	Osteosarkom	–

Tab. 3.7 Fortsetzung

Befunde		Differenzialdiagnostische Kriterien
Entzündungen	Osteomyelitis	ossäre Morphologie
	Granulom	Kontrastmittelanreicherung, ossäre Destruktion, Weichteilinfiltration
Trauma	Hämatom	Dichte
Missbildungen	Dysostose	Lokalisation bzw. Morphologie
iatrogen	Residualveränderung	Kontrastmittelanreicherung bzw. Morphologie
Kaudaler Ursprung		
Tumoren	Nasopharynxkarzinom	Dichte, Morphologie
	Polyposis	Lokalisation
	Papillom	–
	Angiofibrom	–
	Sinus osteoma	–
	Rhabdomyosarkom	–
Entzündungen	Mukozele	Lokalisation bzw. Dichte
	parapharyngealer Abszess	Morphologie, Kontrastmittelanreicherung
iatrogen	Residualveränderung	Dichte, Kontrastmittelanreicherung
Missbildungen	Tumor der Rathke-Tasche	Lokalisation, Dichte
Trauma	Frontobasisfraktur mit Weichteilprolaps	Morphologie

Tab. 3.8 Signalverhalten von Tumoren der anterioren Schädelbasis in der MRT.

Tumoren	Signalintensität T 2w	Signalintensität T 1w	Ödem	Kontrastmittelanreicherung
Meningeom	↑	↓	+/–	↑↑
Karzinom	↑	↓	++	↑ bis ↑↑
Kraniopharyngeom	↑↑	↑	+/–	↑
Chordom	↑	↓	–	↑
Chondrom	↑↑	↓	+/–	↑
Chondrosarkom	↑↑	↓	+	↑
Ästhesioneuroblastom	↑	↓	+/–	↑
Metastasen	↑	↓	+++	↑↑

MRT = Magnetresonanztomografie
T 1w/T 2w = T 1-/T 2-gewichtet

Klinik, Therapie und Prognose

Meningeome gehen in der Regel mit einer guten Prognose einher. Therapeutisch stehen operative Verfahren im Vordergrund, selten auch eine Radiatio, aber auch stereotaktische oder interventionelle Embolisationsverfahren.

Bildgebung

In der MRT weisen Meningeome in T 1w Aufnahmen eine dem Hirnparenchym ähnliche Signalintensität auf. Deshalb entgehen kleine Tumoren, die von arachnoidalen Zellnestern ausgehen, oft nativdiagnostisch dem Nachweis in der MRT. Die Applikation des paramagnetischen Kontrastmittels Gadolinium-DTPA führt beim Meningeom stets zu einer homogenen und intensiven Verstärkung der Signalintensität aufgrund einer Verkürzung der T 1-Relaxationszeit (▶ Abb. 3.10, ▶ Abb. 3.11 und ▶ Abb. 3.12). In seltenen Fällen ist zur Sicherung der Diagnose die Durchführung einer High-Resolution-CT angezeigt, die am Ursprungsort des Meningeoms oft eine umschriebene Exostose am Knochen aufdeckt. Während große und mittelgroße Exostosen an den ossären Strukturen der anterioren Schädelbasis mit der MRT erfasst werden können, entgehen in der Regel kleinste Exostosen dem Nachweis in der MRT. Für die MRT- und CT-Diagnostik des Meningeoms gelten die in ▶ Tab. 3.7 aufgeführten Charakteristika.

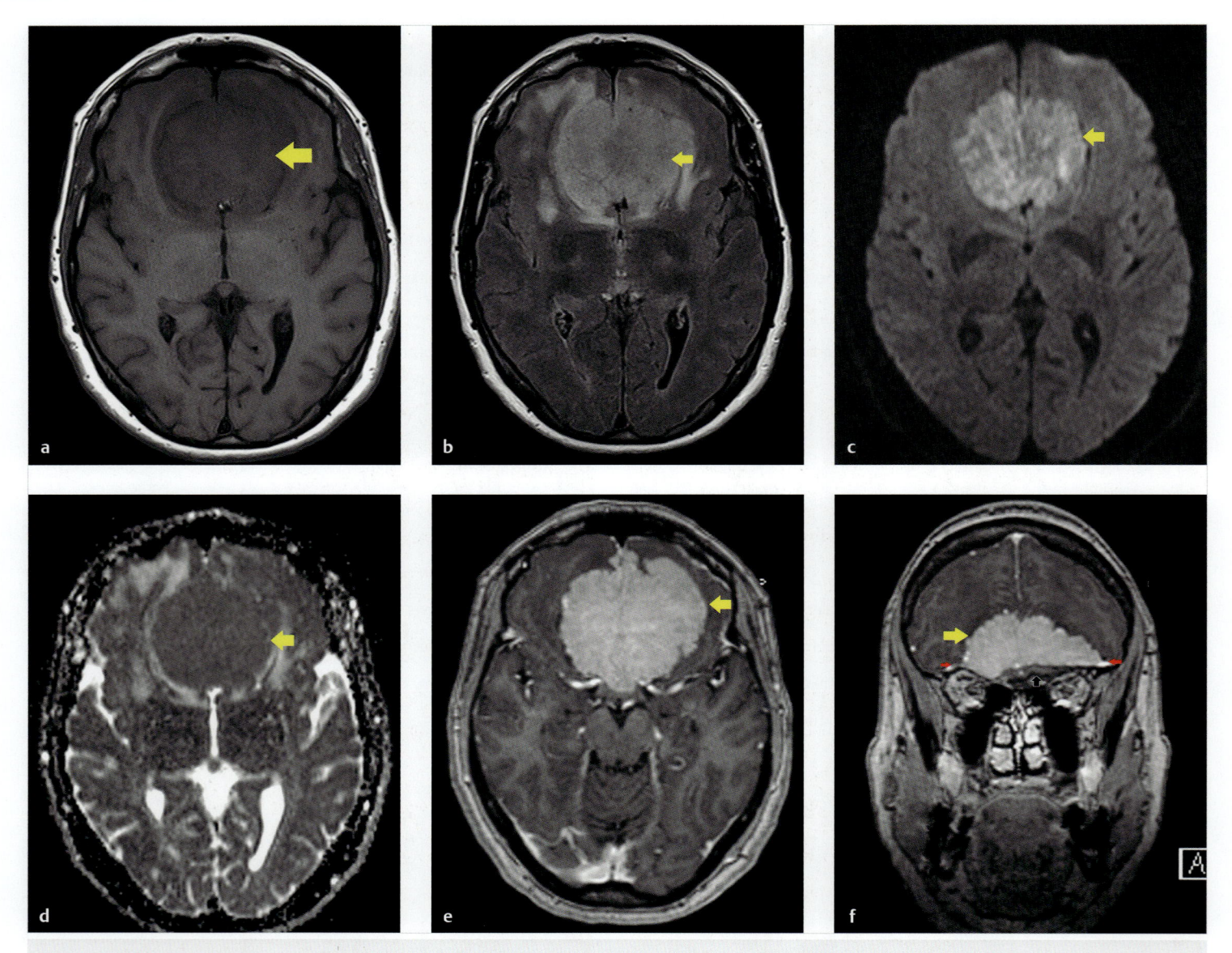

Abb. 3.10 Ausgedehntes Meningeom der Olfaktoriusrinne. Das Meningeom (a–f, gelbe Pfeile) erscheint als mittlere extraaxiale Raumforderung mit hypointensem Signal im T 1w Bild (a), mit hyperintensem Signal im FLAIR- bzw. T 2w Bild (b), mit Diffusionsrestriktion (c) und mit niedrigem ADC-Wert (d) sowie mit kräftiger Postkontrastanreicherung (e, f). In f scheint es breitbasiert mit Dural Tail Sign (f, rote Pfeile) zu sein und eine nahegelegene Hyperostose zu verursachen (f, schwarzer Pfeil).
a Axiale T 1w MRT-Aufnahme.
b Axiale T 2w bzw. FLAIR-MRT-Aufnahme.
c Axiales DWI-Bild.
d Axiale ADC-Karte.
e Axiale T 1w MRT-Aufnahme nach Kontrastmittelgabe.
f Koronare T 1w MRT-Aufnahme nach Kontrastmittelgabe.

Es erscheint nahezu paradox, dass die MRT Untersuchungsmodalität der ersten Wahl für die Diagnostik des Meningeoms geworden ist, obwohl dieses der Nativdiagnostik entgehen kann. Durch Verwendung des paramagnetischen Kontrastmittels Gadolinium-DTPA und schneller Sequenzen in multiplanarer Schichtführung ist jedoch die präoperative Planung dieser Tumoren entscheidend verbessert worden.

Differenzialdiagnose

Differenzialdiagnosen

In der Differenzialdiagnostik des Meningeoms müssen andere Tumoren der anterioren Schädelbasis gegenüber dem Meningeom differenziert werden.

3.4 Spezifische Befunde

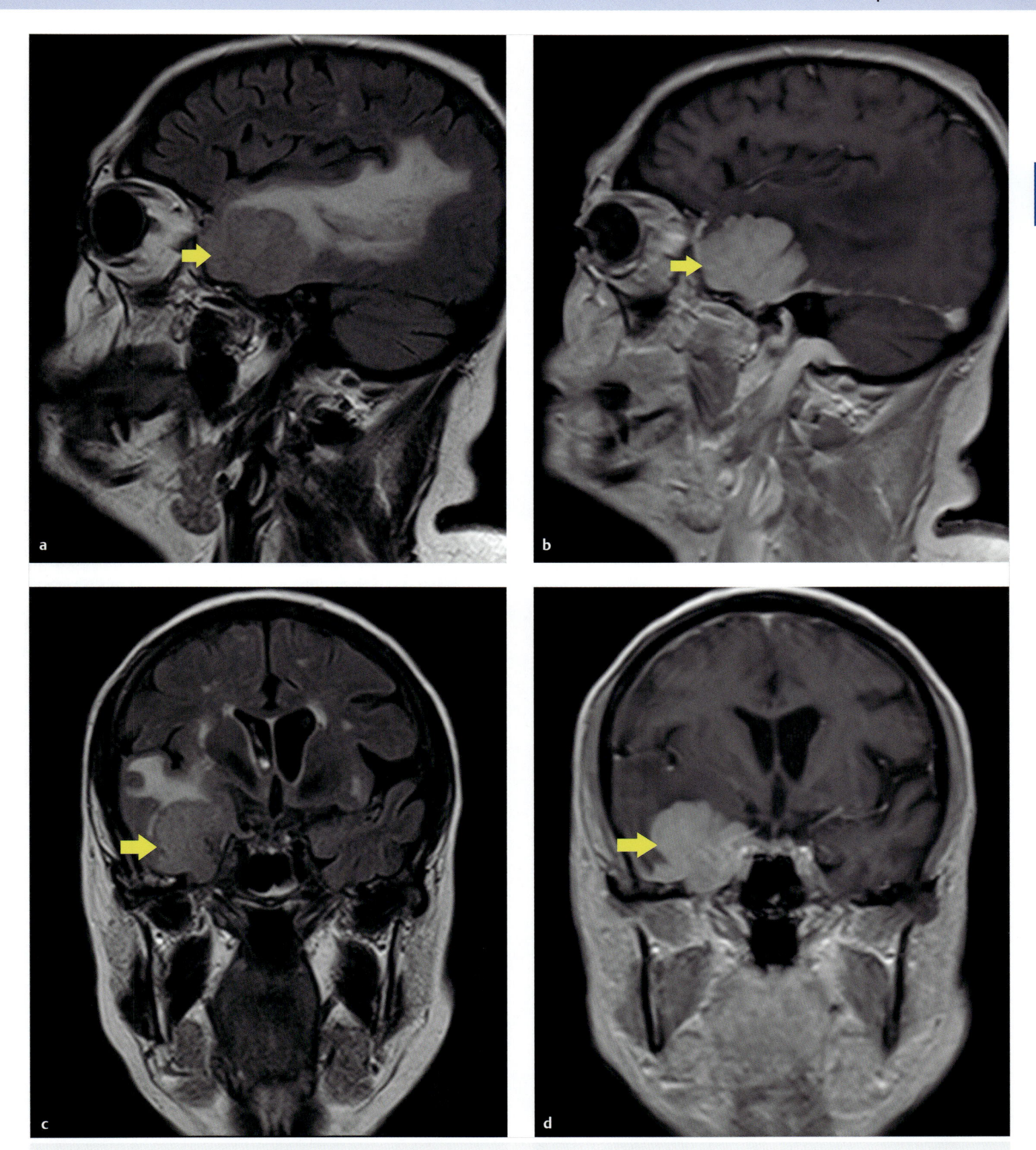

Abb. 3.11 Meningeom des Keilbeinflügels rechts. Das Meningeom (Pfeile) erscheint als extraaxiale, breitflächige Raumforderung mit iso- bis hyperintensem Signal im FLAIR- bzw. T 2w Bild (a, c), mit kräftiger Postkontrastanreicherung (b, d). Es hat einen positiven raumfordernden Effekt mit Umgebungsödemen.
a Sagittale FLAIR- bzw. T 2w MRT-Aufnahme.
b Sagittale T 1w MRT-Aufnahme nach Kontrastmittelgabe.
c Koronare FLAIR- bzw. T 2w MRT-Aufnahme.
d Koronare T 1w MRT-Aufnahme nach Kontrastmittelgabe.

Anteriore Schädelbasis

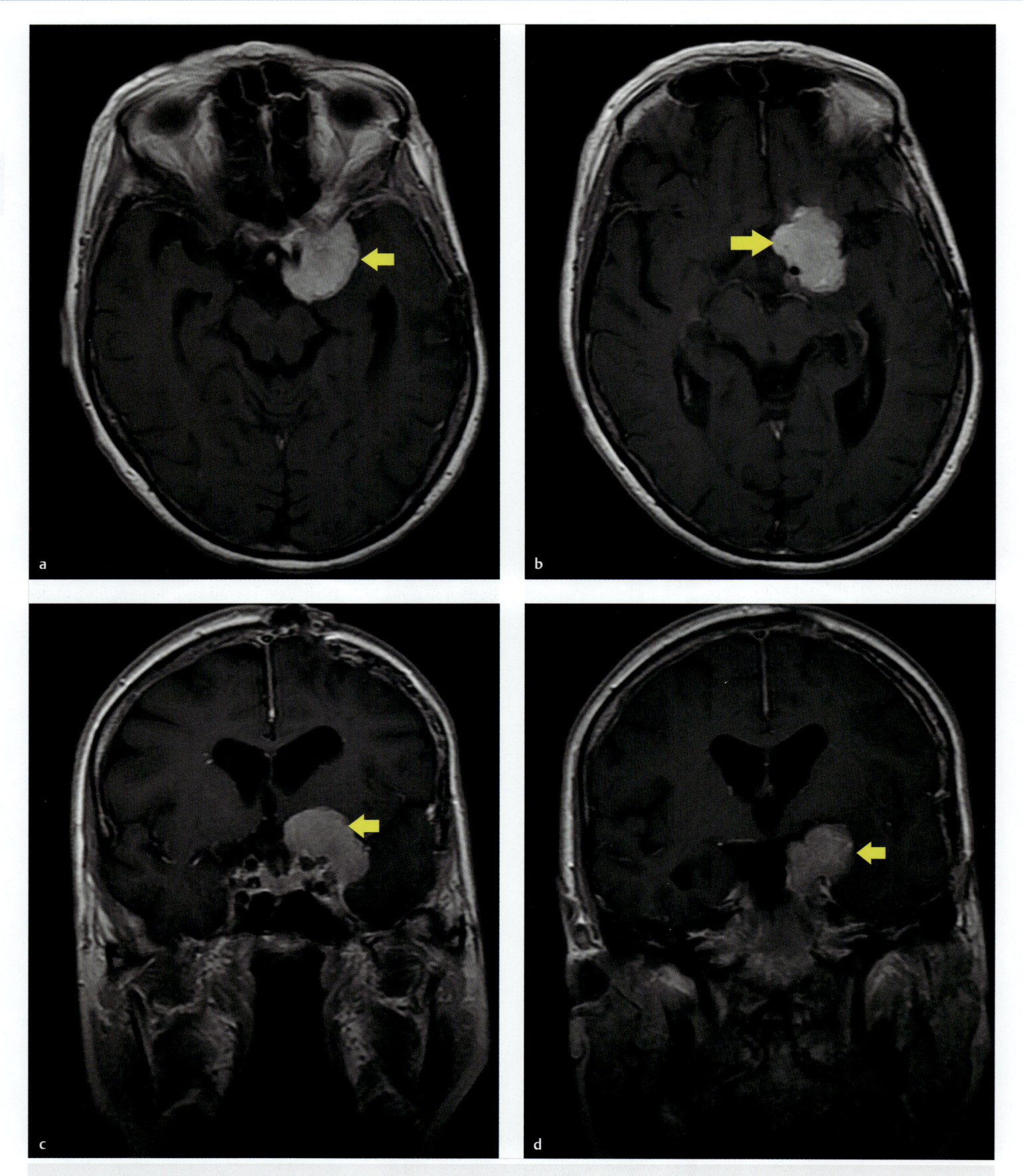

Abb. 3.12 Meningeom des Keilbeinflügels links. Anderer Patient, MRT-Aufnahmen nach Kontrastmittelgabe. Das Meningeom (Pfeile) erscheint als extraaxiale, breitflächige Raumforderung mit kräftiger Postkontrastanreicherung.
a Axiale T1w MRT-Aufnahme nach Kontrastmittelgabe.
b Axiale T1w MRT-Aufnahme nach Kontrastmittelgabe.
c Frontale T1w MRT-Aufnahe nach Kontrastmittelgabe.
d Frontale T1w MRT-Aufnahme nach Kontrastmittelgabe.

Die Kriterien für die richtige Diagnose eines Meningeoms beinhalten in erster Linie den topografischen Aspekt: Im Unterschied zu anderen Tumoren der vorderen Schädelbasis weist das Meningeom stets einen breitflächigen Kontakt zu ossären Strukturen auf. Dieses Kriterium erweist sich bei vielen Patienten als wichtigstes differenzialdiagnostisches Unterscheidungskriterium zu anderen Tumoren der anterioren Schädelbasis wie z. B. dem Ästhesioneuroblastom. Differenzialdiagnostisch müssen aufgrund eines ähnlichen Erscheinungsbilds durale Metastasen oder Lymphome von Meningeomen abgegrenzt werden.

Kraniopharyngeom

> **Kernaussagen** M!
>
> Das Kraniopharyngeom stellt eine wichtige Diagnose bei Raumforderungen mit Kontakt zur vorderen Schädelbasis dar.

Definition

Das Kraniopharyngeom (Erdheim-Tumor, Tumor der Rathke-Tasche) ist eine benigne Geschwulst, die in der vorderen Schädelbasis lokalisiert ist. Es entsteht aus Resten des Ductus craniopharyngealis und kann intrasellär, am Hypophysenstiel oder auch im infundibulären Bereich wachsen.

Pathophysiologie und Ätiologie

Der Tumor kann sowohl überwiegend zystisch als auch überwiegend solide wachsen und weist meist Verkalkungen auf. Ätiologisch entsteht diese Fehlbildung bereits embryonal.

Demografie

Das Kraniopharyngeom ist eine hauptsächlich im Kindes- und Jugendalter (10.–25. Lebensjahr) auftretende benigne Geschwulst, jedoch kann auch eine späte Manifestation beobachtet werden. Die Häufigkeit des Kraniopharyngeoms wird mit 1,2 % aller Hirntumoren angegeben, unter leichter Bevorzugung des männlichen Geschlechts.

Klinik, Therapie und Prognose

Klinisch imponieren in der Regel Drucksymptome auf die Umgebungsstrukturen. Das Kraniopharyngeom verursacht – größenabhängig – hypothalamisch-hypophysäre Störungen (Wachstumshormonmangel, Diabetes insipidus) sowie Gesichtsfelddefekte und einen Verschlusshydrozephalus bei Foramen-Monroi-Blockade.

Es handelt sich meist um einen langsam wachsenden benignen Tumor mit guter Prognose bei adäquater Therapie. Das Therapieprozedere ist in der Regel operativ.

Bildgebung

In der CT fallen bereits nativ die ausgeprägten Verkalkungen des Tumors auf. Nach Applikation von Kontrastmittel kann je nach makroskopischer Zusammensetzung eine mehr oder weniger ausgeprägte Anreicherung der soliden Tumoranteile beobachtet werden.

Durch die zumeist immense Größe der Kraniopharyngeome zum Zeitpunkt der Diagnostik kann dieser Tumor in der MRT häufig bereits auf den nativen T 1w Sequenzen identifiziert werden. Zudem fällt der Tumor durch die sich klar vom Hirnparenchym abhebende Hypointensität der flüssigkeitsgefüllten Zysten auf. In den T 2w Sequenzen kommen die flüssigkeitsgefüllten Zysten scharf abgegrenzt als Regionen hoher Signalintensität zur Darstellung und können somit besser diagnostiziert werden. Trotz dieser bereits auf nativen T 1w und T 2w Sequenzen sehr guten Abgrenzbarkeit der Tumoren bietet die Injektion von Kontrastmittel einen Vorteil. Dieser besteht zum einen in der starken Kontrastmittelanreicherung der Zystenwände, die sich auf nativen Sequenzen sonst nicht exakt abgrenzen lassen, zum anderen in der Möglichkeit der Differenzierung des meist intrasellären, soliden Tumoranteils. Der intraselläre, solide Tumoranteil stellt sich in nativen T 1w Sequenzen isointens zur Pons dar. Das heißt, eine Abgrenzung zum normalen hypophysären Gewebe, das sich ebenfalls isointens verhält, ist nicht möglich. Durch die Kontrastmittelgabe kann jedoch das sehr stark kontrastmittelanreichernde Hypophysengewebe vom weniger stark kontrastmittelaufnehmenden soliden Tumoranteil differenziert werden (▶ Abb. 3.13). Darin liegt auch der Vorteil der MRT in der postoperativen Diagnostik von Tumorrezidiven oder -resten. Da dieser Tumor durch eine hohe Rezidivrate gekennzeichnet ist, erleichtert die unterschiedliche Kontrastmittelanreicherung von normalem Hypophysengewebe und Kraniopharyngeomen die Erfassung von Tumorrezidiven in der MRT.

Zusammenfassend zeigt sich eine sehr hohe Sensitivität der MRT bezüglich der prä- und postoperativen Diagnostik bei Kraniopharyngeomen. Die multiplanare Schichtführung ermöglicht zudem eine exaktere präoperative Planung der Tumorresektion (▶ Tab. 3.9).

Anteriore Schädelbasis

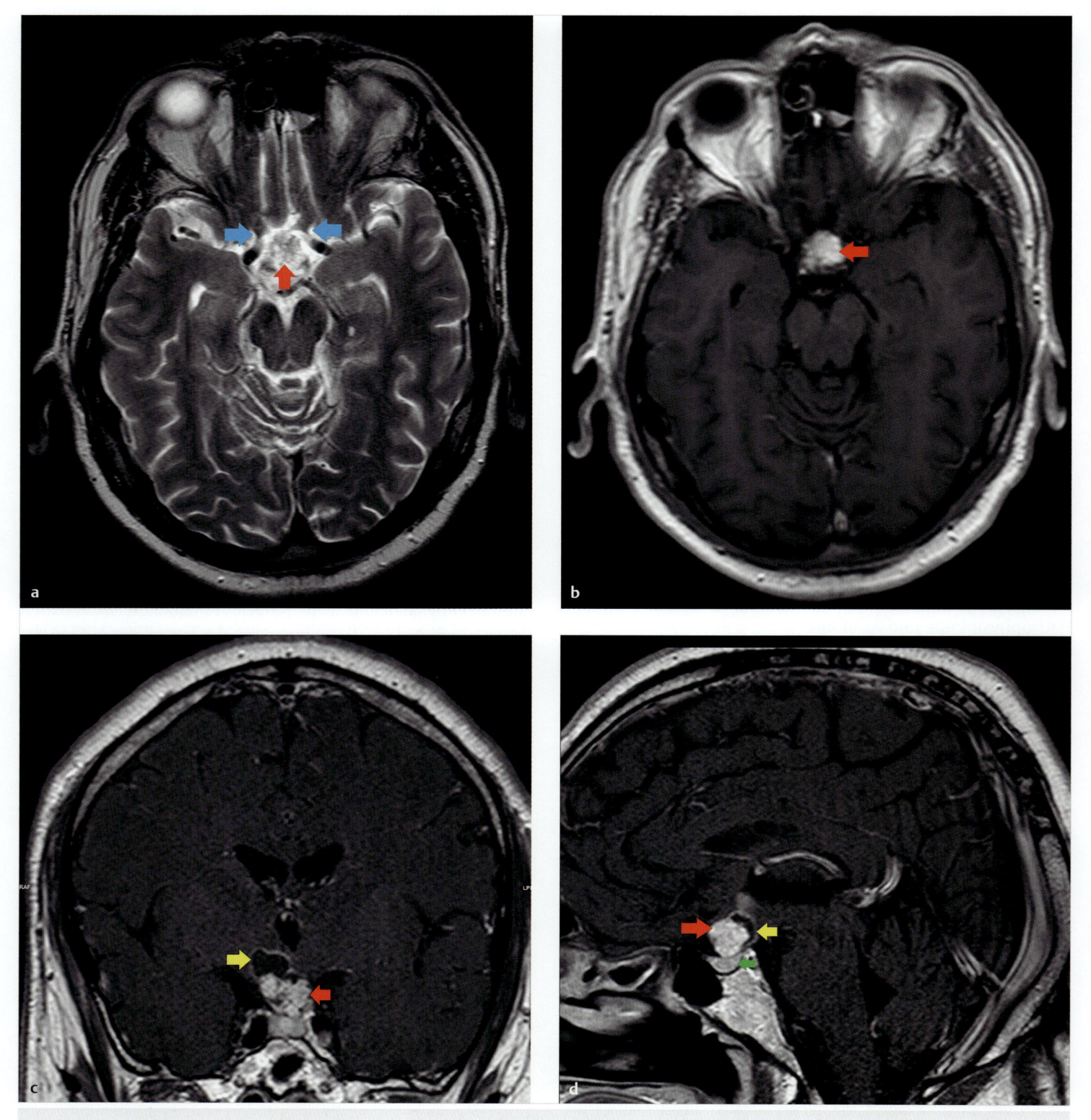

Abb. 3.13 Kraniopharyngeom. Dorsolateral rechts bis in die Sellaebene reichend zeigt sich eine vorwiegend suprasellläre Raumforderung, die sich bis in den rechten Thalamus erstreckt. Sie zeigt in T 2w Sequenzen ein gemischt hypo- und hyperintenses Signalverhalten (**a**, roter Pfeil). In den nodulär soliden Anteilen (**b–d**, rote Pfeile) und in den zystischen Anteilen (**c, d**, gelbe Pfeile) reichert sie randständig kräftig Kontrastmittel an. Das Chiasma opticum, die prächiasmalen Nn. optici und der Tractus opticus werden konsekutiv aufgespannt und weisen in der T 2w Sequenz Signalalterationen auf (**a**, blaue Pfeile). Es besteht zudem ein regelrecht intrasellär abgrenzbares Hypophysenparenchym, das keine Infiltration aufweist (**d**, grüner Pfeil).
a T 2w MRT-Aufnahme der Hypophyse.
b Axiale T 1w MRT-Aufnahme der Hypophyse.
c Koronare T 1w MRT-Aufnahme der Hypophyse.
d Sagittale T 1w MRT-Aufnahme der Hypophyse.

Tab. 3.9 Signalverhalten von Kraniopharyngeomen in Abhängigkeit von der verwendeten MRT-Sequenz im Vergleich zu Hirnparenchym.

Tumorstrukturen	T 1w, nativ	T 1w, nach Kontrastmittelgabe	T 2w
Zysteninhalt	↓	↓/↑	↑
Zystenwand	→	↑	→
solider Tumoranteil	↓	↑	↑

↓ = hypointense Signalintensität
→ = isointense Signalintensität
↑ = hyperintense Signalintensität
Abkürzungen:
T 1w/T 2w = T 1-/T 2-gewichtet

Differenzialdiagnose

> **Differenzialdiagnosen**
>
> Die Differenzialdiagnose der Kraniopharyngeome beinhaltet andere Tumoren, die auch von der Selloge ausgehen können, sowie Raumforderungen wie z. B. primäre Malignome und Metastasen (▶ Abb. 3.14, ▶ Abb. 3.15, ▶ Abb. 3.16 und ▶ Abb. 3.17).

Chordom

> **Kernaussagen**
>
> Die bildgebende Diagnostik eines Chordoms ist komplex und beruht auf der Kenntnis verschiedener Parameter, in der Regel basierend auf der Kombination von CT- und MRT-Aufnahmen.

Definition

Definitionsgemäß gehört das Chordom zu den invasiven extraaxialen Neoplasien.

Pathophysiologie und Ätiologie

Ätiologisch entstehen die Chordome aus Überresten des embryologischen Notochords. Etwa 35 % der Tumoren sind im Bereich der Schädelbasis lokalisiert. Mikroskopisch handelt es sich dabei um lobulierte Läsionen, die gelatinös aufgebaut sind.

Demografie

Die Geschlechtsverteilung ist 2:1 (Verhältnis Männer zu Frauen) mit einem Gipfel des Erkrankungsalters um das 50. Lebensjahr.

Klinik, Therapie und Prognose

Prädilektionsstellen für das Chordom sind die Schädelbasis, der Klivus und seine unmittelbare Umgebung sowie die sphenookzipitale Synchondrose.

Die Prognose ist in der Regel ungünstig, obwohl der Tumor langsam wächst und selten metastasiert. Trotz radikalchirurgischer Maßnahmen bedingt das infiltrative Wachstumsverhalten dieses Tumors eine Rezidivrate von fast 100 %. Durch den Einsatz gezielter radiochirurgischer Maßnahmen unter Protonentherapie konnten in den letzten Jahren eine Prognoseverbesserung und eine Reduktion der Rezidivrate erzielt werden.

Anteriore Schädelbasis

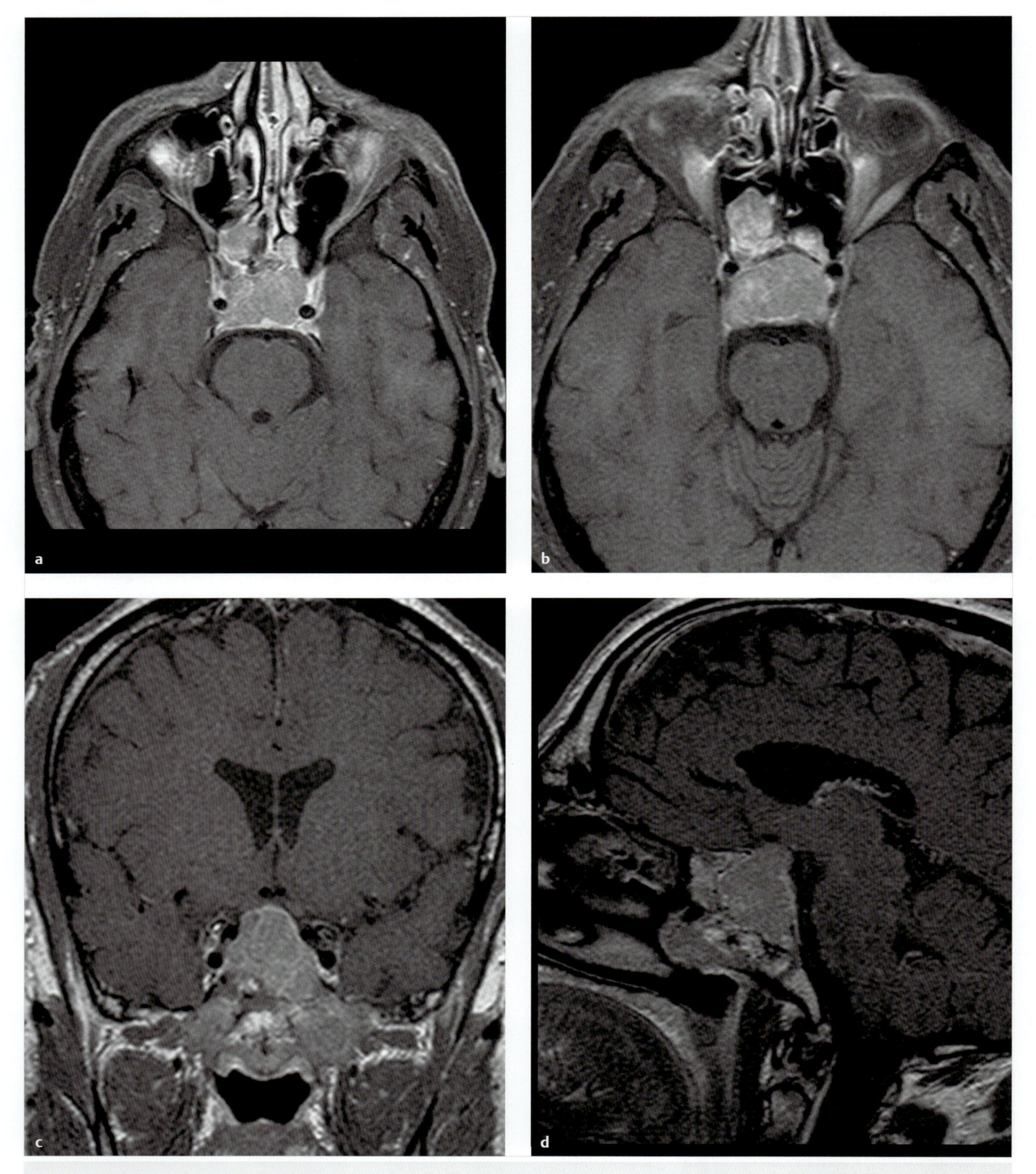

Abb. 3.14 Kraniopharyngeom: Differenzialdiagnose Zustand nach Teilexstirpation eines intra-, supra- und parasellär wachsenden Hypophysenadenoms. Der Sinus cavernosus und der Canalis opticus sind bilateral infiltriert. Infiltration nach rostral in den Sinus sphenoidalis und die hinteren Ethmoidalzellen. Deutliche Absenkung des Bodens des Sinus sphenoidalis mit konkaver Begrenzung gegen die Pars nasalis des Pharynx und linksseitig betonte Infiltration der Schädelbasis.
a Axiale T1w MRT-Aufnahme nach Kontrastmittelgabe.
b Axiale T1w MRT-Aufnahme nach Kontrastmittelgabe. Benachbarte Schicht.
c Koronare T1w MRT-Aufnahme nach Kontrastmittelgabe.
d Sagittale T1w MRT-Aufnahme nach Kontrastmittelgabe.

3.4 Spezifische Befunde

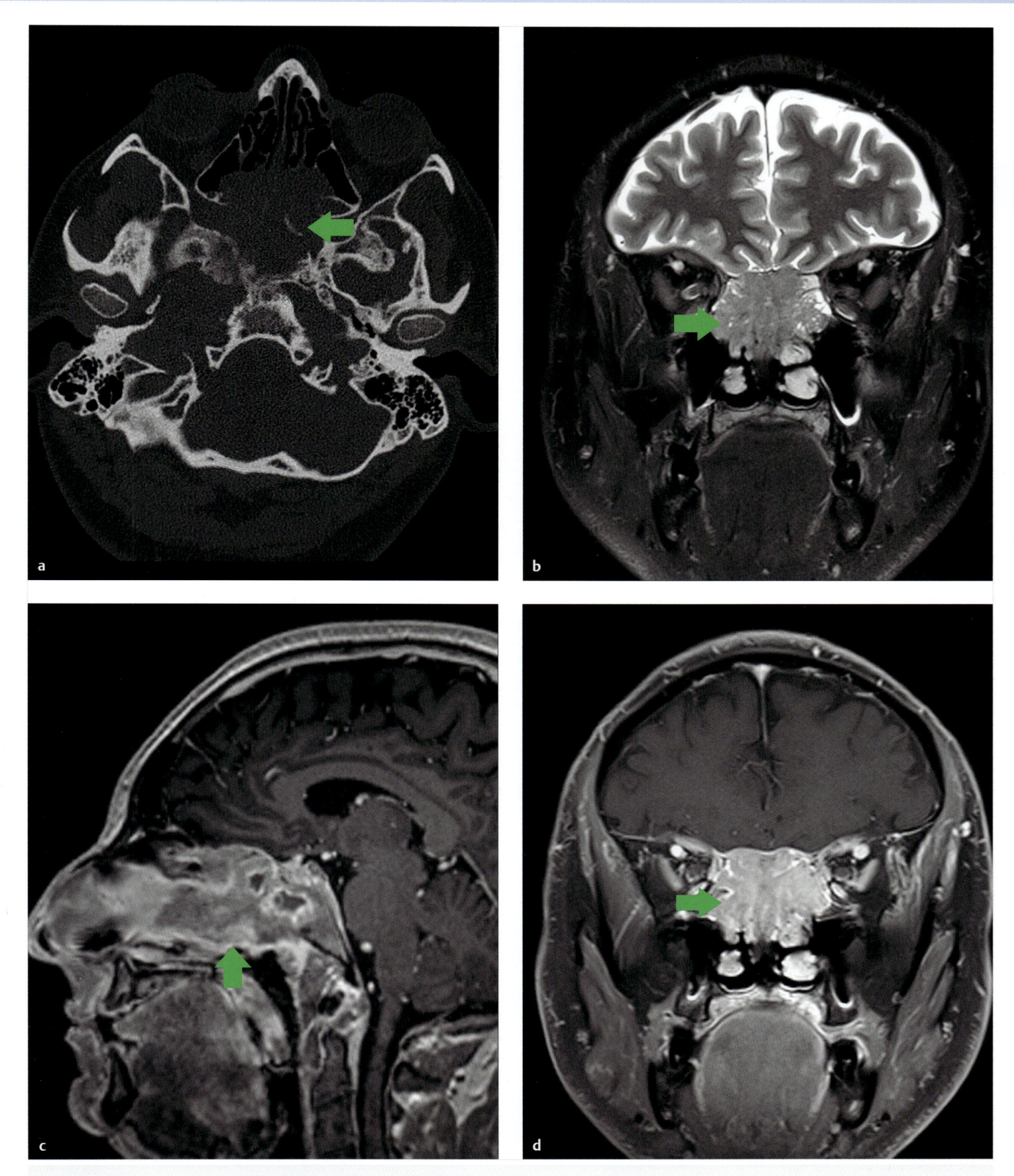

Abb. 3.15 Kraniopharyngeom: Differenzialdiagnose histologisch bestätigtes Adenokarzinom. Es zeigt sich eine stark kontrastmittelanreichernde Raumforderung (Pfeile) mit invasivem Wachstum der Ethmoidalzellen und engem Kontakt zur oberen und mittleren Nasenmuschel. Zudem ist eine Ausdehnung über den Sinus sphenoidalis mit ossärer Destruktion der Frontobasis, der medialen Orbitawand und des Klivus zu erkennen.
a Axiale CT-Aufnahme.
b Koronare T2w MRT-Aufnahme.
c Sagittale T1w MRT-Aufnahme nach Kontrastmittelgabe.
d Koronare T1w MRT-Aufnahme nach Kontrastmittelgabe.

Anteriore Schädelbasis

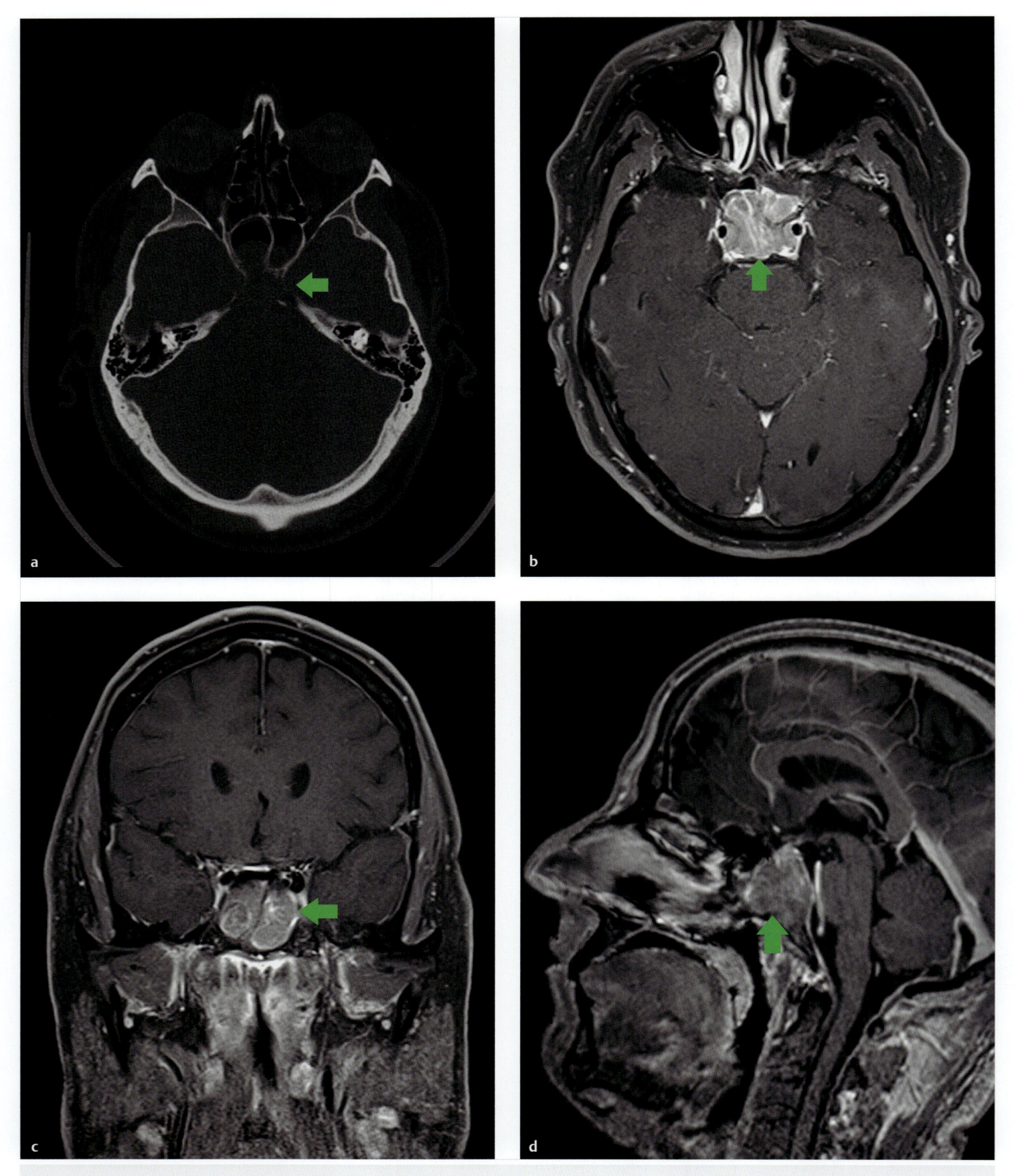

Abb. 3.16 Kraniopharyngeom: Differenzialdiagnose multiples Myelom des Klivus. In der Bildgebung ist eine Raumforderung des Klivus (Pfeile) mit Vorwölbung gegen den Sinus sphenoidalis sowie nach dorsal gegen die präpontine Zisterne zu sehen. Nach intravenöser Kontrastmittelgabe zeigt sich eine starke, teilweise streifige Kontrastmittelanreicherung.
a Axiale CT-Aufnahme.
b Axiale T1w MRT-Aufnahme nach Kontrastmittelgabe.
c Koronare T1w MRT-Aufnahme nach Kontrastmittelgabe.
d Sagittale T1w MRT-Aufnahme nach Kontrastmittelgabe.

3.4 Spezifische Befunde

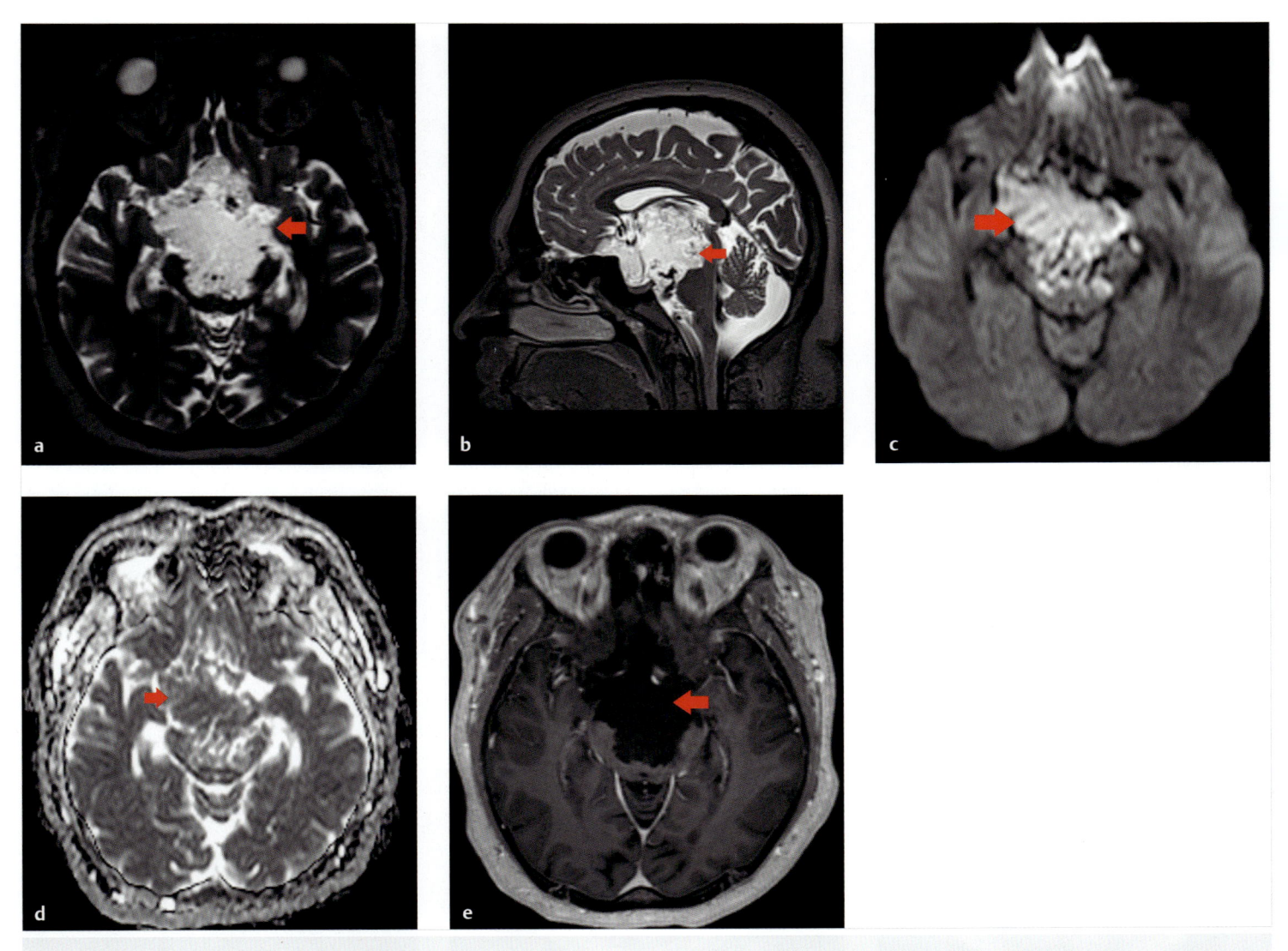

Abb. 3.17 Kraniopharyngeom: Differenzialdiagnose großes Epidermoid in den basalen Zisternen. Das Epidermoid (Pfeile) imponiert mit massiver Aufspreizung der Cisterna interpeduncularis und Einstülpung in die Mittelhirnschenkel, Vorwachsen in den III. Ventrikel mit Destruktion des Bodens sowie deutlicher Elongation des Hypophysenstiels. Es zeigt sich eine Raumforderung mit T 2w hyperintensem (a, b) und T 1w hypointensem, diffusionsgestörtem Signalverhalten (c, d) ohne Kontrastmittelanreicherung (e).
a Axiale T 2w MRT-Aufnahme.
b Sagittale T 2w MRT-Aufnahme.
c Native axiale T 1w MRT-Aufnahme.
d Axiale DWI-Aufnahme.
e Axiale T 1w MRT-Aufnahme nach Kontrastmittelgabe.

Bildgebung

Relevant für die erfassende Bildgebung ist insbesondere das Wachstumsverhalten des Tumors. In den konventionellen Röntgenaufnahmen fällt eine Arrosion der Klivus- oder Densspitze oder des vorderen Atlasbogens auf. Insbesondere imponieren Chordome der Schädelbasis durch eine exzessive Ausprägung auch des Sinus sphenoidalis.

Die native CT in axialer Schichtorientierung ist Methode der Wahl für die Dokumentation der ossären Destruktion (▶ Abb. 3.18 und ▶ Abb. 3.19) und der Tumorverkalkungen sowie für den Nachweis der intratumoralen Knochenfragmente. Nach Kontrastmittelapplikation weisen die Weichteilkomponenten in der Regel eine mittlere Kontrastmittelanreicherung auf. Das Ausmaß der Weichteilinfiltration, insbesondere in der Region des Nasopharynx und des Parapharyngealraums, ist jedoch nur eingeschränkt zu erfassen.

In der MRT imponiert das Chordom im Vergleich zur Muskulatur mit isointenser bis hypointenser Signalintensität in der T 1w Sequenz und mit hyperintenser Signalintensität in der T 2w Sequenz. Nach Applikation von Gadolinium-DTPA findet sich eine deutliche Kontrastmittelaufnahme (s. ▶ Abb. 3.19). Das Ausmaß der Infiltration, insbesondere im Bereich des Nasopharynx, kann mit der MRT exakter als mit der CT dargestellt werden. Die hohe Signalintensität in den T 2w Sequenzen beruht auf einem hohen Flüssigkeitsgehalt, durchsetzt mit Vakuolen mit zellulären Komponenten.

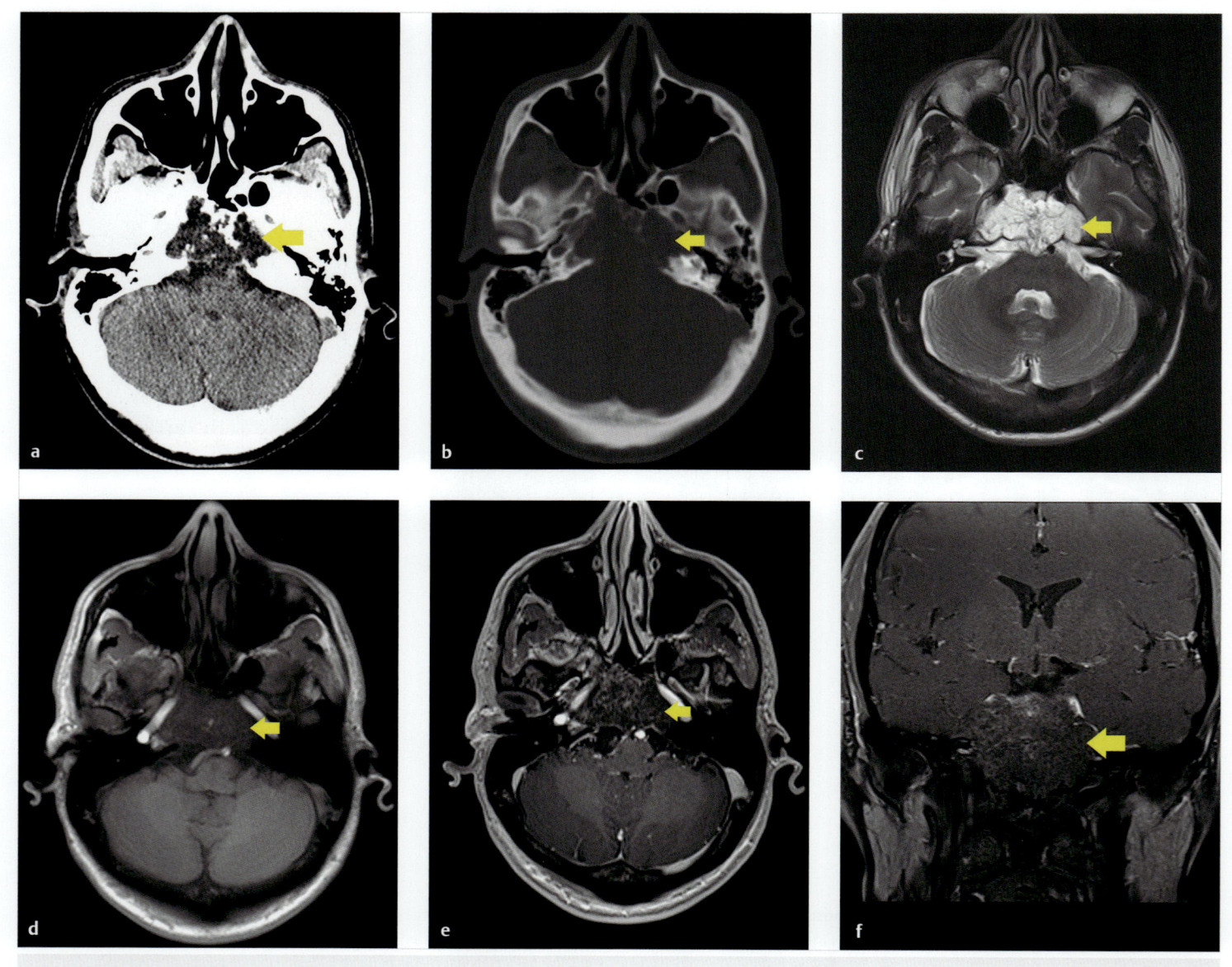

Abb. 3.18 Chordom der Schädelbasis. Es zeigt sich eine tumoröse Weichteilraumforderung im Bereich der Schädelbasis (**a**, Pfeil) mit knöcherner Destruktion des Klivus (**b**, Pfeil). Sie erscheint mit heterogenem hyperintensem Signal in der T 2w Sequenz (**c**, Pfeil), heterogenem hypointensem Signal in der T 1w Sequenz (**d**, Pfeil) und heterogener Anreicherung nach Kontrastmittelgabe (**e, f**, Pfeile).
a Axiale CT-Aufnahme im Weichteilfenster.
b Axiale CT-Aufnahme im Knochenfenster.
c Axiale T 2w MRT-Aufnahme.
d Native axiale T 1w MRT-Aufnahme.
e Axiale T 1w MRT-Aufnahme nach Kontrastmittelgabe.
f Koronare T 1w MRT-Aufnahme nach Kontrastmittelgabe.

3.4 Spezifische Befunde

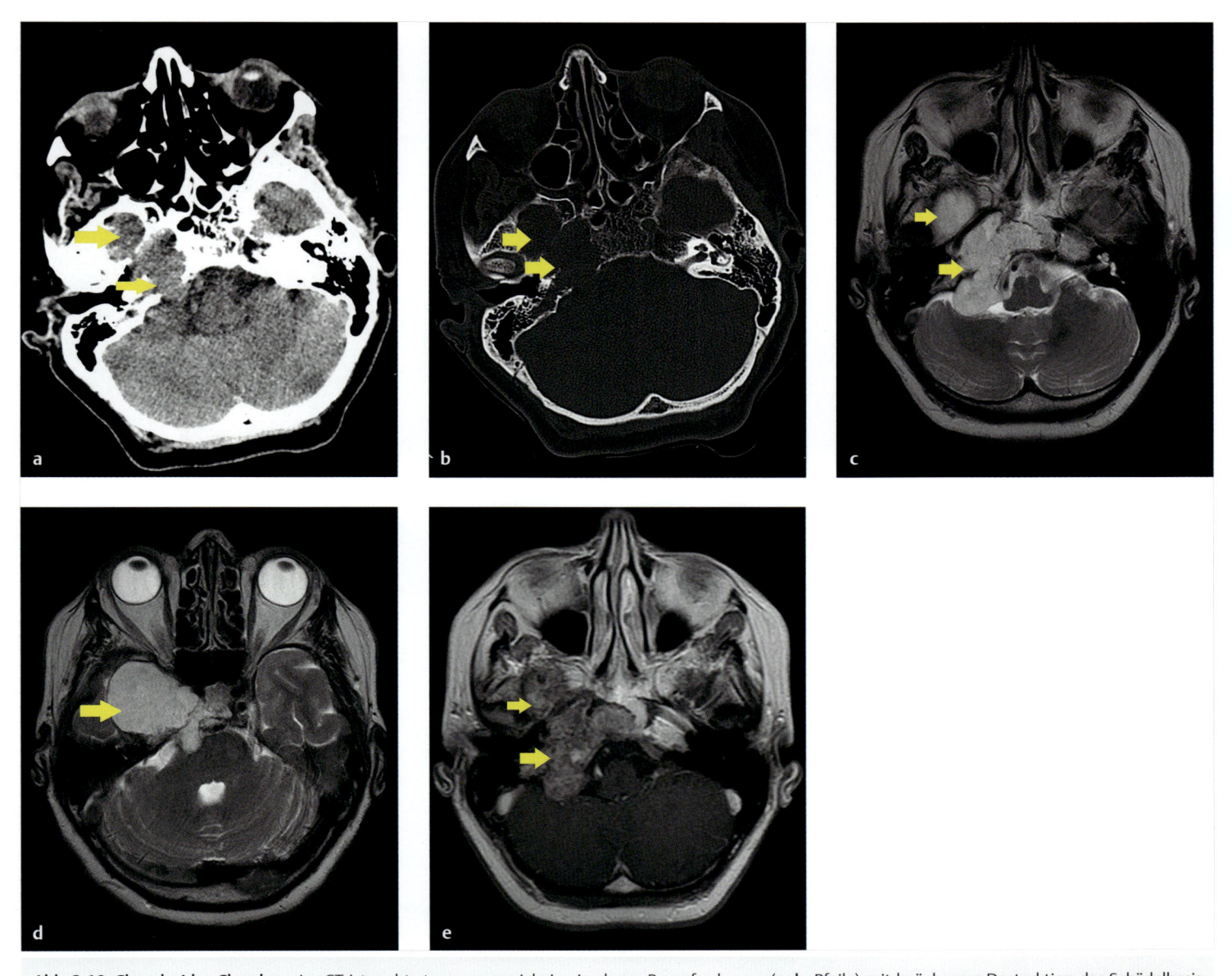

Abb. 3.19 Chondroides Chordom. Im CT ist rechts-temporomesial eine isodense Raumforderung (a, b, Pfeile) mit knöcherner Destruktion der Schädelbasis zu sehen, die sich von der Fossa infratemporalis bis intrakraniell erstreckt. In MRT zeigt sich eine T2w hyperintense, inhomogene, stark kontrastmittelanreichernde Raumforderung (c–e, Pfeile), mit knöcherner Destruktion der Schädelbasis rechts mit den Foramina ovale und rotundum, Felsenbeinspitze, Dorsum sellae und Canalis caroticus sowie mit Einbruch in die hintere Schädelgrube.
a CT-Aufnahme im Weichteilfenster.
b CT-Aufnahme im Knochenfenster.
c MRT-Aufnahme, benachbarte Schichten.
d MRT-Aufnahme, benachbarte Schichten.
e MRT-Aufnahme, benachbarte Schichten.

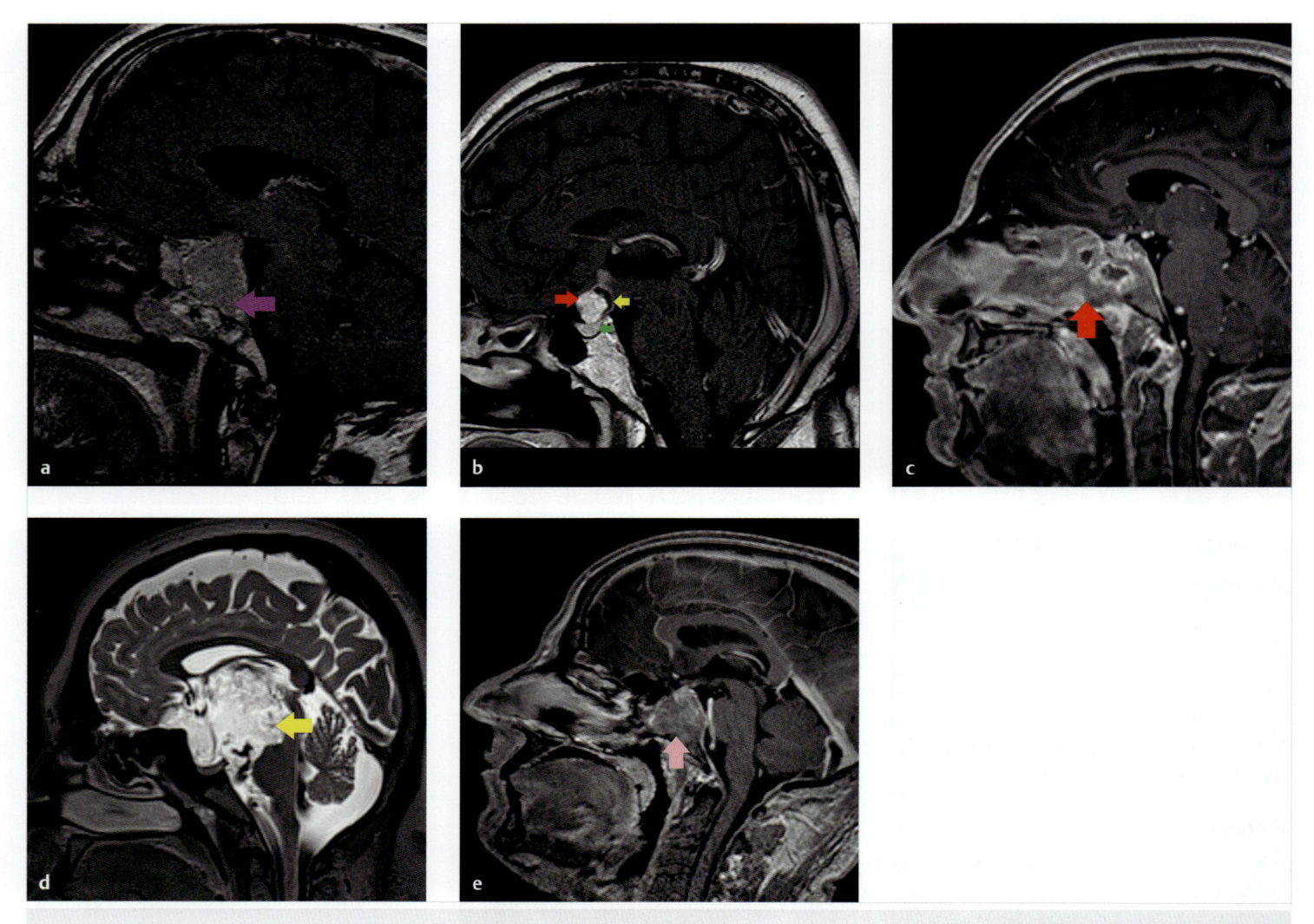

Abb. 3.20 Chordom: verschiedene Differenzialdiagnosen. Unterschiedliche Patienten.
a Patient mit Zustand nach Teilexstirpation eines intra-, supra- und parasellär wachsenden Hypophysenadenoms (Pfeil). Sagittale T 1w MRT-Aufnahme nach Kontrastmittelgabe.
b Patient mit Kraniopharyngeom (Pfeile). Sagittale T 1w MRT-Aufnahme nach Kontrastmittelgabe.
c Patient mit einem histologisch bestätigten Adenokarzinom rechts (Pfeil). Sagittale T 1w MRT-Aufnahme nach Kontrastmittelgabe.
d Patient mit großem Epidermoid (Pfeil). Sagittale T 2w MRT-Aufnahme.
e Patient mit multiplem Myelom (Pfeil). Sagittale T 1w MRT-Aufnahme nach Kontrastmittelgabe.

Differenzialdiagnose

Differenzialdiagnosen

Differenzialdiagnostisch ist beim Chordom auch an das Meningeom, die Schädelbasismetastase, das multiple Myelom, das Hypophysenadenom, das Kraniopharyngeom, das Epidermoid, das Nasopharynxkarzinom, das Chondrosarkom und den Riesenzelltumor zu denken (▶ Abb. 3.20).

Ästhesioneuroblastom

Kernaussagen

Die Diagnostik des Ästhesioneuroblastoms macht in der Regel eine Kombination aus CT und MRT in hochauflösender Technik erforderlich. Verschiedenste multiplanare Rekonstruktionen erleichtern die diagnostische Zuordnung und verbessern die Differenzialdiagnostik.

Definition

Das Ästhesioneuroblastom stellt eine sehr seltene, extrem maligne Tumorvariante des Neuroblastoms dar.

Pathophysiologie und Ätiologie

Pathophysiologisch hat das Ästhesioneuroblastom seinen Ursprung im Neuroektoderm des N. olfactorius und wird daher auch als „N.-olfactorius-Neuroblastom" bezeichnet.

Demografie

Der Erkrankungsgipfel liegt um das 40. Lebensjahr (30.–50. Lebensjahr). Beide Geschlechter sind gleich häufig betroffen.

Klinik, Therapie und Prognose

Klinisch imponiert das Tumorwachstum durch Symptome, die durch das penetrierende Wachstum in die Lamina cribrosa, die Infiltration der Sinus sphenoidale und maxillaris sowie den hohen Vaskularisationsgrad bedingt sind. Bei einer Affektion der anterioren Schädelbasis können die in ▶ Tab. 3.10 aufgeführten Symptome

Tab. 3.10 Klinische Symptome bei einer Affektion der anterioren Schädelbasis und ihre möglichen Ursachen.

Symptome	Ursachen	Beispiele
Schwellung, Hämatom	Trauma, Entzündung	frontobasale Fraktur, Sinusitis
Form- und Hautveränderungen im Gesichtsbereich	kongenitale Missbildung, Trauma, Tumor	Enzephalozele, frontobasale Fraktur, Nasopharynxtumor
Lähmungen im Gesichtsbereich	Entzündung, Trauma, Tumor	Sinusitis, frontobasale und Schädelbasisfraktur, Nasopharynxtumor
Gesichts- und Kopfschmerzen sowie Missempfindungen	Entzündung, Trauma, Tumor	Sinusitis, Hypophysentumor, Nasopharynxtumor, Aneurysma der A. carotis interna
Rhinorrhö	Entzündung, Trauma, Tumor	Sinusitis, frontobasale Fraktur
Epistaxis	Trauma, Gefäßpathologie, Tumor	A.-carotis-Sinus-cavernosus-Fistel, Aneurysma, Nasopharynxtumor
Foetor e naso	Entzündung, Tumor	Sinusitis, Neoplasien
Schallleitungsschwerhörigkeit	Entzündung, Tumor	Sinusitis, Nasopharynx- und Schädelbasistumoren
Rhinophonia clausa	Entzündung, Tumor	Sinusitis, Nasopharynxtumor
psychische Veränderungen, lokale Hirnsymptome, epileptische Anfälle	Entzündung, Trauma, Tumor	Durchwanderungssinusitis, Tumoren der anterioren Schädelbasis

A. = Arteria

wie z. B. Hirnabszesse entstehen. Fernmetastasen werden in knapp 20 % der Fälle beschrieben. Die Ausdehnung beschränkt sich in der Regel auf die anteriore Schädelbasis, die anteriore Schädelgrube und die Nasennebenhöhlen.

Bildgebung

In konventionellen Röntgenaufnahmen fällt die ossäre Destruktion der anterioren Schädelbasis sowie der beteiligten angrenzenden Knochen auf. Bei Verlegung der Ethmoidalzellen kann zudem eine Verschattung des Sinus frontalis mit oder ohne Spiegelbildung beobachtet werden.

In der CT finden sich nach Kontrastmittelapplikation eine starke Anreicherung durch den Tumor sowie eine ossäre Destruktion der betroffenen knöchernen Begrenzungen der anterioren Schädelbasis. Gelegentlich können intratumorale Verkalkungen nachgewiesen werden.

In der MRT ist das Ästhesioneuroblastom durch eine inhomogene Binnenstruktur, verlängerte T1- und T2-Zeiten sowie eine starke Kontrastmittelanreicherung charakterisiert (Anreicherungsfaktor ca. 2,3; ▶ Abb. 3.21 und ▶ Abb. 3.22). Dadurch kann eine exakte Differenzierung von normalem Schleimhautgewebe erschwert sein. Ein wesentliches diagnostisches Merkmal stellt die direkte Lagebeziehung dieses Tumors zu den Filae olfactorii und der Lamina cribrosa dar. Die genaue Tumorausdehnung kann trotz der fehlenden Information über das Ausmaß der ossären Destruktion mit der MRT besser erfasst werden als mit der CT.

Differenzialdiagnose

Differenzialdiagnosen

Differenzialdiagnostisch ist das Ästhesioneuroblastom insbesondere vom N.-olfactorius-Meningeom abzugrenzen. Dabei ist ein wesentliches Unterscheidungskriterium die Topografie des Tumors.

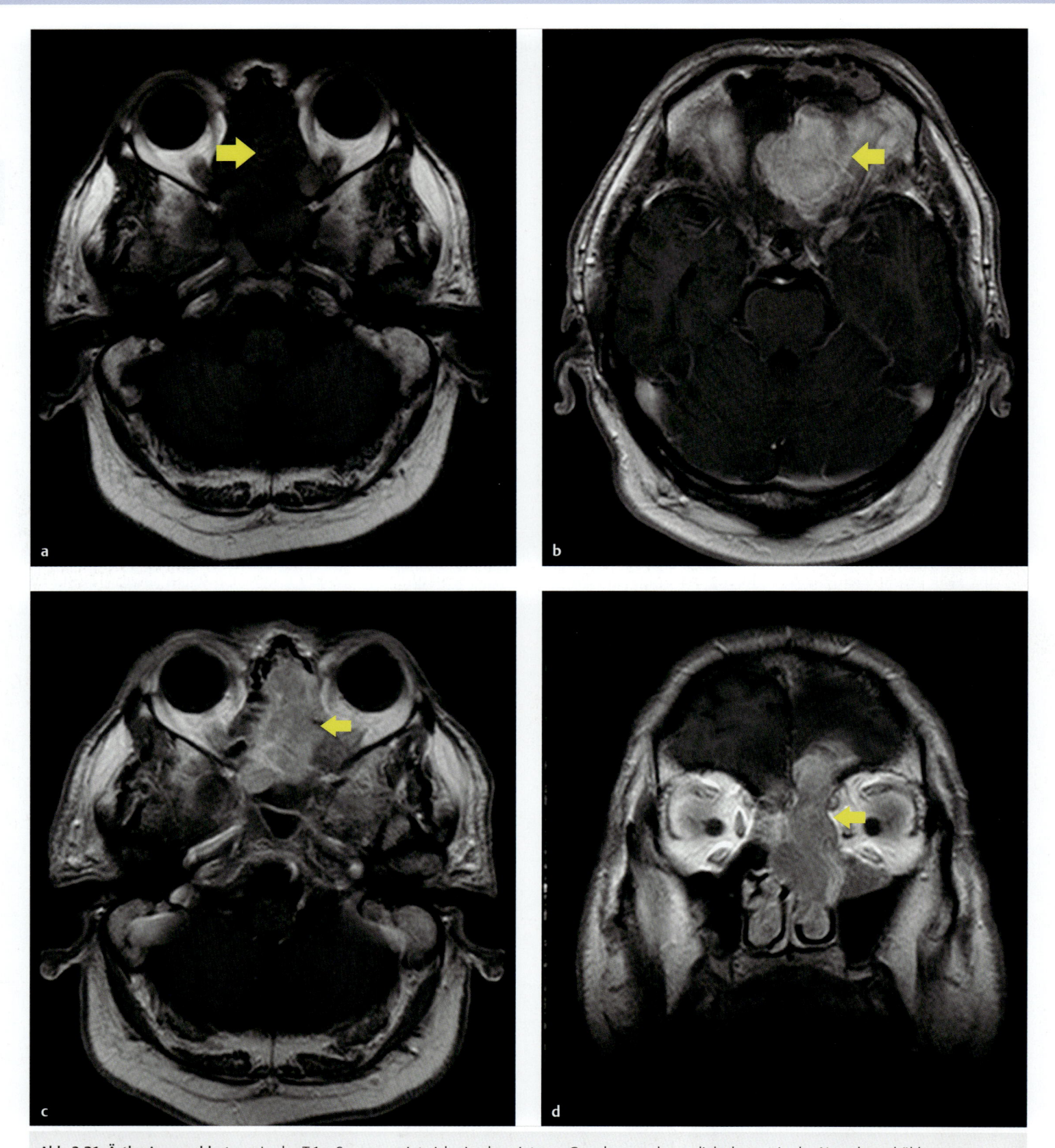

Abb. 3.21 Ästhesioneuroblastom. In der T1w Sequenz zeigt sich eine hypointense Gewebsvermehrung links betont in der Nasenhaupthöhle unter Involvierung des Sinus sphenoidalis und der Ethmoidalzellen sowie des Sinus maxillaris linksseitig. Diese Raumforderung erstreckt sich beidseits über die Lamina cribrosa nach intrakraniell-frontobasal (links betont). Diese soliden Tumorformationen, die in den Nasennebenhöhlen und in der Nasenhaupthöhle lokalisiert sind, nehmen ebenso wie der intrakranielle solide Tumoranteil kräftig Kontrastmittel auf. Die Pfeile kennzeichnen die Raumforderung.
a Axiale T1w native MRT-Aufnahme.
b MRT-Aufnahme T1w mit Kontrastmittel axial.
c Axiale T1w MRT-Aufnahme nach Kontrastmittelgabe.
d Frontale T1w MRT-Aufnahme nach Kontrastmittelgabe.

3.4 Spezifische Befunde

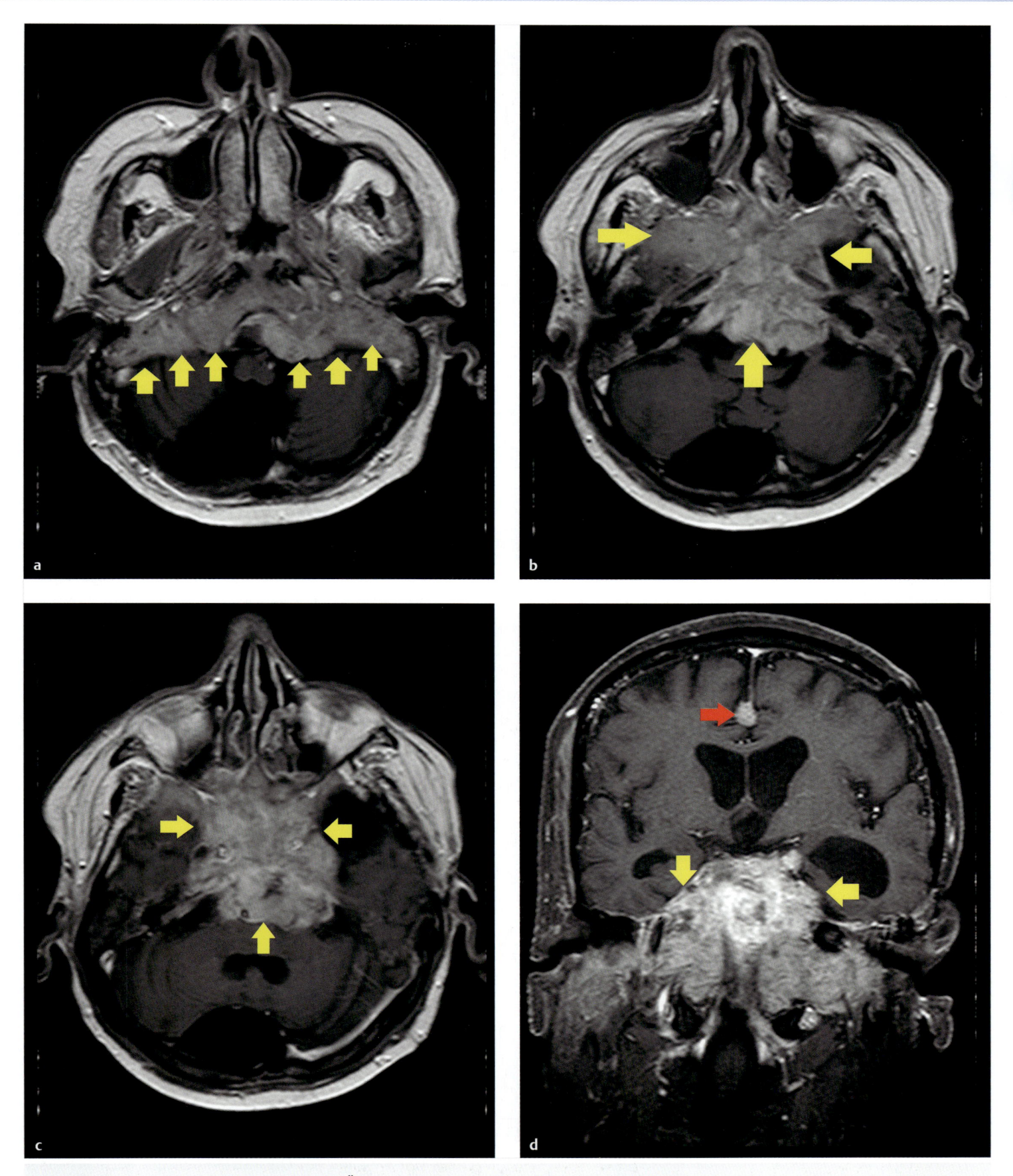

Abb. 3.22 Primitiver neuroektodermaler Tumor / Ästhesioneuroblastom-links temporobasal im Schädelbasisbereich. Zustand nach Teilresektion mit Chemotherapie und Strahlentherapie. Es zeigt sich eine stark kontrastmittelanreichernde Raumforderung (gelbe Pfeile) mit perisellärer, kavernöser und infratentoriell peripontiner bzw. perimedullärer Tumorhauptmasse. Ossäre Infiltration der Felsenbeine beidseits sowie des Keilbeins einschließlich Keilbeinhöhle und Siebbeinzellen und Infiltration des Cavum Meckeli beidseits mit Ummauerung der A. carotis interna beidseits. Des Weiteren Ausdehnung vom Boden der vorderen Schädelgrube entlang der Falx cerebri mit teils knotigen Auflagerungen (d, roter Pfeil). Axiale Aufnahmen in unterschiedlichen Schichten (a–c).
a Axiale T1w MRT-Aufnahme nach Kontrastmittelgabe.
b Axiale T1w MRT-Aufnahme nach Kontrastmittelgabe.
c Axiale T1w MRT-Aufnahme nach Kontrastmittelgabe.
d Koronare T1w MRT-Aufnahme nach Kontrastmittlegabe.

3.4.2 Läsionen intrinsischen Ursprungs

Einen intrinsischen Ursprung in der Schädelbasis haben häufig Metastasen und Tumoren wie der benigne Tumor Osteom, die malignen Tumoren Chondrosarkom oder Osteosarkom und Lymphom und alle weiteren Weichteiltumoren dieser Region. Die wichtigen differenzialdiagnostischen Kriterien umfassen die Dichte, die Morphologie, die Topografie und die Kontrastmittelaufnahme.

Selten stellt sich bei den tumorösen Raumforderungen mit intrinsischem Ursprung auch die Frage nach primären Knochenerkrankungen, wie z. B. fibröser Dysplasie, Morbus Paget, Histiozytosis X, Entzündungen wie Osteomyelitis oder Granulom sowie entzündlichen Veränderungen wie dem parapharyngealen Abszess. Wichtig ist bei den Tumoren der anterioren Schädelbasis das Signalverhalten. So zeigen z. B. Meningeome eine spezifische Kontrastmittelaufnahme. Dies gilt auch für Karzinome.

Eine weitere Differenzialdiagnose ist die Volumenauftreibung der anterioren Schädelbasis. Volumenauftreibungen ohne sichere tumoröse Neoplasie ergeben sich bei den wichtigsten primären Knochenerkrankungen der Schädelbasis wie der fibrösen Dysplasie, dem Morbus Paget und der Osteomyelosklerose. An Tumoren sind in diesem Zusammenhang das Osteom, das Osteoidosteom, das Chondrom und maligne primäre sowie sekundäre Tumoren zu nennen.

Bei der ossären Läsion der anterioren Schädelbasis muss zwischen einer umschriebenen und einer generalisierten Ausdünnung der Schädelkalotte sowie zwischen einer solitären oder multiplen Destruktion einerseits und einer generalisierten oder geografischen Auftreibung des Knochens andererseits differenziert werden (▶ Tab. 3.11):

- Bei der generalisierten oder geografischen Ausdünnung der Schädelkalotte im Bereich der anterioren Schädelbasis muss die Normvariante von pathologischen Befunden differenziert werden. Pathologien, die mit einer Ausdünnung ossärer Strukturen einhergehen können, sind intrakranielle Raumforderungen (z. B. Meningeom), die zirkumskripte Osteoporose sowie die Arachnoidalzyste.
- Bei solitären oder multiplen ossären Destruktionen muss zwischen normalen (Fissur, Foramen, Kanal, Pacchioni-Granulation), iatrogenen (Trepanation) und pathologischen Veränderungen unterschieden werden:
  - Die solitäre ossäre Destruktion wird dabei meist durch ein eosinophiles Granulom oder eine solitäre Metastase verursacht. Weitere Läsionen, die geografische ossäre Destruktionen verursachen können, sind Malignome des Nasopharynx und der Nasennebenhöhlen, die per continuitatem in die anteriore Schädelbasis einwachsen. Dabei sind insbesondere das Karzinom des Nasopharynx oder der Nasennebenhöhle, das Neuroblastom und die Weichteilmetastase zu nennen. Benigne ossäre Läsionen, die eine solitäre Destruktion verursachen können, sind das Osteom und die Knochenzyste. Seltenere Ursachen für diese Art von Läsionen sind das Epidermoid, die Zephalozele, die Arachnoidalzyste und das Meningeom.
  - Bei multiplen ossären Destruktionen der Schädelkalotte ist vorrangig an Metastasen zu denken, während die Osteoporose, das Myelom, der Hyperparathyreoidismus und die Osteomyelitis sekundär in Betracht zu ziehen sind.

Osteopathien

Osteopathien allgemein

> **Kernaussagen** M!
>
> Die Abklärung von Osteopathien im Bereich der Schädelbasis stellt eine wichtige Aufgabe der bildgebenden Diagnostik dar, insbesondere aufgrund der Notwendigkeit, pathologische Infiltrationen durch entzündliche neoplastische Prozesse zu differenzieren.

Definition

Per definitionem werden bei Osteopathien der Schädelbasis generalisierte Osteopathien von lokalisierten Osteopathien differenziert. Verschiedene Formen können dabei unterschiedliche Pathologien und Formationen auslösen.

Pathophysiologie und Ätiologie

Ätiologisch sind bei nahezu allen Osteopathien im Bereich der Kalotten und Schädelbasisstrukturen keine Auslöser bekannt. In einzelnen Fällen gibt es genetische Grundlagen.

Demografie

Generalisierte Osteopathien der Schädelbasis sind äußerst selten, lokalisierte Osteopathien kommen häufiger vor.

Klinik, Therapie und Prognose

Klinisch imponieren Osteopathien in der Regel durch eine Auftreibung des Knochens. Dadurch resultieren Kompressionen der Nervenstrukturen mit Foramenstenosen, Kompressionen von Gefäßkanälen mit entsprechenden Störungen der Perfusion und Verlagerung von wesentlichen Organstrukturen mit entsprechender klinischer Symptomatik.

Therapeutisch bestehen in der Regel wenige Optionen. Im Vordergrund stehen chirurgische Verfahren, um z. B. die Kompression eines Nervs aufzuheben oder Kanäle zu erweitern.

Tab. 3.11 Differenzialdiagnose der ossären Destruktion der anterioren Schädelbasis.

Befunde		Differenzialdiagnostische Kriterien
Variationen	Arachnoidalzyste	Signalverhalten, Dichte, Topografie, Inhalt
	Zephalozele	
Tumoren	Metastase	Destruktions-, Infiltrationszeichen
	sekundäres Malignom	Topografie, Destruktion
	Osteom	Dichte, Signalverhalten
	eosinophiles Granulom	Häufigkeit (solitär)
	Plasmozytom	Häufigkeit (multipel)
	Epidermoid	Signalverhalten
Entzündungen	Osteomyelitis	Muster, Infiltration, Destruktion, Sequester
Stoffwechsel	Hyperparathyreoidismus	Morphologie

Bildgebung

Zur exakteren Differenzierung dienen bei Osteopathien neben der Übersichtsaufnahme des Gesamtschädels noch weitere Skelettaufnahmen, die High-Resolution-CT sowie die Skelettszintigrafie. In den Übersichtsaufnahmen des Schädels sowie in der CT kommen bei generalisierten Osteopathien Verdichtungen der Schädelknochen mit Auftreibung und Deformierung zur Darstellung. Für die endgültige Diagnosesicherung kann der Einsatz der CT-gesteuerten Biopsie gerechtfertigt sein.

Die MRT spielt bei der Diagnostik von Osteopathien eine eher untergeordnete Rolle, da die Differenzierung zwischen ossären und lufthaltigen Strukturen im Bereich der anterioren Schädelbasis erschwert ist.

Differenzialdiagnose

> **Differenzialdiagnosen**
>
> Bei den Osteoplasien und Osteosklerosen kann der lokale radiologische Befund dem bei primären osteoplastischen Tumoren gleichen.

Osteopetrosis Albers-Schönberg

> **Kernaussagen**
>
> Die Osteopetrosis Albers-Schönberg zeichnet sich in der Regel durch Sklerosierung und Verdichtung der Substantia compacta im Bereich der Schädelbasis mit entsprechender Einengung der Foramina aus.

Definition

Die Verbreiterung der Substantia compacta, die zu einer Verdickung des Knochens führt, ist das Charakteristikum dieser seltenen Heredopathie.

Pathophysiologie und Ätiologie

Histologisch wird eine mehr oder weniger ausgeprägte Persistenz von verkalkten Knorpelresten, umgeben von überschießenden Osteoidmassen, beobachtet. Im Bereich des Schädels ist dabei die Schädelbasis bevorzugt betroffen. Die Verdickung des Knochens führt zur Verkleinerung, in seltenen Fällen sogar zur kompletten Obliteration der Sinus sphenoidale, frontale und ethmoidale. Zudem werden häufig die Einengung von Nervenaustrittsöffnungen (Canalis opticus, Foramen rotundum, Foramen ovale) mit Irritation der Hirnnervenstrukturen und ein Befall des Mittelohrs beobachtet (▶ Tab. 3.12).

Tab. 3.12 Wichtige klinische Syndrome bei Läsionen der anterioren Schädelbasis.

Syndrome	Symptome	Hirnnerven
N.-olfactorius-Syndrom	Anosmie, Visusminderung	N. olfactorius N. opticus
Foster-Kennedy-Syndrom	Optikusatrophie, Stauungspapille	N. opticus
Fissura-orbitalis-Syndrom	Ophthalmoplegie, Ptose, weite Pupille	evtl. N. olfactorius
Apex-orbitae-Syndrom	Visusverschlechterung, Ptose, Doppelbilder, Exophthalmus, Schmerzen temporoparietal	N. oculomotorius N. trochlearis N. ophthalmicus N. abducens
Sinus-cavernosus-Syndrom (vorderes Syndrom)	Ophthalmoplegie, Trigeminushypästhesie, lichtstarre Pupille	N. opticus N. oculomotorius N. trochlearis N. trigeminus N. abducens
Keilbeinflügelsyndrom	Schläfenkopfschmerz, Exophthalmus, Funktionsausfälle der Nn. III, IV, V1, VI	N. oculomotorius evtl. N. abducens evtl. N. ophthalmicus
Jacob-Syndrom	Ophthalmoplegie, Ptosis, Visusminderung bis Amaurose, Trigeminusparästhesie	N. oculomotorius N. trochlearis N. ophthalmicus N. abducens
Raeder-Syndrom	inkomplettes Horner-Syndrom, periorbitale Schmerzen	Beteiligung des Sympathikus der A. carotis interna
A.-carotis-Sinus-cavernosus-Syndrom	retrobulbärer Kopfschmerz, pulsierender Exophthalmus, gestaute Fundusvenen, Nasenschleim- und Bindehaut	Fistel zwischen der A. carotis interna und dem Sinus cavernosus

A. = Arteria
N./Nn. = Nervus/Nervi

Demografie

Die Osteopetrose Albers-Schönberg wird autosomal-dominant vererbt und beginnt im späten Kindesalter oder in der Adoleszenz. Die Prävalenz liegt bei 1:20 000.

Klinik, Therapie und Prognose

Die hauptsächlichen Symptome sind auf das Skelett beschränkt: Frakturen, Skoliose, Osteoarthritis der Hüfte und Osteomyelitis. Besonders betroffen ist der Unterkiefer mit Zahnabszessen oder Karies. Eine seltene (bei etwa 5 % der Patienten auftretende), aber wichtige Komplikation ist die Kompression von Hirnnerven mit Verlust von Gehör und Visus. Gelegentlich wird eine moderate Knochenmarksinsuffizienz gesehen.

Die Symptome können sich im Verlauf der Krankheit verstärken, die Lebenserwartung ist jedoch in der Regel normal.

Bildgebung

Radiologisch lässt sich die Einengung der Neuroforamina auf den Übersichtsaufnahmen nur ungenügend beurteilen. Weiterführende Diagnostik ist in diesem Fall die CT in axialer und frontaler Schichtorientierung. Es zeigt sich eine Verkleinerung der Keilbein-, Siebbein- und Stirnhöhle durch Verbreiterung, Sklerosierung und Verdichtung der Substantia compacta. Daneben können auch eine Verdickung und Verdichtung des Keilbeinflügels und der Pterygoidfortsätze sowie eine Sklerosierung und Obliteration der Mastoidzellen beobachtet werden (▶ Abb. 3.23 und ▶ Abb. 3.24).

Differenzialdiagnose

> **Differenzialdiagnosen**
>
> Differenzialdiagnosen der Osteopetrosis Albers-Schönberg sind andere Subtypen der Osteopetrose, Fluorose, Vergiftungen mit Beryllium, Blei und Wismut, Myelofibrose, Morbus Paget und Malignome. Differenzialdiagnostisch muss auch an das Vorliegen von solitären oder multiplen Osteomen gedacht werden.

Fibröse Dysplasie

> **Kernaussagen**
>
> Die fibröse Dysplasie ist eine komplexe Knochenerkrankung, die von anderen osteoplastischen Veränderungen differenziert werden muss.

Definition

Histologisch handelt es sich bei der Erkrankung um eine Fibrose des Knochenmarks, die mit umschriebenen Auftreibungen des Knochens einhergeht.

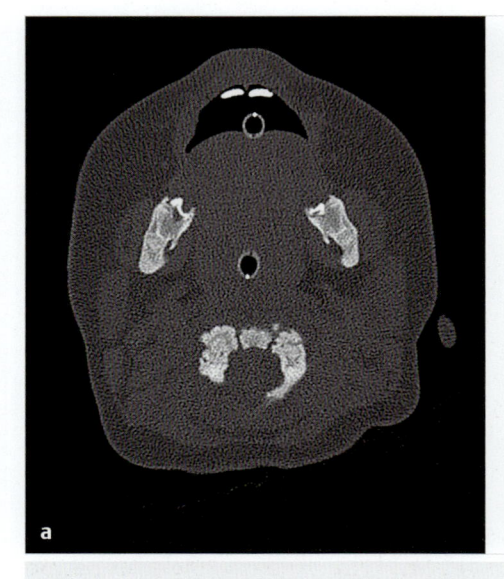

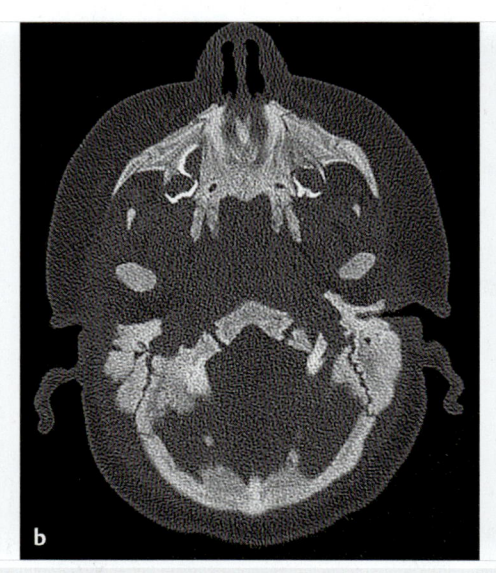

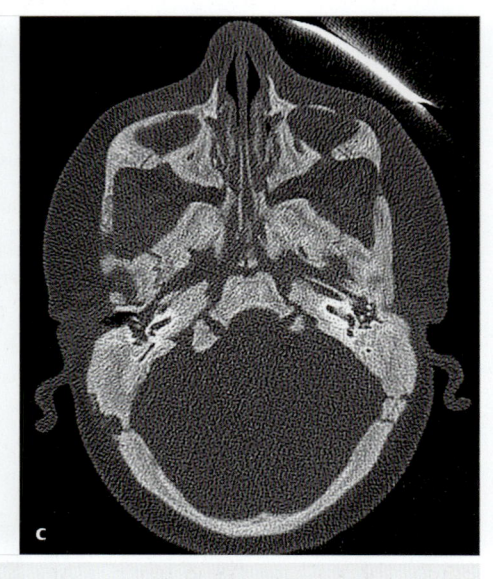

Abb. 3.23 Osteopetrose. In der Bildgebung (unterschiedliche Schichten) stellt sich eine homogene Hypersklerosierung sämtlicher abgebildeter ossärer Strukturen mit Mastoid dar, beidseits vollständig sklerosiert.
- **a** Axiale CT-Aufnahme.
- **b** Axiale CT-Aufnahme.
- **c** Axiale CT-Aufnahme.

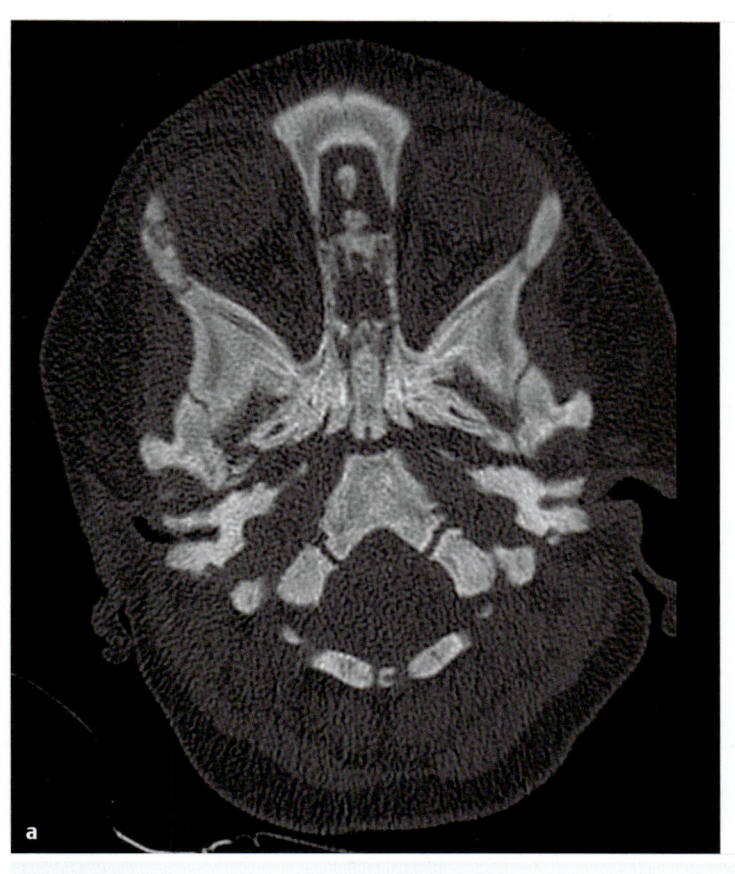

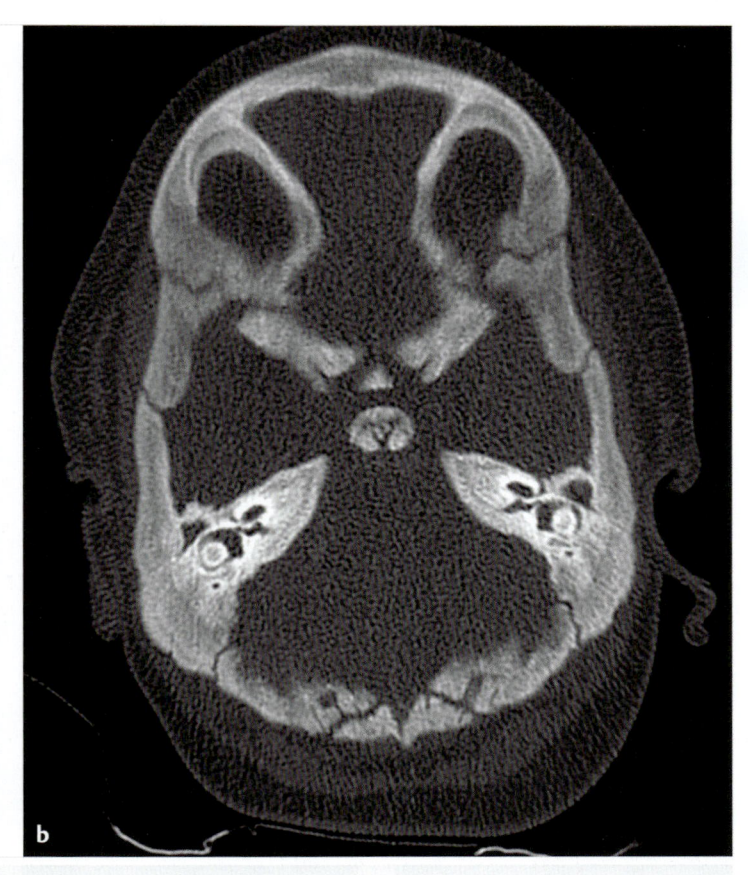

Abb. 3.24 Osteopetrose. Anderer Patient. Es zeigen sich insgesamt verdickte und vermehrt sklerosierte Schädelbasisknochen mit Verengung der Neuroforamina. Sklerosierung und Verdickung der Kompakta, des Keilbeinflügels und der Processus pterygoidei. Sklerosierung mit Obliteration der Mastoidzellen. Axiale Schichten in verschiedenen Positionen.
a   Axiale CT-Aufnahme.
b   Axiale CT-Aufnahme.

Pathophysiologie und Ätiologie

Häufigster Manifestationsort im Bereich der anterioren Schädelbasis ist die Temporofrontoorbitalregion im Rahmen einer mono- oder polyostotischen Form. Genetisch zurückzuführen ist die fibröse Dysplasie auf eine Mutation im GNAS 1-Gen auf Chromosom 20.

Demografie

Der Erkrankungsgipfel liegt im Schulalter mit einer Geschlechtsverteilung von männlich zu weiblich von 1:3.

Klinik, Therapie und Prognose

Eine ursächliche Behandlung ist bei der fibrösen Dysplasie nicht möglich. Bei starken Schmerzen können Analgetika eingesetzt werden. In seltenen Fällen ist die fibröse Dysplasie so ausgeprägt, dass sich der Knochen stark deformiert, sodass eine Operation aus ästhetischen Gründen sinnvoll sein kann.

Die fibröse Dysplasie hat insgesamt eine gute Prognose mit etwas unterschiedlichem Verlauf: Bei manchen Erkrankten vergrößern sich die Herde im Verlauf der Pubertät schubweise, sodass die betroffenen Knochen weiter aufgetrieben werden; in der Regel entstehen allerdings keine neuen Herde. Spätestens im Erwachsenenalter kommt die fibröse Dysplasie dann aber meist zum Stillstand und der Knochen wird nicht weiter umgebaut. Sehr selten sind schwere Verläufe, wenn etwa die fibröse Dysplasie die Schädelknochen so verformt, dass sie das Gehirn in seiner Funktion einschränken.

Bildgebung

In konventionellen Röntgenaufnahmen fällt eine Verbreiterung und Verdickung der betroffenen Stelle mit dazwischen gelegenen fleckigen Aufhellungen auf. Insgesamt imponiert diese Erkrankung im Röntgenbild mit multiplen, grobknotigen Knochenneubildungen (sog. Knochenperlen). Diese sind pathognomonisch für die fibröse Dysplasie, sofern der Morbus Paget, die wichtigste Differenzialdiagnose der fibrösen Dysplasie, ausgeschlossen werden kann.

Die fibröse Dysplasie imponiert in der CT durch eine Verdickung und vermehrte Sklerosierung des betroffenen Knochens mit milchglasartiger Darstellung (▶ Abb. 3.25a, ▶ Abb. 3.25b, ▶ Abb. 3.25c, ▶ Abb. 3.25d, ▶ Abb. 3.25e und ▶ Abb. 3.25f). In einem frühen Stadium können auch zystische Komponenten identifiziert werden.

In der MRT findet sich eine Verdickung der Basisstruktur, und es können gelegentlich zystische von sklerotischen Arealen differenziert werden. Die Läsion weist in den T1w Aufnahmen eine niedrige und in den T2w Sequenzen eine niedrige bis hohe Signalintensität auf. Nach Kontrastmittelapplikation zeigt sie mäßige bis keine Kontrastmittelanreicherung (▶ Abb. 3.25g, ▶ Abb. 3.25h, ▶ Abb. 3.25i und ▶ Abb. 3.25j).

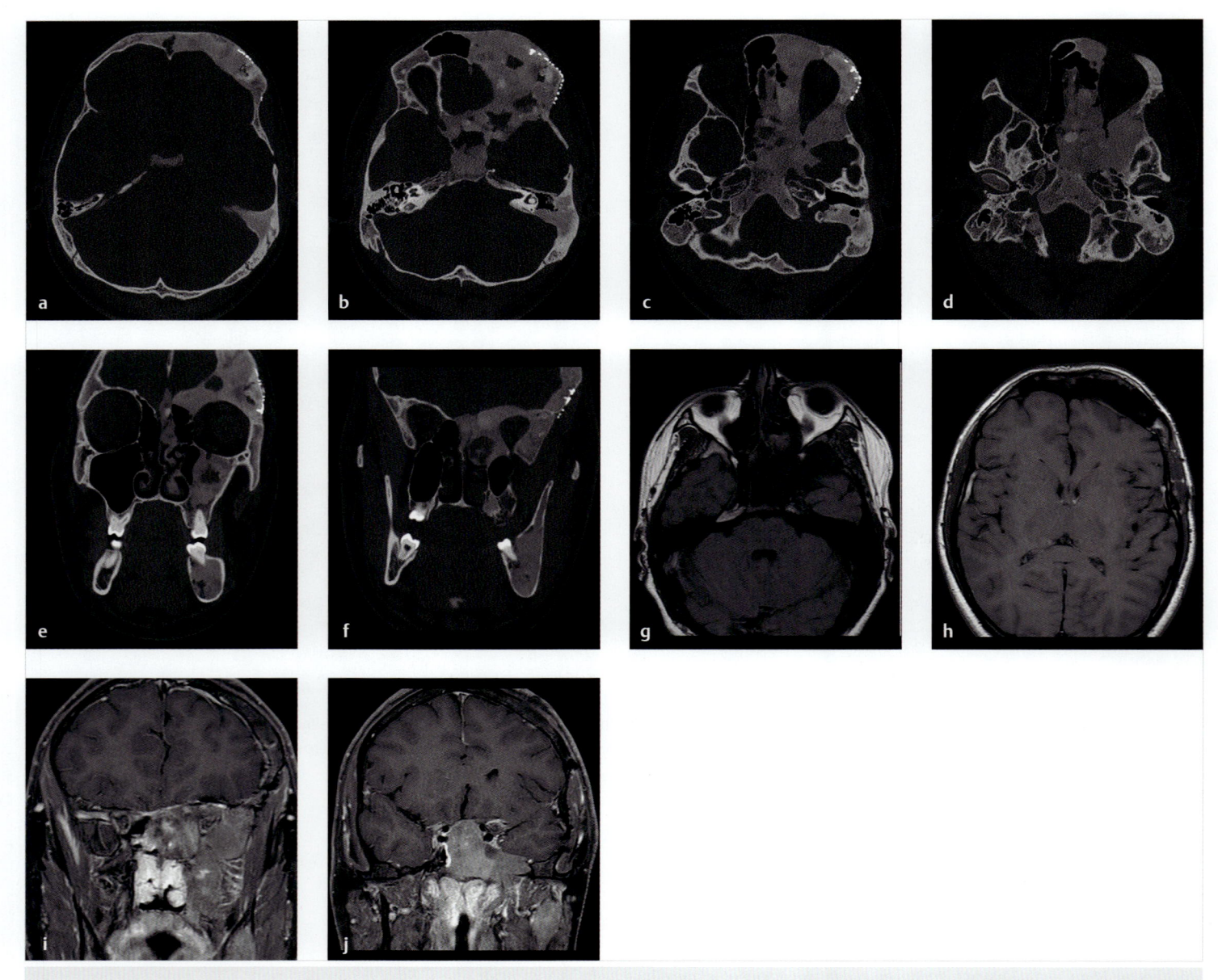

Abb. 3.25 Fibröse Dysplasie. Zustand nach vorheriger operativer Korrektur. Im CT (**a–f**) zeigen sich ausgedehnte ossäre Veränderungen der Schädelkalotte (nur teilerfasst frontoparietotemporal-links), des linken Felsenbeins, des Os sphenoidale inklusive der Sella turcica sowie der Processus clinoidei anterior und posterior, der knöchernen Berandung des Sinus sphenoidalis sowie der ethmoidalen Zellen links, des Sinus maxillaris links sowie der Orbitawand lateral betont und des Orbitadachs links. Auch ossäre Veränderungen des Klivus kaudalseitig bis zum Condylus occipitalis beidseits (rechts führend) und des linken Kieferwinkels, bis zum Kieferköpfchen reichend, sind dokumentiert. Die MRT-Bilder bestätigen die im CT beobachtete Knochenverdickung. Es erscheint ein heterogen hypointenses Signal in den T1w Sequenzen (**g, h**), mit heterogener Kontrastmittelanreicherung in T1w Bildern nach Kontrastmittelgabe (**i, j**).

- **a** Axiale CT-Aufnahme.
- **b** Axiale CT-Aufnahme.
- **c** Axiale CT-Aufnahme.
- **d** Axiale CT-Aufnahme.
- **e** Koronare CT-Aufnahme.
- **f** Koronare CT-Aufnahme.
- **g** Native axiale T1w MRT-Aufnahme.
- **h** Native axiale T1w MRT-Aufnahme.
- **i** Koronare T1w MRT-Aufnahme nach Kontrastmittelgabe.
- **j** Koronare T1w MRT-Aufnahme nach Kontrastmittelgabe.

Differenzialdiagnose

> **⚠ Differenzialdiagnosen**
>
> In der Differenzialdiagnose der fibrösen Dysplasie müssen der Morbus Paget, die chronisch sklerosierende Osteomyelitis, das Osteoblastom sowie Kieferzysten abgegrenzt werden.

Morbus Paget

> **Ⓜ! Kernaussagen**
>
> Morbus Paget als generalisierte Osteopathie wird häufig auch als Zufallsbefund beim Anfertigen von Röntgenaufnahmen detektiert.

Definition

Bei dieser generalisierten Osteopathie stehen histologisch Knochenabbauvorgänge und überschießende Knochenneubildung mit einer Fibrose des Knochenmarks im Vordergrund.

Pathophysiologie und Ätiologie

Der Krankheitsprozess beginnt mit einem umschriebenen und äußerst aggressiven Knochenabbau. Die betroffenen ossären Strukturen werden dabei verformt und aufgetrieben (Ostitis deformans). Prädilektionsstelle ist dabei die Schädelkalotte, gefolgt von der Schädelbasis, der Sella sowie den Nasennebenhöhlen. Ähnlich wie bei der Osteopetrosis Albers-Schönberg kann der Befall von Neuroforamina zu einer Einengung der Öffnungen der Foramina mit konsekutiver Irritation oder Schädigung der betroffenen Hirnnerven führen. Der Befall der Sella und der Schädelbasis resultiert in einer Einengung der Sinus sphenoidale und ethmoidale.

Demografie

Die Erkrankung tritt in der Regel erst nach dem 40. Lebensjahr auf. Dabei sind Männer häufiger betroffen als Frauen.

Klinik, Therapie und Prognose

Durch die unkontrollierte Knochenbildung bei Morbus Paget können z. B. Nerven geschädigt werden. Beispielsweise können bei Zunahme der Schädelgröße Nerven oder sogar Hirngewebe komprimiert werden. Sind Nerven im Bereich des Schädelknochens betroffen, tritt in 30–50 % der Fälle eine Schwerhörigkeit durch Schallempfindungsstörungen und, seltener, Schallleitungsstörungen aufgrund von Kompression der Hörnerven auf.

Die Prognose bei Morbus Paget ist gut, sie hängt jedoch auch davon ab, wie stark die Krankheit ausgeprägt ist. Trotz der mehr oder weniger starken körperlichen Einschränkungen ist die Lebenserwartung bei Morbus Paget in der Regel nicht verkürzt.

Bildgebung

Sowohl in konventionellen Röntgenaufnahmen als auch in der CT präsentiert sich der Morbus Paget als grobknotige Verdichtung mit fleckigen Aufhellungen der deutlich verbreiterten Schädelkalotte. Im Frühstadium der Erkrankung lassen sich zonenförmige Entkalkungen, die pathognomonisch für diese Erkrankung sind, im Bereich des Os frontale, des Os parietale und des Os occipitale nachweisen.

In der MRT imponiert der Morbus Paget durch ein Nebeneinander von sowohl hypointensen Arealen als auch Arealen mit Signalauslöschung in T1w und T2w Sequenzen als Ausdruck einer kortikalen Verdickung. Der betroffene Knochen ist insgesamt aufgeweitet. Zusätzlich kann evtl. vorhandenes Granulationsgewebe innerhalb des Knochenmarks als Areal mit niedriger Signalintensität in T1w Sequenzen und hoher Signalintensität in T2w Sequenzen zur Darstellung gelangen.

Differenzialdiagnose

> **⚠ Differenzialdiagnosen**
>
> Bei einer Obliteration des Sinus sphenoidale bzw. des Sinus ethmoidale wie beim Morbus Paget ist differenzialdiagnostisch auch an die Osteopetrosis Albers-Schönberg zu denken. Die Deformität der anterioren Schädelbasis und des Gesichtsschädels imponiert im fortgeschrittenen Stadium als Leontiasis ossea.

Histiozytosis X

> **Ⓜ! Kernaussagen**
>
> Bei der Histiozytosis X müssen im Wesentlichen 3 Formen unterschieden werden: im Kindes- und Jugendalter die disseminierten Formen (das Abt-Letterer-Siwe- und das Hand-Schüller-Christian-Syndrom) und im Erwachsenenalter die lokalisierte Form, die die Lunge befällt, das sog. eosinophile Granulom.

Definition

Unter der Histiozytose X versteht man eine Erkrankung, für die Infiltrationen und Granulome aus Langerhans-Zellen charakteristisch sind.

Pathophysiologie und Ätiologie

Die Ätiologie ist noch ungeklärt.

Demografie

Die Histiozytose X tritt vor allem im Kindesalter auf und ist selten. Die letzten beiden Formen treten in ca. 14–40 % (Hand-Schüller-Christian-Syndrom) bzw. 60–80 % aller Fälle auf (eosinophiles Granulom). Sie manifestieren sich auch gehäuft im Bereich der Schädelbasis und der Orbita.

Klinik, Therapie und Prognose

Klinisch werden folgende 3 Formen unterschieden, die auch ineinander übergehen können:
- Letterer-Siwe-Syndrom (akute, fulminante, disseminierte Form),
- Hand-Schüller-Christian-Syndrom (chronische disseminierte Form),
- eosinophiles Granulom (benigne Verlaufsform).

Die Diagnose wird anhand der Histopathologie gestellt. Zur Lokaltherapie werden Antiseptika und Glukokortikoide genutzt. Die Erkrankung wird systemisch mit Kortikoiden, Zytostatika sowie Interferon-α behandelt. Eine Radiatio wird bei Veränderungen an den Knochen angewendet. Bei solitären Herden besteht die Möglichkeit der Exzision und der Radiatio.

Anteriore Schädelbasis

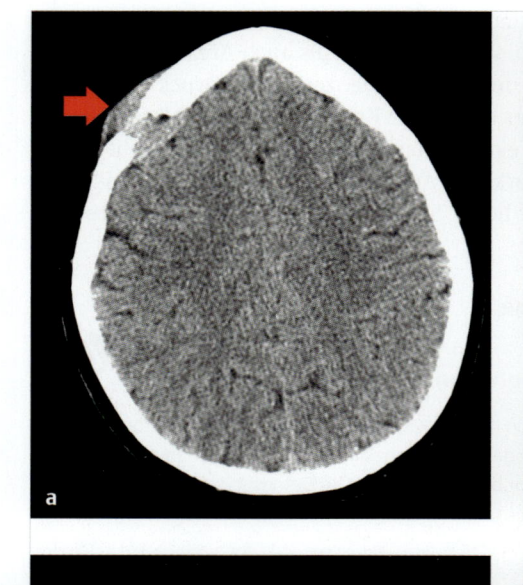

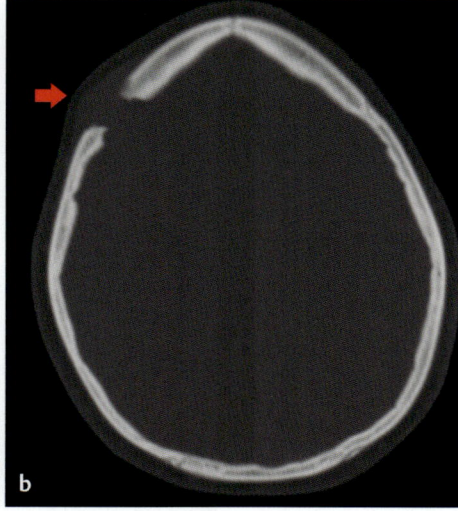

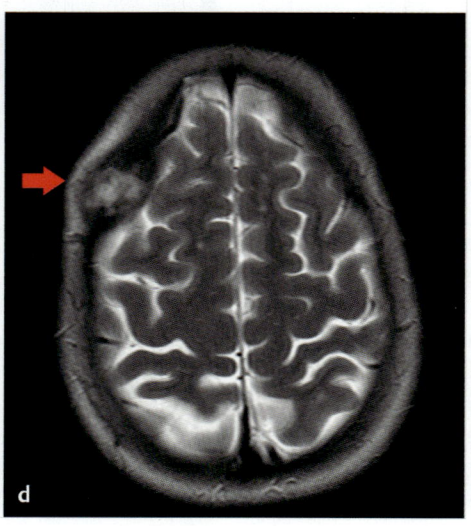

Abb. 3.26 Histiozytose X. Der junge Patient leidet an Diabetes insipidus. Es gibt eine rechtsfrontale hyperdense Weichteilmasse (a–c, Pfeile), die sowohl die innere als auch die äußere frontale Knochenschicht fokal erodiert. Die Läsion hat sowohl eine intrakranielle extradurale als auch eine extrakranielle subgaleale Komponente. Das T 2w MRT-Bild bestätigt die Befunde und zeigt die Weichteilmasse mit heterogenem hyperintensem Signal (d, Pfeil).
a Axiale CT-Aufnahme nach Kontrastmittelgabe.
b Axiale CT-Aufnahme (Knochenfenster).
c Sagittale CT-Aufnahme.
d T 2w MRT-Aufnahme.

Bildgebung

Als bildgebende Techniken werden zur Diagnose der Histiozytosis X konventionelle Röntgenaufnahmen, CT und MRT eingesetzt (▶ Abb. 3.26).

Differenzialdiagnose

> **Differenzialdiagnosen**
>
> Differenzialdiagnostisch muss bei den Syndromen der Histiozytosis X an eine Metastase, die fibröse Dysplasie oder den Morbus Paget gedacht werden. Eine weitere mögliche Differenzialdiagnose zeigt ▶ Abb. 3.27.

Eosinophiles Granulom

> **Kernaussagen**
>
> Das eosinophile Granulom wird diagnostisch mit der CT, in Einzelfällen auch mit der MRT erfasst.

Definition

Eosinophile Granulome gehören zur Gruppe der Langerhans-Zell-Histiozytosen und sind solitäre tumorartige, osteolytische Läsionen.

Pathophysiologie und Ätiologie

Das eosinophile Granulom breitet sich beim Wachsen im Knochen aus und zerstört diesen. Häufigster Manifestationsort dieser Läsion ist mit ca. 50 % der Schädel. Bevorzugt befallen sind das Os parietale und das Os temporale. Ein Befall der anterioren Schädelbasis ist selten und tritt in ca. 3 % der Fälle auf. Keine Ätiologie bekannt.

3.4 Spezifische Befunde

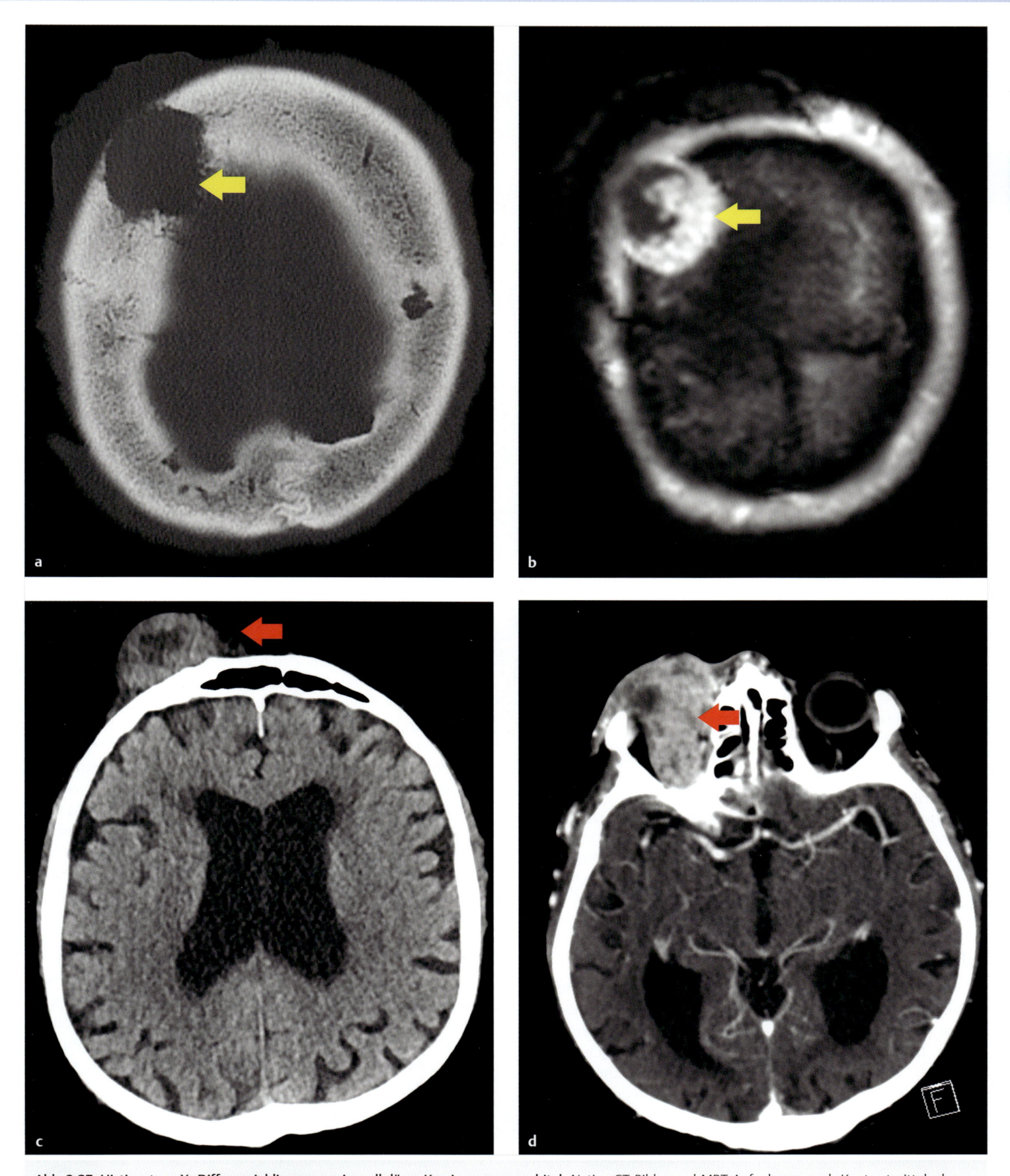

Abb. 3.27 Histiozytose X: Differenzialdiagnose spinozelluläres Karzinom supraorbital. Native CT-Bilder und MRT-Aufnahmen nach Kontrastmittelgabe. Filia rechts mit ossärem Durchbruch (Zustand nach Exzision eines ulzerierenden Spinalioms frontoparietal-rechts). Es zeigt sich eine inhomogene, stark kontrastmittelanreichernde Raumforderung (Pfeile) mit Durchbruch durch die Schädelkalotte ohne Hinweis auf eine zerebrale Infiltration.
a Axiale CT-Aufnahme im Knochenfenster.
b Axiale T 1w MRT-Aufnahme mit Kontrastmittel.
c Axiale CT-Aufnahme im Weichteilfenster.
d Axiale CTA-Aufnahme mit Kontrastmittel.

Demografie

Das eosinophile Granulom tritt in ca. 75 % der Fälle vor dem 20. Lebensjahr auf, mit einer Geschlechtsverteilung von männlich zu weiblich von 3:2.

Klinik, Therapie und Prognose

Bei schnell wachsenden Tumoren können Schmerzen, lokale Schwellungen, Hauterwärmungen und Frakturen als Folge der ausgedünnten Kortikalis auftreten.

Meist ist keine Therapie notwendig. Bei Beschwerden kommen Operation, Bestrahlung oder Chemotherapie in Betracht. Operativ erfolgt eine Kürettage mit kompletter Herdsanierung. Die Prognose ist günstig, eine Abheilung ist nach 1–2 Jahren möglich.

Bildgebung

In konventionellen Röntgenaufnahmen imponiert die Erkrankung mit rundlichen bis ovalären ausgestanzten Defekten ohne sklerotischen Randsaum. Häufiger als beim Hand-Schüller-Christian-Syndrom kann beim eosinophilen Granulom eine Weichteilkomponente beobachtet werden, die häufig auch palpabel ist. In der Heilungsphase kann sich ein sklerotischer Randsaum um die Läsion manifestieren.

Die CT ist der konventionellen Röntgendiagnostik hinsichtlich der exakten Erfassung der ossären Destruktion deutlich überlegen.

Die MRT demonstriert die Weichteilkomponente besser als die CT. Dabei weist die Läsion in der T1w Aufnahme eine isointense und in der T2w Aufnahme eine inhomogen hyperintense Signalintensität auf. Nach Kontrastmittelapplikation zeigt sich eine inhomogene Anreicherung mit Zonen zentraler Hypointensitäten.

Tumoren

Chondrom und Chondrosarkom

> **Kernaussagen**
>
> Die bildgebende Diagnostik von Chondromen beruht auf der exakten Erfassung der Topografie. Oft ist eine Differenzierung von einem Chondrosarkom bildgebend nicht möglich. Daher muss in jedem Fall eine histologische Sicherung angestrebt werden. Bildgebend beruht die moderne Diagnostik auf dem Einsatz von CT und MRT, meist in Kombination.

Definition

Per definitionem stellt das Chondrom einen langsam wachsenden, histologisch benignen Tumor dar, der in der Dura der Schädelbasis an den Synchondrosen und in der Nähe des Foramen lacerum entspringt. Das Chondrosarkom, die maligne Form des Chondroms, kann direkt aus Knorpelgewebe oder enchondralem Knochengewebe oder aus Gewebe ohne knorpelige Anteile entstehen.

Pathophysiologie und Ätiologie

Pathophysiologisch sind Chondrome durch ein expansives Wachstum sowie eine elastische Konsistenz mit regressiven Veränderungen wie Schleim- und Zystenbildung, Verkalkungen sowie Verknöcherungen gekennzeichnet. Bei den Chondrosarkomen ist das Auftreten des Tumors in der Regel bereits embryologisch determiniert, da die Knochen der anterioren Schädelbasis knorpeligen Ursprungs sind.

Demografie

Das Chondrom hat seinen Erkrankungsgipfel zwischen dem 10. und dem 30. Lebensjahr, mit einer leichten Bevorzugung des weiblichen Geschlechts. Bei den Chondrosarkomen liegt der Erkrankungsgipfel um das 45. Lebensjahr, bei einer Geschlechterverteilung von männlich zu weiblich von 2:1.

Klinik, Therapie und Prognose

Beim Chondrom kann trotz gleichzeitiger Verkalkung der Knochen destruiert sein. Damit stehen klinisch keine Beschwerden durch Druck auf nervale, vaskuläre und andere Leitstrukturen der Schädelbasis im Vordergrund. Meist erfolgt die klinische bildgebende Diagnostik verspätet. Eine Überschreitung der Dura mit intrakranieller Ausbreitung gibt es jedoch nur in Ausnahmefällen. Die Prognose ist in der Regel gut: Oft kommt es zu einem spontanen Sistieren des Wachstums, sodass bildgebend Verlaufskontrollen erforderlich sind. Bei ausgedehnten Kompressionen von Leitstrukturen stehen ggf. chirurgische Maßnahmen im Vordergrund.

Beim Chondrosarkom ist der Infiltrationsgrad ausgeprägter und auch nach operativer Entfernung muss eine hohe Rezidivrate Beachtung finden. In diesem Fall sind perkutane Bestrahlungstechniken einzusetzen, u. a. auch die Protonentherapie. Metastasen sind beim Chondrosarkom sehr selten. Wenn sie auftreten, sind sie extrem aggressiv und progredient.

Bildgebung

In konventionellen Röntgenaufnahmen und in der CT kommt diese seltene Läsion als umschriebene, lobulierte und überwiegend extraskelettal gelegene Raumforderung zur Darstellung. In 33–70 % der Fälle können Ossifikationen oder ringförmige Verkalkungen beobachtet werden. Der angrenzende Knochen weist Verformungen mit überwiegend sklerotischen Randreaktionen auf (▶ Abb. 3.28). In der CT imponiert dieser Tumor nativ überwiegend leicht hyperdens mit grobscholligen Verkalkungen und uncharakteristischen Knochendestruktionen. Das Ausmaß der ossären Destruktion und kleinerer Verkalkungen kann am besten mit der CT erfasst werden. Hingegen ist für die exakte Darstellung der Weichteilkomponente, der Infiltration sowie der exakten Tumorausdehnung die kontrastverstärkte MRT der CT deutlich überlegen.

In der MRT imponiert diese Läsion mit mittlerer Signalintensität in der T1w und mit hoher Signalintensität in der T2w Sequenz. Nach Kontrastmittelapplikation zeigt sich je nach Grad der Verkalkungen eine homogene bis inhomogene starke Anreicherung. Nach Kontrastmittelapplikation kann in der CT nur eine geringfügige Anreicherung beobachtet werden, während in der MRT eine geringfügig höhere Kontrastmittelanreicherung verzeichnet werden kann (s. ▶ Abb. 3.28). Dieser relativ scharf begrenzte Tumor fällt in der MRT bereits durch seine hohe Signalintensität in den T2w Aufnahmen auf, die liquoräquivalent sein kann und ein Charakteristikum dieser Läsion ist. In den T1w Aufnahmen imponiert das Chondrosarkom mit iso- bis hypointenser Signalintensität.

Differenzialdiagnose

> **Differenzialdiagnosen**
>
> Die Differenzialdiagnose des Chondroms umfasst ossäre Raumforderungen, insbesondere osteogene Tumoren bis hin zu malignen Tumoren. Zu den Differenzialdiagnosen des Chondrosarkoms zählen das Chondrom, das Meningeom, das Plasmozytom, das Chordom, Metastasen anderer Tumoren und Karzinome mit Ursprung in den angrenzenden Regionen (▶ Abb. 3.29).

3.4 Spezifische Befunde

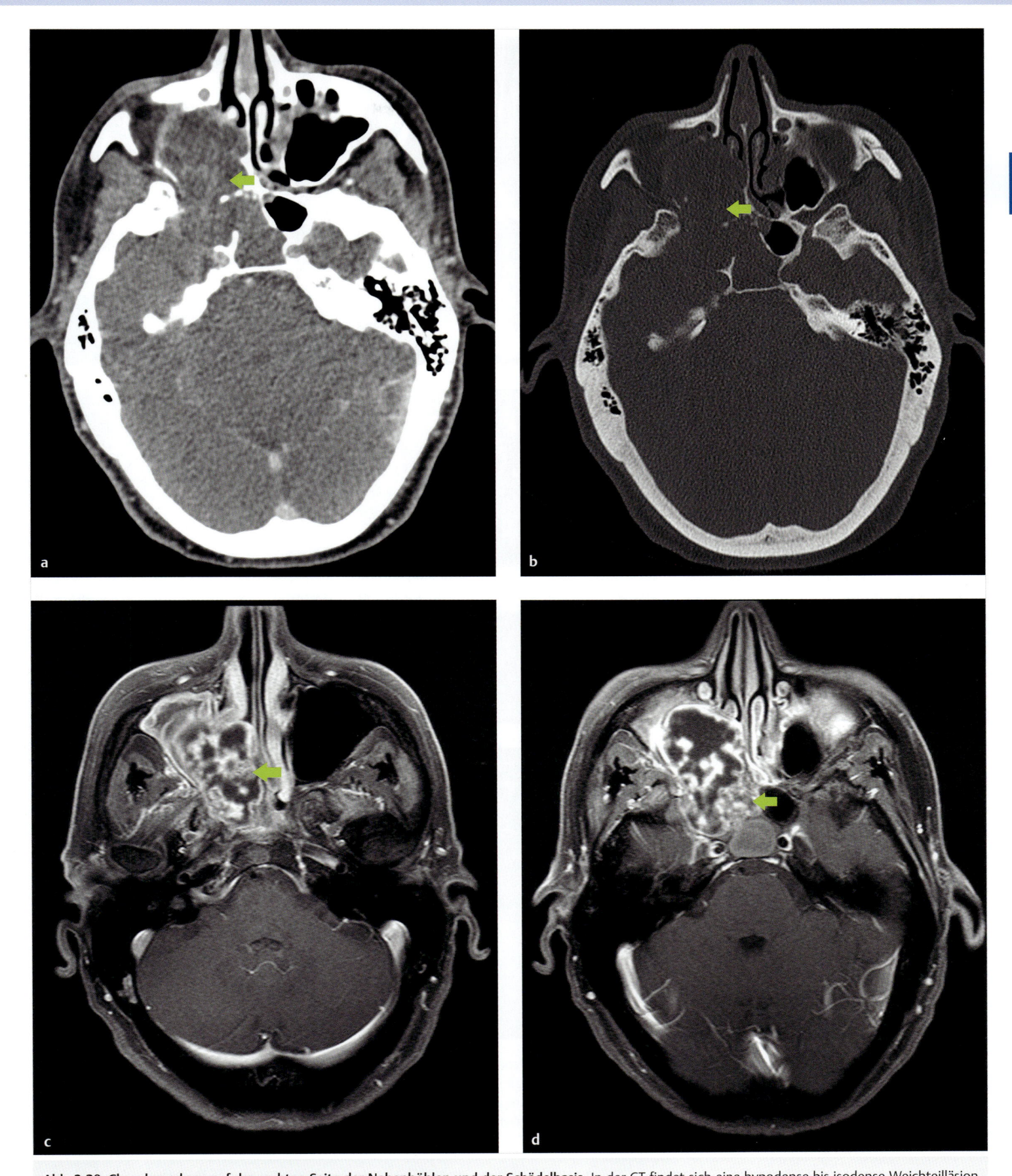

Abb. 3.28 Chondrosarkom auf der rechten Seite der Nebenhöhlen und der Schädelbasis. In der CT findet sich eine hypodense bis isodense Weichteilläsion (a, b, Pfeile) mit knöcherner Zerstörung der rechten medialen Orbitawand und der vorderen Schädelbasis. In den T1w MRT-Bildern nach Kontrastmittelgabe (verschiedene Schichten) zeigt die Läsion (c, d, Pfeile) eine heterogene Kontrastmittelanreicherung mit nicht anreichernden zystischen Anteilen.
- **a** Axiale CT-Aufnahme im Weichteilfenster.
- **b** Axiale CT-Aufnahme im Knochenfenster.
- **c** Axiale T1w MRT-Aufnahme nach Kontrastmittelgabe.
- **d** Axiale T1w MRT-Aufnahme nach Kontrastmittelgabe.

Anteriore Schädelbasis

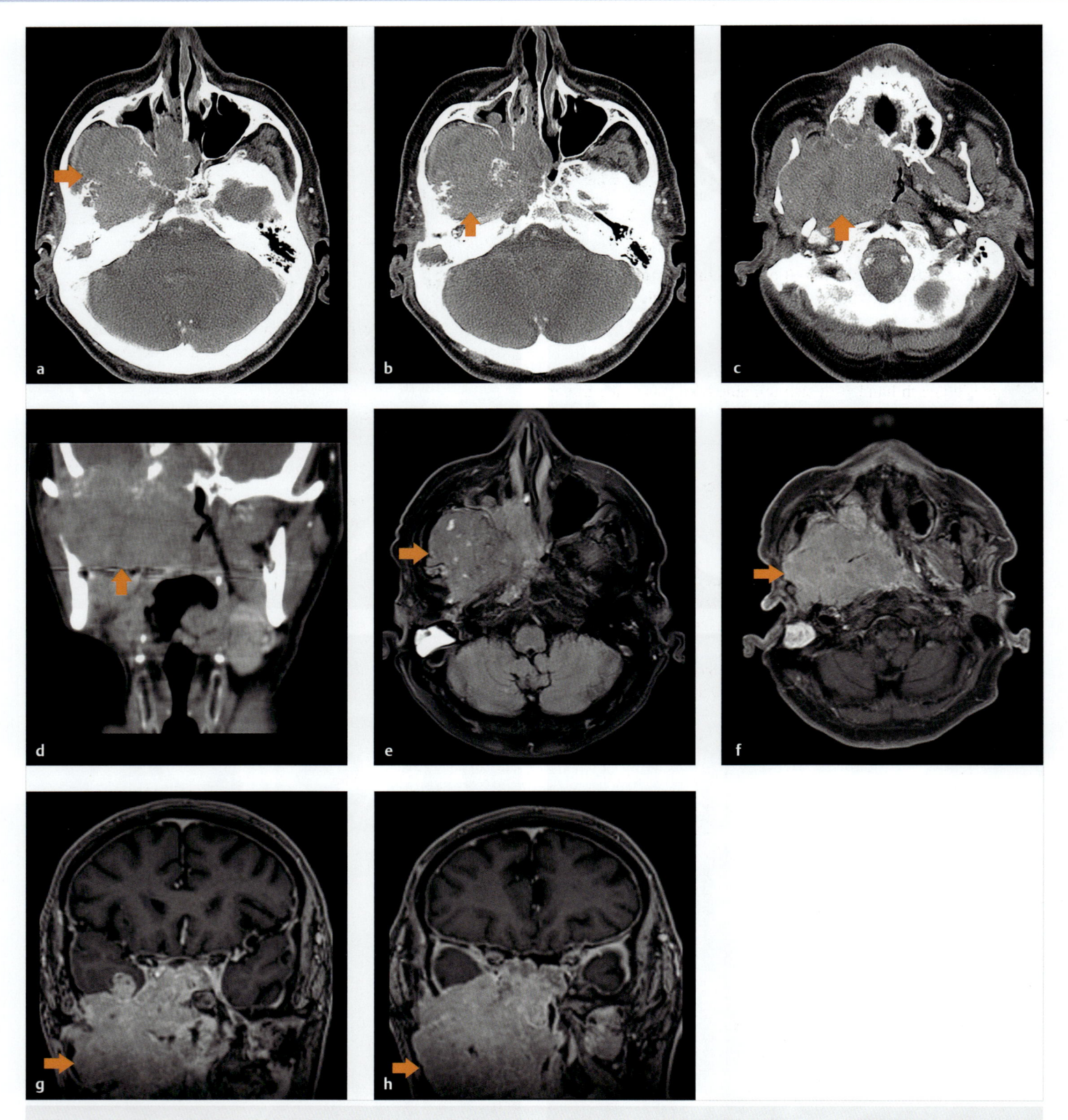

Abb. 3.29 Chondrom: Differenzialdiagnose ausgedehntes Rezidiv eines adenoidzystischen Parotiskarzinoms rechts. Das Karzinom infiltriert die Schädelbasis und den Temporallappen (**a–d**, Pfeile). Es zeigt sich eine Infiltration der Nasenhaupthöhle rechts mit Infiltration der Sella turcica und der Hypophyse über die Medianlinie nach links. Die Schädelbasis ist rechtsseitig langstreckig infiltriert, mit Durchbruch des Tumors in den Lobus temporalis rechts. Zudem Infiltrationen des Mastikatorraums, des Parapharyngealraums, der Kieferhöhlen rechts sowie des Sinus sphenoidalis. Das MRT bestätigt den CT-Befund mit einer großen infiltrierenden Raumforderung der Schädelbasis, des Mastikatorraums, des Parapharyngealraums, der Kieferhöhlen rechts sowie des Sinus sphenoidalis beidseits (**e–h**, Pfeile).

- **a** Axiale CT-Aufnahme, kranial.
- **b** Axiale CT-Aufnahme, Mitte.
- **c** Axiale CT-Aufnahme, kaudal.
- **d** Koronare CT-Aufnahme.
- **e** Axiale FLAIR-MRT-Aufnahme.
- **f** Axiale T 1w MRT-Aufnahme mit Kontrastmittel.
- **g** Koronare T 1w MRT-Aufnahme mit Kontrastmittel.
- **h** Koronare T 1w MRT-Aufnahme mit Kontrastmittel.

Metastasen

> **Kernaussagen** M!
>
> Eine Metastasierung in der anterioren Schädelbasis stellt insgesamt eine seltene Affektion dar. Ist ihr Vorliegen jedoch klinisch bedeutsam, kann bildgebend insbesondere durch den Einsatz der multiparametrischen CT wie auch der MRT eine frühe, effiziente Diagnostik erfolgen.

Definition

Definitionsgemäß sind Prostata-, Bronchial- und Mammakarzinom die häufigsten Primärtumoren von Metastasen in der anterioren Schädelbasis.

Pathophysiologie und Ätiologie

Pathophysiologisch handelt es sich um eine Metastasierung in der anterioren Schädelbasis.

Demografie

Die anteriore Schädelbasis ist selten von einer ossären Metastasierung betroffen.

Klinik, Therapie und Prognose

Die Symptomatik hängt von dem Infiltrationsmuster der Beteiligung von Leitstrukturen und von der Verlagerung von topografisch wichtigen Strukturen wie Nerven, Muskeln und Gefäßstrukturen ab.

Die Therapie besteht nach histologischer Sicherung in der Regel – wenn erforderlich – in der perkutanen Radiatio. Selten werden auch chirurgische Maßnahmen ergriffen.

Bildgebung

Die Methode der Wahl für die exakte Erfassung der ossären Destruktionen und die Differenzierung von lytischen und osteoplastischen Tumorkomponenten ist die CT. Mit dieser Methode kann das Ausmaß der ossären Beteiligung exakt dokumentiert werden (▶ Abb. 3.30 und ▶ Abb. 3.31). Nach intravenöser Kontrastmittelgabe ist zudem eine Differenzierung von Weichteilkomponenten und deren Infiltration in Umgebungsstrukturen möglich.

In der MRT imponiert die Schädelbasismetastase mit unscharfer Begrenzung, isointenser bis leicht hyperintenser Signalintensität in den T 2w Aufnahmen und Isointensität in der T 1w Aufnahme. Nach Applikation des Kontrastmittels Gadolinium-DTPA kann eine mäßige bis starke Anreicherung der Metastase beobachtet werden. Die Infiltration in topografisch benachbartes Weichteilgewebe ist aufgrund des höheren Weichteilkontrasts mit der MRT exakter zu erfassen als mit der CT.

Differenzialdiagnose

> **Differenzialdiagnosen** ⚠
>
> Die genaue Differenzierung zwischen primär ossären Läsionen und Metastasen kann schwierig sein.

Anteriore Schädelbasis

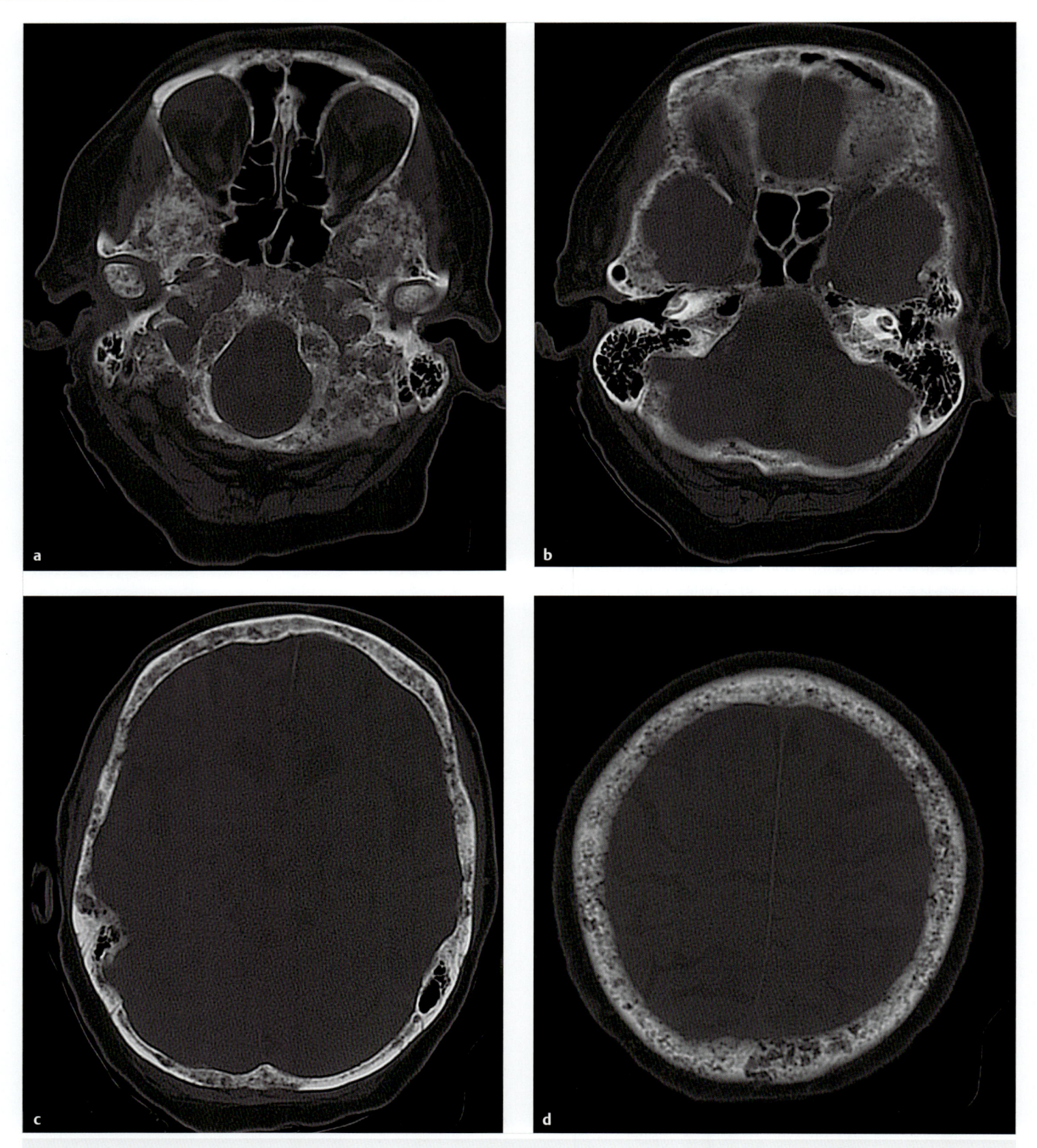

Abb. 3.30 Primär ossär metastasiertes Mammakarzinom links mit Schädelbasismetastasen. Es zeigt sich eine diffuse Metastasierung der gesamten Schädelkalotte und Schädelbasis. Kein Anhalt für eine Fraktur. CT-Aufnahmen von kaudal nach kranial.
a Axiale CT-Aufnahme.
b Axiale CT-Aufnahme.
c Axiale CT-Aufnahme.
d Axiale CT-Aufnahme.

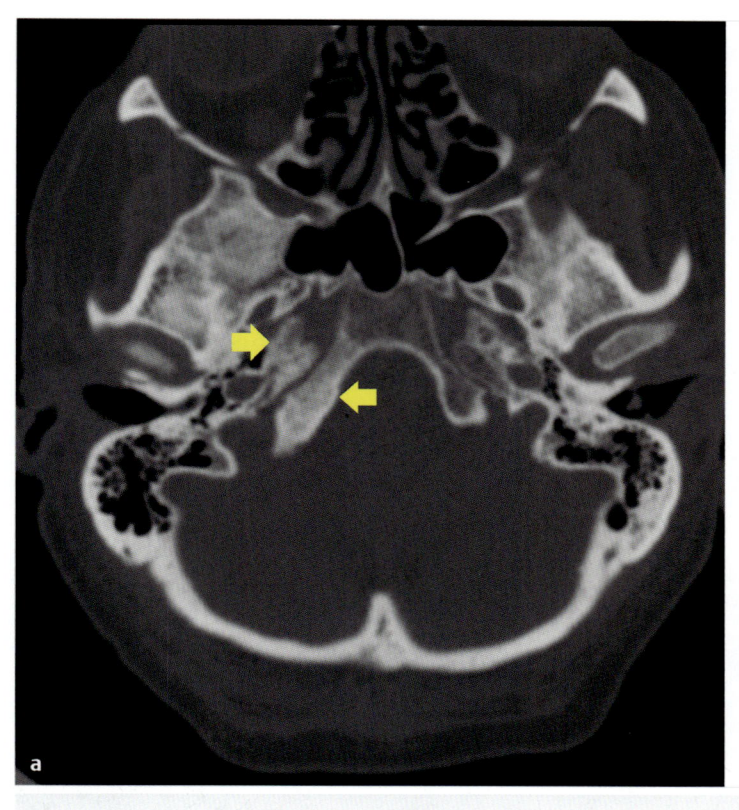

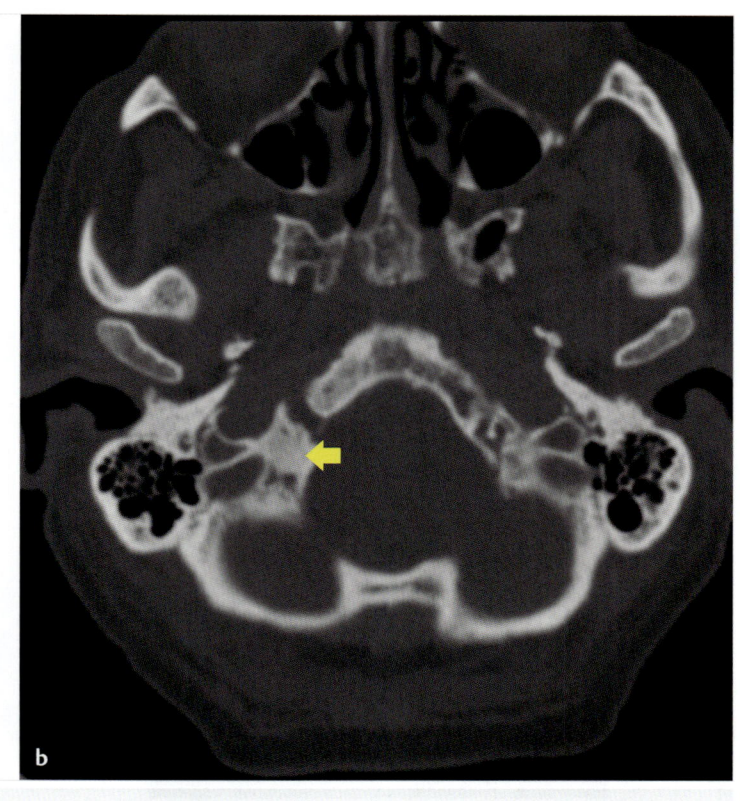

Abb. 3.31 Ossäre Filialisierung bei Prostatakarzinom. Es finden sich porzellanartige hyperdense Zonen rechtsseitig im Klivus, im Felsenbein und im Os occipitale (Pfeile). CT-Aufnahmen in unterschiedlichen Schichten.
a Axiale CT-Aufnahme.
b Axiale CT-Aufnahme.

Osteom und Osteoidosteom

Kernaussagen

Die Diagnostik der Osteoms wie auch des Osteoidosteoms geben spezifische bildgebende Kriterien vor, insbesondere bei Einsatz der CT und in Einzelfällen der MRT.

Definition

Definitionsgemäß sind das Osteom, das bevorzugt im Bereich der Nasennebenhöhlen auftritt, wie auch das Osteoidosteom benigne Läsionen. Die Größenausdehnung eines Osteoidosteoms beträgt weniger als 15 mm.

Pathophysiologie und Ätiologie

Für das Auftreten von Osteomen oder Osteoidosteomen liegen keine bekannten pathophysiologischen Faktoren vor. Ätiologisch werden beim Osteoidosteom minimale Traumata diskutiert.

Demografie

Beim Osteom liegt der Erkrankungsgipfel zwischen dem 40. und 50. Lebensjahr, mit einer Häufigkeitsverteilung von männlich zu weiblich von 2:1. Beim Osteoidosteom treten 90 % aller Läsionen zwischen dem 5. und 25. Lebensjahr auf; das männliche Geschlecht ist ca. zweimal häufiger betroffen als das weibliche.

Klinik, Therapie und Prognose

Das Osteom stellt häufig einen Zufallsbefund in der bildgebenden Diagnostik dar. Selten kommt es zu einem polyzyklisch expansiven Wachstum mit Verdrängung der Umgebungsstrukturen sowie Verlagerung von Nerven, Gefäßen, Muskulatur und Weichteilen.

Das Osteoidosteom weist eine charakteristische Schmerzsymptomatik auf. Dabei kann eine tageszeit- und aktivitätsabhängige Schmerzmanifestation beobachtet werden. In 95–98 % der Fälle treten Wochen bis Jahre andauernde lokale Schmerzen auf, die in Ruhe und nachts am stärksten sind und auf die Gabe von Salizylaten innerhalb von 20–30 min sehr gut ansprechen.

Bildgebung

Sowohl in der Schädelübersichtsaufnahme als auch in der CT imponiert das Osteom als glatt begrenzte, runde Struktur von extrem erhöhter Knochendichte (▶ Abb. 3.32 und ▶ Abb. 3.33). Es kann auch ein polyzyklisches, expansives Wachstum beobachtet werden. Aufgrund der erhöhten Knochendichte kann das Osteom mit extrem niedriger Signalintensität in der MRT identifiziert werden, sofern die Läsion von signalreichen Strukturen (Knochenmark, Fett) umgeben ist. Differenzialdiagnostisch ist bei dieser Läsion auch an ein Meningeom zu denken.

In konventionellen Röntgenaufnahmen wie auch in der CT gelingt der Nachweis des Nidus in ca. 75 % der Fälle als kleine, umschriebene, runde bis ovale Aufhellungszone, umgeben von Arealen hoher Knochendichte. Zusätzlich kommt der übrige Knochen mineralsalzgemindert zur Darstellung, im Sinne einer regionalen Osteoporose. Nach Kontrastmittelapplikation zeigt sich eine Anreicherung des Nidus. In der MRT kommt der Nidus im Vergleich zur

Anteriore Schädelbasis

Muskulatur isointens in der T1w Sequenz und mit mäßig angehobener Signalintensität in der T2w Sequenz zur Darstellung. Zusätzlich gelingt in ca. 63 % der Fälle der Nachweis einer den Nidus umgebenden Entzündung des Knochenmarks und in ca. 47 % der Fälle einer entzündlichen Reaktion des Weichteilgewebes mit Ödem.

Differenzialdiagnose

> **Differenzialdiagnosen**
>
> In der Differenzialdiagnostik des Osteoms bzw. Osteoidosteoms mittels CT und MRT müssen andere ossäre Tumoren wie etwa chondrogene Tumoren differenziert werden.

3.4.3 Entzündliche Veränderungen

> **Kernaussagen**
>
> Entzündungen der anterioren Schädelbasis treten häufig auf. Die bildgebende Diagnostik baut in der Regel auf den Einsatz von CT und DVT.

Definition

Entzündliche Veränderungen der anterioren Schädelbasis sind zumeist sekundärer Natur und haben ihren primären Sitz im Bereich der Nasennebenhöhlen und dort insbesondere im Bereich der Sinus frontalis und ethmoidalis. Dagegen ist eine Affektion des Sinus sphenoidalis eher selten.

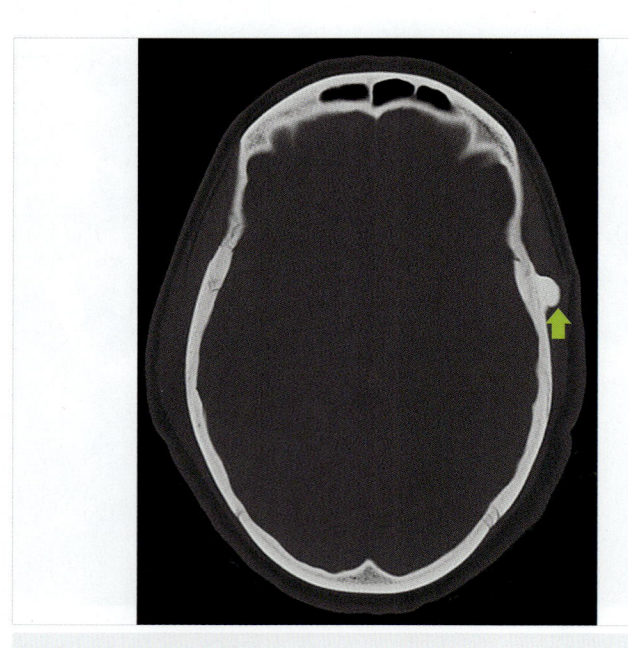

Abb. 3.32 Osteom linkstemporal. CT-Aufnahme. Der Pfeil markiert das Osteom.

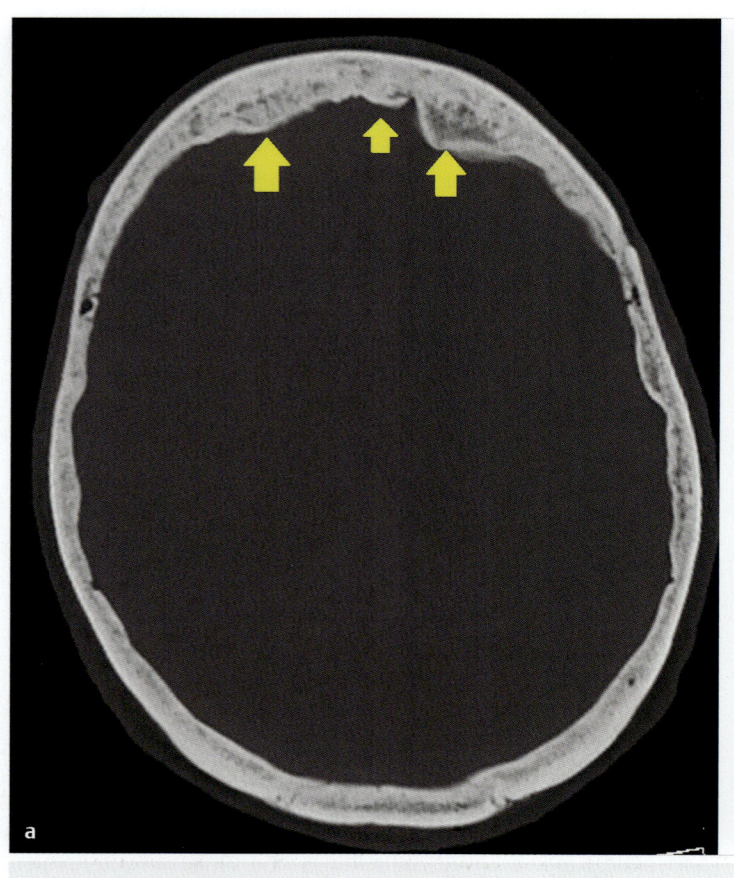

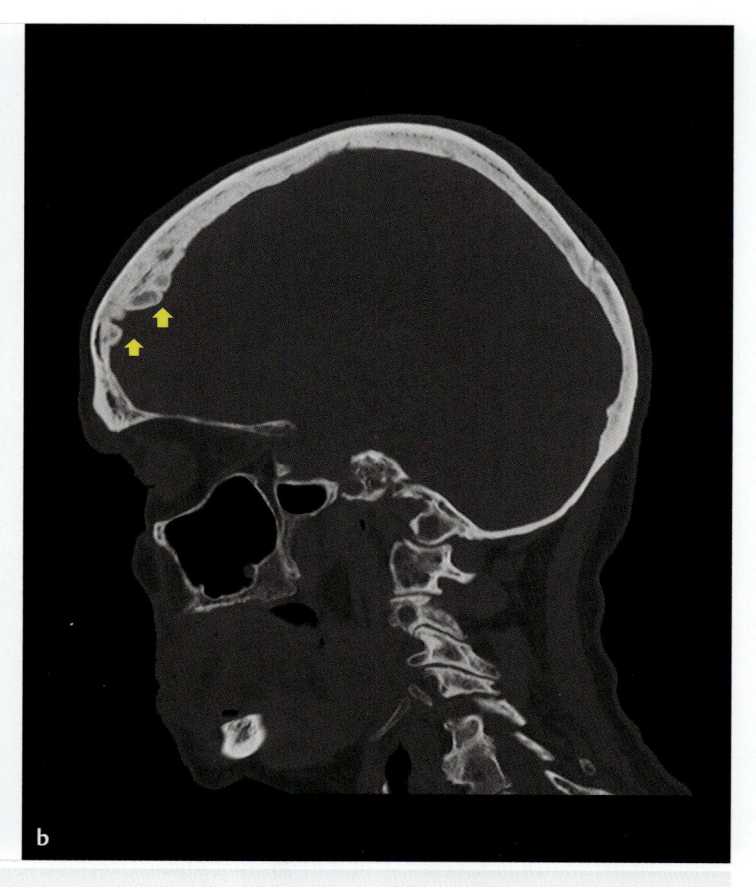

Abb. 3.33 Hyperostosis frontalis. Die Pfeile kennzeichnen die Läsionen.
a Axiale CT-Aufnahme.
b Sagittale CT-Aufnahme.

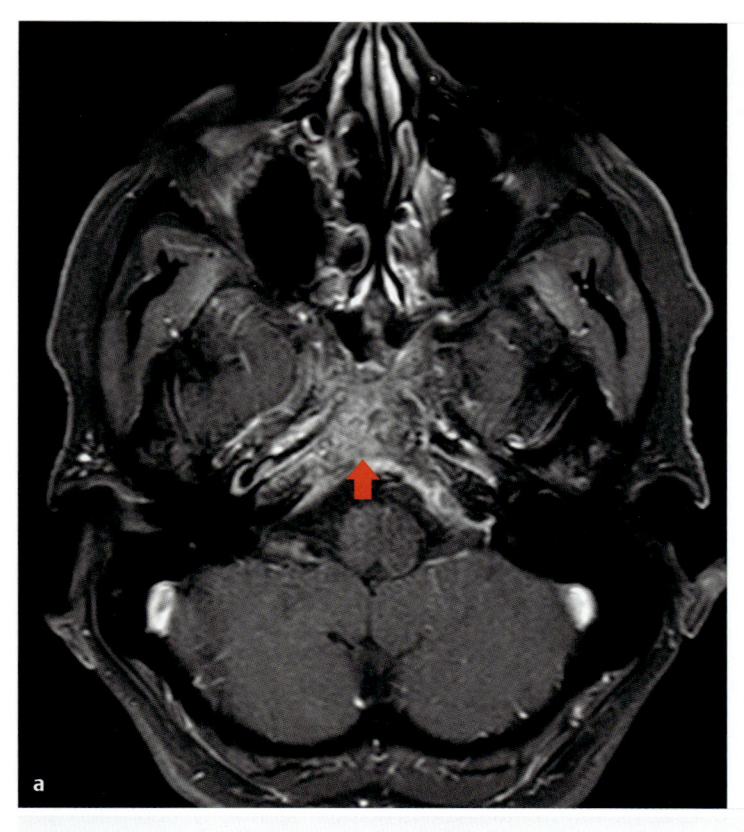

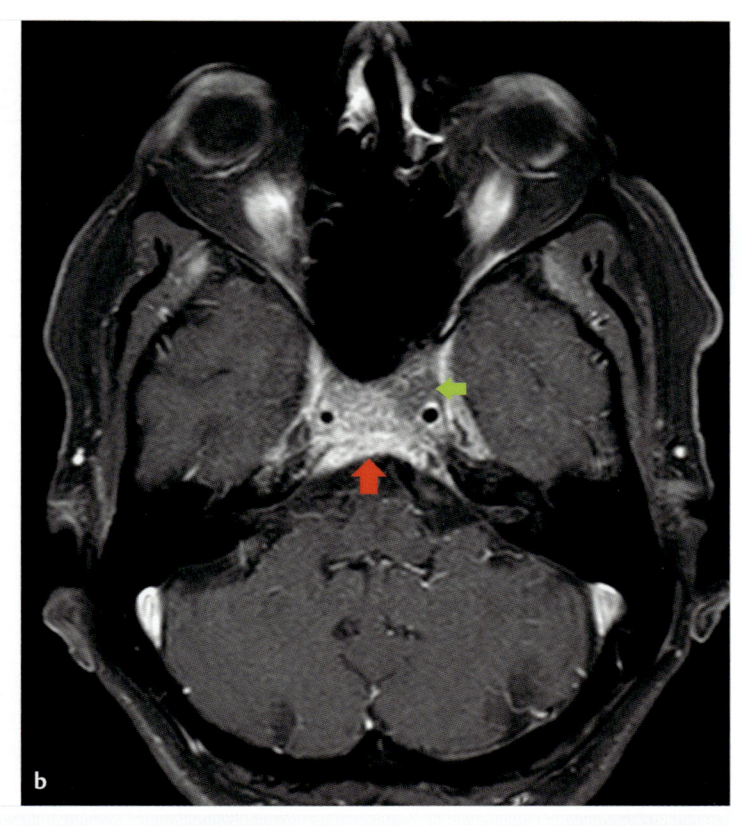

Abb. 3.34 Osteomyelitis des Klivus durch das Fusobacterium nucleatum. Die roten Pfeile markieren die Osteomyelitisläsionen. Konsekutive Thrombose des Sinus cavernosus links (**b**, grüner Pfeil).
a Axiale T 1w MRT-Aufnahme nach Kontrastmittelgabe, kaudal.
b Axiale T 1w MRT-Aufnahm nach Kontrastmittelgabe, kranial.

Pathophysiologie und Ätiologie

Bei den entzündlichen Veränderungen sind insbesondere Muko- oder Pyozelen zu nennen, die eine Komplikation einer chronischen Sinusitis, eines Traumas, eines Tumors oder aber auch eines operativen Eingriffs darstellen. Des Weiteren sind im Rahmen der entzündlichen Veränderungen noch der Frontobasisabszess und die Osteomyelitis der anterioren Schädelbasis zu nennen. Diese sind beide ebenfalls überwiegend auf chronisch entzündliche, traumatische oder iatrogene Veränderungen zurückzuführen.

Demografie

Entzündliche Veränderungen kommen relativ häufig vor.

Bildgebung

In den konventionellen Röntgenaufnahmen können geografische, mottenfraßartige oder permeative ossäre Destruktionen beobachtet werden. Je nach Stadium der Entzündung (akut oder chronisch) können umgebende Sklerosezonen oder ein Überwiegen des sklerotischen Anteils (im chronischen Stadium) nachgewiesen werden. Des Weiteren ist auf Verschattungen der Nasennebenhöhlen mit oder ohne Spiegelbildung sowie auf Weichteilschwellungen zu achten.

Die 3-Phasen-Skelettszintigrafie und die Leukozytenszintigrafie kommen insbesondere bei klinischem Verdacht auf eine Osteomyelitis zum Einsatz und sind nicht nur deutlich sensitiver, sondern auch spezifischer als konventionelle Röntgenaufnahmen.

In der CT ist die Osteomyelitis, ähnlich wie in konventionellen Röntgenaufnahmen, durch ossäre Defekte mit oder ohne Sklerosezone charakterisiert. Zusätzlich können eine Beteiligung angrenzender Weichteilstrukturen sowie ein zugrunde liegender Fokus besser erfasst werden. Nach Kontrastmittelapplikation sind zudem die Weichteilkomponente der entzündlichen Veränderung und eine eventuelle Abszedierung besser darstellbar.

In der MRT fallen die entzündlichen Veränderungen bereits durch ihre hohe Signalintensität in den T 2w Sequenzen bei Hypo- bis Isointensität in den T 1w Aufnahmen auf. Nach Kontrastmittelapplikation findet sich dann eine glatt begrenzte Raumforderung mit ringförmiger, gelegentlich auch homogener Kontrastmittelanreicherung (▶ Abb. 3.34). Eine Durchwanderungssinusitis mit sekundärer Affektion der Meningen oder sogar des Hirnparenchyms, aber auch die extraossäre Infektionsausbreitung der Osteomyelitis sind durch eine diffuse, in der Regel lokalisierte Kontrastmittelaufnahme der betroffenen Strukturen gekennzeichnet. Dabei kommen die betroffenen Strukturen aufgrund des Ödems auch bereits in den T 2w Sequenzen mit hoher Signalintensität zur Darstellung.

Differenzialdiagnose

Differenzialdiagnosen

Differenzialdiagnostisch ist bei Verdacht auf entzündliche Veränderungen auch an das Vorliegen einer primären Epidermoidzyste zu denken. Die Differenzialdiagnose umfasst die Differenzierung von neoplastischen benignen und malignen Pathologien.

3.4.4 Traumatologische Veränderungen

> **Kernaussagen**
>
> Der bildgebenden Diagnostik kommen insbesondere bei der Evaluation des Traumas eine große Bedeutung zu. Dies beinhaltet den Einsatz der bildgebenden Verfahren zum Ausschluss von Akutverletzungen und, um prognoserelevante Informationen zu erhalten.

Definition

Klinisch werden Frakturen der Stirnhöhlenhinterwand, des Siebbeindachs, des Keilbeinhöhlendachs, der Orbita, der Lamina cribrosa und der kleinen Keilbeinflügel als frontobasale Frakturen klassifiziert.

Pathophysiologie und Ätiologie

Durarisse führen zu einer direkten Kommunikation zwischen dem Endokranium und den benachbarten Nasennebenhöhlen und stellen somit offene Hirnverletzungen dar. Bei lateralen Frakturverläufen durch das Orbitadach handelt es sich um gedeckte Hirnverletzungen. Der Frakturverlauf bei frontobasalen Frakturen ist in der Regel sagittal; transversale Frakturverläufe mit Eröffnung der Orbita sind jedoch auch möglich. Zusätzlich werden häufig Frakturen der Schädelkalotte frontal oder frontotemporal beobachtet.

Demografie

Frakturen der anterioren Schädelbasis sind häufig Begleitverletzung im Rahmen von Schädel-Hirn-Traumata.

Klinik, Therapie und Prognose

Die Behandlung erfolgt in der Regel konservativ oder mittels chirurgischer Intervention. Die Prognose ist je nach Art des Bruches unterschiedlich:
- Die Prognose bei einer Längsfraktur ist eher gut, sie zieht selten Folgeschäden nach sich.
- Bei einer Querfraktur, bei der die Innenohrfunktion und der Gesichtsnerv geschädigt wurden, ist dagegen mit bleibenden Schäden zu rechnen.

Das Auftreten von Komplikationen wie z. B. Hirnabszess oder Meningitis kann die Prognose verschlechtern.

Bildgebung

Die konventionelle radiologische Diagnostik umfasst die Schädelübersichtsaufnahme p.-a. und seitlich, die Aufnahme nach Rhese sowie die Nasennebenhöhlenaufnahme okzipitofrontal und okzipitomental. Zur weiterführenden bildgebenden Diagnostik werden axiale und frontale CT-Aufnahmen in Knochen- und in Weichteilfenstertechnik angefertigt. Diese Untersuchung dient zur Erfassung des exakten Frakturverlaufs sowie auch zum Ausschluss bzw. zur Diagnostik von intrakraniellen Komplikationen. Dabei ist insbesondere auf Folgendes zu achten:
- Verbindung zwischen Endokranium und den angrenzenden Nasennebenhöhlen (offene Hirnverletzung),
- Frakturen des Orbitadachs (gedeckte Hirnverletzung),
- sub- oder epidurale Hämatome,
- Kompressionen des N. opticus durch retrobulbäre Hämatome oder Knochenfragmente,
- intrakranielle Blutungen,
- malignes Hirnödem und
- Pneumozephalus.

Die Applikation von intravenösem Kontrastmittel ist für die Diagnostik eines Hirnabszesses bzw. den Nachweis einer A.-carotis-Sinus-cavernosus-Fistel erforderlich.

In der Regel ist die CT in frontaler Schichtorientierung für die Diagnostik von frontobasalen Frakturen den konventionellen Aufnahmen überlegen (▶ Abb. 3.35). Zudem können intraorbitale Fragmentdislokationen und kleine intrakranielle Lufteinschlüsse am sichersten mit der CT erfasst werden. Des Weiteren können bei Frakturen am großen und kleinen Keilbeinflügel ein Optikusscheidenhämatom, ein subperiostales Hämatom und ein Optikusabriss mit der axialen CT sicher diagnostiziert werden. Wichtige radiologische Zeichen einer frontobasalen Fraktur sind dabei die Konturunterbrechung, der Nachweis von Fragmenten und die Dehiszenz. Als indirekte Zeichen einer Fraktur sind die Spiegelbildung in der Nasennebenhöhle als Ausdruck eines Hämatosinus, Weichteilveränderungen in den Nasennebenhöhlen und in der Nasenhaupthöhle infolge von Hämatom, Ödem oder Liquorrhö sowie intrakranielle oder intraorbitale Lufteinschlüsse zu werten. Die CT ist nicht nur für die Akutdiagnostik die Methode der Wahl, sondern auch für die Diagnostik von Traumafolgen und deren Komplikationen. In diesem Zusammenhang sind neben der Diskontinuität von Frakturen mit Funktionsbeeinträchtigung insbesondere im Bereich der Orbita auch die Stirnbeinosteomyelitis, die Mukozele, die Pyozele sowie die aszendierende rhinogene Infektion mit intrakraniellen Komplikationen (Meningitis, Enzephalitis) aufgrund einer Liquorfistel zu nennen. Besteht der klinische Verdacht auf eine Liquorfistel, ist die CT nach intrathekaler Applikation von Kontrastmittel indiziert. Sie ermöglicht die exakte Darstellung der Liquorleckage.

Bei der Diagnostik einer Meningitis oder einer Enzephalitis ist die MRT mit Kontrastmittel deutlich sensitiver als die CT mit Kontrastmittel und dieser somit deutlich überlegen. Auch ein intrakranieller Abszess kann mittels MRT exakter diagnostiziert und differenziert werden. Als einziger Nachteil der MRT gegenüber der CT ist lediglich die längere Untersuchungszeit des Patienten mit ggf. erforderlicher Sedierung oder Narkose zu nennen.

3.4 Spezifische Befunde

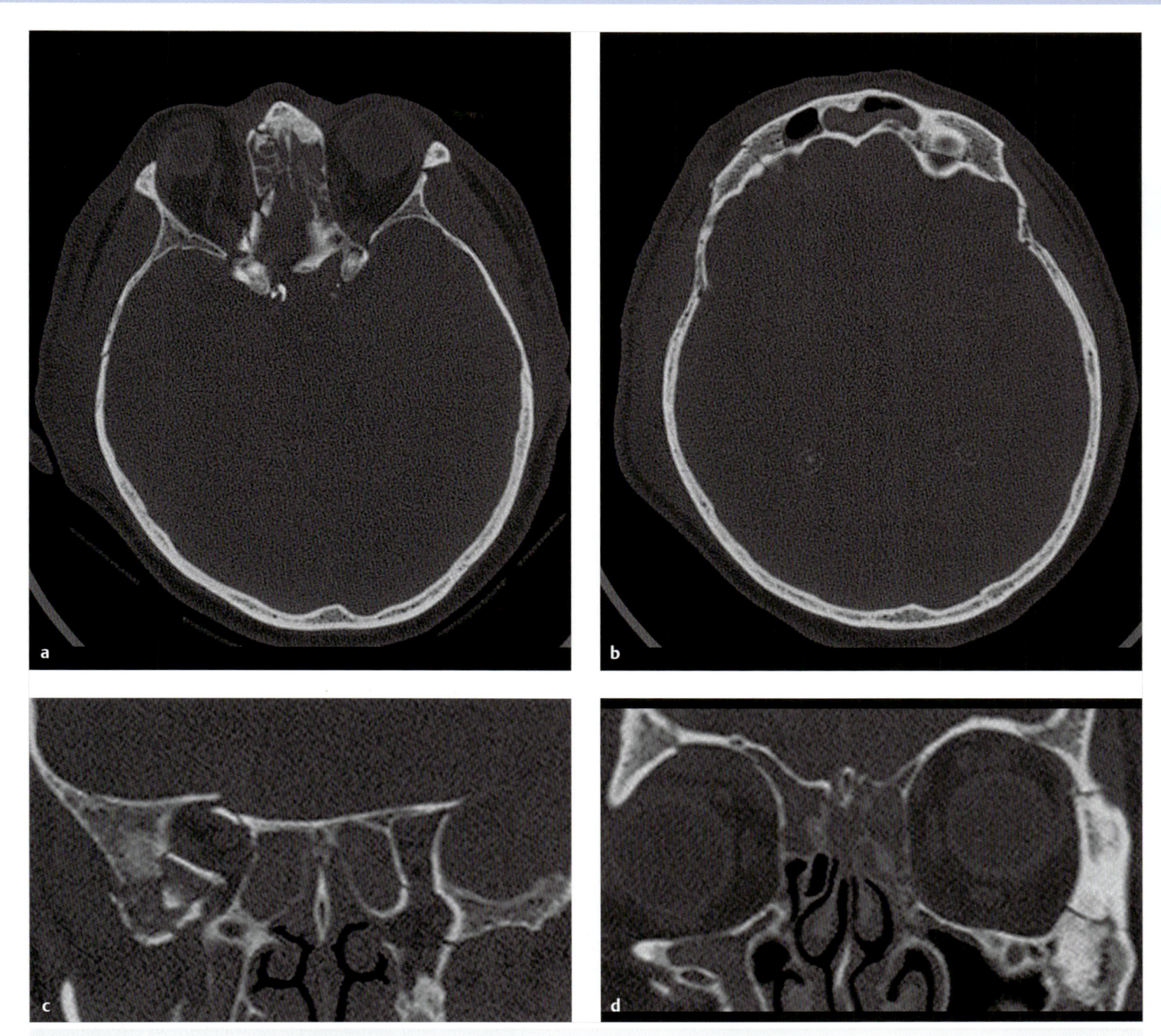

Abb. 3.35 Komplexe beidseitige Mittelgesichtsfraktur. Rechtsseitig Fraktur des Orbitabodens unter Einbeziehung der Vorderwand des Sinus maxillaris sowie der lateralen Orbitawand und des Jochbeins. Fraktur auch des medialen Bereichs der Fissura orbitalis inferior rechts. Kranial Fraktur im Dach des Canalis n. opticus rechts mit lediglich minimaler Dislokation und ohne höhergradige knöcherne Einengung des Kanals. Fraktur der medialen Orbitawand rechts, auslaufend in das Orbitadach und die frontale Kalotte. Ein Anteil der Fraktur zieht quer durch die Ethmoidalzellen in die mediale Wand der linken Orbita, ohne Dislokationen.
a Axiale CT-Aufnahme.
b Axiale CT-Aufnahme.
c Koronare CT-Aufnahme.
d Koronare CT-Aufnahme.

Differenzialdiagnose

Differenzialdiagnosen

In der akuten Phase sind bei traumatischen Frakturen keine Differenzialdiagnosen zu berücksichtigen, in der chronischen Phase sind sie von entzündlichen Veränderungen abzugrenzen.

3.4.5 Iatrogene Veränderungen

In Abgrenzung zu den primären Läsionen (Missbildung, Tumor oder Trauma) müssen therapiebedingte Veränderungen bei Zustand nach Operation, Chemo- oder Strahlentherapie von Rezidiv- oder Resttumoren abgegrenzt werden.

Dabei ist die MRT mit ihren unterschiedlich gewichteten Sequenzen den Röntgentechniken bei der Nachuntersuchung von Tumoren mit Weichteilkomponenten deutlich überlegen. In einer frühen

Verlaufskontrolle sind die nachzuweisenden Veränderungen der Signalintensität vor allem in der T2w Sequenz nur sehr unspezifisch und primär auf ein posttherapeutisches Ödem zurückzuführen. Dagegen kann bereits in der mittel- bis langfristigen Kontrolle eine Erhöhung der Signalintensität in der T2w Sequenz, verbunden mit einer Kontrastmittelaufnahme in der T1w Sequenz, als Hinweis auf einen Rest- oder Rezidivtumor gewertet werden.

Anders verhält es sich mit primär ossären Läsionen ohne Weichteilkomponente. Bei ihnen ist eine Kontrolluntersuchung mittels Szintigrafie in Kombination mit konventionellen Röntgenaufnahmen bzw. der CT Methode der Wahl für die Diagnostik von Tumorrezidiven.

3.5 Spezielle Differenzialdiagnosen

3.5.1 Liquide Raumforderungen

Pathophysiologie und Ätiologie

Bezüglich der Häufigkeit stehen in der Regel primär lufthaltige Räume der Nasennebenhöhlen, die mit Flüssigkeit aufgefüllt sind, im Vordergrund, etwa Mukozelen im Rahmen entzündlicher Genese oder chronisch entzündliche Veränderungen mit liquiden Raumforderungen. In der Differenzialdiagnose ist die Unterscheidung zwischen einer Mukozele und einer echten Abszedierung schwierig. In dieser Situation helfen Lufteinschlüsse der Weichteilreaktionen, wie die morphologisch zu bestimmenden Kontrastmittelanreicherungen. Weitere liquide Raumforderungen können entsprechend ätiologisch auf Liquorfisteln zurückzuführen sein, mit dann auch entsprechenden liquiden Inhalten oder auch seromartigem oder postoperativem Folgezustand. Am seltensten finden sich primäre Zysten oder Pathologien wie ein zystisches Epidermoid oder ein die vordere Schädelbasis infiltrierendes Kraniopharyngeom.

Nach der Detektion liquider Raumforderungen muss die differenzialdiagnostische Einordnung erfolgen:

- Nach dem Schema Variationen – Tumor – Entzündungen – vaskulär – iatrogen werden zunächst die Kriterien für die Differenzialdiagnose beim Vorliegen einer Variation abgearbeitet. Die wesentlichen Kriterien sind die Morphologie mit glatter Begrenzung, die entsprechende Dichte und die Topografie. Im Vordergrund stehen dabei der Pneumosinus dilatans mit einer Sekretfüllung sowie das Vorliegen von Zephalozelen.
- Bei tumorösen Raumforderungen der anterioren Schädelbasis mit primär liquidem Inhalt helfen das Dichteverhalten und die arterielle Kontrastmittelaufnahme bei der Differenzierung eines zystischen Epidermoids von einer primären Zyste bzw. einem Kraniopharyngeom.
- Für die Differenzialdiagnose von entzündlichen Veränderungen müssen die Lokalisation, die ossären Begrenzungen sowie die Form der Kontrastmittelanreicherung wie z. B. meningeal miteinbezogen werden. Entzündliche Prozesse, die an der Schädelbasis eine Rolle spielen, sind Mukozelen sowie Abszesse.
- Die 4. Differenzialdiagnose, die aufgearbeitet werden muss, ist das Vorliegen von vaskulären Veränderungen. Wieder spielen Signal- und Dichtealterationen sowie die Topografie eine entscheidende Rolle. Als vaskuläre Differenzialdiagnose kommen das Aneurysma oder Blutungen infrage.
- Sehr komplex ist die Differenzialdiagnose von postoperativen Veränderungen. Dabei spielen topografische Defekte oder morphologische Veränderungen der Signal- oder Dichteänderung eine ausschlaggebende Rolle. Neben einem Operationsdefekt müssen Hämatome, Serome oder Abszesse abgegrenzt werden.

Bildgebung

Insgesamt stellen liquide Raumforderungen oder Strukturen im Bereich der anterioren Schädelbasis einen häufigen bildgebenden Befund insbesondere bei der Abklärung von Erkrankungen des Gesichtsschädels und der Nasennebenhöhlen dar. Mittels CT muss dabei ein obstruierter Sinus frontalis oder sphenoidalis von einer entzündlichen oder tumorösen Komplikation abgegrenzt werden.

In den konventionellen Röntgenaufnahmen ist ein besonderes Augenmerk auf Asymmetrien, Dichteunterschiede und morphologische Unterschiede angrenzender ossärer Strukturen zu richten. So kann z. B. eine Ausdünnung der ossären Begrenzung eines Sinus bereits ein Hinweis auf eine Mukozele darstellen und zu weiteren diagnostischen Schritten veranlassen.

Die Auswertekriterien für die CT umfassen die Dichte einer Läsion sowie die Randstrukturen, die topografische Lage sowie die Beurteilung der Beteiligung ossärer Strukturen. Nach Kontrastmittelapplikation muss neben der Beschreibung der Form (homogen, inhomogen, keine Anreicherung) und der Art der Anreicherung (ringförmig, flächig) auch ein besonderes Augenmerk auf eine meningeale Kontrastmittelanreicherung bei entzündlichen, aber auch bei soliden Läsionen gerichtet werden.

In der MRT wird die Artdiagnostik einer liquiden Raumforderung der anterioren Schädelbasis durch die zusammenfassende Beurteilung der T2w und T1w Sequenzen vor und nach Kontrastmittelapplikation erreicht. Dabei steht die T2w Sequenz mit ihrer Sensitivität für wasser- bzw. protonenreiches Gewebe im Vordergrund. Darüber hinaus kann mittels einer T1w Sequenz nach Kontrastmittelgabe eine nähere Eingrenzung der Diagnose erfolgen. Eine Identifikation von zystischen oder liquiden Läsionen wird insbesondere in den T2w Sequenzen erleichtert, da diese Läsionen mit hoher Signalintensität zur Darstellung gelangen (▶ Tab. 3.13).

Tab. 3.13 Differenzialdiagnose liquider Raumforderungen der anterioren Schädelbasis.

Befunde		Differenzialdiagnostische Kriterien
Variationen	Pneumosinus dilatans mit Sekretfüllung	Morphologie, Dichte, Topografie
	Zephalozelen	
Tumoren	zystisches Epidermoid	Dichteverhalten, Art und Form der Kontrastmittelanreicherung
	primäre Zyste	
	Kraniopharyngeom	
Entzündungen	Mukozele	Lokalisation, Morphologie der ossären Begrenzungen, Form der Kontrastmittelanreicherung, meningeale Kontrastmittelanreicherung
	Abszess	
vaskulär	Aneurysma	Signal- bzw. Dichteverhalten
	Blutung	Topografie
iatrogen	Liquorfistel	Defekte
	Serom	Morphologie
	Operationsdefekt	Signal- bzw. Dichteverhalten

Tab. 3.14 Differenzialdiagnose lufthaltiger Raumforderungen der anterioren Schädelbasis.

Befunde		Differenzialdiagnostische Kriterien
Variationen	Pneumosinus dilatans	Morphologie, Dichte, Topografie
Tumoren	superinfizierter Tumor	Defekte, Morphologie, Signal- bzw. Dichteverhalten
Entzündungen	Hirnabszess	Lokalisation
	Frontobasisabszess	Morphologie der ossären Begrenzungen, Form der Kontrastmittelanreicherung, meningeale Kontrastmittelanreicherung
Trauma	frontobasale Fraktur	Dichteverhalten
	Kalottenfraktur	Art und Form der Kontrastmittelanreicherung
iatrogen	Operationsdefekt	Signal- bzw. Dichteverhalten
	Zustand nach Operation	Topografie, Verteilungsmuster

3.5.2 Lufthaltige Raumforderungen

In Analogie zum Kapitel über Nasennebenhöhlen (S. 213) müssen bei lufthaltigen Raumforderungen in der Region der anterioren Schädelbasis Variationen wie der Pneumosinus dilatans sowie auch sekundäre Prozesse bei entzündlichen, traumatologischen oder iatrogenen Pathologien differenziert werden. Bei der Evaluierung dieser Läsionen steht die CT im Vordergrund, da eine Differenzierung von Luft gegenüber ossären Strukturen in der MRT nur bedingt möglich ist. Lufthaltige Räume können auch nach frontobasalen Frakturen oder primär durch einen Operationsdefekt entstehen.

Bei der Identifikation lufthaltiger Läsionen im Bereich der anterioren Schädelbasis ist vorrangig an traumatische (z. B. Fraktur der Frontobasis) und iatrogene Veränderungen (Operation) zu denken. Davon müssen Variationen wie der Pneumosinus dilatans abgegrenzt werden. Es kommen bei diesem morphologischen Befund auch entzündliche Veränderungen mit gasbildenden Erregern und tumorbedingte Strukturdefekte mit sekundärem Lufteinschluss differenzialdiagnostisch in Betracht (▶ Tab. 3.14).

Tab. 3.15 Differenzialdiagnose einer Volumenauftreibung der anterioren Schädelbasis.

Befunde		Differenzialdiagnostische Kriterien
Variationen	fibröse Dysplasie	Morphologie, Alter, Geschlecht, Muster
	Morbus Paget	
	Osteomyelosklerose	
Tumoren	Osteom	Kontur, Dichte, Morphologie
	Osteoidosteom	–
	Chondrom	Morphologie
	maligne primäre Tumoren	Infiltrationsmuster
	maligne sekundäre Tumoren	Topografie, Infiltration
Entzündungen	chronisch produktive Osteomyelitis	Muster, Randreaktion

3.5.3 Volumenauftreibungen der knöchernen Strukturen der Schädelbasis

Der Befund einer Volumenauftreibung der anterioren Schädelbasis ergibt sich beim Einsatz konventioneller Röntgenverfahren in 2 Ebenen, der CT in axialer und koronarer Schichtführung und in Einzelfällen der MRT mittels T 2w und T 1w Sequenzen nativ und nach Applikation von Kontrastmittel.

Volumenauftreibungen im Bereich der anterioren Schädelbasis können in erster Linie durch ein Meningeom oder eine Kraniostenose verursacht sein. Es kommen jedoch auch Läsionen mit sekundärer Knochenbeteiligung wie das Nasopharynxkarzinom oder weitere seltene benigne Tumoren wie osteogene, chondrogene oder auch mesenchymale Raumforderungen in Betracht. Wesentlich ist jedoch auch die Erfassung von primären osteoplastischen Prozessen wie der fibrösen Dysplasie, des Morbus Paget und der Osteomyelosklerose (▶ Tab. 3.15).

3.5.4 Strukturdefekte der knöchernen Schädelbasis

Der Befund von Strukturdefekten im Bereich der anterioren Schädelbasis wird am häufigsten mittels konventioneller Röntgenverfahren und der CT erfasst. Grundlage dieses Befunds stellen konventionelle Röntgenuntersuchungen des Schädels in 2 Ebenen sowie okzipitomentale und okzipitofrontale Aufnahmen der Nasennebenhöhlen dar. Axial und koronar geschichtete CT-Aufnahmen mit Ausspielung im Knochenfenster liefern am häufigsten diagnostische Informationen über einen Strukturdefekt.

Folgende Kriterien müssen bei Strukturdefekten aufgelistet, dokumentiert und in die Befundung miteinbezogen werden:
- Modellierungscharakter zur Differenzierung traumatischer, kongenitaler, entzündlicher oder tumoröser Läsionen,
- Begrenzung (scharf begrenzt, unscharf begrenzt und variable Strukturinhomogenitäten),
- Dichteverhalten (homogen, lytisch, Weichteileinlagerungen oder Kalzifikationen, in seltenen Fällen Fetteinschlüsse).

3.6 Zusammenfassung und diagnostische Strategie

Die klinische und radiologische Diagnostik der anterioren Schädelbasis stellt hohe Anforderungen an die Geräteausstattung und die anatomischen Kenntnisse sowie die klinische Erfahrung des Untersuchenden. Im Zuge der Ablösung konventioneller Röntgentechniken durch moderne Schnittbildverfahren wie CT und MRT bei der Bildgebung im Bereich der anterioren Schädelbasis stehen diagnostisch suffiziente Techniken zur Verfügung, die jedoch einen individuell gezielten Einsatz erforderlich machen.

Abhängig von der klinischen Fragestellung muss jeweils das optimale primäre bildgebende Untersuchungsverfahren gewählt werden. Häufig kommen jedoch auch beide Verfahren zum Einsatz: die CT in optimaler Technik und die kontrastmittelverstärkte MRT. Bei zusätzlichen vaskulären Fragestellungen muss ergänzend die arterielle oder venöse MRA eingesetzt werden.

3.7 Literatur

[1] Burgener FA, Herzog C, Meyers S et al., Hrsg. Differenzialdiagnosen in der Computertomografie. Kopf und Hals II. Stuttgart: Thieme; 2013
[2] Casselman JW. The skull base: tumoral lesions. Eur Radiol 2005; 15: 534–542
[3] Dähnert W. Radiology review manual. 3rd ed. Baltimore: Williams & Wilkins; 1996
[4] Francies O, Makanlanda L, Paraskevopolous D et al. Imaging review of the anterior skull base. Acta Radiol Open 2018; 7 (5)
[5] Greschus S, Albert F, Eichhorn KWG. Bildgebung der Nasennebenhöhlen und der Frontobasis. HNO 2017; 65 (6): 490–503
[6] Harnsberger HR. Handbook of head and neck imaging. 2nd ed. St. Louis: Mosby Year Book; 1995
[7] Kelly HR, Curtin HD. Imaging of skull base lesions. Handb Clin Neurol 2016; 135: 637–657
[8] Mödder U, Lenz M. Schädelbasis, Felsenbein. In: Reiser M, Semmler W, Hrsg. Magnetresonanztomografie. Berlin: Springer; 1992
[9] Naumann HH. Differentialdiagnostik in Hals-Nasen-Ohren-Heilkunde. Stuttgart: Thieme; 1990
[10] Parmar H, Gujar S, Shah G et al. Imaging of the anterior skull base. Neuroimaging Clin N Am 2009; 19: 427–439
[11] Pronin I, Kornienko V, eds. CT and MRI of skull base lesions: a diagnostic guide. 1st ed. New York: Springer International; 2018
[12] Samii M, Tatagiba M. Skull base trauma: diagnosis and management. Neurol Res 2002; 24 (2): 147–156
[13] Vogl TJ, Jürgens M, Balzer JO et al. Glomus tumors of the skull base: combined MR angiography and spin-echo imaging. Radiology 1994; 192: 103–110
[14] Vogl TJ, Balzer JO. Base of skull, nasopharynx, and parapharyngeal space. In: Yousem DM, ed. Head and neck imaging. Neuroimag Clin N Am 1996; 6: 357–378

4 Ohr und Felsenbein

Thomas J. Vogl, Rania Helal

Die mittlere Schädelbasis, auch „mittlere Schädelgrube" (lat.: Fossa cranii media) genannt, beherbergt nicht nur Großhirnanteile wie den Temporallappen und das Stammhirn, sondern ist auch Ausgangsort für viele Pathologien des Hör- und Gleichgewichtssystems. Dreh- und Angelpunkt bildet dabei das Schläfenbein. Das Schläfenbein (lat.: Os temporale) stellt eine der anatomisch komplexesten Regionen der Kopf-Hals-Region dar. Die Kenntnis seiner anatomischen Strukturen und Lagebeziehungen ist essenziell für das Verständnis pathologischer Prozesse und deren Ausbreitung in angrenzende Räume.

Die klinische und bildgebende Evaluation von Pathologien der mittleren Schädelbasis beruht zum Großteil auf der Differenzialdiagnostik von Hör- und Gleichgewichtserkrankungen. Dabei erschwert die Vielfalt der klinischen Symptomatik, der möglichen Lokalisationen und der Begleitaffektionen umgebender Strukturen der einzelnen Erkrankungen häufig die Diagnose. Das verleiht der Aufarbeitung von Differenzialdiagnosen große Bedeutung.

4.1 Topografie

Das Schläfenbein bildet anteilig die posterolaterale mittlere Schädelbasis. Es wird embryologisch aus unterschiedlichen Geweben gebildet und besteht im Erwachsenenalter aus 5 Teilen:
- Pars petrosa (Felsenbein mit Mittel- und Innenohr, innerem Gehörgang und Felsenbeinspitze),
- Pars tympanica (mit Trommelfell und Teilen des äußeren Gehörgangs),
- Pars squamosa (laterale Begrenzung der Fossa cranii media),
- Processus styloideus,
- Processus mastoideus (Warzenfortsatz; entsteht aus Teilen der Pars petrosa und der Pars squamosa).

4.2 Spezifische anatomische Strukturen

Das Schläfenbein enthält 5 für die Diagnostik und Differenzialdiagnose wichtige anatomische Leitstrukturen:
- äußerer Gehörgang (lat.: Meatus acusticus externus),
- Mittelohr-Mastoid-Komplex,
- Innenohr,
- Felsenbeinspitzenregion (lat.: Apex partis petrosae),
- N. facialis (VII. Hirnnerv).

Im Folgenden sollen diese anatomischen Landmarken als Ursprungsorte für Pathologien und deren Differenzialdiagnosen sowie auch als strukturelles System mit Einbeziehung von Nachbarstrukturen wie Gefäßen und Nerven sowie Räumen näher vorgestellt werden.

4.2.1 Äußerer Gehörgang und Mittelohr-Mastoid-Komplex

Äußerer Gehörgang (Meatus acusticus externus), Mittelohr (Cavum tympani) und Mastoid stellen pathogenetisch und klinisch ein strukturelles System dar, mit Krankheitsbildern, die primär auch diese Regionen betreffen. Zur Untersuchung stehen allgemeine klinische Untersuchungsmethoden wie Inspektion, Palpation, Otoskopie und vielfältige Tests zur Prüfung des Hörorgans (sensorineuraler und konduktiver Hörverlust) und des Gleichgewichtsorgans sowie die bildgebende Diagnostik in Form von hochauflösender CT-, MRT- und DVT-Technik zur Verfügung.

Äußerer Gehörgang

Der äußere Gehörgang bildet sich in seiner S-förmigen, letztlich luftgefüllten Konfiguration bis zum 9. Lebensjahr aus. Beginnend lateral ab der Ohrmuschel, sind für die Bildgebung in der CT bzw. DVT zur Darstellung von Pathologien die medialen knöchernen 2 Drittel entscheidend.

Mittelohr

Nach medial wird der äußere Gehörgang von der Membrana tympani zum Mittelohr abgegrenzt. Das Trommelfell dient der Schallübertragung auf die Gehörknöchelchenkette, ist aber in der CT bzw. DVT auflösungsbedingt meist nur teilweise filiform und eher bei pathologischer Veränderung erkennbar. Von tympanal sind das Manubrium und der Processus lateralis des Malleus in der Membran fixiert. In der Grenzzone zwischen dem Trommelfell und dem Ansatzpunkt des Processus lateralis des Malleus findet sich auch das Skutum (Attiksporn) mit dem Recessus superior, auch als „Prussak-Raum" bezeichnet. Dieser Raum ist eine Landmarke für die Lokalisation von Mittelohrcholesteatomen. Nach posterior eröffnet sich dieser Raum in das obere Mittelohr.

Das Cavum tympani wird von kranial nach kaudal im Allgemeinen in das Epi-, das Meso- und das Hypotympanon mit dem Recessus inferior unterteilt. In der CT gelingt die Differenzierung von Epi- und Mesotympanon allerdings nur indirekt. Das Cavum tympani beherbergt die Ossikelkette, die aus dem Malleus, dem Inkus und dem Stapes besteht:
- **Malleus:** Dieser ist aus dem Kopf, dem Halsabschnitt sowie einem lateralen kurzen Prozessus, einem anterioren Prozessus und dem Manubrium aufgebaut. Dabei ist wichtig, dass das Manubrium und der kurze Fortsatz in die Membrana tympani integriert sind. Zwischen Malleus und Inkus liegt ein diathrales Gelenk.
- **Inkus:** Dieser besteht aus einem Korpus und aus einem kurzen und einem langen, sehr dünnen Prozessus. Diese Fortsätze sind meist in koronarer CT-Rekonstruktion am besten zu erfassen.
- **Stapes:** Der kleine Stapes mit seiner Fußplatte ist optimal in axialer Schichtführung zu identifizieren; Gleiches gilt auch für das malleoinkudale und das inkudostapediale Gelenk.

Die Ossikelkette bildet mit ihrem Bandapparat und 2 Muskeln eine funktionelle Einheit. Insbesondere der Malleus wird durch das Lig. (Ligamentum) superior anterior lateralis fixiert und kann in hochaufgelöster koronarer Schichtführung (maximal 1 mm Schichtdicke) dargestellt werden. Der M. tensor tympani wird vom V. Hirnnerv und der M. stapedius vom VII. Hirnnerv innerviert. Sie gehören ebenfalls zur funktionellen Einheit der Ossikelkette und dienen der Stabilisierung der Ossikel sowie der Spannung des Trommelfells. Die Sehne des M. tensor tympani verläuft parallel zur Tuba Eustachii in einem dünnen Knochenkanal und inseriert von posterolateral am Malleushals. Der M. stapedius ist in der Regel nur in axialer Schichtführung identifizierbar, verläuft in einem Knochenkanal medial des 2. Knies des N. facialis und zieht zum Stapesköpfchen.

Das Cavum tympani wird über eine Vielzahl von Arterien versorgt. Dazu zählt die A. tympanica inferior aus der A. pharyngea ascendens. Die A. tympanica inferior und der N. tympanicus inferior (Jacob-Nerv), der vom IX. Hirnnerv entspringt und die tympanale Mukosa versorgt, erreichen das Mittelohr über den Jacob-Kanal. Die A. tympanica anterior aus der A. maxillaris verläuft dorsal durch die petrotympanale Fissur zusammen mit der Chorda tympani in das Cavum tympani. Auch aus der A. meningea media, einem Ast der A. maxillaris, zweigen vor deren Eintritt in das Foramen spinosum 2 das Mittelohr versorgende Arterien ab: die A. tympanica superior und die A. petrosa. Die A. stylomastoidea aus dem okzipitalen Stromgebiet der A. carotis externa findet über das Foramen stylomastoideum via Mastoid Zugang zum Mittelohr.

Mastoid

Das Mastoid gliedert sich in folgende Regionen:
- das Antrum mastoideum, mit Verbindung über den Aditus ad antrum zum Epitympanon,
- den zentralen Mastoidanteil sowie
- periphere Abschnitte, die in verschiedene Zellsysteme differenziert werden.

Perilabyrinthäre Zellen liegen entweder supra- oder infralabyrinthär, bezogen auf ihre Lage zum Labyrinth. Eine Pneumatisation bis in die Pyramidenspitze liegt in 30–35% aller Felsenbeine vor. Die Pneumatisation des Mastoids kann von regelrecht bis sklerosiert variieren. Asymmetrien und Minderpneumatisationen sind häufig assoziiert mit einer Vorgeschichte mit (bakteriellen) Infekten.

4.2.2 Neurovaskuläre Kompartimente des Os temporale

Das Schläfenbein beherbergt und bietet Durchgang für vielerlei wichtige Nerven- und Gefäßstrukturen wie den N. facialis (VII. Hirnnerv), das Kompartment des Foramen jugulare mit der Pars nervosa und der Pars vascularis, den Canalis caroticus und den Canalis n. hypoglossi.

Nervus facialis

Der N. facialis entspringt dem Hirnstamm aus 3 Kerngebieten:
- Ein motorischer Kern liegt in der kaudalen Pons, mit efferenten Fasern für die Gesichtsmuskulatur, den Venter posterior des M. digastricus, den M. stapedius und den M. styloideus.
- Dorsal davon gibt der salivatorische Kern als N. petrosus superficialis Äste zur Tränendrüse und zur Glandula sublingualis über die Chorda tympani ab.
- Der 3. Kern liegt in der Medulla oblongata für afferente Geschmacksfasern, geführt von der Chorda tympani.

Der N. facialis verlässt den Hirnstamm am Unterrand der Pons zwischen der Olive und dem Pedunculus cerebellaris superior und durchläuft mehrere Segmente:
- **intrakranielles (zisternales) Segment**: mit dem N. intermedius,
- **kanalikuläres (meatales) Segment**: mit dem N. intermedius im vorderen oberen Anteil des Meatus acusticus internus,
- **labyrinthäres Segment**: mit dem N. intermedius und arteriellen Gefäßen durch die Felsenbeinpyramide,
- **erstes Fazialisknie (Fossa geniculata**: Ganglion geniculi, proximale Anteile der Nn. petrosi major und minor, arterielle Begleitäste,
- **tympanales Segment**: oberhalb entlang des ovalen Fensters in der medialen tympanalen Wand (dort liegen öfter Kanaldehiszenzen vor),
- **2. Fazialisknie**: am Übergang von der tympanalen zur mastoidalen Verlaufsstrecke,
- **mastoidales Segment**: durch das Mastoid mit der A. tympanica posterior,
- **infraforaminales Segment**: Austritt des N. facialis über das Foramen stylomastoideum.

Innerhalb des inneren Gehörgangs verläuft der N. facialis entlang des Daches ventral und wird nach kaudal durch die Crista falciformis vom VIII. Hirnnerv getrennt. Nach dorsal trennt die sog. Bill's Bar, eine vertikale Lamelle, den N. facialis vom N. vestibularis superior, einem der beiden Anteile des N. vestibularis, des VIII. Hirnnervs. Auf seinem Verlauf wird der N. facialis von dünnen Gefäßen begleitet, die sich in der MRT als physiologische geringe Kontrastmittelanreicherung präsentieren. Diese muss von einer Kontrastmittelanreicherung im Rahmen einer Neuritis oder einer Neoplasie wie einem Schwannom differenziert werden. Das gelingt durch Verwendung hochaufgelöster Technik und verschiedener Darstellungsoptionen wie parasagittaler Rekonstruktionen.

Häufigste Ursache der peripheren Fazialisparese ist mit bis zu 80% die Bell-Parese, deren Ursache unklar ist. Des Weiteren können Entzündungen durch Erreger wie Herpes simplex oder Spirochäten der Borrelioseerkrankung zu einer Fazialisparese führen, ebenso eine Reaktivierung von Varizella-zoster-Viren unter möglicher Affektion der Hirnnerven VII und VIII (Ramsey-Hunt-Syndrom) wie auch weiterer Hirnnerven (Hirnnerv V, IX oder X). Felsenbeinfrakturen oder Entzündungen wie die Otitis media acuta oder chronica können ebenfalls durch Affektionen des Nervenkanals ursächlich für Schädigungen des Nervs sein. Bleibt eine Fazialisparese ohne akutes Einsetzen oder bekannte Entzündung über mehr als 6 Wochen unverändert und ist die Symptomatik eher langsam progredient, wäre differenzialdiagnostisch an eine neoplastische Genese wie ein Schwannom oder beispielsweise eine Lymphominfiltration zu denken. In diesem Fall sollte eine MRT-Bildgebung erfolgen. Zur Abklärung einer Fazialisparese im Rahmen eines Traumas oder einer Mittelohrentzündung ist eine CT bzw. DVT sinnvoll. Eine mögliche Entzündung bzw. Neoplasie des Felsenbeins bzw. des Kleinhirnbrückenwinkels oder der Glandula parotidea ist dagegen eher mittels MRT zu evaluieren. In der MRT können Nervenveränderungen inkonsistent in Form von Verdickungen oder eines erhöhten T2w Signals bei Ödem dargestellt werden. Eine Kontrastmittelanreicherung entlang der Nervenabschnitte ist zusammen mit dem klinischen Kontext zu interpretieren. Dabei ist eine physiologische Kontrastmittelanreicherung des Nervs in nicht zisternalen Abschnitten und kanalikulären Bereichen bei Fehlen einer Parese zu beachten.

Foramen jugulare

Das Foramen jugulare stellt eine Verbindung zwischen der hinteren Schädelgrube und der Karotisloge des oberen Halses dar. Es liegt zwischen den petrösen Abschnitten des Os temporale im Os occipitale und in Relation zum Schläfenbein anterior, lateral und inferior in der Schädelbasis. Das Foramen jugulare wird in einen kleineren anterioren, medialen Teil, die Pars nervosa, und in einen posterolateralen Teil, die Pars vascularis, unterteilt. Die beiden Kompartimente werden durch ein fibröses oder knöchernes Septum getrennt. Die Pars nervosa enthält den Sinus petrosus inferior (drainiert den Sinus cavernosus), den N. glossopharyngeus und den

Jacob-Nerv. Die Pars vascularis, posterolateral lokalisiert, enthält den Bulbus v. jugularis, der Sinus sigmoideus und V. jugularis verbindet, sowie den N. vagus mit Arnold-Nerv und N. accessorius. Jacob- und Arnold-Nerv können Glomusformationen enthalten und finden deswegen in diesem Kontext Erwähnung.

Form und Größe des Foramen jugulare sind sehr variabel, eine häufig asymmetrische Vergrößerung kann daher physiologisch oder eine anatomische Variante sein. In der Regel ist dafür ein diagnostisches Kriterium eine glatt begrenzte Substantia corticalis des Foramens. Auch die Position des Bulbus v. jugularis kann zu Variationen führen: Infolge möglicher enger Lagebeziehung zum Hypotympanon kann sich der Bulbus v. jugularis auch bis in das Mittelohr vorwölben. Otoskopisch kann dadurch eine tumoröse Raumforderung vorgetäuscht werden. Dabei kann der Bulbushochstand auch posterosuperior bis an den Meatus acusticus internus reichen. Neben tumorösen Raumforderungen wie einem Glomus-jugulare-Tumor können auch arteriovenöse Malformationen mit venösen Drainagen zu scharfen erosiven Erweiterungen der Substantia corticalis führen.

Canalis caroticus

Der Canalis caroticus stellt eine Verbindung zwischen mittlerer Schädelgrube und Karotisloge dar. Über diesen Kanal mündet die A. carotis interna in das Kranium, verläuft in der Felsenbeinspitze und verlässt diese oberhalb des Foramen lacerum in Richtung Sinus cavernosus. In dem Kanal verläuft neben der Pars petrosa der A. carotis interna ein sympathischer Nervenplexus, aus dem der N. petrosus profundus entsteht, außerdem ein Venenplexus. Der Kanal selbst weist einen vertikalen und einen horizontalen Abschnitt auf. Der vertikale Bereich ist unterhalb der Kochlea, anterior des Foramen jugulare und medial des Mittelohrs lokalisiert. Der horizontale Abschnitt verläuft in paralleler Ausrichtung zur Tuba Eustachii und zum Kanal des M. tensor tympani. Die Variationen des Canalis caroticus sind im Vergleich zu denen des Foramen jugulare seltener. Jedoch können variante Gefäßverläufe im Mittelohr Raumforderungen vortäuschen und z. B. in chirurgischer Hinsicht unerkannt zu kritischen Situationen führen. Somit sollte differenzialdiagnostisch bei abnormen Weichteilbefunden tympanal und fehlendem vertikalem Abschnitt des Karotiskanals immer ein abnormer Gefäßverlauf in Betracht gezogen werden. Eine seltene Normvariante ist die persistierende A. stapedis.

Canalis nervi hypoglossi

Der Canalis n. hypoglossi stellt eine Verbindung zwischen Foramen magnum und Karotisloge des oberen Halses dar. Der Kanal liegt selbst im Os occipitale, jedoch in enger Nachbarschaft zum Foramen jugulare, sodass Pathologien an dieser Stelle übergreifen können. Im Kanal selbst verlaufen der XII. Hirnnerv, der N. hypoglossus, sowie ein medialer Ast der A. pharyngea ascendens, selten auch eine persistierende A. hypoglossi.

4.3 Spezifische Untersuchungsverfahren

Die klinische Diagnostik der Schläfenbeinregion umfasst umfangreiche Untersuchungstechniken. Neben allgemeinen wie der Inspektion und Palpation sind dies auch Methoden wie die Otoskopie und Testungen von Störungen sowohl des Hörorgans (sensorineuraler und konduktiver Hörverlust) als auch des Gleichgewichtsorgans. In der Abbildung dieser Region spielt die konventionelle Röntgendiagnostik in Form der früher gebräuchlichen Aufnahmen nach Stenvers und Schüller heute eine untergeordnete Rolle: Sie ermöglicht wegen topografischer Überlagerungen eine nur wenig präzise Bildauswertung. Sie wurde mittlerweile fast vollständig durch hochauflösende Schnittbildverfahren wie die CT oder MRT und nun auch durch die DVT abgelöst.

4.3.1 Konventionelle Röntgenaufnahmen

Zu den heute immer seltener eingesetzten Röntgenaufnahmen der Schläfenbeinregion zählen die Röntgenaufnahmen nach Stenvers und Schüller:

- **Röntgenaufnahmen nach Stenvers:** Diese finden ihren Einsatz in der postoperativen Bildgebungskontrolle nach Einbringung eines Kochleaimplantats. Sie werden meist wegen der raschen Durchführbarkeit und der geringen Strahlenbelastung bei unkooperativen oder unruhigen Patienten, z. B. Kleinkindern, bevorzugt.
- **Röntgenaufnahmen nach Schüller:** Diese helfen, einen Überblick über entzündlich oder tumorös bedingte Veränderungen von Mittelohr und Mastoid zu gewinnen. Sie spielen wie die Stenvers-Aufnahmen wegen ihrer geringen Ortsauflösung im Vergleich zu dem hohen Informationsgehalt von DVT und CT kaum mehr eine Rolle. Sie können aber insbesondere bei unkooperativen Patienten als Alternative dienen.

4.3.2 Computertomografie

Die CT ist die primäre Bildgebung für die Darstellung der ossären Strukturen des Schläfenbeins. Die hochauflösende CT-Technik von Geräten der neuen Generation ermöglicht die Darstellung kleinster Strukturen wie des Stapes oder von Mittelohrprothesen im Submillimeterbereich.

Standardalgorithmen

Untersuchungsprotokolle mit Darstellung beider Schläfenbeine im weiten Knochenfensterbereich von mehr als 4000 HE (Mitte: ca. 700 HE), gefolgt von seitengetrennten Vergrößerungen sowie exakt seitensymmetrischen axialen und koronaren Rekonstruktionen, bilden nötige Standardalgorithmen (▶ Tab. 4.1).

Multiplanare Rekonstruktionen

Weitere Fokussierungen anhand von adaptierten multiplanaren Rekonstruktionen werden zur Darstellung von möglichen Pathologien wie z. B. einer Ossikelkettendislokation oder bei Verdacht auf otosklerotische Veränderungen des Innenohrs nötig.

Der Standardalgorithmus (s. o.) kann durch die Ergänzung von Rekonstruktionen im Weichteilfenster (Weite ca. 450 HE; Mitte ca. 60–80 HE) erweitert werden.

Tab. 4.1 Darstellungstechnik des Schläfenbeins in der CT an unterschiedlichen Mehrzeilen-CT-Geräten.

Fragestellung	Kontrastmittelgabe	Dargestellter Bereich	64-Zeilen-Gerät	128-Zeilen-Gerät	192-Zeilen-Gerät
Verdacht auf Cholesteatom, geplante Implantation eines Kochleaimplantats	nativ	von Orbitomeatallinie bis Mastoid komplett	120 kV, 150 mAs, 0,6 mm Kollimation Rekonstruktion: • Knochenkernel H70h: 0,6 mm SD; gesamter Schädel 1 mm, Inkrement 1 mm; seitengetrennt 0,6 mm, daraus MPR 1 × 1 mm • Weichteilkernel H40s: 2 mm SD, 2 mm Inkrement, gesamt	120 kV, 150 mAs, 0,6 mm Kollimation Rekonstruktion: • Knochenkernel H70h: 0,6 mm SD; gesamter Schädel 1 mm, Inkrement 1 mm; seitengetrennt 0,6 mm, daraus MPR 1 × 1 mm • Weichteilkernel H40s: 2 mm SD, 2 mm Inkrement, gesamt	120 kV, 150 mAs, 0,4 mm Kollimation Rekonstruktion: • Knochenkernel H70h: 0,4 mm SD; gesamter Schädel 1 mm, Inkrement 1 mm; seitengetrennt 0,4 mm, daraus MPR 1 × 1 mm • Weichteilkernel H40s: 2 mm SD, 2 mm Inkrement, gesamt
Mastoiditis, Abszess, Tumor, Otitis externa necroticans, Sinusvenenthrombose	primäre Kontrastmittelgabe i. v.				
Otosklerose, unklare Schallleitungsstörung	nativ	Mittel- und Innenohr komplett	120 kV, 350 mAs, 0,6 mm Kollimation Rekonstruktion: • Knochenkernel H70h: 0,6 mm SD; 0,3 mm Inkrement gesamter Schädel; seitengetrennt 0,6 mm, daraus MPR koronar/sagittal 0,8 × 0,8 mm • Weichteilkernel H40s: 2 mm SD; 2 mm Inkrement; gesamter Schädel	120 kV, 350 mAs, 0,6 mm Kollimation Rekonstruktion: • Knochenkernel H70h: 0,6 mm SD; 0,3 mm Inkrement gesamter Schädel; seitengetrennt 0,6 mm, daraus MPR koronar/sagittal 0,8 × 0,8 mm • Weichteilkernel H40s: 2 mm SD; 2 mm Inkrement; gesamter Schädel	120 kV, 250 mAs, 0,4 mm Kollimation Rekonstruktion: • Knochenkernel H70h: 0,4 mm SD; 0,3 mm Inkrement gesamter Schädel; seitengetrennt 0,4 mm, daraus MPR koronar/sagittal 0,8 × 0,8 mm • Weichteilkernel H40s: 2 mm SD; 2 mm Inkrement; gesamter Schädel

i. v. = intravenös
MPR = multiplanare Rekonstruktion
SD = Schichtdicke

Kontrastmittelapplikation

Eine zusätzliche Kontrastierung durch intravenöse Kontrastmittelgabe als weitere Option bildet eher die Ausnahme. Weist die CT jedoch Hinweise auf Infiltrationen bzw. Affektionen benachbarter Strukturen wie z. B. des Innenohrs, der mittleren Schädelgrube oder des Sinus sigmoideus auf oder steht der Verdacht auf einen Glomus-tympanicum- und Glomus-jugulare-Tumor im Raum, so ist ohne geplante oder mögliche MRT-Diagnostik eine intravenöse Kontrastmittelapplikation obligat.

4.3.3 Magnetresonanztomografie

In der klinischen Routine zugelassene MRT-Geräte bis 3,0 T bieten unter Verwendung einer Kopfspule ein breites Repertoire an Möglichkeiten, um verschiedenste Pathologien vom Innenohrkomplex bis hin zu Tumoren der mittleren Schädelbasis wie dem Glomustumor oder Gefäßmalformationen darzustellen. In der differenzialdiagnostischen Aufarbeitung einer klinischen Verdachtsdiagnose empfiehlt es sich, zunächst mit Basisprotokollen mit Übersichtssequenzen für die mittlere Schädelgrube bzw. das Schläfenbein anzufangen. Adaptiert an die Fragestellung können dann noch Zusatzsequenzen wie die Diffusionsbildgebung oder die MRA (arteriell und/oder venös) eingesetzt werden.

Basisprotokolle

Geeignete Basisprotokolle zeigt ▶ Tab. 4.2.

Magnetresonanzangiografie

Insbesondere bei Verdacht auf hypervaskularisierte Raumforderungen kann die MRA eingesetzt werden und bei der Wahl eines Therapieinstruments wie einer kathetergestützten Embolisation, Operation oder auch Wait-and-Scan-Strategie dienlich sein. Die Gefäßdarstellung kann als 3-D-Time-of-Flight z. B. bei einem Glomustympanicum-Tumor eingesetzt werden. Alternativ kann sie in Form einer kontrastgestützten MRA (Contrast enhanced magnetic Resonance Angiography) bei Verdacht auf eine hypervaskularisierte Raumforderung wie den Glomus-jugulare-Tumor an der Schädelbasis zur Anwendung kommen. Differenzialdiagnostisch ist bei einer Raumforderung im Bereich des Cavum tympani auch an eine aberrant verlaufende A. carotis interna, einen dehiszenten Bulbus v. jugularis, ein kongenitales Cholesteatom des Mittelohrs, ein Fazialisschwannom der tympanalen Nervenverlaufsstrecke sowie auch einen Glomus-jugulare-Tumor zu denken, besonders, wenn Letzterer den Mittelohrboden permeativ zerstört.

Eine klinisch sehr typische Befundkonstellation stellt die bläulich durch das Trommelfell schimmernde Raumforderung dar, die mit einem pulsatilen Tinnitus einhergeht: der Glomus tympanicum. In diesem Fall ist die intravenöse Applikation eines Kontrastmittels wie des paramagnetischen Gadolinium-DTPA (Gadopentetat-Dimeglumin) angezeigt. Teils dient auch der Einsatz dynamischer arterieller und venöser MRA-Sequenzen der weiteren Differenzierung zwischen tumorösen Formationen wie Schwannomen, Malignomen oder Hämangiomen anhand von deren Kontrastmittelaufnahmeverhalten. Der Einsatz der MRA gibt Aufschluss über topografische Lagebeziehungen versorgender Gefäßstrukturen im Hinblick

Tab. 4.2 Darstellungstechnik des Schläfenbeins in der MRT.

Anatomische Region	Scan-Volumen	MR-Sequenzen	Technische Parameter	Bemerkungen
Neurokranium	gesamter Hirnschädel	T 2w Sequenzen (z. B. FSE)	–	zur Übersichtsgewinnung und Detektion von Zusatz- bzw. Begleitbefunden
Kleinhirnbrückenwinkel, innerer Gehörgang, Innenohr	Felsenbeinoberkante bis Mastoidspitze (axial) Karotiskanal bis Mastoidhinterkante (koronar)	T 2w 3-D-Sequenz	hochauflösend mit ≤ 0,7 mm SD, axial, hohe Matrix; Erstellung von MPR, MIP	optional kontrastgestützte T 1w Sequenz mit Fettsättigung
		T 1w Sequenz, nativ und kontrastgestützt	mit ≤ 2 mm SD, axial und koronar, hohe Matrix	
Mittelohr, tympanale Verlaufsstrecke des N. facialis, Foramen jugulare	Felsenbeinoberkante bis Mastoidspitze (axial) Karotiskanal bis Mastoidhinterkante (koronar)	T 2w Sequenz	mit ≤ 3 mm SD, axial und koronar	evtl. kontrastgestützte T 1w Sequenz mit Fettsättigung; evtl. zusätzliche späte Kontrastmittelphase zur Differenzialdiagnose von Cholesteatom oder Narbe bzw. Granulationsgewebe
		T 1w Sequenz, nativ und kontrastgestützt	mit ≤ 3 mm SD, axial und koronar, hohe Matrix	
optional	–	MRA	3-D-TOF oder kontrastgestützte MRA	zur Darstellung von Gefäßen bzw. Vaskularisation
		Diffusionsbildgebung	≤ 3 mm SD; axial bzw. koronar	zur Darstellung von Raumforderung, Abszess oder Cholesteatom

3-D = 3-dimensional
FSE = Fast-Spin-Echo
MIP = Maximumintensitätsprojektion
MPR = multiplanare Rekonstruktion
MR = Magnetresonanz
MRA = Magnetresonanzangiografie
N. = Nervus
SD = Schichtdicke
T 1w/T 2w = T 1-/T 2-gewichtet
TOF = Time of Flight

auf mögliche Therapieformen wie Operation oder konventionell-angiografische Intervention. Des Weiteren hilft die MRA bei der Abklärung differenzialdiagnostisch zu berücksichtigender Gefäßvarianten des arteriellen und venösen Systems.

4.3.4 Digitale Volumentomografie

Die DVT ist ein röntgenstrahlenbasiertes Schnittbildverfahren. Die Röntgenstrahlen durchdringen in Kegelstrahlanordnung unter Rotation den zu untersuchenden Bereich und werden via Detektorsystem zunächst in digitale 2-D-Datensätze umgewandelt – daher die englische Bezeichnung „Cone-Beam-CT". Die gewonnenen 2-D-Datensätze werden mithilfe von Rekonstruktionsalgorithmen computerunterstützt in 3-D-fähige Daten transformiert. Auf diese Weise sind sekundäre Bildrekonstruktionen in Formaten wie MIP, multiplanare Rekonstruktion und 3-D-Darstellungen an Nachverarbeitungskonsolen möglich. Gerätetypabhängig unterscheiden sich Untersuchungstechnik, Bildrekonstruktionsverfahren, Bildqualität und Dosiswerte. Gemeinsam ist den DVT-Geräten die Abhängigkeit der Ortsauflösung vom Darstellungsbereich, dem gewählten Field of View. Die Nachberechnung kleinerer Abbildungsbereiche ist bislang nicht möglich, die seitengetrennte Untersuchung der Schläfenbeine wird somit empfohlen.

Derzeit gängige Untersuchungsprotokolle des Felsenbeins variieren und bieten eine breit gefächerte, von den Herstellern jeweils empfohlene Parameterwahl von 90–120 kV sowie 7–12 mA, Field-of-View-Größen zwischen 6 × 6 und 10 × 9 cm und primären Schichtdicken von minimal 0,13–0,15 mm. Vergleiche des entsprechenden Dosisbedarfs mit der Multislice-CT des Schläfenbeins sind stark abhängig vom Untersuchungsprotokoll. In der DVT ist nach einigen Studien eine Dosisreduktion um den Faktor 3 und höher erreichbar. Einsatzgebiet der DVT ist nur der Hochkontrastbereich und im Gegensatz zur CT nicht der Niedrigkontrastbereich oder kontrastunterstützte Untersuchungen. Zu beachten sind neben den in der CT bekannten Artefakten wie Aufhärtungs- oder Ringartefakten für die DVT beschriebene Aliasing-Artefakte wie das Moiré-Muster. Dieses Muster führt zu irrealen lokalen Dichteanhebungen in pneumatisierten Räumen. So werden Gewebevermehrungen wie im Tympanon vorgetäuscht. Vorteile der DVT sind die niedrige Ortsauflösung zur Abbildung kleinster Strukturen wie der Gehörknöchelchenkette und geringe Metallauslöschungsartefakte, wie sie bei implantierten Mittelohrprothesen oder einem Kochleaimplantat von Bedeutung sind.

4.4 Spezifische Befunde

In der Region der mittleren Schädelbasis und des Mittelohrs ergeben sich die spezifischen Befunde basierend auf den zugrunde liegenden topografischen Strukturen.

Spezifische Befunde betreffen zunächst die Topografie regional der mittleren Schädelbasis, des Felsenbeins und des Mittelohrs.

Dies beinhaltet die ossären Leitstrukturen, die in den vorderen Kapiteln aufgeführt wurden: die lufthaltigen tympanalen und mastoidalen Räume. Hinzu kommen die lufthaltigen Räume insbesondere des Mittelohrs.

Spezifisch sind dabei Befunde, die von den ossären Wandstrukturen ausgehen. Dies beinhaltet die komplette Pathologie von Variationen über Tumoren und Entzündungen hin zu Gefäßpathologien. Bei den zentralen Strukturen des Schläfenbeins spielen dabei besonders entzündliche und tumoröse Prozesse eine wichtige Rolle sowie primäre ossäre Erkrankungen wie auch dysplastische Veränderungen. Spezifische Pathologien der Leitstrukturen betreffen Verläufe der Nerven, entzündliche und tumoröse Erkrankungen und eine Vielzahl weiterer Weichteilprozesse. Komplexe Informationen müssen aufbereitet werden, insbesondere für die Diagnostik von Gefäßpathologien der mittleren Schädelbasis, des Mittelohrs und des Felsenbeins. Dies betrifft Erkrankungen des arteriellen Systems, allen voran Okklusionen, Kompressionen und Verlagerungen. Gefäßpathologien können Verschlüsse, Aneurysmen und gefäßreiche Tumoren wie primäre Tumoren des Gefäßsystems umfassen.

4.4.1 Variationen und Missbildungen

Angeborene Normvarianten entsprechen meist zufällig entdeckten morphologischen Abweichungen ohne weiteren Krankheitswert; die Pathogenese ist häufig unklar. Das Erkennen von anatomischen Variationen ist jedoch wichtig, insbesondere für die Planung und Durchführung einer Operation oder Bestrahlung sowie als möglicher prädisponierender Faktor für Erkrankungen. Der Übergang in pathologische Fehlbildungen ist teils fließend. Eine mögliche Zugehörigkeit zu einem Missbildungssyndrom spontaner oder induzierter Genese sollte nicht übersehen werden.

Bei der Fehlbildungs- und Pathologiediagnostik sollten alle betroffenen Räume inklusive deren Strukturen schematisch mit dem geeignetsten bildgebenden Mittel evaluiert werden. Für Anomalien des Schallleitungssystems ist dies beispielsweise die hochauflösende CT und für das häutige Labyrinth die hochauflösende MRT.

Varianten der Schläfenbeinpneumatisation

Kernaussagen

Für die Kenntnisse um die Befundung des Ausmaßes und der Klassifikation von Pneumatisationsstörungen der mittleren Schädelbasis ist die Erfassung einer diagnostischen Radiologie wichtig.

Definition

Die Pneumatisation des Schläfenbeins kann von unterschiedlicher Ausprägung sein; meist liegt bis auf die Region der Felsenbeinspitze eine Seitensymmetrie vor. Belüftete Zellen finden sich zumeist in den Regionen des Mastoidfortsatzes, perilabyrinthär, um den Verlauf der Tuba auditiva, in der Squama ossis temporalis sowie gelegentlich auch im periantralen Bereich des Gesichtsschädels. Seltener liegen Pneumatisationen auch im Os occipitale, im Jochbein und im Klivus vor. Man unterscheidet folgende Formen:
- pneumatisiert (gering bis stark),
- diploetisch (wenige Zellen, vermehrt mit Knochenmark gefüllter, dichter Raum) und
- sklerosiert (kompakter Knochen).

Auch Mischbilder aller Formen sind möglich.

Pathophysiologie und Ätiologie

Belüftungsasymmetrien können kongenital, aber auch inflammatorischer oder iatrogener Genese sein. Sie können beispielsweise nach einer Bestrahlung der Kopf-Hals-Region entstehen.

Demografie

Variationen des Felsenbeins sind mit mehr als 40 % extrem häufig.

Klinik, Therapie und Prognose

Störungen der Pneumatisation des Felsenbeins gehen in der Regel nicht mit einer klinischen Symptomatik einher. Im Falle von chronischen Entzündungen können diese Pneumatisationsstörungen das klinische Prozedere beeinflussen. Die wichtigsten Variationen der Pneumatisation sind insbesondere vor operativen Eingriffen, bei entzündlichen neoplastischen Erkrankungen oder bei der Planung von gehörerhaltenden Operationen wie beim Kochleaimplantat oder anderen Implantationen zu beachten.

Bildgebung

Befunde einer Minder- oder Mehrpneumatisation sind sehr übersichtlich in der CT als lufthaltige Strukturen (±0 HE) darstellbar (▶ Abb. 4.1). Teils zeigen sich allerdings auch Verschattungen weichteiliger und/oder liquider Natur.

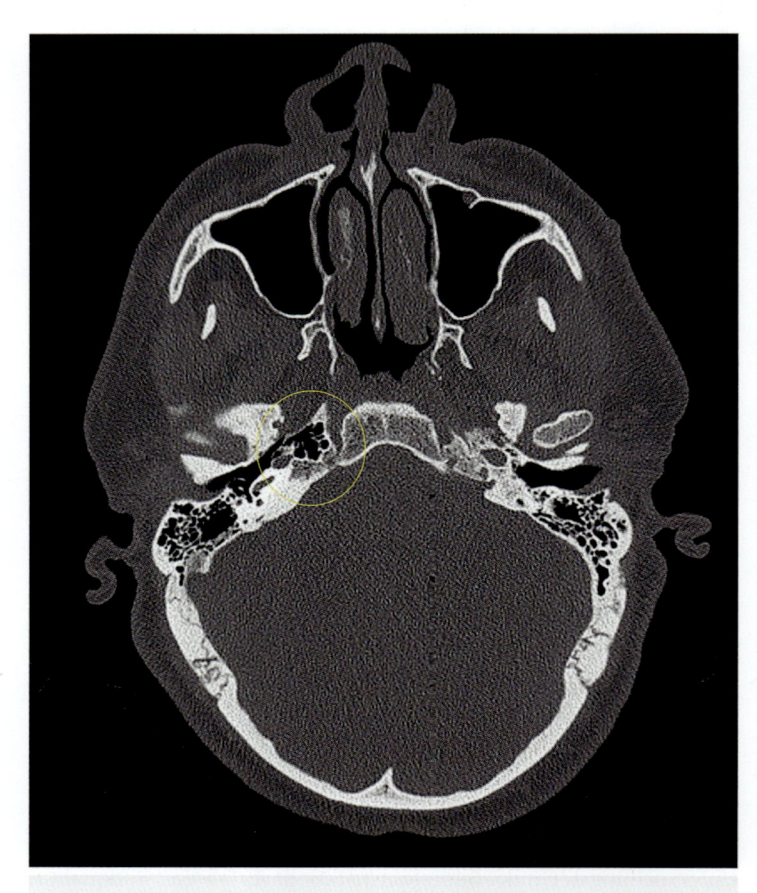

Abb. 4.1 Mehrpneumatisation mit belüfteten Zellen in der Felsenbeinspitze rechts. CT-Aufnahme. Der gelbe Kreis markiert die Mehrpneumatisation, das Marklager ist normal.

In der MRT imponiert zunächst eine vermehrte Pneumatisation als signalarme Textur in T1w und T2w Sequenzen. Liegen Verlegungen oder Minderpneumatisationen vor, so helfen Kombinationen aus T1w und T2w Sequenzen, mit und ohne Fettunterdrückung, zunächst bei der Differenzierung zwischen serös, proteinreich, eingeblutet oder weichteilig-zystisch-solide, lipomatös oder solide weiter.

> **Bildgebung**
>
> - *Konventionelles Röntgen:* Konventionelles Röntgen wird nur noch selten eingesetzt. Diese Technik liefert keinen wesentlichen diagnostischen Zugewinn.
> - *CT:* Eine hochauflösende CT-Diagnostik erlaubt die genaue Erfassung von Pneumatisationsstörungen vor einem operativen Eingriff oder einer weiteren Abklärung.
> - *MRT:* Durch sie ist kein diagnostischer Zugewinn zu erwarten.
> - *DVT:* Analog zur CT wird sie präoperativ oder nur im klinischen Rahmen eingesetzt.

Differenzialdiagnose

Differenzialdiagnostisch ist zu empfehlen, Minderpneumatisationen in den Kontext der Patientenanamnese zu stellen, da Erkrankungen wie die Otitis media chronica auch zu einseitigen Fehlpneumatisationen führen können. Vermehrte Pneumatisationen können je nach Patientenkasuistik auch ein möglicher Hinweis auf das Vorliegen von weiteren Erkrankungen wie der Akromegalie, eines adrenogenitalen Syndroms, des Dyke-Davidoff-Masson-Syndroms oder einer Lipodystrophie sein.

Häufig liegen asymmetrische Pneumatisationen in der Felsenbeinspitze vor; diese können in der Bildinterpretation zu Fehldiagnosen führen. Eine Kombination aus CT- und MRT-Untersuchung kann in diesem Fall hilfreich sein. Sind insbesondere liquide und/oder weichteilige Verschattungen in der Felsenbeinspitze vorhanden, sind evtl. ergänzende Sequenzen mit Kontrastmittelunterstützung oder Diffusionsbildgebung oder eine MRA zur weiteren Differenzierung empfehlenswert.

Neben einfachen liquiden Verlegungen im Zuge z. B. entzündlicher Veränderungen stellt das Cholesterolgranulom mit ca. 60 % der Befunde eine weitere häufige Pathologie dar. Bei der Differenzialdiagnose des Cholesterolgranuloms ist an ein Cholesteatom, eine Mukozele, eine Zephalozele, ein kavernöses Hämangiom, ein Aneurysma der A. carotis interna, ein Dermoid, einen Riesenzelltumor, ein Chondrom, ein Chondrosarkom oder eine Metastase zu denken. Das Cholesterolgranulom (auch „Cholesteringranulom", „Cholesterinzyste" oder „Cholesterolzyste" genannt) ist eine zystische Läsion, bestehend aus Blut und Cholesterolkristallen, mit Prädilektionsstelle im Mittelohr bzw. Mastoid und, weniger häufig, in der Felsenbeinspitze. Eine chronisch-entzündliche Genese mit rezidivierenden Einblutungen wird vermutet. Tympanal und mastoidal treten die Befunde häufig im Gefolge von Operationen auf. Die Läsionen der Pyramidenspitze sind oft destruktiver, expansiver Natur. Sie können durch Affektion des Labyrinths zu Hörminderungen oder Tinnitus führen, ferner durch Affektion der Hirnnervenkanäle zu Schädigungen der Hirnnerven N. facialis, N. abducens und N. trigeminus. Neben dem wenig spezifischen ossären Befund von Arrosion bzw. Osteolyse bis Destruktion in der CT weist das Cholesterolgranulom in der MRT ein erhöhtes Signal in T1w und T2w Sequenzen auf. Je nach Blutungsgehalt kann in T2w Sequenzen ein hypointenser Randsaum beobachtet werden. Das Verhalten in der Diffusionsbildgebung ist, abhängig vom Alter der Einblutung, mit möglicher Restriktion. Es zeigt sich nach Kontrastmittelgabe keine Signalsteigerung über den nativen T1w Befund hinaus (▶ Abb. 4.2).

Differenzialdiagnostisch sollte bei unspezifischen oder benignen Läsionen in der Felsenbeinspitze an einen Flüssigkeitsverhalt als Rest einer Entzündungsreaktion mit meist persistierender Form und allenfalls leicht erhöhtem T1w Signal im Vergleich zum Liquor und an ein Cholesteatom mit hypointensem T1w Signal sowie an eine seltenere, aber nicht differenzierbare Mukozele gedacht werden. Entsprechende Prozesse im Mittelohr sollten von abweichenden Gefäßverläufen wie denen der A. carotis interna oder des Bulbus v. jugularis differenziert werden. Befunde wie ein Glomus-tympanicum- oder Glomus-jugulare-Tumor zeigen eine deutlich erhöhte Kontrastmittelanreicherung.

> **Differenzialdiagnosen**
>
> Es gibt keine Differenzialdiagnose von Varianten der Schläfenbeinpneumatisation.

Varianten des Foramen jugulare, des Bulbus venae jugularis und des Sinus sigmoideus

> **Kernaussagen**
>
> Die Kenntnisse und die Diagnostik von Varianten des Foramen jugulare, des Bulbus v. jugularis und des Sinus sigmoideus sind wesentlich zur Erfassung von Pathologien und für die Therapieplanung.

Definition

Die asymmetrische Anlage des Foramen jugulare in Form und Weite ist ein sehr häufiger Befund in der bildgebenden Diagnostik und betrifft oft die linke Seite.

Die Variationsbreite des Bulbus v. jugularis reicht von Hypoplasie (selten Aplasie) bis zum sog. Megabulbus. Erreicht der Bulbus v. jugularis kranialwärts die untere Grenze des posterioren Bogengangs, das Hypotympanon oder gar die Höhe des inneren Gehörgangs, so liegt ein Hochstand vor.

Weniger häufig als Bulbusvariationen sind unterschiedliche Ausbildungen des Sinus sigmoideus. Letztere treten oft seitenasymmetrisch auf und sind teils mit Fehlbildungen des äußeren Ohres und des Mittelohrs vergesellschaftet.

Pathophysiologie und Ätiologie

Angeborene Variationen dieser Region gehen in der Regel ohne Ätiologie einher.

Demografie

Etwa 30 % der Bevölkerung weisen unterschiedlich ausgeprägte Variationen des Foramen jugulare, des Bulbus v. jugularis und des Sinus sigmoideus auf.

Ohr und Felsenbein

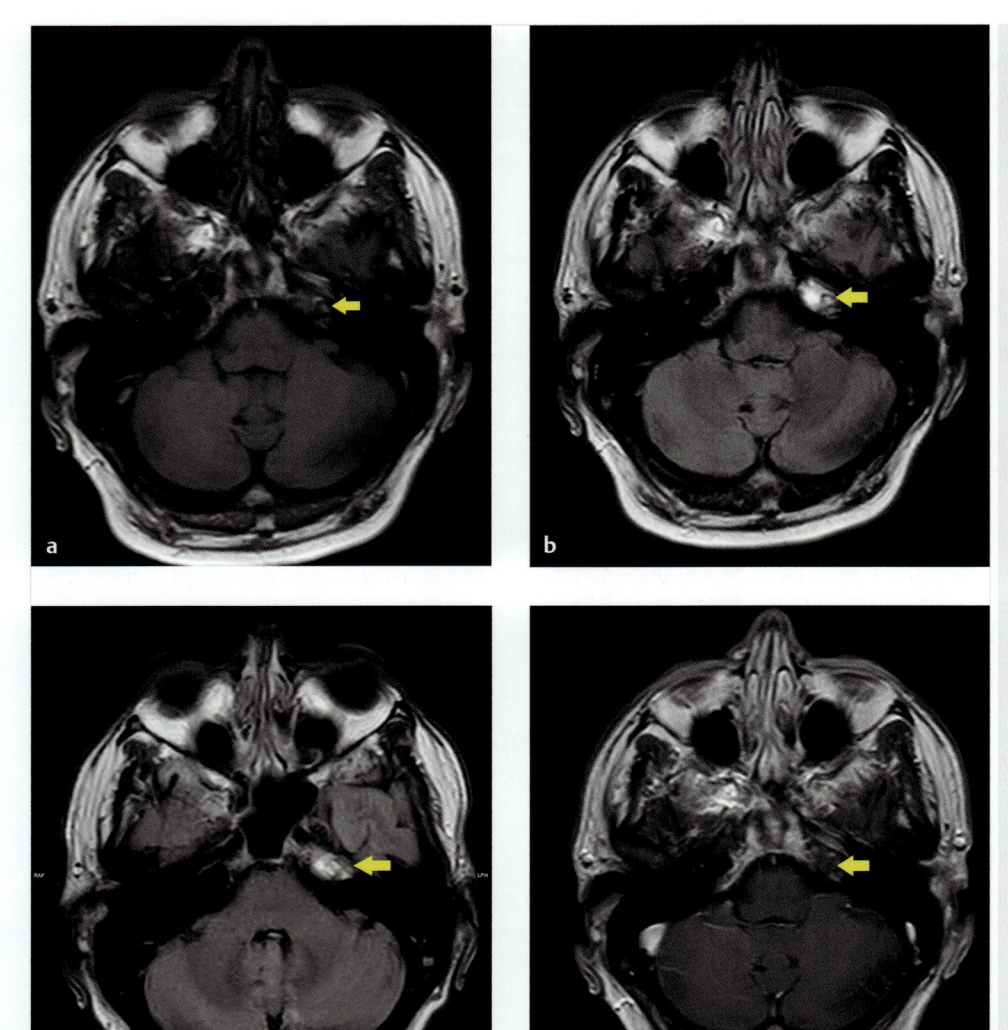

Abb. 4.2 Varianten der Schläfenbeinpneumatisation: Differenzialdiagnose Cholesterolgranulom der Felsenbeinspitze links. Es liegt eine Läsion in der Schläfenbeinspitze (gelbe Pfeile) vor, die ein hyperintenses Signal in T1w, T2w und FLAIR-Sequenzen ohne Anreicherung nach Kontrastmittelgabe zeigt.
a T1w MRT-Aufnahme.
b T2w MRT-Aufnahme.
c FLAIR-MRT-Aufnahme.
d T1w MRT-Aufnahme nach Kontrastmittelgabe.

Klinik, Therapie und Prognose

Die Variationen des Bulbus v. jugularis können zu rheologischen Veränderungen führen und wie ein Bulbusdivertikel mögliche Ursachen eines pulsatilen Tinnitus sein. Bogengangdehiszenzen können die Folge sein und damit beim betroffenen Patienten eine Schwindelsymptomatik hervorrufen. Die Therapie ist in der Regel rein symptomatisch zur Reduktion der klinischen Beschwerden.

Variationen des Foramen jugulare und des Verlaufs des Sinus sigmoideus werden in der Regel nicht mit klinischen Beschwerden assoziiert.

Bildgebung

Abweichungen in der CT von typischen glatten ossären Begrenzungen der Schädelbasisöffnung, der Abgrenzbarkeit der Spina intrajugularis oder einer regelrechten Mittelohrbelüftung sind im Hinblick auf lokale chirurgische Eingriffe als mögliche Varianten des Foramen jugulare mittels MRT und/oder MRA weiter abzuklären.

Die Kenntnis eines tympanalen Bulbushochstands oder einer Bulbuslateralisierung in das Mittelohr ist nicht zuletzt auch für chirurgische oder otoskopische Eingriffe wichtig (▶Abb. 4.3, ▶Abb. 4.4 und ▶Abb. 4.5). Eine Abgrenzung von einem Paragangliom mittels Bildgebung kann so Komplikationen und Verwechslungen vorbeugen.

Lateralisierungen bis in das Mastoid oder Verlagerungen in das Mittelohr mit teils deutlich dünner oder dehiszenter Knochendeckung sind bei Varianten des Sinus sigmoideus zu beachten. Auch das Auftreten des zuführenden Kanals der V. emissaria mastoidea mit ihrem sehr variablen Kanal, dem Emissarium mastoideum, ist insbesondere für die Mittelohr- und retrosigmoidale Chirurgie bedeutsam.

Bildgebung

- *Konventionelles Röntgen:* kein Stellenwert im Rahmen der Diagnosefindung
- *CT:* Standarddiagnose zur Abklärung
- *MRT:* Diagnose bei Zufallsbefund
- *DVT:* kein Stellenwert im Rahmen der Diagnosefindung

4.4 Spezifische Befunde

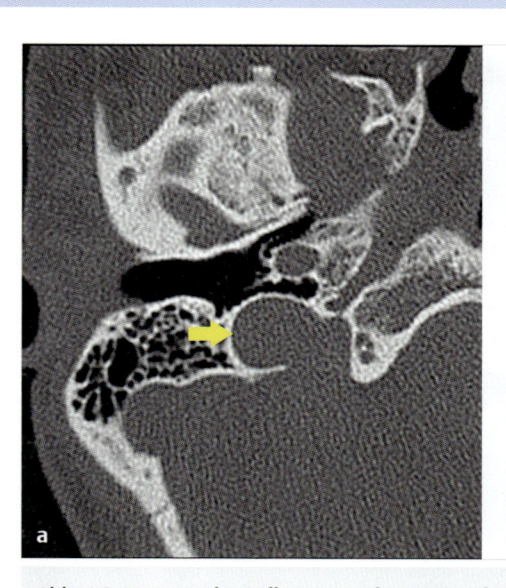

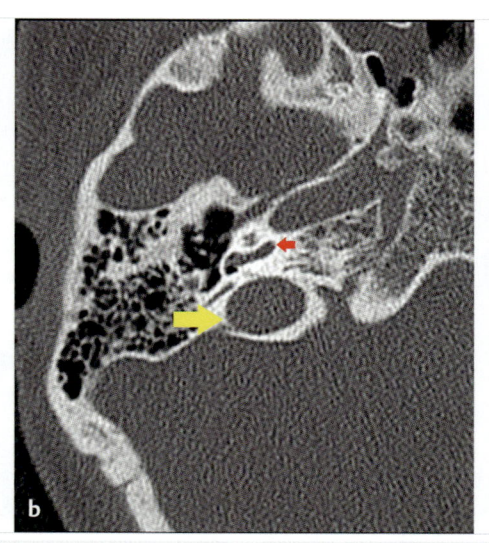

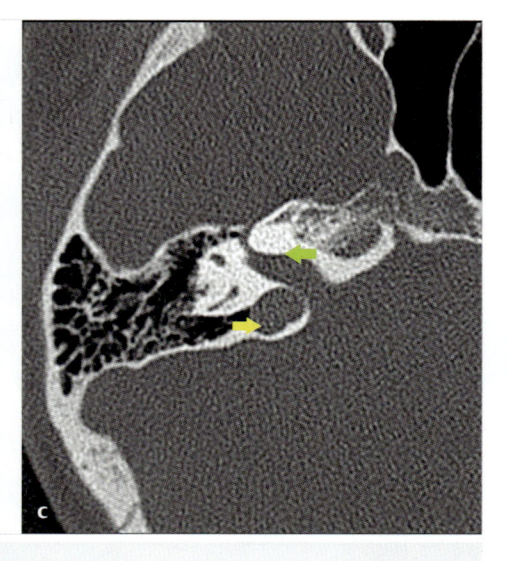

Abb. 4.3 Variante des Bulbus v. jugularis. CT-Aufnahmen (von kaudal bis kranial) eines Patienten mit Bulbushochstand der V. jugularis (a–c, gelbe Pfeile). Die Kuppel (das Dach) des Bulbus jugularis erstreckt sich typischerweise weiter nach oben in das Felsenbein. Sie ist über dem Niveau der basalen Windung der Kochlea (b, roter Pfeil) und dem Boden des inneren Gehörgangs (c, grüner Pfeil) zu sehen.
a Axiale CT-Aufnahme.
b Axiale CT-Aufnahme.
c Axiale CT-Aufnahme.

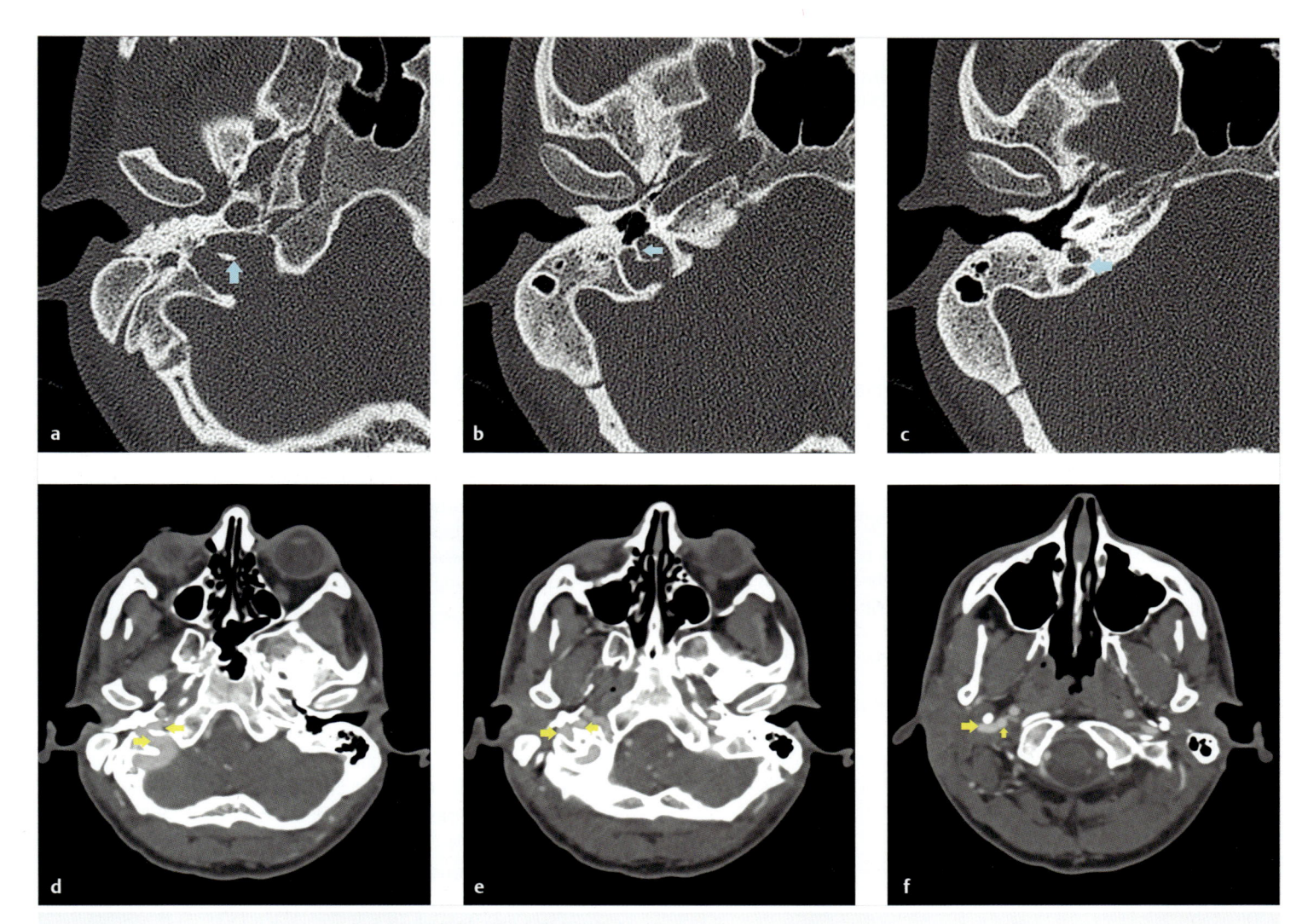

Abb. 4.4 Variante des Bulbus v. jugularis. Patient mit verlängertem Verlauf der V. jugularis interna und einer Aufspaltung in 2 Anteile im Felsenbein rechts. Die 2 Anteile (d–f, gelbe Pfeile) werden kurzstreckig von einer dünnen scholligen Knochenlamelle (a–c, blaue Pfeile) voneinander getrennt und verschmelzen außerhalb des Felsenbeins. CT-Aufnahmen von kaudal nach kranial, CTA-Aufnahmen von kranial nach kaudal.
a Axiale native CT-Aufnahme.
b Axiale native CT-Aufnahme.
c Axiale native CT-Aufnahme.
d Axiale CTA der Halsgefäße.
e Axiale CTA der Halsgefäße.
f Axiale CTA der Halsgefäße.

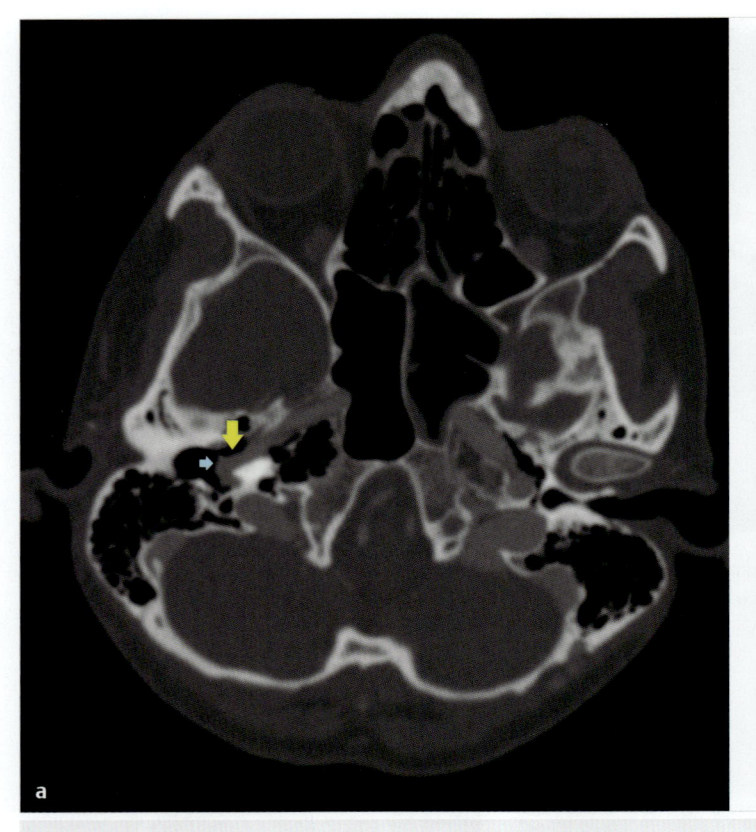

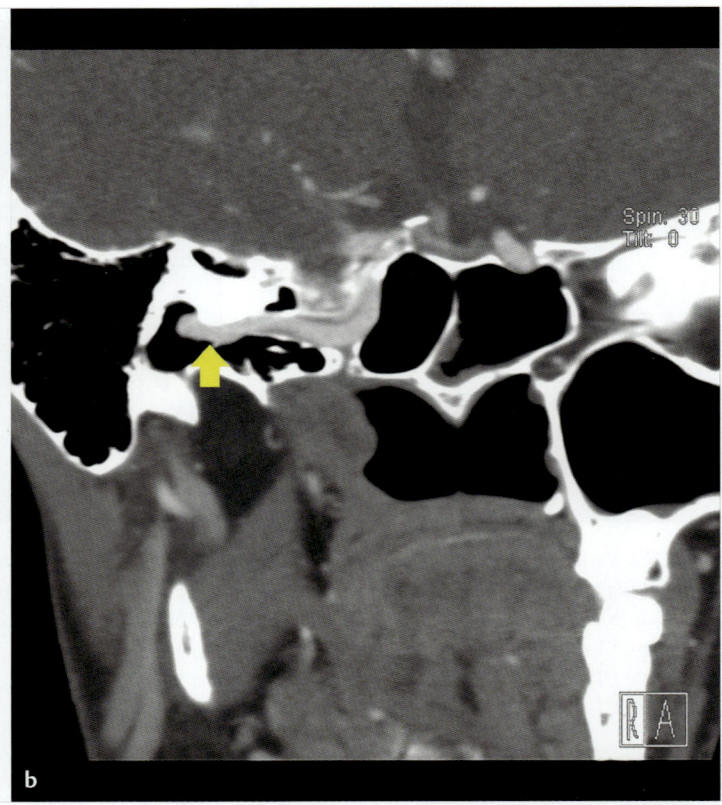

Abb. 4.5 Aberranter Verlauf der rechten A. carotis interna. In der CTA zeigt sich eine Retraktion des Trommelfells rechts (blauer Pfeil) mit direkt angrenzender, ausschwingender, nicht ossär gedeckter A. carotis (gelbe Pfeile). Die A. carotis interna verläuft lateral der Promontoria cochlearis. Dies kann mit einem Glomustumor verwechselt werden.
a Axiale CTA.
b Koronare CTA.

Differenzialdiagnose

Die morphologische Vielfalt des Foramen jugulare, bedingt auch durch enthaltene Leitstrukturen in der Pars vascularis und der Pars nervosa, reicht von Normvarianten über Gefäßmalformationen bis zu Tumoren wie beispielsweise einem Paragangliom oder Meningeom.

> **Differenzialdiagnosen**
>
> Die Differenzialdiagnose von Varianten des Bulbus v. jugularis und des Sinus sigmoideus ist gleichzusetzen mit den differenzialdiagnostischen Aussagen zur Tumordiagnostik (S. 100). Im Vordergrund der Abklärung steht dabei die oft schwierige Differenzialdiagnostik: die Abgrenzung einer Asymmetrie des Bulbus v. jugularis gegenüber vaskulären Tumoren wie Paragangliomen, malignen Formen wie dem Angiosarkom und vor allem Meningeomen. Selten spielt in der Differenzialdiagnose auch eine metastatische Absiedelung z. B. eines Mammakarzinoms oder eines Nierenzellkarzinoms (oft auch deutlich hypervaskularisiert) eine Rolle.

Malformationen des Os temporale

> **Kernaussagen**
>
> Die Diagnostik, die Differenzialdiagnostik und auch die klinische Erfassung und Zuordnung von Malformationen des Os temporale stellen eine große Herausforderung und Verantwortung auf dem Gebiet der diagnostischen Radiologie im Bereich der Kopf-Hals-Diagnostik dar. Dabei muss exakt zwischen rein deskriptiv einzuordnenden Variationen ohne klinische Symptomatik und den mit komplexen klinischen Beschwerden einhergehenden Variationen unterschieden werden. In den folgenden Ausführungen sollen diese Detailaspekte herausgehoben werden.

Definition

Fehlbildungen des Os temporale zeichnen sich durch ein große Bandbreite von Individuum zu Individuum aus. Die Ausprägung von Fehlbildungen des Os temporale kann ein- oder beidseitig sein, mit oder ohne Funktionseinbuße. Entwicklungsgeschichtlich entwickeln sich äußeres Ohr, äußerer Gehörgang, Mittelohr und Innenohr geweblich und zeitlich unterschiedlich, sodass häufiger Fehlbildungen von Mittelohr und äußerem Ohr vorliegen als Assoziationen mit dem Labyrinth.

Allgemeine Einteilung von Anomalien des Schläfenbeins:
- **Anomalien des Schallleitungssystems:**
  - Ohrmuschel: Mikrotie, ggf. in Kombination mit anderen Missbildungen
  - Meatus acusticus externus:
    - Agenesie
    - Stenose
    - membranös-knöcherne Atresieplatte
  - Os mastoideum:
    - Hypoplasie
    - Atresie
  - Mittelohr:
    - Hypoplasie
    - Aplasie
- **Anomalien des häutigen Labyrinths bzw. der Kochlea**
- **Anomalien des inneren Gehörgangs**
- **Anomalien des N. facialis:**
  - Ektopie
  - abnormer Verlauf
  - Hypoplasie
- **kongenitale vaskuläre Anomalien:**
  - Hochstand des Bulbus v. jugularis
  - intratympanaler Bulbus v. jugularis
  - ektoper intratemporaler Verlauf der A. carotis interna
  - persistierende A. stapedis
  - aberrante A. meningea media
- **seltene Läsionen:**
  - kongenitale obliterative Labyrinthitis
  - dilatierter Aquädukt

Pathophysiologie und Ätiologie

Fehlbildungen des Os temporale sind meist genetisch bedingte kongenitale Erkrankungen, können allerdings auch sporadisch oder pränatal erworben sein oder im Zuge verschiedener Erkrankungen wie kraniofazialer Dysostosen (▶ Tab. 4.3) auftreten.

Demografie

Fehlbildungen des Os temporale sind seltene Erkrankungen.

Klinik, Therapie und Prognose

Die klinische Symptomatik von Malformationen des Felsenbeins zeigt eine große Variabilität. Der äußeren Untersuchung zugänglich sind Fehlbildungen der Ohrmuschel wie die Mikrotie (Grad I–III) oder Aurikularanhängsel bzw. Fehlbildungen der periaurikulären Region mit möglichen Fisteln. Hinzu kommen äußerlich zu diagnostizierende Veränderungen wie die Anotie. Bei Stenosen und Atresien ist in der Regel die klinische Untersuchung erschwert. Damit kommt der bildgebenden Diagnostik eine wesentliche Bedeutung zu.

Die Therapie ist abhängig von der zugrunde liegenden Symptomatik. Sie reicht von Rekonstruktionen der Ohrmuschel bis hin zur Rekonstruktion des äußeren Gehörgangs und Implantaten bei Malformationen des inneren Gehörgangs. Die Prognose hängt von den Phasen der funktionellen Veränderungen im Bereich des Mittelohrs und des Innenohrs ab.

Bildgebung

Diese Malformationen bedürfen in den meisten Fällen keiner Bildgebung. Dysplasien des äußeren Gehörgangs sind teils insbesondere bei Stenosen und Atresien der klinischen Untersuchung weniger gut zugänglich; dann findet die Schnittbildgebung ihren Einsatz.

Tab. 4.3 Beispiele von Syndromen mit Schwerhörigkeit sowie Beteiligung von äußerem Ohr und/oder Mittelohr und ihre radiologische Darstellbarkeit.

Syndrome	Beteiligte Ohrregionen	Radiologische Darstellbarkeit
BOR-Syndrom (branchiootorenales Syndrom)	äußeres Ohr, Mittelohr, Innenohr	CT, DVT
Goldenhar-Syndrom (okuloaurikulovertebrale Dysplasie)	äußeres Ohr, Mittelohr, Innenohr	CT, DVT (MRT)
Trisomien (13, 18, 21)	äußeres Ohr, Mittelohr, Innenohr	CT, DVT, MRT
Franceschetti-Treacher-Collins-Syndrom (Dysostosis otomandibularis)	äußeres Ohr, Mittelohr, Innenohr	CT, DVT (MRT)
Klippel-Feil-Syndrom	äußeres Ohr, Mittelohr, Innenohr	CT, DVT, MRT
Crouzon-Syndrom (Dysostosis craniofacialis)	äußeres Ohr, Mittelohr	CT, DVT
Camurati-Engelmann-Syndrom	Mittelohr, Innenohr	CT, DVT, MRT
Apert-Syndrom (Akrozephalosyndaktylismus)	Mittelohr, Innenohr	CT, DVT, MRT
Wildervanck-Syndrom (zervikookuloakustische Dysplasie)	äußeres Ohr, Mittelohr, Innenohr	CT, DVT, MRT

CT = Computertomografie
DVT = digitale Volumentomografie
MRT = Magnetresonanztomografie

Bildgebung

- *Konventionelles Röntgen:* Übersichtsdiagnostik, Verlaufskontrolle bei Kochleaimplantat
- *CT:* primäre Standarddiagnostik
- *MRT:* erweiterte Diagnostik für vaskuläre neurale Prozesse
- *DVT:* erweiterte Übersichtsdiagnostik

Differenzialdiagnose

Aus differenzialdiagnostischer Sicht ist bei der Beurteilung von Fehlbildungen des Schläfenbeins zu empfehlen, zunächst nach deren Häufigkeit und Pathologiegrad vorzugehen und sich an Leitstrukturen wie dem Schallleitungssystem, dem häutigen Labyrinth mit innerem Gehörgang sowie auch an Gefäß- und Nervenstrukturen wie der V. jugularis, der A. carotis interna oder dem N. facialis zu orientieren.

Ohr und Felsenbein

> **Differenzialdiagnosen**
>
> Es gibt für Malformationen des Os temporale keine relevanten Differenzialdiagnosen.

Fehlbildungen des äußeren Gehörgangs

> **Kernaussagen**
>
> Fehlbildungen des äußeren Gehörgangs müssen immer klinisch und bildgebend abgebildet werden, da weitere komplexe Dysplasien vorliegen können.

Definition

Dysplasien der äußeren Ohrmuschel, des äußeren Gehörgangs und des Mittelohrs hängen entwicklungsgeschichtlich miteinander zusammen und können einzeln oder assoziiert auftreten. Teils begleitende aberrante Verläufe des N. facialis sind ebenfalls zu beachten. Folgende Formen der Missbildungen des äußeren Gehörgangs (Meatus acusticus externus) gibt es:
- Stenose,
- Atresieplatte,
- Atresie.

Pathophysiologie und Ätiologie

Fehlbildungen des äußeren Gehörgangs beruhen auf einer fehlenden Kanalisation der epithelialen Zellen. Atresien des äußeren Gehörgangs können isoliert vorkommen, aber auch im Rahmen von genetischen Syndromen wie der mandibulofazialen Dysostose (Franceschetti-Treacher-Collins-Syndrom), der kraniofazialen Dysostose (Crouzon-Syndrom) und der Goldenhar-Dysplasie (s. ▶ Tab. 4.3).

Demografie

Das männliche Geschlecht ist von Fehlbildungen des äußeren Gehörgangs häufiger betroffen als das weibliche, eine Bilateralität tritt in ca. 29 % der Fälle auf.

Klinik, Therapie und Prognose

Klinisch imponieren meist eine Schallleitungsschwerhörigkeit und rezidivierende Infektionen.

Die Therapie ist in der Regel eine optische Korrektur bei guter Prognose.

Bildgebung

Der Nachweis von knöchernen Fehlbildungen ist mit CT (▶ Abb. 4.6 und ▶ Abb. 4.7) und DVT gut zu führen; die MRT folgt an 2. Stelle. Der äußere Gehörgang kann an Fehlbildungen entweder eine Stenose aufweisen oder eine inkomplette bis komplette Atresie. Diese kann entweder bindegewebig bzw. membranös oder knöchern sein.

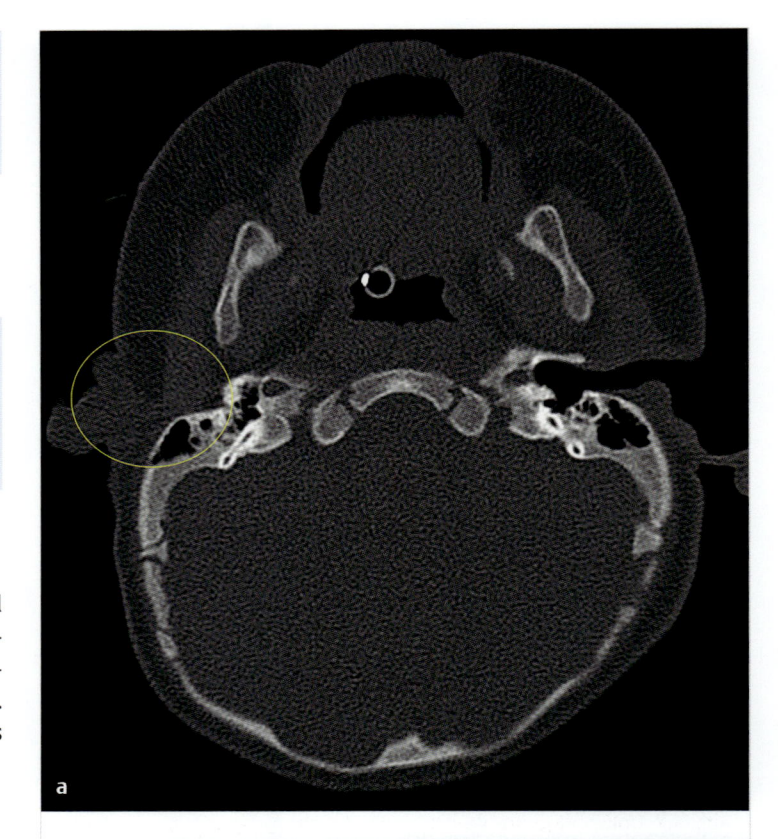

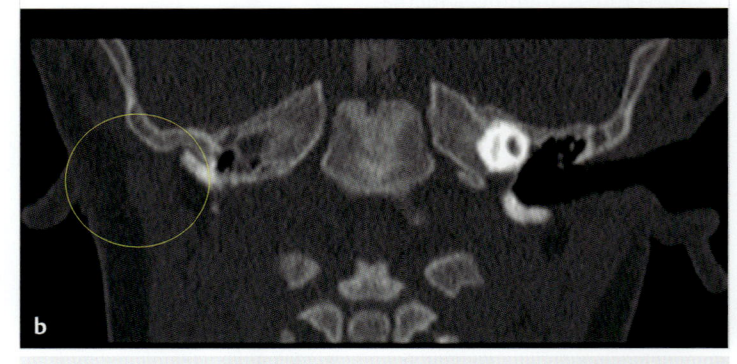

Abb. 4.6 Rechtsseitige Atresie des äußeren Gehörgangs. Die gelben Kreise in den CT-Aufnahmen kennzeichnen die Atresie.
a Axiale CT-Aufnahme.
b Koronare CT-Aufnahme.

> **Bildgebung**
>
> - *Konventionelles Röntgen:* kein diagnostischer Zugewinn
> - *CT:* Standarddiagnostik
> - *MRT:* nur bei Verdacht auf Fehlbildungskomplex
> - *DVT:* Standarddiagnostik, oft ergänzt durch CT

Differenzialdiagnose

> **Differenzialdiagnosen**
>
> Es gibt keine Differenzialdiagnosen von Fehlbildungen des äußeren Gehörgangs.

4.4 Spezifische Befunde

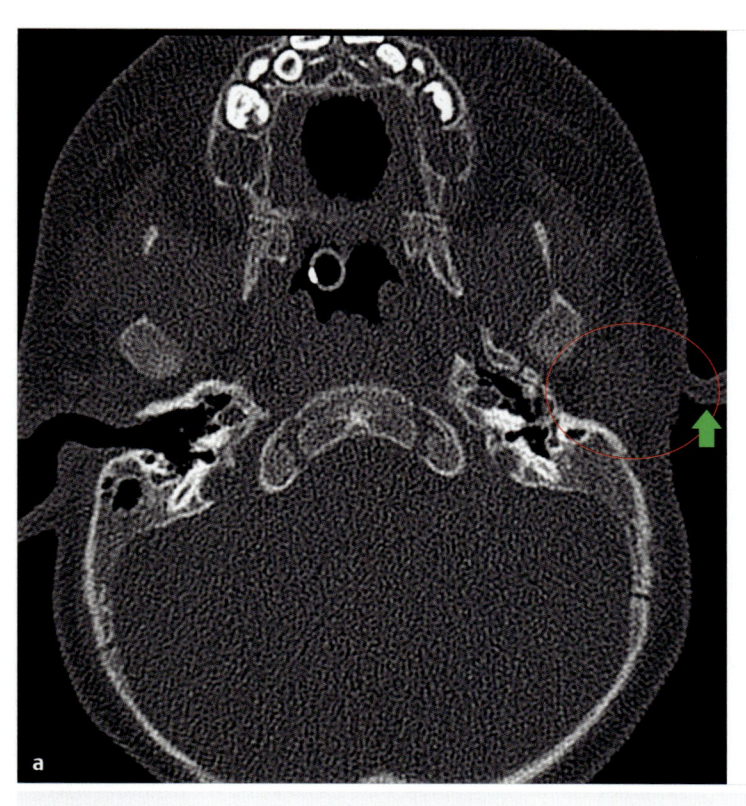

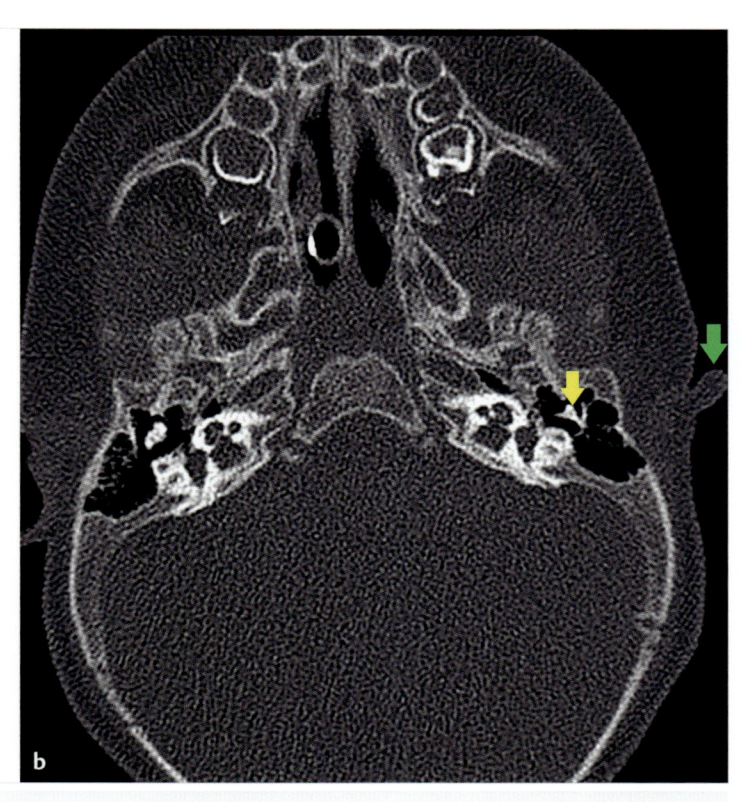

Abb. 4.7 Linksseitige Atresie des äußeren Gehörgangs. In den CT-Aufnahmen (benachbarte Schichten) finden sich eine Mikrotie (a, b, grüne Pfeile) sowie eine bindegewebige und knöcherne Atresie des äußeren Gehörgangs (a, roter Kreis). Die Paukenhöhle ist normal groß, aber die Gehörknöchelchenkette (b, gelber Pfeil) kommt dysplastisch zur Darstellung.
a Axiale CT-Aufnahme.
b Axiale CT-Aufnahme.

Missbildungen und Variationen des Mittelohrs

> **Kernaussagen**
>
> Missbildungen und Variationen des Mittelohrs stellen eine besondere Anforderung an die Qualität der bildgebenden Diagnostik, allen voran CT und DVT. Zusätzlich müssen für die Interpretation bewährte Kenntnisse der möglicherweise vorliegenden Missbildungen vorhanden sein.

Definition

Die Paukenhöhle kann regelrecht angelegt und pneumatisiert oder hypoplastisch bis aplastisch sein. Folgende Formen der Missbildungen der Paukenhöhle (Cavum tympani) sind bekannt:
- Agenesie,
- Aplasie,
- Deformationen der Paukenhöhlenabschnitte,
- Missbildungen der Ossikel.

Rudimentäre Befunde, zusätzliche Höhlenbildungen, Septenbildungen oder Verschattungen aus embryologischem, nicht abgebautem Gewebe können vorliegen.

Bei Fehlbildungen der Ossikelkette kann es sich um eine Dysplasie, eine Hypoplasie oder eine Aplasie handeln. Auch Fehllagen, Fixierungen der Ossikel an der Paukenhöhlenwand wie bei einer Tympanosklerose oder der Stapesfußplatte in der Fensterzone bei Otosklerose sowie Ossikeldissoziationen oder Fixierungen sind möglich, mit großer Bandbreite in der Ausprägung. Eine häufige Deformität der Ossikel ist die Fusion von Malleus und Inkus im Attikraum. Dadurch fehlt eine normale malleoinkudale Artikulation. Bei Atresieplatten kann das Manubrium des Malleus fehlen oder deformiert sein. Inkudostapediale Diskonnektionen sind die häufigste kongenitale Anomalie. Meist fehlt dabei der Processus longus des Inkus oder er ist nach posterior verlagert. Isolierte Fehlbildungen des Foramen ovale sind selten; meist ist begleitend der Stapes involviert.

Pathophysiologie und Ätiologie

Verschiedene familiäre Syndrome wie auch die Einnahme von Contergan führen zu spezifischen Missbildungen im Bereich des Mittelohrs.

Demografie

Die Inzidenz von derartigen Fehlbildungen des Mittelohrs ist in den letzten Jahren diskret rückläufig.

Klinik, Therapie und Prognose

Führendes klinisches Symptom bei Fehlbildungen bzw. Pathologien des Mittelohrs ist der konduktive Hörverlust (Schallleitungsstörung). Liegt keine Progredienz der Hörstörung vor, so wird dies als pathognomonisch für das Vorliegen einer Fehlbildung der Ossikelkette erachtet.

Bei optimaler Versorgung ist die Prognose gut.

Bildgebung

Der Nachweis von knöchernen Fehlbildungen gelingt mit CT und DVT sehr gut, insbesondere der Nachweis von Fehlbildungen bzw. Pathologien des Mittelohrs inklusive Ossikelkette. Nachgeordnete Bedeutung kommt dabei der MRT zu.

Besonders Fehlbildungen des Stapes sind aus chirurgischer Sicht wesentlich. Dabei ist die hochaufgelöste Darstellung des Ossikels und seiner Insertionszonen in der Nische des ovalen Fensters in der CT oder DVT wichtig. Eine mögliche Dysplasie, Fixierungen oder Nischeneinengungen sind zu untersuchen.

Eine Analyse sollte im Seitenvergleich Anlage und Form des äußeren Gehörgangs sowie Pneumatisationsgrad und Anlage von Mittelohr und Mastoid beinhalten, darüber hinaus die Beurteilung der Ossikelkette und der Fensterzonen auf Pathologien sowie die Untersuchung des Fazialiskanals auf Anomalien (▶ Tab. 4.4). Auch eine Evaluation der Innenohrsituation ist anzuschließen sowie die Überprüfung wichtiger Leitstrukturen wie des Bulbus v. jugularis, des Sinus sigmoideus und der A. carotis interna im nächsten Schritt.

Bildgebung

- *Konventionelles Röntgen:* kein Stellenwert im Rahmen der Diagnosefindung
- *CT:* Standarddiagnostik
- *MRT:* nur bei komplexen Fehlbildungen
- *DVT:* Standarddiagnostik, meist jedoch durch CT ergänzt

Differenzialdiagnose

Differenzialdiagnosen

Veränderungen durch Tympanosklerose können mit Ossikeldysplasien verwechselt werden.

4.4.2 Tumoren

Kernaussagen

Die bildgebende Diagnostik von Tumoren des Mittelohrs basiert in der Regel auf dem primären Einsatz der CT, in der Regel ergänzt durch die MRT. In Einzelfällen erfolgt eine invasive Angiografie, wenn eine MRA nicht diagnostisch ist oder eine vaskuläre Intervention geplant ist.

Definition

Tumoren des äußeren Gehörgangs (▶ Tab. 4.5):
- **Benigne Tumoren:**
  - Zu den häufigsten Raumforderungen im äußeren Gehörgang zählt der Gehörgangspolyp, eine Läsion mit Vorwölbung nach außen, glatt begrenzter Oberfläche und ohne ossäre Destruktionen.
  - Zu den benignen Erkrankungsprozessen des äußeren Gehörgangs gehört die sog. Keratosis obturans (auch „Gehörgangscholesteatom" genannt). Bei Gehörgangscholesteatomen kann es zur Verlegung größerer Teile des Gehörgangs kommen, durch knöcherne Absorptionen zu Erweiterungen des Gehörgangs.
  - Bei Exostosen des Meatus acusticus externus liegen fixierte knöcherne Prozesse der Gehörgangswand vor.
  - Osteome sind solitäre unilaterale, über eine kleine Basis pedunkulierte Knochenwachstumsformen, wesentlich seltener als Exostosen und weniger kompakt bzw. dicht als diese.

Tab. 4.4 Evaluationsschema für das Os temporale inklusive Ohrregionen und Mastoid.

Evaluation	Befunde
Dysplasietyp	- knöchern - membranös - gemischt - sklerosiert
Status der Atresieplatte	- komplett - inkomplett
Pneumatisation	–
Größe des Mittelohrraums	–
Status der Ossikelkette	- malleoinkudale Artikulation - Malleus - Inkus - Stapes
Status der Fenestrae	- Fenestra ovale - Fenestra rotundum
Status des Innenohrs	- Kochlea - Vestibulum - Canales semicirculares - Meatus acusticus internus - Aquädukt
Identifikation der Leitstrukturen	- Position des Bulbus v. jugularis - Position des Sinus sigmoideus - Identifikation des N. facialis

N. = Nervus
v. = venae

Tab. 4.5 Differenzialdiagnose tumoröser Raumforderungen im äußeren Gehörgang.

Befunde		Differenzialdiagnostische Kriterien
Häufig		
Polyp		Dichte, fehlende Destruktion
Exostose		Dichte, Signal
Karzinome	Plattenepithelkarzinom	Destruktion
	Basalzellkarzinom	Invasion
Melanom		Signalverhalten
Metastase		Destruktion
Selten		
Fibrom		Begrenzung
Adenom		Homogenität

- **Maligne Tumoren:**
  - Der Ursprung maligner Tumoren, die den äußeren Gehörgang betreffen, kann in der Region des Meatus acusticus externus liegen, aber auch benachbart dazu.
  - Die häufigsten Neoplasien sind das Plattenepithelkarzinom, das Basalzellkarzinom oder Tumoren ausgehend von der Glandula parotidea.
  - Metastasen von malignen Melanomen, Sarkomen oder Gliomen können vorkommen, sind in der Regel aber seltener.
  - Das Basalzellkarzinom geht meist vom Aurikulus aus und breitet sich sekundär in den Gehörgang aus.
  - Hingegen betreffen Plattenepithelkarzinome direkt den Gehörgang, können allerdings auch im Mittelohr auftreten.
  - Auch aus kleinen Speicheldrüsen können Neoplasien entstehen, neben benignen Läsionen wie einem serominösen oder pleomorphen Adenom auch ein Adenokarzinom oder ein adenoidzystisches Karzinom.

Tumoren des Mittelohrs:
- **Benigne Tumoren:**
  - Das Hämangiom des Mittelohrs wird auch „ossifizierendes Hämangiom" genannt. Die häufigste Manifestation findet sich entlang der labyrinthären Verlaufsstrecke des Fazialiskanals sowie in der Fossa geniculi.
  - Paragangliome (Synonym: Glomustumor) sind benigne, langsam, aber destruierend wachsende Tumoren nicht chromaffiner Zellen im Bereich des Mittelohrs (Glomus-tympanicum-Tumoren). Als Glomus-jugulare-Tumoren entstehen sie aus dem Bulbus v. jugularis im und um das Foramen jugulare und wachsen destruierend in das Mittelohr vor. Es werden im Wesentlichen die Formen Glomus tympanicum, Glomus hypotympanicum und Glomus jugulare unterschieden.
  - Im Os temporale sind Hauptlokalisationen des Cholesteatoms in der Pyramidenspitze, im Mastoid, im Mittelohr und im Meatus acusticus externus. Ein Cholesteatom, das hinter einem intakten Trommelfell bei einem Patienten ohne Anamnese einer Otitis media auftritt, wird als „kongenitales Cholesteatom" bezeichnet.
- **Maligne Tumoren:**
  - Zu den primären Karzinomen im Mittelohr zählen Plattenepithelkarzinome, verschiedene Adenokarzinome sowie das adenoidzystische Karzinom.
  - Metastasen, die das Mittelohr oder das Mastoid mitinfiltrieren, sind häufig in der Pyramidenspitze lokalisiert. Nach hämatogener Aussaat sind auch diffuse Metastasen an anderen Stellen zu finden; meist wird eine Knochenmarksinfiltration dokumentiert.
  - Rhabdomyosarkome stellen hochmaligne mesenchymale Neoplasien dar. Histopathologisch werden das embryonale (häufigster Typ), das alveoläre und das pleomorphe Rhabdomyosarkom unterschieden.
  - Die Histiozytosis X ist keine Neoplasie im eigentlichen Sinn, jedoch tritt sie als tumorös-infiltrierende Veränderung im Mittelohr in Erscheinung. Es werden dabei die infantile Form (Abt-Letterer-Siwe-, Hand-Schüller-Christian-Erkrankung) sowie bei älteren Kindern das eosinophile Granulom beschrieben.
  - Weitere Neoplasien wie ein Lymphombefall, ein Riesenzelltumor sowie Manifestationen eines multiplen Myeloms, von Meningeomen oder Osteoblastomen stellen im Mittelohrbereich Seltenheiten dar.

Pathophysiologie und Ätiologie

Tumoren des äußeren Gehörgangs:
- **Benigne Tumoren:** Exostosen des Meatus acusticus externus sind in der Regel induziert durch eine längere Irritation des Kanals, oft auch durch exzessiven Kontakt mit kaltem Meerwasser.
- **Maligne Tumoren:** Oft besteht bei Patienten mit malignen Tumoren des äußeren Gehörgangs eine lange Anamnese einer chronischen Otitis media.

Tumoren des Mittelohrs:
- **Benigne Tumoren:** Laut gängiger Theorie geht das kongenitale Cholesteatom von aberrierenden, epithelialen embryonalen Resten aus, entsprechend dem Epidermoid, mit Vorkommen vor allem intradiploidal in der Schädelbasis.
- **Maligne Tumoren:** Häufige Primärtumoren von Metastasen im Mittelohr oder Mastoid sind das Mammakarzinom, das Bronchialkarzinom, das Nierenkarzinom, das Prostatakarzinom, Kopf-Hals-Tumoren und Magenkarzinome.

Andere Tumoren entstehen spontan. Spezifische Risikofaktoren sind dafür nicht bekannt.

Demografie

Tumoren des äußeren Gehörgangs:
- **Benigne Tumoren:**
  - Gehörgangscholesteatome treten meist in der Altersgruppe zwischen 40 und 75 Jahren auf.
  - Exostosen des Meatus acusticus externus betreffen in den meisten Fällen das männliche Geschlecht.
- **Maligne Tumoren:** Maligne Tumoren des äußeren Gehörgangs sind sehr selten.

Tumoren des Mittelohrs:
- **Benigne Tumoren:**
  - Das Paragangliom stellt den häufigsten primären Tumor des Mittelohrs und den zweithäufigsten Tumor des Os temporale dar. Der Glomus-jugulare-Tumor weist einen Altersgipfel zwischen 40 und 60 Jahren auf. Häufiger sind Frauen betroffen.
  - Das kongenitale Cholesteatom, auch als „primäres Cholesteatom" oder „Epidermoid" bezeichnet, stellt etwa 2% aller tympanalen Cholesteatome.
- **Maligne Tumoren:**
  - Primäre Karzinome im Mittelohr sind im Erwachsenenalter sehr selten. Plattenepithelkarzinome sind häufiger bei männlichen Patienten, Adenokarzinome kommen bei beiden Geschlechtern gleich häufig vor.
  - Rhabdomyosarkome sind eine Rarität im Schläfenbein. Sie sind im Kindesalter (Kinder jünger als 5 Jahre) der häufigste maligne Weichteiltumor. Etwa 50% der Rhabdomyosarkome treten in der Kopf-Hals-Region auf, etwa 7% im Mittelohr.
  - Selten kommen auch maligne Lymphome oder andere maligne Tumoren vor.

Klinik, Therapie und Prognose

Tumoren des äußeren Gehörgangs:
- **Benigne Tumoren:**
  - Persistierende Schmerzen und Otorrhö sind klinische Symptome von Gehörgangscholesteatomen. Selten ist auch ein konduktiver Hörverlust damit verbunden. Meist ist der Befund unilateral.

Ohr und Felsenbein

- Oft liegen bei Exostosen des Meatus acusticus externus bilateral Läsionen vor, ein konduktiver Hörverlust ist möglich. In seltenen Fällen kommt es zu einer kompletten Okklusion des Gehörgangs.
- **Maligne Tumoren:** Häufige Symptome von malignen Erkrankungen des äußeren Ohres sind Otalgie, Hörverlust, Ausfluss und Blutungen.

Tumoren des Mittelohrs:
- **Benigne Tumoren:**
  - Ein Funktionsverlust des Nervs bei N.-facialis-Neurinom hängt in der Regel von der Größe und der Lage der Läsion ab.
  - Das Hämangiom des Mittelohrs geht klinisch oft mit einer progressiven peripheren N.-facialis-Parese einher, teils auch mit einem pulsatilen Tinnitus.
  - Klinisch dominieren beim Glomus-jugulare-Tumor zunächst ein pulsatiler Tinnitus, Schwerhörigkeit und Neuropathien der Hirnnerven IX–XII.
- **Maligne Tumoren:**
  - Tumorassoziierte Symptome von Rhabdomyosarkomen können eine schmerzlose Otorrhö, eine N.-facialis-Parese und Hirnnervenausfälle bei lokaler Umgebungsinfiltration sein.
  - Sehr seltene Tumoren sind Metastasen mit einem Befall im Mittelohrbereich, allen voran des Mammakarzinoms oder des Nierenzellkarzinoms.

Die Therapie wird vom Malignitätsgrad und vom Grading bestimmt und reicht von der Operation über die Radiatio bis hin zur Chemotherapie. Die Prognose hängt von der zugrunde liegenden Pathologie ab, ist in der Regel jedoch relativ günstig.

Bildgebung

Tumoren des äußeren Gehörgangs:
- **Benigne Tumoren:** Einen Polypen und eine Exostose im Meatus acusticus externus zeigen ▶ Abb. 4.8 und ▶ Abb. 4.9.
- **Maligne Tumoren** (▶ Abb. 4.10, ▶ Abb. 4.11 und ▶ Abb. 4.12): Die CT-Evaluierung ist bei malignen Tumoren des äußeren Gehörgangs in der Regel unspezifisch, erlaubt aber die Erfassung der Ausdehnung und dient damit der Planung der entsprechenden Intervention.

Tumoren des Mittelohrs:
- **Benigne Tumoren:**
  - Das N.-facialis-Neurinom weist in der CT meist eine tubuläre Struktur auf, die zu einer Vergrößerung des Nervenkanals tympanal oder mastoidal führen kann, oder imponiert auch rundlich in der Fossa geniculata. Die MRT zeigt bei N.-facialis-Neurinomen in kontrastgestützten T1w Sequenzen eine Kontrastmittelaufnahme (▶ Abb. 4.13). Insofern unterscheidet sich das N.-facialis-Neurinom differenzialdiagnostisch von Cholesteatomen wie auch vom kongenitalen Cholesteatom, das sich ebenfalls entlang des Nervenkanals ausbreiten kann. Bei der Bildanalyse ist insbesondere die Beurteilung einer Affektion des ersten Knies des N. facialis wichtig und wegweisend in der Differenzierung.

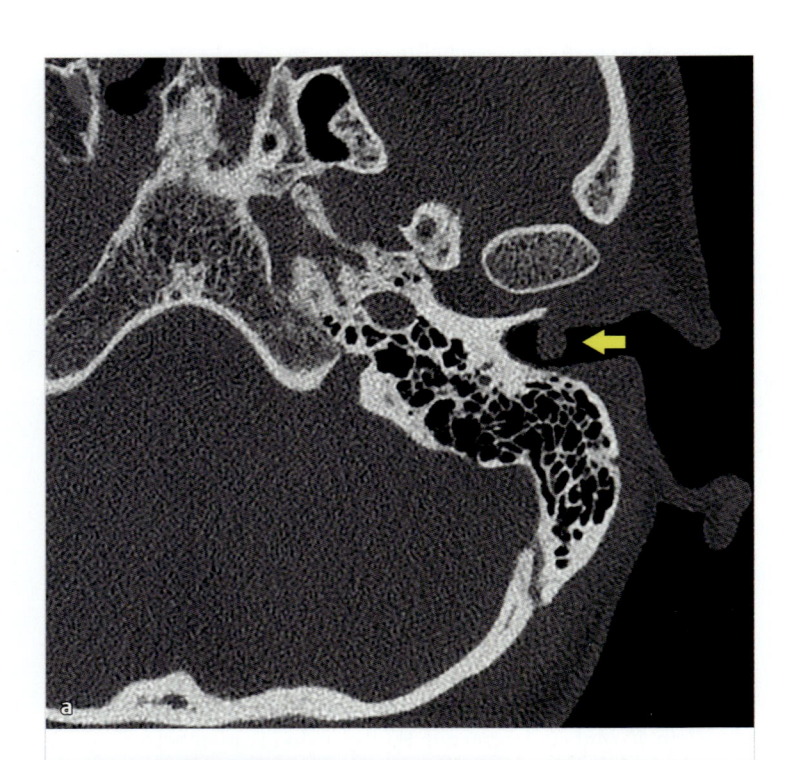

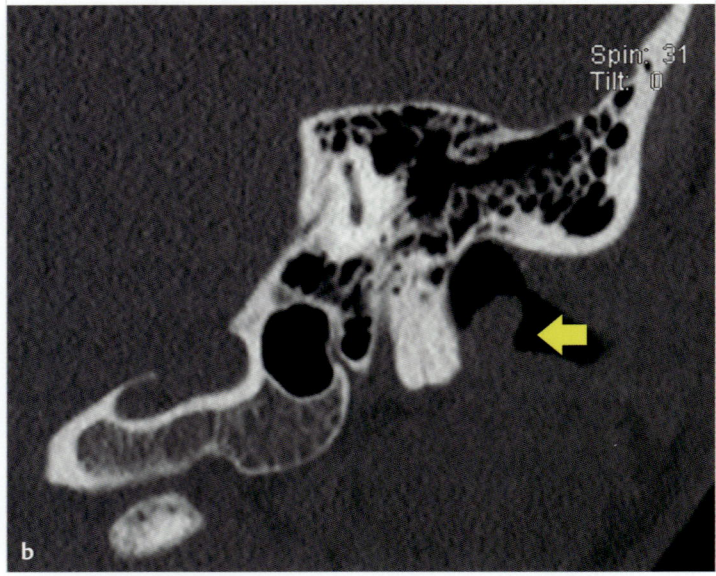

Abb. 4.8 Polyp im äußeren Gehörgang links mit Teilkontakt zur Gegenseite. Die Pfeile in den CT-Aufnahmen kennzeichnen den Polypen. Der äußere Gehörgang ist nicht komplett verlegt.
a Axiale CT-Aufnahme.
b Koronare CT-Aufnahme.

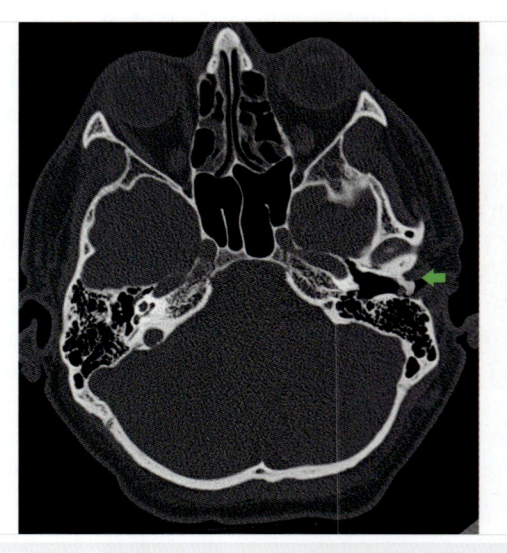

Abb. 4.9 Exostose in den äußeren Gehörgang links. Axiale CT-Aufnahmen. Im Meatus acusticus externus links wölbt sich eine pilzförmige knöcherne Struktur (Pfeile) gegen das Lumen vor.

4.4 Spezifische Befunde

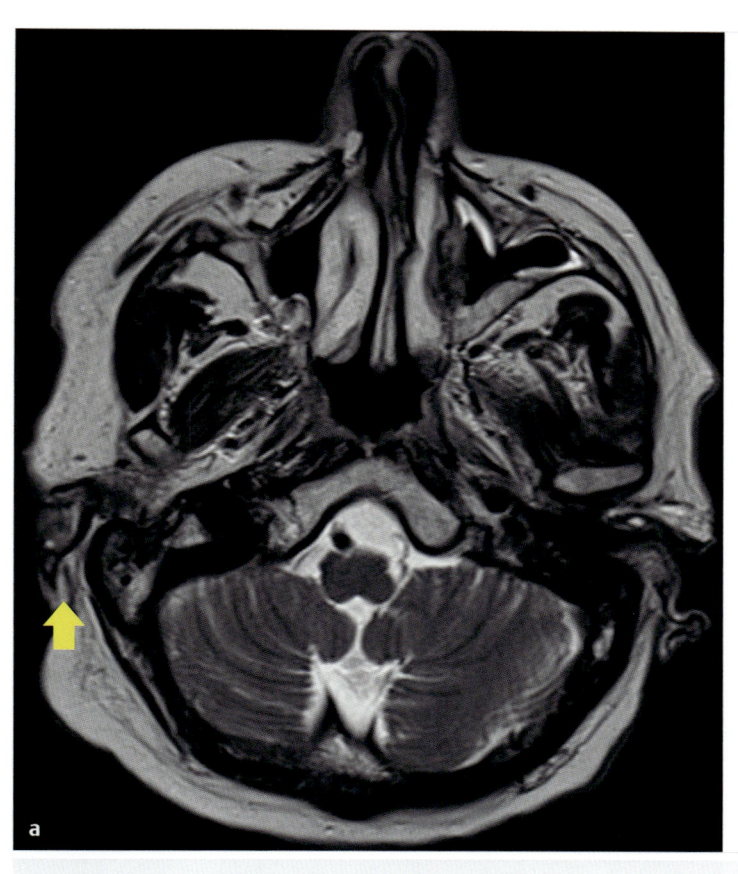

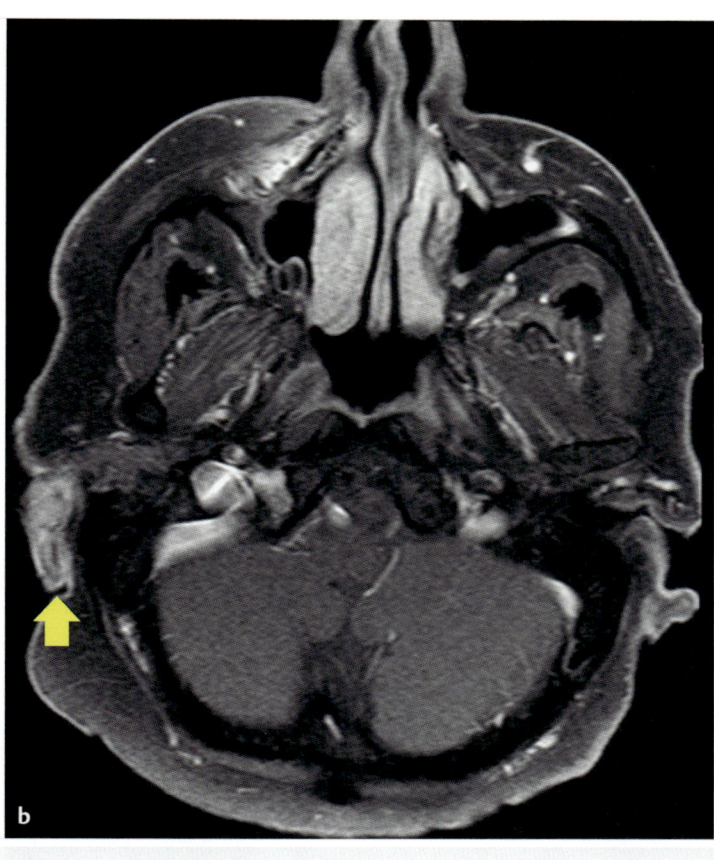

Abb. 4.10 Plattenepithelkarzinom der rechten Ohrmuschel. In der MRT zeigt sich eine kontrastmittelaufnehmende Raumforderung (Pfeile) ventral der Antehelix rechts. Nach ventral ist eine Kontrastmittelanreicherung im Bereich der dorsalen Wand des weichen äußeren Gehörgangs zu sehen.
a T 2w MRT-Aufnahme.
b T 1w MRT-Aufnahme nach Kontrastmittelgabe.

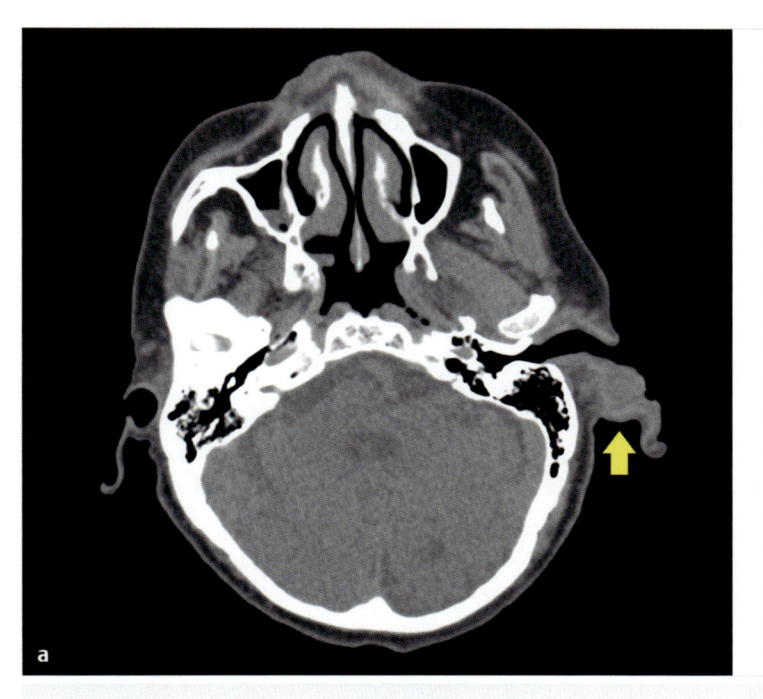

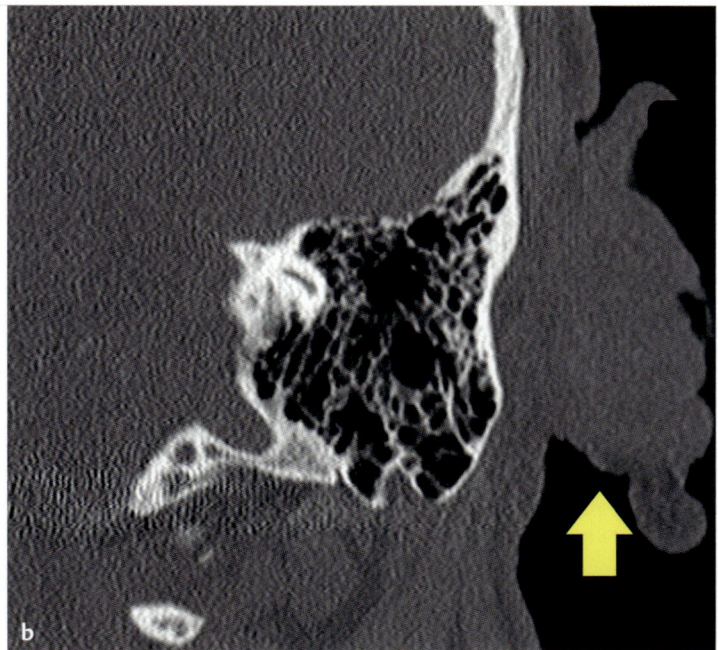

Abb. 4.11 Plattenepithelkarzinom der Ohrmuschel links. Es zeigt sich eine große Weichteilraumforderung an der Ohrmuschel links (Pfeile) ohne ossäre Infiltration.
a Axiale CT-Aufnahme.
b Koronare CT-Aufnahme.

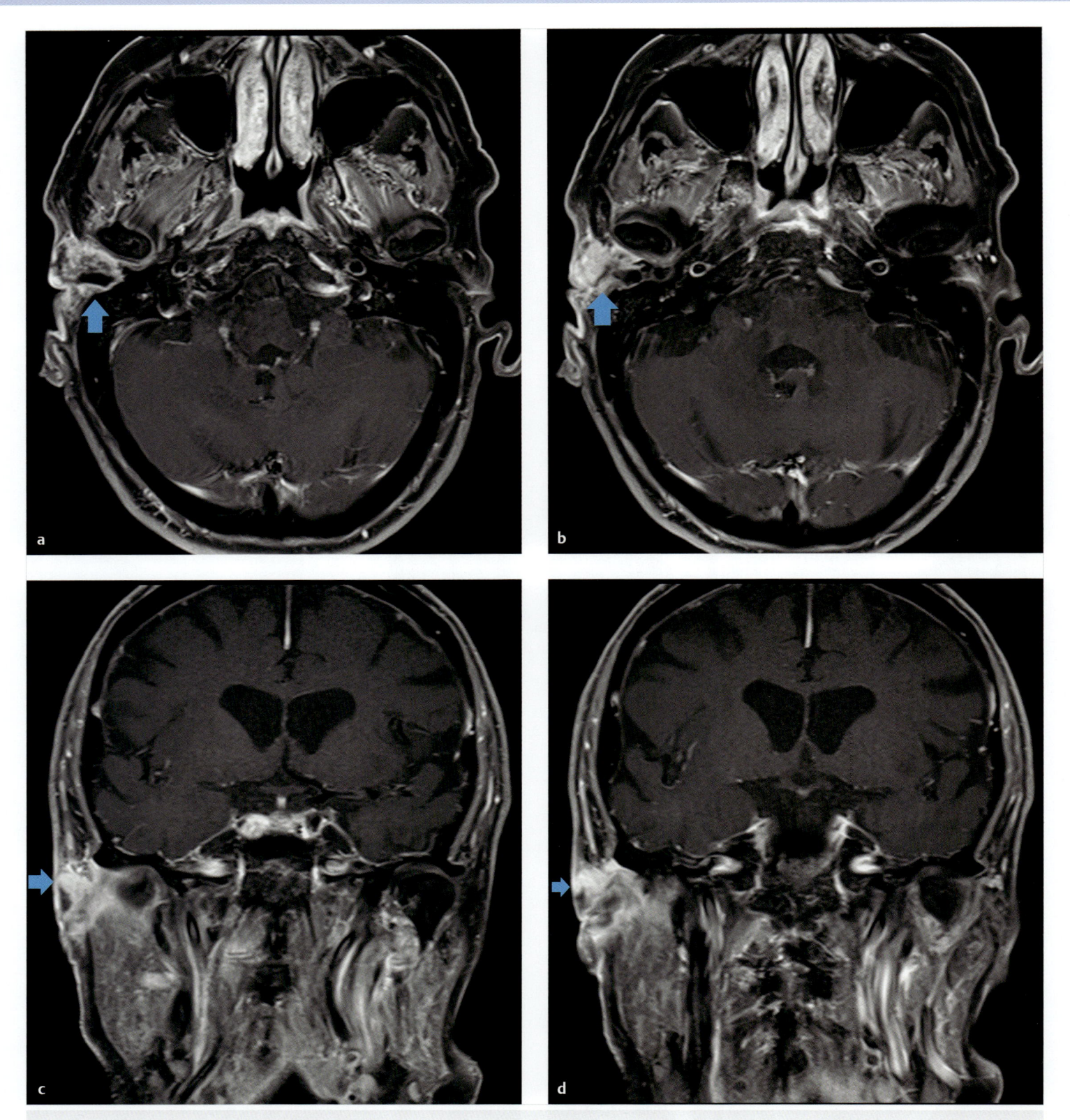

Abb. 4.12 Ausgedehntes Rezidiv eines Basalzellkarzinoms im Gehörgang rechts. Es zeigt sich eine Raumforderung des Meatus acusticus externus rechts (Pfeile) mit Kontrastmittelaufnahme, bis nach präaurikulär konfluierend, angrenzend an den proximalen dorsolateralen Anteil der Glandula parotis mit Ausdehnung bis an die äußere Gehörgangsvorder- und -hinterwand mit nahezu vollständiger Ummauerung des äußeren Gehörgangs. MRT-Aufnahmen benachbarter Schichten.
a Axiale T1w MRT-Aufnahmen nach Kontrastmittelgabe.
b Axiale T1w MRT-Aufnahmen nach Kontrastmittelgabe.
c Koronare T1w MRT-Aufnahmen nach Kontrastmittelgabe.
d Koronare T1w MRT-Aufnahmen nach Kontrastmittelgabe.

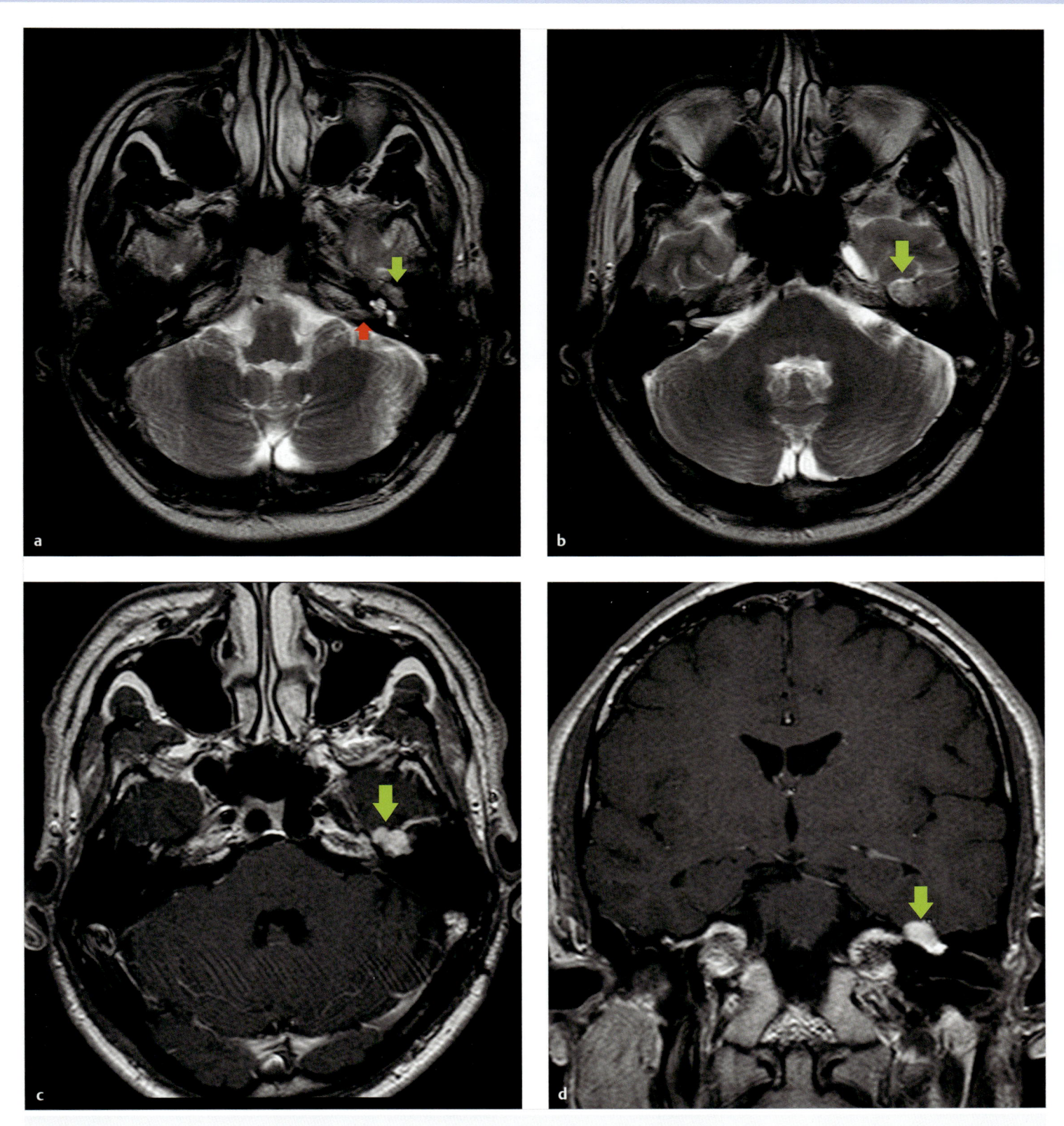

Abb. 4.13 Fazialisneurinom links. Der Meatus acusticus internus linksseitig ist in der T 2-Wichtung (benachbarte Schichten) deutlich weniger liquorintens abzugrenzen (a, roter Pfeil). Der Tumor erstreckt sich über das Ganglion geniculi bis in den tympanalen Abschnitt des N. facialis (a–d, grüne Pfeile). Nach intravenöser Kontrastmittelgabe kommt es zu einer starken Kontrastanreicherung und linksseitig zu einer geringen Pelottierung des Temporallappens, ohne dass in der T 2-Wichtung an dieser Stelle ein Marklagerödem nachweisbar wäre.

a Axiale T 2w MRT-Aufnahme. >
b Axiale T 2w MRT-Aufnahme.
c Axiale T 1w MRT-Aufnahme nach Kontrastmittelgabe.
d Koronare T 1w MRT-Aufnahme nach Kontrastmittelgabe.

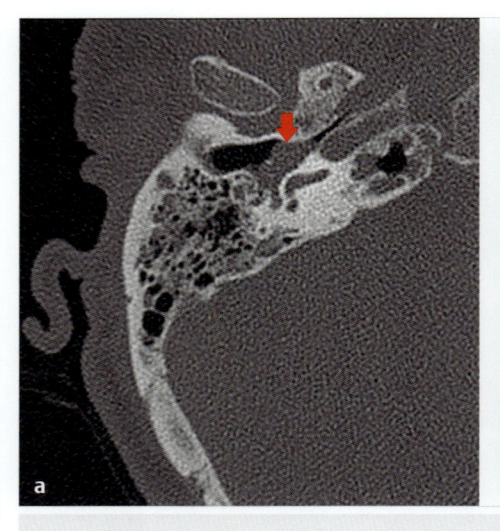

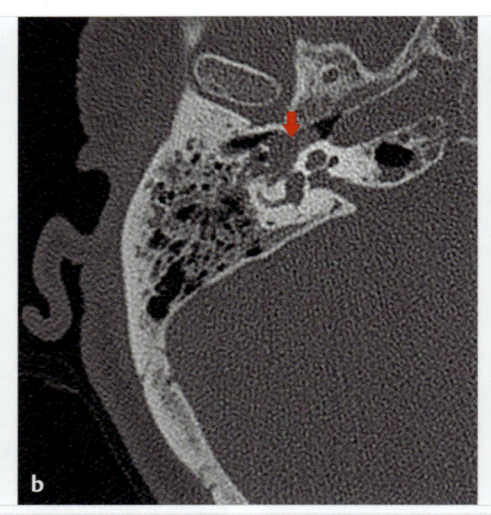

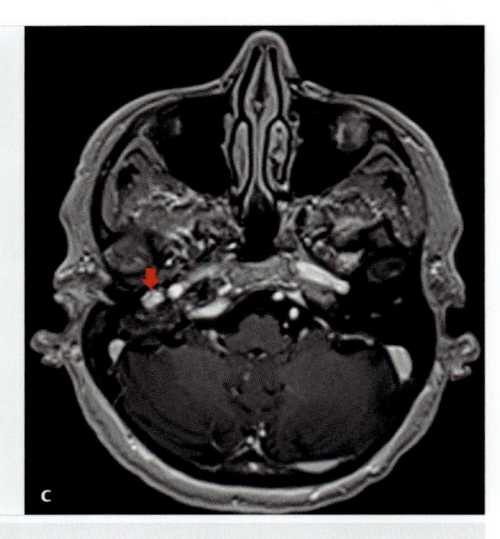

Abb. 4.14 Glomus-tympanicum-Tumor. In der CT (benachbarte Schichten) zeigt sich eine subtotale Verlegung des rechten Mittelohrs bei einer Raumforderung (**a**, **b**, Pfeile). Diese ist insbesondere im Meso- und Hypotympanon lokalisiert und reicht bis an das Trommelfell heran, die Gehörknöchelchen umgebend. Im MRT zeigt sich ein hypervaskularisierter Tumor (**c**, Pfeil) in der Paukenhöhle rechts.
a Axiale CT-Aufnahme.
b Axiale CT-Aufnahme.
c Axiale T 1w MRT-Aufnahme nach Kontrastmittelgabe.

- In der CT findet sich beim Hämangiom des Mittelohrs tympanal eine vermehrt kontrastmittelaufnehmende Läsion, spikulär teils berandet und mit intramuralen Verkalkungen. Die häufigste Manifestation ist dabei entlang der labyrinthären Verlaufsstrecke des Fazialiskanals sowie in der Fossa geniculi. Entsprechend sind Hämangiome Differenzialdiagnosen des N.-facialis-Neurinoms, da sie ebenfalls mögliche Genesen einer Fazialisparese wie der idiopathischen N.-facialis-Parese (Bell's Palsy) sind.
- Die radiologische Diagnostik ist bei Paragangliomen von Bedeutung, da es sich dabei um stark hypervaskularisierte Tumoren mit komplexem Ausbreitungs- und Infiltrationsmuster handelt (▶ Abb. 4.14 und ▶ Abb. 4.15). Die Bildgebung dient beim Glomus-jugulare-Tumor dem Tumornachweis, der Ausbreitungsdiagnostik sowie der Darstellung von Gefäßbezügen (zu A. carotis interna und Sinus sigmoideus). Eine Einteilung kann gemäß der Fisch-Klassifikation vorgenommen werden. In der CT gelingt die Dokumentation des permeativen osteolytischen Destruktionsmusters des Glomustumors. In der MRT sind das typische Salz-und-Pfeffer-Muster in T 1w Sequenzen aufgrund von tumorintern dilatierten Gefäßen mit Flow-Void-Phänomen, eine erhöhte Signalintensität in T 2w Sequenzen sowie eine starke Kontrastmittelaufnahme zu erkennen. Der Gefäßreichtum der Glomustumoren kann in Form einer CTA, einer MRA oder auch einer DSA erfasst werden. In der DSA zeigt sich entsprechend das sog. Blush-Phänomen, mit schneller Kontrastmittelanflutung sowie langsamer Wash-out-Phase.
- Otoskopisch imponiert das Cholesteatom des Os temporale als weißlicher Tumor hinter dem Trommelfell. Es weist in der kontrastgestützten MRT nur im Randbereich eine Kontrastierung auf. Der häufigste Ursprungsort tympanal ist das Epitympanon in Lagebeziehung zum inkudostapedialen Artikulationsbereich der Ossikelkette.

4.4 Spezifische Befunde

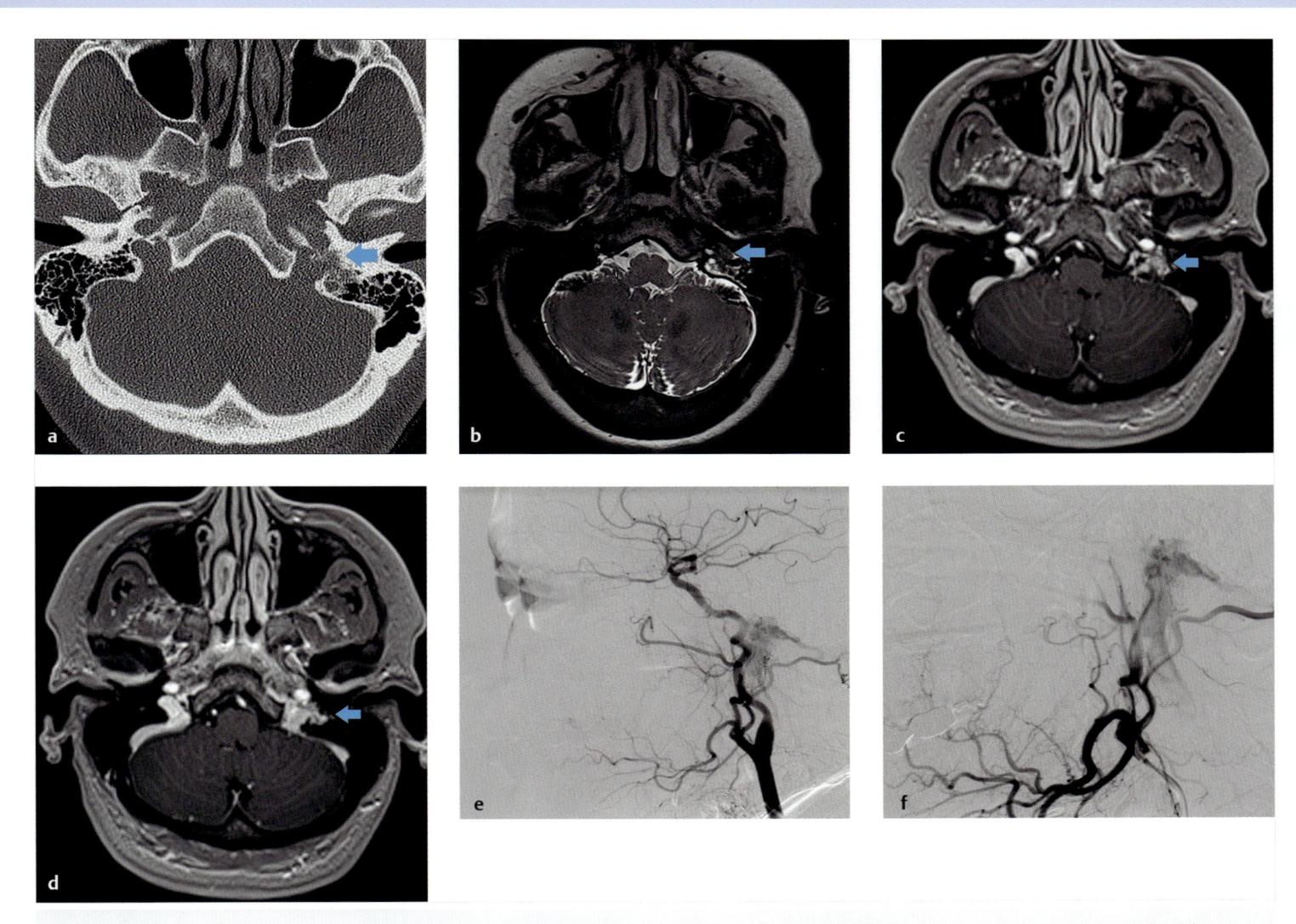

Abb. 4.15 Glomus-jugulare-Tumor. In der CT zeigt sich eine Raumforderung (a, Pfeil) an der linken Schädelbasis mit partieller Destruktion der Felsenbeinstrukturen insbesondere um das Foramen jugulare, des Mastoids und des Hypotympanons links. Im MRT (c, d benachbarte Schichten) erstreckt sich die Raumforderung (b–d, Pfeile) von der Felsenbeinhinterkante bzw. Mittelohrregion über die Schädelbasis links via Fossa jugularis bis in die proximale V. jugularis links. In der Angiografie (e, f) stellen sich die Halsgefäße mit selektiver Sondierung der linken A. carotis communis dar. Anschließend zeigt sich in der linken A. carotis externa der bekannte Glomustumor in typischer hypervaskularisierter Weise. Er wird von der A. pharyngea ascendens versorgt, die einen relativ komplexen Abgang aufweist.
a Axiale CT-Aufnahme.
b Axiale T 2w MRT-Aufnahme.
c T 1w MRT-Aufnahme nach Kontrastmittelgabe.
d T 1w MRT-Aufnahme nach Kontrastmittelgabe.
e Selektive DSA der A. carotis communis.
f Selektive DSA der A. carotis externa.

- **Maligne Tumoren** (▶ Abb. 4.16):
  - In der Bildgebung führend sind bei primären Karzinomen im Mittelohr ausgedehnte knöcherne Destruktionen, deutlicher, als dies bei einer chronischen Mittelohrentzündung vorkommt.
  - In der CT zeigen sich bei Metastasen im Mittelohr oder Mastoid osteoplastische und/oder osteolytische Erscheinungsformen.
  - In der Bildgebung sind beim Rhabdomyosarkom deutliche Knochendestruktionen auszumachen.
  - Andere Neoplasien im Mittelohr weisen in der Bildgebung keine spezifischen Charakteristika auf.

Bildgebung

- *Konventionelles Röntgen:* kein diagnostischer Zugewinn zu erwarten
- *CT:* Standarddiagnostik
- *MRT:* ergänzende Diagnostik, ggf. mit MRA
- *DVT:* oft Initialdiagnostik, immer ergänzt durch CT

Ohr und Felsenbein

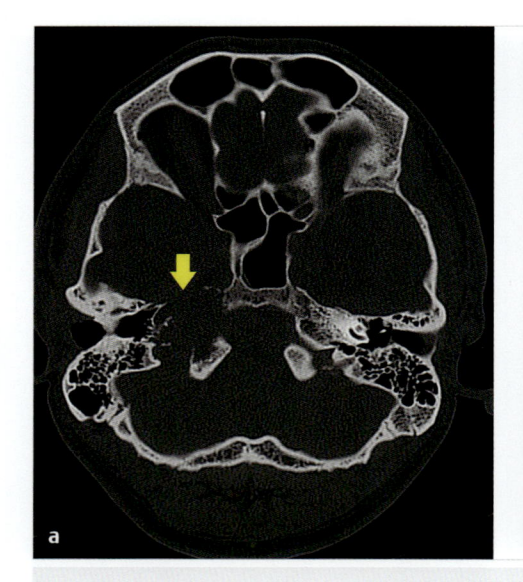

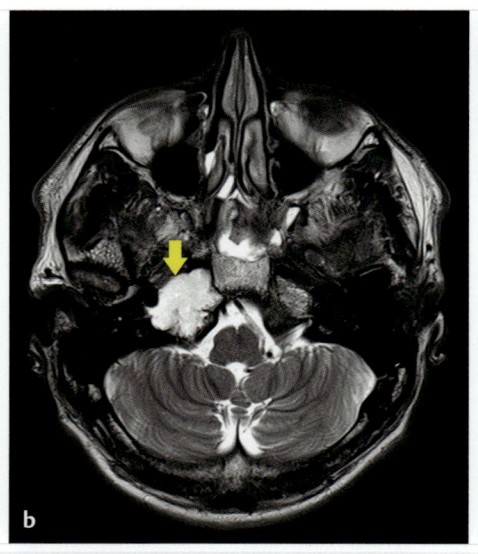

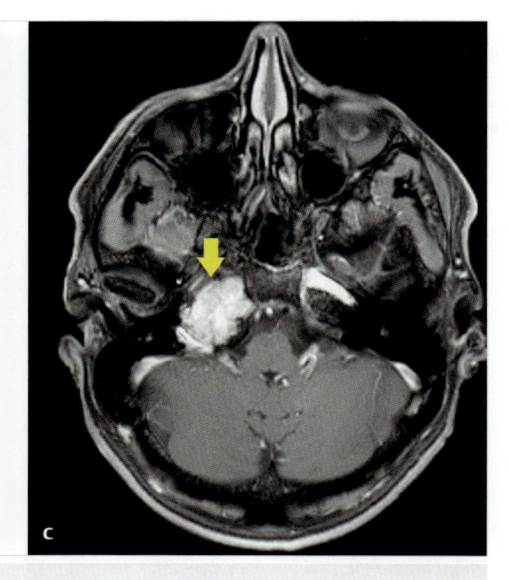

Abb. 4.16 Chondrosarkom der rechten Felsenbeinspitze. In der CT befindet sich oberhalb der rechten Felsenbeinspitze eine Raumforderung (a, Pfeil), die eine lokale knöcherne Zerstörung verursacht. In der MRT erscheint die Raumforderung als große extraaxiale Masse, die von der Petrosusspitze ausgeht. Die Läsion zeigt ein hyperintenses Signal in der T 2w Bildgebung (b, Pfeil) und eine starke Kontrastmittelanreicherung (c, Pfeil).
a Axiale CT-Aufnahme.
b T 2w MRT-Aufnahme.
c T 1w MRT-Aufnahme nach Kontrastmittelgabe.

Differenzialdiagnose

Tumoren des äußeren Gehörgangs (▶ Abb. 4.17):
- **Benigne und Maligne Tumoren:** Die Differenzialdiagnose umfasst Cerumen obturans, Cholesterolgranulome, Cholesteatome und Otitis externa necroticans.

Tumoren des Mittelohrs:
- **Benigne Tumoren** (▶ Abb. 4.18):
  - Das Schwannom des N. facialis kann im Kleinhirnbrückenwinkel und im inneren Gehörgang auftreten und eine dem N.-facialis-Neurinom vergleichbare Morphe aufweisen.
  - Zur Differenzierung eines Glomustumors von Variationen des Bulbus v. jugularis sollten venöse Gefäßdarstellungen z. B. mittels MRA zum Einsatz kommen, in der sich das Paragangliom als weichteildichte Läsion ohne Flussphänomen dokumentiert.
- **Maligne Tumoren:** Die Differenzialdiagnose anderer Tumoren umfasst Sarkome und Lymphome, selten Metastasen anderer Primärtumoren

Liegt eine tumoröse, solide Raumforderung im Mittelohr vor, so ist deren Vaskularisation differenzialdiagnostisch oft wegweisend und im Hinblick auf mögliche Interventionen von großer Bedeutung. Eine intravenöse Kontrastmittelgabe kann dabei hinsichtlich einer Anreicherung und des Perfusionsverhaltens der Läsion mittels CTA bzw. MRA Aufschluss geben. Läsionen mit geringer Kontrastmittelanreicherung sind im Mittelohr das Adenom oder der entzündliche Polyp (▶ Tab. 4.6). Bei tympanalen Raumforderungen mit starker Kontrastmittelaufnahme muss differenzialdiagnostisch an ein Hämangiom oder ein Paragangliom gedacht werden. Dies kann mittels CTA, MRA oder DSA weiter abgeklärt werden. Eine vermehrte Kontrastmittelanreicherung kann seltener bei Neurinomgewebe, Meningeomausläufern im Mittelohr oder entzündlichem Granulationsgewebe vorliegen. Der häufigste Mittelohrtumor mit starker Kontrastmittelaufnahme ist der Glomus-tympanicum-Tumor, gefolgt von hypervaskularisiertem Granulationsgewebe (s. ▶ Tab. 4.6).

Tab. 4.6 Kontrastmittelverhalten tumoröser tympanaler Raumforderungen.

Befunde		Differenzialdiagnostische Kriterien
Geringe Kontrastmittelaufnahme		
Variationen	Zyste	Dichte, Begrenzung, randständige Kontrastmittelaufnahme
Tumoren	Adenom	Begrenzung
	Cholesterolgranulom	Signalverhalten in der MRT
	seltene benigne Tumoren	–
Entzündungen	entzündlicher Polyp	Morphologie, randständige Kontrastmittelaufnahme
Starke Kontrastmittelaufnahme		
Variationen	dehiszenter Bulbus v. jugularis	Topografie
	aberrierende A. carotis interna	vaskulär
	A. stapedia	–
Tumoren	Paragangliom	Vaskularisation
	Neurinom	Morphologie
	Meningeom	Kontrastmittelanreicherung
	Cholesterolgranulom	Signal in der MRT, Dichte
Entzündungen	hypervaskularisiertes Granulationsgewebe	Morphologie, randständige Kontrastmittelanreicherung

A. = Arteria
MRT = Magnetresonanztomografie
v. = venae

4.4 Spezifische Befunde

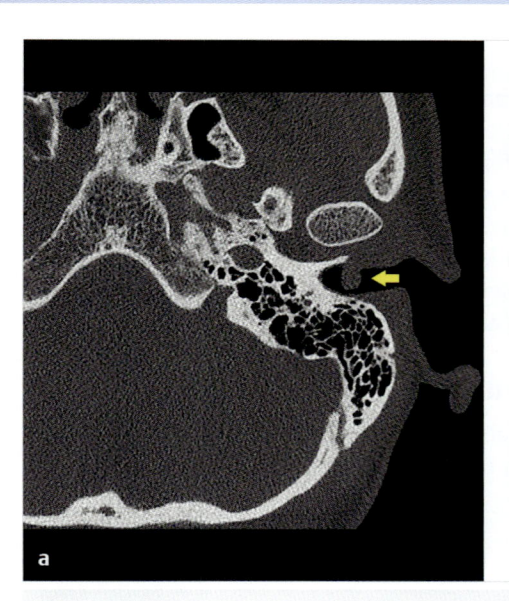

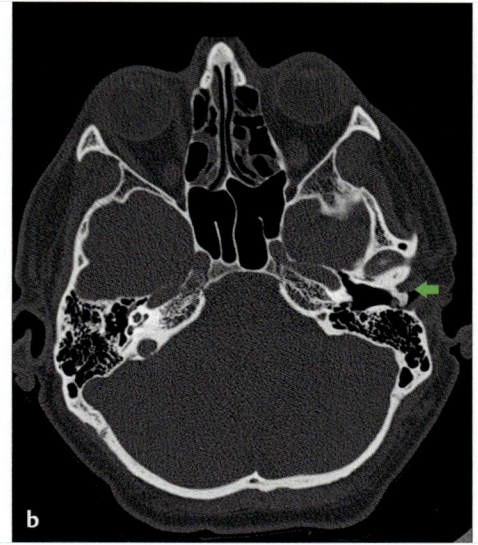

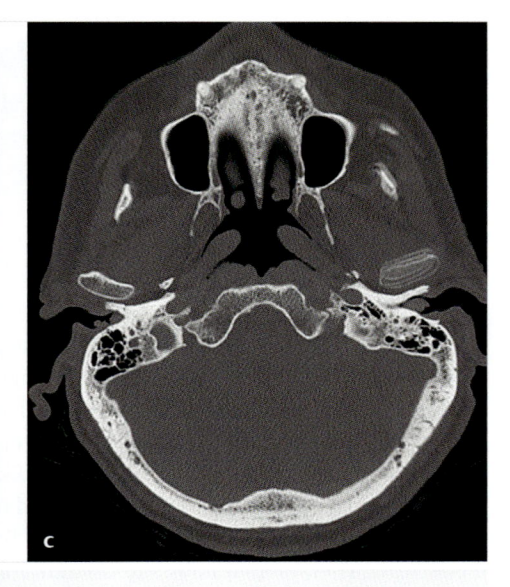

Abb. 4.17 Tumoren des äußeren Gehörgangs: verschiedene Differenzialdiagnosen. CT-Aufnahmen verschiedener Patienten mit benigner Pathologie im äußeren Gehörgang.
a CT eines Patienten mit Polyp (Pfeil) in äußeren Gehörgang links.
b CT eines Patienten mit Exostose in den äußeren Gehörgang links (Pfeil).
c CT eines Patienten mit Cerumen obturans beidseits im äußeren Gehörgang.

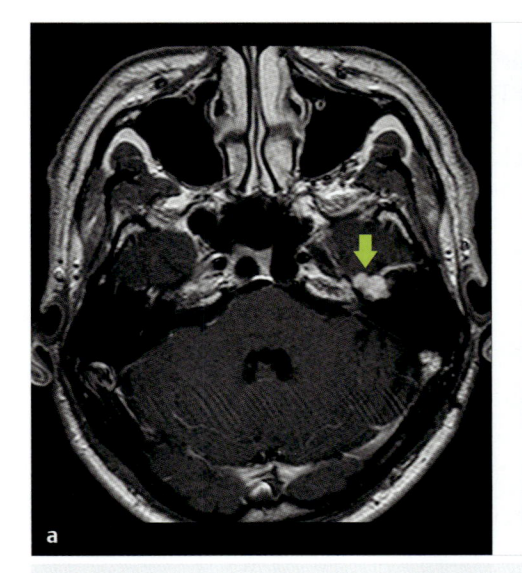

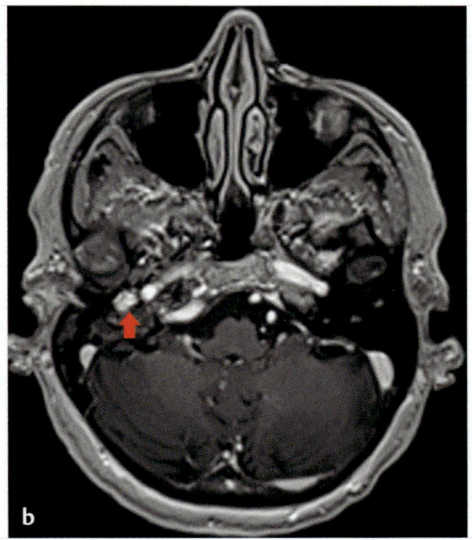

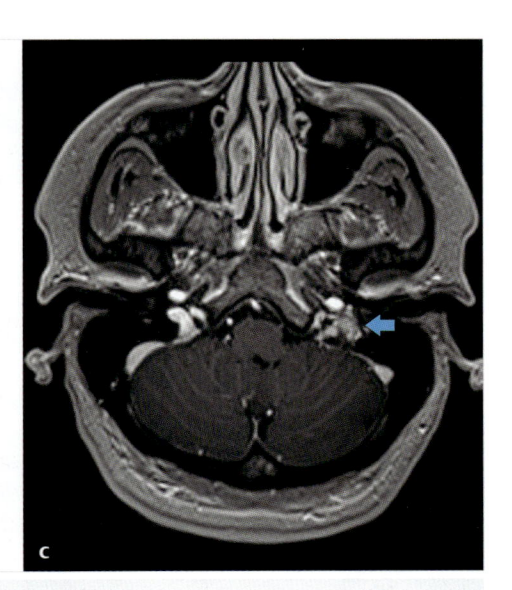

Abb. 4.18 Tumoren des Mittelohrs: verschiedene Differenzialdiagnosen. MRT-Aufnahmen verschiedener Patienten mit benignen Tumoren im Mittelohr.
a MRT eines Patienten mit Fazialisneurinom links (Pfeil).
b MRT eines Patienten mit Glomus-tympanicum-Tumor rechts (Pfeil).
c MRT eines Patienten mit Glomus-jugulare-Tumor links (Pfeil).

Ohr und Felsenbein

> ⚠️ **Differenzialdiagnosen**
>
> Die Differenzialdiagnose von Tumoren in Ohr und Felsenbein ist hochkomplex und beruht auf den oben beschriebenen Parametern der bildgebenden Diagnostik.

4.4.3 Entzündungen

Das häufigste Erkrankungsbild des Os temporale stellt die Entzündung dar. Dabei gibt es einerseits Erkrankungen, die klinischen Untersuchungstechniken zugänglich sind und im Normalfall keiner Bildgebung bedürfen. Dies ist bei einfacheren Gehörgangsentzündungen, dem Zoster oticus, Mykosen oder Ekzemen, dem Katarrh von Tube und Mittelohr (Serotympanon) und der Otitis media acuta der Fall. Bei Chronifizierungen, einseitigen Befunden und Progredienz trotz Therapiemaßnahmen können andererseits eine Ursachensuche auch im Hinblick auf eine mögliche Neoplasie wie beispielsweise im Nasopharynx Adenoide, ein Karzinom oder ein Lymphom, eine Ausmaßbestimmung und Komplikationssuche und damit auch die Schnittbildgebung notwendig werden.

Entzündungen des äußeren Gehörgangs

> **Kernaussagen** 🅼
>
> Eine auf den äußeren Gehörgang begrenzte Entzündung wird in der Regel konsequent behandelt. Im Falle von Komplikationen erfolgt dann eine bildgebende Diagnostik mittels CT.

Definition

Im Bereich des äußeren Gehörgangs stellt die Otitis externa necroticans (früher: Otitis externa maligna) eine schwerwiegende Erkrankung dar. Die fortschreitende, nekrotisierende Erkrankung breitet sich über den Gehörgang, Knorpel- und Knochengrenzen bis in die benachbarten Weichteile und Kompartimente aus, insbesondere auch nach kaudal in den suprahyoidalen Halsraum. Sie findet Anschluss an Gefäß- und Nervenstraßen (Foramen jugulare, Canalis n. hypoglossi) als Leitschienen.

Pathophysiologie und Ätiologie

Häufig sind ältere Diabetiker oder immunsupprimierte Menschen betroffen, oft liegt der Erreger Pseudomonas aeruginosa vor.

Demografie

Entzündungen sind besonders häufig bei Tauchern anzutreffen.

Klinik, Therapie und Prognose

Komplikationen wie Venen- oder Sinusthrombosen, Nervenschädigungen oder eine Schädelbasisosteomyelitis können die Folgen einer solchen Entzündung sein. Die klinischen Symptome sind in der Regel Schwellung, Schmerz und Schallleitungsschwerhörigkeit.

Bildgebung

Mittels CT können die ossären Destruktionen erfasst werden. Die kontrastgestützte MRT dokumentiert die typischen flächigen Kontrastmittelaufnahmen des betroffenen entzündlichen Gewebes. In der CT zeigt sich eine Bandbreite von Befunden von der randständigen bis totalen Verlegung des Gehörgangs, des Mittelohrs und des Mastoids bis zu Arrosionen bzw. Destruktionen von deren Begrenzungen bis hin zur Schädelbasis und evtl. zu den Kiefergelenken (▶ Abb. 4.19).

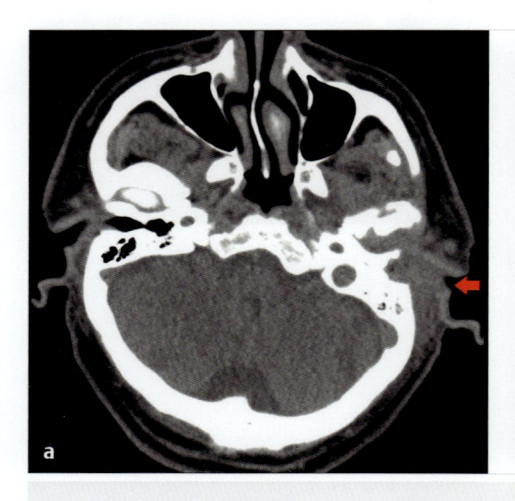

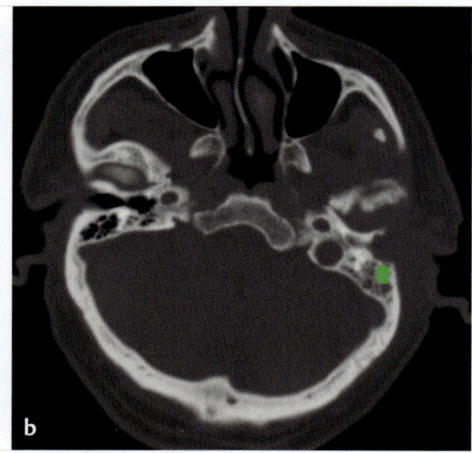

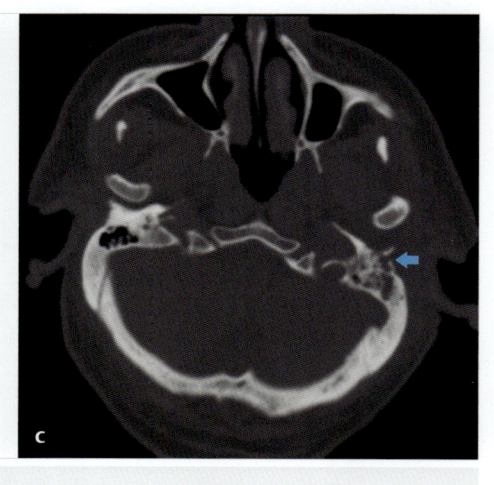

Abb. 4.19 Otitis externa necroticans links. Auf der linken Seite vollständige Verlegung der Mastoidzellen und des äußeren Gehörgangs (a, Pfeil) mit deutlicher Arrosion des äußeren Gehörgangs (b, Pfeil) und beginnende Arrosion der Cellulae mastoideae (c, Pfeil). Benachbarte Schichten im Knochenfenster (b, c).
a Axiale CT-Aufnahme (Weichteilfenster).
b Axiale CT-Aufnahme (Knochenfenster).
c Axiale CT-Aufnahme (Knochenfenster).

4.4 Spezifische Befunde

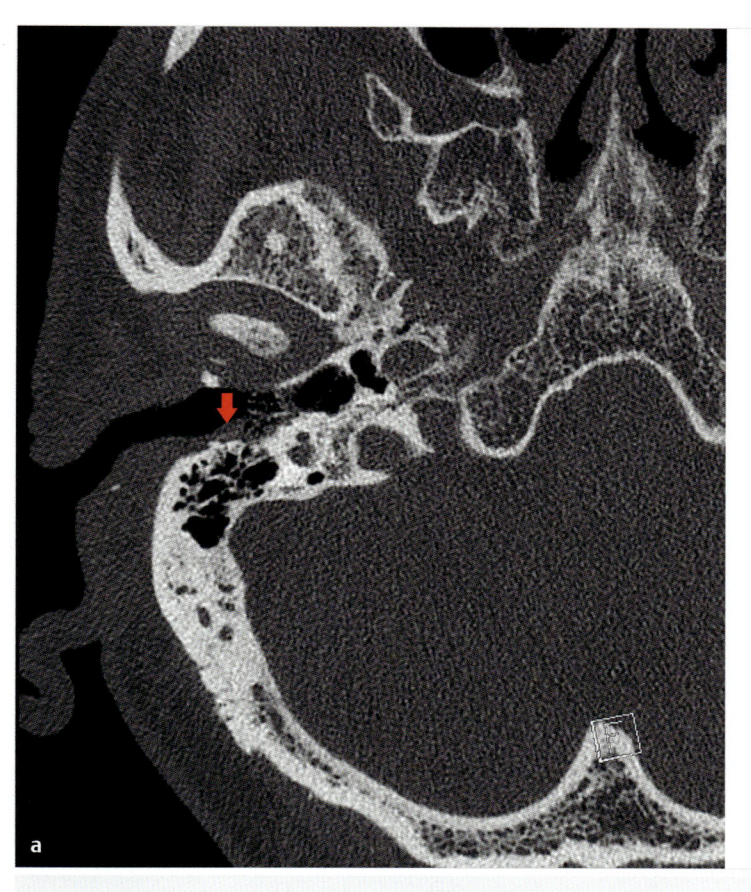

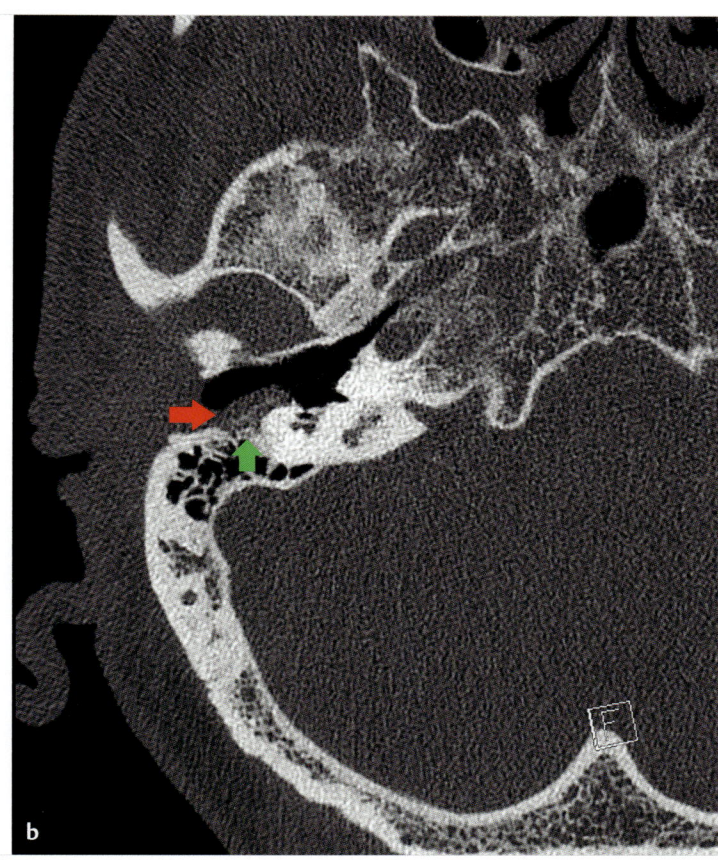

Abb. 4.20 Otitis externa necroticans: Differenzialdiagnose Cholesteatom des rechten äußeren Gehörgangs. Im dorsosuperioren äußeren Gehörgang rechts findet sich eine flache und ovale Raumforderung (a, b, rote Pfeile) mit Erosion der dorsalen Wand (b, grüner Pfeil) des äußeren Gehörgangs. Benachbarte Schichten im CT.
a CT-Aufnahme.
b CT-Aufnahme.

Die MRT zeigt in T2w Sequenzen eine mittlere Signalerhöhung betroffener Gewebe, in T1w Sequenzen muskelisointense Signalanhebungen und flächige Kontrastmittelanreicherungen.

Bildgebung

- *Konventionelles Röntgen:* keine Standardbildgebung
- *CT:* Standardbildgebung
- *MRT:* selten bei Otitis externa erforderlich
- *DVT:* häufig initial empfohlen

Differenzialdiagnose

In der Differenzialdiagnose ist das Gehörgangskarzinom anzuführen, das klinisch und bildmorphologisch bis auf das Ausbreitungsmuster nach kaudal der Otitis externa maligna sehr ähnelt.

Das erworbene Gehörgangscholesteatom weist bevorzugt die Lokalisation im hinteren Gehörgangsboden auf, mit lokaler Destruktion und Ansammlung von kleinen ossären Fragmenten (▶ Abb. 4.20). Auch klinisch gelingt dabei eine Diagnose.

Postentzündliche Veränderungen können als eingezogene flächige Gewebeplatten imponieren (Gehörgangssegel). Knöcherne Destruktionen sind dabei nicht typisch.

Differenzialdiagnosen

Differenzialdiagnose: neoplastische Veränderungen.

Entzündungen des Mittelohrs

Kernaussagen

Entzündungen des Mittelohrs insbesondere in der chronischen Form stellen eine häufige Problematik dar. Für die akuten Entzündungen sind meist übergreifende bakterielle Infekte aus dem Nasen-Rachen-Raum verantwortlich. Die Schleimansammlungen im Mittelohr stören die Belüftung und führen zu weiteren Entzündungen, z. B. des Trommelfells. Zudem spielt die Belüftung im Mittelohr eine zentrale Rolle bei entzündlichen Vorgängen. Die Paukenhöhle ist mit Luft gefüllt, damit Trommelfell und Gehörknöchelchen sich bewegen können. Die Belüftung erfolgt hauptsächlich über die Eustachi-Röhre. Ist die Paukenhöhle z. B. durch einen Infekt anhaltend schlecht belüftet, durch Luftunterdruck geschädigt oder durch einen Tumor eingeengt, dann entzündet sich dort die Schleimhaut und schwillt an. Dadurch verstärkt sich das Belüftungsproblem, mit ungünstigen Auswirkungen auf das Trommelfell. Hat das Trommelfell Risse, können leicht Bakterien von außen eindringen und im Mittelohr chronische Entzündungen hervorrufen.

Definition

Es liegt eine Vielfalt von Entzündungen des Mittelohrs hinsichtlich Dauer, Ätiologie, Pathogenese und des klinischen Bildes vor. Nahezu allen Formen ist eine Dysfunktion der Tuba auditiva gemeinsam.

Bei chronischen Formen, subsumiert unter dem Sammelbegriff „Otitis media chronica", handelt es sich um Erkrankungen wie die chronische seromuköse Otitis media (Tuben-Mittelohr-Katarrh), die Otitis media chronica mesotympanalis (chronische Schleimhauteiterung) und das Cholesteatom (Otitis media epitympanalis).

Intrakranielle Komplikationen der Otitis media an der mittleren Schädelbasis umfassen folgende Befunde:
- Meningitis,
- Abszessformationen,
- Sinusvenenthrombose,
- Osteomyelitis,
- ossikuläre Destruktion,
- labyrinthäre Fistel.

Pathophysiologie und Ätiologie

Die Otitis media folgt häufig einer viralen Infektion der oberen Atemwege, in der Regel durch Obstruktion der Eustachi-Röhre. Dies führt zu einer Verringerung der Ventilation und ermöglicht die Ansiedlung von bakteriellen und viralen Organismen im Mittelohr. Zu den Risikofaktoren, die Kinder für die Entwicklung einer akuten Mittelohrentzündung prädisponieren, gehören adenoide Hypertrophie, Immunschwäche, genetische Prädispositionen und Rauchexposition.

Demografie

Die Mittelohrentzündung kann in jedem Alter auftreten, die höchste Inzidenz findet sich jedoch bei Kindern im ersten Lebensjahr.

Klinik, Therapie und Prognose

Die Diagnose einer Mittelohrentzündung wird klinisch anhand der vorliegenden Anzeichen und Symptome zusätzlich zur körperlichen Untersuchung (Otoskopie) gestellt. Die radiologischen Untersuchungen kommen vor allem bei komplizierten und resistenten Fällen zum Einsatz.

Die Behandlung einer Mittelohrentzündung erfolgt in der Regel mit Antibiotika. Nicht steroidale entzündungshemmende Medikamente oder Paracetamol können zur Schmerzkontrolle eingesetzt werden. Wiederkehrende Infektionen erfordern die Platzierung eines Paukenröhrchens, um eine Belüftung des Mittelohrraums zu ermöglichen und ein normales Hörvermögen aufrechtzuerhalten.

Bildgebung

Akute Formen der Otitis media stellen keine Indikation zur primären Bildgebung dar. Ein Erguss im Mittelohr (Serotympanon) ist ein häufiger Nebenbefund in der Bildgebung und unterschiedlicher Genese (▶ Tab. 4.7). Er ist bei Kindern sehr häufig und zumeist unspezifisch. Bei Erwachsenen ist einem solchen Befund zunächst eher klinisch-anamnestisch nachzugehen.

In der Bildgebung zeigt sich die Otitis media acuta in der CT als Verschattung mit Spiegelbildung je nach Patientenlage. In der MRT imponieren Zonen mit erhöhtem Signal in T2w Sequenzen, vereinbar mit Flüssigkeitsansammlungen.

Bei den chronischen Formen ist ebenfalls eine Schnittbildgebung nicht zwingend erforderlich. Sie kann jedoch zur Darstellung des Ausmaßes und in der differenzialdiagnostischen Abklärung von granulierenden bzw. granulomatösen Inflammationen wie dem Morbus Wegener, Pilzerkrankungen oder der Knochentuberkulose hilfreich sein, um geeignete Therapieformen zu finden. In der CT und der DVT zeigen sich häufig Verschattungen des Mittelohrs und Mastoids verschiedenen Ausmaßes: Es kann ein eingezogenes oder vorgewölbtes Trommelfell vorliegen (je nach Sekretentleerung), ebenso auch eine Perforation. Außer bei längerer chronischer Entzündungsreaktion ist die Ossikelkette intakt, das Skutum nicht arrodiert oder destruiert. In der MRT zeigen sich in T2w Sequenzen hyperintense Strukturen in Tympanon bzw. Mastoid, in T1w Sequenzen hirnisointensen bis etwas hyperintensen Zonen entsprechend (Proteingehalt). Diese Strukturen reichern nach intravenöser Kontrastmittelgabe nicht oder nur leicht Kontrastmittel an.

Einige Fallbeispiele zeigen ▶ Abb. 4.21, ▶ Abb. 4.22, ▶ Abb. 4.23, ▶ Abb. 4.24 und ▶ Abb. 4.25.

Tab. 4.7 Differenzialdiagnose einer Flüssigkeitsansammlung im Mittelohr bzw. Mastoid.

Befunde		Differenzialdiagnostische Kriterien
Serotympanon	Reizerguss entzündliche Ätiologie	Dichte
hämorrhagische Flüssigkeit	Trauma	Dichte, Knochen
Liquoräquivalent	Duraleckagetrauma	Dichte

4.4 Spezifische Befunde

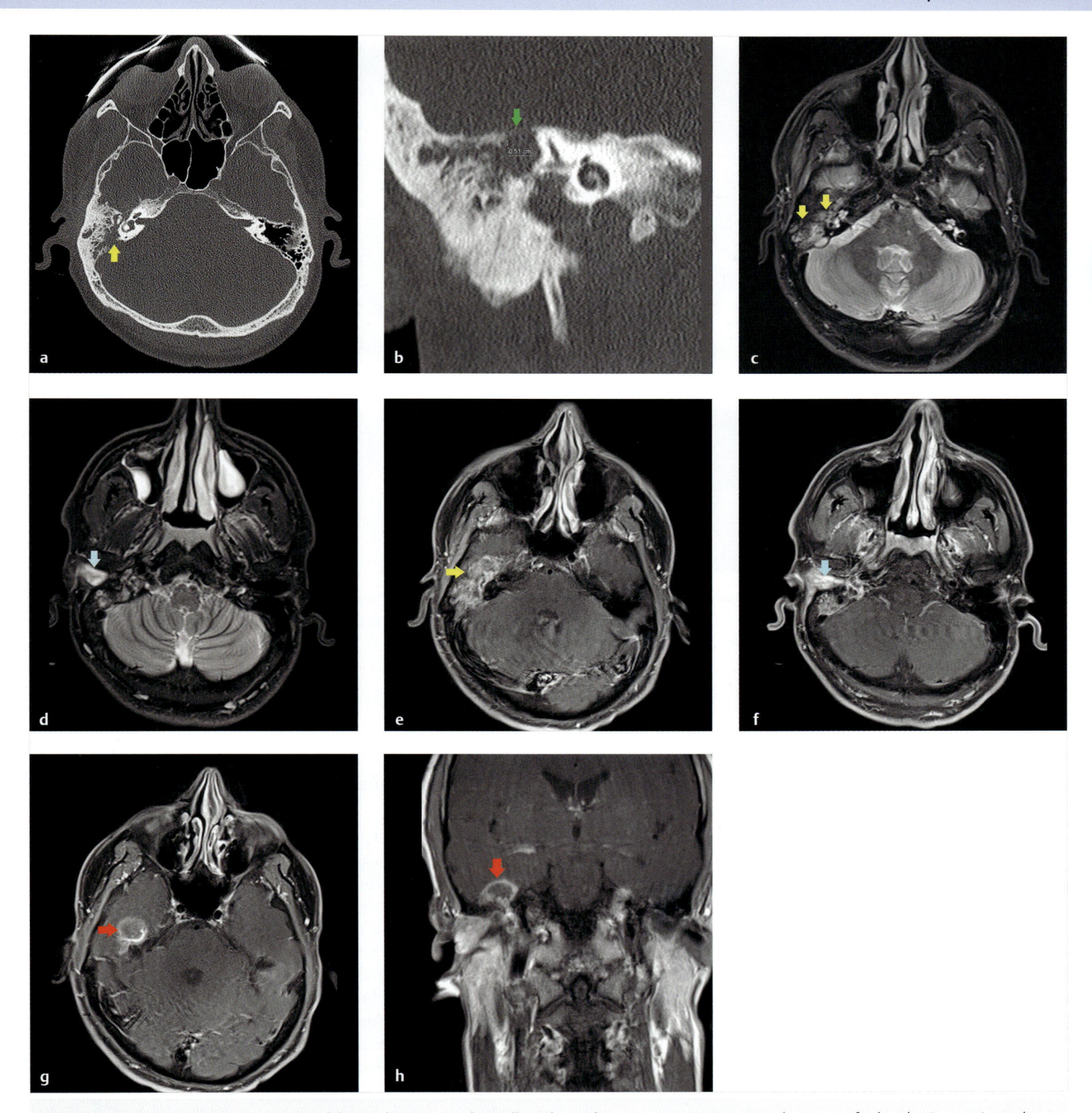

Abb. 4.21 Entzündlicher Prozess des Mittelohrs rechts mit intrakraniellen Abszessformationen. Im CT zeigt sich ein raumfordernder Prozess im rechten Mittelohr mit vollständiger Verlegung des Tympanons sowie der Mastoidzellen. Die ossäre Textur des Mastoids imponiert aufgelockert, dort sind breitbasige Arrosionen denkbar. Ossäre Defektzone vom hinteren Anteil des Mastoids zur hinteren Schädelgrube (a, Pfeil) und knöcherne Ausdünnung des Tegmen tympani mit einer ossären Dehiszenz über ca. 5 mm (b, Pfeil). In der MRT in der nativen T2w Sequenz hyperintense lumenverlegende Gewebevermehrung mit kompletter Verlegung des rechten äußeren Gehörgangs (d, f, blaue Pfeile), komplette Verlegung auch des Tympanons sowie des Mastoids rechts (c, e, gelbe Pfeile) und heterogene Kontrastmittelanreicherung nach Kontrastmittelgabe. Nach kranial Einbruch der Formation in die mittlere Schädelgrube rechts mit sich vorwölbender Abszedierung in den Temporallappen rechts (g, h, rote Pfeile), dies unmittelbar über dem lokal ossär defekten Tegmen tympani.
- **a** Axiale CT-Aufnahme.
- **b** Koronare CT-Aufnahme.
- **c** Axiale T2w MRT-Aufnahme.
- **d** Axiale T2w MRT-Aufnahme.
- **e** Axiale T2w MRT-Aufnahme.
- **f** Axiale T1w MRT-Aufnhahme nach Kontrastmittelgabe.
- **g** Axiale T1w MRT-Aufnahme nach Kontrastmittelgabe.
- **h** Koronare T1w MRT-Aufnahme nach Kontrastmittelgabe.

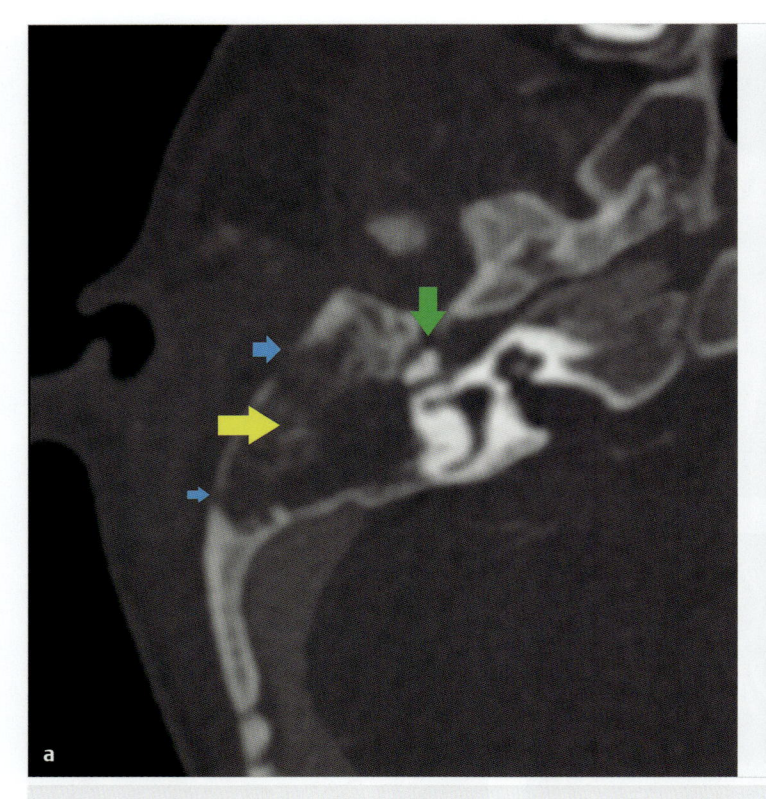

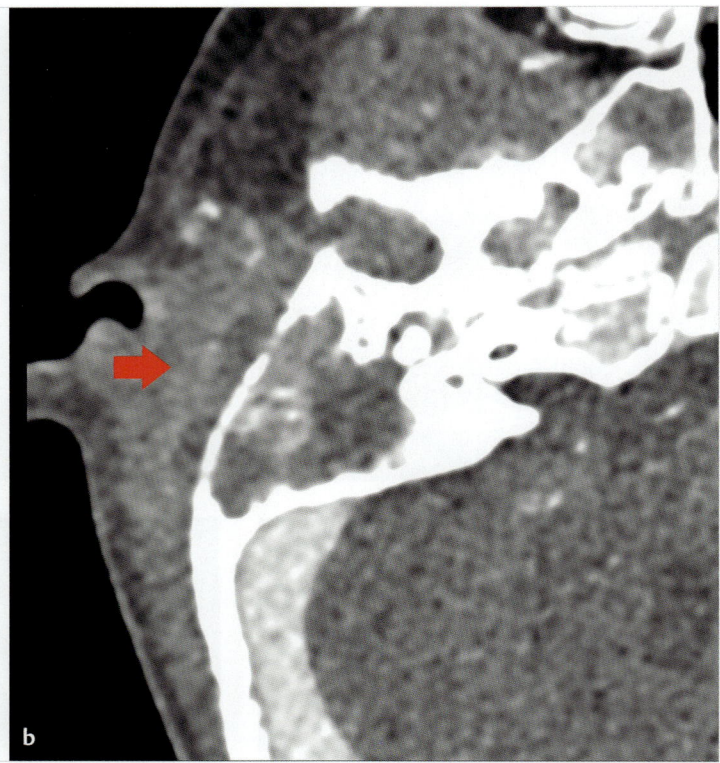

Abb. 4.22 Akute Mastoiditis rechts mit Abszessformationen. Die Cellulae mastoideae stellen sich vollständig verschattet (**a**, gelber Pfeil) und vergröbert dar, die Tympanalhöhle ist vollständig mit Flüssigkeit ausgefüllt (**a**, grüner Pfeil). Nach lateral stellt sich die ossäre Begrenzung an mehreren Stellen arrodiert dar (**a**, blaue Pfeile), mit breitbasig außen aufliegendem Abszess (**b**, roter Pfeil).
a CT-Aufnahme im Knochenfenster.
b CT-Aufnahme im Weichteilfenster.

Bildgebung

- *Konventionelles Röntgen:* selten eingesetzt
- *CT:* Standarddiagnostik bei chronischem Verlauf
- *MRT:* in der Regel kein primärer Einsatz

Differenzialdiagnose

Zu beachten ist, dass Granulationsgewebe im Mittelohr isoliert, aber auch in Zusammenhang mit einem Serotympanon oder auch einem Cholesteatom auftreten kann (▶ Abb. 4.26). In der CT ist dabei eine Zone erhöhter Dichte nachweisbar, jedoch ohne typische Flüssigkeitsspiegel. Diese gibt es lediglich beim Vorliegen von Einblutungen. Davon zu differenzieren ist ein Cholesteatom, das in DWI-Sequenzen der MRT eine Restriktion aufweist. Auch ein tympanales Cholesterolgranulom ist zu differenzieren, das aus Cholesterolkristallen besteht und in der MRT ein recht typisches, davon abgrenzbares Signalverhalten aufweist. Im Verlauf einer chronischen Mittelohrentzündung kann es zu Retraktionen der Membrana tympani kommen, in der CT als mediale Retraktion bei Verdickung des Trommelfells identifizierbar. Auch Arrosionen der Ossikel können hinzukommen, häufig solche des Stapes. Selten sind Malleuskopf oder Inkuskörper betroffen. Vereinzelt kommt es zu einer Distraktion zwischen Malleus und Inkus.

Differenzialdiagnosen

Für Entzündungen des Mittelohrs gibt es nur wenige wesentlichen Differenzialdiagnosen.

4.4 Spezifische Befunde

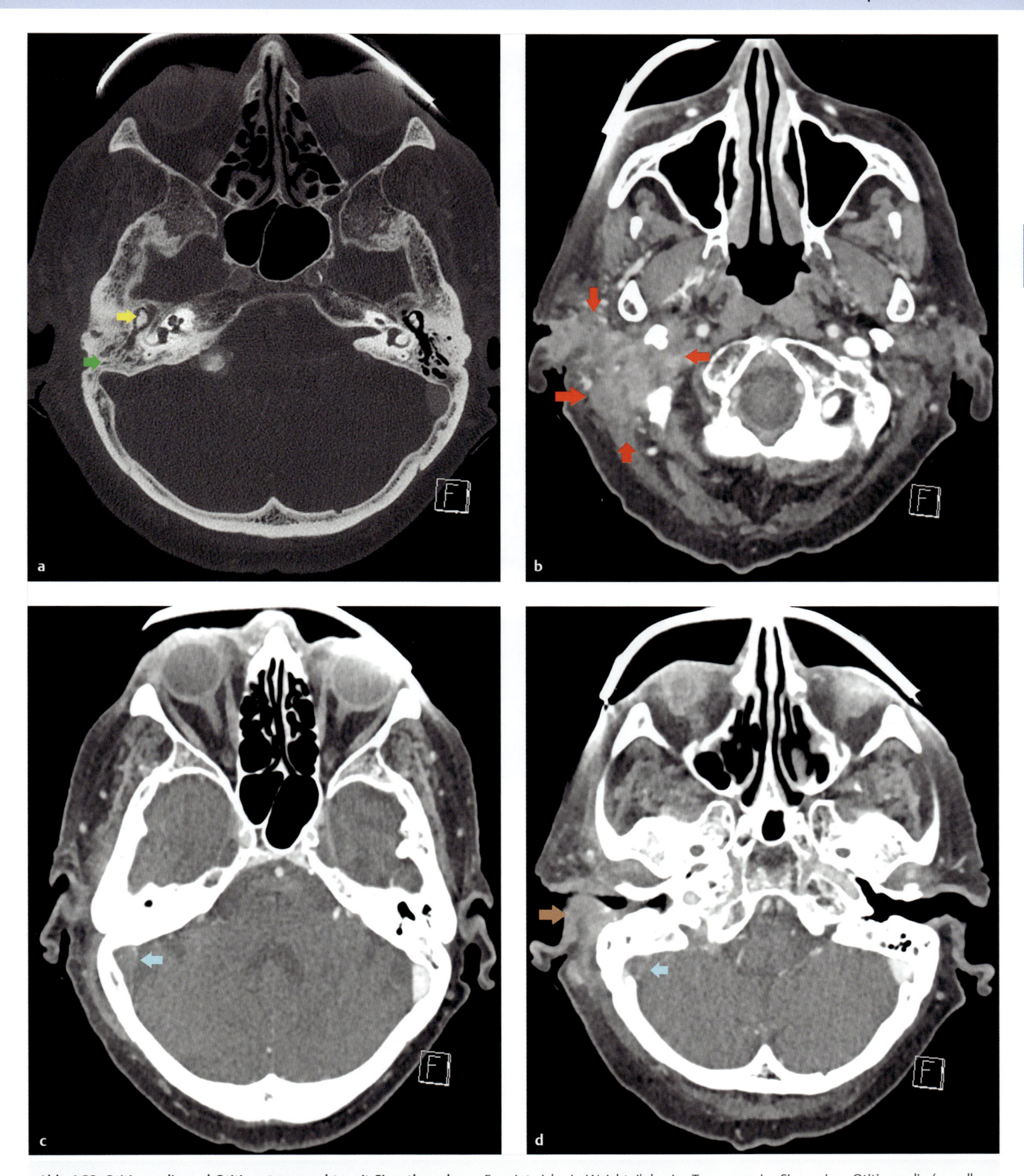

Abb. 4.23 Otitis media und Otitis externa rechts mit Sinusthrombose. Es zeigt sich ein Weichteilplus im Tympanon im Sinne einer Otitis media (**a**, gelber Pfeil) mit deutlich verdicktem Weichteilgewebe des Meatus acusticus externus rechts (**d**, brauner Pfeil). Die Mastoidzellen rechts sind hypersklerosiert und verlegt (**a**, grüner Pfeil). Der Mastoidknochen ist von kaudal arrodiert, bei angrenzenden entzündlichen Veränderungen. Es stellen sich einschmelzende Areale sowie eine Weichteilverdickung retro- sowie infraaurikulär rechts im Sinne von entzündlichen Veränderungen dar (**b**, rote Pfeile). Thrombose des Sinus sigmoideus rechts und der V. jugularis interna rechts (**c**, **d**, blaue Pfeile).
a Axiale CT-Aufnahme im Knochenfenster.
b Axiale CT-Aufnahme nach Kontrastmittelgabe.
c Axiale CT-Aufnahme nach Kontrastmittelgabe.
d Axiale CT-Aufnahme nach Kontrastmittelgabe.

Ohr und Felsenbein

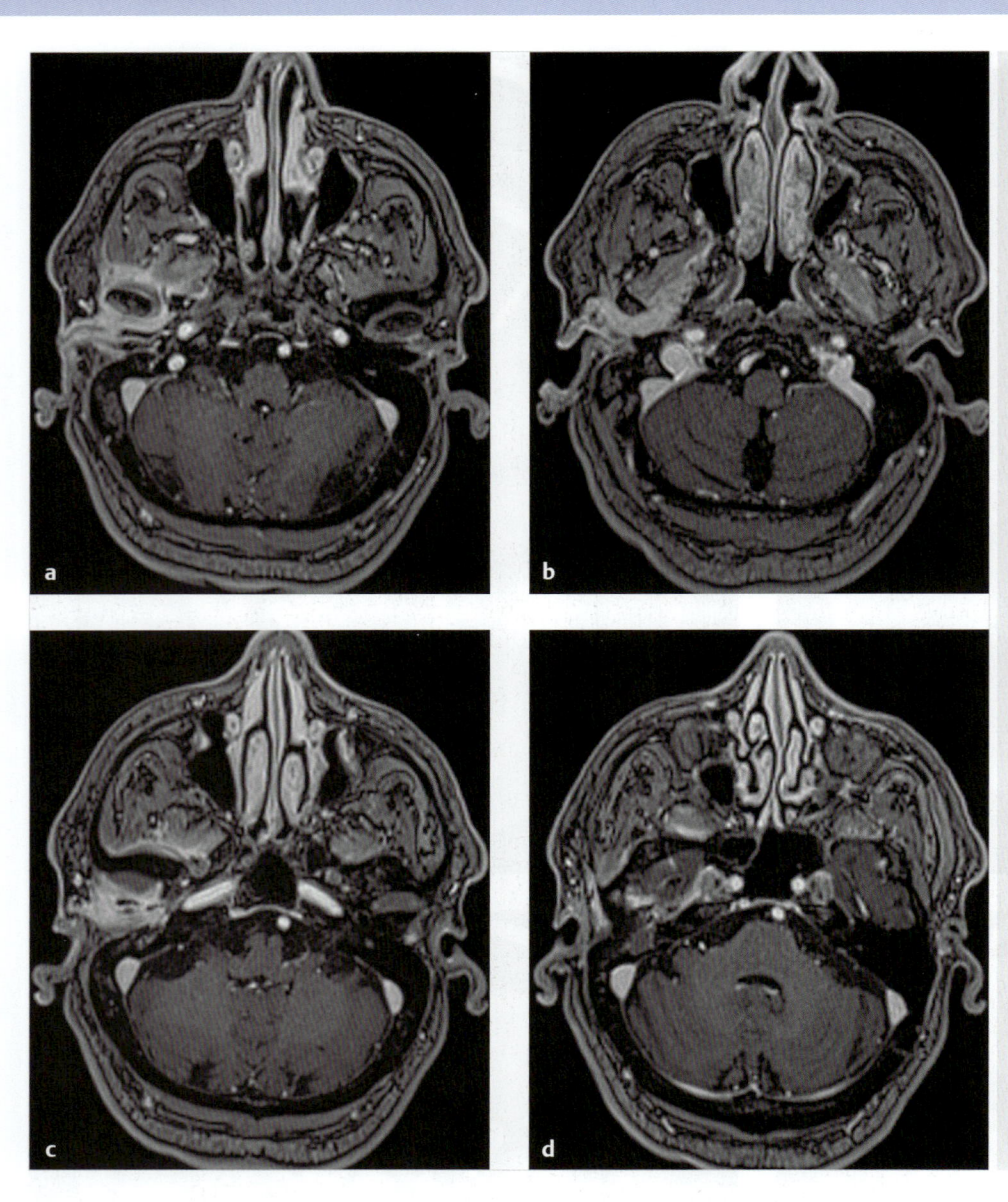

Abb. 4.24 Ausgeprägte Otitis externa und media rechts. Nach Kontrastmittelgabe stellen sich deutlich kontrastmittelaufnehmende Gewebevermehrungen periaurikulär rechts betont und vor allem ventral des äußeren Gehörgangs dar. Diese entzündlichen Veränderungen reichen ventralwärts bis zum Kiefergelenk an das Kieferköpfchen, mit Affektion des Gelenkbereichs sowie beginnend der dorsalen Anteile des Kieferköpfchens. Diffuse entzündliche Infiltration des Mastikatorraums, um das Kiefergelenk rechts nach kranial bis unter die Schädelbasis reichend. MRT-Aufnahmen in unterschiedlichen Schichten.
a Axiale T1w MRT-Aufnahme nach Kontrastmittelgabe.
b Axiale T1w MRT-Aufnahme nach Kontrastmittelgabe.
c Axiale T1w MRT-Aufnahme nach Kontrastmittelgabe.
d Axiale T1w MRT-Aufnahme nach Kontrastmittelgabe.

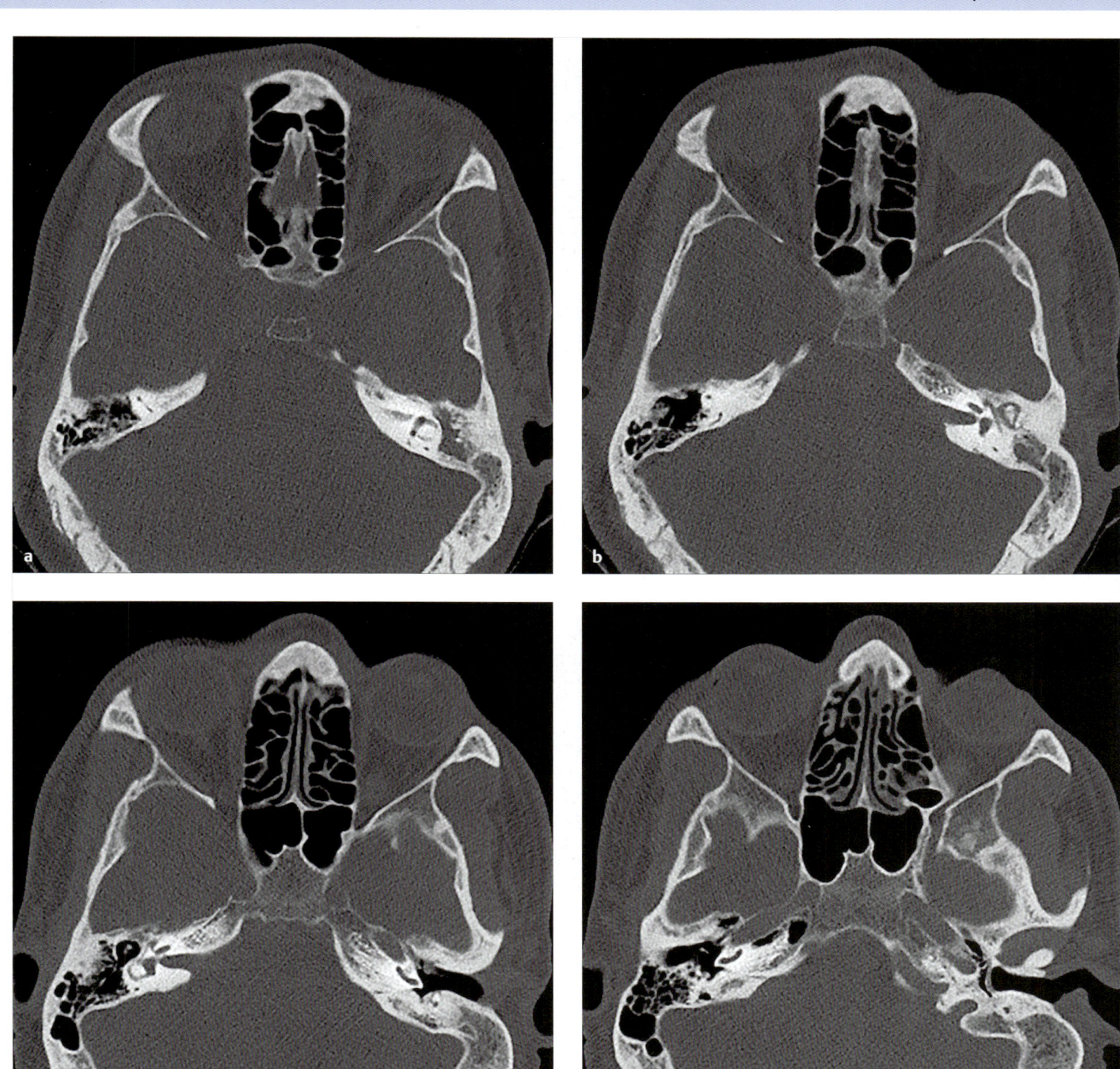

Abb. 4.25 Chronische Otitis media links. Es zeigt sich ein diskretes Weichteilplus im Tympanon links. Die Mastoidzellen sind linksseitig verlegt und hypersklerosiert.
a Axiale CT-Aufnahme, kranial.
b Axiale CT-Aufnahme, Mitte.
c Axiale CT-Aufnahme, Mitte.
d Axiale CT-Aufnahme, kaudal.

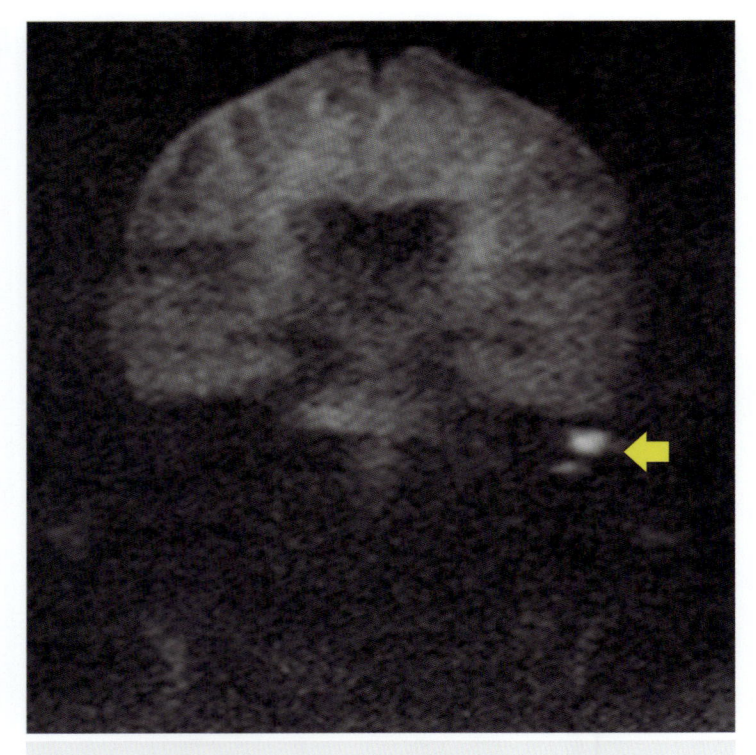

Abb. 4.26 Otitis media: Differenzialdiagnose Cholesteatom. MRT-Diffusion eines Patienten mit chronischer Mittelohrentzündung links, Zustand nach Operation des Ohres vor 20 Jahren. Es zeigen sich in der Mastoidektomiehöhle Läsionen, die in den kontrastmittelverstärkten Aufnahmen kein Kontrastmittel anreichern (nicht gezeigt), und eine deutliche Diffusionsstörung in den DWI-Sequenzen (Pfeil). Dabei handelt es sich nach MRT-Kriterien um ein Cholesteatom.

Erworbenes Cholesteatom

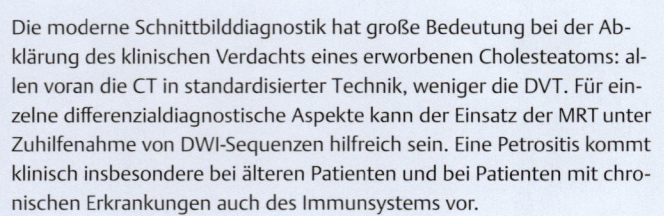

> **Kernaussagen**
>
> Die moderne Schnittbilddiagnostik hat große Bedeutung bei der Abklärung des klinischen Verdachts eines erworbenen Cholesteatoms: allen voran die CT in standardisierter Technik, weniger die DVT. Für einzelne differenzialdiagnostische Aspekte kann der Einsatz der MRT unter Zuhilfenahme von DWI-Sequenzen hilfreich sein. Eine Petrositis kommt klinisch insbesondere bei älteren Patienten und bei Patienten mit chronischen Erkrankungen auch des Immunsystems vor.

Definition

Das Cholesteatom ist eine sackförmige, zwiebelschalenartige Anhäufung von keratinhaltigen Plattenepithelzellen, die im Mittelohr sowie in anderen Teilen des Schläfenbeins auftreten kann. Das Mittelohrcholesteatom stellt meist eine chronisch-entzündliche Erkrankung dar, die zu Trommelfellretraktionen und später zu meist randnahen Perforationen (häufig der Pars flaccida) führt.

Man unterscheidet folgende Formen:
- **Ausgedehnte Cholesteatome:** Diese können große Teile von Gehörgang, Tympanon und auch Mastoid verlegen. Sie gehen mit Ossikeldestruktionen und Arrosionen des Skutums einher.
- **Lokalere, umschriebene Cholesteatome:**
  - Diese können in der Pars flaccida im Prussak-Raum lokalisiert sein. Sie verlagern die Ossikelkette und gehen in das Antrum mastoideum über.
  - Pars-tensa-Cholesteatome kommen in der posterioren unteren Paukenhöhle medial der Ossikel vor.

Das sog. murale („ausgebrannte") Cholesteatom wird oft bei älteren Patienten beobachtet. Bei diesem Cholesteatom liegt nach Entleerung nach Trommelfellperforation oder Gehörgangsdefekt nur noch die Hülle vor. Es führt zu einer Art Aushöhlung von Tympanon bzw. Mastoid.

Pathophysiologie und Ätiologie

Das Cholesteatom kann traumatisch oder durch eine Tubenventilationsstörung bedingt entstehen.

Demografie

Von einem erworbenen Cholesteatom sind etwa 3 % der Bevölkerung betroffen.

Klinik, Therapie und Prognose

Klinisch imponiert eine randnahe Trommelfellverletzung oder -perforation. Häufig kommt es zu Rezidiven des Cholesteatoms.

Bildgebung

Die Diagnose Cholesteatom kann klinisch gestellt werden und bedarf ohne Komplikationsverdacht zunächst keiner Bildgebung. Jedoch bietet die Schnittbildgebung die Möglichkeit einer Ausbreitungsdiagnostik, zeigt für eine Operation evtl. wichtige Normvarianten auf und deckt Komplikationen auf.

Eine Komplikation kann u. a. eine meist klinisch diagnostizierte Mastoiditis sein, eine akute Mastoidentzündung mit möglichen Osteolysen bzw. Einschmelzungen des Warzenfortsatzes. Diese kann zu subperiostalen oder Senkungsabszessen wie dem Bezold-Abszess in die Halsfaszienlogen führen. Auch die Weiterleitung der Entzündung in die Felsenbeinspitze mit der Folge einer Petrositis bzw. einer apikalen Petrositis ist zu bedenken. Affektionen des Fazialiskanals durch ein Cholesteatom können einen Entzündungsprozess verursachen und damit eine mögliche periphere Fazialisparese. Intrakranielle Komplikationen von Cholesteatomen an der mittleren Schädelbasis sind folgende:
- Meningitis,
- Abszessformationen,
- Sinusvenenthrombose,
- Liquorrhö,
- Os temporale:
  - labyrinthäre Fistel,
  - Parese des N. facialis,
  - kochleäre Mitbeteiligung,
  - ossikuläre Destruktion.

4.4 Spezifische Befunde

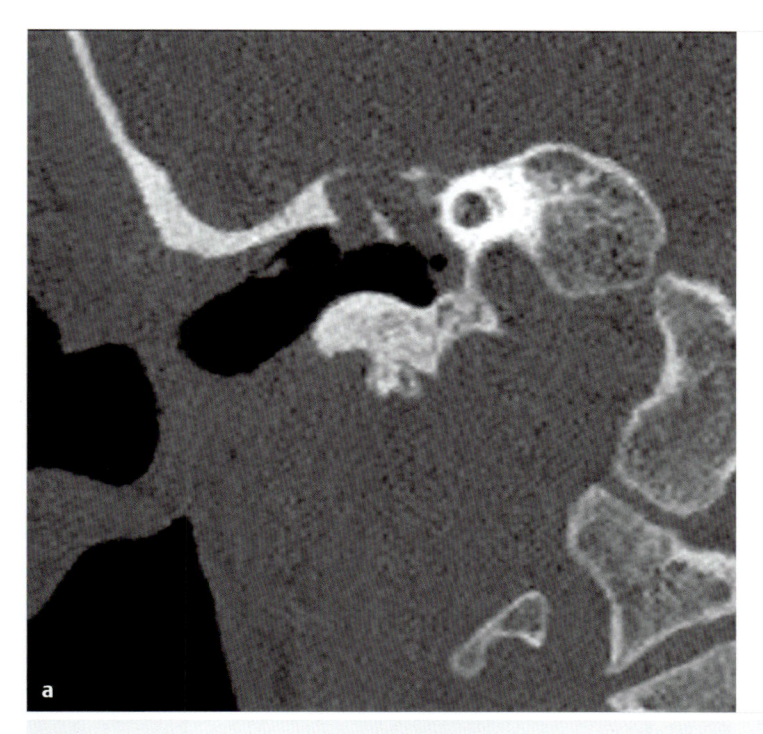

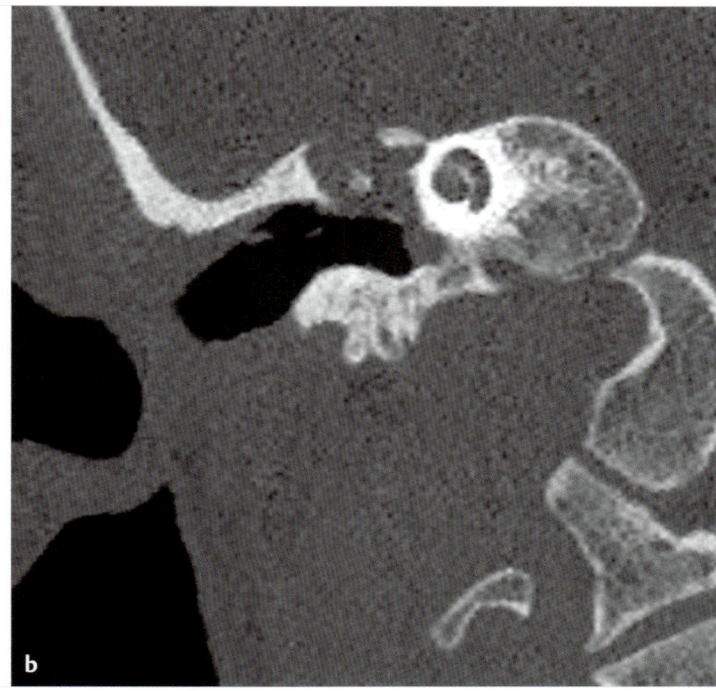

Abb. 4.27 Cholesteatom. Es zeigt sich ein Gewebeplus betont kranial mit streifigen Ausläufern teils zur Gehörgangswand sowie übergehend per continuitatem in den total verschatteten, deutlich weichteilig aufgefüllten, aufgeweiteten Prussak-Raum. Das Skutum ist destruiert und die Gehörknöchelchenkette ist deutlich arrodiert, mineralsalzgemindert und insgesamt nur noch flau abgrenzbar. Die Verschattung füllt das gesamte Tympanon aus, das Tegmen tympani ist fokal destruiert. Das Restmastoid ist hypoplastisch, nicht pneumatisiert und mehrsklerosiert.
a Koronare CT-Aufnahme.
b Koronare CT-Aufnahme.

In der CT stellt sich das Cholesteatom als Verschattung von Mastoid bzw. Mittelohr dar, häufig mit Trommelfelldefekt und begleitenden ossären Destruktionen, jedoch ohne Kontrastmittelanreicherung (▶ Abb. 4.27 und ▶ Abb. 4.28).

In der MRT weist das Cholesteatom in T2w Sequenzen ein hyper- bis hypointenses Signalverhalten auf und ist in T1w Darstellung hirnisointens. Es zeigt keine Kontrastmittelanreicherung seiner Matrix, sondern nur eine Anreicherung im Randbereich. In der DWI (vorzugsweise nicht echoplanare Technik) ist eine Diffusionsstörung zu verzeichnen (b = 1000), mit Absenkung des ADC-Wertes. Diese Technik sollte jedoch nicht als einzige angewendet werden, da auch Anteile von Blut, Pus oder maskierte Neoplasien eine Restriktion aufweisen können. Kleinere oder murale Cholesteatome können in der DWI falsch-negative Befunde erzeugen.

Bildgebung

- *Konventionelles Röntgen:* keine Standarddiagnostik
- *CT:* Standarddiagnostik
- *MRT:* zur Differenzialdiagnostik
- *DVT:* Anwendung sehr selten

Differenzialdiagnose

In der Differenzialdiagnose ist ein möglicher Glomus-tympanicum-Tumor abzugrenzen, da er in der CT hypervaskularisiert ist. Differenzialdiagnostisch kommt selten eine Meningozele durch Defekt im Tegmen tympani in Betracht (▶ Abb. 4.29).

Differenzialdiagnosen

Die Differenzialdiagnose eines erworbenen Cholesteatoms umfasst Granulome, Adenoma und selten Tumoren.

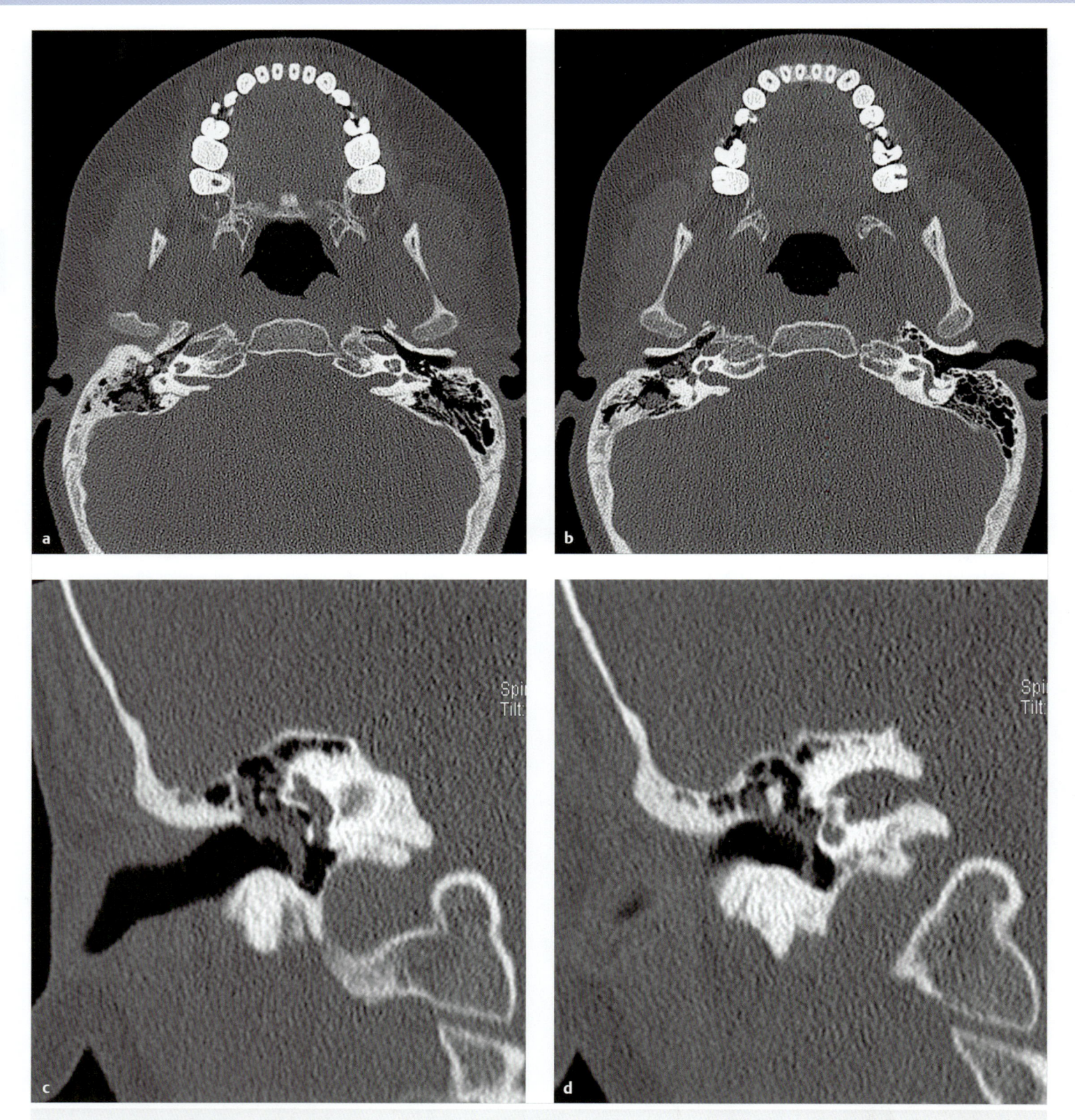

Abb. 4.28 Ausgedehntes kongenitales Cholesteatom. Es zeigen sich tympanale sowie mastoidale weichteildichte Gewebeformationen mit resultierender Teilverlegung des Tympanons sowie der Mastoidalzellen. Diese Gewebeformationen weisen eine unmittelbare Lagebeziehung zur Gehörknöchelchenkette auf. Die knöchernen Septen der Mastoidalzellen sind größtenteils nicht mehr abgrenzbar und das Skutum ist teils destruiert.
a Axiale CT-Aufnahme.
b Axiale CT-Aufnahme.
c Koronare CT-Aufnahme.
d Koronare CT-Aufnahme.

4.4 Spezifische Befunde

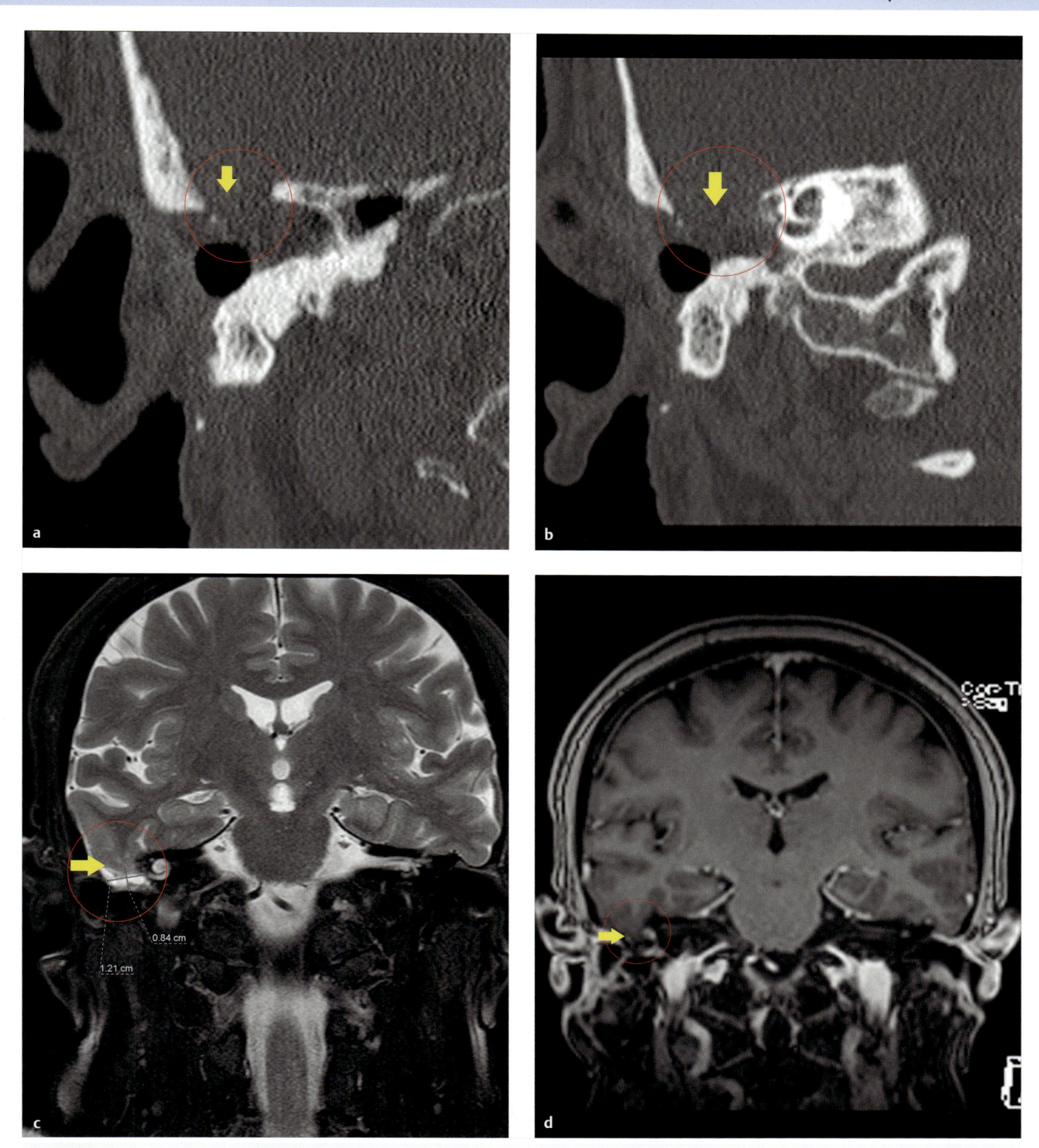

Abb. 4.29 Erworbenes Cholesteatom: Differenzialdiagnose Meningoenzephalozele. Die roten Kreise markieren die Meningoenzephalozele rechts. Defekt des Tegmen tympani (gelbe Pfeile).
a Koronare CT-Aufnahme.
b Koronare CT-Aufnahme.
c Koronare T2w MRT-Aufnahme.
d Koronare T1w MRT-Aufnahme nach Kontrastmittelgabe.

4.4.4 Vermehrte Pneumatisation des Os temporale

> **Kernaussagen**
> Häufig stellt die vermehrte Pneumatisation des Os temporale einen Zufallsbefund dar.

Definition

Die Pneumatisation des Schläfenbeins zeigt eine variable Ausprägung: Sie kann von regelhaft pneumatisiert über partiell mit Belüftung des Antrum mastoideum sowie des zentralen Mastoids und über diploetische Veränderungen (nur gering belüftete Zellen, vermehrt dichter Knochen und mit Knochenmark gefüllte Räume) bis zu vermehrter Sklerosierung reichen. Der Pneumatisationsanteil verteilt sich auf 5 Regionen:
- **Mittelohr:**
  - Epitympanon,
  - Mesotympanon,
  - Hypotympanon,
  - Protympanon,
- **Mastoid:**
  - Antrum,
  - zentrale Abschnitte,
  - periphere Abschnitte,
- **perilabyrinthäre Region:**
  - supralabyrinthär,
  - infralabyrinthär,
- **Pyramidenspitze,**
- **akzessorische Räume.**

Die Ausprägung der Pneumatisation ist in der Regel intraindividuell bis zum Apex petrosis meist seitensymmetrisch.

Pathophysiologie und Ätiologie

Die Pneumatisation des Schläfenbeins schreitet bis zum 2. Lebensjahr fort, ist allerdings abhängig von hereditären, umwelt- oder ernährungsbedingten Faktoren der Tuba Eustachii für Ventilation und Druckausgleich sowie sehr häufig von Infektionen beeinflusst.

Demografie

Eine vermehrte Pneumatisation des Os temporale kommt häufig vor.

Klinik, Therapie und Prognose

Da keine Klinik besteht, ist keine Therapie erforderlich. Daher ist die Prognose gut.

Bildgebung

Eine asymmetrische Pneumatisation der Region der Felsenbeinspitze kann mit Fehldiagnosen einhergehen und sollte bei Unklarheit durch Kombination von CT und MRT mit fettunterdrückten Sequenzen weiter differenziert werden (▶ Abb. 4.30). Zusätzliche Pneumatisationen können auch im Klivus, im Jochbogen oder im Okzipitalbereich vorkommen.

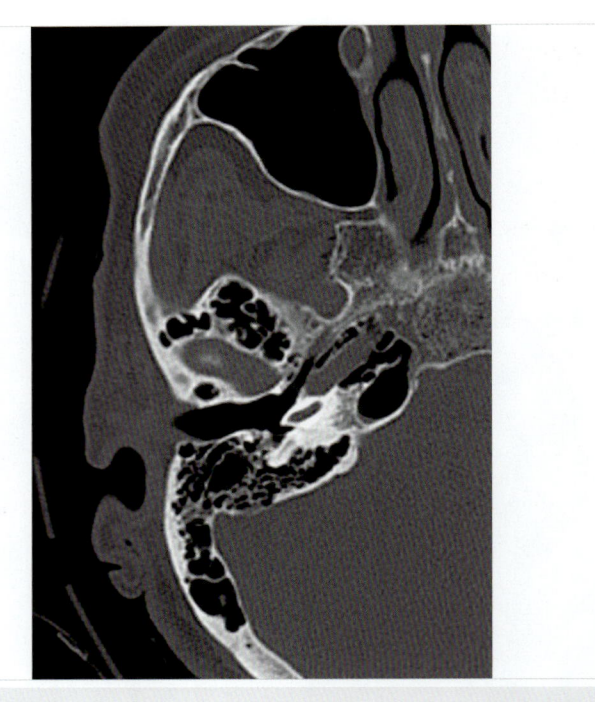

Abb. 4.30 Vermehrte Pneumatisation des Os temporale. Axiales CT-Bild.

> **Bildgebung**
> - *Konventionelles Röntgen:* selten eingesetzt
> - *CT:* Standarddiagnostik
> - *MRT:* keine Indikation
> - *DVT:* oft als Primärdiagnostik

Differenzialdiagnose

> **Differenzialdiagnosen**
> Es gibt keine Differenzialdiagnosen der vermehrten Pneumatisation des Os temporale.

4.4.5 Erosion oder Destruktion des Os temporale

Erosive oder destruktive knöcherne Prozesse im Schläfenbein sind in der Regel mittels CT darstellbar. Es kann infolge von Entzündungen wie einer Otitis media chronica, eines Cholesteatoms oder eines Cholesterolgranuloms zu lokalen oder teils auch ausgedehnten Destruktionen kommen. Des Weiteren können Komplikationen im Rahmen einer Entzündungsreaktion wie einer akuten Mastoiditis zu Osteodestruktionen und Abszessen führen. Auch sind Fortleitungen von Entzündungsherden in die Region der Felsenbeinspitze oder Schädelbasis in Form einer Petrositis oder Osteomyelitis zu beachten. Ferner können Knochendestruktionen im Rahmen von benignen oder malignen Neoplasien primär oder sekundär entstehen oder im Rahmen von Operationen herbeigeführt werden (▶ Tab. 4.8).

Tab. 4.8 Differenzialdiagnose knöchern-erosiver oder destruktiver Prozesse des Schläfenbeins.

Befunde		Differenzialdiagnostische Kriterien
Häufig		
Cholesteatom		Destruktion
Mastoiditis, akut oder chronisch		Flüssigkeit
Otitis chronica		Topografie
postoperative Defekte wie nach Mastoidektomie		–
Traumafolgen		–
Cholesterolgranulom		Dichte, Signalverhalten in der MRT
Selten		
Tumoren	osteogene Tumoren (benigne, maligne) wie aneurysmatische Knochenzyste	–
	Neurinom bzw. Meningeom	
	Histiozytosis X	
	Dermoidzyste	
	Karzinom wie äußeres Gehörgangskarzinom	
	sekundär: Metastase oder Infiltration durch Nasopharynxkarzinom	
Entzündungen	Otitis externa maligna	–
	Granulom (Tuberkulose)	

MRT = Magnetresonanztomografie

Als Beispiele ausgedehnter Knochendestruktionen im Bereich des Os temporale sollen im Weiteren die Fälle von aneurysmatischen Knochenzysten der Schädelbasis, der Petrositis und Schädelbasisosteomyelitis sowie einer Plasmozytommanifestation besprochen werden.

Petrositis

> **Kernaussagen**
>
> Die Petrositis stellt eine sehr kritische Erkrankung dar, die rasch eine Schnittbildgebung mittels CT und bei positivem Befund ergänzend mittels MRT erfordert.

Definition
Es handelt sich um eine Entzündung der Felsenbeinspitze.

Pathophysiologie und Ätiologie
Die Entzündung der Felsenbeinspitze entsteht durch eine fortgeleitete Entzündung und tritt vermehrt bei der Prädisposition einer Pneumatisation der Apexregion auf. Aufgrund der Lagebeziehung zu Hirnnervenverläufen wie denjenigen des N. trigeminus und des N. abducens kann es durch deren entzündliche Affektion zu entsprechenden Paresen kommen, in Kombination resultierend in dem sog. Gradenigo-Syndrom. Letztlich kann der lokale Entzündungsbefall sich in Form einer Schädelbasisosteomyelitis auf die Schädelbasis ausdehnen.

Demografie
Die Petrositis ist seit Beginn der Ära der Antibiotika sehr selten geworden.

Klinik, Therapie und Prognose
Klinisch steht eine ausgeprägte Entzündungssymptomatik mit Schmerzen, hohem Fieber und Veränderungen des Blutbilds im Vordergrund.

Die Behandlung erfolgt in der Regel symptomatisch und wird ergänzt durch antiinfektiöse Therapien wie z. B. Antibiotikagaben. Die Prognose der Petrositis kann günstig sein, aber auch letale Verläufe kommen vor.

Bildgebung
In der CT liegen ossäre Dichteminderungen vor, daneben ossäre Destruktionen und im späteren Verlauf Sklerosierungen.

Die MRT zeigt in T 1w Sequenzen hypointenses Signalverhalten der entsprechenden betroffenen Gewebe, die nach intravenöser Kontrastmittelgabe zumeist deutliche Kontrastmittelanreicherungen aufweisen (▶ Abb. 4.31).

> **Bildgebung**
>
> - *Konventionelles Röntgen:* keine Standarddiagnostik
> - *CT:* Standarddiagnostik
> - *MRT:* Standarddiagnostik zusammen mit MRA
> - *DVT:* keine Standarddiagnostik

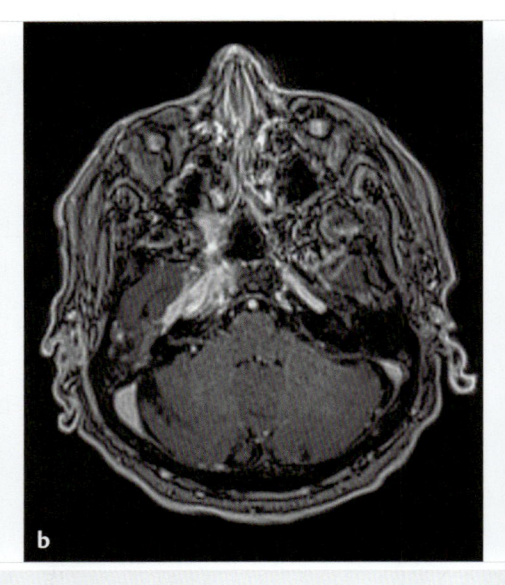

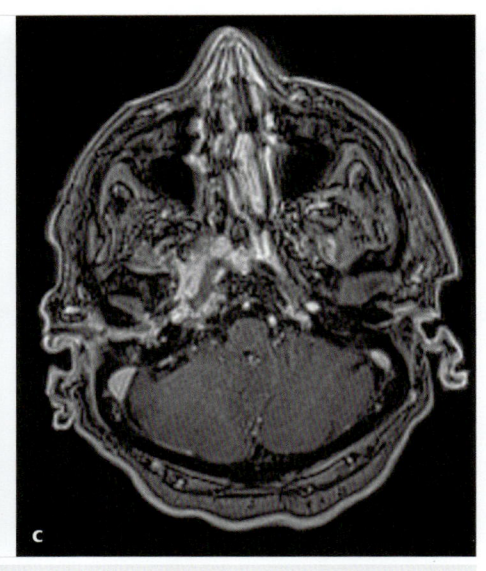

Abb. 4.31 Petrositis rechts bei Otitis media und Mastoiditis chronica. Es zeigen sich tympanale Verlegungen rechts mit Ausdehnung der Verlegung und Gewebevermehrungen in und entlang des Verlaufs der Tuba auditiva und im und entlang des Karotiskanals mit Ummauerung der A. carotis interna rechts im C 1- bis C 4-Segment bis zum verdickten Nasopharynx rechts. Nekroseareale an der Felsenbeinspitze rechts und an dem teildestruierten Keilbeinflügel rechts, benachbart zum affektierten Klivus (Osteitis des Klivus bei Kontrastmittelanreicherung des Markraums). Ausbreitung über ein defektes mediales Tegmen tympani rechts in Richtung zentraler mittlerer Schädelbasis mit Verdickung der lokalen Meningen rechts-temporobasal. Verschiedene axiale MRT-Schichten.
a T 1w MRT-Aufnahme nach Kontrastmittelgabe.
b T 1w MRT-Aufnahme nach Kontrastmittelgabe.
c T 1w MRT-Aufnahme nach Kontrastmittelgabe.

Differenzialdiagnose

> **Differenzialdiagnosen**
>
> Der Schwerpunkt der Differenzialdiagnostik sollte bei Abklärung einer Petrositis insbesondere auch bei Vorliegen von chronisch-entzündlichen Prozessen im Rahmen von hämatologischen Grunderkrankungen wie dem Lymphom oder Plasmozytom liegen. Selten gibt es auch andere tumoröse Formationen.

Schädelbasisosteomyelitis

> **Kernaussagen**
>
> Die Schädelbasisosteomyelitis stellt eine lebensbedrohliche Erkrankung dar. Die Schnittbilddiagnostik muss daher rasch und umfassend mit Einsatz der kontrastmittelverstärkten CT wie auch der MRT erfolgen. In seltenen Fällen ist darüber hinaus eine bildgebend CT-gestützte Punktion zur Erregergewinnung nötig.

Definition

Die Schädelbasisosteomyelitis ist eine chronische Entzündung des Knochenmarkraums der Schädelbasis.

Pathophysiologie und Ätiologie

Das schwere Krankheitsbild einer Schädelbasisosteomyelitis kann durch das Übergreifen von Schläfenbeinentzündungen in Form einer Otitis externa necroticans oder einer chronischen Mittelohrentzündung entstehen. Die Entzündung dehnt sich dabei immer weiter in den markhaltigen Knochen aus.

Demografie

Die Schädelbasisosteomyelitis ist eine sehr seltene Erkrankung und kommt häufig bei vorausgegangener Therapie wie Operation oder Radiochemotherapie, bei hämatologischen Systemerkrankungen oder bei chronischen Erkrankungen vor.

Klinik, Therapie und Prognose

Die Schädelbasisosteomyelitis ist oft mit Beteiligung von Nervalstrukturen wie dem N. facialis oder auch in seltenen Fällen dem N. hypoglossus sowie dem N. glossopharyngeus zu finden.
Die Prognose ist eher ungünstig.

Bildgebung

Entsprechend der Ausbreitung der Entzündung in den markhaltigen Knochen sind in der CT Dichteminderungen des Knochens, Destruktionen und Lysen und in der Spätphase Sklerosierungen zu beobachten. In der Bildanalyse ist eine Kombination aus CT- und MRT-Bildgebung zu empfehlen.

Der befallene Knochen stellt sich in der MRT in nativer T 1w Sequenz hypointens dar und weist in der Entzündungsphase eine deutliche Kontrastmittelanreicherung auf (▶ Abb. 4.32 und ▶ Abb. 4.33). Entzündliche Weichteilaffektionen treten zudem in den angrenzenden Räumen auf. Es kann zu Abszedierungen und Nekrosen, seltener zu Knochensequestrierungen kommen.

> **Bildgebung**
>
> - *Konventionelles Röntgen:* keine Standarddiagnostik
> - *CT:* Standarddiagnostik
> - *MRT:* Standarddiagnostik in Kombination mit CT
> - *DVT:* selten initialdiagnostisch verwendet

4.4 Spezifische Befunde

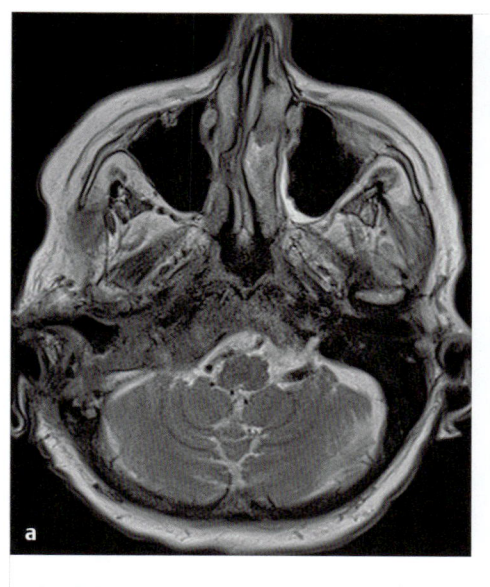

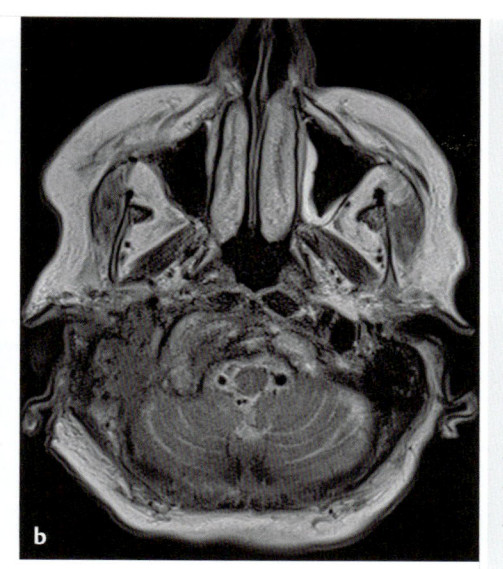

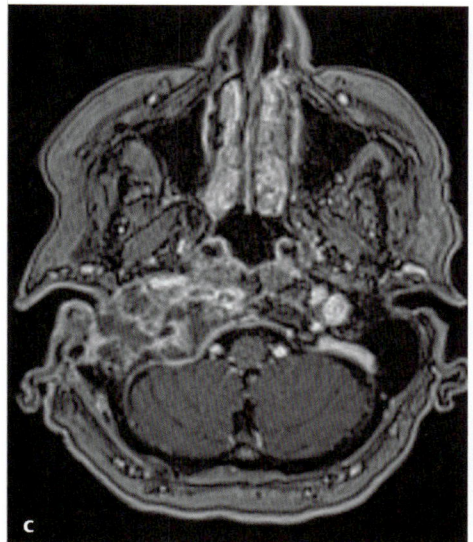

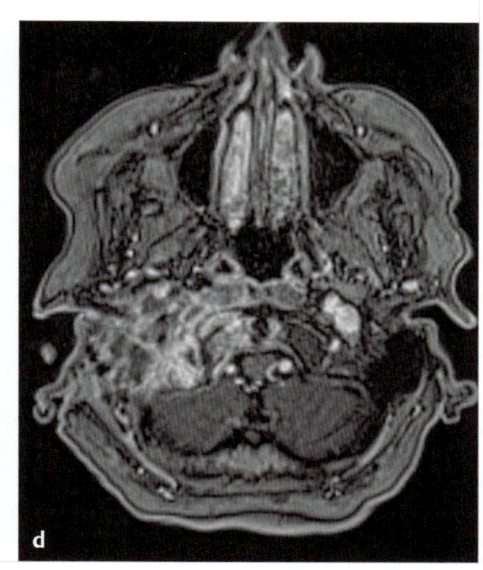

Abb. 4.32 Ausgedehnte Schädelbasisosteomyelitis rechts. Zustand nach Mastoidektomie bei Rezidivcholesteatom. Es zeigen sich eine subtotale Destruktion von großen Anteilen des Schläfenbeins rechts und ausgedehnte konfluierende, kontrastmittelaufnehmende Gewebevermehrungen mit Einschmelzung im Bereich der rechten Schädelbasis, passend zu dem Bild einer massiven Schädelbasisosteomyelitis rechts. Diese reicht betont um den Karotisverlauf bis in die ehemalige Felsenbeinspitze und weist medialwärts oberhalb des Karotiskanals eine Kontaktfläche zu den Meningen auf. Es zeigen sich entsprechend eine leichte meningeale Verdickung und Kontrastmittelaufnahme rechts. Die beschriebenen Gewebeformationen erfassen deutlich die C 0 rechts sowie Anteile des Atlasbogens rechts. MRT-Aufnahmen in unterschiedlichen Schichten.
a Axiale T 2w MRT-Aufnahme.
b Axiale T 2w MRT-Aufnahme.
c Axiale T 1w MRT-Aufnahme nach Kontrastmittelgabe.
d Axiale T 1w MRT-Aufnahme nach Kontrastmittelgabe.

Differenzialdiagnose

Differenzialdiagnosen sind selten.

> **Differenzialdiagnosen**
>
> Die seltene Differenzialdiagnose der Schädelbasisosteomyelitis ist Vorliegen der Infiltration eines Plasmozytoms oder eines Lymphoms.

Aneurysmatische Knochenzyste der Schädelbasis

> **Kernaussagen**
>
> Die aneurysmatische Knochenzyste der Schädelbasis ist eine seltene Erkrankung, sie kann aber diagnostisch allein mithilfe der Bildgebung sicher erfasst werden.

Definition

Es handelt sich um eine seltene, benigne Knochenveränderung. Aneurysmatische Knochenzysten kommen im Schädelbereich in über 90 % der Fälle in der Mandibula vor, gefolgt von den Nasennebenhöhlen.

Pathophysiologie und Ätiologie

Die aneurysmatische Knochenzyste kann primär oder sekundär im Rahmen tumoröser oder nicht tumoröser Erkrankungen auftreten.

Demografie

Es handelt sich um eine Knochenveränderung der ersten 2 Lebensdekaden.

Klinik, Therapie und Prognose

Klinisch sind die Patienten häufig asymptomatisch. In der Regel ist eine aneurysmatische Knochenzyste ein Zufallsbefund aufgrund der Abklärung einer anderen klinischen Symptomatik.

Ohr und Felsenbein

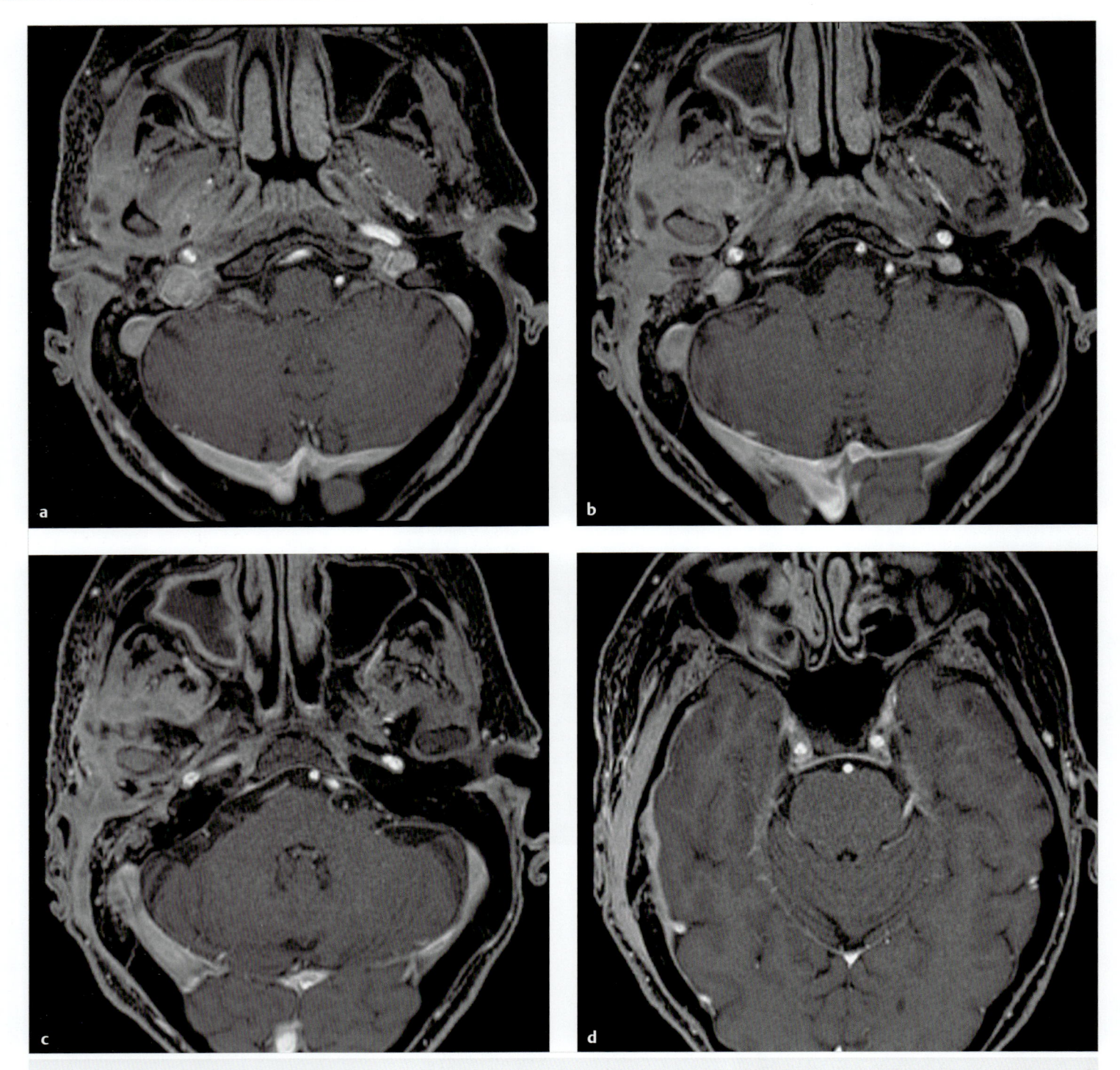

Abb. 4.33 Osteomyelitis des Felsenbeins rechts. Es sind ausgeprägte entzündliche Veränderungen mit Kontrastmittelanreicherung im Bereich des Mittelohrs, des äußeren Gehörgangs und des Mastikatorraums sowie eine Anreicherung des periaurikulären Weichteilgewebes zu erkennen. In der Kontrastmittelanreicherung zeigen sich entzündliche Veränderungen, medialseitig bis zum Nasopharynx sowie ventrokranial bis zur Fossa temporalis reichend. Verdickung sowie Kontrastmittelanreicherung im Bereich der Meningea rechtstemporal im Sinne einer Meningitis. Entzündliche Veränderungen mit Affektion des Kiefergelenks mit am ehesten einer Abszessformation ventrolateral des Processus condylaris. MRT-Aufnahmen in unterschiedlichen axialen Schichten.

a T 1w MRT-Aufnahme nach Kontrastmittelgabe.
b T 1w MRT-Aufnahme nach Kontrastmittelgabe.
c T 1w MRT-Aufnahme nach Kontrastmittelgabe.
d T 1w MRT-Aufnahme nach Kontrastmittelgabe.

Bildgebung

Die morphologisch blutgefüllten Hohlräume sind teils septiert und liegen, in der CT bzw. DVT darstellbar, in glatt berandeten Osteolysen mit ausgedünnter Knochenkompakta vor. Es zeigen sich Dichtewerte zwischen teils 20 und 80 HE. Die zystischen Anteile weisen keine Kontrastmittelanreicherung auf.

In der MRT zeigen sich variable Signalstärken, je nach Zusammensetzung der enthaltenen Flüssigkeit und dem Alter der Blutprodukte. Insbesondere in T2w Sequenzen sind die erwähnten Flüssigkeit-Flüssigkeit-Spiegel gut darstellbar (▶ Abb. 4.34).

> **Bildgebung**
> - *Konventionelles Röntgen:* keine Standarddiagnostik
> - *CT:* Standarddiagnostik
> - *MRT:* selten bei großen Zysten angewendet
> - *DVT:* Initialdiagnostik mit Zufallsbefund

Differenzialdiagnose

> **Differenzialdiagnosen**
> Die Differenzialdiagnose der aneurysmatischen Knochenzyste ist eine benigne zystische Veränderung bei Vorliegen von zystischen Formationen.

Plasmozytom

> **Kernaussagen**
> Das Plasmozytom geht häufig mit einem Befallsmuster im Bereich der Schädelkalottenstruktur wie auch der Schädelbasis einher. Bildgebend kann die Destruktion in der Regel mittels CT präzise erfasst werden.

Definition

Das Plasmozytom kann sich als isolierte intra- oder extramedulläre Variante des multiplen Myeloms bevorzugt in Nasennebenhöhlen und/oder Schädelbasis manifestieren. Es zählt wie das multiple Myelom zu den Non-Hodgkin-Lymphomen. Der Tumor kann primär in der Schädelbasis mit Keilbein und Schläfenbein oder auch im Os occipitale und in der Wirbelsäule lokalisiert sein. Jedoch sind sekundäre Infiltrationen der Schädelbasis aus Nasopharynx und Nasennebenhöhlen als möglicher extramedullärer Ursprung zu beachten.

Pathophysiologie und Ätiologie

Das Plasmozytom entsteht aus einer neoplastischen monoklonalen Plasmazellproliferation.

Demografie

Das männliche Geschlecht ist häufiger betroffen als das weibliche. Der Altersgipfel der Erkrankung liegt zwischen der 5. und 9. Lebensdekade.

Klinik, Therapie und Prognose

Es ist oft innerhalb der ersten 12 Monate nach Erkrankung eine rasche Konversion in ein multiples Myelom zu beobachten. Eine entsprechende Umfelddiagnostik ist somit wichtig. Die Prognose ist von der hämatologischen Therapie abhängig.

Bildgebung

Bildgebend präsentiert sich das Plasmozytom in röntgenbasierten Verfahren als lytisch-destruktive Raumforderung, expansiv wachsend, mit nicht sklerosierten Tumorrändern, teils mit Knochenfragmenten in der peripheren Zone ohne intraläsionale Kalzifikationen.

In der nativen CT stellt sich die Raumforderung leicht hyperdens im Vergleich zu Muskulatur und Zerebrum dar, nach Kontrastmittelapplikation mit moderater Anreicherung.

In der MRT ist das Plasmozytom in nativer T1w Sequenz homogen iso- bis hypointens und in T2w Sequenzen isointens zur grauen Hirnsubstanz. Nach Kontrastmittelgabe liegt eine moderate homogene Kontrastierung vor. In der Angiografie zeigt sich, dass die Hauptversorgung bevorzugt über das Stromgebiet der A. carotis externa erfolgt.

> **Bildgebung**
> - *Konventionelles Röntgen:* keine Standarddiagnostik
> - *CT:* Standarddiagnostik
> - *MRT:* zur weitergehenden Diagnostik
> - *DVT:* keine Standard-, aber häufig Initialdiagnostik

Differenzialdiagnose

Differenzialdiagnostisch ist an das multilokulär verteilte multiple Myelom zu denken, ferner an eine lytische Metastasierung z. B. eines Prostata- oder Mammakarzinoms. Es sind zudem lytisch-destruktive Prozesse durch das Hypophysenmakroadenom, Mittellinientumoren wie das in T2w MRT-Sequenzen hyperintense Chordom oder auch permeativ-sklerotische, in CT und MRT deutlich kontrastmittelanreichernde Schädelbasismeningeome zu berücksichtigen (s. ▶ Tab. 4.8).

> **Differenzialdiagnosen**
> Die Differenzialdiagnose des Plasmozytoms ähnelt der Abklärung von zystischen, destruktiven Veränderungen im Bereich der Schädelbasis. Es muss von zystisch erosiven und destruktiven Veränderungen diagnostisch und differenzialdiagnostisch abgegrenzt werden.

Ohr und Felsenbein

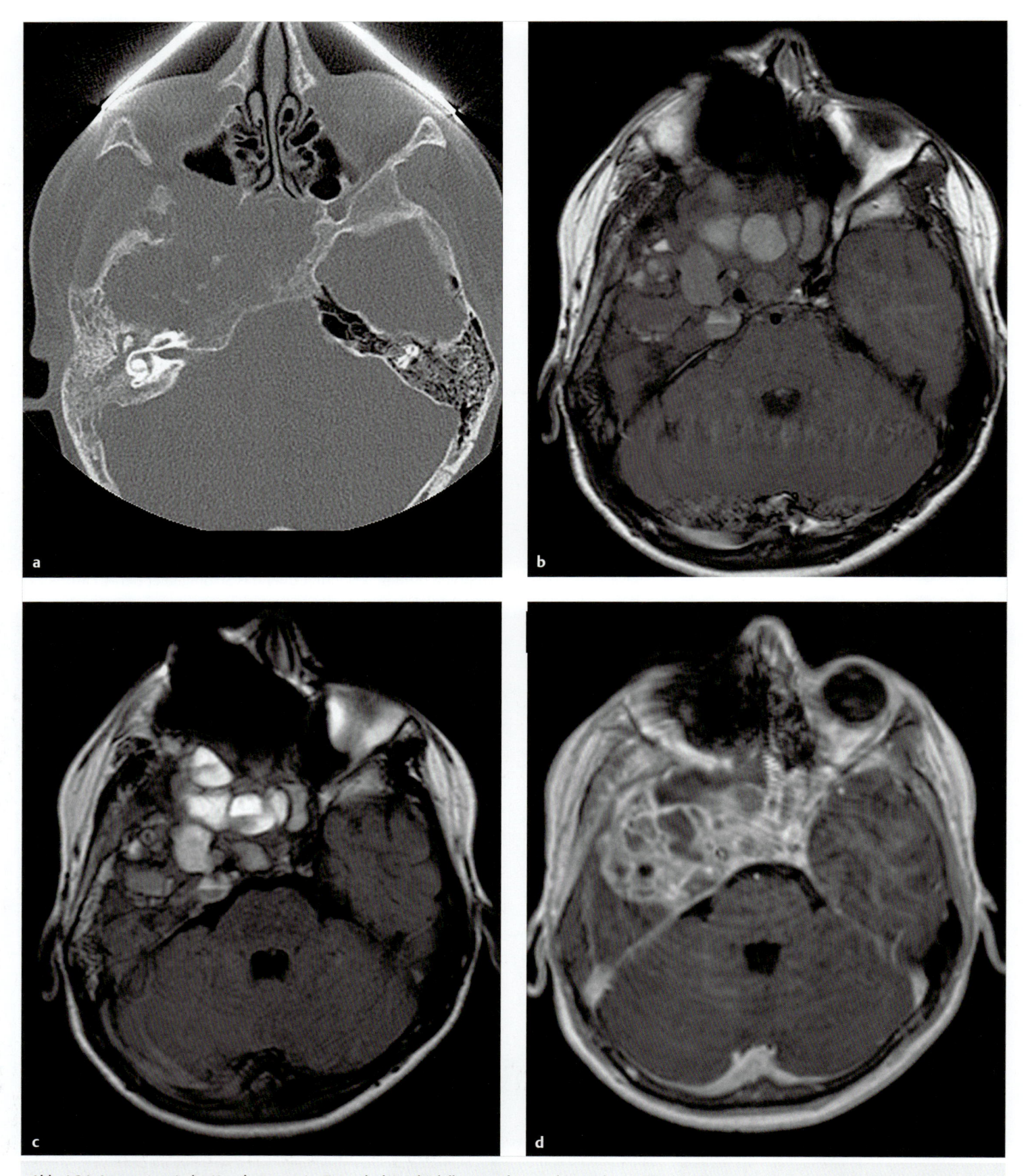

Abb. 4.34 Aneurysmatische Knochenzyste im Bereich der Schädelbasis rechts. In der mittleren Schädelgrube zeigt sich eine multizystische Formation innerhalb der Zysten in T 1w und T 2w Sequenzen mit hypointensen Absedimentierungen im Sinne von Spiegelbildungen und großflächigen ossären Destruktionen (im CT betont) im Bereich der Schädelbasis. Nach intravenöser Kontrastmittelgabe reichern diese randständig kräftig an.
a Axiale CT-Aufnahme.
b Axiale native T 1w MRT-Aufnahme.
c Axiale T 2w MRT-Aufnahme.
d Axiale T 1w MRT-Aufnahme nach Kontrastmittelgabe.

4.4.6 Otosklerotische Prozesse des Os temporale

Die Darstellung otosklerotischer Prozesse des Schläfenbeins erfolgt zumeist mit der CT. Die MRT wird hinzugezogen, um begleitende Weichteilprozesse zu erfassen. Häufige Ätiologien sind dabei die fibröse Dysplasie, der Morbus Paget sowie die Osteogenesis imperfecta. Auch metabolische oder neoplastische Erkrankungen sowie auch die Otosklerose im Ohrbereich können zu otosklerotischen Veränderungen des Os temporale führen (▶ Tab. 4.9).

Stellvertretend für die verschiedenen otosklerotischen Prozesse soll an dieser Stelle die Otosklerose besprochen werden.

Otosklerose

> **Kernaussagen**
>
> Das Vorliegen und die Abklärung einer Otosklerose stellen zunächst eine Indikation zur Durchführung klinischer Tests dar. Bildgebende Untersuchungsverfahren kommen ergänzend zum Einsatz. Die verschiedenen Formen der Otosklerose müssen differenziert werden. Die CT wird primär eingesetzt, um eine fenestrale Otosklerose am ovalen Fenster von einer retrofenestralen Form (an Schnecke und Vestibulum) sowie von gemischten Formen zu differenzieren. Eine primäre Indikation zur Durchführung einer MRT ist nicht gegeben.

Definition

Die Otosklerose ist eine Osteodystrophie, die mit einer Knochenumbaustörung in der endochondralen Labyrinthkapsel einhergeht.

Pathophysiologie und Ätiologie

Die Ätiologie ist unbekannt.

Demografie

Es ist vor allem die 2.–5. Lebensdekade betroffen und dabei Frauen häufiger als Männer.

Klinik, Therapie und Prognose

Zunächst kommt es im Rahmen der Erkrankung zur Bildung demineralisierter Areale, sog. otospongiöser Plaques. Diese sind zu ca. 90% bevorzugt am ovalen Fenster vorn lokalisiert, zu etwa 40% am runden Fenster. Man unterscheidet dabei die fenestrale (Ovales-Fenster- und Rundfensterzone), die retrofenestrale (um Schnecke und Vestibulum) und die gemischte Form. In der Spätphase kommt es zu Ossifikationen. Klinisch geht die Otosklerose mit einer fortschreitenden Schallleitungsschwerhörigkeit einher, meist beidseitig.

Die einzige Möglichkeit der Behandlung liegt in einer Operation. Dabei gilt: Je früher die Otosklerose festgestellt und behandelt wird, desto besser ist die Prognose.

Bildgebung

In der CT sind die beschriebenen otospongiösen Plaques als dichtegeminderte Areale zu detektieren (▶ Abb. 4.35), perikochleär als sog. Halo auch gut zu erkennen. Es können band- oder fleckförmige Skleroseherde um die Kochlea und das Vestibulum auftreten. Im Rahmen der Erkrankung kann es zu einer in der CT bzw. DVT teils schwierig nachweisbaren Verdickung und auch Fixation der Stapesfußplatte kommen.

Tab. 4.9 Differenzialdiagnose otosklerotischer Prozesse des Schläfenbeins.

Befunde	Differenzialdiagnostische Kriterien
Häufig	
fibröse Dysplasie	Morphologie
Osteogenesis imperfecta	–
Morbus Paget	Morphologie
obliterative fenestrale Otosklerose	Topografie
metallische Implantate	Dichte
Tumoren (osteogen, chondrogen, metastatisch)	Morphologie
Selten	
kleidokranielle Dysplasie	–
Hurler-Syndrom	–
Osteopetrose	–

In der MRT ist bei aktiver Umbauphase des Knochens in den genannten Knochenherden eine Kontrastmittelanreicherung zu sehen. Eine Interpretation gelingt allerdings nur in Zusammenschau von CT- bzw. DVT- und MRT-Befunden.

> **Bildgebung**
>
> - *Konventionelles Röntgen:* keine Standarddiagnostik
> - *CT:* Standarddiagnostik
> - *MRT:* keine Standarddiagnostik
> - *DVT:* keine Standarddiagnostik, selten Initialdiagnostik

Differenzialdiagnose

In der Differenzialdiagnose sind der Morbus Paget, die Osteogenesis imperfecta, die fibröse Dysplasie und das eosinophile Granulom zu nennen:

- **Morbus Paget:** Dieser ähnelt den Veränderungen an der Labyrinthkapsel sehr, jedoch treten bei dieser Erkrankung meist zusätzliche Veränderungen der Schädelbasis und -kalotte hinzu. Auch ist der Altersgipfel bei Manifestation höher.
- **Osteogenesis imperfecta:** Bei dieser liegen ebenfalls ähnliche Veränderungen im Ohrbereich vor, jedoch sind weitere Knochenbereiche betroffen. Es lassen sich typische blaue Skleren erkennen und das Manifestationsalter ist in der Kindheit.
- **Fibröse Dysplasie:** Diese ist ein eher flächiger, nicht lokaler oder herdförmiger Prozess und dehnt sich häufig auch auf die Region um das Innenohr aus.
- **Eosinophiles Granulom:** Dieses wächst den Knochen zerstörend und breitet sich aus. Osteolytische Bezirke werden mit einem Granulationsgewebe aufgefüllt, das eine große Anzahl an eosinophilen Granulozyten enthält.

Ohr und Felsenbein

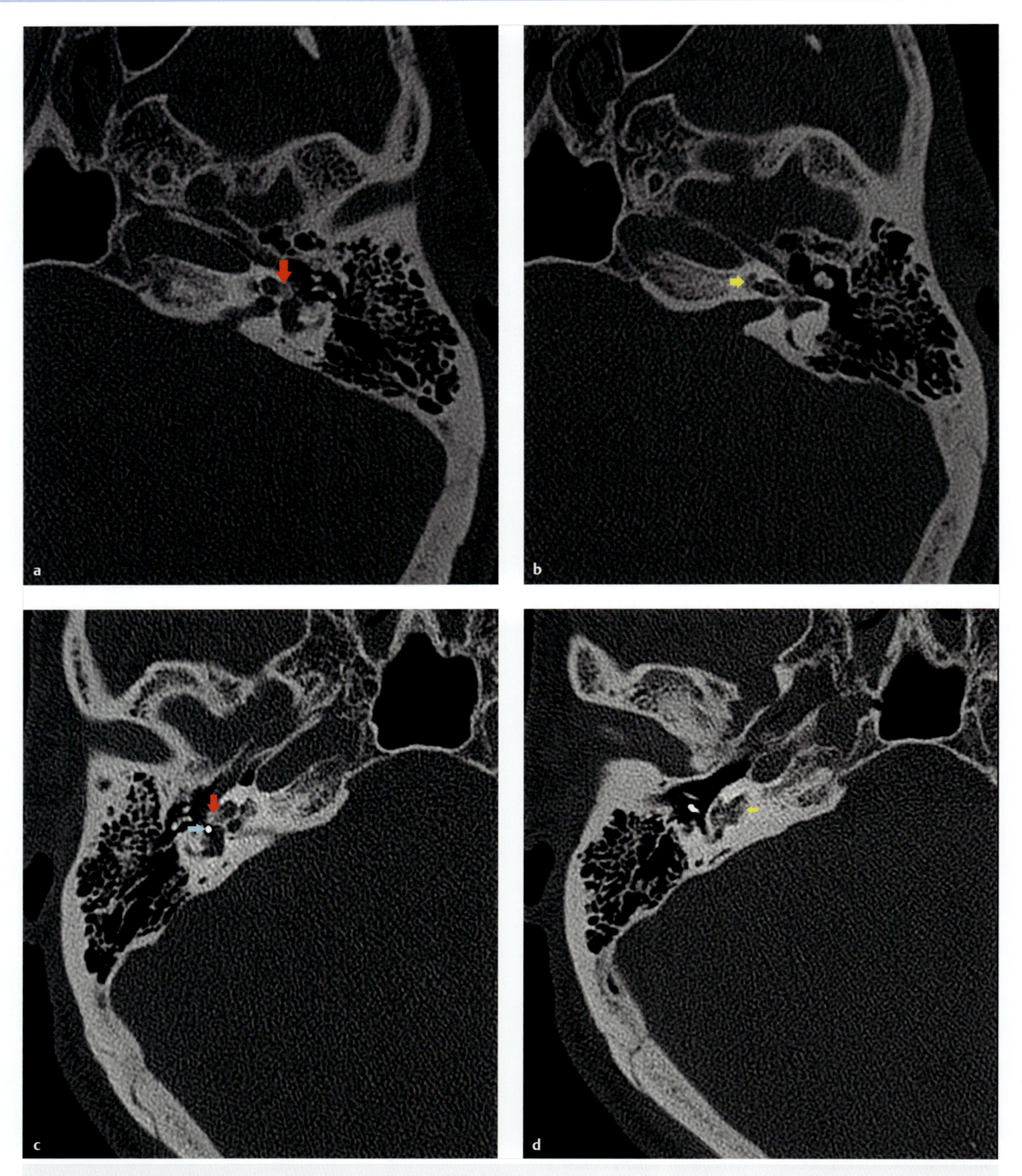

Abb. 4.35 Otosklerose beidseits. Es zeigt sich eine otospongiöse Plaquebildung in Höhe des ovalen Fensters (a, c, rote Pfeile) in Angrenzung an die Kochlea. Nachweis eines perikochleären Aufhellungssaums (b, d, gelbe Pfeile), vereinbar mit einer kombinierten fenestralen und kochleären Otosklerose. Auf der rechten Seite sind Anteile der Kochleawindungen und deren Begrenzungen insbesondere im basalen Windungsbereich flauer abgrenzbar. Der blaue Pfeil (c) zeigt die Steigbügelprothese. Axiale CT-Schichten in unterschiedlichen Positionen.

a Axiale CT-Aufnahme, linke Seite.
b Axiale CT-Aufnahme, linke Seite.
c Axiale CT-Aufnahme, rechte Seite.
d Axiale CT-Aufnahme, rechte Seite.

> **Differenzialdiagnosen**
>
> Bei den bildmorphologischen Veränderungen der Otosklerose gibt es keine wesentliche Differenzialdiagnose.

4.4.7 Traumatische Prozesse des Os temporale

> **Kernaussagen**
>
> Für die traumatischen Prozesse des Os temporale gilt derzeit die optimierte CT-Diagnostik als Standardbildgebungsverfahren. Häufig erfolgt dabei im Rahmen der Traumaabklärung eine gleichzeitige diagnostische Erfassung. Dabei müssen stets auch ergänzende Rekonstruktionen in der Ebene durchgeführt werden.

Tab. 4.10 Übersicht über Schläfenbeinfrakturen und Begleitpathologien.

Pathologie	Längsfraktur	Querfraktur
Häufigkeit	ca. 70–90 %	bis ca. 30 %
Trauma des N. facialis	Ganglion geniculi (bis zu 20 %)	horizontaler Verlauf (bis zu 40 %)
Hörtrauma	konduktiv (60 %)	sensorineural (95 %)
Innenohr	nicht beteiligt	beteiligt
Trommelfelltrauma	ja	nein
Ossikeldislokation	häufig (Inkus)	selten
Trauma des äußeren Meatus	häufig	selten

N. = Nervus

Definition

Bei der Diagnostik traumatologischer Veränderungen des Os temporale ist in der Bildanalyse gezielt nach Frakturen in Form von Längsfraktur, Querfraktur oder gemischten Formen bzw. auch nach schweren Trümmerfrakturen zu suchen. Beteiligungen des Innenohrs und Affektionen der Ossikelkette oder des Fazialiskanals sind zu dokumentieren (▶ Tab. 4.10).

Längsfrakturen sind die häufigsten Frakturtypen des Schläfenbeins und verlaufen parallel zur Längsachse der Pyramide. Querfrakturen verlaufen senkrecht zur Längsachse der Pyramide und machen ca. 20 % der Schläfenbeinfrakturen aus.

Pathophysiologie und Ätiologie

Längsfrakturen resultieren meist aus seitlicher Gewalteinwirkung, Querfrakturen meist aus Gewalteinwirkung von vorn oder hinten.

Demografie

Verletzungen und Traumafolgen des Felsenbeins sind häufig.

Klinik, Therapie und Prognose

Längsfrakturen führen zu einer Mittelohrschädigung. Fazialisschädigungen treten bei ihnen weniger häufig als bei Querfrakturen auf, aber trotzdem bei bis zu 20 % der Fälle. Es kann zu Duraeinrissen und nachfolgend zu Liquorrhö kommen. Auch eine Cholesteatomentwicklung ist als Spätfolge möglich. Häufig sind Querfrakturen mit Schädigungen des Innenohrs und des N. facialis vergesellschaftet (s. ▶ Tab. 4.10). Bei einer Innenohrbeteiligung können in der Folge Ossifizierungen bzw. Fibrosierungen mit Hörverlust eintreten. Auch die Bildung von Liquorfisteln ist möglich. Die medizinische Diagnostik muss dabei durch Einsatz bildgebender Verfahren ergänzt werden.

Die Prognose für die Längsfraktur ist gut. Beim Vorhandensein einer Liquorrhö müssen operative Verfahren zum Einsatz kommen, mit teils ungünstiger Prognose. Eine Innenohrbeteiligung führt häufig zu einem Hörverlust, der aber durch weitere invasive Maßnahmen verbessert werden kann.

Bildgebung

Das CT dient der Detektion von häufigen Begleitverletzungen von Längsfrakturen (▶ Abb. 4.36) wie der Fraktur des äußeren Gehörgangs oder der Ossikelkette, auch einer Verletzung des Karotiskanals und einer dadurch möglicherweise auftretenden Gefäßdissektion. Letztere sollte mittels CTA, MRA oder DSA verifiziert werden.

> **Bildgebung**
>
> - *Konventionelles Röntgen:* keine Standarddiagnostik
> - *CT:* Standarddiagnostik
> - *MRT:* nur zur weiterführenden Diagnostik
> - *DVT:* gelegentlich Initialdiagnostik

Differenzialdiagnose

> **Differenzialdiagnosen**
>
> Von den Frakturverläufen im Os temporale sind normale Gefäß- bzw. Nervenkanäle, Knochenkanäle oder Suturen zu differenzieren.

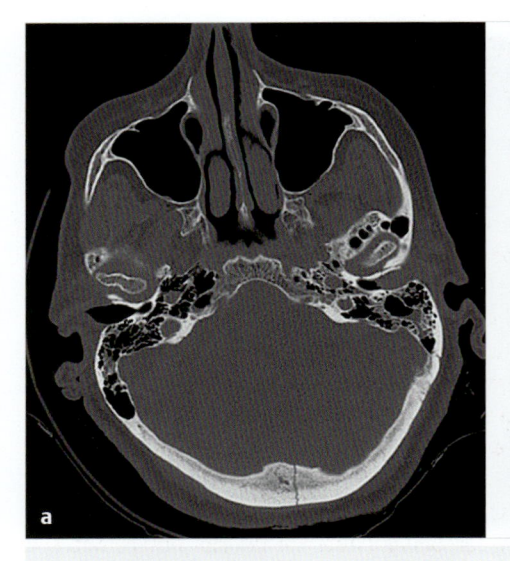

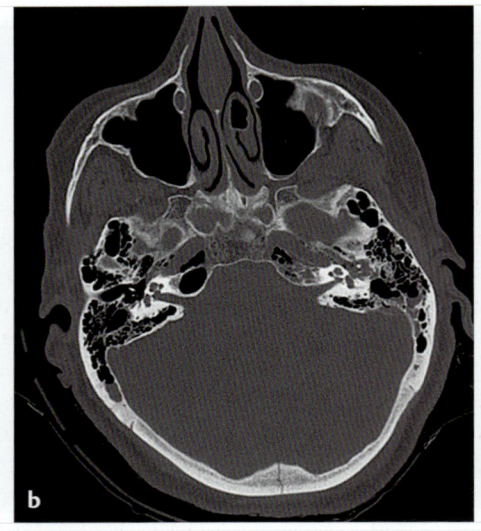

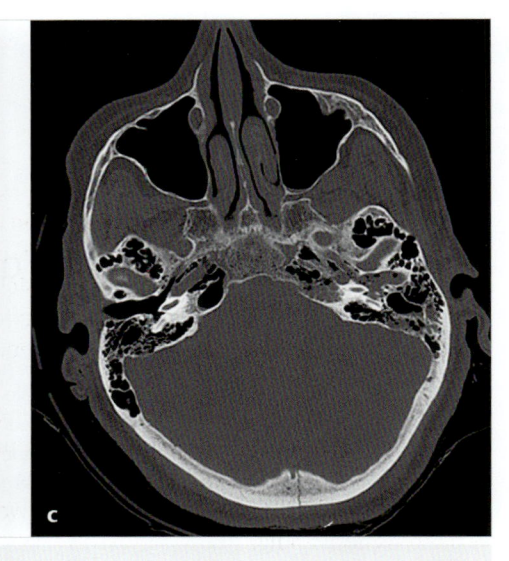

Abb. 4.36 Fraktur des Schläfenbeins mit Hämotympanon. Patient mit Kopftrauma. Eine weitere okzipitale Frakturlinie ist zu sehen. Axiale CT-Schichten in unterschiedlichen Positionen.
a Axiale CT-Aufnahme.
b Axiale CT-Aufnahme.
c Axiale CT-Aufnahme.

4.5 Literatur

[15] Ahmed S, Gupta N, Hamilton JD et al. CT findings in temporal bone osteoradionecrosis. J Comput Assist Tomogr 2014; 38 (5): 662–666

[16] Allanson BM, Low TH, Clark JR et al. Squamous cell carcinoma of the external auditory canal and temporal bone: an update. Head Neck Pathol 2018; 12 (3): 407–418. doi:10.1007/s12 105-018-0908-4

[17] Bremke M, Leppek R, Werner JA. Die digitale Volumentomographie in der HNO-Heilkunde. HNO 2010; 58 (8): 823–832

[18] Dalchow CV, Weber AL, Yanagihara N et al. Digital volume tomography: radiologic examinations of the temporal bone. AJR Am J Roentgenol 2006; 186 (2): 416–423

[19] Danishyar A, Ashurst JV. Acute otitis media [updated: 11.12.2022]. Treasure Island (FL): StatPearls Publishing; 2022. Im Internet: https://www.ncbi.nlm.nih.gov/books/NBK470 332/ (Stand: 09.04.2023)

[20] Han X, Li H, Du L et al. Differences in functional brain alterations driven by right or left facial nerve efferent dysfunction: evidence from early Bell's palsy. Quant Imaging Med Surg 2019; 9 (3): 427–439

[21] Hofmann E, Behr R, Neumann-Haefelin T et al. Pulsatile tinnitus: imaging and differential diagnosis. Dtsch Arztebl Int 2013; 110 (26): 451–458

[22] Knörgen M, Brandt S, Kösling S. Qualitätsvergleich digitaler 3D-fähiger Röntgenanlagen bei HNO-Fragestellungen am Schläfenbein und den Nasennebenhöhlen. RöFo 2012; 184 (12): 1153–1160

[23] Majdani O, Thews K, Bartling S et al. Temporal bone imaging: comparison of flat panel volume CT and multisection CT. AJNR Am J Neuroradiol 2009; 30 (7): 1419–1424

[24] Miracle AC, Mukherji SK. Conebeam CT of the head and neck. Part 1: Physical principles. AJNR Am J Neuroradiol 2009; 30 (6): 1088–1095

[25] Nyrop M, Grøntved A. Cancer of the external auditory canal. Arch Otolaryngol Head Neck Surg 2002; 128 (7): 834–837. doi:10.1001/archotol.128.7.834

[26] Pein MK, Brandt S, Plontke SK et al. Darstellung subtiler Schläfenbeinstrukturen. In-vivo-Vergleich digitale Volumentomographie vs. Multidetektor-CT. Radiologe 2014; 54 (3): 271–278

[27] Peltonen LI, Aarnisalo AA, Käser Y et al. Cone-beam computed tomography: a new method for imaging of the temporal bone. Acta Radiol 2009; 50 (5): 543–548

[28] Ping L, Barazzetti L, Chandran V et al. Facial nerve image enhancement from CBCT using supervised learning technique. Conf Proc IEEE Eng Med Biol Soc 2015; 2015: 2964–2967

[29] Salehi Ravesh M, Jensen-Kondering U, Juhasz J et al. Optimization of 3D phase contrast venography for the assessment of the cranio-cervical venous system at 1.5 T. Neuroradiology 2019; 61 (3): 293–304

[30] Steiner MA, Khan M, May BB et al. Giant recurrent glomus jugulotympanicum with intracranial, extracranial, and nasophayngeal extension: the imaging role in clinical management. Radiol Case Rep 2009; 4 (4): 314

[31] Trojanowska A, Drop A, Trojanowski P et al. External and middle ear diseases: radiological diagnosis based on clinical signs and symptoms. Insights Imaging 2012; 3 (1): 33–48. doi:10.1007/s13 244-011-0126-z

[32] Vogl TJ, Mack MG, Jürgens M et al. Skullbase glomus tumors: gadodiamide injection-enhanced MR Imaging-drop out effect in the early enhancement pattern of paragangliomas versus different tumors. Radiology 1993; 188: 339–346

[33] Yuan J, Lo G, King AD. Functional magnetic resonance imaging techniques and their development for radiation therapy planning and monitoring in the head and neck cancers. Quant Imaging Med Surg 2016; 6 (4): 430–448

5 Innenohr, innerer Gehörgang, Kleinhirnbrückenwinkel und Labyrinth

Thomas J. Vogl, Rania Helal

Die klinische Symptomatik in dieser Region beruht auf der Mitbeteiligung wesentlicher ossärer, neuraler und vaskulärer Leitstrukturen durch verschiedenste Pathophysiologien. Die Fragestellungen an die diagnostische Radiologie betreffen die Abklärung pathologischer Raumforderungen wie auch entzündlicher Prozesse und ihrer Komplikationen.

In Kenntnis der klinischen Fragestellung muss das optimale bildgebende Verfahren ausgewählt werden, um primär eine Läsion zu detektieren. In Einzelfällen ist zur Erzielung einer präzisen Differenzialdiagnose der additive Einsatz eines weiteren bildgebenden Verfahrens notwendig.

5.1 Topografie

Das Felsenbein ist aus 5 verschiedenen knöchernen Anteilen aufgebaut:
- Os mastoideum,
- Os squamosum,
- Os petrosum,
- Os tympanale,
- Processus styloideus.

Im Folgenden sollen spezielle topografische Details für den petrösen Anteil des Os temporale vorgestellt werden. Die Strukturen des Innenohrs sind dabei im Os petrosum aufzufinden. Dieser Abschnitt wird oft auch als „petröse Pyramide" bezeichnet.

Auf der anterioren Fläche der Pyramide liegen 2 wesentliche Strukturen,
- das Tegmen tympani als Dach des Cavum tympani sowie
- die Eminentia arcuata als knöcherne Prominenz über dem Canalis semicircularis,

eine wesentliche Orientierungshilfe bei chirurgischen Zugängen.

Die posteriore Fläche der Pyramide beinhaltet den Porus acusticus internus als Zugang in den Meatus acusticus internus. Der Meatus acusticus internus beinhaltet an knöchernen Strukturen den Modiolus als Eingang zur Kochlea sowie die Crista falciformis, ein knöchernes Septum in den lateralen 3 mm des inneren Gehörgangs.

Die inferiore Fläche der Pyramide bildet den Canalis caroticus und die Fossa jugularis. Die Abgrenzung gegenüber dem Klivus erfolgt durch die Fissura petrooccipitalis und das Foramen lacerum.

5.2 Spezifische anatomische Strukturen

Die Anatomie des Meatus acusticus internus ist mit den Möglichkeiten der dafür verwendbaren Luft-CT-Zisternografie und der MRT komplex darstellbar. Bei Einsatz hochauflösender Techniken ist jedoch die exakte Kenntnis der einzelnen topografischen Leitstrukturen von entscheidender diagnostischer Bedeutung.

Die lateralen Abschnitte des Kanals werden auch als „Fundus" bezeichnet und durch eine horizontale Leiste (Crista falciformis) und eine vertikale Platte aufgeteilt. Damit ergeben sich insgesamt 4 Kompartimente, die die Anatomie und Struktur des inneren Gehörgangs charakterisieren. Im Bereich der am weitesten kranial gelegenen Abschnitte findet sich ventral der N. facialis in enger Nachbarschaft zum N. intermedius. Ventrokaudal verläuft der N. cochlearis. In den superoposterioren Abschnitten des Meatus acusticus internus verläuft der N. vestibularis superior, in den kaudalen Abschnitten der N. vestibularis inferior. Am weitesten posterior kann in einzelnen Fällen auch der posteriore N. ampullaris identifiziert werden. Dabei versorgt der N. vestibularis superior den Utrikulus wie auch den superioren und lateralen Bogengang. Der N. vestibularis inferior versorgt den Sakkulus und der N. ampullaris posterior den Canalis semicircularis posterior. In der Nähe des Porus acusticus internus kann sehr häufig eine vaskuläre Schlinge identifiziert werden, die von der A. cerebellaris anterior inferior entspringt. Die Lagebeziehung ist jedoch äußerst variabel.

5.2.1 Innenohr (Meatus acusticus internus)

Es enthält im Wesentlichen das membranöse Labyrinth, das in das knöcherne Labyrinth eingebaut ist. Im Einzelnen ist das membranöse Labyrinth aus dem Vestibulum mit Sakkulus und Utrikulus, den Canales semicirculares, dem Ductus endolymphaticus, dem Ductus cochlearis sowie multiplen Verbindungskanälen aufgebaut. Aus der Kenntnis dieser topografischen Details erklären sich auch die Einsatzgebiete der bildgebenden Untersuchungsverfahren. So bietet die CT die besten Voraussetzungen zur Diagnostik der knöchernen Strukturen des Labyrinths. Die flüssigkeitshaltigen Strukturen können in stark T2w MRT-Untersuchungssequenzen dargestellt werden.

5.2.2 Kochlea

Sie weist in der Regel 2,5 Windungen auf, die in der Regel in der CT und der MRT identifiziert werden können. Die basale Windung zeigt basal posterior die Öffnung zum Fenestra rotundum. Die Windungen der Kochlea sind dabei um eine knöcherne Achse ausgerichtet, den sog. Modiolus. Durch den Modiolus tritt der N. cochlearis in die Kochlea ein, in Richtung der multiplen Spiralganglien (▶ Abb. 5.1).

5.2.3 Vestibulum

Es bildet den größten Abschnitt des membranösen Labyrinths und besteht aus den Untereinheiten Utrikulus und Sakkulus. Dabei liegt der Utrikulus weiter kranial und der Sakkulus meist inferior. Durch das Foramen ovale ist das Vestibulum vom Mittelohrraum separiert. In den superioren Abschnitten geht das Vestibulum in den Canalis semicircularis superior über.

5.2.4 System der Bogengänge

Dieses gliedert sich in die Canales semicirculares superior, posterior und lateralis. Die superiore Begrenzung des Canalis semicircularis superior imponiert als Eminentia arcuata, der Canalis semicircularis posterior verläuft entlang der longitudinalen Pyramidenkante. Der laterale Canalis semicircularis wird auch als „horizontaler Bogengang" bezeichnet und verläuft in enger Nachbarschaft zum Epitympanon. Dies erklärt die Tendenz epitympanaler Cholesteatome zur Fistelung mit dem membranösen Labyrinth bei Arrosion des Canalis semicircularis lateralis.

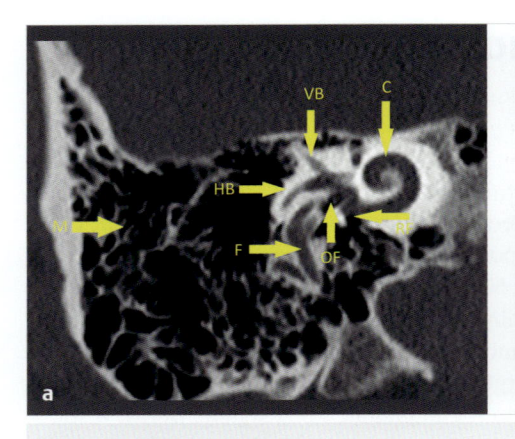

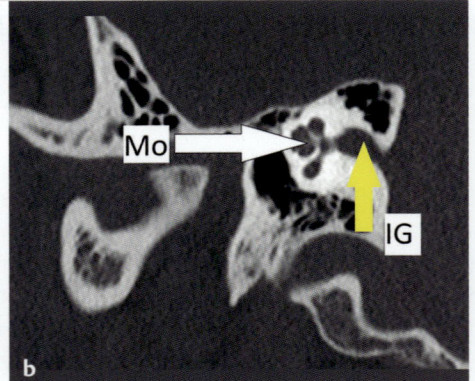

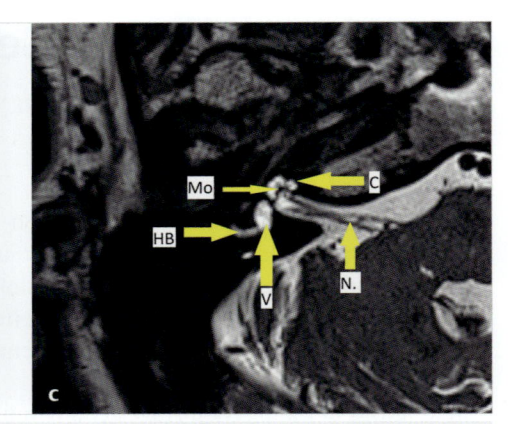

Abb. 5.1 Anatomie der Kochlea.
C = Kochlea
F = N.-facialis-Kanal
HB = horizontaler Bogengang
IG = innerer Gehörgang
M = Mastoidzellen
Mo = Modiolus
N. = N.-vestibulocochlearis-N.-facialis-Komplex
OF = ovales Fenster
RF = rundes Fenster
V = Vestibulum
VB = vorderer Bogengang
a Die CT-Aufnahme zeigt die Kochlea, den vorderen und den horizontalen Bogengang, das runde und das ovale Fenster, den N.-facialis-Kanal und Mastoidzellen.
b In der CT-Aufnahme (sagittale Reformation) sind der Modiolus und der innere Gehörgang zu sehen.
c Die axiale MRT-Aufnahme (stark T 2w Sequenz) stellt die Kochlea, den Modiolus, das Vestibulum, den horizontalen Bogengang und den N.-vestibulocochlearis-N.-facialis-Komplex dar.

5.2.5 Kochleärer Aquädukt

Es enthält den Ductus perilymphaticus und ist 8 mm lang. Der Aquädukt stellt eine Verbindung der basalen Windung der Kochlea zur lateralen Begrenzung des Foramen jugulare dar. Aufgrund des parallelen Verlaufs zum Meatus acusticus internus muss dieser Kanal jeweils streng in den axialen CT- wie MRT-Aufnahmen differenziert werden. Der vestibuläre Aquädukt begleitet den kochleären Aquädukt und verläuft vom Vestibulum über eine Strecke von 10 mm posteroinferior zum Sacculus endolymphaticus. Funktionell dienen der Saccus und der Ductus endolymphaticus zum Druckausgleich der Endolymphe.

5.3 Spezifische Untersuchungsverfahren

5.3.1 Konventionelle Röntgenaufnahmen

Die konventionellen röntgenologischen Untersuchungstechniken wie die Röntgenaufnahme nach Stenvers, Schüller oder Mayer sind für die Primärdiagnostik wie auch die differenzialdiagnostischen Erwägungen mehr und mehr in den Hintergrund gedrängt worden. Die diagnostische Wertigkeit beruht in der Regel auf der Analyse der Aufnahmen im Seitenvergleich. Dies gilt insbesondere für die Röntgenaufnahmen nach Stenvers.

5.3.2 Computertomografie

Für die Evaluierung der häufigsten klinischen Symptomatik wie dem konduktiven Hörverlust (Störung der Schallleitung) stellt heute die High-Resolution-CT das primäre bildgebende Verfahren dar. Die CT muss dabei in transversaler Schichtorientierung parallel zur Orbitomeatallinie durchgeführt werden. Optimale diagnostische Ergebnisse lassen sich bei der Wahl einer Schichtdicke von 1,0–1,5 mm erzielen. Bei subtilen Fragestellungen wie nach der Otospongiose oder der Otosklerose sollte zusätzlich in einer koronaren Schichtorientierung untersucht werden. Alternativ können auch koronare sekundäre Rekonstruktionen eingesetzt werden. Bislang empfiehlt sich die Durchführung der CT in konventioneller Schichtung. Aufgrund bislang zu erzielender kV-Werte ist die Spiral-CT des Felsenbeins mit einer reduzierten Bildqualität verbunden.

5.3.3 Magnetresonanztomografie

Für die Diagnostik des sensorineuralen Hörverlusts besitzt der Einsatz der hochauflösenden MRT eine hervorragende diagnostische Wertigkeit. Das MRT-Untersuchungsprotokoll sollte stets stark T 1w und T 2w Sequenzen beinhalten, mit jeweils hoher räumlicher Auflösung. Eine wesentliche Verbesserung der Diagnostik in dieser Region ist mittels neuer Turbo-Spin-Echo-Sequenzen zu erzielen. Obligat ist die Untersuchung in axialer und koronarer Schichtorientierung zu fordern.

Zusätzliche sagittale Schichten liefern wesentliche topografische Informationen bezüglich der Lage und Topografie von Strukturen in der zerebellopontinen Zisterne und dem Meatus acusticus internus. Nach Kontrastmittelapplikation einer extrazellulären Substanz wie Gadolinium-DTPA, Gadodiamide oder Gadobutrol erlauben ortsidentisch geschichtete T 1w Sequenzen die exakte Abgrenzung von Strukturen mit normaler oder pathologischer Kontrastmittelaufnahme.

Mit Einführung der kontrastverstärkten MRT sowie der neuen 3-D-Techniken und der hochauflösenden T 2w Techniken auch auf der Basis von Inversion-Recovery-Techniken gewinnt zunehmend auch die Diagnostik pathologischer Veränderungen der Kochlea und des Vestibularapparats an klinischer Akzeptanz

> **Zusatzinfo**
>
> **Diagnostische Kriterien bei Einsatz der MRT bei pathologischen Veränderungen der Kochlea und des Vestibularapparats**
> - Exakte topografische Information, mindestens in 2 Ebenen
> - charakteristisches Signalverhalten in nativen T 1w, T 2w und stark T 2w Spin-Echo-Sequenzen
> - kontrastmittelverstärkte Diagnostik: Einsatz dynamischer Sequenzprotokolle zur Verbesserung der Differenzialdiagnose sowie zur Erfassung folgender Eigenschaften:
>   - Graduierung der Kontrastmittelanreicherung
>   - Homogenität
>   - Randstrukturen
>   - begleitende Veränderungen im Umgebungsbereich von Raumforderungen
> - Erfassung der Lagebeziehung und begleitenden Veränderungen bei Gefäßprozessen anhand folgender Kriterien:
>   - Verlagerung
>   - Thrombosierung
>   - Infiltration
> - Befunde aus der Verlaufskontrolle mittels MRT:
>   - bei kleinen kontrastmittelaufnehmenden Prozessen und bei stark linearer Kontrastmittelaufnahme entlang von Nervenstrukturen Ätiologiebestimmung mittels kontrastmittelverstärkter Verlaufskontrolle
>   - Rückgang der kontrastmittelspeichernden Strukturmasse oder Graduierung der Kontrastmittelanreicherung als wesentliche Kriterien für das Vorliegen primär entzündlicher oder reaktiver Prozesse
>   - Auswertung stets im klinischen Kontext
> - Analyse von Binnenstrukturen:
>   - Zyste mit zystischer Flüssigkeit
>   - Nekrose
>   - Verkalkungen
>   - zentral liegende Gefäßstrukturen
> - Dokumentation des Flüssigkeitszustands von Strukturen im Bereich der Kochlea, des Vestibulums und des Bogengangsapparats zur Abklärung primärer Missbildungen, entzündlich degenerativer Prozesse oder tumoröser Destruktionen

5.4 Spezifische Befunde

Die klinische Symptomatik bei Erkrankungen des inneren Gehörgangs, des Innenohrs und des Kleinhirnbrückenwinkels beruht im Wesentlichen auf Erkrankungen wie der Innenohrschwerhörigkeit, des Tinnitus sowie der großen Gruppe von Erkrankungen mit Schwindelsymptomatik.

Bei der akuten Innenohrschwerhörigkeit werden viele Erkrankungen unter dem Begriff „Hörsturz" subsumiert. Jedoch handelt es sich dabei lediglich um die Beschreibung eines Symptoms. Klinisch muss in diesem Zusammenhang die akute traumatische Innenohrschwerhörigkeit wie z. B. beim Knalltrauma oder Explosionstrauma unter akutem Lärmtrauma Berücksichtigung finden. Diese Symptomatik findet sich ebenfalls bei der Pyramidenquerfraktur oder einer Fensterruptur des runden oder ovalen Fensters wie auch bei einem Strom- oder Blitzschlag. Die akute infektiös-toxische Innenohrschwerhörigkeit entwickelt sich häufig als Folge von Viruserkrankungen wie z. B. dem Zoster oticus oder bei weiteren Formen der Meningoenzephalitis. Bei der medikamentös-toxischen Innenohrschwerhörigkeit muss an Aminoglykosidantibiotika, Lokalanästhetika und Salizylate als Auslöser gedacht werden.

Bei der chronischen Innenohrschwerhörigkeit stehen das chronische Schalltrauma, die Altersschwerhörigkeit sowie Neurinome oder weitere Erkrankungen bis hin zu zentralen mesenzephalen Hörstörungen im Vordergrund.

Die Differenzialdiagnose des Tinnitus erfolgt nach dem Entstehungsort: Mittelohrtinnitus, kochleärer Tinnitus mit Lokalisation im Ohr oder zervikaler Tinnitus. Ebenfalls beschrieben sind kombiniert kochleär-neurale Formen sowie der zentrale Tinnitus.

Definitionsgemäß tritt physiologischer Schwindel bei Bewegungen oder Kinetosen auf. Pathologischer Schwindel wird differenziert in Dauerschwindel, Anfallsschwindel oder Schwindel in Zusammenhang mit Bewegungen und Körperlagen. Die weitere Einengung des Dauerschwindels erfolgt in Drehschwindel, Liftschwindel, Schwankschwindel und phobischen Schwindel. Klinisch findet sich eine enorme Vielfalt an Ätiologien und Formen des Symptoms Schwindel. Die wichtigsten Differenzialdiagnosen beinhalten dabei den Morbus Menière, den paroxysmalen Schwindel, den Lageschwindel sowie die Schwindelsymptomatik, die bei der multiplen Sklerose, der vertebrobasilären Insuffizienz, der vestibulären Neuritis oder dem Akustikusneurinom auftritt.

5.4.1 Innenohr und innerer Gehörgang

Missbildungen

> **Kernaussagen**
>
> Die bildgebende Diagnostik von Missbildungen des Innenohrs bzw. des inneren Gehörgangs beruht im Wesentlichen auf dem Einsatz der MRT. Die CT sollte synchron durchgeführt werden, um komplexe Strukturveränderungen des Knochensystems mitzuerfassen. Dies ist topografisch von großer Bedeutung.

Definition

Missbildungen des Innenohrs manifestieren sich am häutigen bzw. knöchernen Labyrinth (▶ Abb. 5.2); der innere Gehörgang ist im Vergleich selten betroffen. Missbildungen des Labyrinths beinhalten Veränderungen wie die Kochleaaplasie als vollständiges Fehlen der Kochlea. Diese kann auch mit einer vollständigen Aplasie des N. cochlearis kombiniert sein (▶ Abb. 5.3, ▶ Abb. 5.4, ▶ Abb. 5.5 und ▶ Abb. 5.6).

Pathophysiologie und Ätiologie

Für die Evaluierung von Patienten mit sensorineuralem Hörverlust hat die Erfassung von morphologischen Veränderungen im Rahmen von Missbildungen des Innenohrs eine entscheidende Bedeutung. Missbildungen des Labyrinths werden nach dem Entwicklungsstadium der otischen Kapsel während der 5. und 7. Woche der fetalen Entwicklung klassifiziert. Die exakte Kenntnis der Entwicklungsstadien des Innenohrs und der nervalen Strukturen erlaubt die präzise Zuordnung möglicher Missbildungen zu den jeweiligen Entwicklungsschritten:

- **Kochleaaplasie mit oder ohne Aplasie des N. cochlearis:** Diese Missbildung ist durch vollständiges Fehlen der Kochlea definiert. Die Ursache ist, dass der Sakkulusanteil des Ohrbläschens den Ductus cochlearis am Ende der 5. Entwicklungswoche nicht ausbildet.

Innenohr

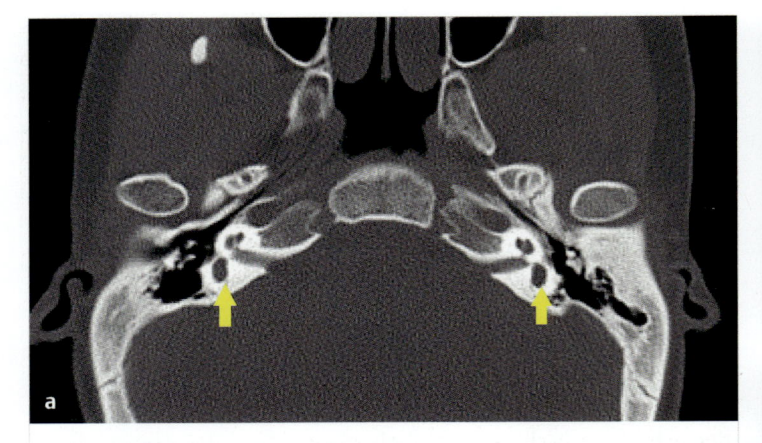

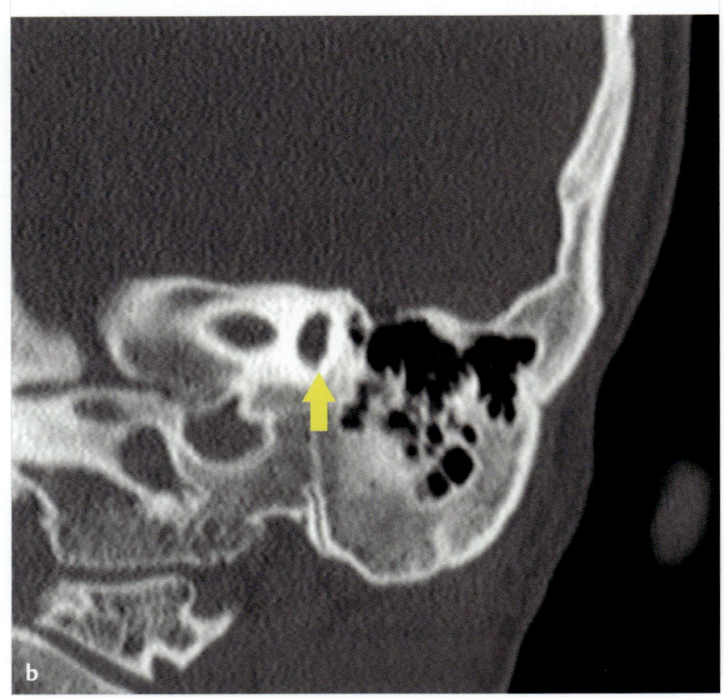

Abb. 5.2 Bilaterale Fehlbildung des Labyrinths mit fehlenden Bogengängen. Die Pfeile markieren die fehlenden Bogengänge.
a Axiale CT-Aufnahme.
b Koronare CT-Aufnahme.

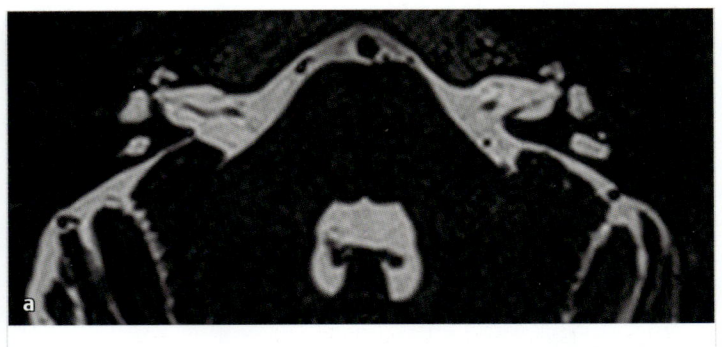

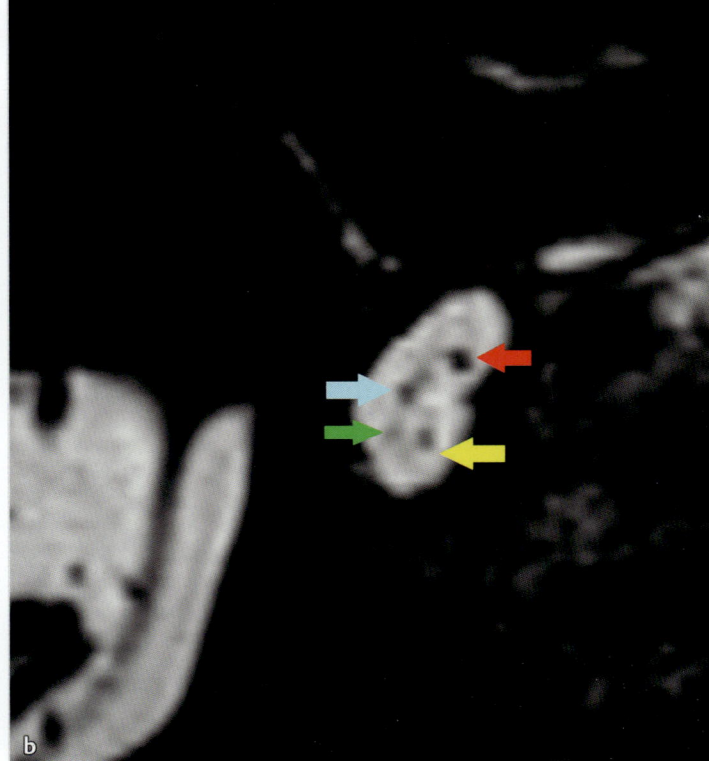

Abb. 5.3 Hypoplasie der Kochlea beidseits. MRT-Aufnahmen.
a Kalibersprünge des Flüssigkeitssignals. Axial starke T2w Sequenz.
b Im Meatus acusticus internus links zeigen sich ein hypoplastischer N. cochlearis (grüner Pfeil) und N. vestibularis, inferior (gelber Pfeil) stärker hypoplastisch als superior (roter Pfeil). Der blaue Pfeil markiert den N. facialis. Parasagittal (3D T2w Sequenz).

- **Noonan-Syndrome:** Diese gehen mit bilateraler Taubheit und fazialen, skelettalen und kardialen Fehlbildungen einher.
- **Mondini-Malformation:** Der Begriff „Mondini-Malformation" wird in der Literatur mit unterschiedlichen Definitionen benutzt. In der Regel beinhaltet er eine inkomplette Partition der Kochlea mit Veränderung der Anzahl ihrer Windungen (Mondini-Malformation und bilaterale Aplasie des Canalis semicircularis). Die inkomplette Kochleaentwicklung resultiert aus einer unvollständigen Entwicklung des Ductus cochlearis (7. Woche); eine Aplasie des Canalis semicircularis entsteht in der 5.–6. Woche.
- **Goldenhar-Syndrom:** Dabei liegen ein einzelner Canalis semicircularis superior posterior und eine Dysplasie des Canalis semicircularis lateralis sowie des Vestibulums (Entwicklung am 45.–47. Tag) vor. Zudem finden sich ein vergrößerter Ductus lymphaticus und eine bilaterale Aplasie der Canales semicirculares.
- **Dysplasie des Canalis semicircularis lateralis und des Vestibulums:** Hochauflösende submillimeterdicke T2w Turbo-Spin-Echo-Sequenzen oder Gradienten-Echo-Sequenzen lösen diskrete topografische Details auf und erlauben eine große diagnostische Präzision in der Demonstration der flüssigkeitshaltigen endo- und perilymphatischen Räume.

5.4 Spezifische Befunde

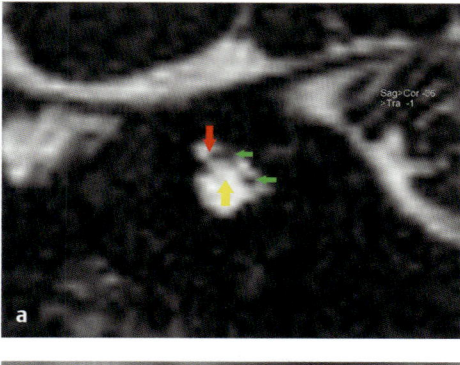

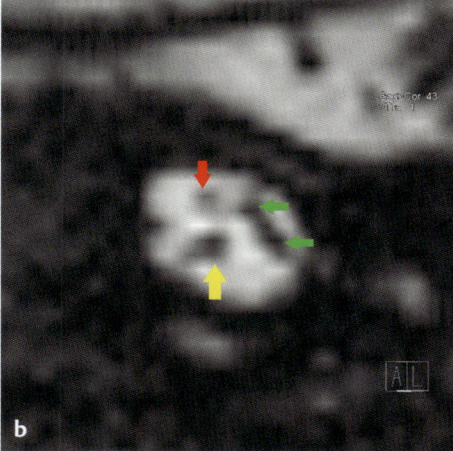

Abb. 5.4 Schwere Hypoplasie bis Aplasie des linken N. cochlearis beim Meatus acusticus internus. MRT-Aufnahmen parasagittal (3D T 2w Sequenz) Die roten Pfeile markieren den N. facialis und die grünen Pfeile die Nn. vestibulares superior und inferior.
a Hypoplasie des linken N. cochlearis (gelber Pfeil).
b Normkaliber des rechten N. cochlearis (gelber Pfeil) zum Vergleich.

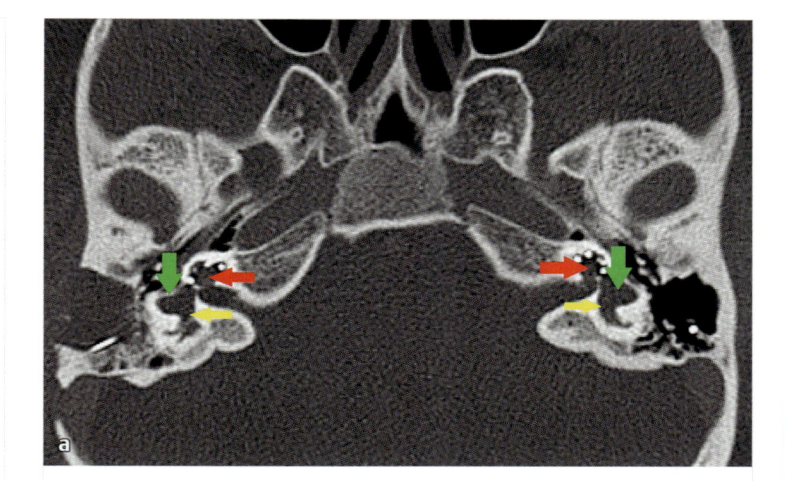

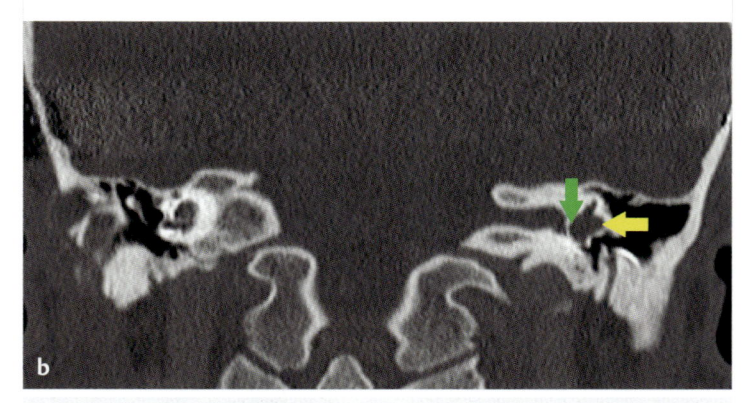

Abb. 5.5 Angeborene bilaterale Fehlbildung des Innenohrs. Fehlender Modiolus (a, rote Pfeile), zystische Bildung der mittleren und apikalen Kochleawindungen, dysplastisches Vestibulum (a, b, grüne Pfeile) und dysplastischer horizontaler Bogengang (a, b, gelbe Pfeile). Die Patientin hat ein beidseitiges Kochleaimplantat.
a Axiale CT-Aufnahme.
b Koronare CT-Aufnahme.

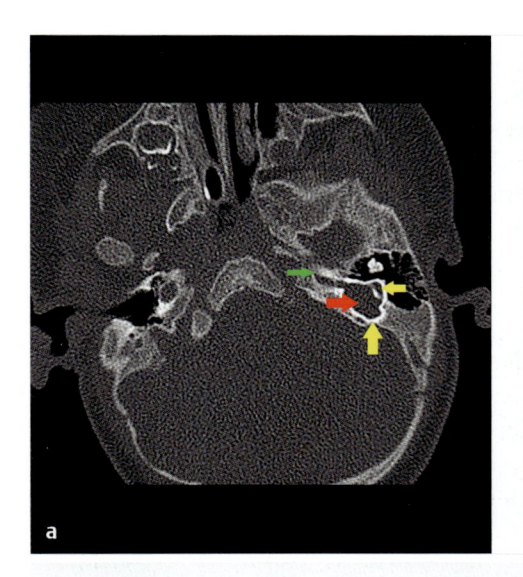

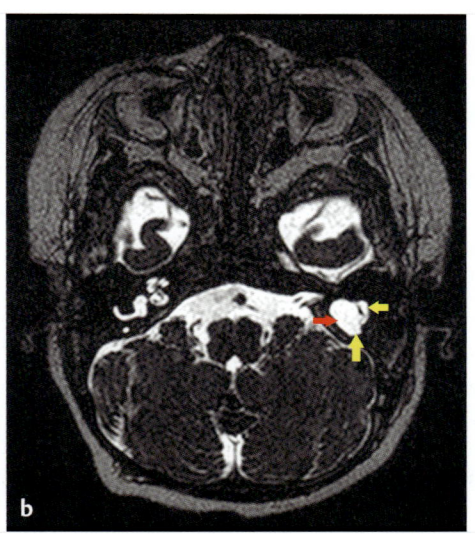

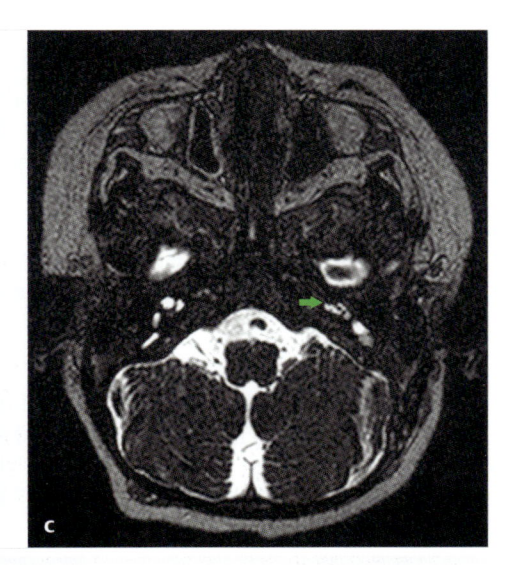

Abb. 5.6 Dysplasie der linken Kochlea. Fehlende Darstellung der oberen Windungen der Kochlea (basale Windung vorhanden; a, c, grüne Pfeile). Des Weiteren zeigt sich eine deutliche Erweiterung des Vestibulums (a, b, rote Pfeile) sowie des posterioren Bogengangs. Aneurysmatische Erweiterung des freien zentralen Bogengangs sowie des proximalen Bereichs des superioren Bogengangs (a, b, gelbe Pfeile). Die Befunde sind bildmorphologisch vereinbar mit einer Mondini-Malformation. MRT-Schichten in unterschiedlichen Positionen.
a CT-Aufnahme.
b Axiale stark T 2w MRT-Aufnahme.
c Axiale stark T 2w MRT-Aufnahme.

Innenohr

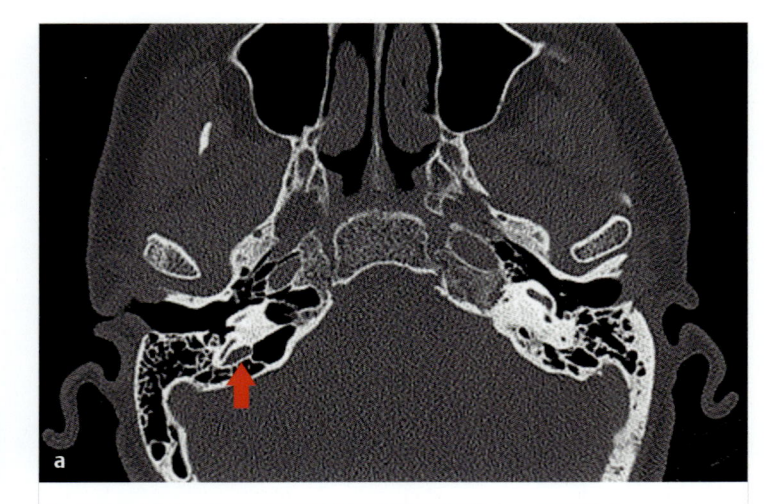

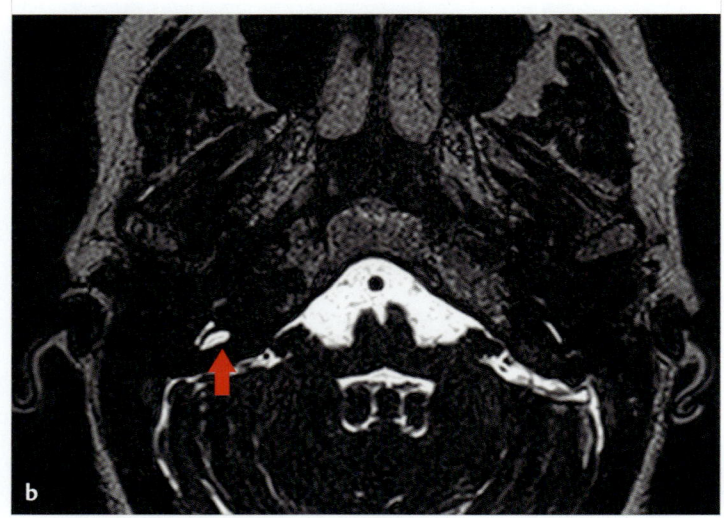

Abb. 5.7 Vestibuläres Aquäduktsyndrom.
a CT-Aufnahme: rechtseitig erweiterter Aquaeductus vestibuli (Pfeil).
b Stark T2w MRT-Aufnahme: vergrößerter endolymphatischer Sack (Pfeil).

- **Vestibuläres Aquäduktsyndrom:** Diese Malformation geht in der Regel mit einer Vergrößerung des Saccus endolymphaticus einher, in Einzelfällen auch verbunden mit einer Vergrößerung des oberen Vestibulums. Die Fehlbildung kann uni- oder bilateral vorkommen (▶ Abb. 5.7).
- **Michel-Dysplasie:** Bei dieser Missbildung fehlt die Entwicklung des Innenohrs komplett – eine extrem seltene Malformation.

Demografie

Innenohrfehlbildungen sind bei Schallempfindungsschwerhörigen mit aktuellen bildgebenden Verfahren in 40 % der Fälle nachweisbar.

Klinik, Therapie und Prognose

Bei der Klinik des Innenohrs und inneren Gehörgangs ist die konstante, fluktuierende oder progrediente Schwerhörigkeit zu nennen, die bis zur Taubheit reichen kann. Im Kindes- und Jugendalter kommen rezidivierende Hörstürze vor, die für das Aquaeductusvestibuli-Syndrom charakteristisch sind. Als inkonstanter Befund ist die vestibuläre Unter- bzw. Unerregbarkeit zu nennen.

Spezielle Hörgeräte, implantierbare Hörgeräte sowie die Versorgung mit einem Kochleaimplantat eignen sich zum Ausgleich des mit der Innenohrschwerhörigkeit einhergehenden Hörverlusts. Geringere Evidenz herrscht in Studien zur medikamentösen Therapie akuter Innenohrstörungen, besonders bei Hörsturz.

Bildgebung

An bildgebenden Verfahren stand bislang die High-Resolution-CT im Vordergrund, mit neuen vielversprechenden Daten bei Einsatz der hochauflösenden MRT mit sog. Steady-State-Sequenzprotokollen. Unter Einsatz neuer MRT-Messprotokolle wie GRASS-, CISS- oder Turbo-Spin-Echo-Inversion-Recovery-Sequenzen ist es möglich, aufgrund des hohen Flüssigkeitsgehalts der Kochlea sowie der übrigen Innenohrstrukturen diese dreidimensional in verschiedenen Ansichten zu rekonstruieren. Allerdings muss beachtet werden, dass Innenohrmalformationen radiologisch nur teilweise nachweisbar sind, da Malformationen im Bereich des Neuroepithels des häutigen Labyrinths wie Atrophien des Corti-Organs oder die Alexander-Dysplasien nicht visualisiert werden können.

> **Bildgebung**
> - *CT:* Standardbildgebung (nativ)
> - *MRT:* Standardbildgebung mit hochauflösenden T2w Sequenzen

Differenzialdiagnose

> **Differenzialdiagnosen**
> Differenzialdiagnostisch sind bei Verdacht auf Missbildungen des Innenohrs und inneren Gehörgangs ossifizierende bzw. fibrosierende Veränderungen als Folgen einer Meningitis oder Labyrinthitis (▶ Abb. 5.8) oder einer Felsenbeinfraktur zu berücksichtigen.

Tumoren

Die Diagnostik tumoröser Raumforderungen in der Region Innenohr, innerer Gehörgang und Kleinhirnbrückenwinkel beruht auf der topografischen Erfassung sowie der artdiagnostischen Zuordnung. Die Auswertung großer pathologischer Kollektive dokumentiert die Dominanz benigner Tumoren, allen voran des Akustikusneurinoms.

Schwannom des Nervus vestibularis

> **Kernaussagen**
> Schwannome stellen die häufigste benigne Tumorart in der Region Innenohr, innerer Gehörgang und Kleinhirnbrückenwinkel dar. Die bildgebende Diagnostik beruht heute im Wesentlichen auf dem Einsatz der MRT. Zur Intervention und zur Operationsplanung wird zusätzlich häufig ein natives CT durchgeführt.

5.4 Spezifische Befunde

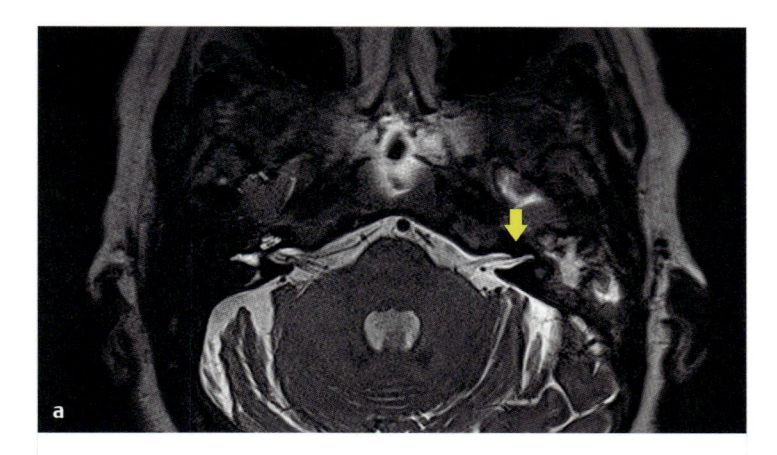

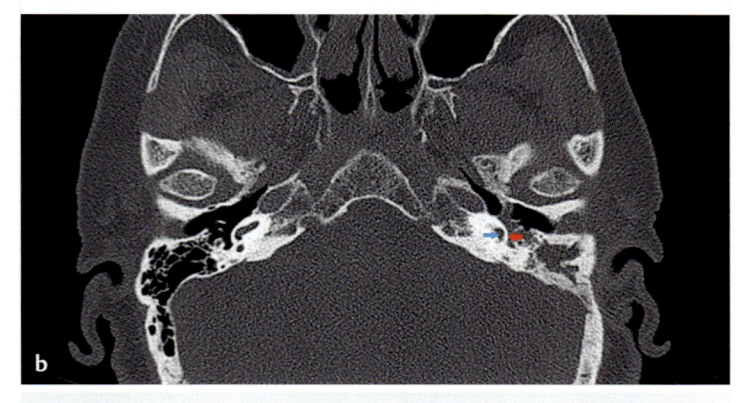

Abb. 5.8 Labyrinthische Aplasie: Differenzialdiagnose Labyrinthitis ossificans.
a Die stark T 2w MRT-Aufnahme zeigt fehlende Strukturen des Innenohrs links (Pfeil).
b In der axialen CT-Aufnahme stellen sich ein kleiner, nicht verknöcherter Teil der basalen Windung der Kochlea (blauer Pfeil) und das Promontorium tympani (roter Pfeil) dar. Diese Befunde erhöhen die Wahrscheinlichkeit einer extensiven Labyrinthitis ossificans statt einer labyrinthischen Aplasie.

Definition

Schwannome entwickeln sich von den Schwann-Nervenscheidenzellen sensorischer Nerven. Diese Zellen sind homolog den Oligodendrozyten, da sie auch für die Aufrechterhaltung der Myelinisierungsscheide verantwortlich sind. Dies erklärt die Variationen der Begriffe „Neurom", „Neurinom" und „Neurilemmom". Neurome und Neurinome bedeuten dabei eine Proliferation der Nervenzellfasern, während Neurilemmome eine neoplastische Transformation der neuralen Membran induzieren. Alle diese Ausdrücke sind jedoch mehr oder weniger ungenau; die Tumoren sollten heute besser mit dem Ausdruck „Schwannome" belegt werden.

In der Regel sind Schwannome homogen und mit einer Kapsel versehen. Einige können jedoch durch zentrale Blutungen, Ödem oder Formation von Zysten charakterisiert sein. Dabei ist das Vorliegen von zystischen Veränderungen Zeichen einer größeren Aggressivität der Tumoren.

Pathophysiologie und Ätiologie

Im Hirnstammbereich entspringt initial der VII. Hirnnerv, gefolgt vom VIII. Hirnnerv. Dabei erreichen die vestibulären Fasern des VIII. Hirnnervs den Hirnstamm vor den kochleären Fasern. Entwicklungsgeschichtlich wandern die Gliazellen entlang der vestibulären Nervenstrukturen. Das erklärt die Tatsache, dass die Mehrzahl der Schwannome vom vestibulären Abschnitt des VIII. Hirnnervs aus entstehen. Die spezifische Ursprungsregion stellt dabei die Region des Scarpa-Ganglions am leptomeningealen Übergang dar, insgesamt eine Zone zwischen Glia- und Schwann-Zellen.

Demografie

Schwannome des VIII. Hirnnervs machen 8–10 % aller intrakraniellen Tumoren und 80–90 % aller zerebellopontinen Tumoren aus. Das mittlere Alter bei Diagnosestellung beträgt 45 Jahre.

Klinik, Therapie und Prognose

Die auffälligste klinische Symptomatologie stellen Tinnitus und Hörverlust dar (sensorineuraler Hörverlust). Dieser kann sowohl langsam progressiv wie auch durch einen plötzlichen Hörverlust charakterisiert sein. Bei ausgeprägten Tumoren können zusätzlich Syndrome der benachbarten Hirnnerven hinzukommen. Bei bilateralen Neoplasien vom gleichen histologischen Typ muss an den Morbus Recklinghausen gedacht werden.

Bildgebung

Schwannome werden im CT durch den Nachweis einer kontrastmittelaufnehmenden Läsion innerhalb oder in der Nachbarschaft des inneren Gehörgangs detektiert. In der Regel findet sich eine homogene, in manchen Fällen auch eine inhomogene oder randständige Kontrastmittelanreicherung. Zusätzlich kann bei großen Tumoren, die direkt aus dem Meatus entstehen, eine knöcherne Erosion imponieren. Selten findet sich eine noch ausgedehntere Knochenzerstörung; in diesem Fall muss differenzialdiagnostisch an andere Prozesse gedacht werden. Nur in seltenen Fällen sind Ratifikationen zu dokumentieren.

Die Methode der Luftzisternografie, bei der intrathekal Luft appliziert wird, wird heute kaum noch angewandt. Die MRT erlaubt heute eine präzise Diagnosestellung und Differenzialdiagnose von Schwannomen im Bereich des Meatus acusticus internus und des zerebellopontinen Winkels.

> **Bildgebung**
> - *CT:* zur Operations- bzw. zur Interventionsplanung (nativ)
> - *MRT:* Standardbildgebung

Differenzialdiagnose

> **Differenzialdiagnosen**
>
> Differenzialdiagnostisch ist zu beachten, dass bei Vorliegen eines Morbus Recklinghausen auch bilaterale Erweiterungen des Meatus acusticus internus vorkommen können, ohne dass tumoröse Raumforderungen vorhanden sind. Differenzialdiagnostisch muss zudem darauf hingewiesen werden, dass isolierte Erweiterungen des Meatus acusticus internus als Variation vorkommen können. Eine stärkere Kontrastmittelanreicherung in der Region des inneren Gehörgangs findet sich auch aufgrund von abnorm verlaufenden Gefäßen.

Schwannom der übrigen Hirnnerven

Kernaussagen

Schwannome, die nicht vom N. vestibularis ausgehen, sind deutlich seltener und aufgrund ihrer Lagebeziehung differenzialdiagnostisch schwieriger abzugrenzen. Die bildgebende Diagnostik beruht im Wesentlichen auf dem Einsatz der hochauflösenden kontrastmittelverstärkten MRT. Die CT wird lediglich zur Operationsplanung eingesetzt.

Definition

Ein Schwannom ist ein benigner Nervenzelltumor, der seinen Ursprung in den Schwann-Zellen hat. Die Tumoren wachsen nur langsam und verdrängen im späteren Verlauf gesundes Gewebe. Das kann zur Lähmung oder zu Schmerzen des betroffenen Nervs führen. Schwannome verschiedener Hirnnerven können im Bereich des zerebellopontinen Winkels identifiziert werden, ebenso Neurinome des N. trigeminus. Diese entspringen jedoch in der Nachbarschaft des Cavum Meckeli, eines duralen Rezessus im Bereich der hinteren Schädelgrube am Übergang zur mittleren Schädelgrube an der Pyramidenspitze. Diese Tumoren liegen in der Regel weiter ventral im Vergleich zu den Tumoren des VIII. Hirnnervs. Schwannome der kaudalen 4 Hirnnervengruppen erweitern in der Regel das Foramen jugulare oder den Canalis hypoglossi.

Pathophysiologie und Ätiologie

Häufig treten Schwannome in Verbindung mit Neurofibromatose Typ II auf.

Demografie

Schwannome lassen sich in allen Altersklassen finden.

Klinik, Therapie und Prognose

Nach den Schwannomen des N. vestibulocochlearis ist das N.-facialis-Neurinom der häufigste Tumor. Die klinische Symptomatik mit Störungen des N. facialis gilt dabei als das hilfreichste diagnostische Zeichen.

Neurochirurgische Entfernung, Strahlentherapie und Radiochirurgie bieten sich als Therapieoptionen bei weitgehend guter Prognose an.

Bildgebung

Bildgebung

- *CT:* zur Operations- bzw. Interventionsplanung oder bei Komplikationen
- *MRT:* Standardbildgebung (▶ Abb. 5.9 und ▶ Abb. 5.10)

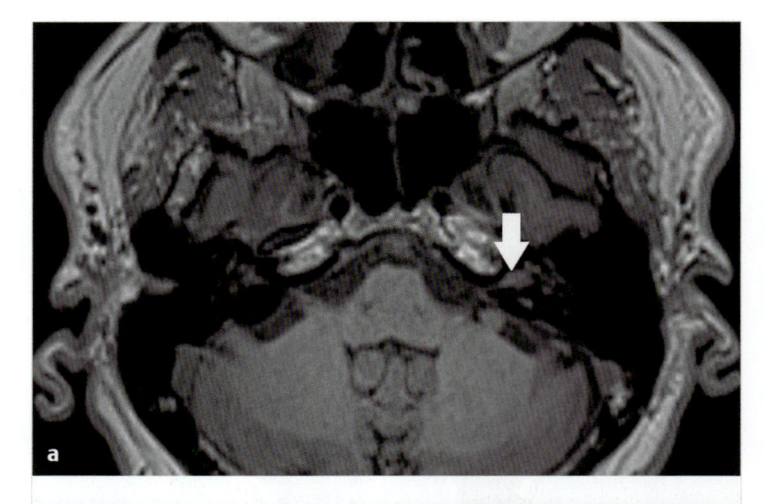

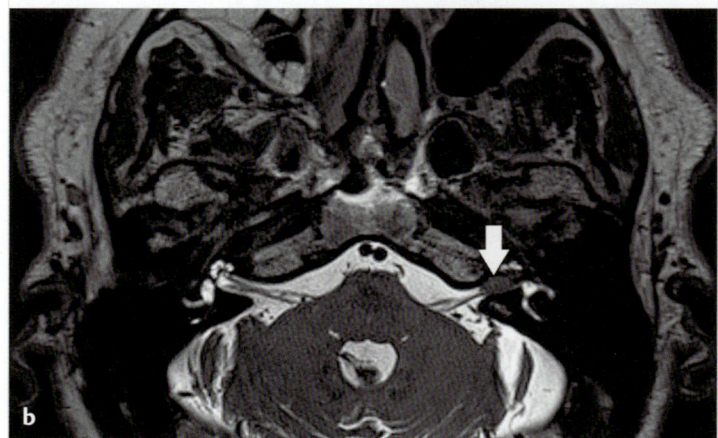

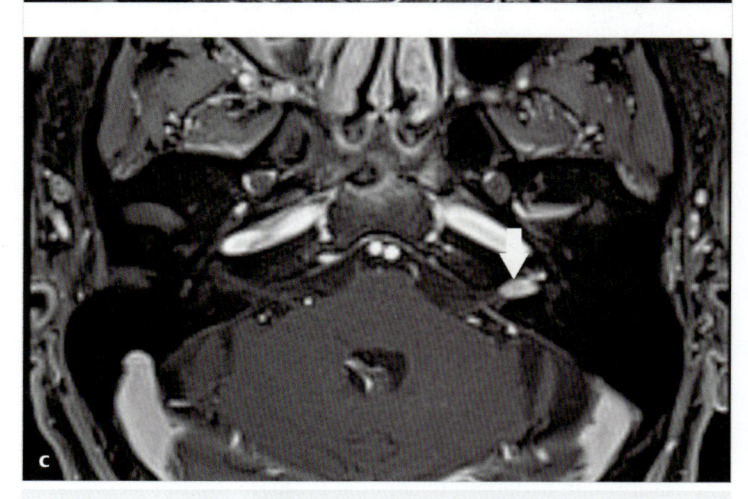

Abb. 5.9 Linkseitiges intrameatales (intrakanaliküläres) Schwannom. MRT-Aufnahmen.
a Das Schwannom zeigt ein isointenses homogenes Signal (Pfeil) in der T 1w MRT-Aufnahme.
b Es erscheint in der T 2w Sequenz als intrameataler Füllungsdefekt (Pfeil), der sich durch die Kochleaapertur bis zu den basalen und mittleren Windungen der Kochlea erstreckt.
c Die Raumforderung weist nach Kontrastmittelgabe eine Kontrastverstärkung (Pfeil) in der T 1w Sequenz auf.

5.4 Spezifische Befunde

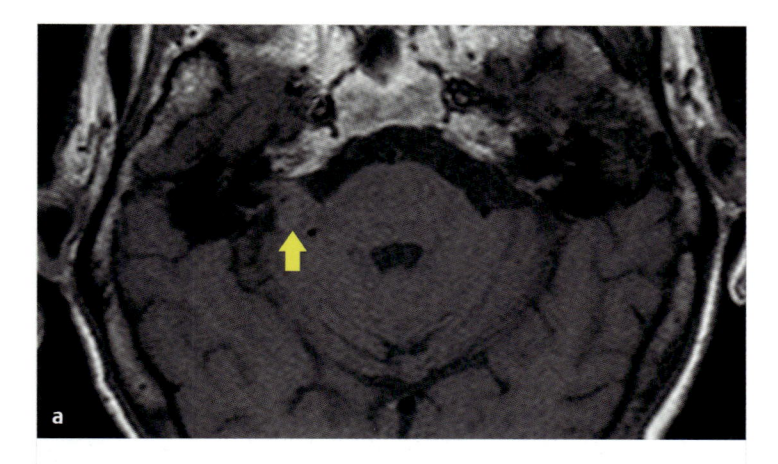

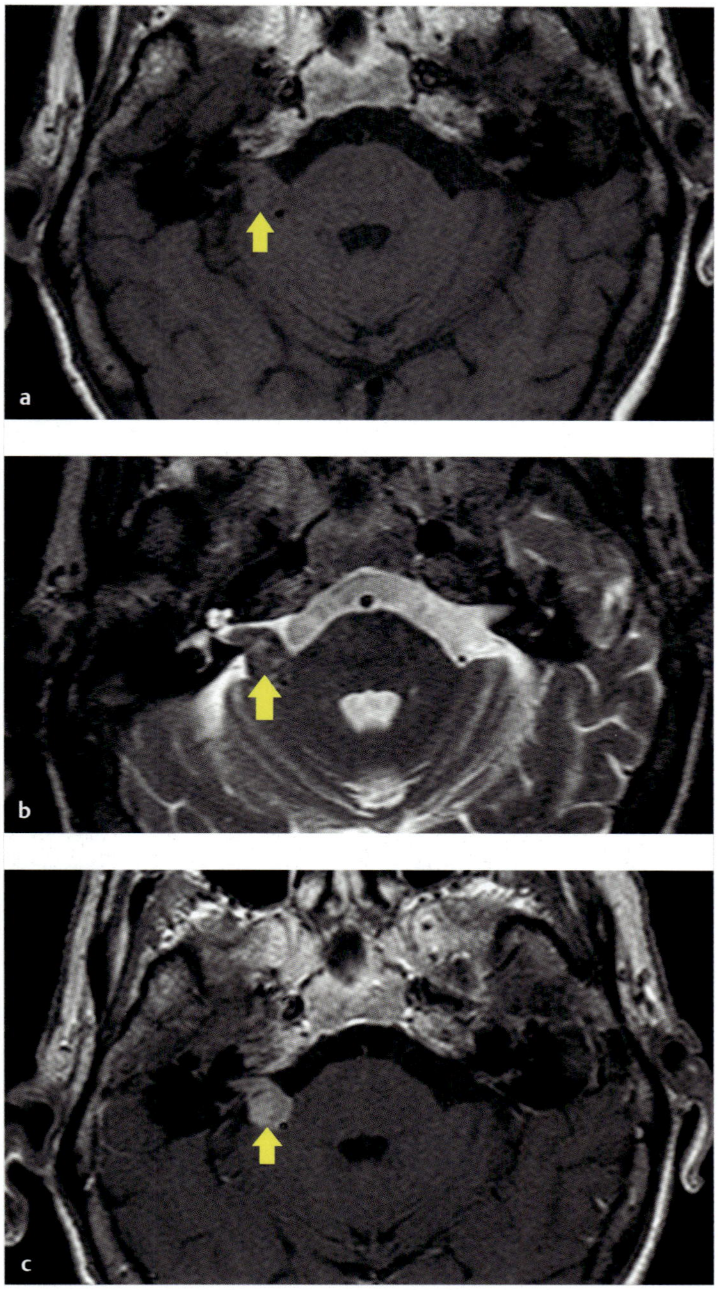

Differenzialdiagnose

> **Differenzialdiagnosen**
>
> Wenn dabei nicht zusätzlich auch das labyrinthäre Segment des N. facialis vergrößert ist und deshalb in der CT und MRT ein charakteristischer Befund imponiert, kann eine Differenzierung des N.-facialis-Neurinoms sogar bei der chirurgischen Freilegung schwierig sein (▶ Abb. 5.11).

Meningeom

> **Kernaussagen**
>
> Die Diagnostik der Meningeome in der Region des inneren Gehörgangs bzw. Innenohrs beruht bildgebend auf dem Einsatz der MRT; sie sind häufig Zufallsbefunde. Ergänzend wird zur Operationsplanung die CT eingesetzt.

Definition

Meningeome sind aus Entartungen der Arachnoidea entstehende, meist benigne Tumoren.

Pathophysiologie und Ätiologie

Ursprungsort der Meningeome sind die arachnoidalen Zotten im zerebellopontinen Winkel. Diese liegen daher mehr anterior, in Projektion der Nachbarschaftsbeziehung zur Pyramidenspitze. Eine Erweiterung des Meatus acusticus internus kann auftreten, stellt insgesamt jedoch einen seltenen Befund dar. Findet sich eine knöcherne Erweiterung des Meatus acusticus internus, so ist diese breitbasiger und auch angrenzende Strukturen sind stärker betroffen.

Demografie

Frauen sind in der Regel häufiger betroffen als Männer (im Verhältnis 3:2), der Altersgipfel liegt bei 50 Jahren.

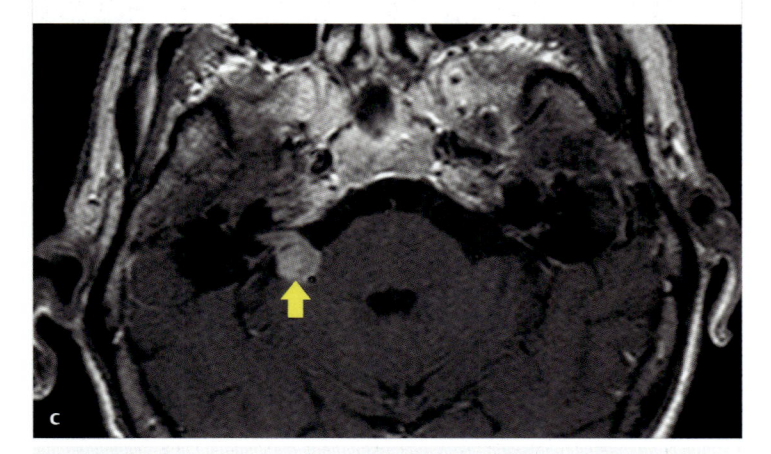

Abb. 5.10 Rechtseitiges Schwannom. Infratentoriell zeigt sich ein Vestibularisschwannom (Pfeile) im rechten Kleinhirnbrückenwinkel mit intra- und extrameatalen Tumoranteilen. Die Kontrastmittelaufnahme ist kräftig mit zentralen Tumorzysten.
a T 1w MRT-Aufnahme.
b T 2w MRT-Aufnahme.
c T 1w MRT-Aufnahme nach Kontrastmittelgabe.

Innenohr

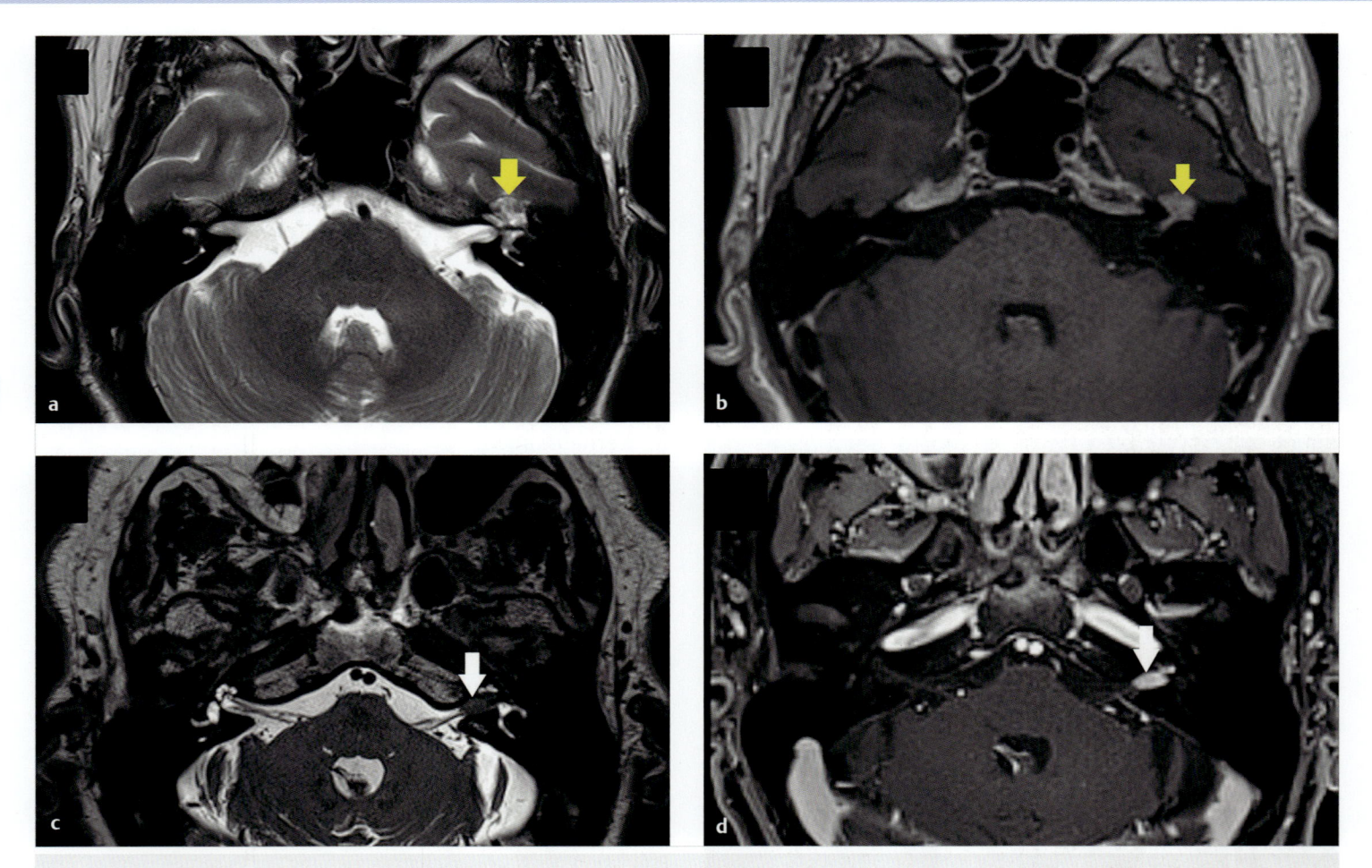

Abb. 5.11 Schwannom: Differenzialdiagnose N.-facialis-Neurinom. Die MRT-Aufnahmen eines Patienten mit N.-facialis-Neurinom zeigen eine inhomogen kontrastmittelaufnehmende Raumforderung (a, b, Pfeile) im linken Schläfenbein, die entlang des Fazialisverlaufs abgrenzbar ist. Solidere Anteile weisen eine inhomogene Kontrastmittelanreicherung auf. Im Vergleich dazu MRT-Aufnahmen eines Patienten mit linkseitigem intrameatalem (intrakanalikulärem) Schwannom (c, d, Pfeile).
a T 2w MRT-Aufnahme des Patienten mit N.-facialis-Neurinom.
b T 1w MRT-Aufnahme nach Kontrastmittelgabe des Patienten mit N.-facialis-Neurinom.
c T 2w MRT-Aufnahme des Patienten mit Schwannom.
d T 1w MRT-Aufnahme nach Kontrastmittelgabe des Patienten mit Schwannom.

Klinik, Therapie und Prognose

Neurologische Ausfälle und Kopfschmerzen sind symptomatisch.
Einer neurochirurgischen Entfernung kann eine Embolisation vorausgehen. Strahlentherapie oder Radiochirurgie sind ebenfalls Optionen.

Bildgebung

> **Bildgebung**
> - *CT:* zur Operationsplanung (häufig Zufallsbefunde)
> - *MRT:* Standardbildgebung (▶ Abb. 5.12)

Differenzialdiagnose

> **Differenzialdiagnosen**
>
> Meningeome des zerebellopontinen Winkels sind im Vergleich zu den Schwannomen seltener, können jedoch allein aufgrund ihrer Kontrastmittelcharakteristika in Einzelfällen von Schwannomen nicht sicher differenziert werden (▶ Abb. 5.13). Diese Tumoren zeigen in der CT nativ häufiger eine erhöhte Dichte. Ebenfalls finden sich öfter Ratifikationen.

5.4 Spezifische Befunde

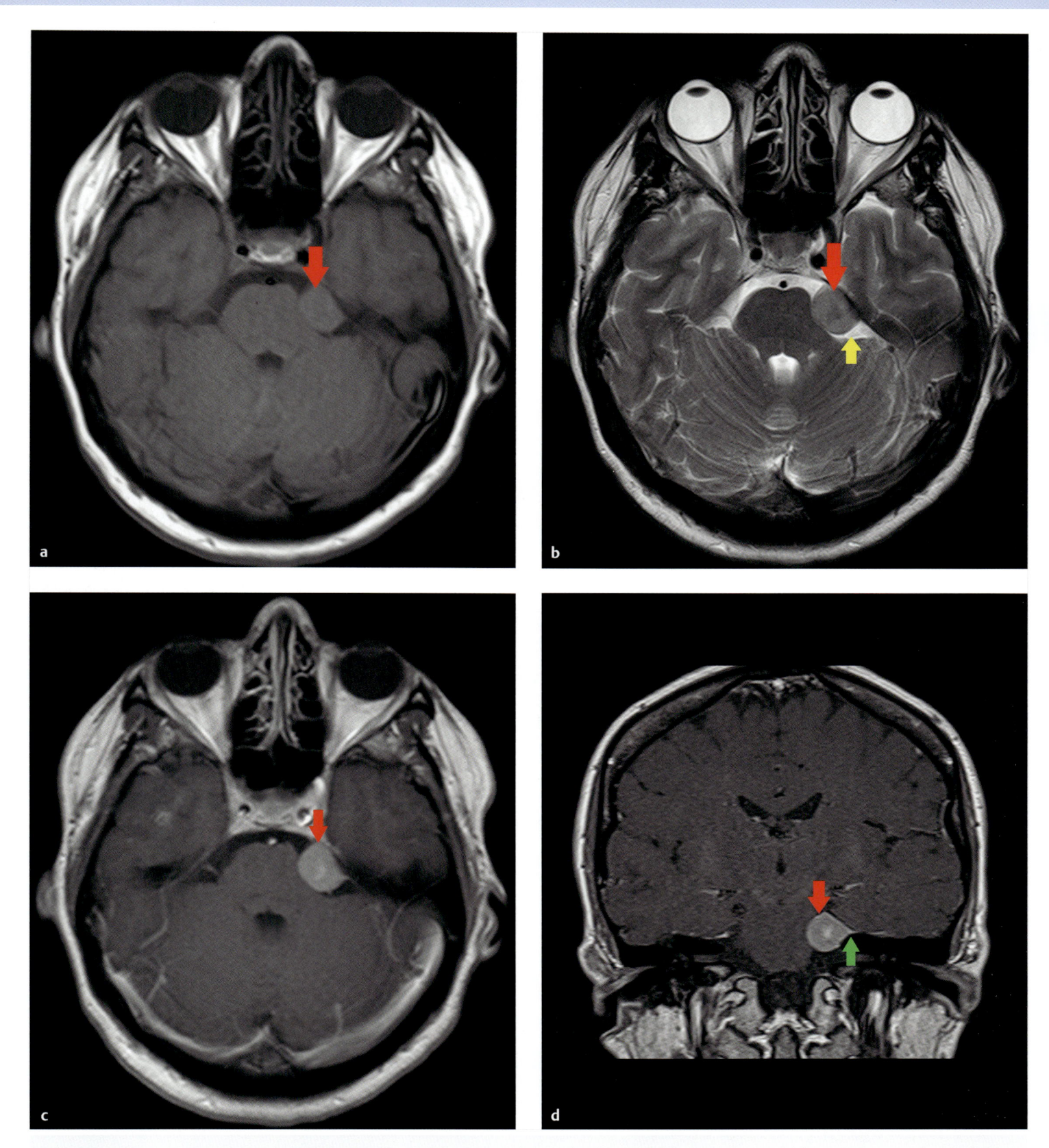

Abb. 5.12 Linkseitiges Meningeom des Kleinhirnbrückenwinkels. Das Meningeom (a–d, rote Pfeile) verursacht eine leichte Kompression über der linken Seite des Pons. Dieses Meningeom zeigt ein isointenses homogenes Signal in der T 1w Sequenz und ein isointenses Signal in der T 2w Sequenz mit Vorliegen eines sog. Liquor-Cleft-Signs (b, gelber Pfeil). Dieses Meningeom zeigt in der T 1w Sequenz nach Kontrastmittelgabe eine Kontrastanreicherung mit verdickter naher Dura (zum Teil Dural-Tail-Zeichen; d, grüner Pfeil).
a Native T 1w MRT-Aufnahme.
b T 2w MRT-Aufnahme.
c Axiale T 1w MRT-Aufnahme nach Kontrastmittelgabe.
d Koronare T 1w MRT-Aufnahme nach Kontrastmittelgabe.

Innenohr

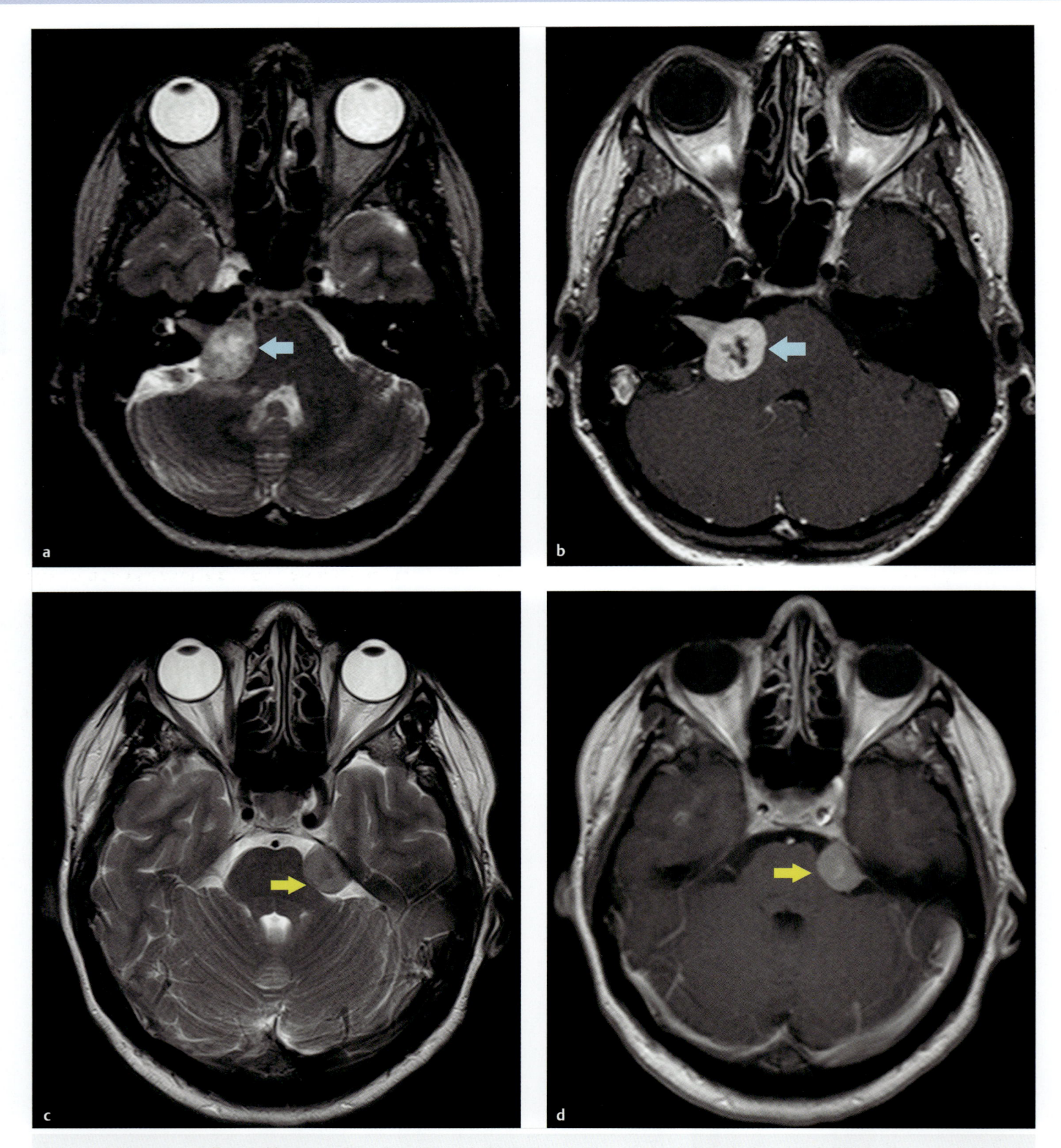

Abb. 5.13 Meningeom: Differenzialdiagnose Schwannom. MRT-Aufnahmen einer Patientin mit Vestibularisschwannom (**a**, **b**, Pfeile). Infratentoriell zeigt sich ein rechtseitiges Vestibularisschwannom mit intra- und extrameatalem Tumoranteil im rechten Kleinhirnbrückenwinkel. Die Kontrastmittelaufnahme ist kräftig, mit zentralen Tumorzysten. Zum Vergleich MRT-Aufnahmen eines Patienten mit linkseitigem Meningeom des Kleinhirnbrückenwinkels (**c**, **d**, Pfeile).
a T 2w MRT-Aufnahme der Patientin mit Vestibularisschwannom.
b T 1w MRT-Aufnahme der Patientin mit Vestibularisschwannom nach Kontrastmittelgabe.
c T 2w MRT-Aufnahme des Patienten mit Meningeom des Kleinhirnbrückenwinkels.
d T 1w MRT-Aufnahme des Patienten mit Meningeom des Kleinhirnbrückenwinkels nach Kontrastmittelgabe.

Epidermoid (kongenitales Cholesteatom)

> **Kernaussagen** M!
>
> Das kongenitale Cholesteatom (Epidermoid) stellt einen der häufigsten Tumoren im Kleinhirnbrückenwinkel dar. Da meist asymptomatisch, wird diese Raumforderung nicht häufig diagnostiziert. Im Wesentlichen beruht ihre Diagnose heute auf dem Einsatz der CT und der MRT.

Definition
Das Epidermoid oder auch kongenitale Cholesteatom stellt, schwankend je nach Literaturangabe, den zweit- oder dritthäufigsten Tumor im Bereich des zerebellopontinen Winkels dar.

Pathophysiologie und Ätiologie
Epidermoide sind angeborene Fehlbildungen und entstehen aus versprengten embryonalen Epidermiszellen der Haut.

Demografie
Epidermoide weisen eine altersspezifische Häufung zwischen dem 25. und 50. Lebensjahr auf und sind sehr selten.

Klinik, Therapie und Prognose
Je nach Lage oder Größe kann es zu Raumforderungen kommen, die Hirnnervenausfälle und ggf. Hirnhautentzündungen hervorrufen können.
   Therapie der Wahl ist in diesen Fällen eine mikrochirurgische Entfernung.

Bildgebung
In der Regel sind diese Tumoren homogen und durch eine niedrige Dichte in der CT charakterisiert. Sie zeigen zum Teil sowohl in der CT wie auch in der MRT eine randständige Kontrastmittelanreicherung. Die angrenzenden knöchernen Strukturen können eine Aufweitung oder eine Verlagerung zeigen (Scalloping). Die klinische Symptomatik ist in der Regel gering und weniger stark ausgeprägt, als aufgrund der bildgebenden Befunde zu erwarten wäre.

> **Bildgebung**
>
> - *CT:* Standardbildgebung
> - *MRT:* Standardbildgebung (▶ Abb. 5.14)

Differenzialdiagnose

> **Differenzialdiagnosen** ⚠
>
> Die Differenzialdiagnose des Epidermoids umfasst entzündliche Destruktionen, weitere seltene Primärtumoren der Schädelbasis wie Chordome und Chondrome sowie andere Pathologien.

Arachnoidalzyste

> **Kernaussagen** M!
>
> Arachnoidalzysten in der Region des inneren Gehörgangs sind meist asymptomatisch und daher in der Regel ein Zufallsbefund in der bildgebenden Diagnostik, vor allem in der MRT.

Definition
Arachnoidalzysten sind benigne Erweiterungen der mittleren Hirnhaut.

Pathophysiologie und Ätiologie
Ätiologisch wird für Arachnoidalzysten eine Anzahl von Faktoren als Ursachen diskutiert, wie Trauma, Infektion oder eine Duplikatur der Membrana arachnoidea. Als angeborene Anomalien entstehen sie wahrscheinlich in den ersten Wochen der Schwangerschaft. In einigen Fällen wird ein familiäres Vorkommen beobachtet. Als erworbene Anomalien können sie Folge von Entzündungen, Traumata oder Blutungen sein.

Demografie
Arachnoidalzysten sind selten. Sie machen ca. 1 % aller nicht traumatischen intrakraniellen Raumforderungen aus. Sie kommen in allen Altersgruppe vor, jedoch in 75 % der Fälle bei Kindern. Bei Männern sind sie häufiger nachweisbar als bei Frauen.

Klinik, Therapie und Prognose
Arachnoidalzysten sind meist Zufallsbefunde und sollten nur dann endoskopisch oder mikrochirurgisch behandelt werden, wenn sie Beschwerden verursachen.

Innenohr

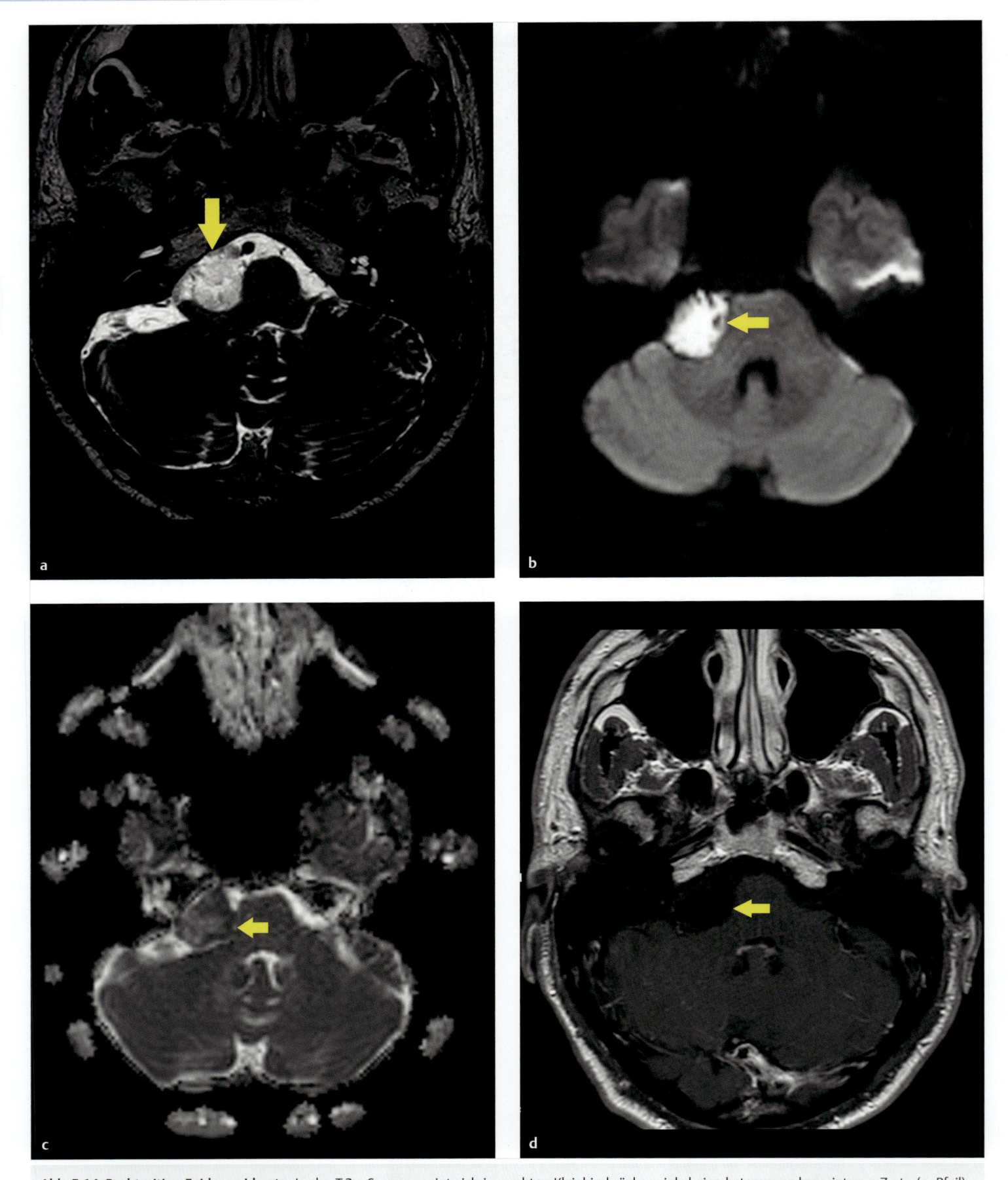

Abb. 5.14 **Rechtseitige Epidermoidzyste.** In der T 2w Sequenz zeigt sich im rechten Kleinhirnbrückenwinkel eine heterogene hyperintense Zyste (a, Pfeil). Korrespondierend stellen sich eine Diffusionseinschränkung in der ADC-Karte (d, Pfeil) und eine Hyperintensität in der DWI dar (b, Pfeil). Nach Kontrastmittelgabe ist keine Anreicherung festzustellen (c, Pfeil).
a T 2w MRT-Aufnahme.
b DWI (b = 1000 mm/s^2).
c ADC-Map.
d T 1w MRT-Aufnahme nach Kontrastmittelgabe.

5.4 Spezifische Befunde

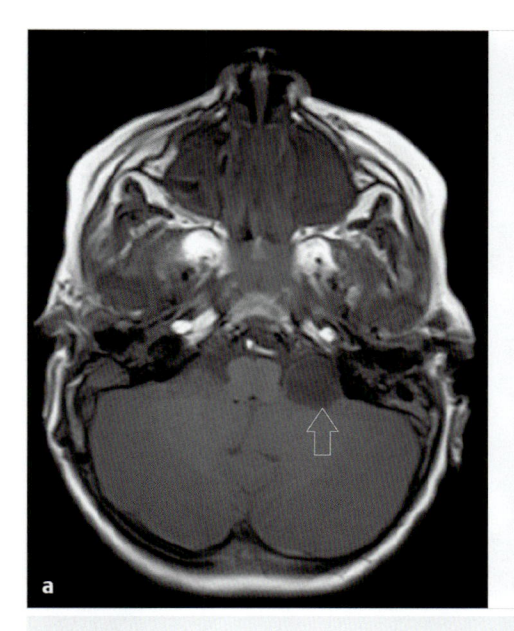

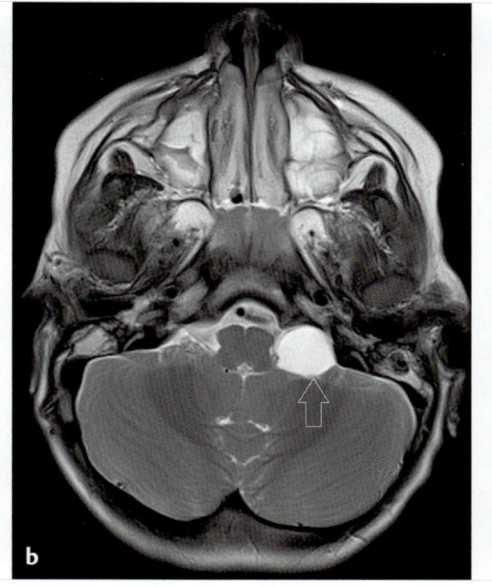

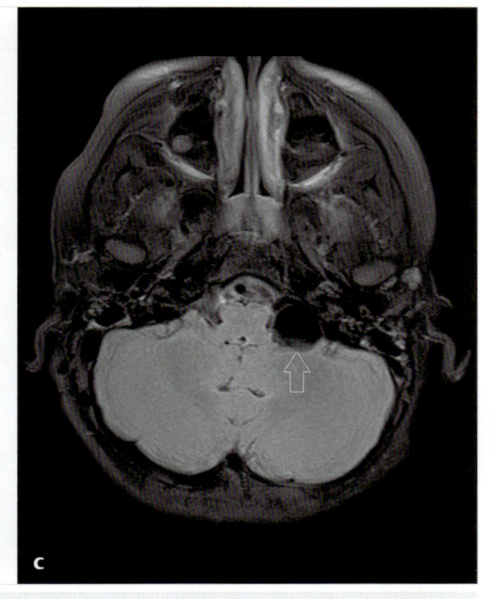

Abb. 5.15 Arachnoidalzyste des linken Kleinhirnmedullarwinkels. Diese Zyste folgt in allen Sequenzen dem Liquorsignal. Sie zeigt ein hypointenses Signal in der T 1w Sequenz (**a**, Pfeil), ein hyperintenses Signal in der T 2w Sequenz (**b**, Pfeil) und einen Signalverlust in der FLAIR-MRT-Aufnahme (**c**, Pfeil).
a T 1w MRT-Aufnahme.
b T 2w MRT-Aufnahme.
c FLAIR-MRT-Aufnahme.

Bildgebung

Die Läsionen imponieren als homogene Raumforderungen mit geringer Dichte in der CT oder mit typischem TR-Verhalten in der MRT (▶ Abb. 5.15). In der Regel sind diese Tumoren durch keine oder nur eine geringe knöcherne Alteration charakterisiert und weisen eine glatte innere Begrenzung auf.

Bildgebung
- *CT:* Standardbildgebung
- *MRT:* Standardbildgebung

Differenzialdiagnose

Differenzialdiagnosen

Zu den Differenzialdiagnosen von Arachnoidalzysten zählen Epidermoidzysten (▶ Abb. 5.16), das chronische Subduralhämatom und das Subduralhygrom.

Innenohr

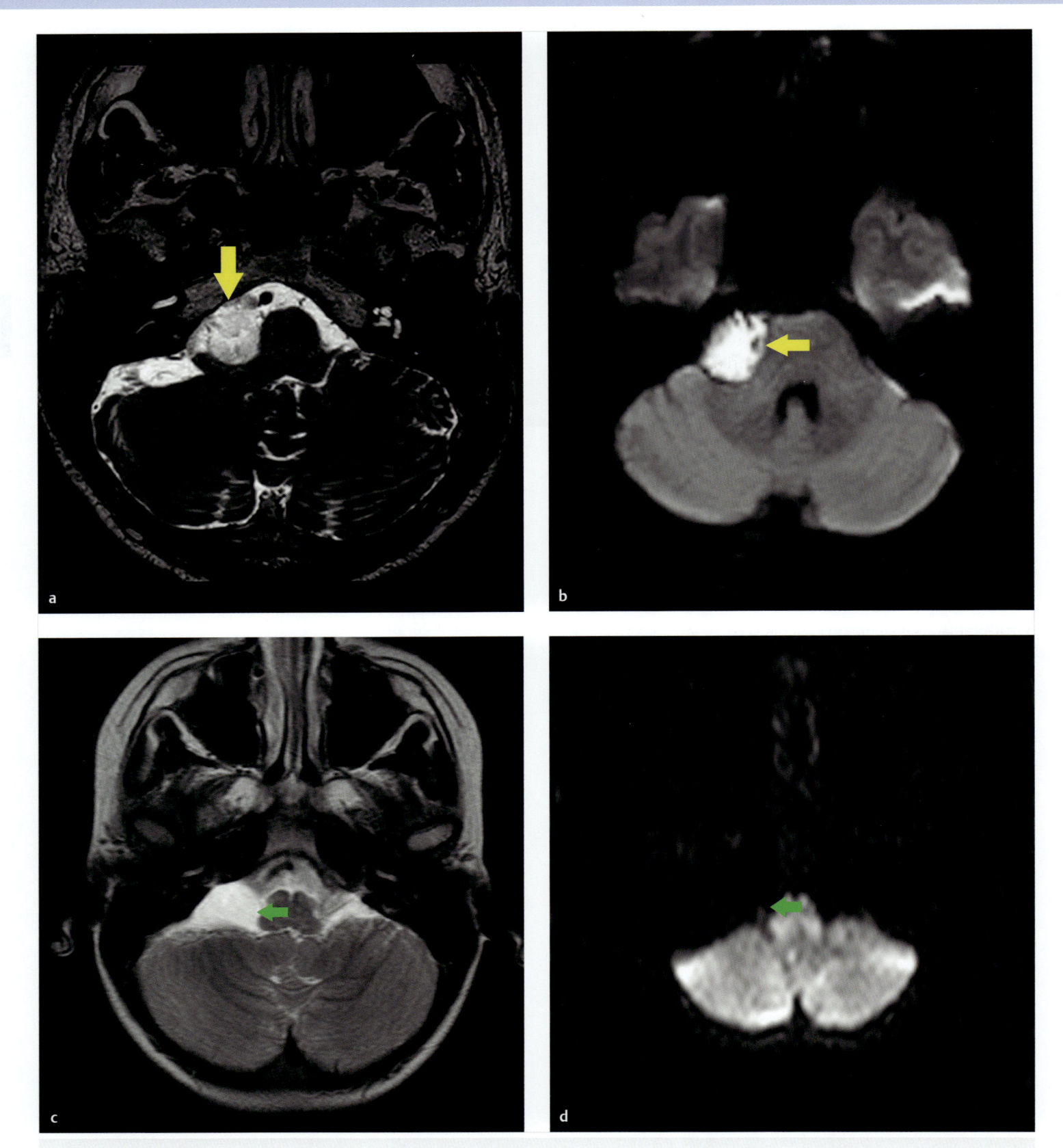

Abb. 5.16 Arachnoidalzyste: Differenzialdiagnose Epidermoidzyste. MRT-Aufnahmen zweier verschiedener Patienten, die den Unterschied zwischen einer Arachnoidal- (a, b, Pfeile) und einer Epidermoidzyste (c, d, Pfeile) zeigen. Die Epidermoidzyste weist eine Diffusionseinschränkung auf (b, Pfeil), die Arachnoidalzyste (d, Pfeil) dagegen nicht.
a Axiale stark T2w MRT-Aufnahme des Patienten mit Epidermoidzyste.
b DWI (b = 1000 mm/s²) des Patienten mit Epidermoidzyste.
c Axiale T2w MRT-Aufnahme des Patienten mit Arachnoidalzyste.
d DWI (b = 1000 mm/s²) des Patienten mit Arachnoidalzyste.

Astrozytom, Medulloblastom und Ependymom

Kernaussagen

Astrozytome, Medulloblastome und Ependymome sind häufige Tumoren im Kindesalter in der Region Innenohr und innerer Gehörgang und zeigen meist großflächigere regionale Infiltrationen. Die bildgebende Diagnostik beruht heute im Wesentlichen auf dem Einsatz der MRT. Beim Einsatz der CT können aber bereits richtungweisende Hinweise gefunden werden.

Definition

Astrozytome, Medulloblastome und Ependymome sind die häufigsten Tumoren im Kindesalter. Sie können sich in der zerebellären Hemisphäre oder im Bereich des IV. Ventrikels entwickeln und eine Ausdehnung in Richtung des Kleinhirnbrückenwinkels zeigen. Die meisten dieser Läsionen haben einen intraaxialen Ursprung und sind daher von Schwannomen leicht zu differenzieren.

Pathophysiologie und Ätiologie

Über die Entstehungsursachen ist wenig bekannt. Einige prädisponierende Erkrankungen wie Neurofibromatose, tuberöse Hirnsklerose oder das Von-Hippel-Lindau-Syndrom erhöhen das Erkrankungsrisiko.

Demografie

Astrozytome machen 40 %, Medulloblastome 20 % und Ependymome 10 % aller Tumoren im Kindesalter aus.

Klinik, Therapie und Prognose

Zu den Symptomen zählen Kopfschmerzen, Gleichgewichts- und Koordinationsstörungen. Das diagnostische Mittel der Wahl stellt die MRT dar.

Eine operative Entfernung sollte die erste Option sein. In der Folge können Chemo- und Strahlentherapie dann weitere Möglichkeiten darstellen.

Bildgebung

Bei Astrozytomen sind die Läsionen nur schlecht abgrenzbar und treiben das Rückenmark auf. In der T 2w MRT-Sequenz imponieren die Tumoren hyperintens, in der T 1w Sequenz hypo- bis isointens. Diese Läsionen nehmen fast alle Kontrastmittel auf (▶ Abb. 5.17).

Ein Medulloblastom erscheint in der CT als eine relative umschriebene hyperdense Raumforderung im Kleinhirnwurm, die nach Kontrastmittelapplikation meist eine homogene Anreicherung zeigt. Häufig ist der Tumor von einem hypodensen Randsaum umgeben. In der MRT stellt sich das Medulloblastom variabel und unspezifisch dar. Auf T 1w Sequenzen zeigt es sich als hypointense Raumforderung. Nach Kontrastmittelapplikation wird eine homogene, zum Teil auch inhomogene Anreicherung sichtbar. Auf T 2w Bildern ist der Tumor hyper- bis isointens zur grauen Hirnsubstanz. Das Signalverhalten ist abhängig von der Zelldichte und dem freien Wasser innerhalb des Tumors (▶ Abb. 5.18).

Ependymome sind hyperintens in T 2w MRT-Sequenzen, in T 1w Sequenzen in der Regel dagegen iso- bis hypointens. Nach Kontrastmittelapplikation erscheint normalerweise eine kräftige Anreicherung (▶ Abb. 5.19). In seltenen Fällen kann diese jedoch auch fehlen.

Bildgebung

- *CT:* Standardbildgebung
- *MRT:* Standardbildgebung

Innenohr

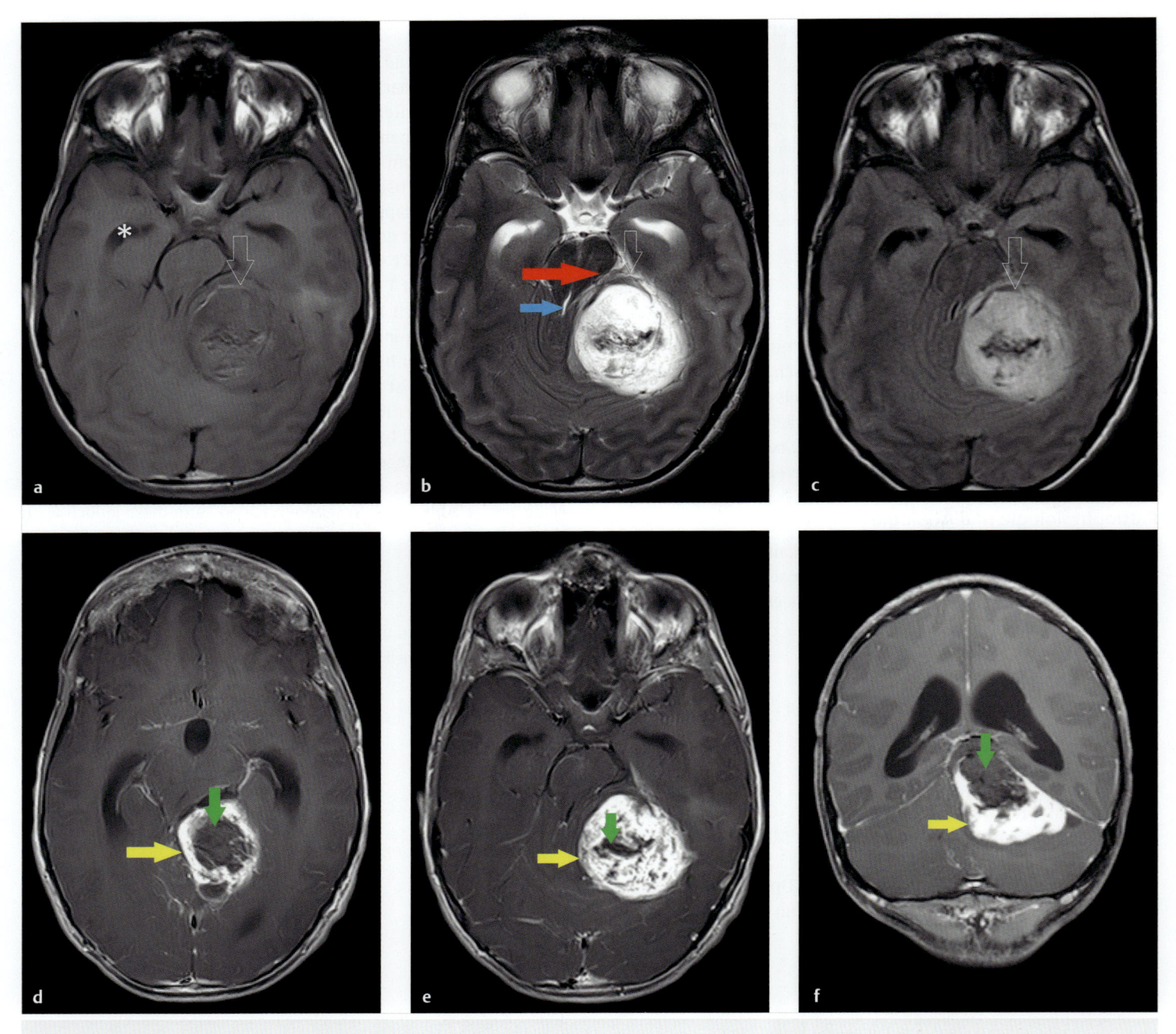

Abb. 5.17 Astrozytom. MRT-Aufnahmen eines Patienten mit Neurofibromatose Typ I mit einer intraaxialen raumfordernden Läsion in der linken Kleinhirnhemisphäre (Astrozytom; a–c, offene Pfeile). Diese verursacht eine starke Kompression über der Pons (b, roter Pfeil) und dem IV. Ventrikel (b, blauer Pfeil), mit resultierenden hydrozephalen Veränderungen (a, Stern). Es zeigen sich ein hypointenses Signal in der T 1w Sequenz (a) sowie ein hyperintenses Signal im der T 2w Sequenz (b) und in der FLAIR-Aufnahme (c). In der T 1w Sequenz nach Kontrastmittelgabe findet sich eine starke Kontrastanreicherung im peripheren Teil (d–f, gelbe Pfeile) mit zentraler Schwachsignalzone (d–f, grüne Pfeile).
a Native T 1w MRT-Aufnahme.
b T 2w MRT-Aufnahme.
c FLAIR-MRT-Aufnahme.
d Axiale T 1w MRT-Aufnahme nach Kontrastmittelgabe.
e Axiale T 1w MRT-Aufnahme nach Kontrastmittelgabe.
f Koronare T 1w MRT-Aufnahme nach Kontrastmittelgabe.

5.4 Spezifische Befunde

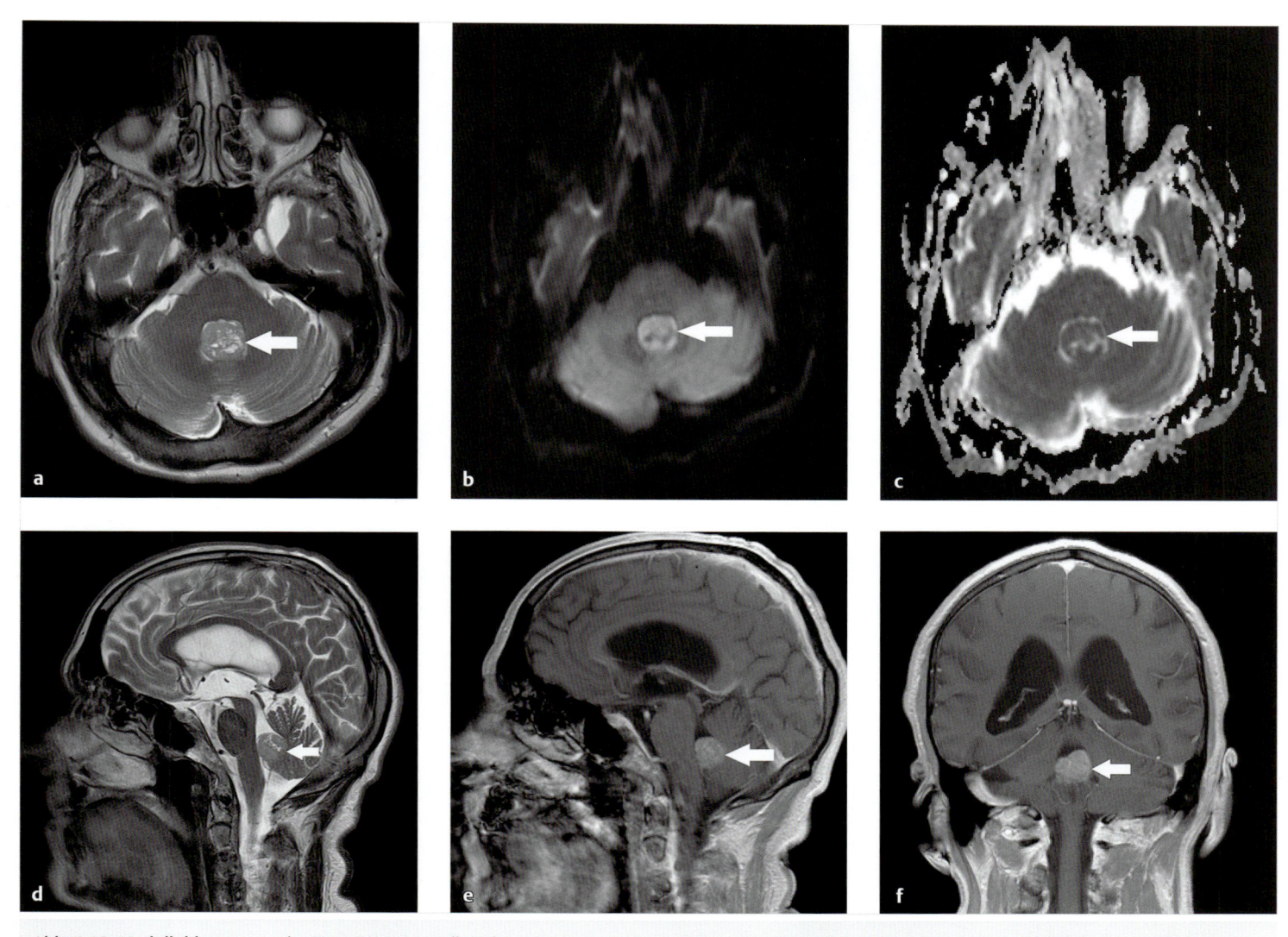

Abb. 5.18 Medulloblastom. In der T 2w Sequenz stellt sich im IV. Ventrikel eine heterogene, leicht hyperintense Läsion (**a, d**, Pfeile) mit resultierenden hydrozephalen Veränderungen dar. Korrespondierend zeigt sich eine Diffusionseinschränkung in der DWI (**b**, Pfeil) und in der ADC-Karte (**c**, Pfeil). In den T 1w Bildern ist eine starke Kontrastanreicherung festzustellen (**e, f**, Pfeile).
- **a** Axiale T 2w MRT-Aufnahme.
- **b** DWI (b = 1000 mm/s^2).
- **c** ADC-Map.
- **d** Sagittale T 2w MRT-Aufnahme.
- **e** Sagittale T 1w MRT-Aufnahme nach Kontrastmittelgabe.
- **f** Koronare T 1w MRT-Aufnahme nach Kontrastmittelgabe.

Innenohr

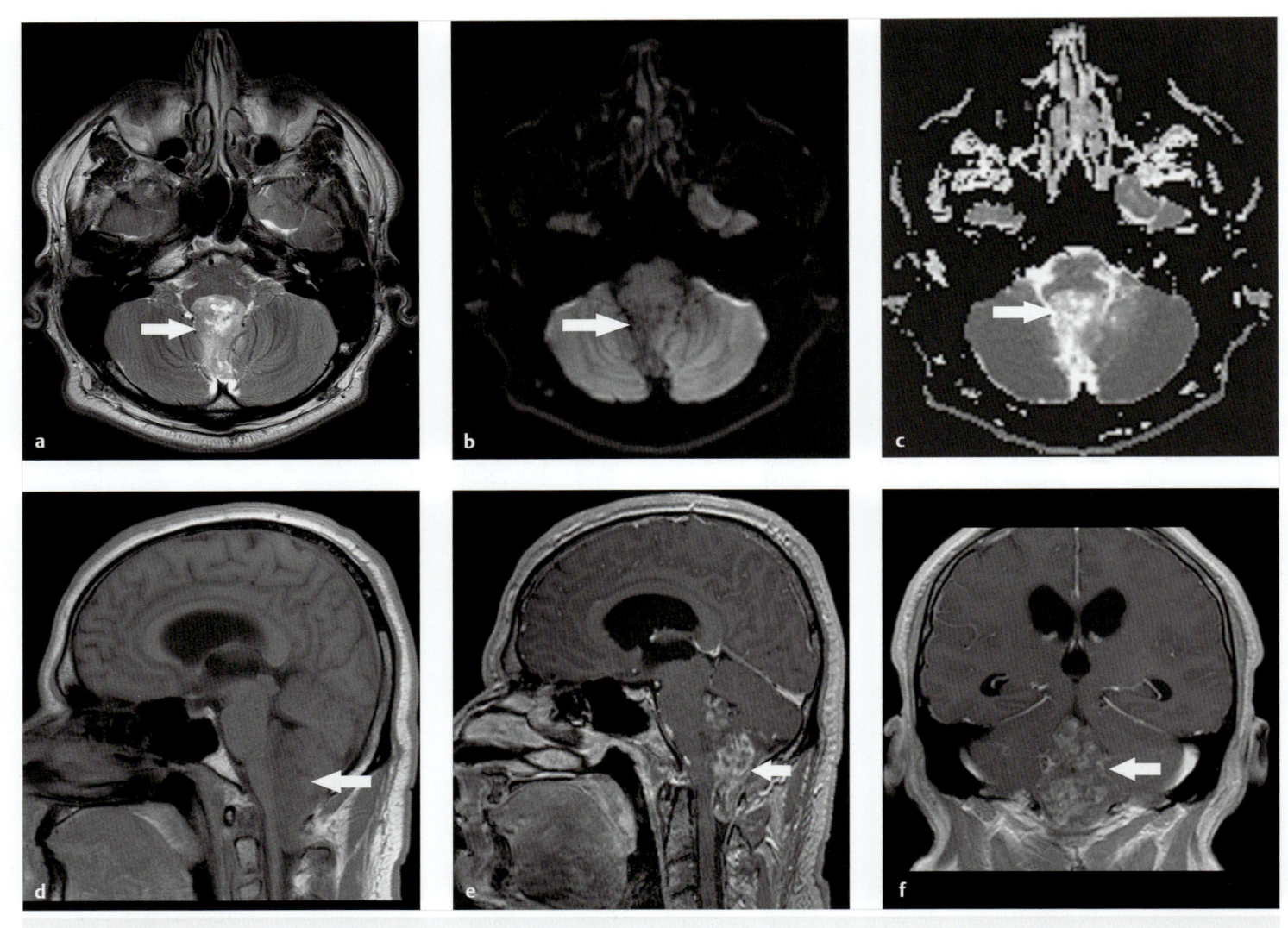

Abb. 5.19 Ependymom. In der T2w Sequenz zeigt sich eine unregelmäßig geformte, hyperintense Läsion (a, Pfeil) mit Bereichen höherer Signalintensität bzw. zystischen Veränderungen, die einen Teil des IV. Ventrikels mit undeutlicher Grenzfläche zu seinem Boden einnimmt. Sie bricht durch das Foramen Magendii, um den hinteren Teil der Medulla zu umgeben, und durch das Foramen magnum, um den hinteren Teil des oberen Rückenmarks zu umgeben. Korrespondierend lässt sich keine Diffusionseinschränkung in der DWI (b, Pfeil) und in der ADC-Karte (c, Pfeil) feststellen. In den T1w Bildern nach Kontrastmittelgabe zeigt sich eine starke, aber heterogene Kontrastmittelanreicherung (d–f, Pfeile).
- **a** T2w MRT-Aufnahme.
- **b** DWI (b = 1000 mm/s^2).
- **c** ACD-Map.
- **d** Sagittale T1w MRT-Aufnahme nativ.
- **e** Sagittale T1w MRT-Aufnahme nach Kontrastmittelgabe.
- **f** Koronare T1w MRT-Aufnahme nach Kontrastmittelgabe.

Differenzialdiagnose

Differenzialdiagnosen

Bei extraaxialen exophytischen Komponenten kann in Einzelfällen die Differenzierung schwierig sein. In diesem Fall hilft der fehlende Nachweis einer knöchernen Arrosion. Sehr selten findet sich auch ein Plexus-choroideus-Papillom im Bereich des Kleinhirnbrückenwinkels, bei Kontinuität des Plexus choroideus im Bereich des lateralen Rezessus. Differenzialdiagnostisch kann ein Ependymom von einem Astrozytom nicht zu unterscheiden sein (▶ Abb. 5.20). Selten können Ependymome intradural, aber extramedullär auftreten.

Tumoren des Saccus endolymphaticus

Kernaussagen

Tumoren des Saccus endolymphaticus sind seltene Entitäten. In der Bildgebung imponieren sie meist durch eine Erosion und müssen dann differenzialdiagnostisch beachtet werden.

Definition

Der Tumor des Saccus endolymphaticus ist ein niedrigmalignes Zystadenokarzinom, das aus dem Epithel des Saccus endolymphaticus hervorgeht.

5.4 Spezifische Befunde

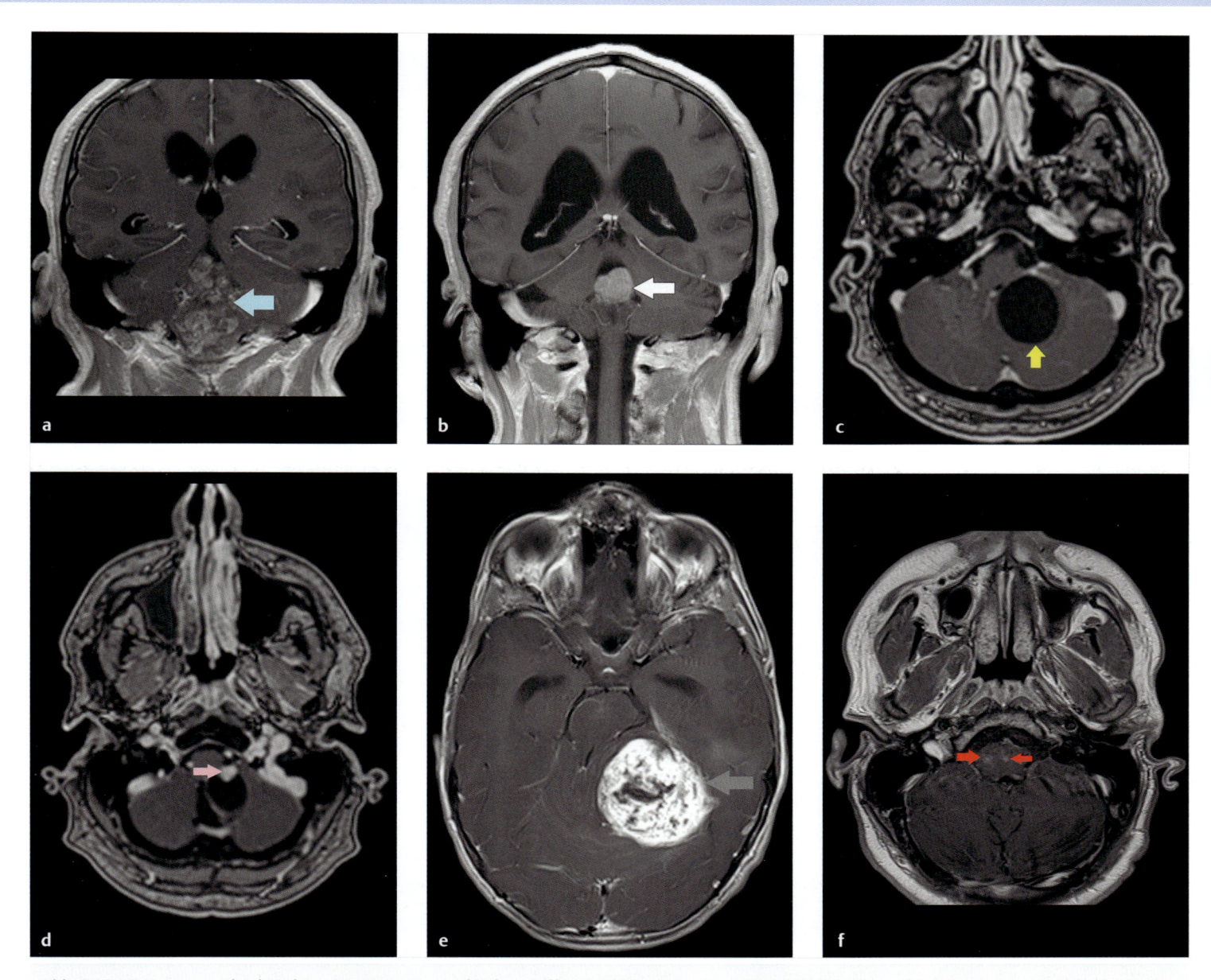

Abb. 5.20 Läsionen am Kleinhirn bzw. Hirnstamm: verschiedene Differenzialdiagnosen. T1w MRT-Aufnahmen verschiedener Patienten nach Kontrastmittelgabe.
a Ependymom (Pfeil).
b Medulloblastom (Pfeil).
c Hämangioblastom (zystische Läsion; Pfeil).
d Anreichernde Knötchen (Pfeil) des Hämangioblastoms aus c.
e Astrozytom (Pfeil).
f Pilozytisches Astrozytom mit kleinen, kontrastmittelanreichernden Knötchen (Pfeile).

Pathophysiologie und Ätiologie

Die Ursache ist nicht bekannt. Patienten mit Von-Hippel-Lindau-Erkrankung sind jedoch häufiger betroffen.

Demografie

Der Tumor des Saccus endolymphaticus ist sehr selten.

Klinik, Therapie und Prognose

Klinisch finden sich bei Tumoren des Saccus endolymphaticus häufig ein sensorineuraler Hörverlust, ein Tinnitus, eine faziale Schwäche oder auch adenomatöse Tumoren des Felsenbeins.

Wenn möglich, ist die chirurgische Resektion das Mittel der Wahl.

Bildgebung

Bildgebend finden sich in der CT oder auch der MRT Tumoren an der posterioren Wand der Felsenspitze mit Erosion und zystischem Inhalt, zum Teil mit Methämoglobin (▶ Abb. 5.21). Angiografisch imponiert meist eine hypervaskularisierte Raumforderung.

> **Bildgebung**
> - *CT:* Standardbildgebung
> - *MRT:* Standardbildgebung

Innenohr

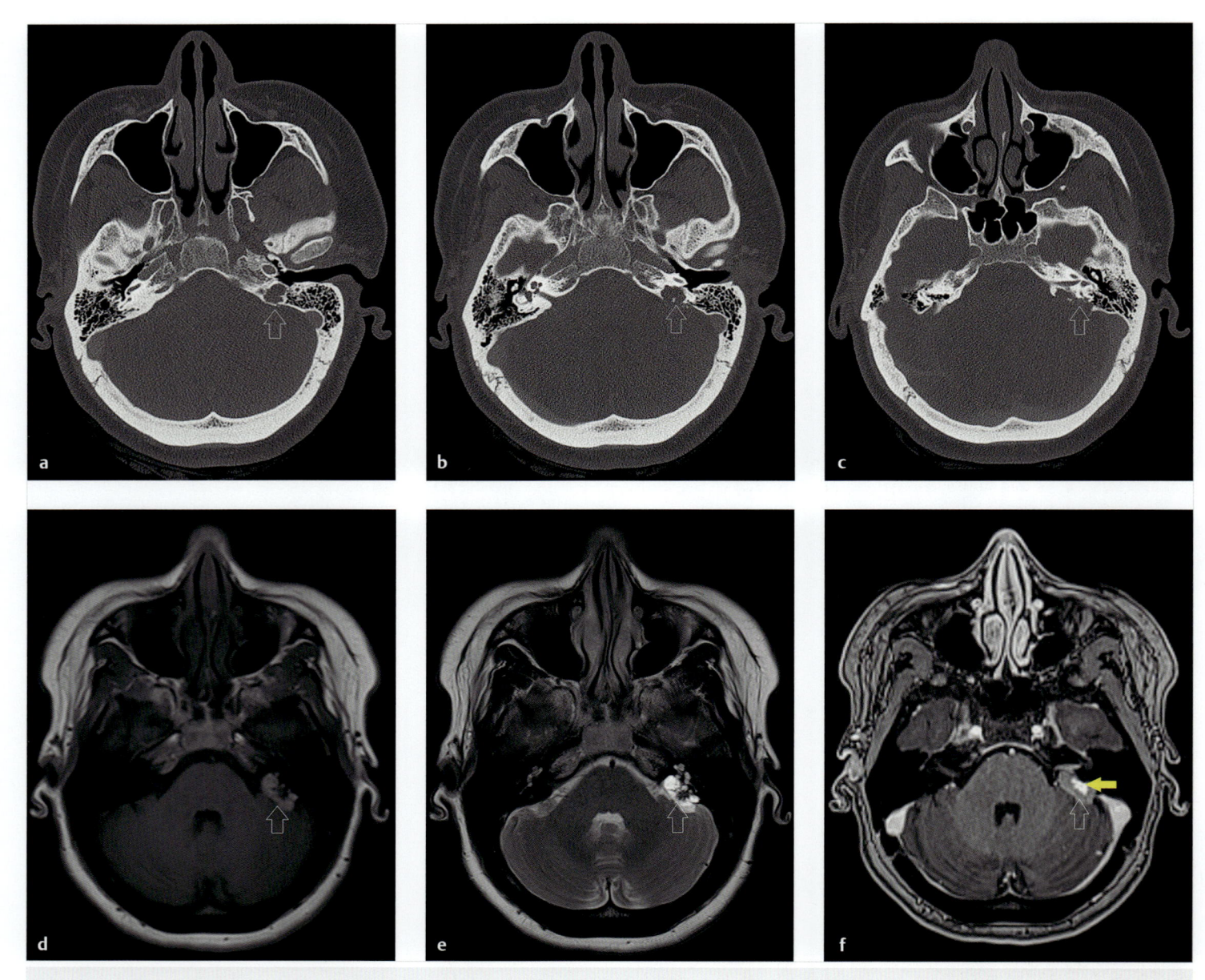

Abb. 5.21 Linksseitiger Saccus-endolymphaticus-Tumor. Die CT-Felsenbeinaufnahmen (axiale CT-Aufnahmen in unterschiedlichen Schichten) zeigen eine knöcherne Zerstörung (**a–c**, Pfeile) am hinteren Rand des linken Schläfenbeins, die den inneren Gehörgang, die knöcherne Labyrinthregion und das Foramen jugulare erreicht. Extrem verdünnte Knochenlamellen grenzen das Hypotympanon von der destruktiven Läsion ab. In den MRT-Aufnahmen stellt sich eine lobulierte Läsion dar (**d–f**, offene Pfeile), die die hintere Wand des Felsenbeins einnimmt, mit begleitenden ossären Destruktionen der hinteren Pyramidenkante. Diese Läsion hat eine periphere zystische Komponente mit einem deutlichen hohen T 2w Signal (**e**) und einem hohen T 1w Signal (**d**; kann auf einen früheren hämorrhagischen Inhalt hinweisen) sowie einen zentralen Bereich mit einem hypointensen Signal in T 1w und T 2w Bildern (**e**, **d**), mit starker Kontrastmittelanreicherung nach Kontrastmittelgabe (**c**, gelber Pfeil).
a Axiale CT-Felsenbeinaufnahme (Knochenfenster).
b Axiale CT-Felsenbeinaufnahme (Knochenfenster).
c Axiale CT-Felsenbeinaufnahme (Knochenfenster).
d T 1w MRT-Aufnahme.
e T 2w MRT-Aufnahme.
f T 1w MRT-Aufnahme nach Kontrastmittelgabe.

Differenzialdiagnose

> **Differenzialdiagnosen**
>
> Differenzialdiagnostisch sind Tumoren des Saccus endolymphaticus von anderen papillären Tumoren abzugrenzen (▶ Abb. 5.22 und ▶ Abb. 5.23).

Entzündliche Veränderungen

Verschiedene entzündliche Erkrankungen haben charakteristischerweise ihren Ursprung in der Region des Innenohrs oder angrenzender Strukturen.

5.4 Spezifische Befunde

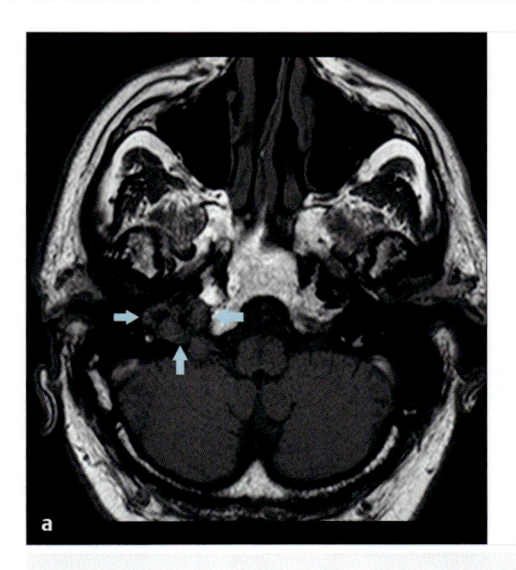

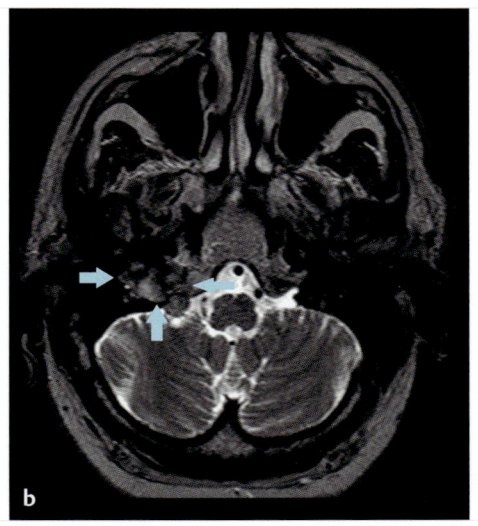

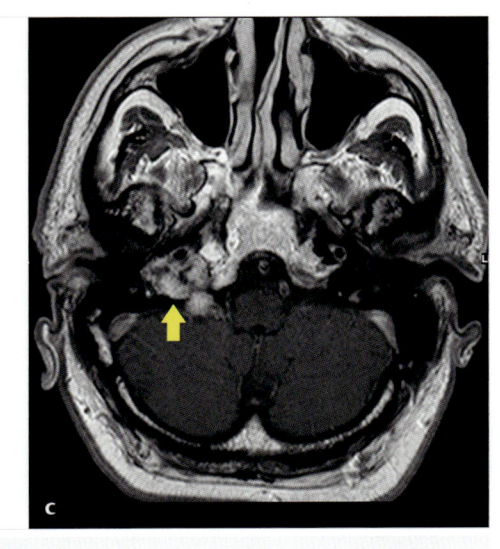

Abb. 5.22 Saccus-endolymphaticus-Tumor: Differenzialdiagnose Glomus-jugulare-Tumor. Es zeigt sich eine Raumforderung rechts im Foramen jugulare (a, b, Pfeile) mit Kontrastmittelanreicherung (c, Pfeil) im Salz-Pfeffer-Muster.
a T1w MRT-Aufnahme.
b T2w MRT-Aufnahme.
c T1w MRT-Aufnahme nach Kontrastmittelgabe.

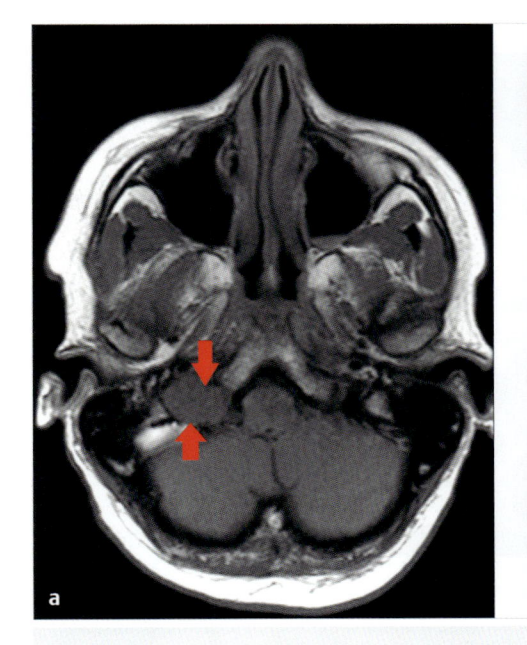

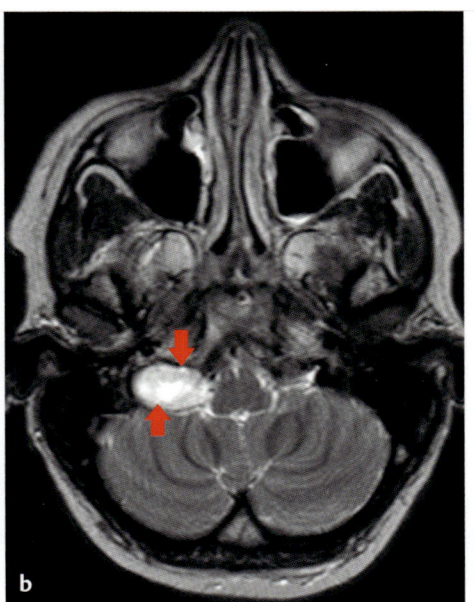

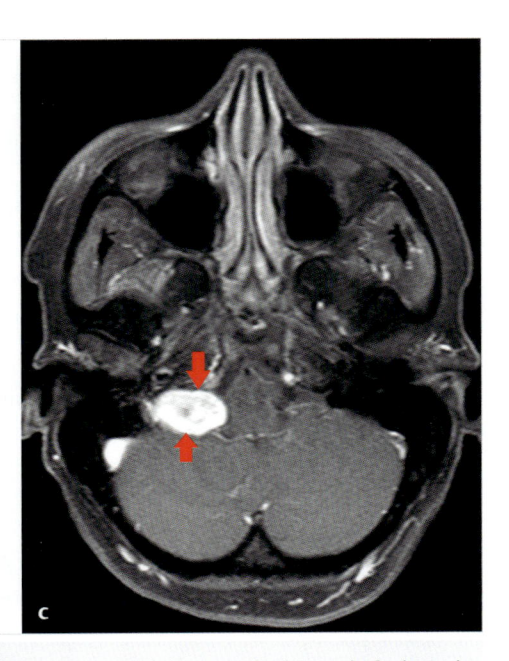

Abb. 5.23 Saccus-endolymphaticus-Tumor: Differenzialdiagnose Neurinom des N. hypoglossus rechts. Der Hauptanteil der Raumforderung befindet sich im poststyloidalen Kompartiment des Parapharyngealraums rechts (nicht gezeigt). Der Tumor durchwandert perineural sanduhrförmig die Schädelbasis und infiltriert die hintere Schädelgrube (Pfeile). Dort zeigt sich eine Kompression der rechten Kleinhirnhemisphäre und des Hirnstamms auf Höhe der Pons bzw. der Medulla oblongata.
a T1w MRT-Aufnahme.
b T2w MRT-Aufnahme.
c T1w MRT-Aufnahme nach Kontrastmittelgabe.

Innenohr

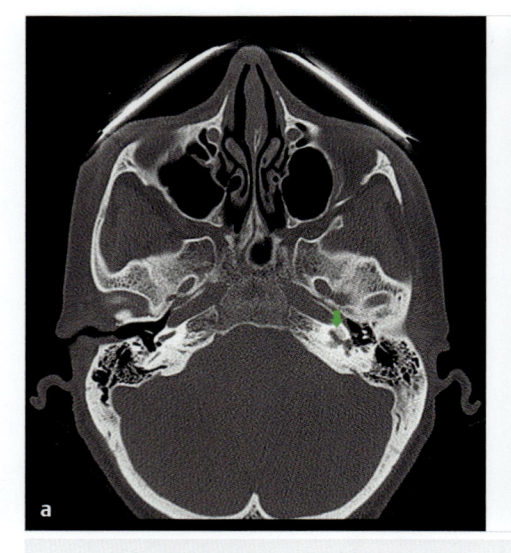

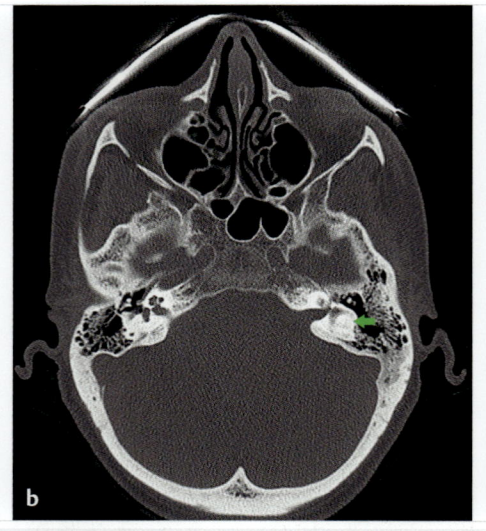

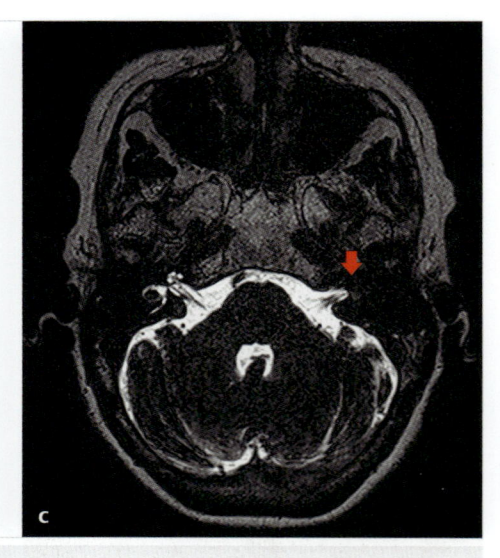

Abb. 5.24 Postinfektiöse Labyrinthitis ossificans. Die CT-Bilder (benachbarte Schichten) zeigen ausgedehnte ossäre Verdichtungen um die Kochlea und um die Bogengänge, konfluierend mit Deformierung und Sklerosierung der Kochlea und der Bogengänge (**a**, **b**, Pfeile). Im MRT-Bild ist ein nicht abgrenzbares Flüssigkeitssignal der Kochlea und der Bogengänge auf der linken Seite (**c**, Pfeil) zu erkennen.
a Axiale CT-Aufnahme.
b Axiale CT-Aufnahme.
c MRT-Aufnahme. Stark T 2e Sequenz.

Ossifizierende Labyrinthitis

Kernaussagen

Die Diagnose einer ossifizierenden Labyrinthitis beruht im Wesentlichen auf dem Einsatz der CT. Hinweise können aber bereits in der kontrastmittelverstärkten MRT zu finden sein.

Definition

Eine ossifizierende Labyrinthitis ist eine Innenohrentzündung mit Bildung von Knochengewebe im Labyrinth.

Pathophysiologie und Ätiologie

Ätiologisch handelt es sich am ehesten um eine postentzündliche Ossifikation des membranösen Labyrinths. Als weitere Ätiologien werden tympanogene, posttraumatische, postoperative und postmeningitische Ursachen diskutiert. Morphologisch wird bei unilateralem Vorkommen eine tympanogene Ursache erwogen, bei bilateralem Auftreten eine postmeningitische Ätiologie.

Demografie

Die ossifizierende Labyrinthitis ist selten und stellt eine wichtige Differenzialdiagnose dar.

Klink, Therapie und Prognose

Klinisch imponiert eine zunehmende Ertaubung, sodass häufig die Einlage eines Kochleaimplantats erwogen wird.

Bildgebung

In der CT ist meist ein normales membranöses Labyrinth, jedoch mit vereinzelten Knochendepositionen, zu sehen.

In der MRT findet sich ein partieller bis kompletter Signalverlust der Kochlea und des Labyrinths. Morphologisch zeigt sich insbesondere im Rahmen von entzündlichen Veränderungen wie der Kochleitis eine im MRT nachweisbar vermehrte Kontrastmittelaufnahme.

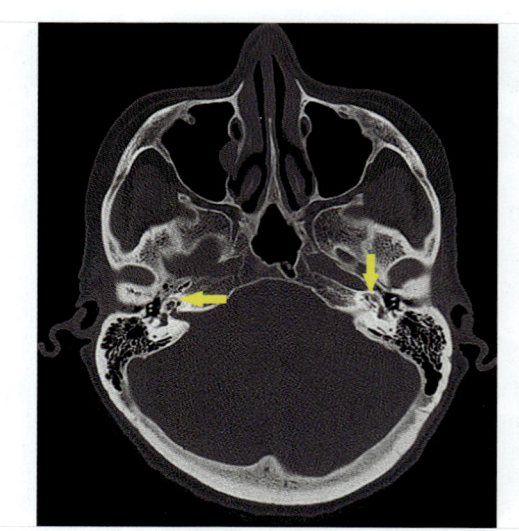

Abb. 5.25 Retrofenestrale Otospongiose. Die axiale CT-Aufnahme (Knochenfenster) zeigt bandförmige otosklerotische Zonen beidseits um die Kochlea (Pfeile).

Bildgebung

- *CT:* Standardbildgebung
- *MRT:* in der Regel ergänzend durchgeführt

Differenzialdiagnose

Differenzialdiagnosen

Die Differenzialdiagnose der ossifizierenden Labyrinthitis umfasst alle Formen der Otospongiose (Otosklerose) oder anderer entzündlicher Prozesse (▶ Abb. 5.25, ▶ Abb. 5.26 und ▶ Abb. 5.24).

5.4 Spezifische Befunde

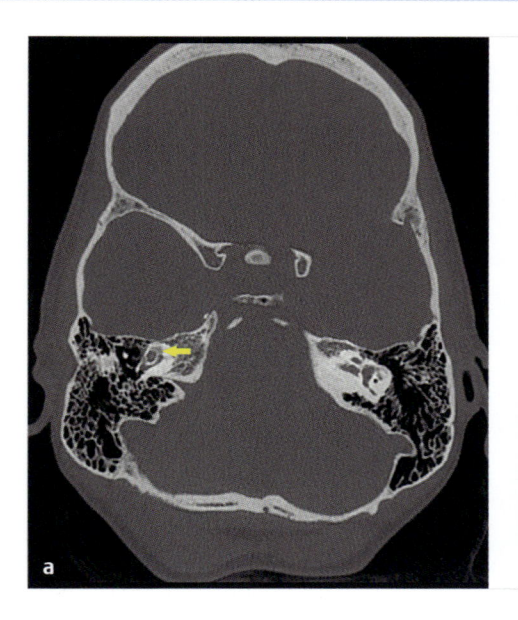

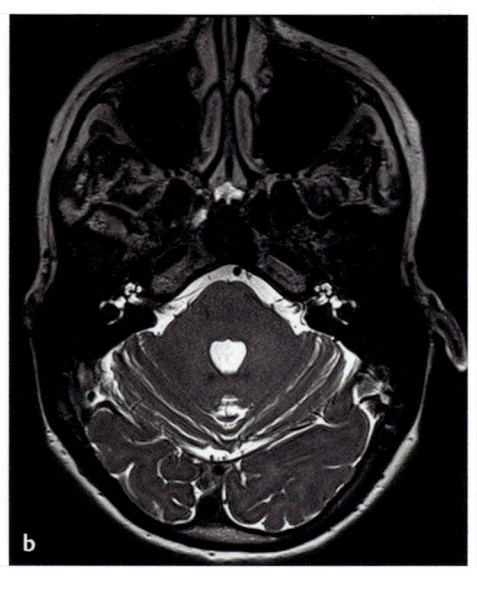

Abb. 5.26 Otosklerose.
a Das CT-Bild zeigt otospongiöse Plaques neben der apikalen und mittleren Windung der Kochlea auf der rechten Seite (Pfeil). Axiale CT.
b Im MRT-Bild ist ein vermindertes Flüssigkeitssignal des Vestibulums auf beiden Seiten zu erkennen. T2w Aufnahme (stark).

Entzündung der Pyramidenspitze (Gradenigo-Syndrom)

> **Kernaussagen**
>
> Klinisch ist die Entzündung der Pyramidenspitze hochrelevant und kann zu einem klinisch dramatischen Erscheinungsbild führen. Die bildgebende Diagnostik beruht initial auf dem Einsatz der CT; häufig wird ergänzend die MRT eingesetzt.

Definition
Das Gradenigo-Syndrom ist ein entzündlicher Prozess im Bereich der Spitze des Felsenbeins.

Pathophysiologie und Ätiologie
Es handelt sich dabei um eine Komplikation der akuten Mittelohrentzündung, die sich auf den Processus mastoideus des Schädels ausbreitet.

Demografie
Entzündungen der Pyramidenspitze kommen selten vor.

Klink, Therapie und Prognose
Bei diesem Syndrom zeigen die Patienten klinisch ein dramatisches Erscheinungsbild mit retroorbitalem Schmerz, Parese des N. abducens und Otorrhö.

Die Prognose hängt von einer rechtzeitigen und zielgerichteten Therapieentscheidung ab.

Bildgebung
In der CT findet sich eine destruktive osteomyelitische Läsion der Pyramidenspitze, oft kombiniert mit Flüssigkeit ipsilateral im Mittelohr und Mastoid.

In der MRT imponiert eine unscharf begrenzte, flächige Zone mit Signalintensitätserhöhung in der T2w Sequenz und partiell auch in der T1w Sequenz (▶ Abb. 5.27).

> **Bildgebung**
>
> - *CT:* Standardbildgebung
> - *MRT:* Standardbildgebung

Differenzialdiagnose

> **Differenzialdiagnosen**
>
> Das primäre Cholesteatom, die Autitis maligna externa sowie weitere destruktive Prozesse sind mögliche Differenzialdiagnosen einer Entzündung der Pyramidenspitze.

Innenohr

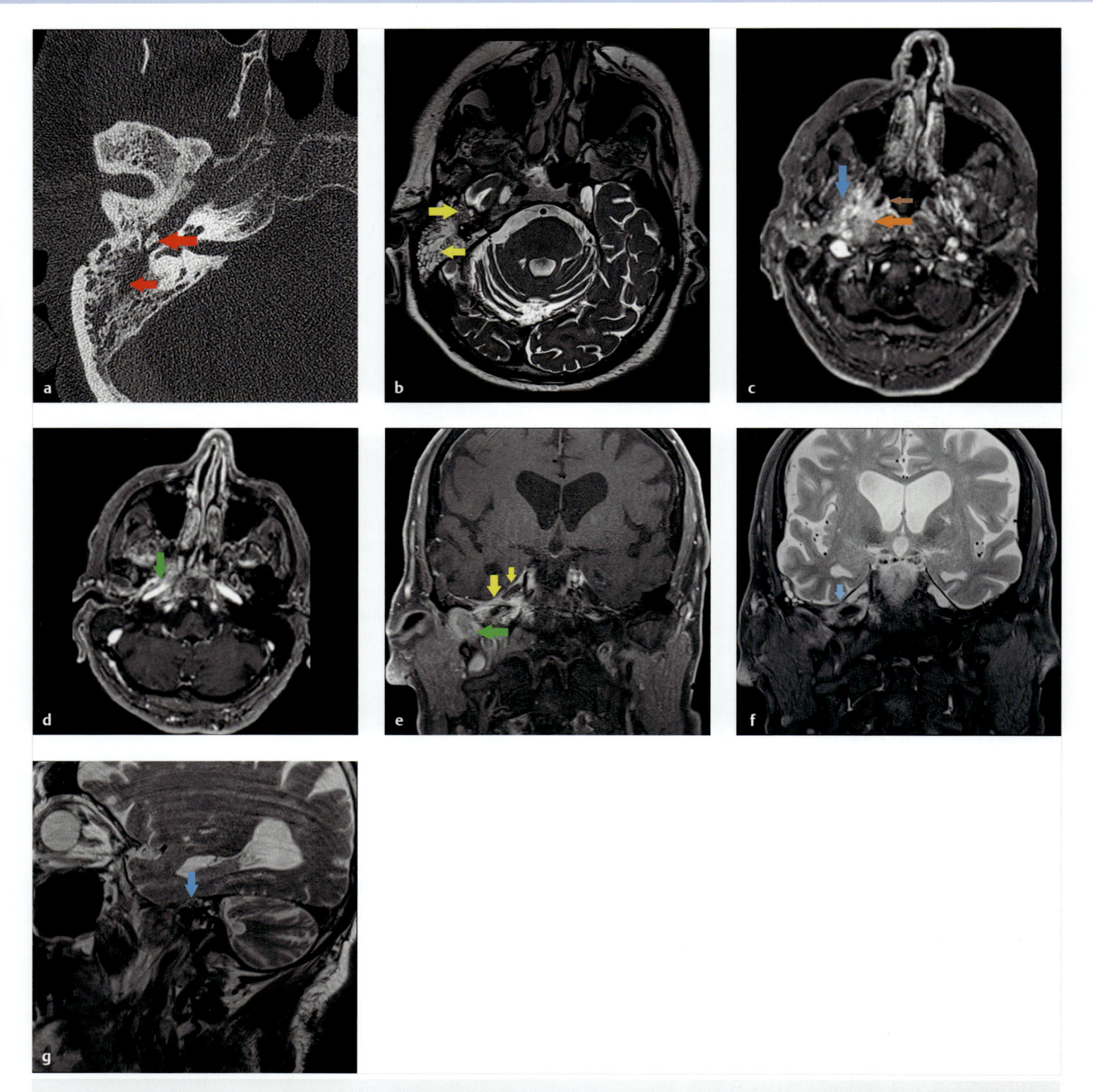

Abb. 5.27 Gradenigo-Syndrom. Patient mit Osteomyelitis des rechten Felsenbeins. Das axiale CT-Bild zeigt eine Trübung des Mastoids und der Mittelohrhöhle mit teilweiser Zerstörung der Mastoidzellen und der Gehörknöchelchen (**a**, Pfeile). In der T 2w Sequenz ist eine Trübung der Flüssigkeitsintensität des Mastoids und der Mittelohrhöhle (**b**, Pfeile) zu erkennen. In den axialen T 1w Sequenzen nach Kontrastmittelgabe stellt sich eine erhöhte Aufnahme von Kontrastmittel an der Felsenbeinspitze mit einer Reaktion aus dem umgebenden Weichteilbereich dar. Dieser Prozess erreicht die Umgebung des rechten Karotiskanals (**d**, Pfeil), den rechten Parapharynxraum (**c**, orangefarbener Pfeil), den Nasopharynx rechts (**c**, brauner Pfeil), den nahegelegenen Mastikatorraum (**c**, blauer Pfeil) und das rechte Kiefergelenk (**e**, grüner Pfeil). Der Prozess ist mit einer kontrastverstärkenden Verdickung der nahegelegenen Pachymeningen (**e**, gelbe Pfeile) verbunden. An einigen Stellen des entzündeten Felsenbeins sind knöcherne Defekte (**f**, **g**, Pfeile) zu sehen, jedoch keine nachgewiesenen Meningozelen bzw. Meningoenzephalozelen.

a Axiale CT-Aufnahme.
b T 2w MRT-Aufnahme.
c Axiale T 1w MRT-Aufnahme nach Kontrastmittelgabe.
d Axiale T 1w MRT-Aufnahme nach Kontrastmittelgabe.
e Koronare T 1w MRT-Aufnahme nach Kontrastmittelgabe.
f Koronare T 2w MRT-Aufnahme.
g Sagittale T 2w MRT-Aufnahme.

Nervus-facialis-Parese

> **Kernaussagen**
>
> Bei der N.-facialis-Parese ist zunächst keine bildgebende Diagnostik erforderlich. Lediglich bei der sekundären oder der therapierefraktären Fazialisparese kommt bildgebend die Schnittbilddiagnostik zum Einsatz, meist in Kombination von CT und MRT.

Definition

Die N.-facialis-Parese beschreibt eine Funktionsstörung des N. facialis mit Parese vor allem der mimischen Gesichtsmuskulatur sowie der anderen von diesem Nerv versorgten Muskeln und Drüsen.

Pathophysiologie und Ätiologie

Während bei der primären N.-facialis-Parese eine virale oder auch idiopathische Ätiologie diskutiert wird, müssen bei der sekundären N.-facialis-Parese folgende Ätiologien abgeklärt werden:

- **Tumor:** Neurinome:
  - Akustikusneurinom,
  - N.-facialis-Neurinom,
  - Hirnstammneurinom,
  - Glandula-parotis-Neurinom.
- **Entzündungen:**
  - Sarkoidose,
  - Lyme-Borreliose,
  - Cholesteatom,
  - Trauma,
  - multiple Sklerose.

Bei länger anhaltender klinischer Symptomatik sind der Ausschluss sekundärer Ätiologien, z. B. von Tumoren, und die Abklärung komplexer entzündlicher Erkrankungen wie der Sarkoidose, der Lyme-Borreliose usw. notwendig.

Demografie

Die idiopathische N.-facialis-Parese tritt mit einer Häufigkeit von 20–30 Fällen pro 100 000 Personen auf. Die Häufigkeit ist bei beiden Geschlechtern gleich ausgeprägt.

Klinik, Therapie und Prognose

Klinisch steht die primäre N.-facialis-Parese (Bell's Palsy) im Vordergrund, die häufig von den sekundären Formen der N.-facialis-Parese differenziert werden muss. Symptomatisch ist ein Ausfall der gesamten Mimikmuskulatur.

Aus therapeutischer Sicht bietet sich die Gabe von Prednisolon an, in Einzelfällen werden zusätzlich Virostatika gegeben.

Bildgebung

Für die bildgebende Diagnostik ist von Bedeutung, dass in der hochauflösenden kontrastverstärkten T1w MRT eine lineare oder fokale Kontrastmittelaufnahme in der Region des Genu anterior und der horizontalen Verlaufsstrecke einen Normbefund darstellt (▶ Abb. 5.28 und ▶ Abb. 5.29). Demgegenüber stehen spezifische bildgebende Befunde, wie bei einer pathologischen Kontrastmittelaufnahme der Pars labyrinthi und/oder der Pars descendens des N. facialis im Rahmen entzündlicher, traumatologischer oder tumoröser Prozesse.

Die Indikation zur bildgebenden Diagnostik (MRT bzw. CT) der N.-facialis-Parese resultiert entsprechend den obigen Ausführungen nur bei Vorliegen einer oder mehrerer der folgenden Faktoren:

- Dauer der N.-facialis-Parese länger als 2 Monate,
- langsam progrediente Parese,
- fazialer Spasmus,
- Rezidiv einer N.-facialis-Parese,
- ausgeprägte Schmerzsymptomatik,
- multiple kraniale Neuropathien,
- klinisch Verdacht auf vaskuläres Kompressionssyndrom: Coiling bzw. Kinking der A. cerebelli inferior posterior, der A. vertebralis oder der A. labyrinthi.

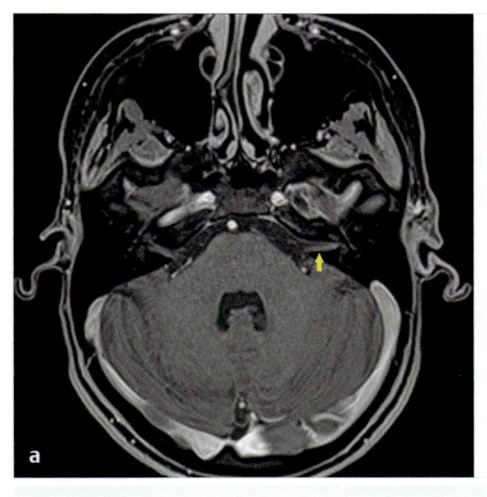

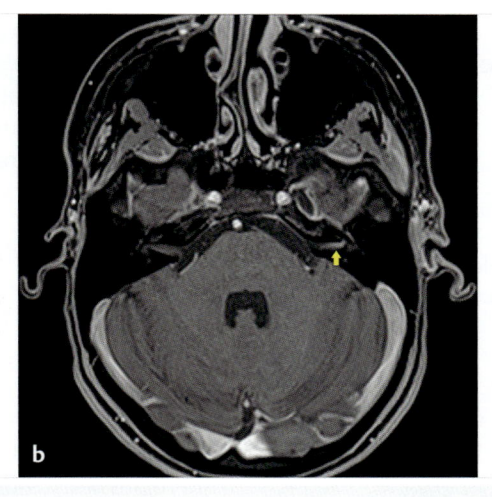

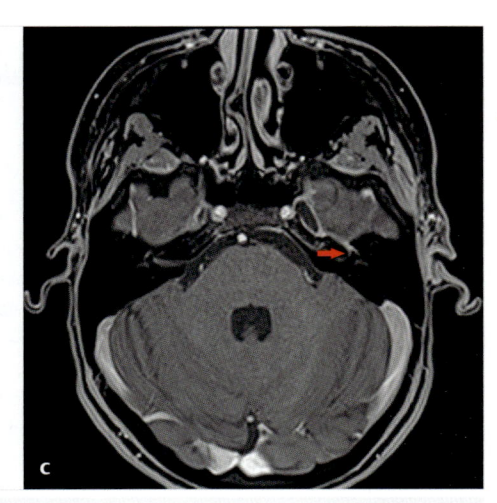

Abb. 5.28 **Fazialisparese.** Der 20-jähriger Patient mit Herpes-zoster-Infektion präsentiert sich mit Otikus links und Fazialisparese Grad IV links (Verdacht auf Ramsay-Hunt-Syndrom). Die T1w MRT nach Kontrastmittelgabe (axial benachbarte Schichten) zeigt im Seitenvergleich eine lineare intrameatale Kontrastmittelanreicherung (a, b, Pfeile) im Verlauf des N. facialis bis in Höhe des Ganglion geniculi (c, Pfeil).

a Axiale T1w MRT-Aufnahme nach Kontrastmittelgabe.
b Axiale T1w MRT-Aufnahme nach Kontrastmittelgabe.
c Axiale T1w MRT-Aufnahme nach Kontrastmittelgabe.

Innenohr

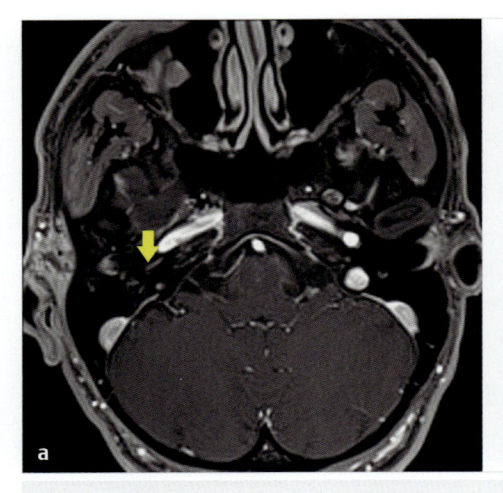

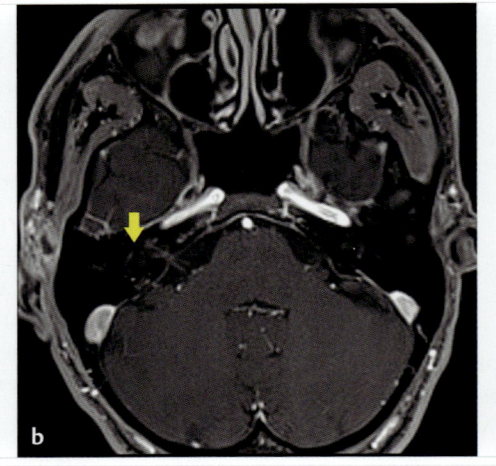

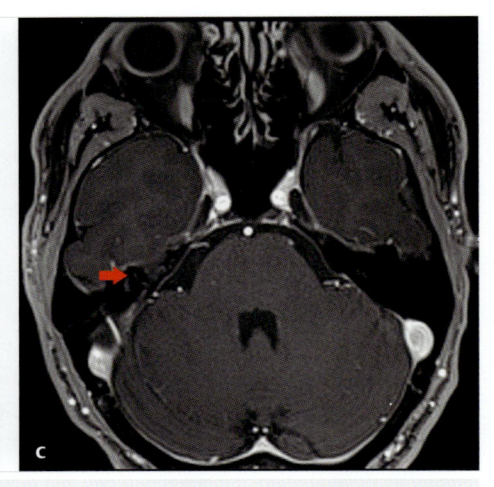

Abb. 5.29 Fazialisparese. Die MRT-Aufnahmen (axial benachbarte Schichten) eines Patienten mit Labyrinthitis zeigen teils eine Kontrastmittelaufnahme der basalen Windung rechts (**a**, Pfeil), des mittleren bzw. kaudalen Bogengangs rechts (**b**, Pfeil) und des oberen Bogengangs rechts (**c**, Pfeil).
a Axiale T 1w MRT-Aufnahme nach Kontrastmittelgabe.
b Axiale T 1w MRT-Aufnahme nach Kontrastmittelgabe.
c Axiale T 1w MRT-Aufnahme nach Kontrastmittelgabe.

Bildgebung

- *CT:* Standardbildgebung bei komplikativem Verlauf
- *MRT:* Standardbildgebung bei komplikativem Verlauf

Differenzialdiagnose

Differenzialdiagnosen

Zu berücksichtigende Differenzialdiagnosen der N.-facialis-Parese sind der Schlaganfall, die multiple Sklerose sowie weitere Raumforderungen.

Osteodystrophien des Os temporale

Otosklerose

Kernaussagen

Die Otosklerose beginnt in der Regel an der Fissur ante fenestrum. Dieser Bezirk kann optimal mittels CT abgeklärt werden. Der Einsatz der MRT erfolgt dann insbesondere zur Therapieplanung (Kochleaimplantat).

Definition

Die Otosklerose ist eine zunehmende Verknöcherung des Labyrinths aufgrund einer lokalen Mineralstoffwechselstörung. Die fenestrale Otosklerose, die häufigste Form der Otosklerose (80–90 % der Fälle), beginnt an der Fissula ante fenestrum, einer Zone am anterioren ovalen Fenster. Die kochleäre Otosklerose stellt eine wesentlich seltenere Form im Vergleich zur fenestralen Otosklerose dar. In Einzelfällen können die beiden Formen auch kombiniert auftreten.

Pathophysiologie und Ätiologie

Die Ätiologie ist unklar. Es bestehen Hinweise auf eine unregelmäßige autosomal-dominante Vererbung. Pathogenetisch wird in der Frühphase der enchondrale Knochen durch Foki von neuem spongiösem Knochen ersetzt. Später werden die Foki rekalzifiziert in dichte ossifizierte Plaques.

Demografie

Frauen sind doppelt so oft wie Männer betroffen, der Altersgipfel liegt zwischen dem 20. und 40. Lebensjahr.

Klinik, Therapie und Prognose

Klinisch werden folgende Formen unterschieden:
- **Fenestraler Typ:** Dieser geht mit einem konduktiven Hörverlust bei normalem Befund in der Otoskopie einher. Viele der Patienten zeigen einen Tinnitus früh im Verlauf der Erkrankung, bei 85 % bilateral auftretend.
- **Kochleärer Typ:** Bei diesem Typ findet sich klinisch ein sensorineuraler Hörverlust.
- **Kombinationsformen:** Bei diesen imponieren klinisch ein sensorineuraler und ein konduktiver Hörverlust.

Unbehandelt führt die Otosklerose zur Ertaubung. Im operativen Eingriff wird der Steigbügel teilweise oder vollständig ersetzt. Bei bereits beidseitiger Ertaubung wird ein Kochleaimplantat eingesetzt.

Bildgebung

CT und MRT sind Mittel der Wahl zur Sicherung der Diagnose und zur Progressfeststellung.

Bei der fenestralen Otosklerose kann in der CT eine Knochenneubildung anterior nachgewiesen werden, in Einzelfällen finden sich auch am posterioren ovalen sowie am runden Fenster Plaques. In der frühen lytischen Phase imponiert das ovale Fenster als zu weit, mit osteoklastischer Resorption. Bei der kochleären Otosklerose finden sich in der CT in der Regel fokale Aufhellungen in der otischen Kapsel, die als sog. 3. Windung imponieren können. Allerdings muss darauf hingewiesen werden, dass nur ausgeprägtere

5.4 Spezifische Befunde

Tab. 5.1 Differenzialdiagnose von tumorösen Raumforderungen des Os temporale.

Benigne bzw. maligne Raumforderungen	Beispiele
benigne Tumoren	• Akustikusneurinom • Neurinome der Hirnnerven • Epidermoid • Glomus-jugulare-Tumor • Adenom des äußeren Gehörgangs • Meningeom • osteogene Tumoren (Osteom, Riesenzelltumor, Exostose des äußeren Gehörgangs) • Hämangiom • Cholesterolgranulom
maligne Tumoren	• Karzinom des äußeren Gehörgangs (häufig) bzw. des Mittelohrs (selten) • Lymphom, Leukämie • Metastase (von Mamma-, Lungen-, Nieren-, Prostatakarzinom und Melanom) • lokale Infiltration (Karzinom der Glandula parotis) • Myelom • Sarkom (Rhabdomyosarkom, Fibrosarkom, Lymphosarkom, Osteosarkom, Chondrosarkom, undifferenziertes Sarkom)

Formen der kochleären Otosklerose in der CT identifiziert werden können.

In der MRT zeigen sich fokale Areale mit punktueller Kontrastmittelanreicherung in der otischen Kapsel in T 1w Sequenzen.

Bildgebung
- *CT:* Standardbildgebung
- *MRT:* Einsatz zur Operations- und Interventionsplanung

Differenzialdiagnose

Differenzialdiagnosen
▶ Tab. 5.1 stellt, gestaffelt nach Häufigkeit, die wesentlichen tumorösen Raumforderungen des Os temporale mit benignen und malignen Charakteristika vor. Eine exakte Differenzialdiagnose erweist sich dabei als schwierig. Es muss auf die Durchsicht von Einzelfallpublikationen hingewiesen werden.

Morbus Paget

Kernaussagen
Die bildgebende Diagnostik von Paget-Veränderungen der mittleren Schädelbasis und in der Region des inneren Gehörgangs beruht primär auf dem Einsatz der CT, mit CT-typischen Veränderungen.

Definition
Der Morbus Paget als Osteitis deformans stellt eine inhärente, progressive Knochenerkrankung mit Bevorzugung axialer Skelettabschnitte dar. Dabei finden sich monostotische oder auch die häufiger auftretenden polyostotischen Formen. Der oft betroffene Schädelknochen zeigt die Befunde einer Osteoporosis circumscripta, das Os temporale ist weniger häufig betroffen. Die Infiltration des membranösen Labyrinths durch den benachbarten Knochen mit Morbus-Paget-Befall resultiert in sensorineuralem Hörverlust oder Kombinationsformen.

Pathophysiologie und Ätiologie
Virusinfektionen werden als Auslöser vermutet, genaue Ursachen sind jedoch unbekannt.

Demografie
Männer sind im Verhältnis 3:2 häufiger betroffen als Frauen. Rund 1–2 % der Westeuropäer über 40 Jahren sind davon betroffen.

Klinik, Therapie und Prognose
Knochenschmerzen und -fehlstellungen können Hinweise auf die Erkrankung sein.

Bisphosphonate sind für die Therapie das Mittel der Wahl. Auch Calcitonin wird in einigen Fällen verabreicht.

Bildgebung
In der bildgebenden Diagnostik sind charakteristische Befunde für die CT beschrieben, mit diffuser Mineralsalzminderung und fokalen Dichteanhebungen mit unscharfer Randbegrenzung und baumwollartigen Randveränderungen.

Bildgebung
- *CT:* Standardbildgebung
- *MRT:* Einsatz zur Operationsplanung oder im Falle von Komplikationen

Differenzialdiagnose

Differenzialdiagnosen
Fibröse Dysplasie, Metastasen bzw. das multiple Myelom sind zu berücksichtigende Differenzialdiagnosen des Morbus Paget.

Innenohr

Fibröse Dysplasie

> **Kernaussagen**
>
> Der monostotische Befall des Felsenbeins durch eine fibröse Dysplasie wird in der Regel mittels CT abgeklärt. Häufig handelt es sich um einen Zufallsbefund.

Definition

Das Krankheitsbild der fibrösen Dysplasie stellt eine langsam progrediente, inhärente Knochenerkrankung mit in der Regel monostotischem Befall bei Beteiligung der Ossa temporalia dar. Bei immer noch unklarer Pathogenese findet sich fibroossäres Gewebe im Inneren des betroffenen Knochens.

Pathophysiologie und Ätiologie

Es handelt sich um eine angeborene Erkrankung, die aber nicht erblich ist.

Demografie

Vor allem bei Kindern und Jugendlichen kommt sie vor, ohne Geschlechterpräferenz.

Klinik, Therapie und Prognose

Klinisch zeigt sich in der Regel ein konduktiver Hörverlust bei knöcherner Stenose des Meatus acusticus externus. Bei Befall des membranösen Labyrinths resultiert ein sensorineuraler Hörverlust.

Bildgebung

Mittels CT kann der Befund einer fibrösen Dysplasie in der Regel präzise identifiziert werden. Der betroffene Knochen stellt sich in der Regel mit hoher Dichte dar, obwohl auch über zystische Komponenten berichtet wurde. In der Region des äußeren Gehörgangs kommt es zu einer ossären Prominenz. Regelhaft wird eine Mitbeteiligung des membranösen Labyrinths, des N. facialis und des Meatus acusticus internus dokumentiert. Medial des stenosierten Meatus acusticus externus kann sich ein Cholesteatom entwickeln.

> **Bildgebung**
>
> - *CT:* Standarddiagnostik (▶ Abb. 5.30)
> - *MRT:* im Falle von Komplikationen oder zur Interventionsplanung (▶ Abb. 5.31)

Differenzialdiagnose

> **Differenzialdiagnosen**
>
> Als Differenzialdiagnose der fibrösen Dysplasie kommt der Morbus Paget infrage.

Osteogenesis imperfecta

> **Kernaussagen**
>
> Ein Befallsmuster der Osteogenesis imperfecta in der Region der mittleren Schädelbasis ist selten und erfordert diagnostisch in der Regel den Einsatz der CT. Mit ihr müssen weitere komplexe Syndrome abgeklärt werden.

Definition

Die Osteogenesis imperfecta ist eine erbliche Bindegewebserkrankung, für die eine unvollständige Knochenbildung mit erhöhter Brüchigkeit charakteristisch ist.

Pathophysiologie und Ätiologie

Die Tardaform der Osteogenesis imperfecta entspricht pathogenetisch der Otosklerose; eine gemeinsame genetische Ursache wird diskutiert.

Demografie

Die Inzidenz in Deutschland liegt bei 1:10 000–1:15 000.

Klinik, Therapie und Prognose

Klinisch findet sich bei der Osteogenesis imperfecta das Auftreten schmerzloser Spontanfrakturen nach Minimaltraumata. Bei Beteiligung des Os temporale gleichen die klinischen Symptome der Osteogenesis imperfecta denen der Otosklerose.

Bildgebung

Im CT zeigen sich bei einem Befallsmuster der Osteogenesis imperfecta identische radiologische Zeichen wie bei der fenestralen oder kochleären Otosklerose. Die Kombination der Osteogenesis imperfecta mit einer Otosklerose und blauen Skleren wird auch als „Hoeve-Syndrom" bezeichnet.

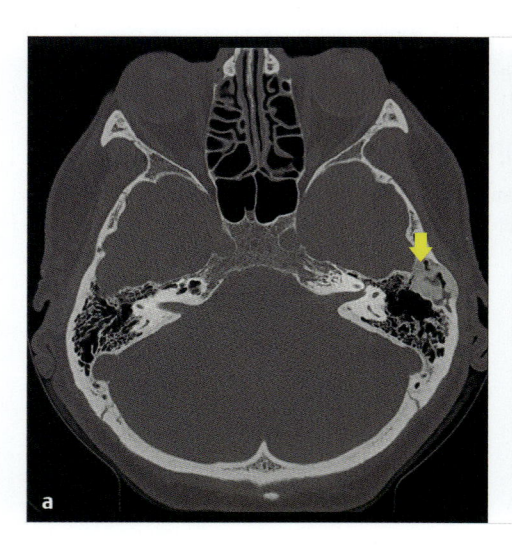

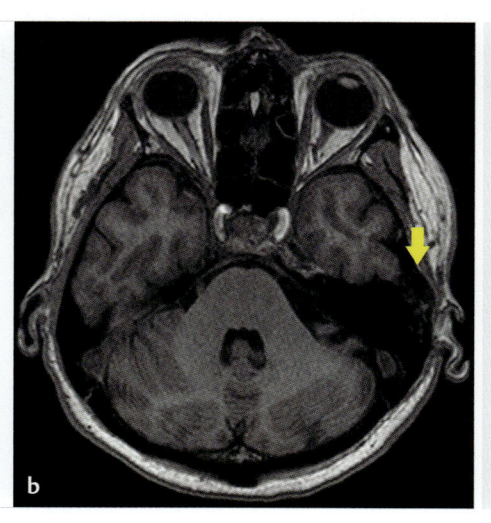

Abb. 5.30 Fibröse Dysplasie. Die axiale CT-Aufnahme lässt eine Veränderung in den kranialen Ausläufern der Mastoidzellen links (milchglasartige Veränderungen; **a**, Pfeil) erkennen. Im MRT zeigt sich eine Signaländerung in der T1w Aufnahme (**b**, Pfeil) mit diskreter randständiger Anreicherung (Bild nicht gezeigt). Die Formation in den Mastoidzellen links entspricht einer fibrösen Dysplasie. Differenzialdiagnostisch wäre allenfalls ein Morbus Paget zu bedenken.
a Axiale CT-Aufnahme.
b T1w MRT-Aufnahme.

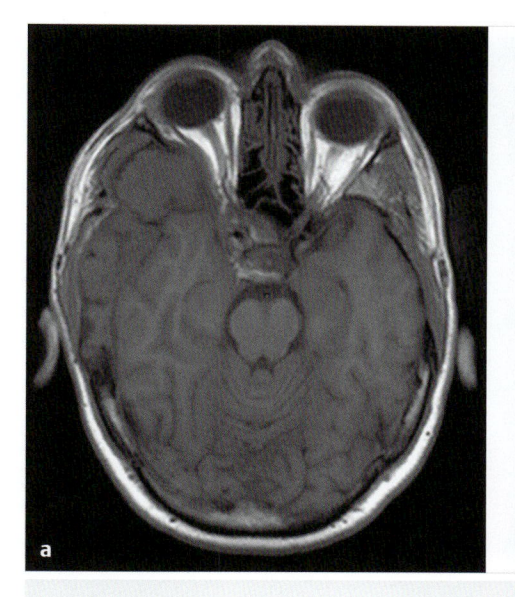

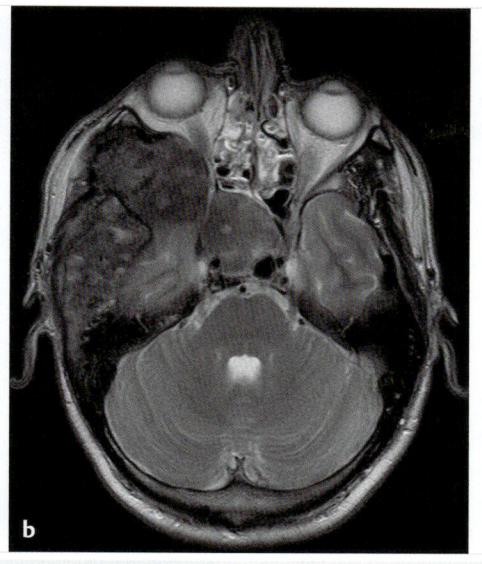

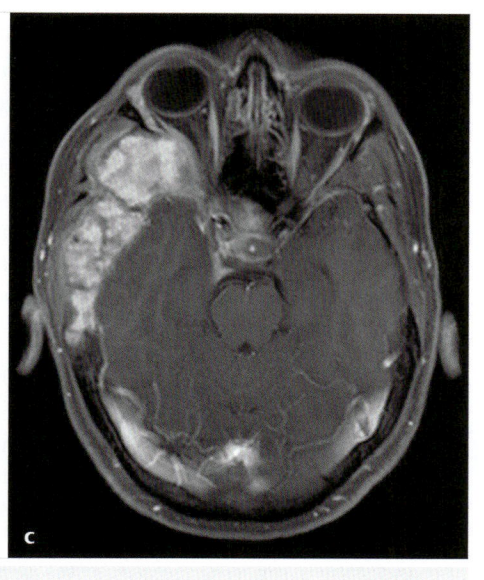

5.4 Spezifische Befunde

Abb. 5.31 Fibröse Dysplasie. Patient mit ausgedehnter fibröser Dysplasie, betont im Bereich der Schädelbasis zentral-rechtstemporal. Der Bereich der verdickten Schädelknochen auf der rechten Seite umfasst das Os temporale, das Os sphenoidale und die seitliche rechte Orbitawand. Die fibröse Dysplasie übt eine gewisse raumfordernde Wirkung auf die angrenzende Großhirnrinde aus; es konnte jedoch kein Ödem festgestellt werden. Sie verengt auch die rechte Orbitahöhle mit resultierendem Exophthalmus. Sie imponiert im T 1w Bild mit hypointensem Signal (a) und im T 2w Bild mit heterogenem hypointensem Signal (b). In der T 1w Aufnahme nach Kontrastmittelgabe zeigt sich eine deutliche Kontrastmittelanreicherung (c).
a T 1w MRT-Aufnahme.
b T 2w MRT-Aufnahme.
c T 1w MRT-Aufnahme nach Kontrastmittelgabe.

> **Bildgebung**
> - *CT:* Standarddiagnostik
> - *MRT:* Einsatz zur Operationsplanung

Differenzialdiagnose

> **Differenzialdiagnosen**
> Zu den Differenzialdiagnosen der Osteogenesis imperfecta zählen die Osteoporose, das multiple Myelom und die Osteomalazie.

Traumatologische Veränderungen

Von traumatologischen Veränderungen am Os temporale können folgende Regionen in Mitleidenschaft gezogen werden:
- **Canalis caroticus:** Frakturen können eine Okklusion der A. carotis interna bewirken.
- **Knöchernes Labyrinth:** Eine traumatologische Labyrinthbeteiligung resultiert in einer akuten Labyrinthdysfunktion inklusive Schwindel und sofortiger Taubheit.
- **N. facialis:** Wird er infolge eines Traumas beeinträchtigt, ist die Folge eine sofort eintretende komplette N.-facialis-Parese.

5.4.2 Kochleaimplantat

> **Kernaussagen**
> Die Diagnostik von Patienten vor Anlage eines Kochleaimplantats umfasst in der Regel den Einsatz der CT und der MRT. Nach Anlage eines Implantats müssen die komplexen Kontraindikationen für den Einsatz der MRT beachtet werden.

Definition

Das Kochleaimplantat ersetzt als elektronische Innenohrprothese das ausgefallene Hörvermögen sowohl bei Kindern als auch bei Erwachsenen, die einseitig oder auf beiden Seiten taub oder höhergradig schwerhörig sind. Dabei nimmt ein kleines Mikrofon Schallwellen auf, die danach vom außen angebrachten Sound-Prozessor in digital kodierte Signale umgewandelt und zur Sendespule übertragen werden. Die Signale werden dann über die Sendespule an das unter der Haut liegende Implantat übertragen. Das Implantat wandelt die kodierten Signale in elektrische Impulse um und leitet sie an den Elektrodenträger weiter. Die Hörnervenfasern in der Kochlea werden dabei von den Elektroden stimuliert, wodurch im Gehirn ein Höreindruck entsteht.

Innenohr

Pathophysiologie und Ätiologie

Der Hörverlust kann genetisch bedingt sein oder durch Krankheiten (beispielsweise Virusinfekte), Vergiftungen (z. B. auch bestimmte Medikamente und Lösungsmittel) und Verletzungen verursacht werden. Je kürzer die Dauer der Taubheit ist, desto besser sind die Erfolge, die mit einem Kochleaimplantat erzielt werden können. Daher sollte die Implantation so früh wie möglich nach einer Ertaubung erfolgen. Bei der sog. prälingualen Taubheit, die normalerweise angeboren ist, sind vor allem Kinder betroffen, die noch nicht sprechen gelernt haben.

Demografie

Derzeit ist nach aktuellen Schätzungen ungefähr jeder Fünfte in Deutschland hörgeschädigt, mit zunehmender Tendenz aufgrund der demografischen Entwicklung. In Deutschland gibt es ca. 25 000–30 000 Menschen mit einem oder 2 Kochleaimplantaten, und pro Jahr werden ungefähr 3 000 Versorgungen mit einem Kochleaimplantat durchgeführt. Die Altersspanne von Trägern eines Kochleaimplantats reicht von wenigen Monaten bis über 90 Jahre.

Klinik, Therapie und Prognose

Vor therapeutischen Entscheidungen zur Anlage eines Kochleaimplantats muss der Flüssigkeitszustand des häutigen Labyrinths mittels MRT evaluiert werden. Bei nachlassendem Hörvermögen kommt es zu Einschränkungen in der Hörwahrnehmung. Bei einer fortschreitenden Innenohrschwerhörigkeit verlieren die Haarsinneszellen der Kochlea ihre Funktionstüchtigkeit. Meist lässt zunächst die Empfindlichkeit nach, danach sind oft die hohen Töne immer weniger hörbar. Mit zunehmender Hörschädigung stoßen auch leistungsstarke Hörgeräte an ihre Grenzen. Ein Kochleaimplantat ist nicht auf die Umwandlung des Schalles durch das Innenohr angewiesen, sondern stimuliert den Hörnerv direkt elektrisch.

Bildgebung

Die präoperative Bildgebung erfolgt mittels DVT, CT, MRT oder CT und MRT zusammen, um das chirurgische Vorgehen gut planen und mögliche Kontraindikationen ausschließen zu können. Die intraoperative Bildgebung beinhaltet die Fluoroskopie, die mobile Radiografie oder die DVT (▶ Abb. 5.32). Die postoperative Bildgebung wird normalerweise mit konventionellem Röntgen, DVT oder CT durchgeführt. Die Bildgebung spielt eine wichtige Rolle bei Patienten, die für eine mögliche Kochleaimplantation infrage kommen, da sie der Planung des Eingriffs sowie der richtigen Wahl der optimalen Seite zur Platzierung des Implantats dient.

> **Bildgebung**
> - *CT:* Standardbildgebung zur Operationsplanung
> - *MRT:* Standardbildgebung zur Operationsplanung

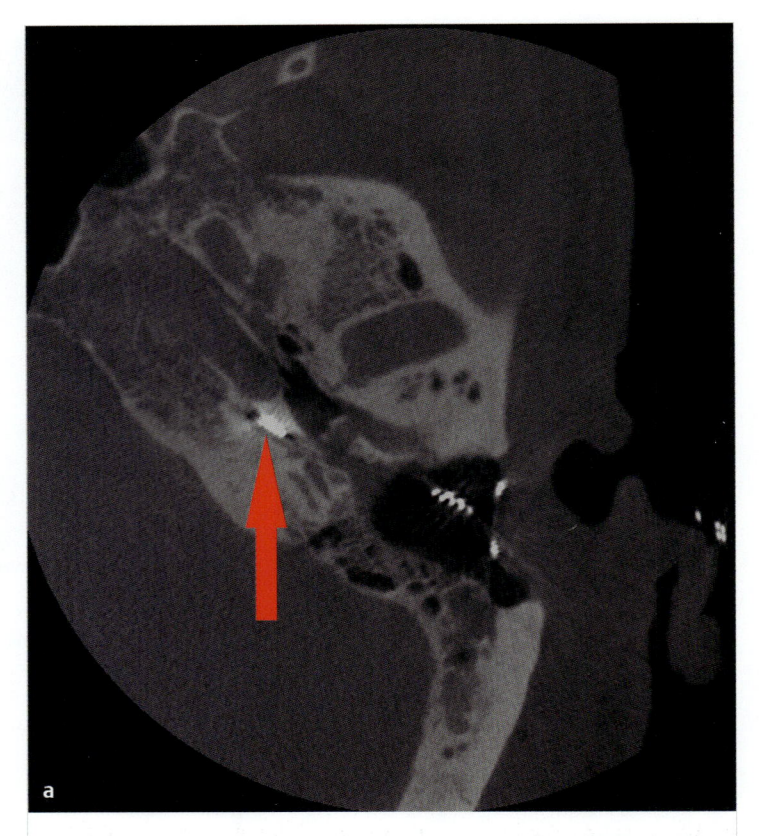

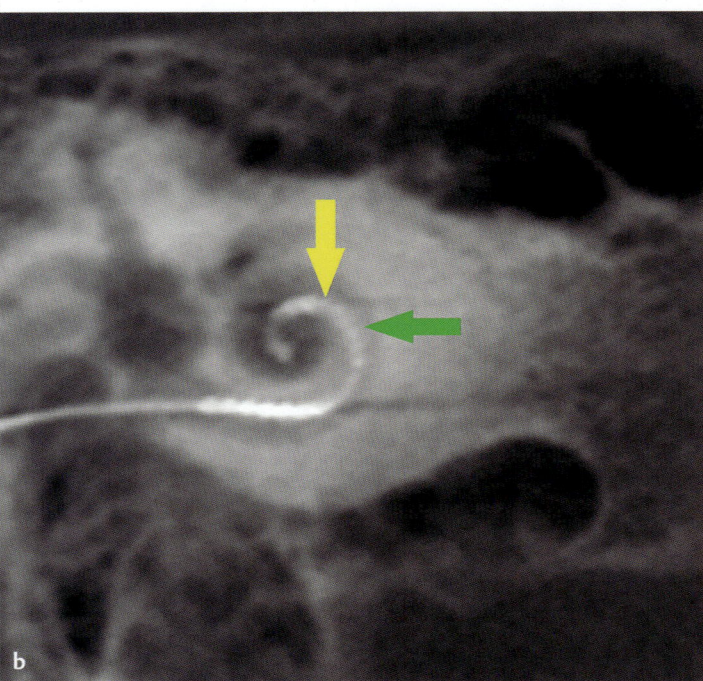

Abb. 5.32 Kochleaimplantat.
a DVT-Bild des linken Schläfenbeins, das das intrakochleäre Kochleaimplantat (Pfeil) zeigt.
b DVT-Aufnahme mit vollständig eingeführter Kochleaimplantatelektrode (gelber Pfeil) in der Kochlea (grüner Pfeil).

Differenzialdiagnose

> ⚠️ **Differenzialdiagnosen**
>
> Bei partiellem oder vollständigem Signalverlust des häutigen Labyrinths in der T 2w Spin-Echo-Sequenz müssen die folgenden Differenzialdiagnosen in Erwägung gezogen werden:
> - Missbildung,
> - Tumor,
> - Entzündung,
> - Labyrinthitis: ätiologisch am häufigsten, in der Regel bedingt durch:
>   - viral:
>   – Röteln,
>   – Mumps,
>   – Masern,
>   – Herpes zoster,
>   - bakteriell:
>   – sekundär: Syphilis,
>   – primär autoimmun: Cogan-Syndrome, Panarteriitis nodosa, Wegener-Granulomatose.

Tab. 5.2 Erworbene Läsionen des Meatus acusticus internus.

Läsionen	Beispiele

Neoplasien	• Schwannom
	• vaskuläre Tumoren:
	  ○ vaskuläre Hämangiome
	  ○ Glomustumoren

Tumoren	• ossär:
	  ○ otosklerotisch
	  ○ Osteogenesis imperfecta
	• fibröse Dysplasie
	• Morbus Paget
	• Metastasen

Pseudotumoren	• Cholesteatom • Cholesterolgranulom • Dehiszenz des superioren Canalis semicircularis

inflammatorisch	• labyrinthär:
	  ○ akut
	  ○ subakut
	  ○ ossificans
	• Neuritis
	• Langerhans-Zell-Histiozytosen
	• Granulomatosen

5.5 Spezielle Differenzialdiagnosen

Im Folgenden sollen die wesentlichen bildgebenden Kriterien vorgestellt werden, die bei der Analyse von bildgebenden Befunden in der Region Meatus acusticus internus (▶ Tab. 5.2), Innenohr und Kleinhirnbrückenwinkel zum Einsatz kommen. Abhängig von der zugrunde liegenden klinischen Symptomatik rückt bildgebend heute der Einsatz der hochauflösenden und kontrastverstärkten MRT im Vergleich zur CT mehr in den Vordergrund.

5.5.1 Asymmetrische Erweiterung des Meatus acusticus internus (konventionelles Röntgen und CT)

Vor Einführung der CT wie auch der MRT mussten die Verfahren der konventionellen Röntgendiagnostik, wie die Röntgenaufnahme nach Stenvers oder auch die konventionelle Tomografie, für die Suche nach dem möglichen Vorliegen einer Raumforderung eingesetzt werden. Die vergleichende Analyse der bilateralen Röntgenaufnahmen nach Stenvers erlaubt die grobe Abschätzung möglicher uni- oder auch bilateraler Raumforderungen. Die Detektionsrate wie auch die differenzialdiagnostischen Ergebnisse sind jedoch aufgrund einer niedrigen Sensitivität und Spezifität dieser Techniken sehr fragwürdig. Die konventionellen Verfahren erlauben daher nur eine grobe Orientierung. Prinzipiell muss bei einer asymmetrischen Dilatation des Meatus acusticus internus in der Röntgenaufnahme nach Stenvers stets mittels kontrastverstärkter MRT abgeklärt werden.

Eine asymmetrische Dilatation beruht ätiologisch am häufigsten auf einer Variation ohne sicheres pathologisches Korrelat. Bei bilateraler deutlicher Dilatation des Meatus acusticus internus muss differenzialdiagnostisch an das Vorliegen eines Morbus Recklinghausen gedacht werden, häufig auch ohne begleitende tumoröse Raumforderung. Ansonsten gelten für die Differenzialdiagnose der Dilatation des Meatus acusticus internus alle differenzialdiagnostischen Erwägungen.

5.5.2 Solide kontrastmittelaufnehmende Raumforderung im Meatus acusticus internus größer als 5 mm (CT und/oder MRT)

Eine Raumforderung im Meatus acusticus internus größer als 5 mm kann präzise sowohl in der CT wie auch, diagnostisch überlegen, in der kontrastverstärkten MRT abgeklärt werden. Die Differenzierung der verschiedenen Neurinomformen und Meningeome gelingt in der Regel durch die topografische Zuordnung. Bei metastatischem Befall muss nach dem Vorliegen einer Meningeosis carcinomatosa gesucht werden (▶ Tab. 5.3).

Innenohr

Tab. 5.3 Differenzialdiagnose solider kontrastmittelaufnehmender Raumforderungen größer als 5 mm im Meatus acusticus internus in der CT und/oder MRT.

Befunde		Differenzialdiagnostische Kriterien
Häufig		
Tumoren	Akustikusneurinom (Schwannom)	Topografie
	N.-facialis-Neurinom	Topografie
	Meningeom	Topografie
	ossäres Hämangiom	Signalverhalten
vaskulär	arteriovenöse Malformation	vaskuläre Strukturen
Entzündungen	fokale Arachnoiditis	Verlaufskontrolle
	Sarkoidose	fokale Kontrastmittelaufnahme
	Meningitis	–
Selten		
Tumoren	Metastase	Destruktion
	andere Neurinome	Topografie
	Arachnoidalzyste	Signalverhalten
Entzündungen		–

N. = Nervus

5.5.3 Solide kontrastmittelaufnehmende Raumforderung kleiner als 5 mm im inneren Gehörgang (nur MRT)

Manche Läsionen können primär von einer Blutung begleitet sein. Deshalb stellt die Blutungslokalisation mit einer hohen Signalintensität in der nativen T1w Sequenz ein wichtiges differenzialdiagnostisches Kriterium dar, um eine kontrastmittelaufnehmende Läsion präzise zu lokalisieren. Obligat muss daher mittels T1w und T2w Spin-Echo-Sequenzen wie auch mit T1w Sequenzen nach intravenöser Applikation eines paramagnetischen Kontrastmittels untersucht werden. Bei allen Prozessen mit einer Kontrastmittelanreicherung, die im Durchmesser maximal 5 mm messen, muss stets differenzialdiagnostisch ein entzündlicher Prozess wie eine fokale Arachnoiditis oder Meningitis abgeklärt werden. Dies gelingt verlässlich durch die standardisierte Verlaufskontrolle mittels kontrastverstärkter MRT in einem Abstand von 3 Monaten. Bei entzündlichen Veränderungen ist in der Regel eine Änderung der Morphologie oder der Graduierung der Kontrastmittelanreicherung zu erwarten (▶ Tab. 5.4).

5.5.4 Lineare Kontrastmittelaufnahme im inneren Gehörgang (MRT)

Nur eine ausgewählte Gruppe von Ätiologien induziert eine in der MRT nachweisbare lineare Kontrastmittelaufnahme im inneren Gehörgang. Im Vordergrund stehen dabei Meningitiden und vaskuläre Formationen. Auch die lineare Wachstumsform des Akustikusneurinoms muss in die Differenzialdiagnose miteinbezogen werden (▶ Tab. 5.5).

Tab. 5.4 Differenzialdiagnose solider kontrastmittelaufnehmender Raumforderungen kleiner als 5 mm im inneren Gehörgang in der MRT.

Befunde		Differenzialdiagnostische Kriterien
Häufig		
Entzündungen	Arachnoiditis	fokale Kontrastmittelaufnahme
	Sarkoidose	fokaler Kontrastmittelverlauf
	Meningitis	Therapiekontrolle
Tumoren	Akustikusneurinom (Schwannom)	Topografie
	N.-facialis-Neurinom	Topografie
	Meningeom	Topografie
vaskulär	arteriovenöse Malformation	vaskuläre Strukturen
Selten		
Tumoren	Metastase	–
	andere Neurinome	–
	Arachnoidalzyste	–

N. = Nervus

Tab. 5.5 Differenzialdiagnose einer linearen Kontrastmittelaufnahme im Meatus acusticus internus.

Befunde		Differenzialdiagnostische Kriterien
Häufig		
Variationen	Gefäßchirurgie	vaskuläre Struktur
Entzündungen	spezifische bzw. unspezifische Meningitis	Morphologie, Kontrastmittelanreicherung
Selten		
Tumoren	Hämangiom	Topografie
	intrakanalikuläres Meningeom	Topografie
	Lymphom	–
	Karzinomatose	–
	arteriovenöse Malformation	Morphologie
	Lipom	Signalverhalten
Entzündungen	Neuritis	–
	Labyrinthitis	–

5.5.5 Solide kontrastmittelaufnehmende Raumforderung im Kleinhirnbrückenwinkel (CT und/oder MRT)

Klinisch und radiologisch müssen primäre und sekundäre Raumforderungen des Kleinhirnbrückenwinkels differenziert werden. Unterteilt man weiter nach ihrer Häufigkeit, so stellen die primären Tumoren die Hauptgruppe aller infrage kommenden Prozesse dar. In ▶ Tab. 5.6 werden, getrennt nach Häufigkeit, die möglichen Differenzialdiagnosen aufgelistet. Bei Vorliegen einer kombiniert intra- und extrameatalen Raumforderung liegt mit großer diagnostischer Sicherheit ein Neurinom bzw. Schwannom vor. Als morphologisches Substrat findet sich nur in seltenen Fällen ein Meningeom. Beim Morbus Recklinghausen muss auch an das kombinierte Vorliegen von Neurinomen und Meningeomen gedacht werden. In seltenen Fällen zeigen auch primäre zerebrale Tumoren oder auch nasopharyngeale Prozesse mit Schädelbasisinfiltration eine Mitbeteiligung des Kleinhirnbrückenwinkels, ebenso die Meningeosis carcinomatosa.

5.5.6 Zystische Raumforderung im Kleinhirnbrückenwinkel, inneren Gehörgang und Innenohr

Die Diagnostik einer liquiden Raumforderung in dieser Region beruht im Wesentlichen auf Informationen aus der CT mit flüssigkeitsäquivalenten Dichtewerten zwischen 0 und 30 HE. In der MRT zeigen flüssigkeitshaltige Raumforderungen dieser Region verlängerte T2- sowie T1-Relaxationszeiten. Diese gehen mit niedriger Signalintensität sowie in der Regel fehlender Kontrastmittelaufnahme einher (0,1 mmol Gadolinium-DTPA, Gadodiamide, Gadobutrol). Die in der Mehrzahl der Fälle häufigste Ätiologie ist die sog. Arachnoidalzyste im Kleinhirnbrückenwinkel oder auch im inneren Gehörgang. Zusätzlich können alle Tumoren, die von einer zentralen oder auch einer kompletten Nekrose begleitet sind, als primär zystische Tumoren imponieren. Ein wesentliches Diagnostikum stellt heute die Frage nach einem expansiven Wachstum dar, ein spezifisches Verhalten bei der primären Epidermoidzyste. In diesem Fall empfiehlt sich zusätzlich der Einsatz arterieller und venöser MRA-Protokolle, um eine Verlagerung, Kompression oder auch Kollateralisierung beurteilen zu können (▶ Tab. 5.7).

5.5.7 Lufteinschlüsse im Kleinhirnbrückenwinkel und Meatus acusticus internus

Die Identifikation von lufthaltigen Räumen ist ein seltener Befund in der Differenzialdiagnose von Raumforderungen dieser Region. Eine mögliche Ätiologie stellen stark einschmelzende entzündliche Prozesse dieser Region mit Superinfektion durch gasbildende Erreger dar. Eine weitere mögliche Differenzialdiagnose umfasst iatrogen induzierte Veränderungen wie einen Zustand nach Myelografie, Luftzisternografie oder weiteren intrakraniellen neurochirurgischen Eingriffen. Primäre oder sekundäre Tumoren dieser Region zeigen nur in extrem seltenen Fällen bildmorphologisch Räume mit Luftinhalt.

Tab. 5.6 Differenzialdiagnose solider kontrastmittelaufnehmender Raumforderungen im Kleinhirnbrückenwinkel.

Befunde		Differenzialdiagnostische Kriterien
Häufig		
Tumoren	Akustikusneurinom	Topografie
	Meningeom	Topografie
	pontines Gliom	Morphologie
	zerebelläres Neoplasma	Topografie
	Tumoren des IV. Ventrikels	Topografie
vaskulär	Ektasie bzw. Aneurysma der A. basilaris bzw. vertebralis	vaskuläre Strukturen
Selten		
Tumoren	Chordom	Signalverhalten
	Metastase	Kontrastmittelanreicherung
	Neurinoma der Hirnnerven VII, X, XI, XII	Topografie
	Rhabdomyosarkom	unspezifisch
	paraselläre Neoplasien	Topografie
	Glomus-jugulare-Tumor	Vaskularisation
	Meningeosis carcinomatosa	Kontrastmittelanreicherung
vaskulär	arteriovenöse Malformation	vaskuläre Strukturen

A. = Arteria

Tab. 5.7 Differenzialdiagnose zystischer Raumforderungen im Kleinhirnbrückenwinkel und Meatus acusticus internus.

Befunde		Differenzialdiagnostische Kriterien
Häufig		
Tumoren	Arachnoidalzyste	glatt begrenzt, keine periphere Kontrastmittelaufnahme
	Epidermoidzyste	glatt begrenzt, expansiv geringe randförmige Kontrastmittelanreicherung
	zystisches Akustikusneurinom	–
	zystisches Meningeom	–
Entzündungen	Abszedierung, Granulationen	–
vaskulär	arterielles Aneurysma der A. inferior cerebelli anterior bzw. A. inferior cerebelli posterior	vaskuläre Strukturen

A. = Arteria

5.5.8 Raumforderung oder Läsion mit erhöhter Signalintensität (native T 1w Spin-Echo-Sequenz)

Die Differenzialdiagnosen, die bei einer Läsion mit T 1w nativ erhöhter Signalintensität beachtet werden müssen, sind im Folgenden aufgelistet:
- **Blutung:**
  - Hämangiom,
  - arteriovenöse Malformation,
  - Lipom (Cholesteringranulom),
  - hohes Signal auch in der T 2w Sequenz,
- **Entzündung:** Labyrinthitis.

Für die sichere Diagnostik von Lipomen im Meatus acusticus internus oder Kleinhirnbrückenwinkel muss obligat eine native T 1w und auch eine T 2w Sequenz durchgeführt werden, die es erlaubt, den Tumor mit hohem Signal abzugrenzen. Durch den spezifischen Einsatz einer fettunterdrückenden Sequenz kann die Verdachtsdiagnose weiter erhärtet werden.

5.5.9 Kontrastmittelaufnehmende Strukturen des Labyrinths

Die Kontrastmittelaufnahme der häutigen Strukturen des Labyrinths ist ein seltener bildgebender Befund. In der Regel imponiert dieses bildgebende Kriterium in der kontrastmittelverstärkten MRT bei Einsatz von T 1w Spin-Echo-Sequenzen, entsprechend in Kombination mit einer klinischen Symptomenkonstellation. Nahezu 100 % aller Patienten mit kochleärer oder vestibulärer Kontrastmittelanreicherung weisen entsprechende klinische Symptome auf. In der Regel führen nur ausgeprägte reaktive Veränderungen zu einer derartigen Symptomenkonstellation. Mit Rückgang der klinischen Symptomatik lässt sich meist auch eine Reduktion des pathologischen Prozesses bezüglich Volumen und Ausmaß der Kontrastmittelaufnahme dokumentieren.

Bei kontrastmittelaufnehmenden Prozessen in der Kochlea korreliert eine Kontrastmittelanreicherung in den basalen Kochleawindungen mit der klinischen Symptomatik eines Hörverlusts im Hochfrequenzbereich. Bei apikalen Kochleaveränderungen resultiert ein Hörverlust im unteren Frequenzbereich.

In der Endphase entzündlicher Veränderungen findet sich meist eine Obliteration des membranösen Labyrinths mit fehlender Kontrastmittelaufnahme und fehlendem Signal in den T 2w Spin-Echo- oder Turbo-Spin-Echo-Sequenzen.

Die Perilymphfistel stellt definitionsgemäß eine abnorme Kommunikation zwischen Innenohr und Mittelohr dar, typischerweise auf der Basis eines pathologischen Prozesses im Bereich der membranösen Strukturen der Foramina ovale und rotundum oder einer Kombination beider. MR-morphologisch ist bei diesem Krankheitsbild eine pathologische Kontrastmittelanreicherung nachzuweisen.

Labyrinthäre Neoplasien werden histopathologisch als benigne oder maligne charakterisiert. Die häufigste tumoröse Raumforderung stellt das labyrinthäre Schwannom dar, das dem Schwannom des inneren Gehörgangs entspricht. Der führende bildgebende Befund ist die stark kontrastmittelaufnehmende Raumforderung mit höheren prozentualen Werten im Vergleich zur Labyrinthitis. Weitere Tumorkriterien sind die persistierende Kontrastmittelanreicherung über mehrere Monate sowie das expansive Wachstum. Bei der Labyrinthitis geht die Kontrastmittelanreicherung in der Regel über den zeitlichen Verlauf zurück, während sie bei der tumorösen Raumforderung einen konstanten Befund bietet, mit oder ohne Reduktion der klinischen Symptomatik.

Maligne Tumoren der Kochlea sind selten, wie das Plattenepithelkarzinom oder das Rhabdomyosarkom mit Infiltration des Labyrinths. Metastasen wachsen in der Regel perineural entlang des N. cochlearis. In seltenen Fällen zeigen auch Cholesteatome eine Invasion des Labyrinths, allerdings mit charakteristischer klinischer Symptomatik.

Eine diskrete, jedoch eindeutig verifizierbare Kontrastmittelanreicherung diffus in größeren Abschnitten der Kochlea muss als differenzialdiagnostisches Kriterium für das Vorliegen einer Otospongiose gewertet werden.

5.5.10 Blutung in das Labyrinth

Ätiologisch finden sich Blutungen in das Labyrinth am häufigsten bei Patienten mit Koagulopathien und Lymphomerkrankungen oder auch bei traumatologischen Fragestellungen:
- **Tumoren:**
  - Hämangiom,
  - Cholesterolgranulom,
  - Karzinom des Saccus endolymphaticus,
- **Entzündung:**
  - virale Labyrinthitis (Röteln, Masern, Mumps, Herpes zoster),
  - Trauma.

5.5.11 Raumforderung des Hirnstamms

Bei der Differenzialdiagnose in dieser Region müssen immer auch Raumforderungen des Hirnstamms mitabgeklärt werden. Des Weiteren müssen die Differenzialdiagnosen bei hypodenser Raumforderung in der CT diskutiert werden (▶ Tab. 5.8).

5.5.12 Zystische oder nekrotische Raumforderung in der hinteren Schädelgrube

Zystische Raumforderungen können im Bereich der hinteren Schädelgrube nicht exakt von nekrotischen Tumoren differenziert werden. Beide Entitäten werden im Folgenden mit ihren Differenzialdiagnosen vorgestellt:
- **Missbildungen:**
  - Dandy-Walker-Zyste,
  - Arachnoidalzyste extraaxial,
  - vergrößerte Cisterna magna,
- **Tumoren:**
  - Akustikusneurinom kombiniert mit Arachnoidalzyste,
  - Epidermoid,
  - zystisches Astrozytom,
  - Hämangioblastom,
  - Metastasen,
  - Medulloblastom (selten),
  - Hirnstammgliom,
- **Entzündungen:**
  - Abszess,
  - granulomatöse Entzündung,
  - Parasitose, Zystizerkose, Echinokokkose.

Tab. 5.8 Differenzialdiagnose von Raumforderungen des Hirnstamms.

Befunde		Differenzialdiagnostische Kriterien
Häufig		
Tumoren	Gliom	Morphologie
	Metastase	Morphologie
	Neurinom (N. accessorius, N. hypoglossus)	Topografie
vaskulär	Blutung	Signalverhalten
	Megadolichobasilaris	vaskuläre Strukturen
andere	Encephalitis disseminata	Morphologie
	Infarkt	–
Selten		
Tumoren	Ependymom	Morphologie
	Lipom, Hamartom, Teratom	–
	Epidermoid	–
	Lymphom	Signalverhalten
	Hämangioblastom	–
	Medulloblastom	–
Entzündungen	Abszess, Enzephalitis	–
	granulomatöse Entzündungen (Tuberkulose, Sarkoidose)	lokale Kontrastmittelaufnahme
Syringobulbie		–

N. = Nervus

5.5.13 Raumforderung des Klivus und der präpontinen Zisterne

Bei der Evaluierung der Schädelbasis muss exakt nach dem Vorliegen von Raumforderungen des Klivus und/oder der präpontinen Zisterne gesucht werden. Die höchste topografische Auflösung erreicht dabei die hochauflösende kontrastverstärkte MRT in axialer und frontaler Schichtführung. Gerade bei Mittellinienprozessen kann auch der Einsatz von Sequenzen in sagittaler Orientierung hilfreich sein. Häufige und seltene Entitäten dieser Region sind folgende:

- häufig:
  - *Tumoren:*
    - Chordom,
    - Meningeom,
  - *vaskulär:* Aneurysma (A. basilaris, A. vertebralis),
- selten:
  - *Tumoren:*
    - Sarkome (Osteosarkom, Chondrosarkom),
    - Epidermoid,
    - Metastase,
    - Osteochondrom,
    - nasopharyngeales Neoplasma,
    - paraselläre Tumoren.

5.5.14 Ringförmig kontrastmittelaufnehmende Struktur in der hinteren Schädelgrube

Strukturen oder raumfordernde Prozesse der hinteren Schädelgrube mit ringförmiger Kontrastmittelaufnahme sowohl in der CT oder auch in der MRT können häufig präzise differenzialdiagnostisch eingeengt werden:

- häufig:
  - *Tumoren:*
    - Glioblastom,
    - Lymphom (HIV [humanes Immunschwächevirus], Transplantation),
  - *Entzündungen:* Abszess,
  - *vaskulär:*
    - subdurales Hämatom,
    - intrazerebrales Hämatom,
- selten:
  - *Tumoren:*
    - Kraniopharyngeom,
    - atypisches Meningeom,
  - *Entzündungen:*
    - Zystizerkose,
    - Echinokokkose,
  - *vaskulär:* Aneurysma,
  - *therapiebedingt:* radiogen induzierte Nekrose.

Neben der Topografie in den bildgebenden Verfahren geben der klinische Verlauf sowie die klinische Symptomatologie zusätzlich entscheidende Hinweise.

5.5.15 Multiple kontrastmittelaufnehmende Raumforderungen im Zerebellum und in angrenzenden Räumen

Die Differenzialdiagnostik zerebellärer multipler Raumforderungen mit Kontrastmittelaufnahme entspricht im Wesentlichen den Kriterien supratentorieller Läsionen:

- häufig:
  - *Tumoren:* Metastasen von Lungen-, Mamma-, Nieren-, kolorektalem Karzinom, Melanom,
  - *Entzündungen:*
    - Tuberkulose, Histoplasmose,
    - Parasitosen (Zystizerkose, Toxoplasmose),
    - Enzephalitis disseminata,
- selten:
  - *Tumoren:* Lymphom,
  - *Entzündungen:* Sarkoidose (meningeal),
  - *vaskulär:*
    - Infarkt (subakut, multifokal),
    - arteriell (Emboli, Vaskulitis),
    - venös (Sinusvenenthrombose mit Einblutungen).

5.5.16 Knöcherne Arrosion der Pyramidenspitze

Häufige Ursachen einer Arrosion der Pyramidenspitze, die in der Regel in der CT verifiziert werden, stellen entzündliche oder tumoröse Raumforderungen dar:

- häufig:
  - *Tumoren:*
    - Akustikusneurinom,
    - benigne und malige Tumoren (Hämangiom, Osteoblastom, Chondrom, Chordom, Metastase),

- *Entzündungen:*
  - Cholesteatom (primär, sekundär),
  - Cholesterolgranulom,
- **selten:**
  - *Tumoren:*
    - Gliom,
    - Glomus-jugulare-Tumor,
    - Histiozytosis X,
    - leptomeningeale Zyste,
    - Meningeom im Cavum Meckeli,
    - Neurinom,
    - malignes nasopharyngeales Neoplasma,
  - *Entzündungen:* Osteomyelitis, Petrositis (Gradenigo-Syndrom),
  - *vaskulär:*
    - Aneurysma der A. carotis interna,
    - intrakavernöse oder intrapetröse Verlaufsstrecke.

5.5.17 Knöcherne Erosion des Meatus acusticus internus

In der Regel geht eine Erosion des Meatus acusticus internus mit einer Erweiterung des inneren Gehörgangs einher. In seltenen Fällen findet sich auch als isoliertes Symptom eine diskrete Erosion des Meatus acusticus internus. Im Folgenden ist eine Übersicht der Differenzialdiagnosen einer knöchernen Arrosion des Meatus acusticus internus wiedergegeben:
- **häufig:**
  - Normvariation,
  - Akustikusneurinom,
- **selten:**
  - *Tumoren:*
    - Gliom,
    - Metastase,
    - Neurinome der Hirnnerven V, VII (Neurofibromatose),
    - Meningeom,
    - Hydrozephalus,
    - Zyste,
    - Cholesteatom (primär),
  - *vaskulär:*
    - Aneurysma der A. labyrinthi,
    - arteriovenöse Malformation,
    - Hämangiom.

5.5.18 Erosion der ossären Strukturen der mittleren Schädelgrube

Prinzipiell können alle wesentlichen Raumforderungen und entzündlichen Prozesse ausgehend von Strukturen der mittleren Schädelbasis mit ossären Destruktionen einhergehen:
- **häufig:**
  - *Tumoren:*
    - Arachnoidalzyste,
    - Chordom,
    - Glomus-jugulare-Tumor,
    - Meningeom,
    - maligner Tumor (Nasopharynx, Nasennebenhöhlen),
  - *vaskulär:*
    - Aneurysma der A. carotis interna,
    - A.-carotis-Sinus-cavernosus-Fistel,
- **selten:**
  - *Tumoren:*
    - benigne ossäre Tumoren (Chondrom, Riesenzelltumor),
    - Epidermoid,
    - Cholesteatom,
    - Histiozytosis X,
    - Metastase,
    - Neurinom des V. Hirnnervs (Foramen ovale),
    - Neurofibromatose,
    - Gliom des Lobus temporalis,
  - *vaskulär:*
    - erhöhter Hirndruck,
    - arterielle Aneurysmen,
  - *iatrogen:* postoperativer Defekt.

5.5.19 Erosion des Os sphenoidale

Knöcherne Erosionen des Os sphenoidale stellen einen in der Regel in der knöchernen Ausspielung des CT zu verifizierenden Befund dar:
- **häufig:** kongenitale Defektbildung isoliert oder in Zusammenhang mit der Neurofibromatose,
- **selten:**
  - *Tumoren:*
    - benigne ossäre Tumoren,
    - Chordom,
    - Kraniopharyngeom,
    - Gliom,
    - Histiozytosis X,
    - Metastase,
    - paraselläres Aneurysma,
    - Tumoren der Sella,
    - plexiformes Neurinom.

5.5.20 Raumforderungen mit röntgenologisch erhöhter Dichte des Os temporale

Bei Einsatz konventioneller röntgenologischer Verfahren und der CT müssen folgende Differenzialdiagnosen berücksichtigt werden:
- **häufig:**
  - fibröse Dysplasie,
  - chronisch sklerosierende Mastoiditis,
- **selten:**
  - *Missbildungen:* kraniometaphyseale Dysplasie,
  - *Tumoren:*
    - ossifizierendes Fibrom,
    - osteoplastische Metastase,
    - Osteosarkom,
  - *Stoffwechselstörungen:*
    - Osteodystrophie,
    - Morbus Paget,
    - Osteopetrose.

5.5.21 Raumforderung im Foramen ovale

Verschiedene bildgebende Kriterien basierend auf den wesentlichen Untersuchungsverfahren (kontrastverstärkte CT und hochauflösende MRT) charakterisieren Raumforderungen im Foramen ovale. Die Leitkriterien sind in ▶ Tab. 5.9 aufgeführt.

Klinisch-differenzialdiagnostisch wichtig sind topografische und strukturelle Veränderungen, die im Zusammenhang mit einer Versorgung mit einem Kochleaimplantat stehen. Die Implantation

Tab. 5.9 CT- und MRT-Kriterien für Raumforderungen im Foramen ovale.

Bildgebende Technik	Kriterien
CT	• symmetrisch • asymmetrisch • randständige Sklerosierung • randständige Demineralisierung • intraforaminale Kontrastmittelaufnahme
MRT	• homogene Verdickung des N. mandibularis (V3) • konzentrische Erweiterung des Foramen ovale, mittlere Signalintensität in T1-Gewichtung • Ersatz des hypointensen Signals der Cisterna trigeminalis durch Tumorgewebe mit mittlerer Signalintensität in T1-Gewichtung • Atrophie der Kaumuskulatur

CT = Computertomografie
MRT = Magnetresonanztomografie
N. = Nervus

eines Kochleaimplantats stellt heute für Patienten mit einem sensorineuralen Hörverlust ein wesentliches therapeutisches Verfahren dar. Bildgebend kommt dabei der präinterventionellen Diagnostik eine große Bedeutung zu und damit auch den in diesem Bereich vorliegenden möglichen Differenzialdiagnosen. Die bildgebenden Ergebnisse beruhen heute im Wesentlichen auf dem Einsatz der High-Resolution-MRT, auch als „MR-Hydrografie" bezeichnet, die eine hochauflösende Darstellung der Strukturen des inneren Ohres ermöglicht. Damit werden die Labyrinthstrukturen und die nervale vaskuläre Versorgung dargestellt. Der Einsatz der CT oder der DVT dient insbesondere der Erfassung der präoperativen topografischen Variationen, der Evaluation des Verlaufs des N. facialis und der Lagebeziehung des Foramen rotundum. Hochauflösend müssen die Strukturen innerhalb der Kochlea dargestellt werden, insbesondere mit der Fragestellung nach sklerosierenden Kalzifikationen. Zahlreiche Studien konnten zeigen, dass in einem ausgewählten Patientenkollektiv operativ ca. 10–15% abnorme Strukturen im Bereich des Aquaeductus vestibularis aufweisen sowie weitere Variationen des Innenohrs. Ebenfalls konnten zahlreiche Studien dokumentieren, dass die Ergebnisse von CT und MRT sich ergänzen. Der alleinige Einsatz der CT oder MRT bietet keine ausreichende Diagnostik.

Bei einer weiteren Diagnostik muss dabei in präinterventionellen Untersuchungen speziell nach folgenden Befunden gefahndet werden:
- Malformation der Kochlea,
- topografische Veränderungen des inneren Gehörgangs mit Stenosen,
- Kochleafibrose bzw. -ossifikation,
- Vergrößerung des Aquaeductus vestibularis,
- abnorme N.-facialis-Verläufe bei einer chronischen Otitis media.

5.6 Zusammenfassung und diagnostische Strategie

Die diagnostische Strategie bei Fragestellungen im Bereich des Innenohrs, des inneren Gehörgangs und des Kleinhirnbrückenwinkels muss in Abhängigkeit von der klinischen Fragestellung streng standardisiert werden. Die hochauflösende MRT unter Verwendung einer spezifischen Kontrastmitteldiagnostik und hochauflösender, stark T2w Sequenzen stellt heute das primäre bildgebende Untersuchungsverfahren für Fragestellungen des Innenohrs und inneren Gehörgangs dar. Mit zusätzlichem Einsatz von MRA-Untersuchungsprotokollen hat die diagnostische invasive DSA primär an Bedeutung verloren. Der Stellenwert der angiografischen Techniken liegt heute im Wesentlichen in der Korrelation mit gleichzeitigen sowie im Anschluss geplanten interventionellen Therapiemaßnahmen.

Die häufigste klinische Symptomenkonstellation, die zunehmende Innenohrschwerhörigkeit bei pathologischen Befunden in der funktionellen Innenohrdiagnostik, ist die häufigste Überweisungsdiagnose zur Durchführung einer MRT im Bereich der Strukturen des inneren Gehörgangs und Kleinhirnbrückenwinkels. Demzufolge ergeben sich häufig Fragestellungen zur Schwindelsymptomatik und zum Tinnitus. Hinzu kommen weitere Nervenkompressionssyndrome, insbesondere solche des N. facialis und des N. trigeminus.

Während die primäre Aufgabe der bildgebenden Diagnostik zunächst in der Detektion einer möglichen Raumforderung liegt, umfasst der 2. Schritt der täglichen Arbeit die exakte differenzialdiagnostische Zuordnung.

Bei Einsatz der MRT sind die bereits geschilderten differenzialdiagnostischen Erwägungen (S. 134) zu berücksichtigen.

Nach der entsprechenden klinischen Evaluierung unter Verwendung sämtlicher Testsysteme bietet heute für die Region des Kleinhirnbrückenwinkels, des inneren Gehörgangs und des Innenohrs die hochauflösende MRT die optimalen Voraussetzungen für ein primäres bildgebendes Verfahren. Der alleinige Einsatz der hochauflösenden MRT erlaubt in 90% der Fälle eine präzise Diagnosestellung sowie den Ausschluss eines im Rahmen der derzeitigen Möglichkeiten nachweisbaren pathologischen Prozesses. Im Wesentlichen stellen heute die Detektion und die Differenzialdiagnose von tumorösen Raumforderungen die häufigsten in der MRT zu verifizierenden Befunde dar. Voraussetzung für eine präzise MRT-Diagnostik ist ein optimiertes Untersuchungsprogramm.

5.7 Literatur

[34] Bremke M, Leppek R, Werner JA. Die digitale Volumentomographie in der HNO-Heilkunde. HNO 2010; 58 (8): 823–832
[35] Dalchow CV, Weber AL, Yanagihara N et al. Digital volume tomography: tadiologic examinations of the temporal bone. AJR Am J Roentgenol 2006; 186 (2): 416–423
[36] Knörgen M, Brandt S, Kösling S. Qualitätsvergleich digitaler 3D-fähiger Röntgenanlagen bei HNO-Fragestellungen am Schläfenbein und den Nasennebenhöhlen. RöFo 2012; 184 (12): 1153–1160
[37] Majdani O, Thews K, Bartling S et al. Temporal bone imaging: comparison of flat panel volume CT and multisection CT. AJNR Am J Neuroradiol 2009; 30 (7): 1419–1424
[38] Miracle AC, Mukherji SK. Cone beam CT of the head and neck. Part 1: Physical principles. AJNR Am J Neuroradiol 2009; 30 (6): 1088–1095
[39] Pein MK, Brandt S, Plontke SK et al. Darstellung subtiler Schläfenbeinstrukturen. In-vivo-Vergleich digitale Volumentomographie vs. Multidetektor-CT. Radiologe 2014; 54 (3): 271–278
[40] Peltonen LI, Aarnisalo AA, Käser Y et al. Cone-beam computed tomography: a new method for imaging of the temporal bone. Acta Radiol 2009; 50 (5): 543–548
[41] Vogl TJ, Tawfik A, Emam A et al. Pre-, intra- and post-operative imaging of cochlear implants. RöFo 2015; 187: 980–989

6 Orbita

Thomas J. Vogl, Rania Helal

Vor der Einführung moderner Schnittbildverfahren war die exakte Darstellung der Orbita mit ihrem Inhalt sowie des N. opticus mit Chiasma nur bedingt möglich. Insbesondere die exakte Differenzierung der Gefäß-Nerven-Strukturen und der intraorbitalen Muskeln wird durch die modernen Schnittbildverfahren entscheidend erleichtert.

Konventionelle Röntgenaufnahmen ermöglichen zwar die Diagnostik von traumatischen Orbitaläsionen bzw. die Darstellung der knöchernen Strukturen. Tumoröse oder entzündliche Läsionen mit ihrer Ausdehnung in die benachbarten Weichteilstrukturen können mit den konventionellen Verfahren jedoch häufig nicht erfasst werden.

Als nicht invasive Untersuchungsmodalität ermöglicht die Ultraschalluntersuchung der Orbitaregion die Darstellung von Veränderungen des Bulbus und des anterioren Augenabschnitts. Eine ausreichende Visualisierung des hinteren Orbitaabschnitts sowie der ossären Strukturen ist aber mit diesem Verfahren nicht möglich.

Die konventionelle Angio- oder Venografie des Orbitabereichs hat ihren Stellenwert noch bei der Diagnostik von arteriovenösen Malformationen und arteriovenösen Fisteln. Jedoch gewinnen auch bei diesen Fragestellungen zunehmend die CT und die MRT mit ihren Spezialuntersuchungstechniken an Bedeutung.

Dieses Indikationsspektrum basiert auf der inzwischen weit verbreiteten Verfügbarkeit der CT sowie auf Verbesserungen in der Datenakquisition und Bildnachverarbeitung, wie z. B. Dünnschicht-CT und die Möglichkeit der multiplanaren Rekonstruktion. Probleme bereiten jedoch auch bei den modernen CT-Scannern noch Artefakte durch Partialvolumeneffekte, insbesondere im Bereich des N. opticus, sowie die Strahlendosis der Linse.

Darüber hinaus hat der Fortschritt der MR-Technologie den Einsatz dieses Verfahrens bei Erkrankungen der Orbita entscheidend beeinflusst, sodass die MRT heute die Methode der Wahl für die Abklärung orbitaler Läsionen darstellt. Mit der Einführung schneller, hochauflösender Sequenzen in multiplanarer Schichttechnik und der Entwicklung einer hochauflösenden Orbitaoberflächenspule konnten die Indikationen für die MRT erweitert und die Sensitivität sowie die Spezifität deutlich erhöht werden.

6.1 Topografie

Dieser und der folgende Abschnitt sollen einen kurzen Überblick über die entscheidenden anatomischen Strukturen der Orbita geben, bevor die einzelnen Symptome und Läsionen der Orbitaregion vorgestellt und die differenzialdiagnostischen Kriterien erarbeitet werden.

Die Orbita wird von Anteilen verschiedener Schädelknochen in Form einer vierseitigen Pyramide gebildet, deren Basis sich nach vorne und deren Spitze sich in die Tiefe des Schädels erstreckt. Sie bildet für das Auge eine knöcherne Schutz- und Aufnahmehülle.

Das Dach der Orbita wird vom Os frontale und vom kleinen Keilbeinflügel gebildet. An der lateralen Wand beteiligen sich das Os zygomaticum und der große Keilbeinflügel. Der Boden wird von der Maxilla und dem Processus orbitalis des Os palatinum gebildet. Die mediale Wand setzt sich hauptsächlich aus Anteilen des Os ethmoidale und dem Os lacrimale zusammen. Von radiologischer Bedeutung sind die Verbindungen zur Schädelhöhle wie die Fissura orbitalis superior und der Canalis opticus sowie die Fissura orbitalis inferior. Diese entlässt einen nach vorne ziehenden Sulcus, der im Foramen infraorbitale mündet. Die Orbita enthält den Bulbus oculi, das retrobulbäre Fettgewebe, die äußeren Augenmuskeln, die Glandula lacrimalis sowie den N. opticus mit begleitendem orbitalem Gefäß- und Nervensystem. Die leitenden Nervenfasern des N. opticus laufen extrabulbär im Canalis opticus zum Chiasma opticum zusammen. Dort kreuzen die aus der nasalen Hälfte der Retina stammenden Nervenfasern.

Der frontale Zugang zur Augenhöhle (Orbitaöffnung) wird auch als „Aditus orbitalis" bezeichnet. Sie wird vom knöchernen Orbitarand (Margo orbitalis) eingefasst.

Durch die Fissura orbitalis superior und den Canalis opticus steht die Orbita mit der mittleren Schädelgrube in Verbindung. Die Fissura orbitalis inferior verbindet sie mit der Flügelgaumengrube (Fossa pterygopalatina). Durch beide Fissuren erreicht eine Vielzahl wichtiger Leitungsbahnen die Orbitaöffnung.

Das Os lacrimale und die Maxilla bilden – begrenzt durch die Cristae lacrimales anterior und posterior – die Fossa sacci lacrimalis und den Canalis nasolacrimalis. Dieser beherbergt den Tränennasengang (Ductus nasolacrimalis).

Der Sulcus infraorbitalis bildet den Eingang zum Canalis infraorbitalis für die gleichnamigen Nerven und Gefäße.

Durch das Foramen ethmoidale anterius und das Foramen ethmoidale posterius ziehen die gleichnamigen Nerven und Gefäße aus der Orbita zurück in die Schädelhöhle.

6.2 Spezifische anatomische Strukturen

6.2.1 Bulbus

Der Bulbus, bestehend aus Linse, Glaskörper, Retina, Uvea und Sklera, kann sowohl mittels High-Resolution-CT als auch mit der MRT erfasst werden. Dabei ist eine exakte Differenzierung der einzelnen Komponenten lediglich mit der hochauflösenden MRT in axialer und sagittaler Schichtorientierung und mit einer speziellen Oberflächenspule möglich. Die Linse besteht zu ca. ⅔ aus Wasser und zu ca. ⅓ aus Proteinen. Sie stellt sich in der T1w Sequenz der MRT mit mittlerer Signalintensität dar und wird von Arealen mit niedrigeren Signalintensitäten umgeben: den Augenkammern und dem Glaskörper. Diese Signalintensitäten stellen sich in der T2w Sequenz genau umgekehrt dar. Dabei korreliert die hohe Signalintensität der Augenkammern und des Glaskörpers mit dem hohen Wassergehalt (98,5 %).

Die Sklera stellt sich in allen Sequenzen mit niedriger Signalintensität dar. Läsionen sind in dieser Region am besten in T2w Sequenzen zu differenzieren. Choroidea und Retina kommen mit hoher Signalintensität in T1w und mit mittlerer Signalintensität in T2w Sequenzen zur Darstellung.

6.2.2 Nerven der Orbita

Der N. ophthalmicus (N. VI) mit seinen Ästen (N. lacrimalis, N. frontalis und N. nasociliaris) zieht vom Ganglion trigeminum durch die Fissura orbitalis superior in die Orbita. In frontaler Schichtorientierung kann der R. frontalis als hyperintense Struktur in T1w Sequenzen identifiziert werden.

Der N. oculomotorius (III. Hirnnerv), der ebenfalls durch die Fissura orbitalis superior verläuft, innerviert die Augenmuskeln bis auf den M. obliquus superior und den M. rectus lateralis. Er ist somit hauptsächlich für die Augenbewegung verantwortlich.

Der N. trochlearis (IV. Hirnnerv) innerviert den M. obliquus superior motorisch und zieht ebenfalls durch die Fissura orbitalis superior.

Der N. abducens (VI. Hirnnerv) versorgt lediglich den M. rectus lateralis. Er zieht zusammen mit der V. ophthalmica superior durch die Fissura orbitalis superior.

Der N. opticus (II. Hirnnerv) wird als Teil der weißen Hirnsubstanz von 3 Hirnhäuten und, im posterioren Anteil des Bulbus, von der Sklera umgeben. Der Nerv durchquert die Orbita in einem sinusartigen Verlauf von lateral nach dorsal zum Apex der Orbita. Er zieht zusammen mit der A. ophthalmica durch das Foramen opticum zur mittleren Schädelbasis, wo er in das Chiasma opticum übergeht. Die intrakanalikulären und prächiasmalen Nervenanteile können mit der MRT besser als mit der CT erfasst werden. Dabei stellt sich der N. opticus auf T 1w und T 2w Sequenzen mit ähnlicher Signalintensität wie die normale weiße Hirnsubstanz dar. Die häufig zu beobachtenden scharf begrenzten, mit dem N. opticus verlaufenden Bänder mit hypointenser Signalintensität sind auf Chemical-Shift-Artefakte zurückzuführen.

Das Chiasma opticum kann in der Regel in sagittalen oder frontalen T 1w Sequenzen am besten abgegrenzt werden. Es stellt sich ebenfalls mit Signalintensitäten äquivalent zur normalen weißen Hirnsubstanz dar. Klinisch imponieren Läsionen in Höhe des Chiasmas mit einer bitemporalen Hemianopsie oder heteronymen Gesichtsfeldausfällen. Postchiasmatische Nervenläsionen verursachen charakteristischerweise homonyme Hemianopsien, bedingt durch die Kreuzung der Fasern im Chiasma.

6.2.3 Gefäße der Orbita

Die V. ophthalmica superior stellt das größte und das am leichtesten zu visualisierende Gefäß der Orbita dar. Sie zieht in einem geschlängelten Verlauf von der Trochlea zum Apex orbitae und durch die Fissura orbitalis superior über supraorbitale Venen zum Sinus cavernosus.

Die A. ophthalmica entspringt von der A. carotis interna und zieht zusammen mit dem N. opticus durch den Canalis opticus. Dieser kommt in der Regel kranial des Gefäßes zur Darstellung.

6.2.4 Muskulatur und orbitales Fettgewebe

Die Augenbewegung wird von 6 extraokulären Skelettmuskeln koordiniert. Die Mm. recti superior, inferior, lateralis, und medialis haben ihren Ursprung an einem konus- und sehnenartigen Ring, dem Zinn-Annulus. Der M. obliquus inferior entspringt als einziger Augenmuskel nicht von der Orbitaspitze, sondern vom Orbitaboden in der Nähe des Ductus nasolacrimalis. Der größte der 6 Augenmuskeln, der M. obliquus superior, wird vom N. trochlearis, der M. rectus lateralis wird vom N. abducens und die restlichen 4 Augenmuskeln werden vom N. oculomotorius versorgt. Alle Muskeln der Orbita können in T 1w Sequenzen aufgrund ihrer niedrigen Signalintensität im Vergleich zum umgebenden Fettgewebe exakt differenziert werden. In frontaler oder parasagittaler Schichtführung gelingt zudem die Differenzierung des M. rectus superior und des M. levator palpebrae.

6.2.5 Tränendrüse

Die Tränendrüse stellt sich je nach Fettgehalt zwischen den einzelnen Lobuli in der T 1w wie auch in der T 2w Spin-Echo-Sequenz im MRT als inhomogene Struktur mit mittlerer Signalintensität dar. Optimale Abbildungseigenschaften werden mittels transversaler Schichten erreicht. Darauf ist die Tränendrüse in der Fossa lacrimalis und superolateral der anterioren Orbita gelegen.

6.3 Spezifische Untersuchungsverfahren

Die Orbita stellt einen anatomischen Schnittpunkt mehrerer medizinischer Fachgebiete dar und erfordert aus diesem Grund bei der Diagnostik und Therapie einer Orbitaläsion eine exakte interdisziplinäre Zusammenarbeit. Die Beurteilung einer Läsion im Bereich der Orbita erfolgt deshalb im Rahmen einer genauen klinischen Untersuchung des affektierten Auges sowie häufig mit Einsatz der Sonografie als erstem bildgebendem Verfahren. Der Einsatz von konventionellen Röntgenaufnahmen und der modernen Schnittbildverfahren ist vor allem bei Verdacht auf eine primäre oder sekundäre Raumforderung der Orbita indiziert.

Die wichtigsten klinischen Symptome einer Affektion der Orbitaregion durch Weichteilraumforderungen, Entzündungen oder Traumafolgen sind dabei folgende:

- **Dislokation des Bulbus:** Protrusion, Exophthalmus, Enophthalmus,
- **Veränderungen des Augapfels:** Stauung der Orbitavenen, Kompression des Augapfels, Kompression des N. opticus,
- **Einschränkungen der Motilität** nach einer oder allen Seiten,
- **Läsionen der Pupille:** amaurotische Pupillenstarre, absolute Pupillenstarre,
- **Veränderungen des Glaskörpers:** Leukokorie (▶ Tab. 6.1),
- **Veränderungen des Augenhintergrunds:** Netzhautablösung, Stauungspapille.

Tab. 6.1 Differenzialdiagnose der Leukokorie.

Befunde	Differenzialdiagnostische Kriterien
Retinoblastom	Kontrastmittelanreicherung, oft bilateral, Verkalkungen, niedriges Signal in der T 1w und T 2w Sequenz
Morbus Coats	keine Kontrastmittelanreicherung, unilateral, mittleres Signal in der T 1w Sequenz, hohes Signal in der T 2w Sequenz, begleitende vollständige Netzhautablösung
ältere subretinale Blutung	Signal abhängig vom Alter der Blutung, hohes Signal in der T 1w und T 2w Sequenz
Retinopathia praematurorum	ophthalmoskopisch
Endophthalmitis	Labordiagnostik (ELISA), unilateral Mikroophthalmie, gelegentlich Kontrastmittelanreicherung

ELISA = Enzyme-linked immunosorbent Assay
T 1w/T 2w = T 1-/T 2-gewichtet

6.3.1 Konventionelle Röntgenaufnahmen

Die Schädelaufnahmen a.-p. und seitlich eignen sich zur Darstellung der knöchernen Begrenzung der Orbita. Insbesondere zur Beurteilung des Orbitabodens ist oft die Aufnahme der Nasennebenhöhlen im okzipitomentalen Strahlengang aussagekräftiger. Die Aufnahmeparameter entsprechen denen der konventionellen Röntgenaufnahmen aus Kapitel 3 (S. 33) und Kapitel 4 (S. 89). Bei weiteren Fragestellungen kommt folgende Spezialaufnahme zur Anwendung: Zur Beurteilung des dorsalen Orbitaanteils und des Canalis n. optici wird die Schrägaufnahme der Orbita nach Rhese durchgeführt, jeweils auf beiden Seiten zum Seitenvergleich. Dabei dreht der Patient in Bauchlage seinen Kopf um 50° zur zu untersuchenden Seite. Nase und Jochbein sollten dabei die Auflage berühren.

6.3.2 Dakryozystografie

Diese Untersuchung dient dem Nachweis von Stenosierungen, Verschlüssen und Ektasien des Saccus und Ductus lacrimalis. Durch die Instillation eines wasserlöslichen Kontrastmittels in die ableitenden Tränenwege erhält man außerdem Informationen über die Beschaffenheit des Tränensacks. In der Regel wird die Untersuchung analog einer DSA in Subtraktionstechnik während der Anflutungsphase durchgeführt. Häufig wird unmittelbar an diese diagnostische Untersuchung eine Dakryozystoplasie, eine Dilatation des Tränengangs bei Epiphora mittels Ballonkatheter, als therapeutischer Vorgang angeschlossen.

6.3.3 Computertomografie

Mit der CT sind die knöchernen Orbitastrukturen ebenso wie die Augenmuskeln, der Bulbus und das retroorbitale Fettgewebe klar zu beurteilen. Voraussetzung ist die Wahl dünner Einzelschichten von höchstens 2 mm Schichtdicke. Auch zum Nachweis und zur Lokalisation intraorbitaler Fremdkörper ist die CT hervorragend geeignet. Sie stellt alle Strukturen der Orbita exakt dar und ist vor allem bei Traumata indiziert. Neben der axialen Schichtebene (zur Beurteilung der Lamina papyracea) ist oft eine Schichtung in der koronaren Ebene angezeigt (zur Beurteilung des Orbitabodens). Selbst bei vollständiger CT-Untersuchung der Orbita liegt die Strahlenexposition (3,2 cGy) der strahlensensiblen Linse weit unter der kataraktogenen Schwelle (150 cGy).

6.3.4 Magnetresonanztomografie

Die MRT mit Einsatz einer speziellen Augenspule und dünner Einzelschichten (dünner als 3 mm) ermöglicht die Beurteilung der Orbita in 3 Ebenen ohne jede Strahlenbelastung. Durch den hohen Weichteilkontrast in T1w und T2w Sequenzen liegen die Einsatzgebiete der MRT im Nachweis intra- und extrabulbärer Entzündungen und Tumoren, der Beurteilung des N. opticus und der Augenmuskulatur sowie des intrakraniell liegenden Chiasmas. Die Kombination von Fettunterdrückung und Kontrastmittelanreicherung optimiert die Diagnostik im Bereich des fettreichen Retrobulbärraums.

In Abhängigkeit von der Fragestellung wird die MRT-Untersuchung entweder mit der Kopfspule oder mit einer speziellen Oberflächenspule durchgeführt, die über einem oder beiden Augen platziert wird. Die „Eindringtiefe" hängt dabei direkt vom Spulendurchmesser ab. Mit diesen bislang in unterschiedlichen Konfigurationen angefertigten Oberflächenspulen werden zwar einerseits ein besseres Signal-Rausch-Verhältnis und eine höhere Auflösung erzielt. Andererseits sind diese Spulen aber auch anfälliger für Bewegungsartefakte als die Kopfspule. Mit Letzterer können zudem tiefer liegende anatomische Strukturen beider Augen oder das Chiasma beurteilt werden.

Um den Einfluss von Bewegungsartefakten möglichst gering zu halten, sollte die Messzeit so kurz wie möglich sein. Bewährt haben sich deshalb kurze TR-Zeiten von 500–700 ms mit einer oder 2 Akquisitionen und einer Matrix von 256×256 bzw. 512×256. Die Schichtdicke sollte 3–5 mm und das Field of View 150–190 mm betragen, um die Ortsauflösung zu erhöhen. T2w Aufnahmen werden in der Regel mit einer langen TR-Zeit von ca. 2000 ms und einer langen TE-Zeit von 90/22 ms in Doppelechotechnik angefertigt. Bei der Verwendung der Kopfspule kann alternativ auch eine T2w Turbo-Spin-Echo-Sequenz angewandt werden.

In axialer Schichtorientierung können beide Bulbi direkt verglichen und die MRT- kann mit der CT-Untersuchung korreliert werden. Als weitere Schichtorientierungen können, je nach Fragestellung, frontale, sagittale oder parasagittale Schichtungen zum Einsatz kommen. Damit kann die exakte Ausdehnung einer Läsion besser erfasst werden.

Der Einsatz von Gradienten-Echo-Sequenzen mit TR/TE von 300–500/15 ms und einem variablen Flip-Winkel kann zudem bei der Beurteilung von verschiedenen vaskulären Anomalien wie kapillären Hämangiomen oder Orbitavarizen Mehrinformationen liefern. Zudem können mit dieser Technik der T2-Effekt von Verkalkungen demonstriert und die Erfassung eines Retinoblastoms erleichtert werden.

6.3.5 Sonografie

Zur Darstellung intrabulbärer (vor allem tumoröser) Läsionen dient die standardisierte Ultraschallechografie, wie sie vor allem in der Ophthalmologie Anwendung findet. Dabei wird vorwiegend ein standardisiertes A-Bild in Kombination mit einem Kontakt-B-Bild sowie einer Doppler-Sonografie verwendet.

6.4 Spezifische Befunde

Zur besseren Veranschaulichung soll in den folgenden Abschnitten auf die bildmorphologischen Charakteristika der wichtigsten Läsionen ohne Berücksichtigung ihres Ursprungsorts eingegangen werden.

6.4.1 Leukokorie (klinisch)

Als „Leukokorie" wird ein weißliches Aufleuchten der Pupille bezeichnet. Dies kann bei Betrachtung des Auges mit einem Augenspiegel oder auch auf einem Foto mit Blitzlicht in Erscheinung treten. Anders als beim gesunden Auge wird bei einer Leukokorie das einfallende Licht nicht von der Netzhaut mit der darunter liegenden Aderhaut reflektiert, sondern von krankhaft veränderten Strukturen. Dadurch kommt es zu einer weißlich-gelblichen Reflexion des Lichtes. Eine Leukokorie kann bereits im Säuglingsalter auftreten, aber auch zu jedem späteren Zeitpunkt. Als Ursache kommen diverse Erkrankungen des Auges in Betracht. Dabei sollte bei Neugeborenen vor allem ein Retinoblastom in Betracht gezogen werden. Weitere mögliche Ursachen sind grauer Star, ein hyperplastischer primärer Glaskörper, Retinopathia praematurorum, Morbus Coats, Kolobome der Ader- oder Netzhaut sowie markhaltige Nervenfasern.

6.4.2 Variationen, Missbildungen und kongenitale Läsionen

Im Bereich der Orbita treten neben der kongenitalen Hypo- oder Aplasie und den primär angeborenen Läsionen wie dem Morbus Coats und dem Retinoblastom auch Manifestationen anderer hereditärer Erkrankungen auf. Als hereditäre Erkrankung mit primärer Manifestation im Bereich des Gesichtsschädels und der Orbita sind in diesem Zusammenhang in erster Linie das Hämangioblastom und das Lymphangiom zu nennen. Darüber hinaus werden auch bei Phakomatosen Manifestationen im Bereich der Orbita beobachtet. Insbesondere die Neurofibromatose und das Von-Hippel-Lindau-Syndrom sind mit Optikusgliomen, mit Neurofibromen im Bereich der Orbita bzw. mit einem Hämangioblastom vergesellschaftet.

Dermoid

> **Kernaussagen**
>
> Die Dermoidtumoren mit ihrer fettigen Konsistenz werden häufiger initial in der MRT diagnostiziert. Einfacher ist die Diagnostik mit Einsatz der CT.

Definition

Dermoide sind benigne Geschwulste aus differenzierten Geweben. Sie enthalten Haut- und Hautanhangsgebilde und sind meist gekapselt. Deshalb werden sie auch als „Epidermoid-" bzw. „Dermoidzysten" bezeichnet.

Pathophysiologie und Ätiologie

Dermoidzysten sind angeboren. Die Dokumentation des Ursprungsorts eines Dermoids in der Nähe der Sutura frontozygomatica mit den bildgebenden Verfahren ermöglicht nicht immer die Entscheidung, ob eine in der Fossa glandulae lacrimalis lokalisierte Raumforderung von der Tränendrüse ausgeht oder subperiostal oder auch extrakonal lokalisiert ist. Dermoide werden darüber hinaus auch in den Lidern beobachtet.

Demografie

Dermoidzysten sind die häufigsten orbitalen Läsionen im Kindesalter mit einem Anteil von 46 % aller orbitalen Läsionen.

Klinik, Therapie und Prognose

Dermoide stören vor allem kosmetisch. Sie wachsen mit der Zeit. Als Therapie kommt die Exzision infrage, die Prognose ist gut.

Bildgebung

In der Regel ist der Dermoidtumor durch seine fettartige Konsistenz charakterisiert. Diese führt zu negativen Dichtewerten in der CT und zu einem überwiegend hyperintensen Signal in der T1w Sequenz. Seltener, etwa nach einer Ruptur, werden weichteilartige Dermoide mit höheren Dichtewerten in der CT und niedrigerem Signal in der T1w Aufnahme beobachtet.

> **Bildgebung**
>
> - *CT:* keine Standardbildgebung
> - *MRT:* keine Standardbildgebung
> - *Sonografie:* Standardbildgebung (bei Kindern)

Differenzialdiagnose

> **Differenzialdiagnosen**
>
> Andere orbitale Tumoren sind bei orbitaler Dermoidzyste differenzialdiagnostisch zu berücksichtigen.

Morbus Coats

> **Kernaussagen**
>
> Die Diagnostik bei Morbus Coats beruht in der Regel auf dem Einsatz der CT wie auch der MRT.

Definition

Der Morbus Coats ist eine seltene Augenkrankheit, die auf einer angeborenen Erweiterung der Netzhautgefäße beruht. Dadurch kann Exsudat unter die Netzhaut gelangen, wodurch sich die Netzhaut ablöst. Ein Zusammenhang mit anderen Erkrankungen ist bislang nicht bekannt.

Pathophysiologie und Ätiologie

Morbus Coats ist eine ätiologisch unklare retinale Gefäßerkrankung, die überwiegend im Kindesalter auftritt. Pathophysiologisch liegt diesem Syndrom ein Verlust an Perizyten und Endothelzellen der retinalen Gefäße zugrunde. Dies führt im weiteren Verlauf der Erkrankung durch ein cholesterinhaltiges Exsudat zur Amotio retinae.

Demografie

Genaue Angaben zur Häufigkeit existieren nicht; es handelt sich aber um eine seltene Erkrankung. In 95 % der Fälle ist nur ein Auge erkrankt. Jungen sind deutlich häufiger betroffen als Mädchen: Rund 80 % aller Fälle von Morbus Coats treten bei Jungen und Männern auf. Auch Jugendliche und Erwachsene können erkranken; das durchschnittliche Alter zum Zeitpunkt der Diagnose beträgt allerdings 5 Jahre.

Klinik, Therapie und Prognose

Der Morbus Coats präsentiert sich in seiner vollen Ausprägung ophthalmologisch mit einer Leukokorie. In einzelnen fortgeschrittenen Fällen muss ein Retinoblastom mit bildgebenden Verfahren ausgeschlossen werden.

Unbehandelt kommt es fast immer zu einem mehr oder weniger zügigen Fortschreiten der Erkrankung bis hin zur vollständigen Erblindung des betroffenen Auges. Daher sollte mit der Therapie so früh wie möglich begonnen werden. Wirkungsvolle medikamentöse Behandlungsmaßnahmen existieren bislang nicht. Die Behandlung ist abhängig vom Krankheitsstadium und kann aus der Beobachtung des Krankheitsverlaufs, einer Laser- oder Kryotherapie, einer Korrektur der Netzhautablösung oder der Enukleation des erkrankten Augapfels bestehen. Bei Rückfällen können die entsprechenden Therapiemaßnahmen wiederholt werden. Bei Kindern unter 3 Jahren ist der Morbus Coats aufgrund des schnellen Krankheitsverlaufs als besonders schwer einzustufen. Da die Erkrankung in den meisten Fällen nur ein Auge betrifft, können betroffene Patienten selbst bei einer Entfernung des erkrankten Auges ein verhältnismäßig normales Leben führen.

Bildgebung

Zum Zeitpunkt der bildmorphologischen Diagnosestellung befindet sich das Krankheitsbild meist im fortgeschrittenen Stadium. Die exsudative Amotio retinae kann sowohl mittels CT als auch mittels MRT erfasst werden. In der CT ist der subretinale Raum von einer hyperdensen, oft inhomogenen Raumforderung ausgefüllt. In der MRT stellt sich der subretinale Raum hyperintens in der T1w und T2w Sequenz dar. Die V-förmige Netzhautkonfiguration ist mit beiden Methoden dokumentierbar, und sie ist ebenso wie die fehlende Anreicherung nach Kontrastmittelapplikation für den Morbus Coats charakteristisch. Die unilateralen Veränderungen sind bei länger bestehender Amotio retinae sowohl in der CT als auch in der MRT eher heterogen. Das ist auf die cholesterinhaltigen und hämorrhagischen Bestandteile zurückzuführen.

> **Bildgebung**
> - *CT:* keine Standardbildgebung
> - *MRT:* Standardbildgebung
> - *Sonografie:* ophthalmologisch

Differenzialdiagnose

> **Differenzialdiagnosen**
>
> Die wichtigste Differenzialdiagnose des Morbus Coats ist das Retinoblastom. Dies weist jedoch im Gegensatz zum Coats-Syndrom in der CT Verkalkungen auf und kommt in der MRT in der T2w Sequenz eher signalarm zur Darstellung. Wichtigstes Unterscheidungskriterium ist jedoch die fehlende Kontrastmittelanreicherung beim Morbus Coats im Gegensatz zum Retinoblastom.

6.4.3 Tumoren

Nach ihrer Lokalisation werden bulbäre, intra- und extrakonale Tumoren sowie Läsionen des N. opticus mit Nervenscheide unterschieden. Als maligne intrabulbäre Tumoren sind das Aderhautmelanom, das Retinoblastom sowie weitere epitheliale und mesenchymale Tumoren zu nennen. Benigne intrabulbäre Tumoren sind bis auf das Hämangiom als Raritäten anzusehen. Primär intraorbitale Tumoren stellen das Optikusscheidenmeningeom und das pilozytische Astrozytom dar. Sekundäre Tumorinfiltrationen der Orbita werden bei Nasennebenhöhlentumoren, Meningeomen und Ästhesioneuroblastomen gefunden. Daneben sind Metastasen im Bulbus oculi und in der Orbita zu beachten. Eine Manifestation der genannten primären Raumforderungen kann auch extraorbital im Verlauf des N. opticus bis zum Chiasma opticum angetroffen werden. In den meisten Fällen gelingt eine histologische Zuordnung nicht allein durch bildgebende Methoden; CT und MRT sind aber zur Darstellung von Morphologie, Tiefenausdehnung und Begleitveränderungen unabdingbar.

Retinoblastom

> **Kernaussagen**
>
> Der am häufigsten im Kindesalter auftauchende Tumor, das Retinoblastom, wird in der Regel unter Einsatz der CT abgeklärt. Die MRT liefert dabei nur ergänzende Informationen.

Definition

Das Retinoblastom ist ein seltener maligner Tumor der Retina.

Pathophysiologie und Ätiologie

Familiäre Retinoblastome zeigen einen autosomal-dominanten Erbgang, teilweise mit variabler Penetranz und Expressivität. Dabei führt ein Funktionsverlust beider Allele des RB1-Gens zur Entartung von Retinoblasten. Retinoblastome mit einer sporadischen Mutation sind in der Regel unilateral und kommen in etwas späterem Lebensalter in familiären Formen vor. Mögliche Mutationen beinhalten u. a. Deletionen, Insertionen, Translokationen und Punktmutationen. Häufig lassen sich bilaterale und/oder multiple Retinoblastome dokumentieren. Es liegt zudem ein erhöhtes Risiko für Zweitmalignome im weiteren Verlauf vor.

Demografie

Das Retinoblastom ist unter den seltenen Augentumoren des Kindesalters der häufigste Tumor mit 98 % der Fälle innerhalb der ersten 3 Lebensjahre. Es macht etwa 80 % der malignen Augentumoren der unter 15-Jährigen aus. Die Läsion tritt zu jeweils ca. 50 % als hereditäre und als spontane Form auf, meist noch vor dem 3. Lebensjahr. Obwohl das Retinoblastom der häufigste primäre intraokuläre maligne Tumor im Kindesalter ist, kommen durchschnittlich nur etwa 40 Fälle pro Jahr in Deutschland vor. Beide Geschlechter sind gleich häufig betroffen.

Klinik, Therapie und Prognose

Es werden nur bei der hereditären Form ein bilateraler Orbitabefall und eine Kombination mit einem Corpus-pineale-Tumor beobachtet. Histologisch können folgende Wachstumsformen unterschieden werden:
- endophytisch (in Richtung des Glaskörpers),
- exophytisch (in Richtung des subretinalen Raumes mit resultierender Netzhautablösung),
- plaqueartig innerhalb der Retina.

Abhängig vom Zeitpunkt der Diagnosestellung kann die 5-Jahres-Überlebensrate heute bis zu 90 % betragen. Der Tumor kann hämatogen metastasieren oder sich im Liquorraum entlang des Sehnervs ausbreiten und zu leptomeningealem Befall führen. Klinisch wird die Verdachtsdiagnose bei einer Leukokorie oder einem Strabismus gestellt. Histologisch finden sich diese bei 95 % der Tumoren und können mit der High-Resolution-CT bei mehr als 80 % der Patienten dargestellt werden. Verkalkungen treten von einer gewissen Tumorgröße an regelmäßig auf. Bis zum 3. Lebensjahr gilt die Kombination von in der CT nachgewiesenen Verkalkungen und einer Leukokorie nahezu als pathognomonisch für ein Retinoblastom. Fortgeschrittene Stadien des Retinoblastoms sind histologisch durch einen Befall der Choroidea, der Sklera oder des Sehnervs über die Lamina cribrosa sclerae hinaus gekennzeichnet. Dies kann allerdings mit den Schnittbildverfahren nicht dokumentiert werden. Erst der ausgedehnte Befall des Retrobulbärraums einschließlich des Sehnervs sowie die intrakranielle Ausdehnung sind mit diesen Methoden fassbar.

Die Therapie umfasst je nach Ausdehnung des Malignoms eine thermische Tumorablation wie Kryotherapie oder Lasertherapie, eine systemische Chemotherapie und/oder die Enukleation des befallenen Auges oder die Bestrahlung (Brachytherapie oder perkutane Strahlentherapie). Bei adäquater Therapie ist die Letalität der Erkrankung gering. Bei der familiären Form liegt die 35-Jahres-Mortalität bei ca. 60%. Wegen des erhöhten Zweitmalignomrisikos ist eine lebenslange Nachsorge notwendig.

Bildgebung

In den konventionellen Röntgenaufnahmen sind nur ausgedehnte Verkalkungen in größeren Tumoren nachweisbar.

In der CT kommt in der Mehrzahl der Fälle eine hyperdense, intrabulbäre Raumforderung im Vergleich zum Glaskörper zur Darstellung. Die Lokalisation ist oft posterior des Äquators, größere Tumoren dehnen sich bis vor den Äquator aus. Verkalkungen sind in größeren Tumoren ausgedehnter und multipel. Dagegen weisen kleine Tumoren oft nur eine einzige, homogen wirkende Verkalkung auf. Nach der Kontrastmittelgabe zeigt der Tumor nur eine geringe Anreicherung. In der CT ist insbesondere auf eine Infiltration des Sehnervs und des Retrobulbärraums, auf eine Affektion des kontralateralen Auges sowie auf Raumforderungen der Corpus-pineale-Region zu achten.

Der Stellenwert der MRT ist bisher nicht eindeutig. Da der Nachweis von Verkalkungen in der Erstdiagnostik entscheidend ist und der MRT-Diagnostik in der Regel entgeht, ist bei der Diagnostik des Retinoblastoms die CT die Methode der Wahl. In der T1w Sequenz stellt sich der Tumor signalarm dar und ist kaum vom Glaskörper abzugrenzen, während er in der T2w Sequenz deutlich hypointenser zur Darstellung kommt. Eine begleitende exsudative oder hämorrhagische Netzhautablösung sowie weitere Begleitveränderungen sind in der MRT besser erfassbar als in der CT (▶ Abb. 6.1).

Bildgebung

- *CT:* Standardbildgebung
- *MRT:* Einsatz ergänzend zur Erfassung von begleitender exsudativer oder hämorrhagischer Netzhautablösung bzw. von weiteren Begleitveränderungen

Differenzialdiagnose

Differenzialdiagnosen

Differenzialdiagnostisch kommen beim Retinoblastom der Morbus Coats, eine Toxocara-canis-Infektion, ein Melanom und eine retrolentikuläre Fibroplasie infrage. Das Vorliegen von Verkalkungen und das Alter der Patienten grenzen die Differenzialdiagnose jedoch stark ein.

Melanom

Kernaussagen

Das Melanom stellt die häufigste Pathologie im Erwachsenenalter dar. Seine Detektion beruht in der Regel bildgebend auf dem Schnittbildeinsatz von CT und MRT, mit einem Vorteil für die MRT.

Definition

Maligne Melanome sind von Melanozyten ausgehende Tumoren.

Pathophysiologie und Ätiologie

Melanome sind in allen 3 Anteilen der Uvea anzutreffen: in der Choroidea, im Ziliarkörper und in der Iris. Es überwiegen die Melanome der Choroidea, gefolgt von denjenigen des Ziliarkörpers.

Demografie

Das Melanom der Uvea gilt als die häufigste okuläre Neoplasie des Erwachsenenalters. Sie tritt zwischen dem 50. und 70. Lebensjahr gehäuft auf.

Klinik, Therapie und Prognose

Von prognostischer Bedeutung ist insbesondere das Ausmaß der Sklerainfiltration, die selbst bei sehr kleinen Melanomen beobachtet werden kann.

Bildgebung

Häufig ist das Melanom mit einer Ablösung der Retina kombiniert und kann mittels CT nur erschwert diagnostiziert werden. In der MRT kann dieser Tumor jedoch mithilfe der Signalintensität in T1w und T2w Aufnahmen und der Anreicherung nach Gadolinium-DTPA-Applikation exakt diagnostiziert werden (▶ Abb. 6.2). Dabei hängt die Signalintensität vom Melaningehalt der Läsion ab. Als Faustregel gilt: Je höher der Melaningehalt, desto niedriger ist die Signalintensität in der MRT. In den T2w Aufnahmen imponiert diese Läsion mit überwiegend niedriger Signalintensität, während sich der Tumor in den T1w Sequenzen mit mittlerer bis hoher Signalintensität darstellt.

Der Schwerpunkt der modernen Schnittbilddiagnostik liegt nicht nur in der Differenzierung des Melanoms von anderen Läsionen, sondern vor allem in einer exakten Größenbestimmung sowie in der Beurteilung des Infiltrationsausmaßes.

In der nativen CT kommt das Melanom als im Vergleich zum Glaskörper hyperdense, meist breitbasig aufsitzende, in der Regel scharf begrenzte Läsion mit bikonvex ovaler, rundlicher oder meniskusartiger Form zur Darstellung. Nach Kontrastmittelgabe zeichnet sich das Melanom durch eine rasche Anreicherung und ein langsames Wash-out-Phänomen aus. Die Dichte der Melanome beträgt nativ ca. 50 HE, während nach Kontrastmittelgabe ein Anstieg der Dichtewerte um 6 100 HE gemessen werden kann.

Orbita

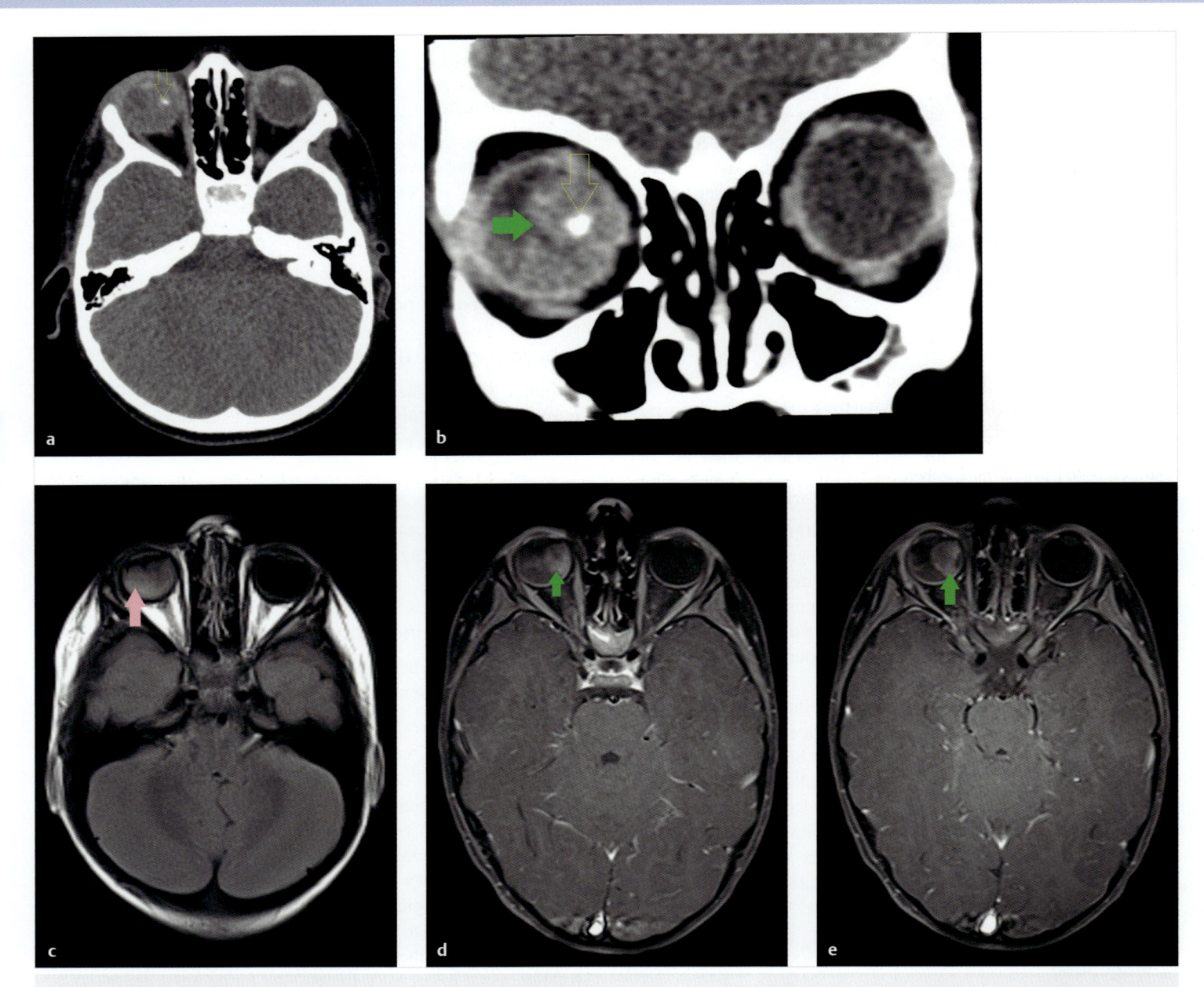

Abb. 6.1 Retinoblastom. Patientin mit Retinoblastom des rechten Auges (nasaler oberer Quadrant; b, d und e, grüne Pfeile) ohne Hinweis auf extraokuläre Ausdehnung. Axiale und koronare CT-Bilder zeigen Verkalkungen in einer intraokulären Läsion rechts (a, b, offene gelbe Pfeile). Im MRT ist eine intrabulbäre Raumforderung mit fraglich retinalen Ablösungen posterolateral bzw. temporal (c, rosafarbener Pfeil) zu sehen (Differenzialdiagnose: subretinale ältere Hämorrhagie). Die Raumforderung reichert annähernd homogen Kontrastmittel an (d, e), posteronasal rechts im oberen inneren Quadranten breitbasig der Bulbuswand anliegend, glatt abgrenzbar.
a Axiale CT-Aufnahme.
b Koronare CT-Aufnahme.
c T1w MRT-Aufnahme.
d T1w MRT-Aufnahme nach Kontrastmittelgabe.
e T1w MRT-Aufnahme nach Kontrastmittelgabe. Kraniale Schicht zu d.

In der MRT stellt sich das melaninhaltige Melanom hyperintens gegenüber dem Bulbus in der T1w und hypointens in der T2w Sequenz dar. Hingegen ist das amelanotische Melanom, ebenso wie sehr kleine Läsionen (kleiner als 2 mm), insbesondere im Bereich der Iris nur erschwert zu diagnostizieren. Zudem kann in einzelnen Fällen auch die exakte Differenzierung des Tumoranteils von begleitenden Einblutungen erschwert sein. Kleinere Läsionen können unter Umständen noch mittels der hochauflösenden Orbitaspezialspule differenziert werden. Die Differenzierung zwischen dem amelanotischen Melanom und einer Einblutung ist durch Kontrastmittelapplikation möglich, da sich eine Einblutung durch die fehlende Anreicherung auszeichnet.

Die Zeichen der Sklerainfiltration sind diskret und variabel. Neben einem Signalintensitätsanstieg können sowohl eine Zu- als auch eine Abnahme der Skleradicke beobachtet werden.

6.4 Spezifische Befunde

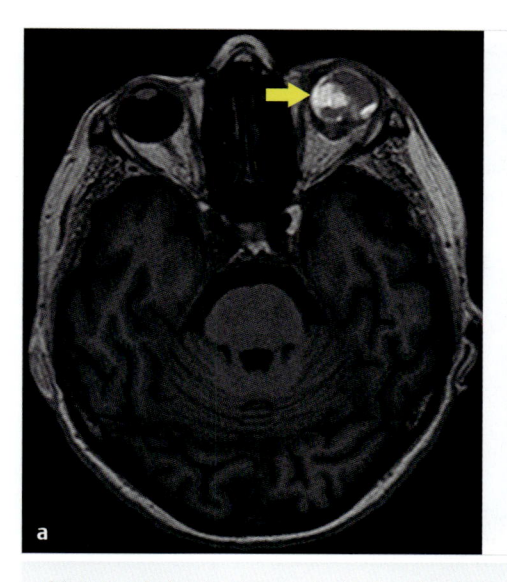

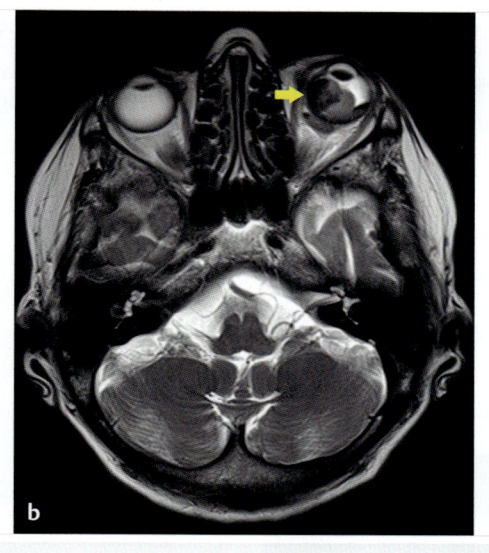

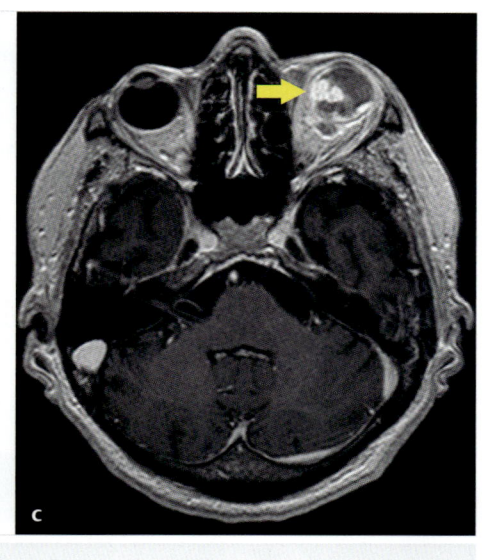

Abb. 6.2 Aderhautmelanom. Patientin mit Aderhautmelanom links (Pfeile) mit kompletter Infiltration des Glaskörpers und diskretem Exophthalmus. Dorsal der Retina, dem Augapfel breitbasig anliegend, zeigt sich eine Weichteilraumforderung mit melanomtypischer Kontrastmittelanreicherung. Die Raumforderung verdrängt das retrobulbäre Fettgewebe nach dorsal.
a T 1w MRT-Aufnahme.
b T 2w MRT-Aufnahme.
c T 1w MRT-Aufnahme nach Kontrastmittelgabe.

Bildgebung

- *CT:* Standardbildgebung
- *MRT:* Standardbildgebung
- *Sonografie:* ophthalmologisch

Differenzialdiagose

Differenzialdiagnosen

Differenzialdiagnostisch müssen bei Verdacht auf ein Melanom das Retinoblastom, die subakute choroidale Blutung und die senile Makuladegeneration ausgeschlossen werden.

Metastasen

Kernaussagen

Die Schnittbilddiagnostik von Metastasen an der Orbita beruht im Wesentlichen auf dem Einsatz der CT, meist auch kombiniert mit der MRT, um begleitende zerebrale und Schädelbasisveränderungen zu erfassen.

Definition

Eine Metastasierung in Auge und Orbita wird vor allem bei Mamma- und Bronchialkarzinomen häufiger beobachtet, kann aber grundsätzlich durch Malignome unterschiedlichen Ursprungs verursacht sein.

Pathophysiologie und Ätiologie

Hauptmanifestationsorte bei einer Metastasierung sind die knöcherne Orbita, die Choroidea und der Retrobulbärraum. Kleinere Läsionen sind oft symptomlos und Autopsiebefunde zeigen, dass eine Metastasierung in die Orbitaregion häufiger vorliegt, als die klinische Erfahrung erwarten lässt. Ein isolierter Befall des intrakonalen Kompartiments ist eher die Ausnahme, da aufgrund der Infiltrationen oft mehrere Kompartimente betroffen sind. Metastasen kommen außer in der Aderhaut, im Sehnerv und in der knöchernen Orbita auch im extrakonalen Kompartiment vor.

Demografie

Metastasen treten häufiger bei älteren Personen auf. Orbitametastasen machen in verschiedenen Studien 1–13 % der gesamten Orbitatumoren aus.

Klinik, Therapie und Prognose

Häufig lassen sich eingeschränkte Motilität, Ptosis, Visusminderung und Doppelbilder sowie Schmerzen feststellen.
Die Behandlung dieser Metastasen ist palliativ und erfolgt meistens mit Strahlentherapie. Allerdings sollte aufgrund der zahlreichen Differenzialdiagnosen in der Orbita immer eine Biopsie erfolgen. Eine Exzision sollte nur bei kleinen und leicht zugänglichen Tumoren durchgeführt werden. Die systemische und vitale Prognose ist in der Regel trotz erfolgreicher lokaler Tumorkontrolle schlecht.

Bildgebung

In der CT stellt sich die Metastase im Bereich der Orbita bereits nativ unscharf begrenzt, multilokulär und hyperdens gegenüber dem Fett, teilweise auch dem Muskel dar. Sie zeigt eine deutliche, zum Teil inhomogene Anreicherung nach Kontrastmittelapplikation.

Orbita

In der MRT kommt die Metastase isointens im Vergleich zur Muskulatur in der T1w Sequenz und hyperintens in der T2w Sequenz zur Darstellung. Die hohe Signalintensität in der T2w Sequenz (▶ Abb. 6.3) ist charakteristisch und ermöglicht die Differenzierung von anderen Läsionen mit ähnlicher Morphologie, etwa dem entzündlichen Pseudotumor.

Bildgebung

- *CT:* Standardbildgebung (Metastasenerfassung)
- *MRT:* Standardbildgebung

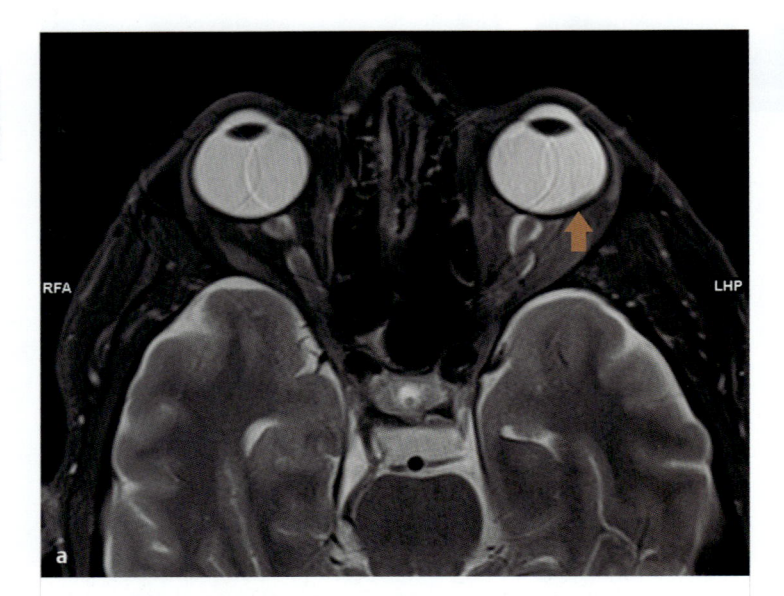

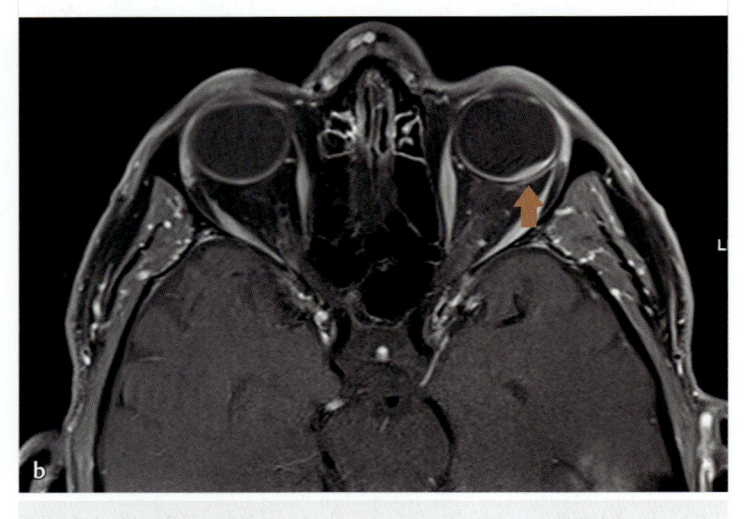

Abb. 6.3 Aderhautmetastase links. Es zeigt sich eine deutliche Verdickung der Netzhaut bzw. Bulbushinterwand des linken Auges temporal (a, Pfeil) mit ca. 3 mm Durchmesser und gesteigerter Kontrastmittelaufnahme (b, Pfeil).
a T2w MRT-Aufnahme.
b T1w MRT-Aufnahme nach Kontrastmittelgabe.

Differenzialdiagnose

Differenzialdiagnosen

Es gibt eine Vielzahl an plötzlich auftretenden Symptomen des metastatischen Befalls der Orbita wie Bulbusverdrängung, Schmerzen, und Lidschwellung, und damit gibt es zahlreiche Differenzialdiagnosen (▶ Abb. 6.4).

Optikusgliom

Kernaussagen

Die bildgebende Diagnostik beim Optikusgliom und die Differenzialdiagnose erfolgen primär mittels MRT.

Definition

Optikusgliome sind benigne Hirntumoren und relativ häufige Neoplasien des Gehirns. Sie werden sowohl unilateral als auch bilateral beobachtet. Die bilaterale Manifestationsform tritt gehäuft bei Patienten mit Neurofibromatose Typ l (Morbus Recklinghausen) auf. Der Anteil an Patienten mit Neurofibromatose Typ l in der Gruppe der Patienten mit Optikusgliomen variiert und kann bis zu 50 % betragen.

Pathophysiologie und Ätiologie

Die Symptomatik kommt vor allem durch Kompression benachbarter Strukturen zustande. Bei Blutung oder Verlegung des Liquorabflusses können zudem Symptome eines Schlaganfalls oder ein Hydrozephalus hinzukommen. Optikusgliome sind oft mit einer Neurofibromatose vergesellschaftet.

Demografie

Das Erkrankungsalter liegt größtenteils im Bereich vom 10. bis zum 13. Lebensjahr. Jenseits des 18. Lebensjahrs kommen Optikusgliome selten vor. Mädchen wie Jungen sind gleich häufig betroffen.

Klinik, Therapie und Prognose

Für das klinische Vorgehen ist die Lokalisation von entscheidender Bedeutung. Dabei müssen rein intraorbitale Tumoren von denjenigen unterschieden werden, die eine intrakanalikuläre bis intrakranielle Ausdehnung besitzen oder die das Chiasma involvieren. Die Tumoren manifestieren sich bei Patienten mit Neurofibromatose deutlich früher als bei Patienten mit der sporadischen Form und können bereits im ersten Lebensjahrzehnt zu klinischen Beschwerden führen. Der klinische Verlauf kann sich über Jahrzehnte erstrecken. Histologisch sind die Optikusgliome vorwiegend aus Astrozyten, seltener aus Oligodendrozyten aufgebaut, und es können 2 Tumorwachstumsformen unterschieden werden, die an das Vorliegen bzw. Fehlen einer Neurofibromatose gebunden zu sein scheinen. Ein großer Teil der Raumforderung entfällt auf die flüssigkeitsgefüllten Zysten, die stereotaktisch punktiert und entlastet werden können. Bei günstiger Lage ist eine vollständige operative Entfernung möglich. Bei asymptomatischen Tumoren oder ungünstiger Lage ist eine regelmäßige MRT-Kontrolle ausreichend. Bei inoperablen Hirnstammgliomen kann eine Bestrahlung angewandt werden.

6.4 Spezifische Befunde

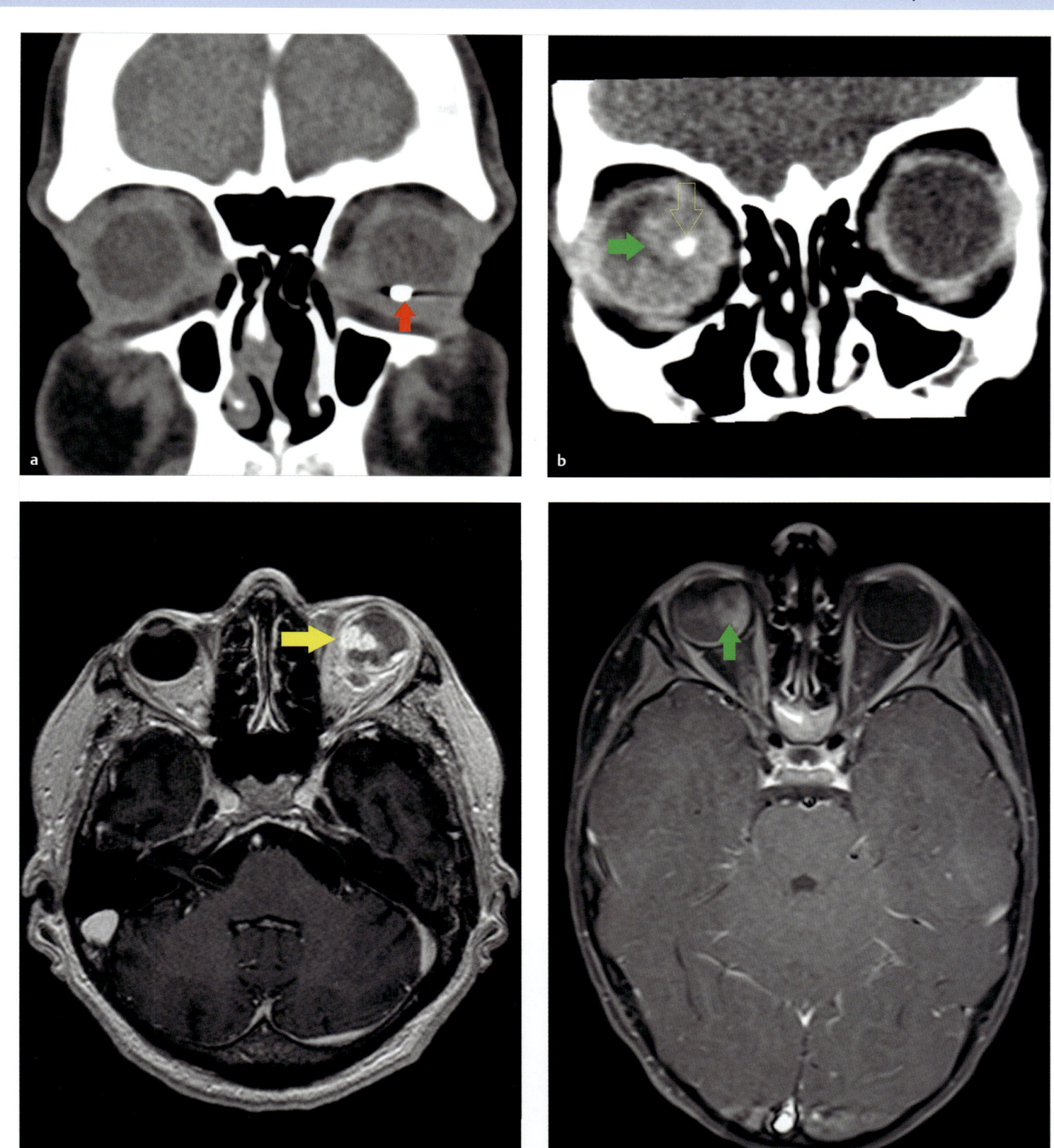

Abb. 6.4 Orbitametastase: verschiedene Differenzialdiagnosen. Unterschiedliche Patienten.
a Koronare CT-Aufnahme eines Patienten mit Perforation des linken Auges. Es zeigt sich ein röntgendichter intraokulärer Fremdkörper im Bulbus linkskaudal mit einem Durchmesser von ca. 3 mm (Pfeil).
b In der koronaren CT-Aufnahme sind Verkalkungen in einer intraokulären Läsion rechts bei einer Patientin mit Retinoblastom des rechten Auges zu sehen (Pfeil).
c T1w MRT-Aufnahme nach Kontrastmittelgabe einer Patientin mit Aderhautmelanom des linken Auges mit kompletter Infiltration des Glaskörpers (Pfeil).
d T1w MRT-Aufnahme nach Kontrastmittelgabe einer Patientin mit Retinoblastom des rechten Auges (Pfeil).

Orbita

Die Prognose ist abhängig von folgenden Faktoren:
- Resektionsgrad des Tumors,
- Allgemeinzustand des Patienten,
- Lage und Ausdehnung des Tumors.

Nach vollständiger Exstirpation ist ein Rezidiv äußerst selten. Eine maligne Progression wird äußerst selten beobachtet. Die 5-Jahres-Überlebensrate liegt nach totaler Entfernung bei nahezu 100 %, die 10-Jahres-Überlebensrate bei 83 %, die 20-Jahresüberlebensrate bei 70 %. Eine schlechte Prognose haben die inoperablen Hirnstammgliome mit einer 5-Jahres-Überlebensrate von unter 30 %.

Bildgebung

Die Aufnahme nach Rhese kann bei intrakranieller Tumorausbreitung eine Aufweitung des Canalis opticus dokumentieren. Die Erweiterung des Foramens ist beim Optikusgliom häufiger als beim Optikusscheidenmeningeom. Jedoch kann bei Patienten mit Neurofibromatose eine Dysplasie des Keilbeinflügels ein aufgeweitetes Foramen vortäuschen. Mit der seitlichen Schädelaufnahme oder den Sellazielaufnahmen wird der Nachweis einer Arrosion des vorderen Klinoidfortsatzes oder des Sulcus praechiasmaticus ermöglicht.

In der CT stellt sich das Optikusgliom als homogene Auftreibung des Sehnervs von mehr als 5 mm Durchmesser dar. Dabei ist der Sehnerv innerhalb des Tumors nicht als separate Struktur abgrenzbar. Ein signifikanter Anteil der Optikusgliome zeigt eine Kontrastmittelanreicherung, die jedoch in der Regel auch keine Differenzierung von Tumor und Sehnerv ermöglicht. Nach Kontrastmittelapplikation sind Nekrosen und zystische Komponenten besser differenzierbar.

Bei Patienten mit Neurofibromatose überwiegt ein zirkumferenziell-perineurales Ausbreitungsmuster, das durch Tumorwachstum im Subarachnoidalraum charakterisiert ist und den Sehnerv weitgehend erhält. Bei Patienten ohne Neurofibromatose herrschen dagegen eine diffuse Tumorinfiltration und tumoröse Auftreibung des Sehnervs vor. Eine Differenzierung beider Wachstumsformen ist mithilfe der MRT vereinzelt möglich.

Bei der intraorbitalen Form ermöglicht die MRT die Darstellung einer homogen spindelförmigen, exzentrischen oder tubulären Auftreibung des Sehnervs (▶ Abb. 6.5). In der T1w Sequenz entspricht die Signalintensität des Tumors der des normalen Sehnervs bzw. der des Marklagers. Dagegen weist das Optikusgliom in der T2w Sequenz in der Regel eine Signalanhebung auf. Nach Kontrastmittelapplikation ist eine deutliche Anreicherung zu verzeichnen, und der Sehnerv ist anders als beim Optikusscheidenmeningeom als Struktur mit niedrigerer Signalintensität im Tumor abgrenzbar.

Der Nachweis einer intrakanalikulären Ausdehnung ist mit der MRT in der Regel leichter zu führen als mit der CT, da die Darstellung des Canalis opticus nicht durch Aufhärtungsartefakte erschwert wird. Bei der nur gering kontrastmittelaufnehmenden Tumorform ist die Beurteilung des intrakanalikulären Anteils jedoch auch mittels MRT erschwert. In diesem Fall kann gelegentlich die Korrelation mit der konventionellen Röntgenaufnahme nach Rhese hilfreich sein.

Der Tumorbefall des Chiasmas lässt sich anhand einer Auftreibung nachweisen, die bei einseitigem Befall im Seitenvergleich leicht erkennbar ist. Bei doppelseitigem Befall hilft, wenn vorhanden, die Kontrastmittelanreicherung.

> **Bildgebung**
> - *CT:* Einsatz meist ergänzend
> - *MRT:* Standardbildgebung
> - *Sonografie:* ophthalmologisch

Differenzialdiagnose

> **Differenzialdiagnosen**
>
> Zu den Differenzialdiagnosen des Optikusglioms zählen das Optikusmeningeom, das Optikusscheidenmeningeom und die Sehnervvergrößerung.

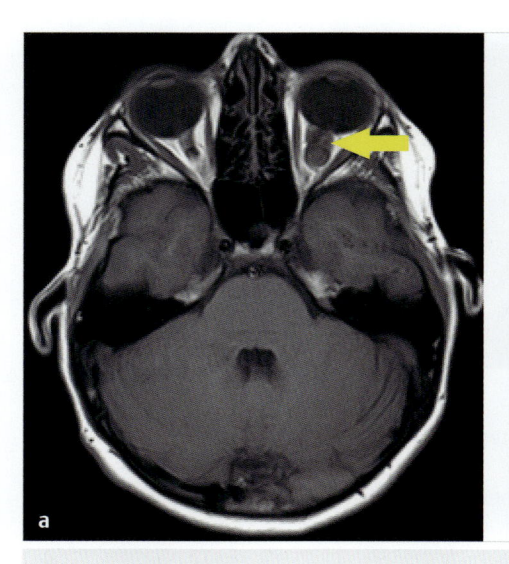

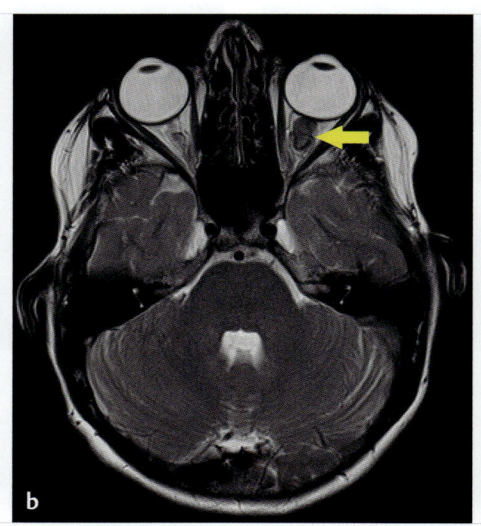

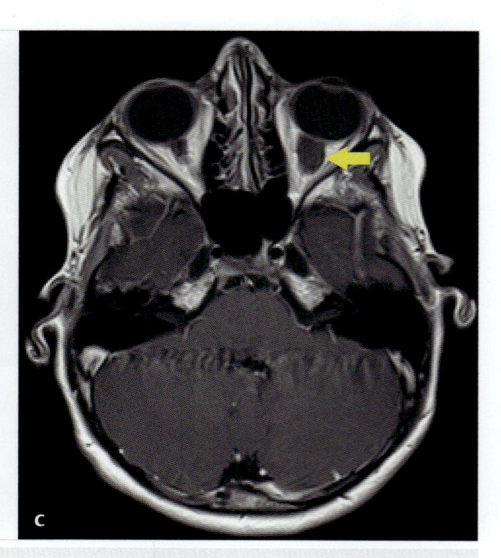

Abb. 6.5 Optikusgliom. Patient mit linkem Optikusgliom und deutlicher Verdickung des Nervs (Pfeile). In der T1w und der T2w Sequenz zeigt sich eine iso- bis hypointense Läsion. Eine deutliche Anreicherung findet sich nach Kontrastmittelgabe nicht.
a T1w MRT-Aufnahme.
b T2w MRT-Aufnahme.
c T1w MRT-Aufnahme nach Kontrastmittelgabe.

Optikusscheidenmeningeom

> **Kernaussagen**
>
> Die Schnittbilddiagnostik des Optikusscheidenmeningeoms beruht im Wesentlichen auf dem Einsatz der CT. Ergänzend wird oft die MRT eingesetzt, insbesondere zur Erfassung angrenzender Schädelbasisabschnitte und möglicher begleitender Neurinome bzw. Schwannome oder Meningeomlokalisationen.

Definition

Das Optikusscheidenmeningeom ist ein primär benigner, langsam wachsender Tumor, der aus arachnoidalen Zellen der meningealen Hüllen des Nervs entsteht.

Pathophysiologie und Ätiologie

Das Optikusscheidenmeningeom nimmt seinen Ursprung von Zellen der Arachnoidea der Sehnervenscheide und breitet sich im Subarachnoidalraum des Sehnervs aus. Sowohl in der CT als auch in der MRT imponiert der Tumor als eine tubuläre oder fusiforme Auftreibung des N. opticus. Im späteren Stadium wird mit der Möglichkeit einer exzentrischen Aufweitung die Dura durchbrochen.

Demografie

Dieser insgesamt seltene Tumor betrifft überwiegend Frauen im mittleren Lebensalter von ca. 40 Jahren. Im Rahmen der Neurofibromatose Typ II kann der Tumor gelegentlich auch bei Kindern und Jugendlichen auftreten.

Klinik, Therapie und Prognose

Im Frühstadium herrschen klinisch Visusverlust, Papillenödem oder Atrophie, gelegentlich auch optikoziliare Shunt-Gefäße vor. Ein Exophthalmus wird seltener beobachtet und ist dann schwächer ausgeprägt als beim Optikusgliom. Das Optikusscheidenmeningeom kann in Ausnahmefällen zu einer Aufweitung des Canalis opticus führen, die im Gegensatz zu den Optikusgliomen mit einer Destruktion oder einer Verdünnung der Substantia compacta einhergeht. Diese ossären Veränderungen können am Rande des Canalis opticus oder im Bereich der anterioren Klinoidfortsätze dokumentiert werden. Eine weitere diskret ossäre Veränderung ist die Hyperostose, wie sie auch die intrakraniellen Meningeome charakterisiert. Diese ossären Begleitveränderungen können durch konventionelle Tomogramme nachgewiesen werden. Die konventionelle Tomografie kann auch die in Einzelfällen ausgeprägten Tumorverkalkungen darstellen.

Bildgebung

Diagnostische Kriterien des Optikusscheidenmeningeoms in der CT sind die bereits nativ erhöhte Dichte der um den Sehnerv gelegenen Raumforderung, die häufig zu beobachtende ausgeprägte Tumorverkalkung und die begleitende Hyperostose des ipsilateralen vorderen Klinoidfortsatzes sowie die starke Dichtezunahme nach intravenöser Kontrastmittelgabe.

In der MRT sind die Signalcharakteristika des Optikusscheidenmeningeoms nahezu identisch mit denen der intrakraniellen Meningeome (▶ Abb. 6.6).

Erschwert ist die Diagnostik eines kleinen Optikusscheidenmeningeoms sowohl in der CT als auch in der MRT.

> **Bildgebung**
>
> - *CT:* Standardbildgebung
> - *MRT:* ergänzende weiterführende Diagnostik

Differenzialdiagnose

> **Differenzialdiagnosen**
>
> Differenzialdiagnostisch (▶ Abb. 6.7) sind beim Optikusscheidenmeningeom perineuritische Veränderungen im Rahmen eines orbitalen Pseudotumors zu berücksichtigen. Dabei sind jedoch die ausgeprägte Klinik des Pseudotumors, der mit lokalen Schmerzen und Exophthalmus einhergeht, sowie die Multilokularität wegweisend. Differenzialdiagnostisch kommt in erster Linie die Perineuritis in Betracht. Die Abgrenzung vom Optikusgliom ist bei Berücksichtigung des Tram-Track-Zeichens relativ leicht, jedoch ist es keinesfalls pathognomonisch für das Meningeom, denn beobachtet wird es ebenfalls bei der Perineuritis und dem Pseudotumor. Das Tram-Track-Zeichen entsteht durch eine lineare Dichte- bzw. Signalintensitätsdifferenz zwischen Tumor und Sehnerv, bedingt durch das höhere Signal des Tumors nativ oder durch die stärkere Kontrastmittelanreicherung des Tumors im Vergleich zum Sehnerv.

Orbita

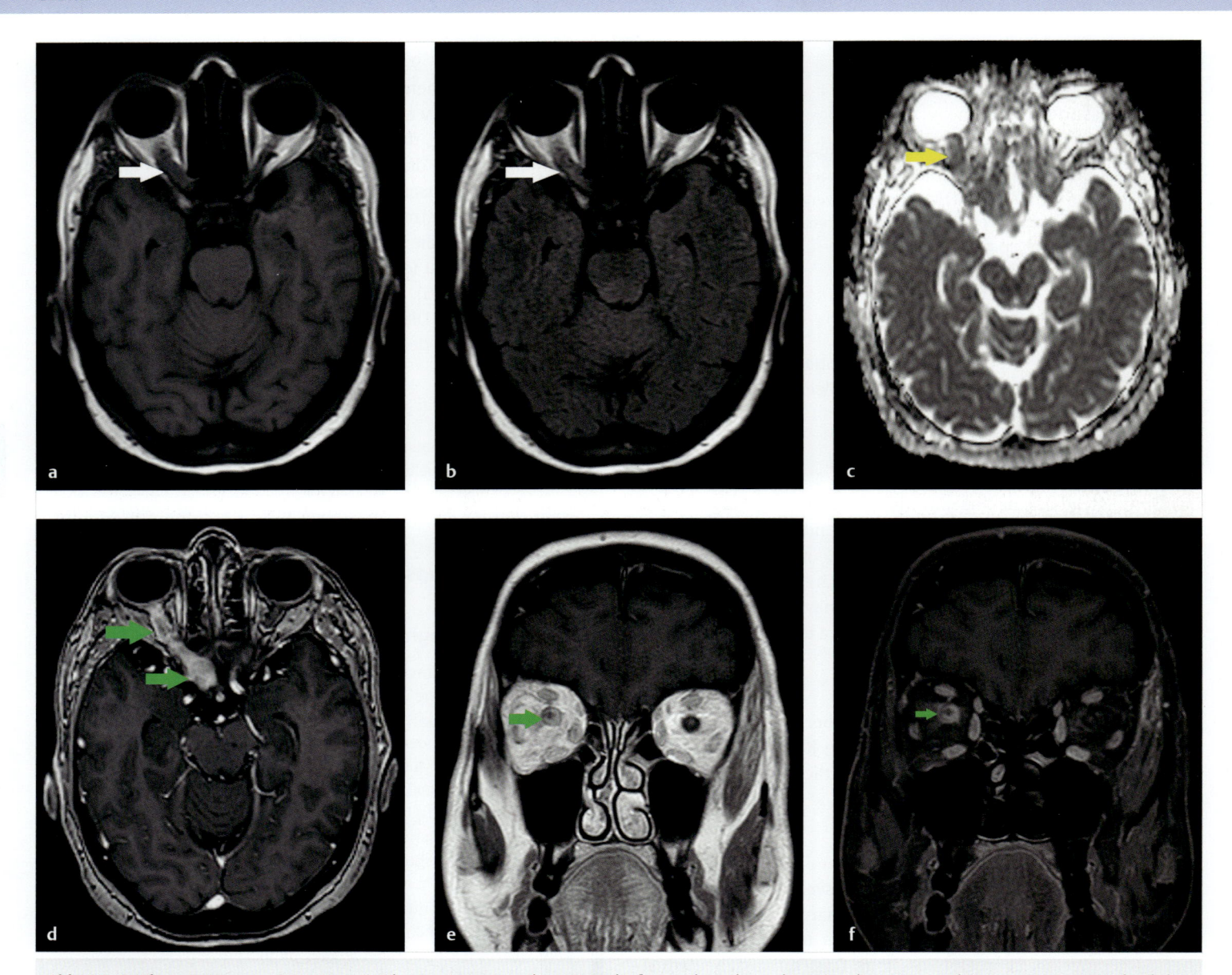

Abb. 6.6 Optikusmeningeom. Patient mit Optikusmeningeom rechts mit Ausläufern entlang des rechten Canalis opticus und Ummauerung sowie deutlicher Komprimierung des N. opticus. Zudem Ausläufer nach dorsal zum Chiasma opticum. Das Meningeom zeigt ein isointenses Signal im T1w Bild (a, Pfeil) und im FLAIR-Bild (b, Pfeil), einen niedrigen ADC-Wert (c, Pfeil) und eine signifikante Anreicherung in T1w Bildern nach Kontrastmittelgabe (d–f, Pfeile).
a T1w MRT-Aufnahme.
b FLAIR-MRT-Aufnahme.
c ADC-Map.
d Axiale T1w MRT-Aufnahme nach Kontrastmittelgabe.
e Koronare T1w MRT-Aufnahme nach Kontrastmittelgabe.
f Fettunterdrückte koronare T1w MRT-Aufnahme nach Kontrastmittelgabe.

Neurofibrom

Kernaussagen

Die bildgebende Diagnostik bei Neurofibromen beruht in der Regel auf dem Einsatz der CT wie auch der MRT.

Definition

Ein Neurofibrom ist eine benigne Neoplasie mit niedriger Malignität, die von den Zellen der Schwann-Scheiden kleiner, in der Haut verlaufender Nervenfasern ausgeht.

Pathophysiologie und Ätiologie

Die nicht mit dem Morbus Recklinghausen assoziierte Form des Neurofibroms ist in der Regel im extrakonalen Kompartiment lokalisiert, weist eine Kapsel auf und ist daher glatt begrenzt. In der Mehrzahl der Fälle sind multiple Läsionen nachweisbar, mit einer charakteristischen Ausdehnung durch die Fissura orbitalis superior nach intrakraniell.

Demografie

Ein Neurofibrom kommt in allen Altersstufen vor.

6.4 Spezifische Befunde

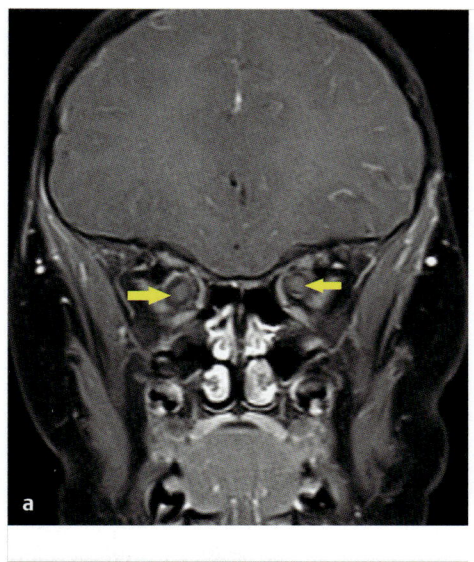

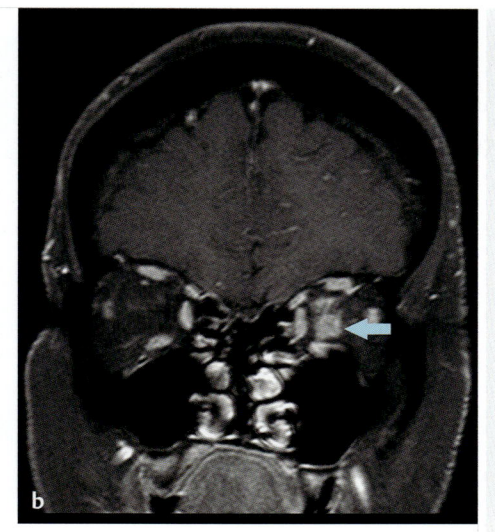

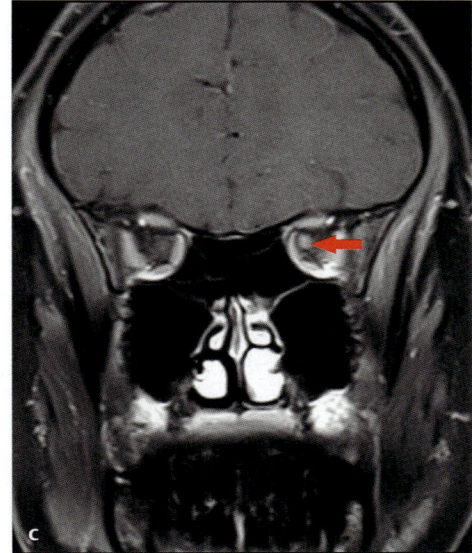

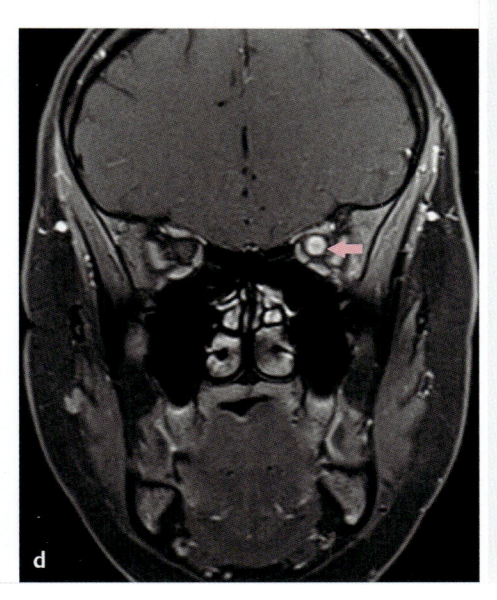

Abb. 6.7 Optikusmeningeom: verschiedene Differenzialdiagnosen. Koronare T1w MRT-Aufnahmen nach Kontrastmittelgabe unterschiedlicher Patienten.
a Patientin mit Neurofibromatose Typ I und Optikusgliom beidseits. Es zeigt sich eine bilaterale (rechtsbetonte) Auftreibung der Nn. optici im intrakonalen Verlauf ohne signifikante Kontrastmittelanreicherung (Pfeile).
b Patientin mit Optikusscheidenmeningeom links (Pfeil). Die Raumforderung entlang der Optikusscheide links reichert stark und homogen Kontrastmittel an. Die Läsion umhüllt den Sehnerv im intrakonalen Drittel.
c Patientin mit einer Retrobulbärneuritis. Der N. opticus links weist intrakonal eine fokale T2w Signalsteigerung und Kontrastmittelanreicherung auf (Pfeil).
d Patientin mit Neurosarkoidose. Es zeigt sich eine starke homogene Kontrastmittelanreicherung in der Optikusscheide links (Pfeil).

Klinik, Therapie und Prognose

Normalerweise zeigt sich eine schmerzlose Knötchenbildung mit einem geringen Entartungsrisiko. Bei der plexiformen Variante müssen häufige Verlaufskontrollen erfolgen.

Bildgebung

In den konventionellen Röntgenaufnahmen fällt eine Volumenzunahme der betroffenen Orbita auf.

In der CT kommen die Neurofibrome etwa dichteäquivalent zum Hirngewebe zur Darstellung. Dabei ist die glatte Begrenzung gut zu differenzieren.

Morphologisch lassen sich gut abgrenzbare solitäre Knötchen oder diffus infiltrierende Knötchen (plexiforme Neurofibrome) dokumentieren. Die MRT ist dabei aufgrund der topografischen Information und der Weichteilauflösung überlegen (▶ Abb. 6.8).

Bildgebung

- *CT:* keine Standardbildgebung, meist zur Operationsplanung
- *MRT:* Standardbildgebung
- *Sonografie:* ophthalmologisch

Differenzialdiagnose

Differenzialdiagnosen

Differenzialdiagnostisch kann der entzündliche Pseudotumor vom Neurofibrom am ehesten durch seine intrakonale Lokalisation abgegrenzt werden.

Orbita

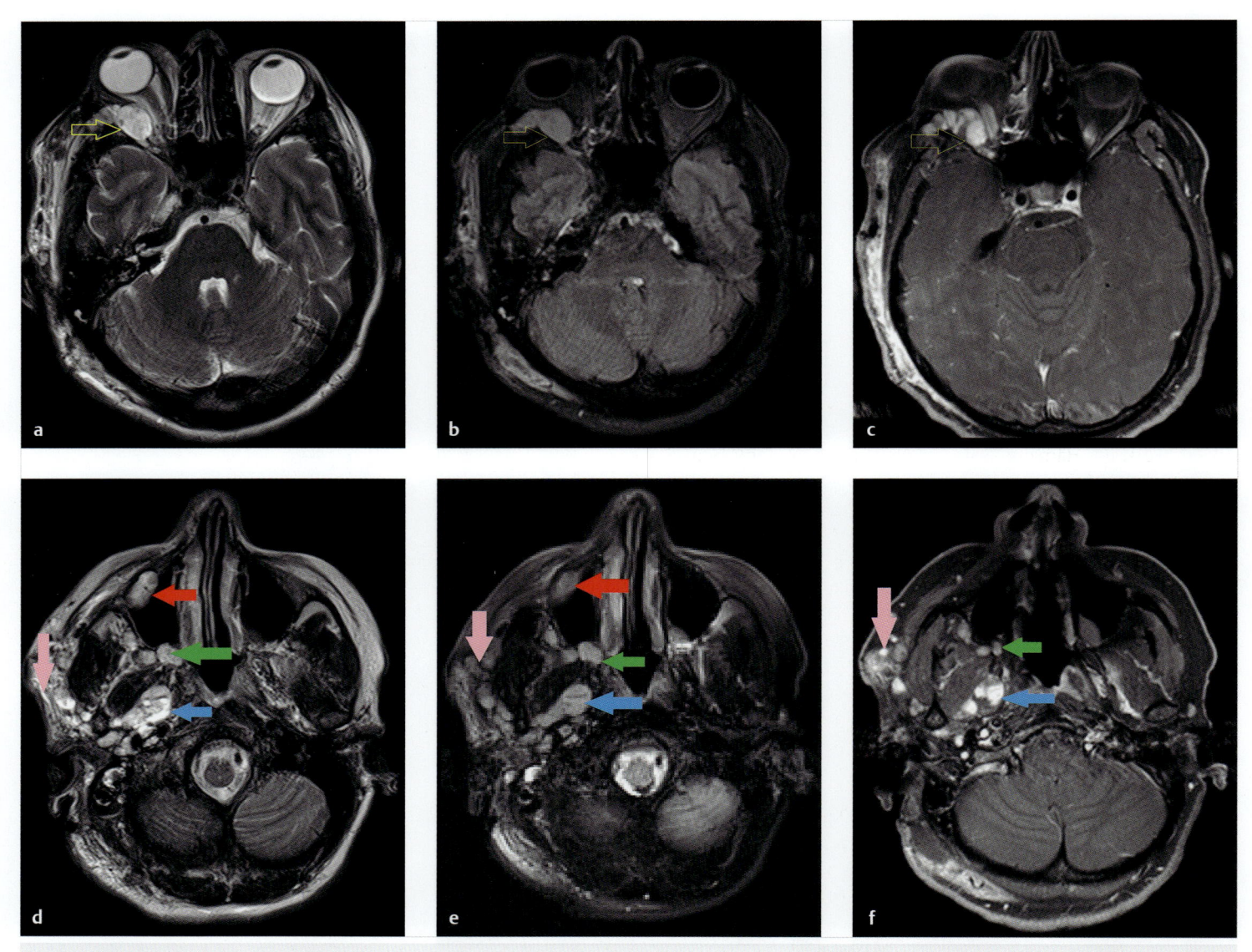

Abb. 6.8 Neurofibrom. Patient mit multiplen peripheren, rezidivierenden Nervenscheidentumoren, teils mit Neurofibrom, teils mit Neurofibrom-Schwannom-Hybridhistologie hauptsächlich im rechten oberen Körperquadranten (rechte Schläfe, rechts prä- und retroaurikulär, hochfrontal-rechts, infraorbital-rechts, mental beidseits, Ohrmuschel, Planum buccale rechts, Zunge rechts, intraoral, zervikal bzw. supraklavikulär rechts, paramandibulär rechts, Hinterschädel und Wangenschleimhaut, sublingual links bzw. Mundboden und Arcus palatoglossus sowie Unterkieferrand links). MRT-Bilder bei Zustand nach Teilresektion der intraorbitalen Raumforderungen rechtslateral und Dekompression des rechten N. opticus. Es zeigen sich entlang der rechten lateralen Orbitawand und des lateralen Orbitadachs flächige (a–c, Pfeile), teilweise noduläre Kontrastmittelanreicherungen, die sich bis zum M. temporalis superficialis ausdehnen. Darüber hinaus sind rechts im Sinus maxillaris submukosal zahlreiche knotige, T 2w hyperintense, T 1w hypointense, stark kontrastmittelanreichernde Raumforderungen zu sehen (d, e, rote Pfeile). Weitere knotige Raumforderungen mit gleichem Signalverhalten sind entlang des rechten N. mandibularis sowie um die rechten Mm. pterygoidei (d–f, blaue Pfeile), entlang des N. maxillaris und in der Fossa pterygopalatina rechts (d–f, grüne Pfeile) erkennbar. Darüber hinaus zeigen sich entlang der rechten Wange superfizial des M. buccinator zahlreiche noduläre, kontrastmittelanreichernde Raumforderungen (d–f, rosafarbene Pfeile).
a T 2w MRT-Aufnahme.
b FLAIR-MRT-Aufnahme.
c T 1w MRT-Aufnahme nach Kontrastmittelgabe.
d Kaudale T 2w MRT-Aufnahme.
e Axiale fettunterdrückte T 2w MRT-Aufnahme.
f Kaudale T 1w MRT-Aufnahme nach Kontrastmittelgabe.

Hämangioblastom

> **Kernaussagen**
>
> Das Hämangioblastom findet sich am häufigsten beim Von-Hippel-Lindau-Syndrom. Die Diagnostik beruht auf dem Einsatz der CT sowie auch der MRT.

Definition

Das Hämangioblastom gehört zu den selteneren Tumoren des Zentralnervensystems. Es handelt sich um einen sehr gefäßreichen, benignen Tumor unklarer Histogenese.

Pathophysiologie und Ätiologie

Lokalisiert ist das Hämangioblastom meist in der hinteren Schädelgrube. Insbesondere die multilokuläre Form ist zu einem gewissen Prozentsatz mit dem Von-Hippel-Lindau-Syndrom, einer der Phakomatosen, vergesellschaftet. Der Befall des Auges besteht bei der Von-Hippel-Lindau-Erkrankung in Angiomen der Retina, die mit Hämangioblastomen anderer Organe kombiniert sind. Vereinzelt können auch Hämangioblastome des Sehnervs dokumentiert werden. Der Tumor liegt in ca. 30 % der Fälle als zystische Läsion mit soliden Komponenten oder als zystische Läsion mit muralen Noduli vor. Verkalkungen werden nur in Ausnahmefällen beobachtet.

Demografie

Hämangioblastome sind relativ seltene benigne Tumoren vaskulären Ursprungs mit einer Häufigkeit von 1,0–2,5 % aller intrakraniellen Neoplasien. Die meisten Hämangioblastome werden im jungen und mittleren Erwachsenenalter diagnostiziert. Männer sind etwas häufiger betroffen als Frauen. Hämangioblastome treten bei 60–80 % aller vom Von-Hippel-Lindau-Syndrom Betroffenen auf.

Klinik, Therapie und Prognose

Aufgrund des verhältnismäßig langsamen Wachstums ist in der Regel zunächst eine regelmäßige Kontrolle ausreichend, bevor eine mikrochirurgische Entfernung zum Mittel der Wahl wird. Um die Größe vor diesem Eingriff zu reduzieren, bietet sich ggf. eine Embolisation an. Bei vollständiger Entfernung lässt sich mit einer guten Prognose rechnen.

Bildgebung

In der CT imponiert diese Läsion als scharf begrenzter Tumor mit zentral liquoräquivalenten Dichtewerten bei der zystischen Form und Isodensität zur weißen Substanz bei der soliden Form. Nach Kontrastmittelapplikation zeigen die mural-noduläre Form eine homogene Anreicherung der Noduli und die solide Form eine starke, homogene Kontrastmittelanreicherung.

In der MRT lässt sich das gesamte Spektrum der Tumormorphologie besser erfassen. So können durch T1w und T2w Sequenzen innerhalb des Hämangioblastoms Einblutungen, Zysten, angiomatöse Gefäße sowie zuführende und drainierende Gefäße exakt identifiziert werden.

> **Bildgebung**
>
> - *CT:* Standardbildgebung
> - *MRT:* Standardbildgebung
> - *Sonografie:* ophthalmologisch

Differenzialdiagnose

> **Differenzialdiagnosen**
>
> Differenzialdiagnostisch ist beim Hämangioblastom das Von-Hippel-Lindau-Syndrom zu bedenken.

Hämangioperizytom

> **Kernaussagen**
>
> In der Schnittbilddiagnostik des Hämangioperizytoms entsprechen die Kriterien dem kavernösen Hämangiom, meist basierend auf dem Einsatz der CT, ergänzend der MRT.

Definition

Hämangioperizytome sind seltene, aber aggressive Gefäßwandtumoren.

Pathophysiologie und Ätiologie

Die Ätiologie ist unklar.

Demografie

Hämangioperizytome machen weniger als 1 % aller Gefäßtumoren aus. Männer sind in der Regel häufiger betroffen als Frauen.

Klinik, Therapie und Prognose

Klinisch macht sich der Tumor durch einen langsam progredienten Exophthalmus bemerkbar. Histologisch werden Bündel von glatten Muskelzellen gefunden, die mutmaßlich von den Gefäßwänden ausgehen. Gefäßanteile können in unterschiedlichem Ausmaß vorhanden sein.

Bildgebung

Sowohl in der CT als auch in der MRT entspricht das Erscheinungsbild dem des kavernösen Hämangioms, jedoch fehlen exakte Kenntnisse über das Kontrastmittelverhalten noch. Bei Tumoren mit ausgeprägter vaskulärer Komponente kann aber eine Anreicherung erwartet werden (▶ Abb. 6.9). Seltener manifestiert sich das Hämangioperizytom auch extrakonal.

> **Bildgebung**
>
> - *CT:* Standardbildgebung
> - *MRT:* weiterführende Diagnostik

Orbita

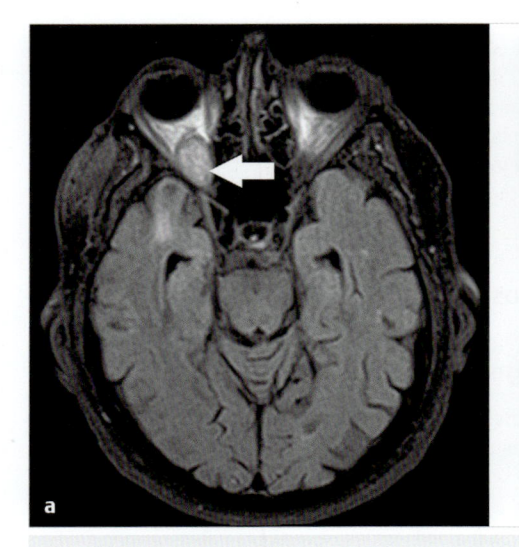

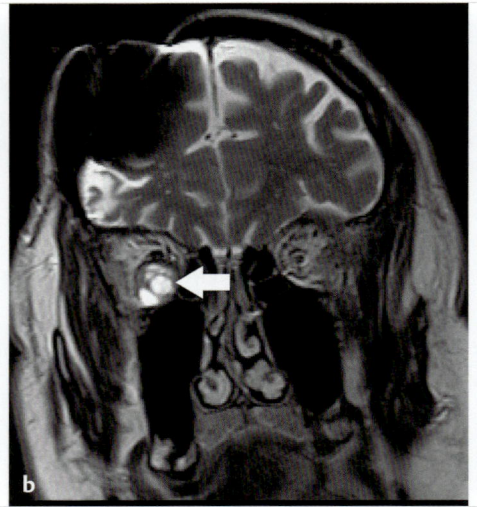

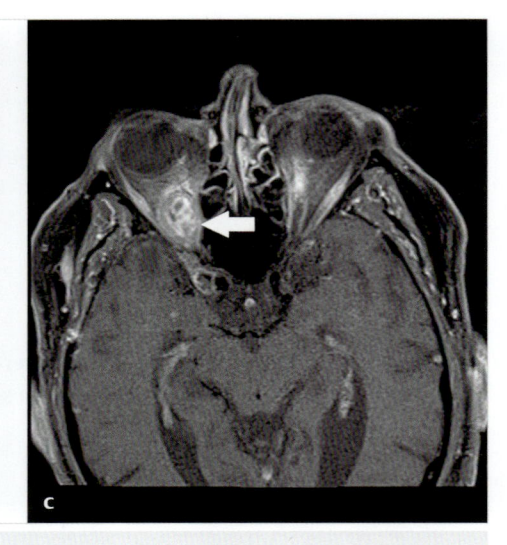

Abb. 6.9 Hämangioperizytom. Patient mit vorangegangener Resektion eines atypischen Meningeoms im rechten Sinus cavernosus und anschließender Bestrahlung der Tumorregion, jetzt mit meningealem Hämangioperizytom intraorbital-rechts (Pfeile). MRT-Aufnahmen zeigen eine hyperintense retroorbitale Läsion nahe der Orbitaspitze in der FLAIR-Sequenz. Diese Läsion weist Bereiche mit hoher Signalintensität im T 2w MRT-Bild (Flüssigkeitssignal, zystische Bereiche) und eine heterogene Anreicherung nach Kontrastmittelgabe auf.
a FLAIR-MRT-Aufnahme.
b T 2w MRT-Aufnahme.
c T 1w MRT-Aufnahme nach Kontrastmittelgabe.

Differenzialdiagnose

> **Differenzialdiagnosen**
>
> Vom Hämangioperizytom ist differenzialdiagnostisch das Meningeom abzugrenzen.

Lymphom

> **Kernaussagen**
>
> Optimalerweise zielt die Diagnostik des Lymphoms auf die Erfassung von Symptomen mit Einsatz der MRT, häufig ergänzend der CT.

Definition

Das Lymphom des Auges und der Orbita zählt zu den extranodalen Manifestationsformen. Lymphome mit typischen Manifestationsorten sind das subkonjunktivale Lymphom, das Tränendrüsenlymphom, das Lidlymphom und das eigentliche Orbitalymphom. Unterschieden wird daher zwischen benignen reaktiven lymphatischen Hyperplasien und malignen Lymphomen. Nicht immer eindeutig zu diagnostizieren und abzugrenzen ist der entzündliche Pseudotumor.

Pathophysiologie und Ätiologie

Lymphome können als primäre orbitale Tumoren oder bei systemischen Lymphomen vorkommen. Extranodal tritt das Lymphom bei 40% der Non-Hodgkin-Lymphome auf. Dabei ist die Orbita in 5–14% der Fälle betroffen.

Demografie

Lymphome sind eine Erkrankung des höheren Lebensalters, mit intra- und extrakonaler, seltener auch konjunktivaler Lokalisation.

Klinik, Therapie und Prognose

Klinisch ist für die Lymphome ein eher schleichender Beginn mit einem sich langsam entwickelnden Exophthalmus typisch. Schmerzen wie bei den akuten Formen des entzündlichen Pseudotumors sind eher untypisch. Auf eine Kortisontherapie, auf die die akuten Formen des entzündlichen Pseudotumors in der Regel sehr gut ansprechen, reagieren meist auch die Lymphome. Vereinzelt können vor allem hochmaligne Lymphome mit ossären Destruktionen einhergehen, die dann auf den konventionellen Röntgenaufnahmen nachweisbar sind. Die überwiegende Zahl der Lymphome führt jedoch weder zu ossären Destruktionen noch zu Erosionen oder einer Expansion der knöchernen Orbita.

Bildgebung

Im Gegensatz zum Lymphom des Nasopharynx ist mit den bildgebenden Verfahren eine Differenzierung von benignen und malignen Lymphomformen der Orbita nicht möglich.

Die orbitalen Lymphome sind häufig in den kranialen Orbitaanteilen lokalisiert. Klinisch äußert sich dies in der Verlagerung des Bulbus nach vorn (Exophthalmus) und unten. In der CT in transversaler Schichtführung können kleinere Lymphome als eine scheinbare Auftreibung des M. rectus superior bzw. des M. levator palpebrae superioris fehlinterpretiert werden oder dem Nachweis ganz entgehen. In diesem Fall ist die CT in frontaler Schichtführung besser geeignet, da sie die Differenzierung des Lymphoms vom Augenmuskel und Orbitadach ermöglicht. Die Kontaktfläche des Lymphoms zum Orbitadach, Augenmuskel oder Bulbus ist glatt und zeichnet die anliegenden Strukturen nach. Die Kontaktfläche zum retrobulbären Fett weist dagegen regelmäßig eine sägezahnartige Kontur mit kleinen streifigen Ausläufern auf. Der Lymphombefall

6.4 Spezifische Befunde

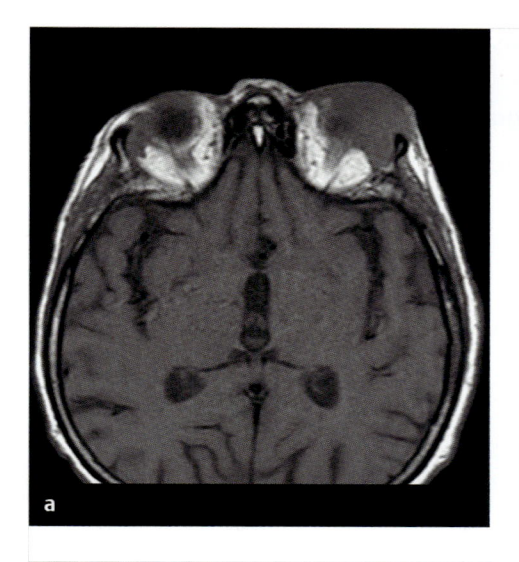

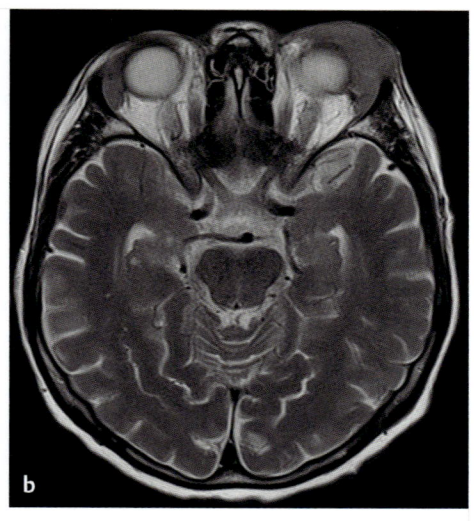

Abb. 6.10 Lymphom. Die MRT-Aufnahmen einer Patientin mit Lymphom zeigen eine Kontrastmittelanreicherung und Verdickung der Glandula lacrimalis links und eine Beteiligung der Mm. recti superior sowie lateralis mit Verlegung und Imbibierung des Fettgewebes in diesem Bereich.
a T 1w MRT-Aufnahme.
b T 2w MRT-Aufnahme.
c Axiale T 1w MRT-Aufnahme nach Kontrastmittelgabe.
d Koronare T 1w MRT-Aufnahme nach Kontrastmittelgabe.

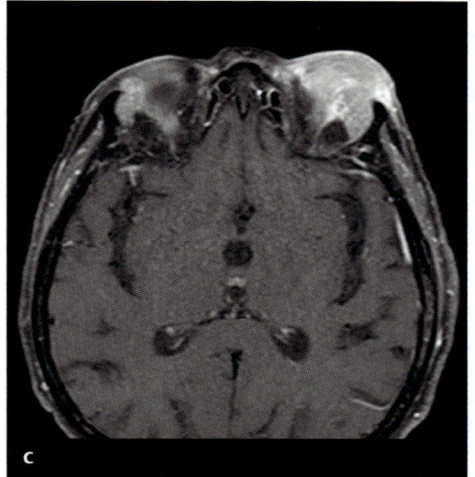

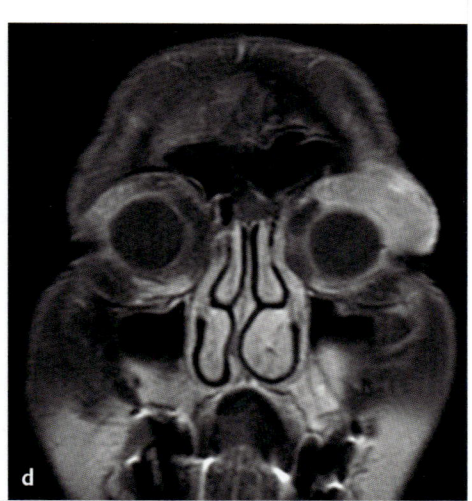

des Sehnervs als intrakranielle Manifestationsform führt nicht zu einer Verdrängung benachbarter Strukturen. In der CT sind die Veränderungen hyperdens gegenüber dem Fett.

In der MRT imponieren die Veränderungen hypointens in der T 1w und hyperintens in der T 2w Sequenz. Die Kontrastmittelaufnahme kann ausgeprägt sein (▶ Abb. 6.10).

Bildgebung

- *CT:* Einsatz zur ergänzenden Diagnostik
- *MRT:* Standardbildgebung zur Sicherung der Diagnose und Differenzialdiagnose

Differenzialdiagnose

Differenzialdiagnosen

In der Differenzialdiagnose zu anderen Tumoren hilft beim Lymphom die charakteristische Diskrepanz zwischen oft ausgedehnter Raumforderung und nur geringer Verlagerung anderer Orbitastrukturen weiter. Differenzialdiagnostisch kommt neben dem entzündlichen Pseudotumor auch die Sarkoidose in Betracht.

Schwannom

Kernaussagen

Die MRT ist das bildgebende Verfahren der Wahl zur Darstellung des Schwannoms, während die CT zur Primärdiagnostik in den Hintergrund gerückt ist.

Definition

Orbitale Schwannome gehen von den Schwann-Zellen der Hirnnerven II–VII, nicht jedoch vom N. opticus aus. Die orbitalen Schwannome sind langsam wachsende, benigne Tumoren des Erwachsenenalters. Pathologisch-anatomisch sind die Schwannome gekapselt, an der Oberfläche von varikös veränderten Gefäßen überzogen und eher weich.

Pathophysiologie und Ätiologie

Es besteht eine Assoziation zur Neurofibromatose.

Demografie

Schwannome treten in der Regel zwischen dem 20. und 50. Lebensjahr auf und machen in der Orbita 3 % aller Raumforderungen aus.

Orbita

Klinik, Therapie und Prognose

Die klinische Symptomatik bei Schwannomen zeigt sich oft in Form von Hörverlust und Tinnitus.

Je nach Lage und Größe bietet sich operative Entfernung über einen anterioren oder lateralen Zugang an.

Bildgebung

In den konventionellen Röntgenaufnahmen sind in der Regel keine Veränderungen der knöchernen Orbita feststellbar.

In der CT kommt eine gegenüber dem retrobulbären Fettgewebe hyperdense, scharf begrenzte und deutlich kontrastmittelaufnehmende Raumforderung zur Darstellung. Formveränderungen der umgebenden orbitalen Strukturen sind auch bei größeren Schwannomen oft minimal.

In der MRT sind die Schwannome hypointens in der T1w und deutlich hyperintens in der T2w Sequenz. Sowohl in der CT als auch in der MRT kann nach Kontrastmittelapplikation eine ausgeprägte Kontrastmittelaufnahme verzeichnet werden (▶ Abb. 6.11).

Bildgebung

- *CT:* Standardbildgebung
- *MRT:* Standardbildgebung

Differenzialdiagnose

Differenzialdiagnosen

In der Differenzialdiagnose des Schwannoms ist das Hämangiom zu berücksichtigen.

Kavernöses Hämangiom

Kernaussagen

Der Schwerpunkt der Schnittbilddiagnostik liegt beim kavernösen Hämangiom primär auf der MRT-Diagnostik; es zeigt dort typische Charakteristika.

Definition

Kavernöse Hämangiome der Orbita sind langsam wachsende, benigne Gefäßtumoren.

Pathophysiologie und Ätiologie

Die Ätiologie des kavernösen Hämangioms ist nicht genau bekannt.

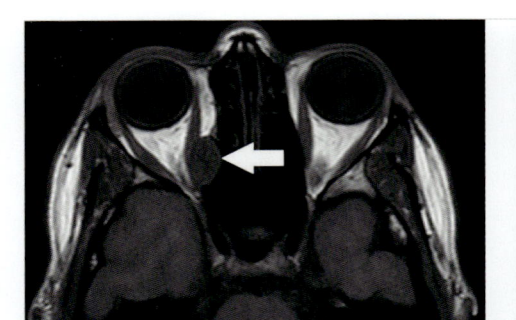

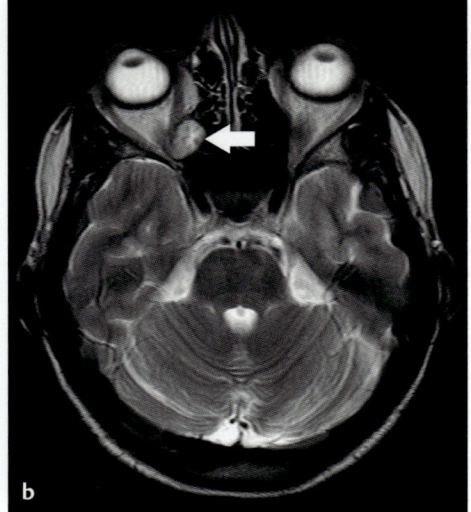

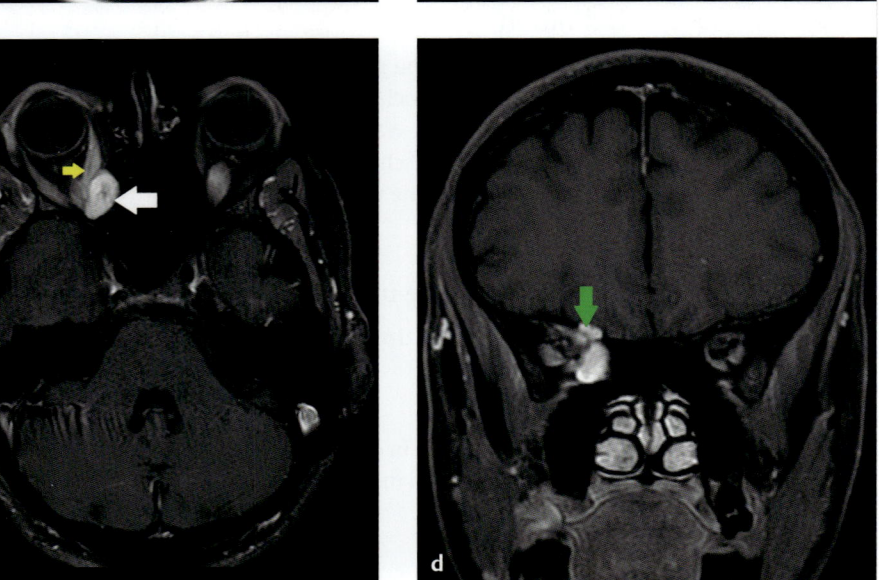

Abb. 6.11 **Intraorbitales Schwannom rechts.** Die MRT-Bilder zeigen rechts-intraorbital, mit hypointensem T1w Signal und iso- bis hyperintensem T2w Signal, eine am Orbitatrichter medial-extrakonal gelegene, homogen kontrastmittelanreichernde Raumforderung. Sie verlagert den M. rectus medialis (c, gelber Pfeil) nach lateral und reicht im dorsalen Anteil knapp in die Fissura orbitalis inferior und kranialseitig kleinnodulär nach subdural (d, Pfeil). Nach medial wölbt sich die Raumforderung gering nach ethmoidal vor (a–c, weiße Pfeile).
a T1w MRT-Aufnahme.
b T2w MRT-Aufnahme.
c Axiale T1w MRT-Aufnahme nach Kontrastmittelgabe.
d Koronare T1w MRT-Aufnahme nach Kontrastmittelgabe.

Demografie

Kavernöse Hämangiome zählen zu den häufigsten benignen Tumoren im Bereich der Orbita. Das kavernöse Hämangiom liegt in der Regel im Erwachsenenalter vor und tritt gehäuft bei Frauen im 2.–5. Lebensjahrzehnt auf. Dabei sind Frauen doppelt so oft wie Männer betroffen.

Klinik, Therapie und Prognose

Ein kavernöses Hämangiom ist meist ein Zufallsbefund, der keiner Therapie bedarf. In der Regel sind es langsam wachsende Tumoren, während der Schwangerschaft kann jedoch ein beschleunigtes Wachstum beobachtet werden.

Sollten bedingt durch die Größe Kompressionszeichen am Sehnerv auftreten und die Sehkraft bedroht sein, empfiehlt sich eine operative Entfernung.

Bildgebung

Die kavernösen Hämangiome sind in einem sehr großen Prozentsatz der Fälle intrakonal lokalisiert, oft unmittelbar hinter dem Bulbus gelegen. Intrakonal in der Orbitaspitze und extrakonal gelegene Formen sind wesentlich seltener.

In der CT imponiert das kavernöse Hämangiom als scharf begrenzte, rundliche, dichte Raumforderung, die den Apex der Orbita ausspart und nach Kontrastmittelapplikation eine homogene Anreicherung aufweist. Eine Deformierung der knöchernen Orbita mit knöcherner Arrosion kann bei ausgeprägten Befunden beobachtet werden, jedoch findet sich keine ossäre Destruktion.

In der MRT kann die Lagebeziehung zwischen Tumor und Sehnerv bzw. Augenmuskeln besser erfasst werden (▶ Abb. 6.12). Das kavernöse Hämangiom der Orbita kommt in der nativen T1w Sequenz isointens und in der T2w Sequenz hyperintens im Vergleich zur Muskulatur zur Darstellung. Nach der Kontrastmittelapplikation zeigt sich eine inhomogene Anreicherung.

Bildgebung

- *CT:* Typisch sind für kavernöse Hämangiome ein Early Enhancement und eine Kontrastmittelanreicherung von zentral nach peripher.
- *MRT:* Typische MRT-Charakteristika sind ein hohes Signal in T2w Sequenzen und eine starke periphere Anreicherung nach Kontrastmittelgabe.

Differenzialdiagnose

Differenzialdiagnosen

Differenzialdiagnosen des kavernösen Hämangioms betreffen Neurofibrome, Schwannome, Hämangioperizytome oder benigne mesenchymale Tumoren (▶ Abb. 6.13).

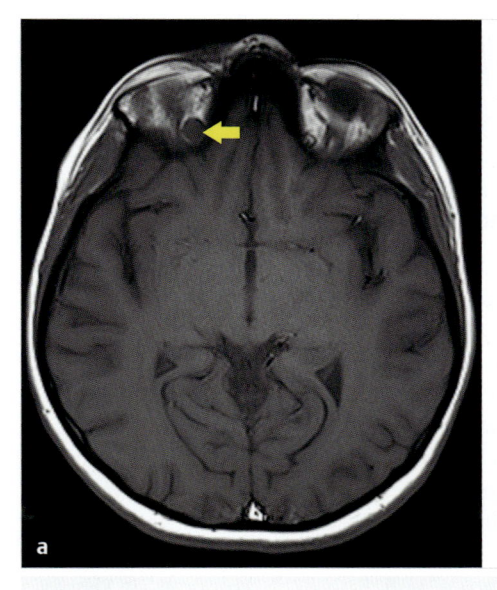

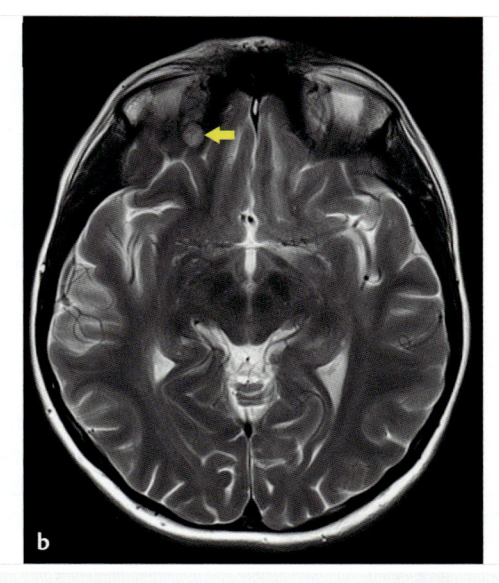

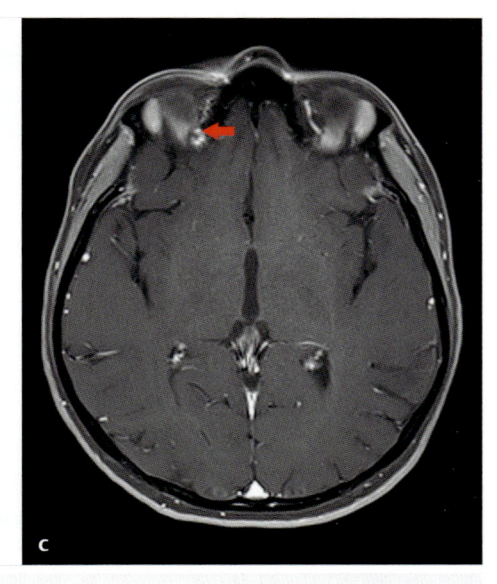

Abb. 6.12 Kavernöses Hämangiom. Die MRT-Aufnahmen zeigen eine scharf umschriebene, oväläre Raumforderung rechts-intraorbital extrakonal oberhalb des M. rectus superior, in der T1w Sequenz (**a**, Pfeil) homogen muskelisointens, in der T2w Sequenz (**b**, Pfeil) mäßig hyperintens, mit schmalem hypointensem Saum, nicht zystisch. Die Raumforderung nimmt kräftig Kontrastmittel auf, mit nodulärem Aspekt (**c**, Pfeil) und mit kleineren, minderanreichernden Arealen. Diese Läsion stellt wahrscheinlich ein kavernöses Hämangiom dar.
- **a** T1w MRT-Aufnahme.
- **b** T2w MRT-Aufnahme.
- **c** T1w MRT-Aufnahme nach Kontrastmittelgabe.

Orbita

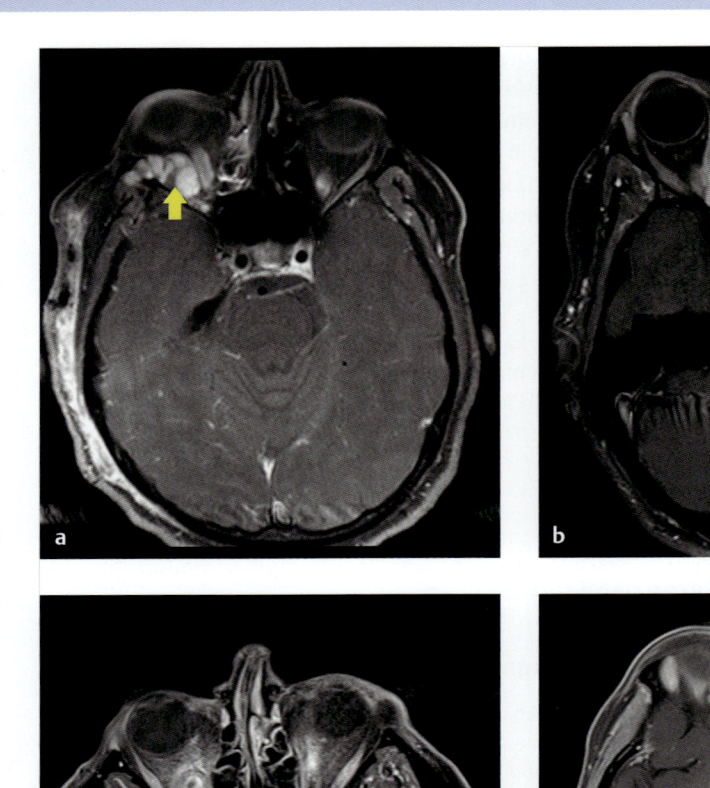

Abb. 6.13 **Kavernöses Hämangiom: verschiedene Differenzialdiagnosen.** T1w MRT-Aufnahmen nach Kontrastmittelgabe von unterschiedlichen Patienten mit extraokulären Läsionen.
a Patient mit Neurofibrom (Pfeil).
b Patient mit Schwannom (Pfeil).
c Patient mit Hämangioperizytom (Pfeil).
d Patient mit benigne aussehender Läsion (Pfeil), die wahrscheinlich ein kavernöses Hämangiom darstellt.

Kapilläres Hämangiom

Kernaussagen

Die initiale Diagnostik des kapillären Hämangioms beruht meist auf der CT- und MRT-Bildgebung.

Definition

Das kapilläre Hämangiom ist ein Tumor des ersten Lebensjahrs. In der Regel wird es als kleine Läsion der Augenlider beim Neugeborenen erstmals bemerkt und nimmt in den folgenden Monaten an Größe zu. Oberflächliche kapilläre Hämangiome, die im Gesichtsbereich oft medial und superior lokalisiert sind, können von tiefen Formen unterschieden werden. Letztere können Orbitastrukturen wie etwa die Augenmuskeln einbeziehen.

Pathophysiologie und Ätiologie

Die Ätiologie der kapillären Hämangiome ist nicht bekannt.

Demografie

Ungefähr 3–5 % aller Säuglinge sind betroffen, darunter Frühgeborene bis zu zehnmal häufiger. Damit sind die Hämangiome die häufigsten Tumoren im Kindesalter. Bei Mädchen treten die Hämangiome zwei- bis dreimal häufiger auf als bei Jungen.

Klinik, Therapie und Prognose

Bei kapillären Hämangiomen ist meist die Haut mitbetroffen. Bei tiefer gelegenen kapillären Hämangiomen der Orbita scheinen das Lid und die Bindehaut ein bläuliches Aussehen zu haben. Das kapilläre Hämangiom wächst in der Regel in den ersten Lebensmonaten. Allerdings verschwinden mehr als 70 % der kapillären Hämangiome bis zum 7. Lebensjahr fast vollständig wieder.

Bei unkomplizierten Hämangiomen ist keine Therapie erforderlich. Bei Hämangiomen im Bereich der Orbita oder bei offensichtlicher Wachstumstendenz sollte allerdings eine frühzeitige Therapie erfolgen. Es lässt sich nicht vorhersagen, ob ein kapilläres Hämangiom maligne entarten wird. Falls doch, kommen als Therapie systemische Kortikoide, lokale Injektionen von Steroiden, Laser- und Kryotherapie sowie eine Resektion infrage. In vielen Fällen bilden sich kapilläre Hämangiome von selbst zurück.

Bildgebung

In der CT sind inhomogene retrobulbäre Raumforderungen darstellbar. Als Hinweis auf die vaskuläre Genese des Tumors kann eine ausgeprägte Kontrastmittelanreicherung nachgewiesen werden.

In der MRT kommt das kapilläre Hämangiom in der T1w und in der T2w Sequenz inhomogen zur Darstellung. Der Tumor ist gegen die Umgebung unscharf abgegrenzt und respektiert die einzelnen Orbitakompartimente nicht. Perfundierte Gefäßanteile sind bei

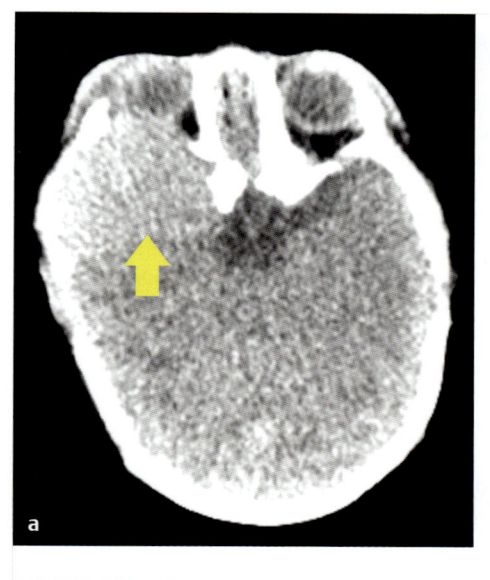

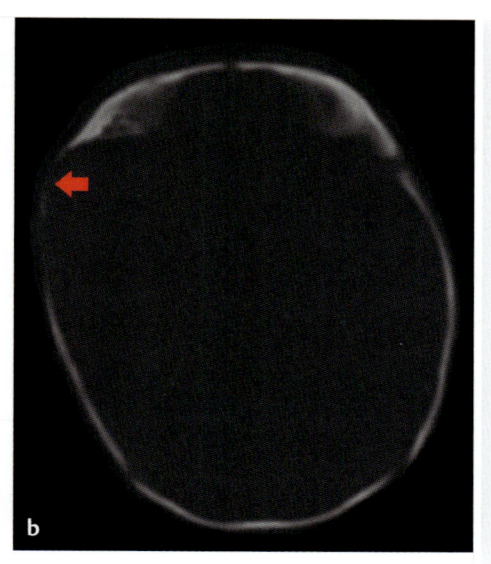

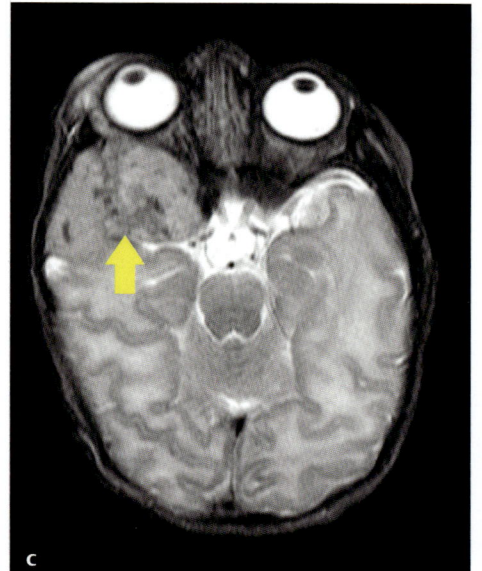

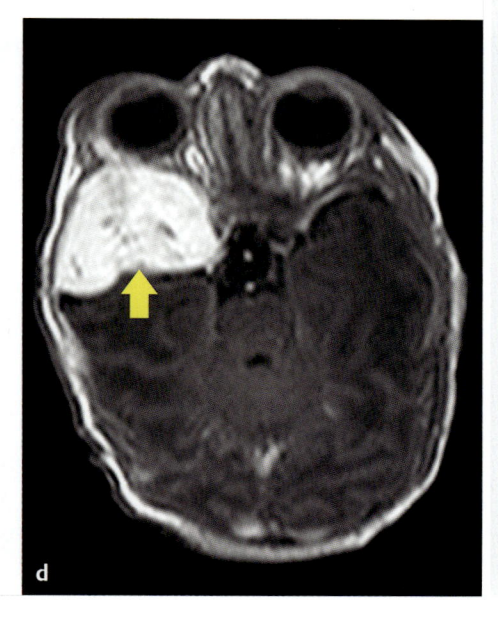

Abb. 6.14 Kapilläres Hämangiom. In den CT-Aufnahmen des 2 Tage alten Babys zeigt sich das kapilläre Hämangiom als hyperdense parietotemporale Läsion (**a**, Pfeil) mit Deformierung der Kalotte rechtstemporal (**b**, Pfeil). In den MRT-Aufnahmen ist eine anreichernde Struktur (**c, d**, Pfeile) der mittleren Schädelgrube rechts zu sehen. Das Gewebe reicht unmittelbar in den parasellären Raum ohne Einbeziehung des ipsilateralen Sinus cavernosus. Infiltration der lateralen rechten Orbitawand mit geringer Verlagerung des rechten N. opticus nach medial und mit geringem Exophthalmus rechts. Zwischen dem Temporallappen und der Anreicherung ist ein Liquorband abgrenzbar.
a CT-Aufnahme im Weichteilfenster.
b CT-Aufnahme im Knochenfenster.
c T 2w MRT-Aufnahme.
d T 1w MRT-Aufnahme nach Kontrastmittelgabe.

entsprechender Sequenzwahl signallos; normale Gefäßstrukturen der Orbita können erweitert sein. Die Signalintensität der kapillären Hämangiome entspricht in der T 1w Sequenz der der Augenmuskeln oder ist etwas höher. In der T 2w Sequenz sind die Tumoren sehr signalintensiv (▶ Abb. 6.14).

Bildgebung

- *CT:* Standarddiagnostik
- *MRT:* Standarddiagnostik

Differenzialdiagnose

Differenzialdiagnosen

Bei Gefäßanomalien ist zwischen Hämangiomen und Gefäßmalformationen zu unterscheiden. Hämangiome sind direkt nach der Geburt oft nur diskret vorhanden und können in den ersten Lebensmonaten deutlich an Größe zunehmen. Hingegen bestehen Gefäßmalformationen häufig schon bei Geburt und werden proportional zum Körperwachstum größer.

Rhabdomyosarkom

Kernaussagen

Üblicherweise treten Rhabdomyosarkome mit einem schnell wachsenden einseitigen Exophthalmus in Erscheinung.

Definition

Das Rhabdomyosarkom ist die häufigste Art von Weichteilsarkomen bei Kindern. Es entsteht aus embryonalen mesenchymalen Zellen, die noch die Möglichkeit haben, sich zu Skelettmuskelzellen zu differenzieren. Das Rhabdomyosarkom kann aus fast jeder Art Muskelgewebe an jeder Körperstelle entstehen und führt zu sehr vielfältigen klinischen Manifestationen. Es liegt meist extrakonal superior-nasal und betrifft häufig auch Konjunktiva, Uvea und Lid. Oft ist das erste Symptom die massive Protrusio bulbi mit inferotemporaler Verlagerung des Bulbus, begleitet von Lidschwellung und konjunktivaler Kongestion.

Orbita

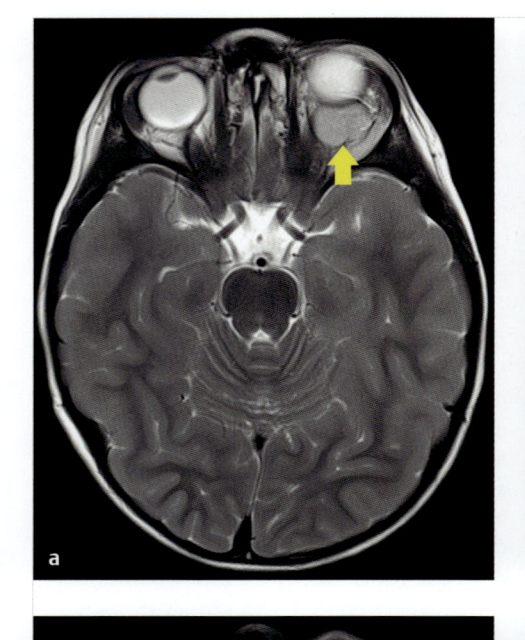

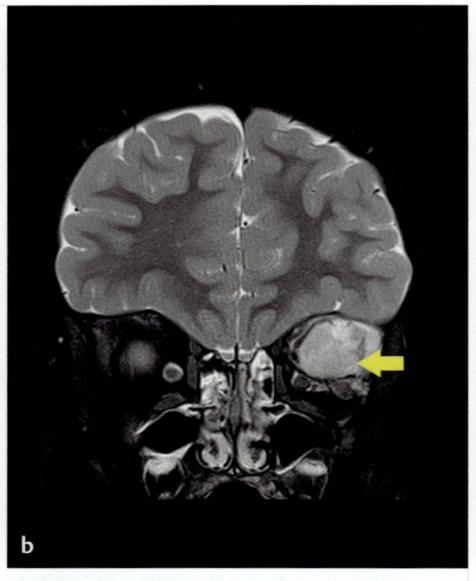

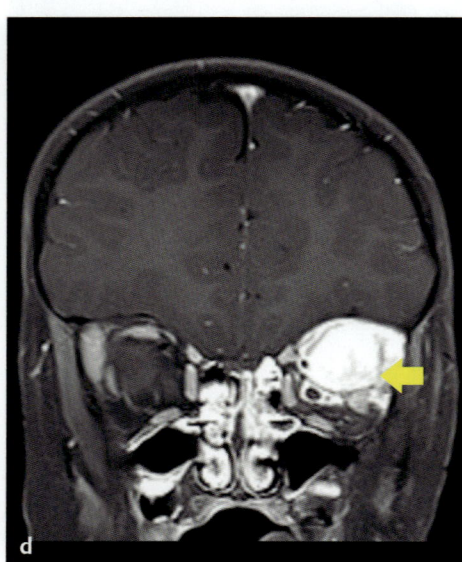

Abb. 6.15 Rhabdomyosarkom. Es zeigt sich eine intrakonale Raumforderung (Pfeile) am oberen lateralen Quadranten der Orbita links mit Verdrängung und Infiltration der Mm. recti superior und lateralis links sowie der Glandula lacrimalis links, die bis tief in den Orbitatrichter reicht. Komprimierung und Verlagerung des N. opticus und Infraktion der linken Lamina papyracea durch die raumfordernde Wirkung. Kein Anhalt für eine ossäre Infiltration oder einen Tumoreinbruch in die Nasennebenhöhlen oder nach intrakraniell.
- **a** Axiale T 2w MRT-Aufnahme.
- **b** Koronare T 2w MRT-Aufnahme.
- **c** Axiale T 1w MRT-Aufnahme nach Kontrastmittelgabe.
- **d** Koronare T 1w MRT-Aufnahme nach Kontrastmittelgabe.

Pathophysiologie und Ätiologie

Das Rhabdomyosarkom entsteht in Zellen, die sich normalerweise zu Muskelzellen entwickeln würden. Die Ursache der Erkrankung ist unbekannt.

Demografie

Neben den skelettalen Rhabdomyosarkomen werden auch orbitale Manifestationen beobachtet. Die Manifestationsorte unterscheiden sich jedoch im Manifestationsalter: Während das skelettale Rhabdomyosarkom ein Tumor des Erwachsenen ist, werden die orbitalen Formen ganz überwiegend bei Kindern gesehen. Nach dem 18. Lebensjahr wird der Tumor kaum noch beobachtet. Überwiegend ist das männliche Geschlecht betroffen.

Klinik, Therapie und Prognose

Klinisch manifestiert sich das Rhabdomyosarkom mit einem rasch progredienten Exophthalmus. Als Besonderheit wird bei einem kleineren Teil der Patienten Nasenbluten beobachtet, ein Symptom, das das Rhabdomyosarkom von anderen Orbitatumoren unterscheidet. Ursache ist das Einwachsen der Rhabdomyosarkome in die Nasenhaupthöhle. Histologisch werden ein embryonaler, ein alveolärer und ein pleomorpher Typ unterschieden.

Die Behandlung umfasst chirurgische Maßnahmen, Bestrahlung und Chemotherapie.

Bildgebung

Vereinzelt ist in den konventionellen Röntgenaufnahmen eine Volumenvermehrung der knöchernen Orbita oder eine knöcherne Destruktion nachweisbar.

Die Karzinome werden normalerweise mittels CT oder MRT entdeckt (▶ Abb. 6.15) und mittels Biopsie verifiziert.

Bildgebung

- *CT:* Standarddiagnostik (flächige Kontrastmittelaufnahme, unscharf begrenzt)
- *MRT:* Standarddiagnostik (hohes Signal in T 2w Sequenzen, niedriges Signal im T 1w Bild)

Differenzialdiagnose

> **⚠ Differenzialdiagnosen**
>
> Differenzialdiagnostisch kommt beim Rhabdomyosarkom die Mehrzahl der in dieser Altersgruppe anzutreffenden Tumoren in Betracht.

Lymphangiom

> **Ⓜ Kernaussagen**
>
> Das Lymphangiom zeigt eine inhomogene Signalintensität im T 2w und T 1w Bild.

Definition

Lymphangiome sind benigne hamartomatöse zystische Tumoren. Sie sind eine Entwicklungsfehlbildung und entsprechen nicht funktionierenden benignen vaskulären Fehlbildungen, die durch die Orbita und, seltener, durch den Oropharynx verlaufen.

Pathophysiologie und Ätiologie

Beim Lymphangiom kann keine eindeutige Ursache ermittelt werden. Man geht davon aus, dass das Lymphangiom aufgrund von erblichen Störungen der Lymphgefäße entsteht.

Demografie

Das Lymphangiom ist ein Tumor des Kindesalters. Die meisten Fälle werden vor dem 15. Lebensjahr manifest.

Klinik, Therapie und Prognose

Von den Hämangiomen sind die Lymphangiome durch ihr histologisches Bild und ihre klinische Manifestation abzugrenzen. Lymphangiome sind im Gegensatz zu den kavernösen Hämangiomen nicht gekapselt. Histologisch finden sich mit Endothel ausgekleidete Lakunen, deren Lumina mit seröser Flüssigkeit oder Blut unterschiedlichen Alters gefüllt sind. Ein Grund für die Manifestation der Lymphangiome ist deren Blutungsneigung. Insbesondere mit der MRT werden regelmäßig Blutungen unterschiedlichen Alters innerhalb der Tumoren nachgewiesen. Größere Blutungen führen zu einem unter Umständen ausgeprägten Exophthalmus. Ein Überschreiten der orbitalen Kompartimentgrenzen (Septum orbitale und Muskelkonus) ist für das Lymphangiom charakteristisch.

Bildgebung

In der CT stellt sich das Lymphangiom als weichteildichte, lobulierte Raumforderung von variabler Dichte dar. Nach Kontrastmittelgabe ist eine mäßige Anreicherung in den Randbereichen und den Septen nachweisbar. Die knöcherne Orbita ist oft erweitert, und gelegentlich sind Verkalkungen nachweisbar. Das Lymphangiom wächst selten infiltrativ.

In der MRT weist das Lymphangiom die gleichen inhomogenen morphologischen Kriterien auf. Das Signalverhalten wird vom Alter der Einblutungen bestimmt. Bei entsprechendem Alter kann die Signalintensität bereits in der T 1w Sequenz sehr hoch sein (▶ Abb. 6.16). Zur Differenzierung von z. B. Dermoiden bei extrakonalen Läsionen sind dann in jedem Fall T 2w Aufnahmen erforderlich.

> **Bildgebung**
>
> - *CT:* Standardbildgebug
> - *MRT:* Standardbildgebung

Differenzialdiagnose

> **⚠ Differenzialdiagnosen**
>
> Wichtig ist beim Lymphangiom die differenzialdiagnostische Abgrenzung von der Lymphangiomatose.

Osteom

> **Ⓜ Kernaussagen**
>
> Die Diagnostik des Osteoms beruht im Wesentlichen auf dem Einsatz der CT. In der MRT ist dieser Tumor deutlich schwieriger abgrenzbar.

Definition

Osteome sind benigne, langsam wachsende Tumoren.

Pathophysiologie und Ätiologie

Osteome sind häufig Begleiterscheinungen von benignen Tumoren wie die Meningeome.

Demografie

Die langsam wachsenden Osteome im Bereich der Orbita können in jedem Alter diagnostiziert werden, treten aber meist im mittleren Lebensalter und überwiegend beim weiblichen Geschlecht auf.

Orbita

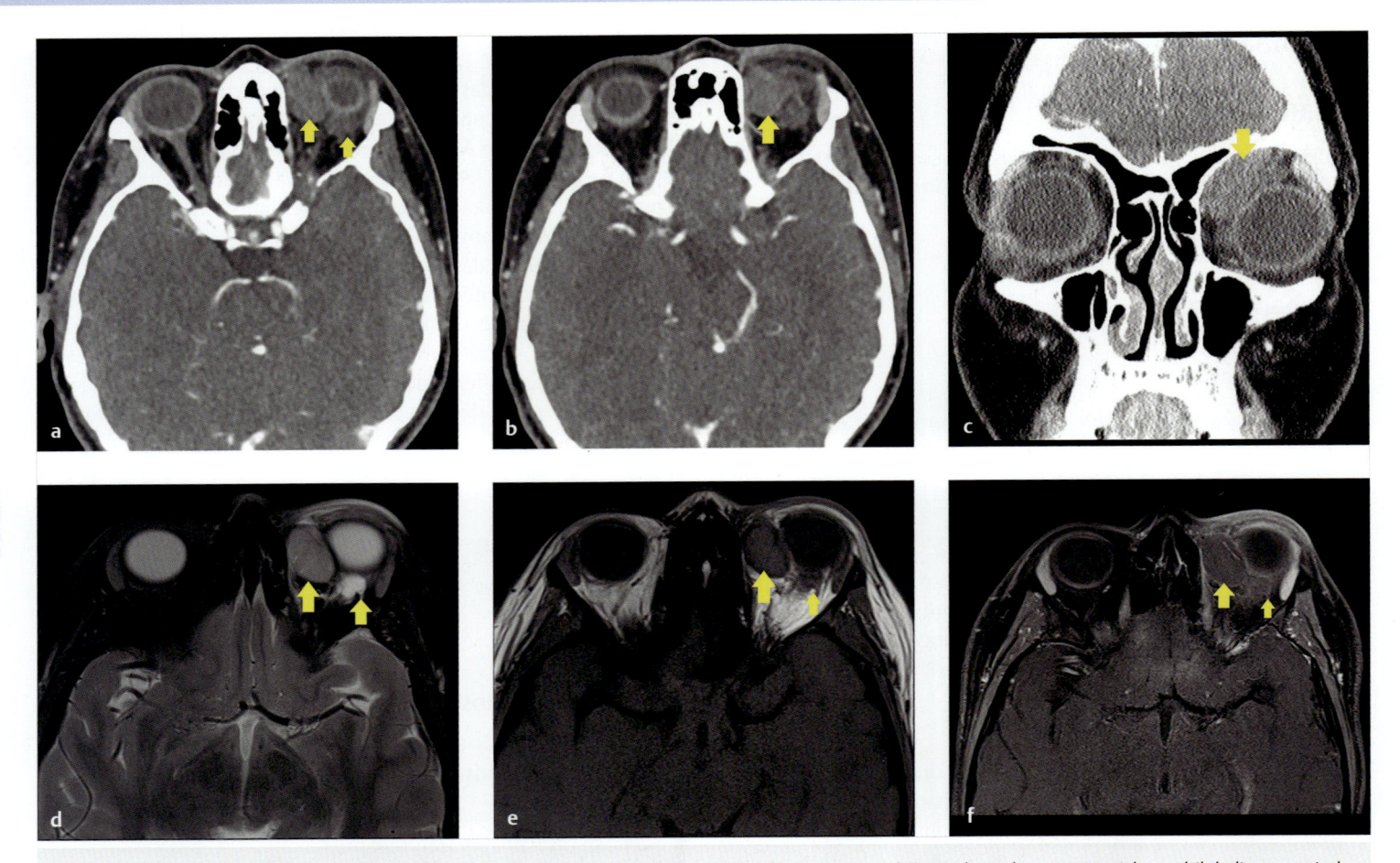

Abb. 6.16 Linksseitiges orbitales Lymphangiom. Es zeigt sich eine intrakonale, unscharf begrenzte, nicht eingekapselte, transspatiale, multilokulierte zystische Läsion (Pfeile). Sie bewirkt eine Kompression über die mediale Seite des linken Augapfels. Dieses Lymphangiom erscheint im CT leicht hyperdens, in der T 2w und der T 1w Aufnahme iso- bis hyperintens. Es weist nur im Randbereich nach Kontrastmittelgabe eine Anreicherung auf.
- a Axiale CT-Aufnahme nach Kontrastmittelgabe.
- b Axiale CT-Aufnahme nach Kontrastmittelgabe, kranial zu a.
- c Koronare CT-Aufnahme nach Kontrastmittelgabe.
- d T 2w MRT-Aufnahme.
- e T 1w MRT-Aufnahme.
- f T 1w MRT-Aufnahme nach Kontrastmittelgabe.

Klinik, Therapie und Prognose

In den meisten Fällen handelt es sich bei Osteomen um radiologische Zufallsbefunde. Der Nachweis multipler Osteome sollte an das autosomal-dominant erbliche Gardner-Syndrom denken lassen.

Osteome bedürfen nur einer Therapie, wenn sekundäre Symptome auftreten.

Bildgebung

Osteome entstehen normalerweise aus den Nasennebenhöhlen. Sie können sich bis zur Orbita erstrecken (▶ Abb. 6.17) und eine Kompression des Inhalts verursachen. In der CT erscheinen sie als gut definierte knöcherne Raumforderungen, die sehr dicht sein können (Ivory-Osteom), oder als kortikalisierte Raumforderungen mit zentralem Knochenmark.

In der MRT imponieren sie normalerweise in allen Sequenzen als hypointense Läsion, einige können jedoch ein zentrales Knochenmarksignal zeigen.

Differenzialdiagnose

> **Differenzialdiagnosen**
>
> Die Differenzialdiagnose von Osteomen kann alle primären benignen orbitalen Knochentumoren umfassen, einschließlich Osteoblastom, ossifizierendem Fibrom und fibröser Dysplasie.

6.4.4 Entzündliche Veränderungen

Klinisch sind primär entzündliche Veränderungen im Bereich der Orbita wie die Dakryoadenitis und die Myositis der äußeren Augenmuskulatur von fortgeleiteten Entzündungen zu differenzieren, die zu einer Orbitaphlegmone oder zu einem intraorbitalen Abszess führen können. Diese sekundären entzündlichen Veränderungen treten vor allem als Folge von Traumata oder einer akuten Sinusitis auf. Eine weitere, besonders klinisch bedeutsame entzündliche Manifestation stellt die retrobulbäre Neuritis n. optici dar.

6.4 Spezifische Befunde

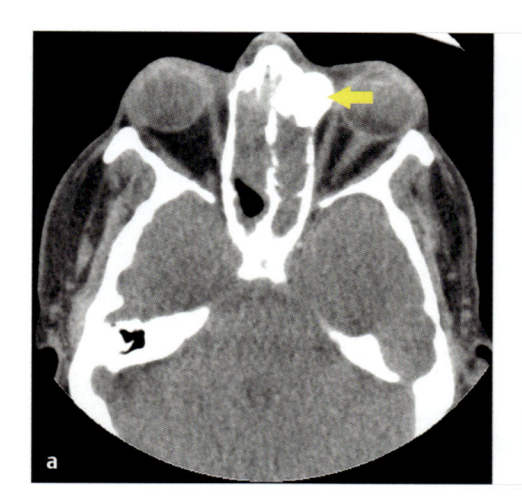

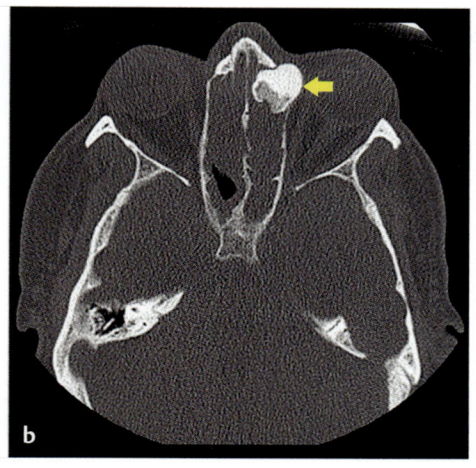

Abb. 6.17 Osteom in der Stirnhöhle (links) mit Eingriff in die linke Orbita. Die Pfeile kennzeichnen das Osteom.
a Axiale CT-Aufnahme (Weichteilfenster).
b Axiale CT-Aufnahme (Knochenfenster).

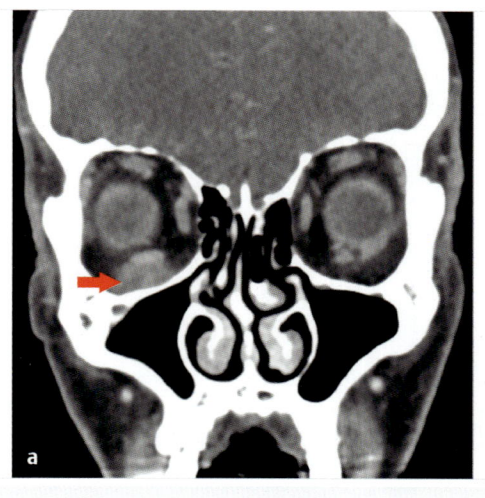

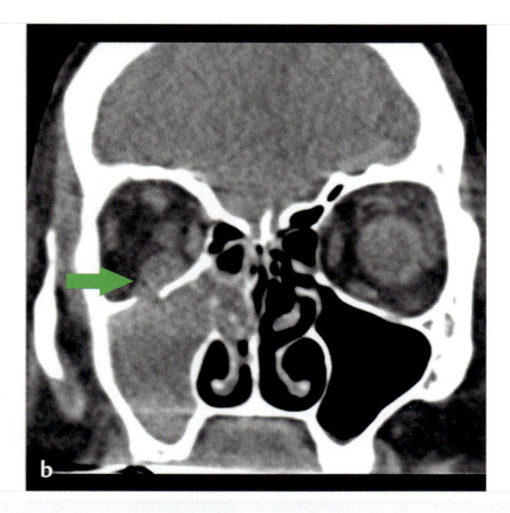

Abb. 6.18 Infektion der Orbita.
a Koronares CT der Nasennebenhöhlen (mit Kontrastmittel) eines Patienten mit rechtsseitigen intraorbitalen phlegmonösen Veränderungen. Die Aufnahme zeigt Fettgewebsimbibierungen intraorbital kaudal des M. rectus inferior rechts (roter Pfeil) mit Beteiligung des angrenzenden Muskels mit Auftreibung im Seitenvergleich. Keine eindeutigen liquiden Formationen intraorbital.
b Das koronare CT des Nasennebenhöhlenbilds eines anderen Patienten zeigt einen rechts subperiostalen intraorbitalen inferioren Abszess als Verlängerung der ausgedehnten rechten Sinusitis maxillaris durch das dilatierte Foramen orbitale inferior (grüner Pfeil). Dieser Prozess erstreckt sich auch durch den antromeatalen Komplex in die Nasenhöhle.

Leichte entzündliche Veränderungen der Augen äußern sich zunächst mit Schmerzen, vermehrter Tränensekretion sowie Sehverschlechterung und evtl. einseitigem Exophthalmus. Bei der Myositis der Augenmuskulatur zeigt sich häufig eine Einschränkung der Motilität. Die Neuritis n. optici tritt meist im Rahmen der multiplen Sklerose auf und äußert sich in plötzlich auftretender Visusverschlechterung ohne fassbare Veränderungen des Augenhintergrunds. Fortgeschrittene bakterielle Entzündungen beinhalten eine hohe Komplikationsrate wie Verlust des Sehvermögens, Sinusvenenthrombose, Meningitis und endokranielle Abszedierung.

Die konventionellen Röntgenuntersuchungen dienen zum Ausschluss knöcherner Veränderungen. Die CT in axialer und frontaler Schichtführung ist die Methode der Wahl zur Beurteilung des knöchernen Orbitarahmens und der Lamina papyracea. Mittels MRT sind intraorbitale Abszesse und entzündliche Infiltrate als Signalveränderungen im retroorbitalen Fettgewebe nachweisbar. Während das retroorbitale Fettgewebe in der T1w Sequenz hell und die entzündlichen Strukturen dunkel erscheinen, werden Letztere in T2w Sequenzen, insbesondere mit Fettunterdrückung, signalreich dargestellt. Veränderungen im Rahmen einer retrobulbären Neuritis n. optici sind am besten in fettunterdrückten MRT-Sequenzen darstellbar. Die venöse MRA ermöglicht zusätzliche Aussagen bezüglich des Flussverhaltens in der V. ophthalmica.

Infektion der Orbita

Die Infektion der Orbita ist durch klinische Zeichen der Entzündung gekennzeichnet; mit den bildgebenden Verfahren ist jedoch nicht immer eine Raumforderung als Korrelat der Entzündung zu sichern. Von den eigentlichen Orbitaentzündungen, die den Retrobulbärraum betreffen, können als weniger schwere Formen subperiostale Abszesse und ausschließlich präseptal lokalisierte Infektionen differenziert werden (▶ Abb. 6.18, ▶ Abb. 6.19 und ▶ Abb. 6.20a). Klinisch steht bei den präseptalen Entzündungen die inflammatorische Reaktion des Auges und der Lider im Vordergrund. Dagegen führt die postseptale Entzündung zur Beteiligung des N. opticus und bei Auftreten einer lokalisierten Raumforderung auch zu Augenmotilitätsstörungen. Die orbitalen Entzündungen gehen in erster Linie von entzündlichen Veränderungen der Nasennebenhöhlen aus (▶ Abb. 6.20a und ▶ Abb. 6.20b). Aufgrund der

Orbita

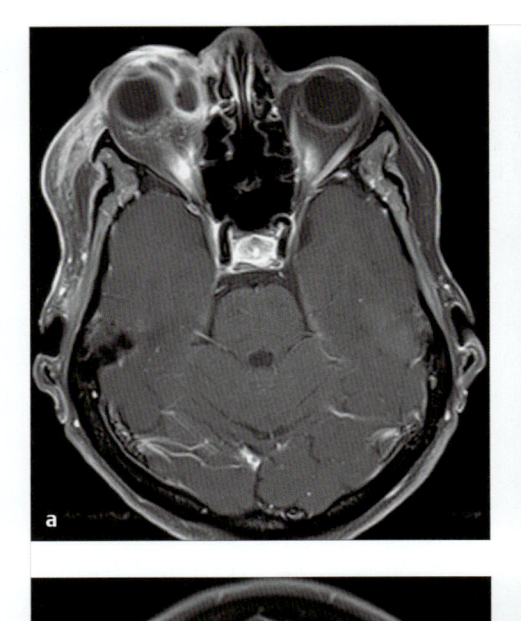

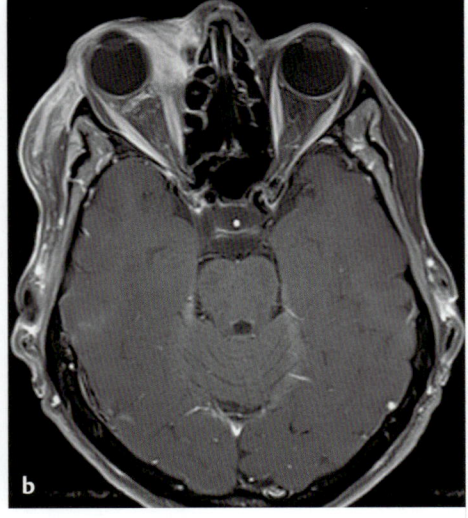

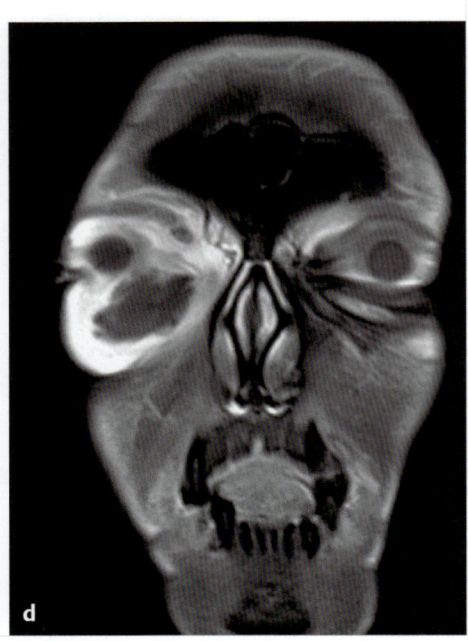

Abb. 6.19 Ausgedehnter Abszess im Unterlid rechts. T1w MRT-Aufnahmen nach Kontrastmittelgabe.
- **a** Der Abszess reicht nach medial in den Ductus lacrimalis und zieht unter den Bulbus. Rechtes Unterlid deutlich geschwollen, ventral mit flüssigkeitsisointens abszedierender Formation.
- **b** Nach Kontrastmittelgabe zeigt sich eine randständige Anreicherung, die phlegmonös in das Unterhautfettgewebe zieht.
- **c** Außerdem nach postseptal und intrakonal dorsal des Bulbus Imbibierung des intrakonalen Fettgewebes.
- **d** Die abszedierende Formation zieht unter den Bulbus, mit Dislokation des Bulbus nach kraniolateral, und führt zu einem Exophthalmus.

sehr dünnen Lamina papyracea sind insbesondere die Ethmoidalzellen oft Ursprung einer orbitalen Mitbeteiligung. Eine Ausbreitung über klappenlose Venen wird diskutiert.

Subperiostaler Abszess

Ursache entzündlicher Orbitaveränderungen sind überwiegend fortgeleitete Sinusitiden, aber auch Fremdkörper. Die CT wird bei den akuten Fällen als erstes bildgebendes Verfahren eingesetzt. Von besonderer Bedeutung ist die frühe Diagnose einer Abszessbildung (s. ▶ Abb. 6.18 und ▶ Abb. 6.20), da nach Abszessformation nicht mehr antibiotisch behandelt werden kann und eine chirurgische Ausräumung erforderlich ist. Anamnestisch sind bei einigen Patienten Zahnextraktionen oder Traumata des Gesichtsschädels bekannt. Infektionen durch Fremdkörper sind naturgemäß vom Zugangsweg und von der letztendlichen Lokalisation des Fremdkörpers abhängig.

In den konventionellen Röntgenaufnahmen sind Verschattungen der paranasalen Sinus erkennbar. In ausgeprägten Fällen können auch knöcherne Arrosionen der Orbitawand und weichteildichte Verschattungen in Projektion auf die Orbita nachgewiesen werden.

In der CT kommt bei dem von den Ethmoidalzellen ausgehenden subperiostalen Abszess eine weichteildichte Raumforderung entlang der medialen Orbitawand zur Darstellung. Der M. rectus medialis ist oft aufgetrieben. Bei größeren Prozessen können auch weitere Augenmuskeln befallen sein. Nach Kontrastmittelgabe ist eine flaue Anreicherung ohne klare Demarkation mit unter Umständen zentraler Aussparung erkennbar. Phlegmonöse Entzündungen und Abszesse sind daher in der CT nicht immer zu unterscheiden.

Eine lebensbedrohliche Komplikation der orbitalen Infektionen ist das Fortschreiten des Entzündungsprozesses nach intrakraniell. Knöcherne Destruktionen müssen in frühen Stadien nicht unbedingt nachweisbar sein.

Tolosa-Hunt-Syndrom

Das Tolosa-Hunt-Syndrom ist eine schmerzhafte Ophthalmoplegie, deren Ursache unspezifisches granulomatöses Gewebe im Bereich des Sinus cavernosus, der Orbitaspitze oder der Fissura orbitalis superior ist. Eine gewisse Ähnlichkeit mit dem entzündlichen Pseudotumor ist gegeben. Zusätzlich können durch die DSA und evtl. auch mit der MRA Verschlüsse der V. ophthalmica vor ihrem Eintritt in den Sinus cavernosus ebenso wie Wandveränderungen der A. carotis interna dokumentiert werden. In der CT und MRT gelingt die Darstellung von granulomatösem Gewebe im Bereich des Sinus cavernosus. In der MRT ist das paraselläre Gewebe gut auf koronaren Schnitten zu erkennen und weist eine überwiegend homogene Kontrastmittelanreicherung auf (▶ Abb. 6.21).

6.4 Spezifische Befunde

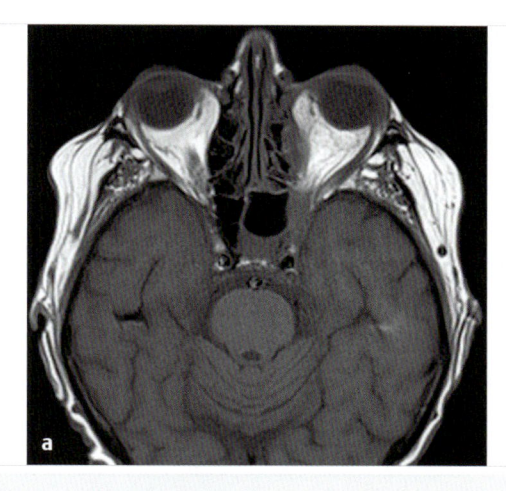

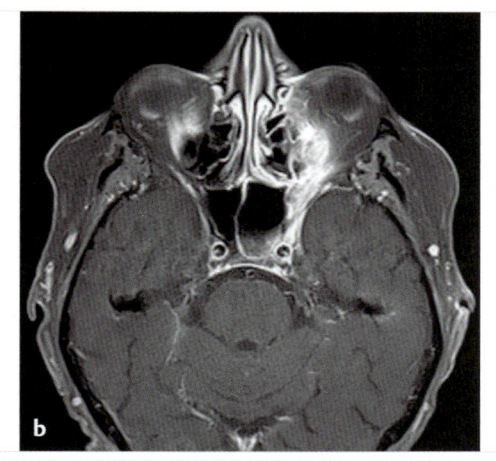

Abb. 6.20 Intraorbitale Veränderungen. Eine Patientin mit Doppelbildern, Ptosis sowie starke Schmerzen am linken Auge, Okulomotoriusparese links. MRT-Aufnahmen der Orbita zeigen eine pathologische Anreicherung (**b**) der äußeren Augenmuskeln nahe der Orbitaspitze sowie der angrenzenden Weichteile unter Einbeziehung der Fissura orbitalis superior und inferior sowie des Canalis opticus links. Umschriebene flüssigkeitsisointense Struktur medial des M. rectus medialis angrenzend an die Lamina papyracea links (mit Diffusionsrestriktionen [hier nicht gezeigt]). Dieser Fall repräsentiert meist einen subperiostalen Abszess angrenzend an die Lamina papyracea links orbital sowie Phlegmone der angrenzenden Weichteile am Orbitatrichter mit Ausdehnung in die Fissura orbitalis superior und inferior sowie in den Optikuskanal links.
a T 1w MRT-Aufnahme.
b T 1w MRT-Aufnahme nach Kontrastmittelgabe.

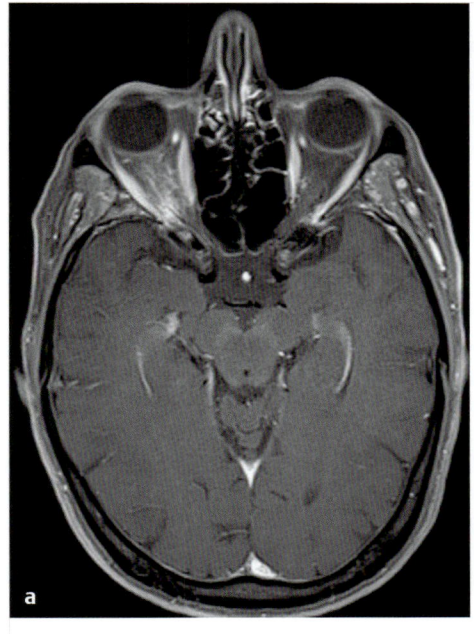

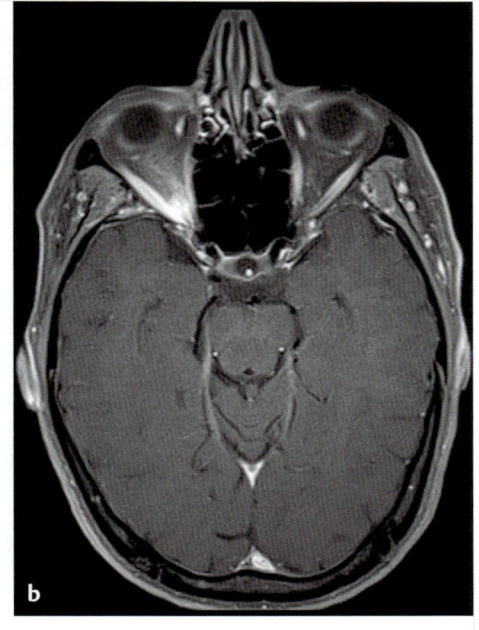

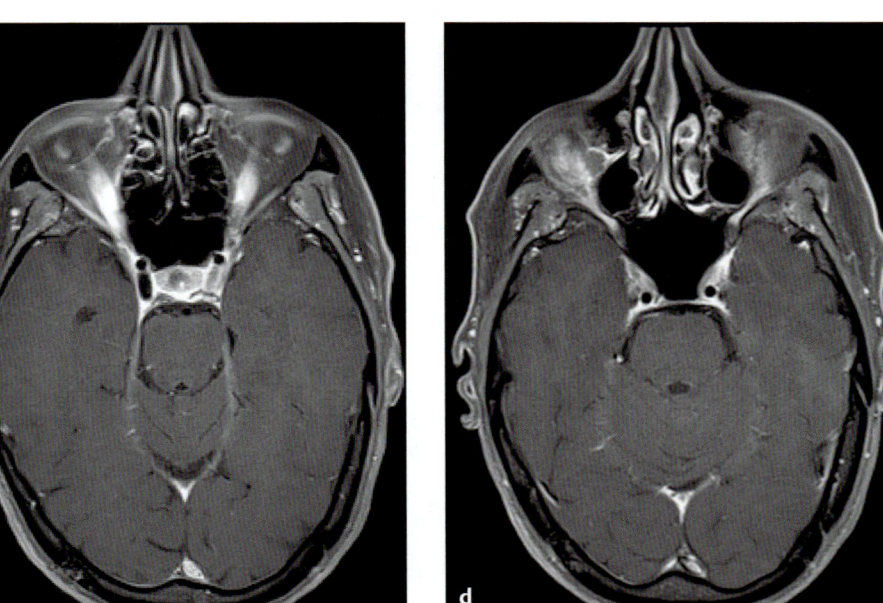

Abb. 6.21 Tolosa-Hunt-Syndrom. Patient mit Abduzensparese rechts, Bulbusbewegungsschmerz rechts und retrobulbärem Druckschmerz. MRT-Aufnahmen nach Kontrastmittelapplikation (von kranial nach kaudal) zeigen eine Kontrastmittelanreicherung retrobulbär mit inhomogener Kontrastierung des retrobulbären Fettes, insbesondere unter Einbeziehung des Orbitatrichters. Zusätzlich stellt sich eine Signalanreicherung im intrakavernösen Anteil mit einer möglichen Affektion des N. abducens dar. Dieser Fall stellt am ehesten entzündliche Veränderungen mit Affektionen des N. abducens dar, z. B. Tolosa Hunt.
a Axiale T 1w MRT-Aufnahme nach Kontrastmittelgabe.
b Axiale T 1w MRT-Aufnahme nach Kontrastmittelgabe.
c Axiale T 1w MRT-Aufnahme nach Kontrastmittelgabe.
d Axiale T 1w MRT-Aufnahme nach Kontrastmittelgabe.

Orbita

Mukozelen

Mukozelen sind Retentionszysten der paranasalen Sinus, deren Ursache die Verlegung eines Ostiums ist, bedingt durch Entzündungen, seltener durch unterschiedliche tumoröse Prozesse. Die Verlegung führt zur Retention von Sekret in der jeweiligen Nebenhöhle mit der Folge einer Ballonierung mit Bedrängung von Nachbarstrukturen. Die Bildung von Mukozelen im Tränenweg kann einen Aufstau der Tränenflüssigkeit verursachen. So kann es zu Entzündungen des Auges und der ableitenden Tränenwege kommen. Mukozelen sind in der Regel rundlich oder oval und glatt begrenzt. Die paranasalen Sinus zeigen oft begleitende Veränderungen, die in Schleimhautschwellungen, Spiegelbildungen oder vollständiger Flüssigkeitsfüllung bestehen können.

Konventionelle Röntgenaufnahmen zeigen Verschattungen der Nasennebenhöhlen. Die Mukozele selbst kann als aufgetriebene Sinuszelle erkennbar sein. Länger bestehende Mukozelen führen zur Verdünnung der angrenzenden knöchernen Strukturen.

In der CT imponiert eine Verschattung der paranasalen Sinus, die meist eine mittlere Dichte hat, evtl. mit dem Nachweis einer Ballonierung der knöchernen Strukturen und einer ossären Arrosion (▶ Abb. 6.22 und ▶ Abb. 6.23). Diese Arrosion kann Mukozelen unter Umständen wie extrakonale Raumforderungen mit sekundärer Ausdehnung in die Nasennebenhöhlen imponieren lassen.

> In der MRT sind Mukozelen meist iso- bis hypointens in der T1w und hyperintens in der T2w Sequenz. Nach Kontrastmittelapplikation kommt eine schmale, randständige Kontrastmittelanreicherung zur Darstellung. Das typische Signalintensitätsmuster wird bei serösem Inhalt der Mukozelen nachgewiesen, variiert jedoch in Abhängigkeit vom Zeleninhalt. Einblutungen führen zu Hyperintensität auch in der T1w Sequenz, Eindickung des flüssigen Inhalts zu Hypointensität in der T1w und T2w Sequenz.

Endokrine Orbitopathie

Die endokrine Orbitopathie wird heute als eigenständiges Krankheitsbild angesehen, obwohl sie am häufigsten im Gefolge von Funktionsstörungen der Schilddrüse mit erhöhtem Spiegel des thyreoideastimulierenden Hormons auftritt. Klinisch stehen ein oftmals ausgeprägter Exophthalmus und die Zeichen nach Möbius, Graef, Stellwag und Dalrymple im Vordergrund. Morphologisch handelt es sich bei der endokrinen Orbitopathie um Einlagerungen von Mukopolysacchariden in den Retrobulbärraum.

Erster diagnostischer Schritt ist die Sonografie. Zur weiteren Abklärung dienen CT und MRT, die eine exakte Abklärung des retrobulbären Raumes, der Orbitaspitze sowie der angrenzenden Anteile der Schädelbasis und des Gehirns erlauben.

Die endokrine Orbitopathie tritt – bei heute noch nicht sicher geklärter Ätiologie – meist im Zusammenhang mit einem Morbus Basedow auf. Indikationen zur bildgebenden Diagnostik ergeben sich daher bei nicht in einem engeren zeitlichen Zusammenhang mit einer Hyperthyreose auftretendem einseitigem Exophthalmus bei bekanntem Morbus Basedow. Darüber hinaus ist man mit der MRT im Gegensatz zur CT in der Lage, spezifische Veränderungen der Augenmuskeln nachzuweisen.

Die endokrine Orbitopathie führt zu einem charakteristischen Erscheinungsbild der Muskelverdickungen. Diese sind im typischen Fall bilateral und annähernd symmetrisch. Bei einseitiger Protrusio bulbi gilt bei bekanntem Morbus Basedow die endokrine Genese als gesichert, wenn Muskelverdickungen beidseitig nachweisbar sind. Eine gleichzeitig bestehende Volumenzunahme des retrobulbären Fettkörpers ist an einer Protrusion des frontalen Septums im medialen Augenwinkel bzw. an einer Eindellung der medialen Orbitawand erkennbar.

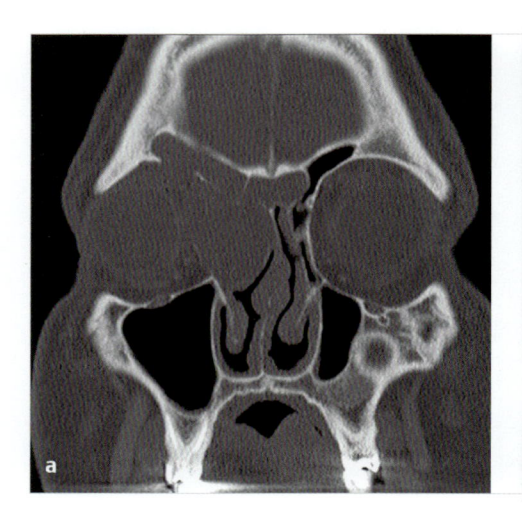

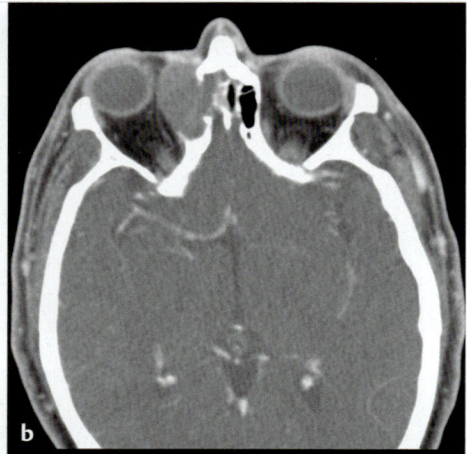

Abb. 6.22 Mukozele innerhalb der Ethmoidalzellen und des Sinus frontalis rechts. Wachstum in den Orbitaraum rechts von medial über die Lamina papyracea und von kranial über die Margo supraorbitalis, mit konsekutiver Verschmälerung des Orbitaraums rechts. Einengung des proximalen Tränengangs rechts.
a Koronare CT-Aufnahme.
b Axiale CT-Aufnahme.

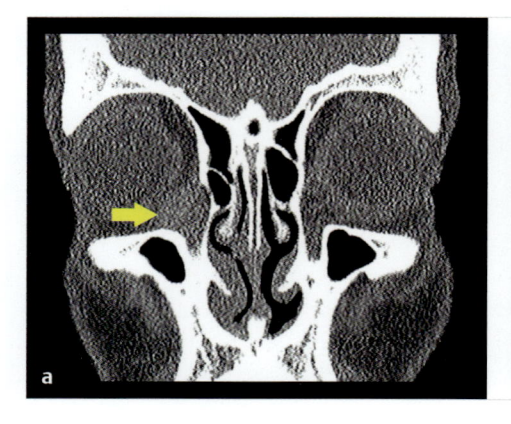

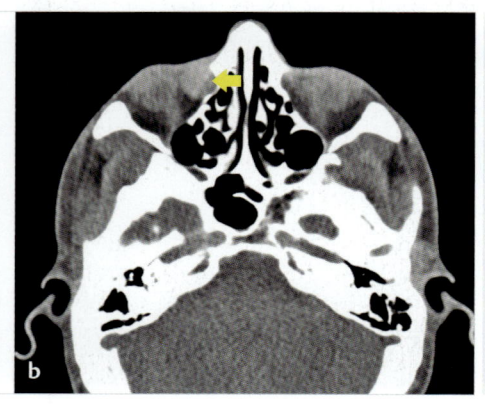

Abb. 6.23 Mukozele im Ductus nasolacrimalis rechts. Die CT-Aufnahmen zeigen expansiv aus dem Tränenkanal herausragende, proteinhaltige liquide Formationen (leicht hyperdens im CT; Pfeile) im Bereich des Tränensacks rechts mit Dilatation des kranialen Anteils des Canalis lacrimalis.
a Koronare CT-Aufnahme.
b Axiale CT-Aufnahme.

Klinisch fallen eine ausgeprägte Protrusio bulbi und Doppelbilder, Lichtscheu, vermehrter Tränenfluss und das Gefühl des „Sandbrennens" auf. Die Muskelverdickungen der endokrinen Orbitopathie führen zur Formveränderung des Muskelquerschnitts vom Ellipsoid zum Kreis, da sie vor allem den Querdurchmesser vergrößern. Im Gegensatz zum Lymphom und zur Myositis befällt die endokrine Orbitopathie nur die Muskelbäuche; die Sehnen bleiben ausgespart.

Die Signalintensität der Augenmuskeln kann auch bei schweren Veränderungen in der T1w Sequenz ganz unauffällig sein; nur bei langem Verlauf können fettige Degenerationen zu umschriebenen oder diffusen Signalanhebungen führen. In der T2w Sequenz ist die Signalintensität der ödematösen Augenmuskeln sehr hoch. Bei langem Verlauf und erfolgter Fibrosierung ist die Signalintensität in der T2w Sequenz niedrig, oft deutlich niedriger als die des retrobulbären Fettes.

Diese exakte Differenzierung der Augenmuskelveränderungen macht die MRT zur Methode der Wahl bei Patienten mit endokriner Orbitopathie (▶ Abb. 6.24). Dabei korrelieren die visuellen Befunde in der T2w Sequenz und die quantitativ durch Berechnung der T2-Relaxationszeiten erhobenen Befunde exakt mit dem stadienhaften Krankheitsverlauf. Initial finden sich bei Patienten mit endokriner Orbitopathie der Stadien IV–VI deutlich verlängerte T2-Relaxationszeiten im Vergleich zu Normalpersonen. Das Endstadium der Erkrankung bildet dann der komplett fibrosierte Augenmuskel mit sehr kurzer T2-Relaxationszeit.

Die MRT zeigt neben den beschriebenen Veränderungen, wie sie nahezu alle Patienten der Stadien IV–VI aufweisen, auch seltenere Phänomene und Therapiefolgen. Während Veränderungen des retrobulbären Fettgewebes bei der endokrinen Orbitopathie histologisch zwar regelmäßig beschrieben werden, sind sie in der MRT nur sehr selten zu sehen. Die T2w Sequenz ist fast immer unauffällig. In der T1w Sequenz können flächige hypodense Infiltrate zur Darstellung kommen, die sich innerhalb des retrobulbären Fettes zwischen den Augenmuskeln erstrecken.

Posttherapeutische Veränderungen nach den verschiedenen Dekompressionsoperationen sind in der MRT auf transversalen und koronaren Schnitten gut abgrenzbar. Während die knöchernen Defekte sich nicht differenzieren lassen, kann die Verlagerung des retrobulbären Fettkörpers und der Augenmuskeln leicht nachgewiesen werden. Der Maximalbefund der endokrinen Orbitopathie besteht in der Kompression des N. opticus. Dabei ist in der MRT eine Verlagerung bei ausgeprägten Verdickungen der Augenmuskeln, in den seltenen Fällen einer Atrophie auch die Reduktion des Durchmessers des Sehnervs erkennbar.

Unspezifische Myositis

Die orbitale Myositis bzw. der orbitale Pseudotumor werden als Erscheinungsformen eines sog. unspezifischen entzündlichen Orbitasyndroms angesehen, ein systemisches Krankheitsbild, zu dem auch andere fibrosierende Erkrankungen wie die retroperitoneale

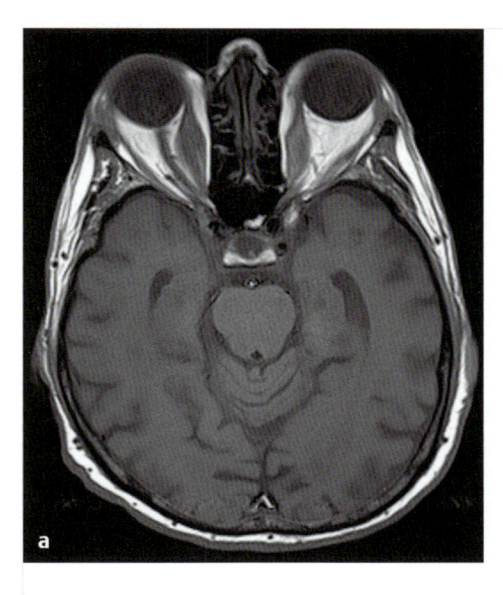

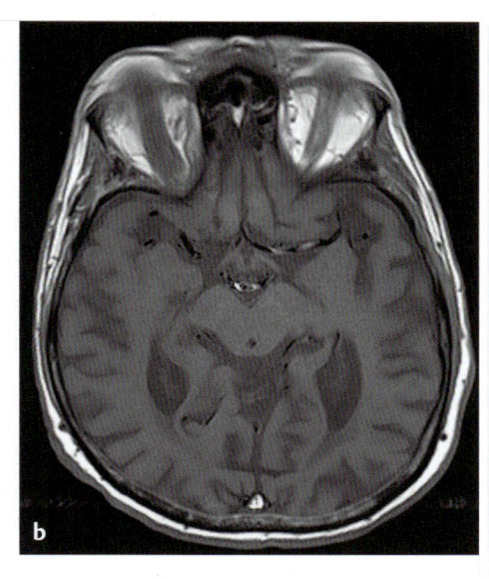

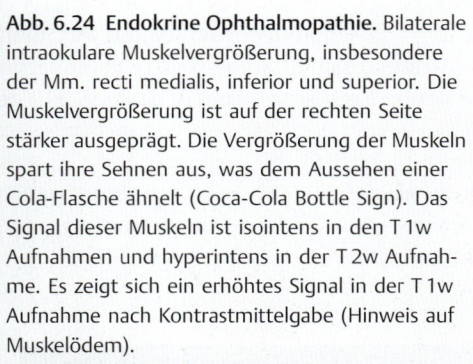

Abb. 6.24 Endokrine Ophthalmopathie. Bilaterale intraokulare Muskelvergrößerung, insbesondere der Mm. recti medialis, inferior und superior. Die Muskelvergrößerung ist auf der rechten Seite stärker ausgeprägt. Die Vergrößerung der Muskeln spart ihre Sehnen aus, was dem Aussehen einer Cola-Flasche ähnelt (Coca-Cola Bottle Sign). Das Signal dieser Muskeln ist isointens in den T1w Aufnahmen und hyperintens in der T2w Aufnahme. Es zeigt sich ein erhöhtes Signal in der T1w Aufnahme nach Kontrastmittelgabe (Hinweis auf Muskelödem).
a T1w MRT-Aufnahme (kaudal zu b).
b T1w MRT-Aufnahme.
c T2w MRT-Aufnahme.
d T1w MRT-Aufnahme nach Kontrastmittelgabe.

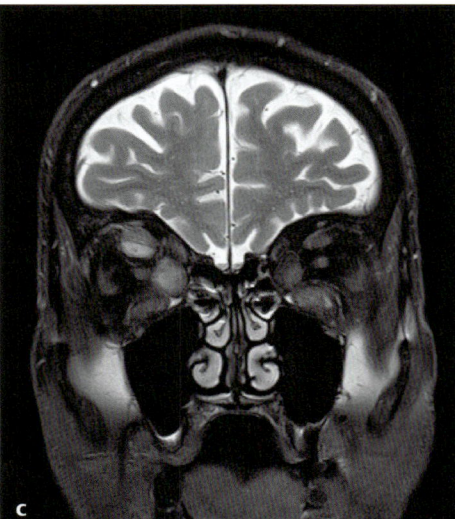

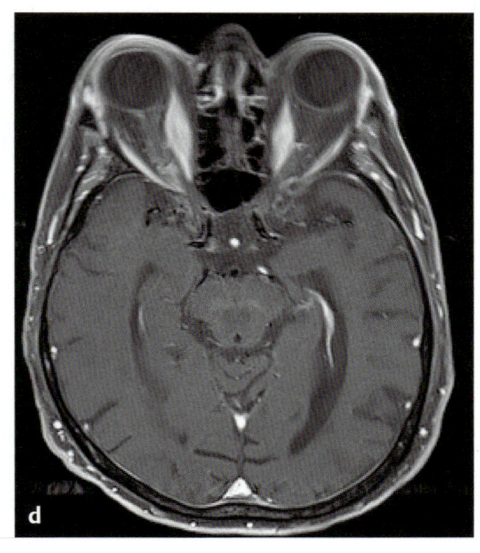

Orbita

Fibrose und die fibrosierende Mediastinitis bzw. Thyreoiditis gehören. Die Myositis kann ein- und beidseitig auftreten; charakteristisch ist ein klinisches Bild, das sich durch Protrusio bulbi, schmerzhafte und eingeschränkte Bulbusmotilität und äußerlich sichtbare Entzündungszeichen auszeichnet.

In der CT und in der MRT kommt die Myositis als Verdickung eines Muskels, gelegentlich auch mehrerer Muskeln, zur Darstellung. Andere Fälle präsentieren sich als von den Augenmuskeln ausgehende, retrobulbäre Masse. Als charakteristisch, jedoch nicht zwingend erforderlich, wird ein Befall von Muskelbauch und Sehne angesehen. Im Gegensatz zur endokrinen Orbitopathie sind der Exophthalmus und die Auftreibung der Augenmuskeln häufig geringer ausgeprägt und eine Vermehrung des retrobulbären Fettkörpers fehlt.

Ein Befall des medialen und lateralen Augenmuskels ist ebenfalls charakteristisch, während superiorer und inferiorer Augenmuskel seltener betroffen sind. Die befallenen Augenmuskeln imponieren im Gegensatz zur endokrinen Orbitopathie irregulär aufgetrieben. Die Signalintensität in der T1w Sequenz ist normal. In der T2w Sequenz kann nur eine geringe Zunahme der Signalintensität verzeichnet werden.

Sarkoidose

Eine Mitbeteiligung der Orbita bei Patienten mit Sarkoidose manifestiert sich bei der überwiegenden Mehrzahl der Fälle in einem Befall der Papille des Sehnervs (▶ Abb. 6.25). Ein Papillenödem ist bei etwa 5 % der Patienten ophthalmoskopisch nachweisbar. Differenzialdiagnostisch von Bedeutung ist, dass die Augenbeschwerden häufig Erstsymptom der Sarkoidose sein können.

Während sich diskrete okuläre Veränderungen bei der Sarkoidose häufig nachweisen lassen, ist der Befall der Tränendrüse selten. Dabei gelingt der Nachweis von nicht verkäsenden Granulomen in der Tränendrüse. Bei bekannter Sarkoidose ergibt sich keine echte Indikation zu bildgebenden Verfahren. Lediglich die Erstmanifestation in der Tränendrüse bei noch nicht gestellter Diagnose erfordert die Durchführung einer CT oder MRT.

Die Sarkoidose muss bei noch nicht gesicherten Fällen von Tränendrüsenlymphomen differenzialdiagnostisch abgeklärt werden, da sie vom Bildbefund her nicht zu unterscheiden ist und sich auch klinisch ähnlich manifestiert.

In der CT und in der MRT imponiert eine beidseitige, asymmetrische Vergrößerung der Tränendrüse auch bei klinisch einseitigem Befall. Die Form der Tränendrüse bleibt wie bei allen diffusen Infiltrationen erhalten. Ein Teil der Raumforderung zieht bei der massiven Vergrößerung am vorderen Bulbusrand entlang nach medial. Die Kontrastmittelanreicherung ist ausgeprägt. In der MRT sind die Veränderungen hypointens in der T1w und der T2w Sequenz.

Pseudotumor

Der Pseudotumor zeigt sich häufig als unspezifischer, unilateraler Tumor mit einer Infiltration des retrobulbären Raumes und Verlagerung des Bulbus, des N. opticus oder der Augenmuskeln. Die Ätiologie dieser Erkrankung ist bisher unbekannt, jedoch wird eine immunologische Ursache mit Antigen-Antikörper-Reaktion diskutiert. Die klinischen Symptome sind unspezifisch, sodass die exakte Diagnose nicht nur vom klinischen Verlauf, sondern vor allem auch vom bildmorphologischen Befund abhängt. Der entzündliche Pseudotumor ist von Infektionen der Orbita abzugrenzen. Klinisch stehen Schmerzen im Vordergrund, die mit verschiedenen Entzündungszeichen und Doppelbildern bzw. Visusverlust einhergehen können.

In der CT und in der MRT kommen infiltrative Prozesse zur Darstellung, die den Retrobulbärraum und unterschiedliche orbitale Strukturen befallen können. Die Veränderungen reichen von diskreten Auflagerungen an der dorsalen Bulbushälfte oder am Sehnerv bis zu Veränderungen, die den Retrobulbärraum von der Bulbushinterwand bis zur Orbitaspitze durchziehen. Häufig wird ein Mitbefall oder ein alleiniger Befall der Tränendrüse gefunden. Der entzündliche Pseudotumor kann ebenso die Augenmuskeln beteiligen. Die Verdickung der Augenmuskeln ist dann eher mäßig. Im typischen Fall ist der Ansatz der Muskelsehne am Bulbus jedoch

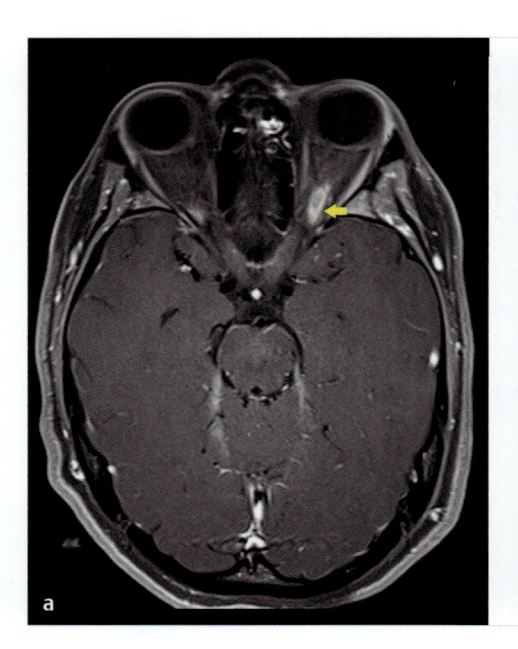

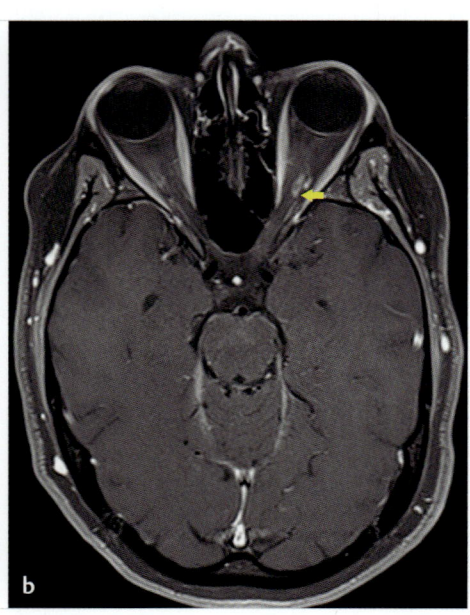

Abb. 6.25 Sarkoidose. Fall von Neurosarkoiden, T1w MRT-Sequenzen nach Kontrastmittelgabe.
a Dieses Bild zeigt eine deutliche Anreicherung der linken Optikusnervenscheide intraorbital zum Orbitatrichter (Pfeil).
b In diesem Bild stellen sich deutlich rückläufige Kontrastmittelanreicherungen des N. opticus links (Pfeil) dar (unter Kortisontherapie).

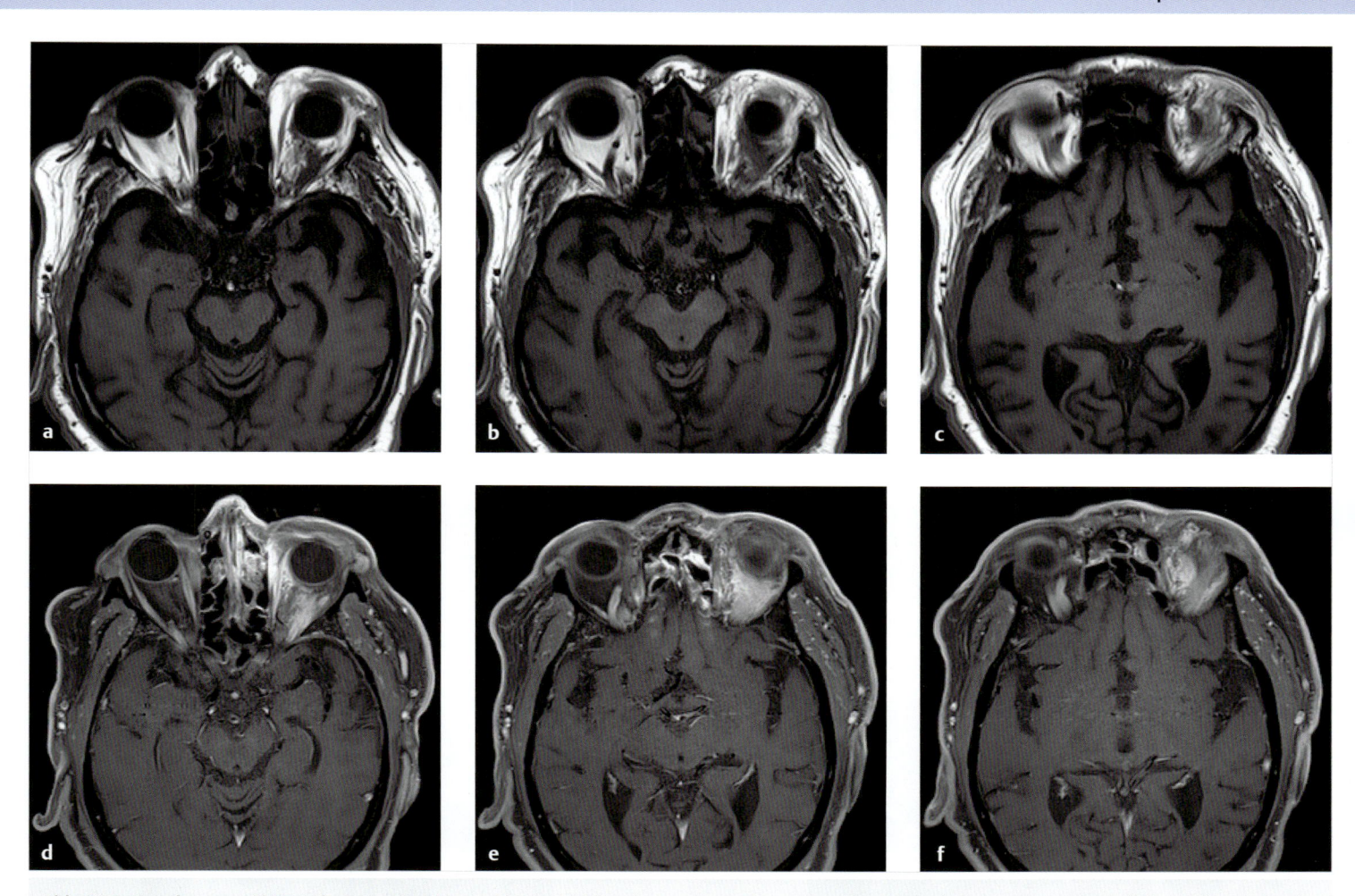

Abb. 6.26 Pseudotumor. MRT-Aufnahmen (axial benachbarte Schichten) eines Patienten mit Pseudotumor orbitae im Sinne entzündlicher Infiltrationen des Oberlids, der Tränendrüse und des intra- und extrakonalen Fettgewebes ohne Anhalt für eine solide kontrastmittelanreichernde Raumforderung. Der Pseudotumor zeigt sich als ausgeprägte Schwellung des Oberlids links, mit flächiger Kontrastmittelanreicherung und begleitender intraorbitaler Ausdehnung in das intra- und extrakonale Fettgewebe unter Ummauerung der äußeren Augenmuskulatur im Bereich der Mm. rectus superior und obliquus superior. Die Veränderungen greifen auf die Tränendrüse über, die davon nicht differenzierbar erscheint.
a Axiale T1w MRT-Aufnahme.
b Axiale T1w MRT-Aufnahme.
c Axiale T1w MRT-Aufnahme.
d Axiale T1w MRT-Aufnahme nach Kontrastmittelgabe.
e Axiale T1w MRT-Aufnahme nach Kontrastmittelgabe.
f Axiale T1w MRT-Aufnahme nach Kontrastmittelgabe.

mitbetroffen. Dieser Mitbefall der Sehne kann in diesen Fällen zur Differenzierung von der endokrinen Orbitopathie dienen.

In der CT stellen sich die verschiedenen beschriebenen Formen der orbitalen Infiltration hyperdens gegenüber dem retrobulbären Fett dar. Zum Nachweis der diskreten Verdickungen der Bulbuswand ist eine Schichtdicke von 2 mm, zum Nachweis von Veränderungen der Sehnervenscheide eine koronare Schichtführung erforderlich. Eine Kontrastmittelgabe führt in der CT meist nicht zum Nachweis einer Anreicherung.

In der MRT sind die orbitalen Infiltrate isointens in der T1w (▶ Abb. 6.26) und etwas hyperintens in der T2w Sequenz. Die relativ signalarme Abbildung in der T2w Sequenz wird nicht immer gefunden; sie kann jedoch zur Differenzierung von metastatischen Veränderungen dienen, die morphologisch oft ähnlich sind. Zum Nachweis des Sehnenbefalls sollten entsprechende parasagittale oder weit rostral gelegene koronare Schnitte angefertigt werden.

Orbita

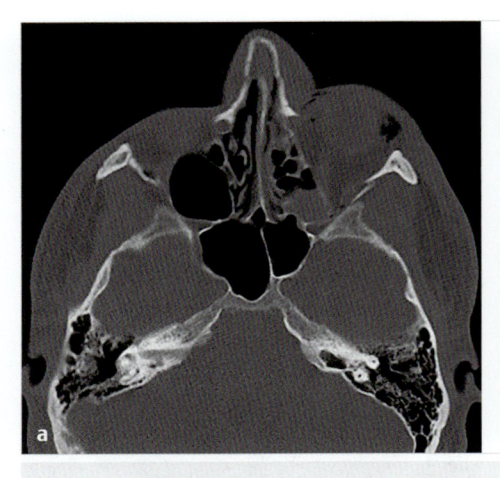

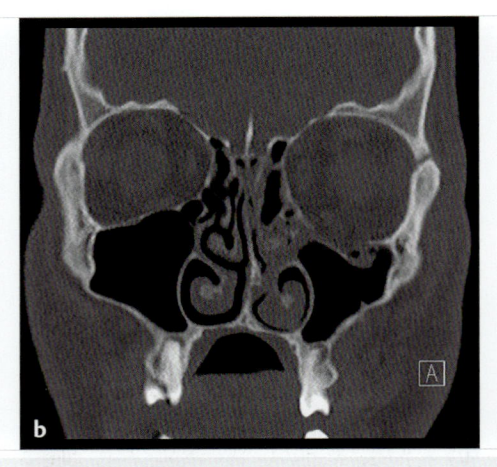

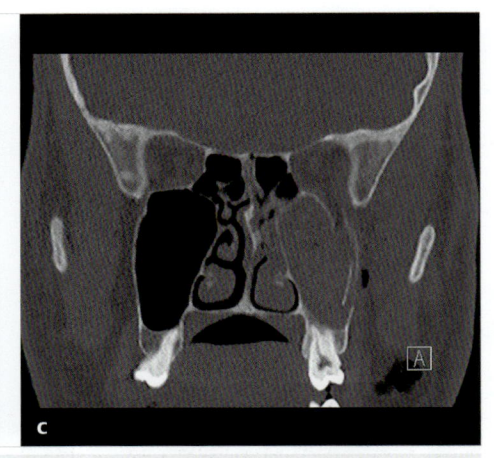

Abb. 6.27 Blow-out-Fraktur links des Orbitabodens. Ausgeprägtes Hämatom auch im Sinus maxillaris. Stufenbildung im Bereich des dorsalen Orbitabodens links. Die laterale Wandbegrenzung des Sinus maxillaris links zeigt sich ebenfalls frakturiert, mit einem Versatz im Frakturbereich. Nasenbein mit nicht wesentlich dislozierter Fraktur.
a Axiale CT-Aufnahme.
b Koronare CT-Aufnahme, anteriore Schicht.
c Koronare CT-Aufnahme.

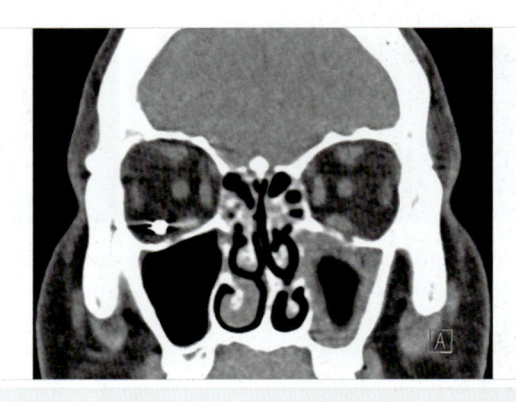

Abb. 6.29 Metalldichter Fremdkörper kaudal im orbitalen Fettgewebe rechts. CT-Aufnahme.

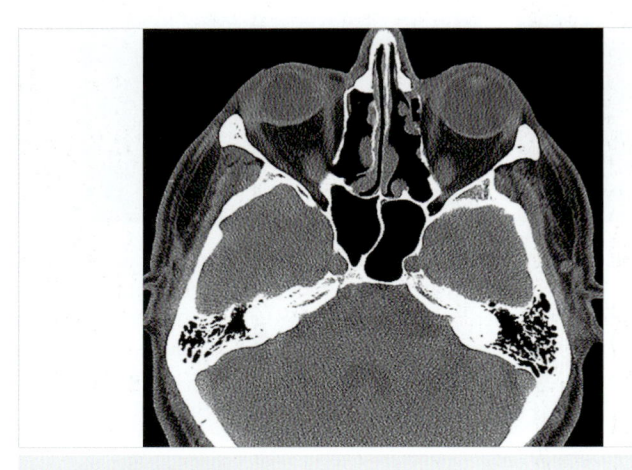

Abb. 6.28 Bulbusperforation rechts. CT-Aufnahme.

6.4.5 Traumatologische Veränderungen

Orbitarahmenfrakturen

Bei direkter Gewalteinwirkung auf die Orbita kommt es oft zu einer Fraktur des Orbitabodens mit Kommunikation zwischen Orbita und Kieferhöhle (Blow-out-Fraktur; ▶ Abb. 6.27, ▶ Abb. 6.28, ▶ Abb. 6.29 und ▶ Abb. 6.30). Eine Fraktur der medialen Lamina papyracea kann zu einer Verbindung mit dem Siebbeinzellsystem führen. Selten kann der dorsal liegende Canalis opticus frakturieren, oft mit Schädigung des zentral verlaufenden N. opticus.

Die Diagnose einer Orbitabodenfraktur gelingt meist bereits in den standardisierten Aufnahmen der Nasennebenhöhlen okzipitomental und okzipitofrontal. Dabei kann in der Regel eine seitendifferente Verschattung im Bereich des Kieferhöhlendachs nachgewiesen werden. Bei einer Einblutung in den Sinus maxillaris kann als indirekter Hinweis auf eine Fraktur röntgenologisch eine Spiegelbildung beobachtet werden. Der exakte Nachweis der Frakturlinie erfolgt in der CT in frontaler Schichtführung. Diese ist auch bei Verdacht auf eine Fraktur der medialen Lamina papyracea erforderlich.

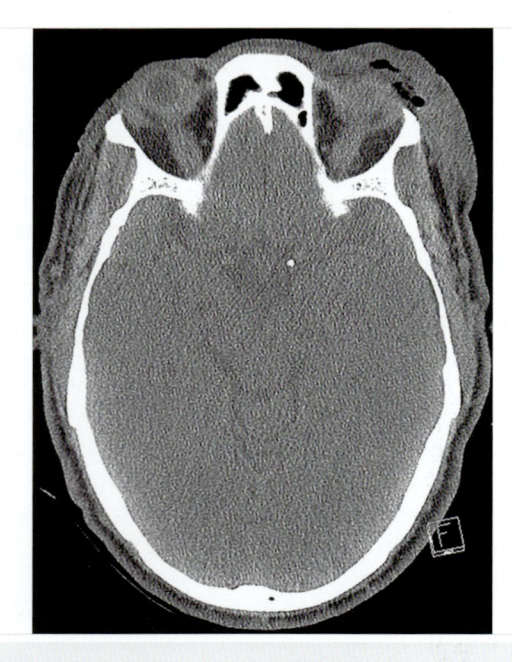

Abb. 6.30 Monokelhämatom links mit Weichteilemphysem. CT-Aufnahme.

6.4 Spezifische Befunde

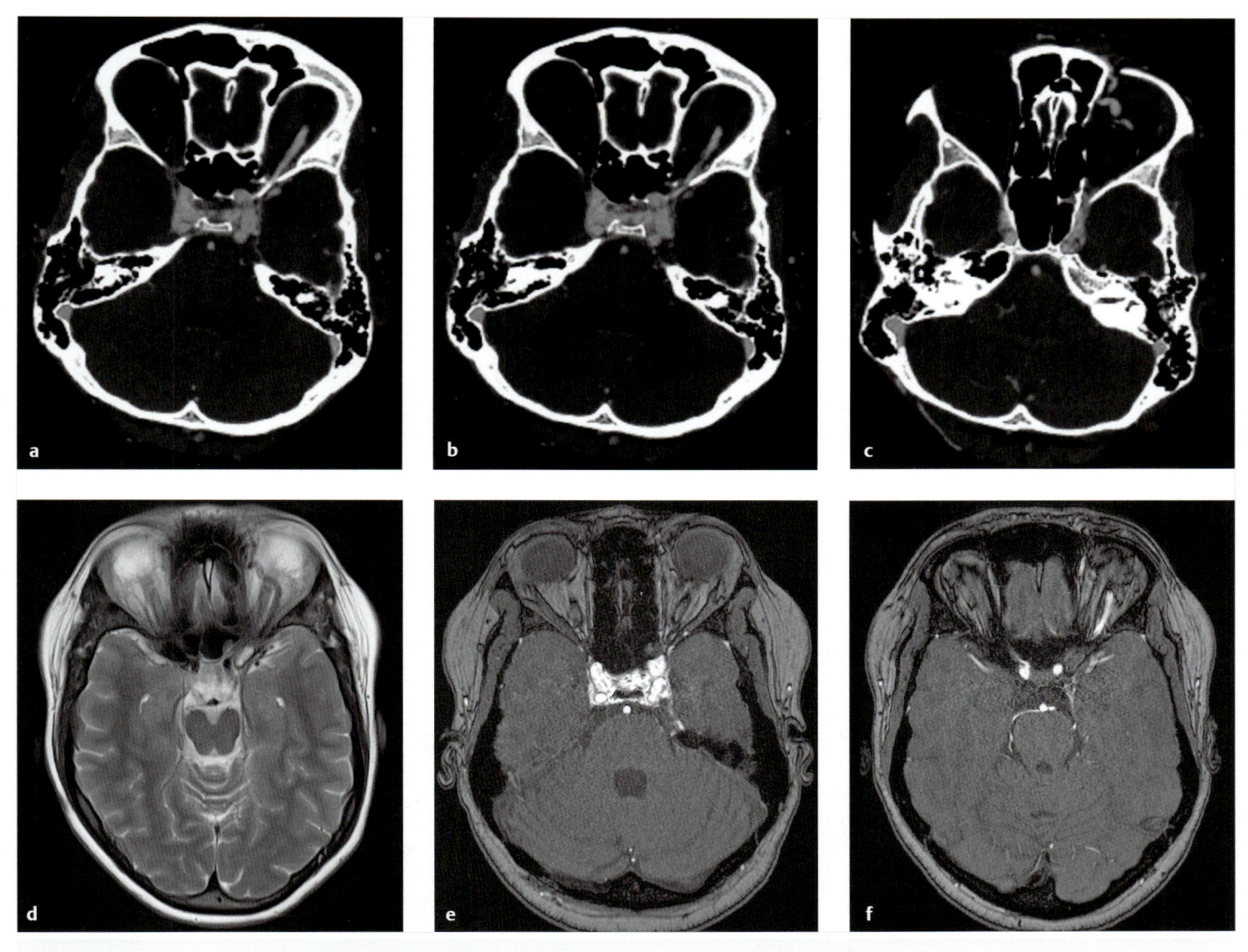

Abb. 6.31 A.-carotis-Sinus-cavernosus-Fistel. Eine Patientin mit linksseitigen Kopfschmerzen, zudem deutliche Lidschwellung beidseits mit eingebluteten Skleren. Zuvor Übelkeit und Erbrechen. CT-Angiografie (**a–c**), T 2w Aufnahme (**d**) und MR-Angiografie (Time of Flight) (**e–f**) zeigen eine deutlich erweiterte V. ophthalmica superior links mit arterialisiertem Flusssignal sowie arterialisiertem Flusssignal im Sinus cavernosus beidseits passend zu einer linksseitigen Sinus-cavernosus-Fistel.
- **a** Axiale CT-Angiografie.
- **b** Axiale CT-Angiografie.
- **c** Axiale CT-Angiografie.
- **d** T 2w MRT-Aufnahme.
- **e** Axiale Time-of-Flight-MR-Aangiografie.
- **f** Axiale Time-of-Flight-MR-Aangiografie.

Differenzialdiagnostisch muss bei einer einseitigen Verschattung der Kieferhöhle auch eine vorbestehende Sinusitis berücksichtigt werden. Der alleinige Nachweis eines Hämatoms ist nicht beweisend für das Vorliegen einer Fraktur. Bei diagnostischen Unsicherheiten sollte deshalb auf die konventionelle Diagnostik eine abklärende CT-Untersuchung folgen.

Intrakonale Läsionen

Arteria-carotis-Sinus-cavernosus-Fistel

Bei schweren Schädel-Hirn-Traumata kann als Spätfolge eine Fistelbildung zwischen der A. carotis interna und dem Sinus cavernosus resultieren. Daneben werden auch spontane A.-carotis-Sinus-cavernosus-Fisteln beobachtet. Erst im fortgeschrittenen Stadium kann ein pulsierender Exophthalmus diagnostiziert werden.

Bei klinischem Verdacht auf eine A.-carotis-Sinus-cavernosus-Fistel ist eine Angiografie der A. carotis interna und der A. carotis externa indiziert. Dabei kann eine fast gleichzeitige Darstellung der A. carotis interna und des umliegenden Sinus cavernosus in Höhe des A.-carotis-Siphons dokumentiert werden. Therapeutisch wird heute interventionell-radiologisch die Fistel in mehr als 80 % der Fälle erfolgreich mit Coils oder Ballons verschlossen. Zusätzlich kann auch die MRA zum Ausschluss einer A.-carotis-Sinus-cavernosus-Fistel eingesetzt werden (▶ Abb. 6.31, ▶ Abb. 6.32, ▶ Abb. 6.33).

Orbita

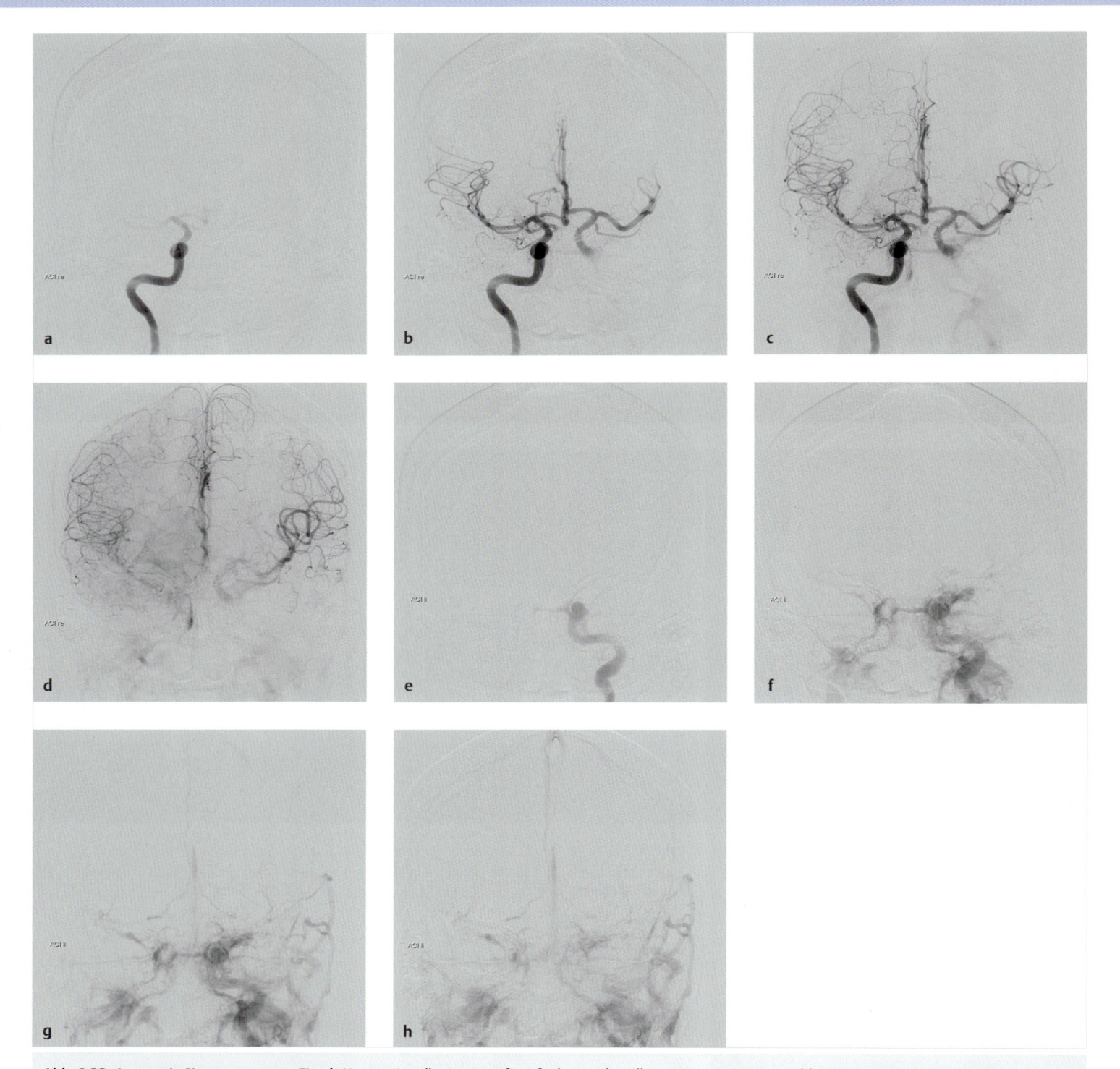

Abb. 6.32 A.-carotis-Sinus-cavernous-Fistel. Konventionelle Angiografieaufnahmen derselben Patientin wie in ▶ Abb. 6.31 zeigen einen schnellen Kontrastübergang von der linken A. carotis interna zum venösen System (**e–h**) durch den linken Sinus cavernosus, verbunden mit einer Erweiterung der drainierenden Venen und einer absenkenden Darstellung der linken A. cerebri anterior und A. cerebri media. Die Aufnahmen (**a–d**) zeigen zum Vergleich die normale angiografische Darstellung der rechten A. cerebri interna mit guten Kollateralen zur Gegenseite (Circulus Willisii).
a Konventionelle Angiografieaufnahme frühere Phase mit Injektion der rechten A. carotis interior.
b Konventionelle Angiografieaufnahme arterielle Phase rechts (Circulus Willisii).
c Konventionelle Angiografieaufnahme arterielle Phase rechts (Circulus Willisii).
d Konventionelle Angiografieaufnahme späte arterielle Phase rechts.
e Konventionelle Angiografieaufnahme frühere Phase mit Injektion der linken A. carotis interna.
f Konventionelle Angiografieaufnahme arterielle Phase links.
g Konventionelle Angiografieaufnahme arterielle Phase links.
h Konventionelle Angiografieaufnahme späte arterielle Phase links.

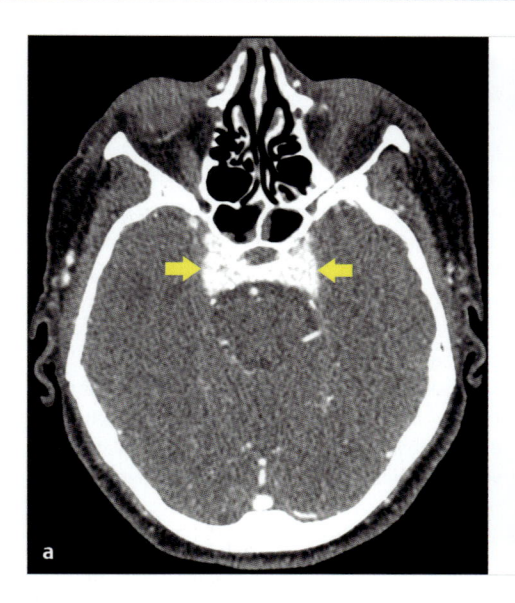

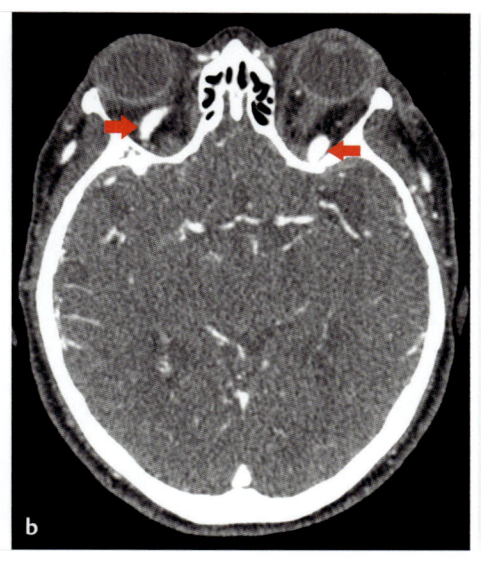

Abb. 6.33 A.-carotis-Sinus-cavernosus-Fistel. Die CTA-Aufnahmen zeigen eine deutlich erweiterte V. ophthalmica superior beidseits (**b**, Pfeile) mit arterialisiertem Flusssignal sowie arterialisiertem Flusssignal im Sinus cavernosus beidseits (**a**, Pfeile), passend zur beidseitigen Sinus-cavernosus-Fistel.
a Kaudale CTA.
b Kraniale CTA.

Bei zahlreichen Fisteln kann die exakte Lokalisation der Perforation aufgrund der hohen Flussgeschwindigkeiten erschwert sein. Als Leitsymptom gelten MRT-detektierte Venen ohne die Identifikation eines Nidus. Sekundäre Zeichen sind Hämorrhagien oder Infarzierungen. Die Dilatation der V. ophthalmica superior gilt als Leitsymptom für eine A.-carotis-Sinus-cavernosus-Fistel. Mit der MRA ist zusätzlich häufig der Nachweis von Feedern und Kollateralkreisläufen möglich. Primär fällt häufig eine V. ophthalmica auf, die auch in der arteriellen MRA durch hohe Flussgeschwindigkeiten bei gleichzeitig kräftiger Darstellung des Sinus cavernosus imponiert (▶ Abb. 6.33). Der Nidus kann auch vereinzelt in der MRA dargestellt werden. Differenzialdiagnostisch sind Varix, Venenthrombose, venöses Angiom, arteriovenöse Malformation und Varikozele zu berücksichtigen (▶ Abb. 6.34, ▶ Abb. 6.35 und ▶ Abb. 6.36).

Orbitaläsionen

Zur exakten Interpretation einer Orbitaläsion und ihrer differenzialdiagnostischen Kriterien ist der Ursprung der Läsion von entscheidender Bedeutung. Dafür wird die Orbita in 4 Kompartimente unterteilt:
- Bulbus,
- N. opticus und Nervenscheide,
- intrakonale Region,
- extrakonale Region.

Dadurch lässt sich die Differenzialdiagnose eines Tumors in dieser Region exakter eingrenzen. Ist der Ursprung einer Läsion mittels CT oder MRT identifiziert, so lassen sich mithilfe der Tumorcharakteristika (z. B. Morphologie, Kontrastmittelanreicherung) die relevanten Differenzialdiagnosen dieser Unterregion weiter eingrenzen. Die wichtigsten Differenzialdiagnosen für die einzelnen Kompartimente der Orbitaregion sind in ▶ Tab. 6.2 aufgeführt.

Orbita

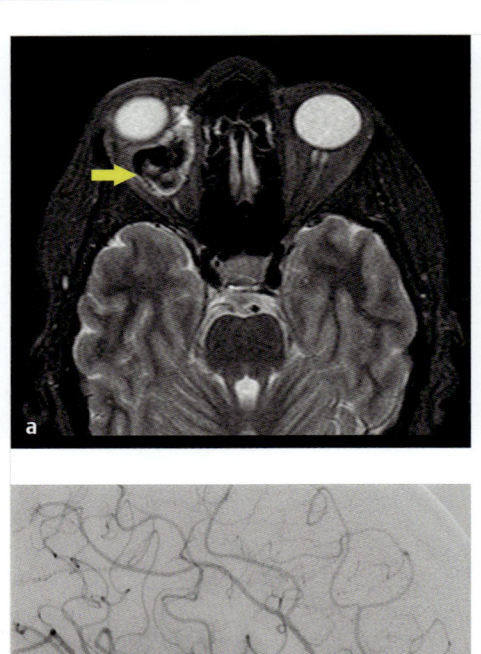

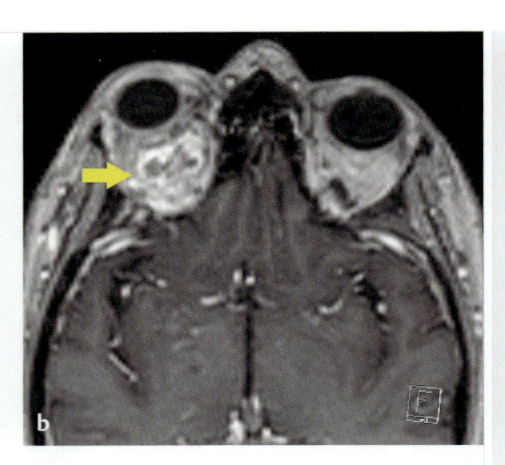

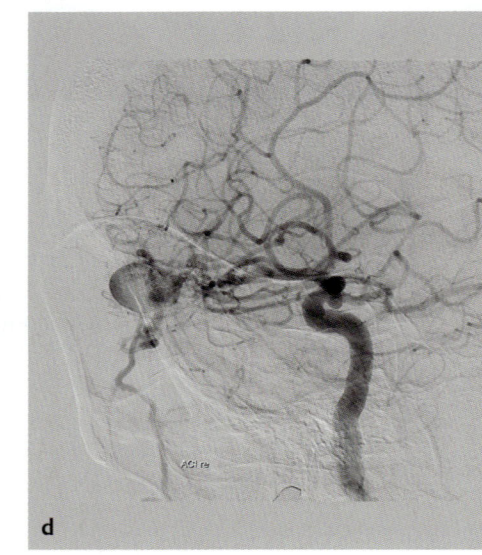

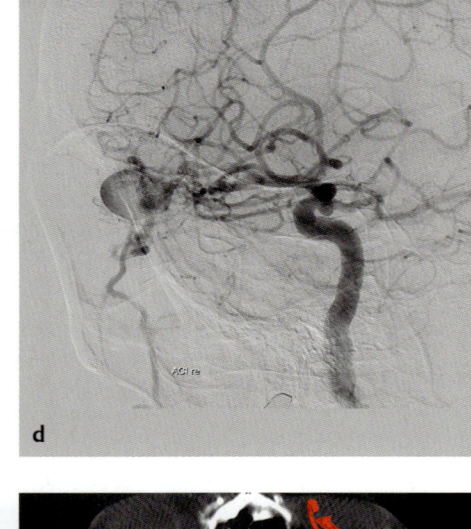

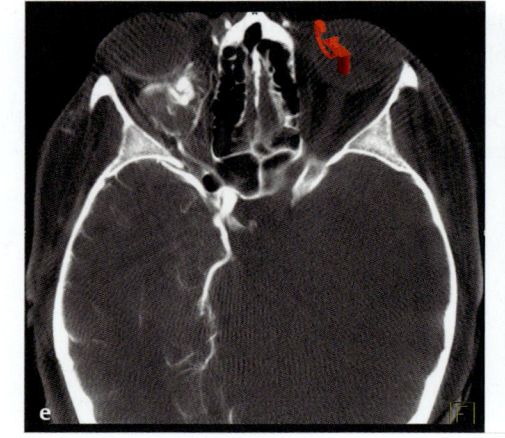

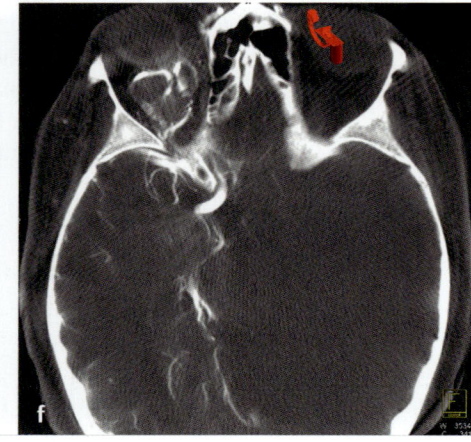

Abb. 6.34 A.-carotis-Sinus-cavernosus-Fistel: Differenzialdiagnose arteriovenöse Malformation. MRT-Aufnahmen und Angiografie zerebraler Gefäße einer Patientin mit arteriovenöser Malformation der rechten Orbita (**a**, **b**, Pfeile). Es zeigt sich eine Erweiterung der rechten A. ophthalmica. An der Aufzweigung zwischen ethmoidalen und zum Bulbus ziehenden Ästen findet sich ein aus zahlreichen kleinen Seitenästen gespeister, fistulöser Nidus einer arteriovenösen Malformation mit Drainage in eine stark varikös erweiterte V. ophthalmica superior, die nur wandständig kontrastiert ist. Füllungsdefekte sind dabei durch intraluminale Thromben bedingt. Eine kollaterale venöse Drainage findet über eine aus dem Nidus heraus nach unten ziehende Vene mit Anschluss an die V. ophthalmica inferior statt.
ACI re = A. carotis interna rechts
a Axiale T 2w MRT-Aufnahme.
b T 1w MRT-Aufnahme mit Kontrastmittel.
c Angiografieaufnahme der A. carotis interior (frühe Phase).
d Angiografieaunahme (späte Phase).
e Axial rekonstruiertes Bild aus der Rotationsangiografie.
f Axial rekonstruiertes Bild aus der Rotationsangiografie.

6.4 Spezifische Befunde

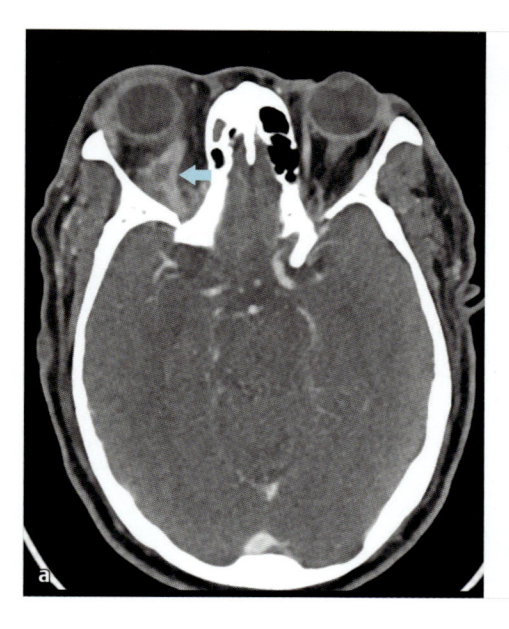

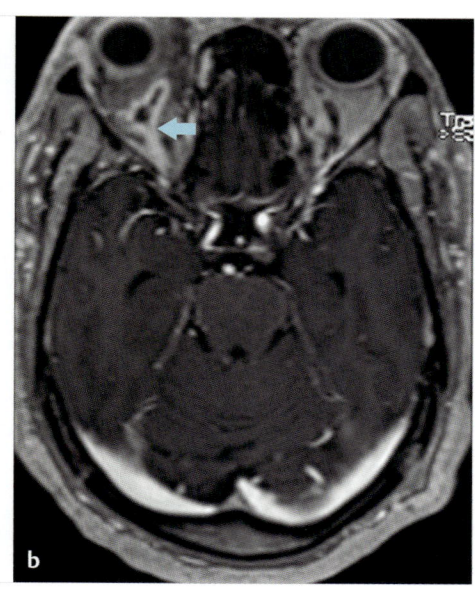

Abb. 6.35 A.-carotis-Sinus-cavernosus-Fistel: Differenzialdiagnose Thrombophlebitis. Patient mit Thrombosierung der V. ophthalmica superior rechtsseitig mit zunehmender Kontrastmittelaufnahme der Wand im Sinne einer Thrombophlebitis (Pfeile).
a CT-Aufnahme mit Kontrastmittel.
b T1w MP-RAGE MRT-Aufnahme mit Kontrastmittel.

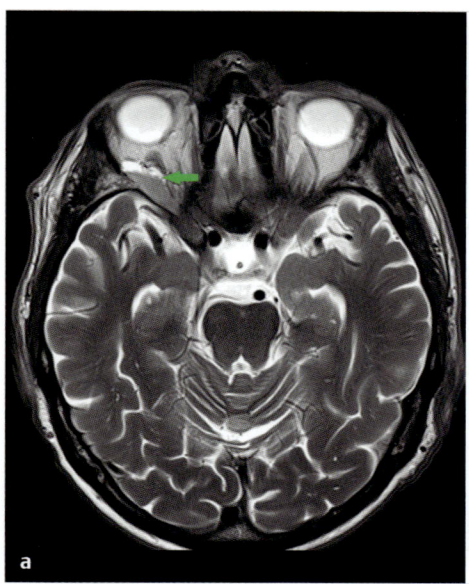

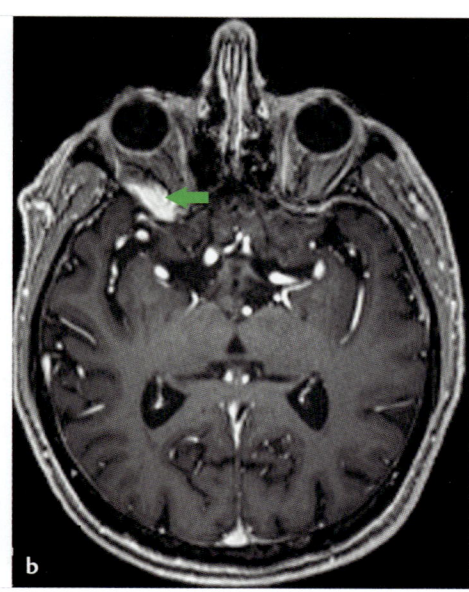

Abb. 6.36 A.-carotis-Sinus-cavernosus-Fistel: Differenzialdiagnose Varix. Patient mit längerfristig deutlich ausgeprägter venöser Varix rechts-retroorbital (Pfeile).
a T2w MRT-Aufnahme.
b T1w MP-RAGE MRT-Aufnahme mit Kontrastmittel.

Tab. 6.2 Differenzialdiagnose von Läsionen der einzelnen Orbitakompartimente.

Befunde	Diagnosen
Bulbus	
Variationen, kongenital	• Morbus Coats • Hypo- oder Aplasie des Bulbus
Tumoren	• uveales Melanom • Retinoblastom • Metastase • choroidales Hämangiom • Medulloepitheliom
Entzündungen	• Pseudotumor • sklerosierende Endophthalmitis
Trauma	• frontobasale Fraktur • Kalottenfraktur • Blutung • Hämatom • Fremdkörper
Sehnerv mit Nervenscheide	
Tumoren	• Optikusgliom • Optikusscheidenmeningeom • Neurofibrom oder Schwannom der Nervenscheide • Lymphom

Orbita

Tab. 6.2 Fortsetzung

Befunde	Diagnosen
	• Metastase • Hämangioblastom • Hämangioperizytom
Entzündungen	• Neuritis n. optici • Pseudotumor • Sarkoidose • Toxoplasmose • Tuberkulose • Lues
Trauma	• Kontusion • Hämatom • Fremdkörper
vaskulär	• Zentralvenenthrombose • Varix
endokrin	• Morbus Graves
Sonstige	• intrakranielle Drucksteigerung • Hydrops
Intrakonales Kompartiment	
Tumoren	• kavernöses Hämangiom • kapilläres Hämangiom • Lymphom • Metastase • Rhabdomyosarkom • Hämangioperizytom • Neurofibrom • ektopes Meningeom
Entzündungen	• Pseudotumor • Zellulitis • Abszess • Granulom
Trauma	• Hämatom • Fremdkörper
vaskulär	• A.-carotis-Sinus-cavernosus-Fistel • Varix • Venenthrombose • venöses Angiom • arteriovenöse Malformation • Varikozele
endokrin	• Morbus Graves
Extrakonales Kompartiment	
Variationen, kongenital	• Zephalozele
Tumoren	• Metastase • Malignom des Sinus maxillaris • Malignom der Nase
Entzündungen	• Pseudotumor • sklerosierende Endophthalmitis
Tränendrüse	
kongenital	• Dermoid
Tumoren	• adenoidzystisches Karzinom • Non-Hodgkin-Lymphom
Entzündungen	• postvirales Syndrom • Sjögren-Syndrom • Mikulicz-Syndrom

A. = Arteria
n. = nervi

6.5 Spezielle Differenzialdiagnosen

6.5.1 Liquide Raumforderungen

Insgesamt stellen liquide Raumforderungen oder Strukturen im Bereich der Orbita einen seltenen Befund dar. Bei der Diagnostik einer liquiden Raumforderung ist insbesondere bei der Abklärung auch auf Erkrankungen des Gesichtsschädels und der Nasennebenhöhlen zu achten. Mittels CT muss dabei eine obstruierte Nasennebenhöhle gegen eine entzündliche oder tumoröse Komplikation abgegrenzt werden.

In den konventionellen Röntgenaufnahmen ist ein besonderes Augenmerk auf Asymmetrien, Dichteunterschiede und morphologische Unterschiede angrenzender ossärer Strukturen zu richten. So kann z. B. eine Ausdünnung der ossären Begrenzung eines Sinus bereits ein Hinweis auf eine Mukozele darstellen und zu weiteren diagnostischen Schritten veranlassen.

Die Beurteilungskriterien für die CT umfassen neben der Dichte einer Läsion auch die Beschreibung der Randstrukturen, die topografische Lage sowie die Beurteilung der Beteiligung ossärer Strukturen. Nach der Kontrastmittelapplikation muss die Form (homogen, inhomogen oder keine Anreicherung) und Art (ringförmig oder flächenförmig) der Anreicherung beurteilt werden.

In der MRT wird die Artdiagnostik einer liquiden Raumforderung der Orbita durch die zusammenfassende Bewertung der Signalintensität in den T2w und T1w Sequenzen vor und nach Kontrastmittelapplikation erreicht. Dabei steht die T2w Sequenz mit ihrer Sensitivität für wasser- bzw. protonenreiches Gewebe im Vordergrund. Darüber hinaus kann mittels einer T1w Sequenz nach Kontrastmittelgabe eine nähere Eingrenzung der Diagnose erfolgen. Eine Identifikation von zystischen oder liquiden Läsionen wird insbesondere in den T2w Sequenzen erleichtert, da diese mit hoher Signalintensität zur Darstellung gelangen. Als „Pitfall" sind in diesem Bereich jedoch auch Augenprothesen zu nennen, die sich ebenfalls mit hyperintenser Signalintensität präsentieren und somit einen liquiden Tumor vortäuschen können.

6.5.2 Lufthaltige Raumforderungen

Lufthaltige Raumforderungen der Orbitaregion sind in erster Linie auf ein Trauma zurückzuführen. In Analogie zum Kapitel über die Nasennebenhöhlen (S. 213) müssen bei lufthaltigen Raumforderungen auch Variationen und sekundäre Prozesse bei entzündlichen oder iatrogenen Pathologien differenziert werden. Nachrangig kommen bei diesem morphologischen Befund auch entzündliche Veränderungen mit gasbildenden Erregern und tumorbedingte Strukturdefekte mit sekundärem Lufteinschluss in Betracht.

Bei der Evaluierung dieser Läsionen steht die CT im Vordergrund, da eine Differenzierung von Luft gegenüber ossären Strukturen in der MRT nur bedingt möglich ist. Mit der CT gelingt zudem die exakte Erfassung einer Fraktur oder eines Fremdkörpers bei traumatischer Ursache einer lufthaltigen Raumforderung.

6.5.3 Tumoröse Raumforderungen

Bei Nachweis einer soliden Raumforderung in den bildgebenden Verfahren CT und MRT sollte zwischen Prozessen mit und solchen ohne knöcherne Destruktion differenziert werden. In Abhängigkeit von der klinischen Symptomatik wird bei ophthalmologischen Fragestellungen primär die MRT eingesetzt, bei Formveränderungen und Fragestellungen im Bereich des oberen Gesichtsschädels primär die CT. Neben der Erfassung einer ossären Destruktion durch eine solide Raumforderung erleichtert die CT auch die Erfassung von intratumoralen Verkalkungsstrukturen bzw. den Nachweis von Knochenfragmenten im Tumor.

Die exakte differenzialdiagnostische Zuordnung einer Läsion in der Region der anterioren Schädelbasis erfordert die Erfassung folgender Parameter:
- **Topografie des Tumors:** Form und Größe des Tumors, Lagebeziehung,
- **Morphologie der Läsion:** überwiegend zystisch, solide, verkalkt,
- **Kontrastmittelverhalten:** wenig bzw. starke Anreicherung, Form der Anreicherung,
- **Randbegrenzung der Läsion:** scharf begrenzt, unscharf begrenzt, infiltrativ.

Neben der Beschreibung der Tumorbegrenzung ist für die Differenzialdiagnostik eines Prozesses auch die Erfassung der topografischen Lagebeziehung von entscheidender Bedeutung. Dies ermöglicht die Identifikation des Ursprungsorts der Läsion. Wegweisend ist ferner die exakte Charakterisierung der Tumormorphologie. Dabei ist die MRT mit ihrem höheren Weichteilkontrast der CT deutlich überlegen. Insbesondere die Interpretation des Signalverhaltens in den unterschiedlichen Sequenzen sowie die Analyse der Kontrastmittelanflutung mittels Dynamiksequenzen erleichtern die Artdiagnostik einer soliden Raumforderung in der MRT. Zudem nimmt die MRT vor allem bei der Evaluierung von Tumorrezidiven in Abgrenzung gegen posttherapeutische Residualveränderungen einen hohen Stellenwert ein (▶ Tab. 6.3).

Tab. 6.3 Differenzialdiagnostische Kriterien zur Unterscheidung von Optikusgliom und Optikusscheidenmeningeom.

Kriterien	Optikusgliom	Optikusscheidenmeningeom
Alter	33 % der Kinder mit Neurofibromatose Typ I	Frauen mittleren Alters, Kinder mit Neurofibromatose Typ II
CT	fusiforme oder exzentrische Vergrößerung des N. opticus und der Nervenscheide; keine Verkalkung	Vergrößerung des N. opticus und der Nervenscheide: Tram-Track-Zeichen, tubuläre Verkalkungen
MRT	ausgeprägte Tumorausbreitung entlang des Sehnervs nach intrakraniell	minimale Tumorausbreitung entlang des Sehnervs bis nach prächiasmal

CT = Computertomografie
MRT = Magnetresonanztomografie
N. = Nervus

6.5.4 Ossäre Läsionen

Bei der ossären Läsion der Orbita muss zwischen einer umschriebenen oder generalisierten Ausdünnung der ossären orbitalen Begrenzungen und einer solitären oder multiplen Destruktionen einerseits sowie einer generalisierten oder geografischen Auftreibung des Knochens andererseits differenziert werden.

Bei der generalisierten oder geografischen Ausdünnung der Orbita muss die Normvariante von pathologischen Befunden differenziert werden. Pathologien, die mit einer Ausdünnung ossärer Strukturen einhergehen können, sind folgende:
- intrakranielle Raumforderung (z. B. Meningeom),
- zirkumskripte Osteoporose,
- Arachnoidalzyste.

Bei solitären oder multiplen ossären Destruktionen muss zwischen normalen (Fissur, Foramen, Kanal), iatrogenen und pathologischen Veränderungen unterschieden werden. Die solitäre ossäre Destruktion wird dabei meist durch ein eosinophiles Granulom oder eine solitäre Metastase verursacht. Weitere Läsionen, die geografische ossäre Destruktionen verursachen können, sind Malignome des Nasopharynx und der Nasennebenhöhlen, die per continuitatem in die Orbita einwachsen. Dabei sind insbesondere das Karzinom des Nasopharynx oder der Nasennebenhöhle, das Neuroblastom und die Weichteilmetastase zu nennen. Benigne ossäre Läsionen, die eine solitäre Destruktion verursachen können, sind das Osteom und die Knochenzyste.

Seltenere Ursachen für diese Art von Läsionen sind das Epidermoid, die Arachnoidalzyste und das Meningeom. Bei multiplen ossären Destruktionen der Orbita ist insbesondere vorrangig an Metastasen zu denken, während die Osteoporose, das Myelom, der Hyperparathyreoidismus und die Osteomyelitis eine seltene Ätiologie darstellen.

6.6 Zusammenfassung und diagnostische Strategie

Bei der Diagnostik von Weichteilveränderungen innerhalb der Orbita steht die Sonografie an erster Stelle. Die weiterführende diagnostische Methode zur Abklärung von Weichteilgewebe in der Orbita sowie bei fraglicher Mitbeteiligung des Endokraniums und Gesichtsschädels stellt die MRT dar. Bei vermuteten knöchernen Arrosionen und Destruktionen sowie Verkalkungen ist dagegen die CT unumgänglich. Diese sollte auch zwingend bei traumatischen Ereignissen herangezogen werden, auch wenn klassische Befunde wie eine Blow-out-Fraktur meist bereits auf konventionellen Röntgenaufnahmen erkennbar sind. Eine besondere Herausforderung stellt die Differenzialdiagnose bulbärer, neuraler sowie intra- und extrakonaler Raumforderungen dar. Bei diesen ermöglicht insbesondere die MRT durch ihren hohen Weichteilkontrast und ihre hohe Ortsauflösung die exakte Erfassung tumoröser Raumforderungen in den verschiedenen orbitalen Kompartimenten. Darüber hinaus ist durch die unterschiedliche Signalintensität der Läsion und durch die Intensität einer Kontrastmittelaufnahme häufig eine artdiagnostische Zuordnung möglich.

6.7 Literatur

[42] Christ WM, Anderson JR, Meza JL et al. Intergroup rhabdomyosarcoma study IV: results for patients with nonmetastatic disease. J Clin Oncol 2001; 19: 3091–3102

[43] Eckardt AM, Lemound J, Rana M et al. Orbital lymphoma: diagnostic approach and treatment outcome. World J Surg Oncol 2013; 11: 73

[44] Ferreira TA, Saraiva P, Genders SW et al. CT and MR imaging of orbital inflammation. Neuroradiology 2018; 60 (12): 1253–1266

[45] Hassler W, Schick U. Orbitachirurgie aus neurochirurgischer Sicht. In: Moskopp D, Wassmann H, Hrsg. Neurochirurgie – Fachwissen in einem Band. Stuttgart: Springer; 2004: 263–273

[46] Honavar SG, Manjandavida FP, Reddy VAP. Orbital retinoblastoma: an update. Indian J Ophthalmol 2017; 65 (6): 435–442

[47] Kanda T, Miyazaki A, Zeng F et al. Magnetic resonance imaging of intraocular optic nerve disorders: review article. Pol J Radiol 2020; 85: e67–e81

[48] Parker RT, Ovens CA, Fraser CL et al. Optic nerve sheath meningeomas: prevalence, impact, and management strategies. Eye Brain 2018; 10: 85–99

[49] Pisani P, Airoldi M, Allais A et al. Metastatic disease in head & neck oncology. Acta Otorhinolaryngol Ital 2020; 40 (Suppl. 1): S1–S86

[50] Poloschek CM, Lagrèze WA, Ridder GJ et al. Klinische und neuroradiologische Diagnostik bei Orbitatumoren. Ophthalmologe 2011; 108: 510–518

[51] Priego G, Majos C, Climent F et al. Orbital lymphoma: imaging features and differential diagnosis. Insights Imaging 2012; 3 (4): 337–344

[52] Purohit BS, Vargas MI, Ailianou A et al. Orbital tumours and tumour-like lesions: exploring the armamentarium of multiparametric imaging. Insights Imaging 2016; 7 (1): 43–68

[53] Sánchez Vallejo R, Lopez-Rueda A, Olarte AM et al. MRI findings in Tolosa-Hunt syndrome (THS). BMJ Case Rep 2014; 2014

[54] Simas NM, Farias JP. Sphenoid wing en plaque meningeomas: surgical results and recurrence rates. Surg Neurol Int 2013; 4: 86

[55] Yadav BS, Sharma SC. Orbital lymphoma: role of radiation. Indian J Ophthalmol 2009; 57 (2): 91–99

7 Nasenhaupthöhle, Nasennebenhöhlen und angrenzender Gesichtsschädel

Thomas J. Vogl, Rania Helal

Mit Einführung moderner therapeutischer Verfahren, insbesondere der funktionellen Chirurgie der Nasennebenhöhlen (Functional Sinus Surgery), haben die Schnittbildverfahren besondere Bedeutung zur Diagnostik, aber auch zur Therapieplanung erlangt, vor allem zur Therapie entzündlicher chronischer Erkrankungen wie Sinusitis maxillaris sowie Sinusitis ethmoidalis und Sinusitis frontalis. Vor jeder geplanten Intervention wird heute in der Regel die CT durchgeführt, die die höchste räumliche Auflösung für die Darstellung der knöchernen Leitstrukturen und der lufthaltigen Binnenräume aufweist. In Problemfällen, insbesondere bei chronischen Entzündungen und komplett obstruierten Nasennebenhöhlen, bietet sich zusätzlich der Einsatz der MRT an, um entzündliche und tumoröse Prozesse möglichst exakt differenzieren zu können.

Bei der Beurteilung von Veränderungen im Bereich der Nasennebenhöhlen und der Nasenhaupthöhle ist es wichtig zu wissen, dass eine vollständige Entwicklung der Nasennebenhöhlen sowie der Nasenhaupthöhle erst in der Pubertät abgeschlossen ist. Eine genaue Kenntnis der verschiedenen Entwicklungsstufen der Nasennebenhöhlen hilft, Interpretationsfehler besonders auf den konventionellen Röntgenaufnahmen zu vermeiden:

- Bei Kindern unter einem Jahr sind normalerweise alle Nasennebenhöhlen verschattet bzw. noch nicht vollständig ausgebildet. Deshalb kann einer einfachen Verschattung der Nasennebenhöhlen keine klinische Bedeutung beigemessen werden. Eine radiologische Untersuchung der Nasennebenhöhlen zur Frage entzündlicher Veränderungen sollte bis zum Ende des ersten Lebensjahrs unterlassen werden.
- Erst ab einem Alter von 3 Jahren können Verschattungen im Bereich der Nasennebenhöhlen oder Flüssigkeitsspiegel sicher als ein pathologisch veränderter, entzündlicher Sinus gewertet werden. Zwischen dem ersten und 3. Lebensjahr muss eine radiologische Untersuchung unter Berücksichtigung der o. g. Limitationen kritisch interpretiert werden.

In diesem Kapitel sollen die Regionen Stirn, Oberlid, Wange, Unterlid und Oberkiefer vorgestellt werden. Die Erkrankungen der Orbita, der Glandula parotis sowie des Kiefergelenks werden in Kapitel 6 (S. 172), Kapitel 10 (S. 286) und Kapitel 11 (S. 311) abgehandelt.

7.1 Topografie

Die Nasennebenhöhlen sind mit dünnem Flimmerepithel ausgekleidet. Der Flimmerstrom ist zur Reinigung der Höhlen zu den Ostien hin gerichtet, in der Kieferhöhle also nach oben, in der Stirnhöhle nach unten.

Die rechte und linke Nasenhöhle (Cavitas nasi) werden durch die Nasenscheidewand (Septum nasi) getrennt. Die gemeinsame vordere Öffnung der knöchernen Nasenhöhlen (Apertura piriformis) wird von beiden Maxillae und den beiden Ossa nasalia begrenzt. Die paarigen hinteren Nasenöffnungen (Choanae) führen in den Nasen-Rachen-Raum. Das Dach der knöchernen Nasenhöhle ist schmal und wird von der Lamina cribrosa des Siebbeins gebildet. Nach anterior schließen sich leicht abfallend die Pars nasalis des Stirnbeins und das Nasenbein an. Nach posterior geht das Dach in die kurze Hinterwand über, die ziemlich steil stehende Vorderfläche des Keilbeinkörpers. An der medialen Wand (Septum nasi) unterscheidet man das Septum nasi osseum (Lamina perpendicularis des Siebbeins, Vomer) und den Scheidewandknorpel (Cartilago septi nasi). Der Boden der Nasenhöhle ist zugleich der Gaumen und wird anterior vom Processus palatinus der Maxilla und dorsal von der Lamina horizontalis des Gaumenbeins gebildet. Vorn neben dem Septum wird der Nasenboden vom Canalis incisivus durchsetzt.

Durch die Ostien stehen die Nasennebenhöhlen mit der Nasenhaupthöhle in Verbindung. Alle Nebenhöhlen außer der Kieferhöhle grenzen mit ihren knöchernen Wänden an die Schädelhöhle und stehen dadurch in Kontakt mit den Hirnhäuten, mit dem Risiko eines aszendierenden entzündlichen Prozesses.

7.2 Spezifische anatomische Strukturen

7.2.1 Kieferhöhle

Die Kieferhöhle (Sinus maxillaris = Antrum Highmori) hat die Form einer vierseitigen Pyramide, deren Basis die mediale Wand ist. An ungünstig hoch gelegener Stelle befindet sich das Ostium, das posterior im Infundibulum ethmoidale mündet. Über das Infundibulum und den Hiatus semilunaris des mittleren Nasengangs fließt das Sekret in die Nase ab.

7.2.2 Siebbeinzellen

Die Siebbeinzellen (Cellulae ethmoidales = Sinus ethmoidalis) bestehen aus etwa 8–10 Zellen und grenzen anterior kranial an die Stirnhöhle, nach kranial an die Schädelbasis, lateral an die Orbita, medial an die oberen Bezirke der lateralen Nasenwand, posterior an die Keilbeinhöhle und unten lateral an die Kieferhöhle. Die anterioren Siebbeinzellen münden mit ihren Ostien über das Infundibulum ethmoidale in den mittleren, die posterioren in den oberen Nasengang.

7.2.3 Stirnhöhle

Die Stirnhöhle (Sinus frontalis) entwickelt sich zwischen Lamina interna und Lamina externa des Stirnbeins. Sie ist rechts und links oft verschieden groß, buchtenreich und gekammert und von der Stirnhöhle der anderen Seite durch das Septum interfrontale getrennt. Gelegentlich findet man eine Aplasie der Stirnhöhlen. Der Boden der Stirnhöhle grenzt an die Orbita, die Hinterwand ist ein Teil der anterioren Schädelbasis.

7.2.4 Keilbeinhöhle

Die Keilbeinhöhle (Sinus sphenoidalis) liegt im Keilbeinkörper rechts und links und ist meist verschieden groß sowie durch ein Septum getrennt. Den Boden bilden das Dach der Choana und das Rachendach, die Hinterwand ist sehr dick (Klivus). Das Dach grenzt an die Sella turcica mit der Hypophyse und an die anteriore sowie die mittlere Schädelgrube. Die Seitenwand hat eine enge Beziehung zur A. carotis interna, zum Canalis opticus und zum Sinus cavernosus.

7.3 Spezifische Untersuchungsverfahren

Im Rahmen der Diagnostik kommen in unterschiedlicher Wertigkeit im Bereich der Nasennebenhöhlen folgende bildgebenden Verfahren zum Einsatz:

7.3.1 Sonografie

Die Sonografie ist vorwiegend zur Beurteilung von Erkrankungen der Kieferhöhle und, mit Einschränkungen, der Stirnhöhle sowie des vorderen Siebbeins geeignet. Zur Untersuchung der Nasennebenhöhlen wird in der Regel der 3,5- bis 5-MHz-Schallkopf verwendet. Das hintere Siebbein und die Keilbeinhöhle sind sonografisch nicht darstellbar. Sonografisch lassen sich Schleimhautschwellungen, Sekretbildungen, Zysten und Zelen sowie Tumoren der Nasennebenhöhlen erfassen. Der Hauptanwendungsbereich der Sonografie liegt bei akuten und chronischen Erkrankungen der Nasennebenhöhlen, in der Therapieverlaufskontrolle, bei kindlichen Sinusitiden und in der Schwangerschaft. Der Nachteil der Sonografie sind weniger detaillierte Befunde als bei der konventionellen Röntgendiagnostik und der CT.

7.3.2 Konventionelle Röntgenaufnahmen

Die Übersichtsaufnahmen der Nasennebenhöhlen werden in okzipitofrontaler und okzipitomentaler Orientierung angefertigt. Dabei dient die okzipitofrontale Aufnahme der Darstellung der Stirnhöhle und der Siebbeinzellen, die okzipitomentale Aufnahme der Darstellung von Kiefer- und Keilbeinhöhle. Die Indikationen zur konventionellen Diagnostik stellen im Wesentlichen entzündliche, zystische, tumoröse und traumatische Veränderungen von Gesichtsschädel, Nase und Nasennebenhöhlen dar. Die geringere Sensitivität und Spezifität der konventionellen Röntgendiagnostik liefert in der Regel wenig detaillierte Informationen. Der Hauptindikationsbereich liegt in der Möglichkeit, bei klinisch fehlender Symptomatik eine manifeste Affektion der Nasennebenhöhlen auszuschließen. Dies gilt u. a. für das sinubronchiale Syndrom oder die Suche nach Infektherden.

7.3.3 Computertomografie

Die CT ist bei diagnostischen Problemen das Verfahren der ersten Wahl für die Diagnostik der Nase und der Nasennebenhöhlen. Denn sie ist im Bereich der Nasennebenhöhlen aufgrund der besseren Darstellung der Knochen-Weichteil-Beziehung der MRT überlegen.

Die Indikationen sind im Wesentlichen die Diagnostik akuter und chronisch entzündlicher Prozesse, die Bestimmung der Tumorausdehnung und -infiltration, Frakturen der Frontobasis und die Operationsplanung vor Eingriffen an Nase und Nasennebenhöhlen. Die CT wird dazu in transversaler und koronarer Schichtorientierung durchgeführt. Bei Überlagerung durch Zahnartefakte sollte eine axiale Spiral-CT oder Multislice-CT mit sekundärer Rekonstruktion durchgeführt werden. Die Schichtdicke muss abhängig von der klinischen Fragestellung gewählt werden: Zur primären Diagnostik wird eine Schichtdicke von 4–5 mm als ausreichend betrachtet. Hingegen empfiehlt sich vor funktionellen chirurgisch-endoskopischen Eingriffen der Einsatz einer Schichtdicke von 2 mm. In der Regel wird heute der Multislice-CT-Technik trotz einer geringfügig reduzierten Kontrastierung der ossären Strukturen der Vorzug gegeben. In jedem Fall sollte durch geeignete Wahl der Schichtwinkelung versucht werden, störende Metallimplantate außerhalb des Untersuchungsvolumens zu positionieren.

Die Applikation von Kontrastmittel ist in der Regel bei der Beurteilung der Infiltration von Plattenepithelkarzinomen in der Nasenhaupthöhle und den Nasennebenhöhlen aufgrund der meist sehr ähnlichen Dichtewerte von Tumor, entzündlichen Veränderungen und normalem Weichteilgewebe wenig hilfreich. Notwendig ist die Kontrastmittelapplikation jedoch zur Abgrenzung einer intrakraniellen Infiltration, zur Unterscheidung zwischen Nekrose und soliden Tumoranteilen sowie zur Differenzierung von Tumoranteilen und normalem Orbitagewebe.

7.3.4 Digitale Subtraktionsangiografie

Indikationen zur Durchführung einer DSA stellen das „unstillbare" Nasenbluten sowie der Verdacht auf sehr gefäßreiche Tumoren wie das juvenile Nasen-Rachen-Fibrom dar. Zusätzlich ergibt sich damit die Möglichkeit zu interventionellen Therapiemaßnahmen wie der selektiven Gefäßembolisation zur Therapie von Blutungen oder zur Reduktion der Vaskularisation.

7.3.5 Magnetresonanztomografie

Die MRT ermöglicht eine exzellente Abgrenzung des Tumorgewebes vom umgebenden Weichteilgewebe, von entzündlichen Veränderungen und von retinierten Flüssigkeiten in den Nasennebenhöhlen. Dies und die Möglichkeit zur multiplanaren Abbildung tragen dazu bei, dass im Falle einer tumorösen Raumforderung der Nasenhaupthöhle und der Nasennebenhöhlen die MRT der CT überlegen ist. Das empfohlene Sequenzprotokoll umfasst native T1w und T2w Spin-Echo-Sequenzen sowie T1w Sequenzen nach intravenöser Kontrastmittelapplikation. Lediglich im Rahmen der Diagnostik der Veränderungen bei chronischer Sinusitis, bei der im Wesentlichen die knöchernen Strukturen von Interesse sind, sollte der CT der Vorzug gegeben werden. Aufgrund der unterschiedlichen Signalcharakteristika ermöglicht die MRT eine wesentlich sicherere Differenzierung zwischen benignen und malignen Prozessen in der Nasenhaupthöhle sowie den Nasennebenhöhlen. Der Einsatz eines paramagnetischen Kontrastmittels kann die Aussagekraft der MRT noch weiter verbessern.

7.4 Spezifische Befunde

Bei der Diagnostik von Pathologien im Bereich der Nasennebenhöhlen können Formveränderungen, Verletzungen und Schwellungen wesentlich zur Diagnosefindung beitragen.

Im Rahmen der klinischen Untersuchung von Erkrankungen der Nase und der Nasennebenhöhlen, die im Wesentlichen aus Inspektion, Palpation und Perkussion besteht, können folgende Leitsymptome (mit Anführung der möglichen Ursachen) unterschieden werden:

- **behinderte Nasenatmung:**
  - akute bzw. chronische Rhinitis,
  - Rhinopathie,
  - Sinusitis,
  - angeborene oder erworbene Septumdeviation,
  - Nasenpyramidenfraktur,
  - Septumperforation,
  - Polyposis nasi,
  - Fremdkörper,
  - Adenoide,
  - Tumoren,
  - Missbildungen wie Meningoenzephalozele,
  - Choanalatresie,
  - spezifische Medikamente,

7.4 Spezifische Befunde

- **Rhinorrhö** als Hinweis auf:
  - chronische Rhinitis,
  - allergische Rhinopathie,
  - Liquorrhö bei Frontobasisfraktur,
- **Epistaxis:**
  - Infektionskrankheiten,
  - Hypertonie,
  - Gerinnungsstörungen,
  - maligne Erkrankungen,
- **trockene Nase:**
  - Erkältung,
  - frühere Operationen,
  - Medikamente,
  - Zustand nach Strahlentherapie,
- **Riechstörung:**
  - mechanische Verlegung,
  - Schädigung des Riechepithels,
  - Zustand nach Trauma,
  - Infektionen,
  - vaskulär,
  - iatrogen,
  - psychisch,
  - angeboren,
  - endokrin,
- **Kopfschmerz:**
  - akute Sinusitis maxillaris,
  - Entzündung von Siebbein, Stirnhöhle und Keilbeinhöhle.

Bei der Diagnose von Pathologien im Bereich des Gesichts steht die klinische Diagnostik an erster Stelle. Form-, Farb- und Hautveränderungen, Lähmungen im Gesichtsbereich, Schmerzen im Gesichts- und Kopfbereich, Missbildungen im Gesichtsbereich sowie das Erscheinungsbild des Gesichts können wertvolle diagnostische Hinweise geben.

▶ Tab. 7.1 listet die verschiedenen Differenzialdiagnosen bei Erkrankungen im Bereich der Nasennebenhöhlen auf. In ▶ Tab. 7.2

Tab. 7.1 Differenzialdiagnostik der Erkrankungen der Nasennebenhöhlen.

Krankheitsgruppen	Differenzialdiagnosen	Bildgebende Verfahren
angeborene Missbildungen	- Choanalatresie - Choanalstenose - Dermoidzyste - Meningo-/Enzephalozele - Kiefer-/Gaumenspalte - Kartagener-Syndrom	- Sonografie - CT - MRT - konventionelle Röntgenaufnahme
maligne Tumoren	- Plattenepithelkarzinom - adenoidzystisches Karzinom - Adenokarzinom - Osteosarkom - malignes Lymphom - Chondrosarkom - Basaliom (sekundär) - eosinophiles Granulom und andere Formen der Histiozytosis X - malignes Melanom - Metastasen	- MRT - CT
benigne Tumoren	- Osteom - Papillom - Fibrom - Chondrom - Myxom - Lipom - Hämangiom - Lymphangiom - Teratom - Adenom - Zystadenolymphom (Warthin-Tumor) - invertiertes Papillom - Plasmazellgranulom (Pseudotumor) - Knochenzyste (Pseudotumor)	- MRT - CT - konventionelle Röntgenaufnahme - Sonografie
entzündliche Erkrankungen	- akute Sinusitis - chronische Sinusitis - Mukozele - Pyozele - spezifische Entzündungen (Lues, Tuberkulose, Sarkoidose)	- Sonografie - konventionelle Röntgenaufnahme - CT - MRT
degenerative Veränderungen	- extrem selten	–
traumatologische Veränderungen	- laterale Mittelgesichtsfraktur - Frontobasalfrakturen	- konventionelle Röntgenaufnahme - CT
iatrogene Veränderungen	–	- CT - konventionelle Röntgenaufnahme - MRT

CT = Computertomografie
MRT = Magnetresonanztomografie

Tab. 7.2 Häufigkeiten von Pathologien der Nasenhaupthöhle und der Nasennebenhöhlen.

Häufig	Selten
• Karzinome (Plattenepithelkarzinom, adenoidzystisches Karzinom, Zylindrom, Adenokarzinom) • eingekapseltes Exsudat, Eiter, Blut • extrinsische Neoplasie mit Infiltration der Nasennebenhöhlen (z. B. Hypophyse, Orbita, Oropharynx, Nasopharynx, Chordom, juveniles Angiofibrom, Lymphoepitheliom, Burkitt-Tumor) • Fraktur mit Hämatom (z. B. Blow-out-Fraktur) • eingeklemmter Zahn (Sinus maxillaris) • Mukozele (besonders Sinus frontalis und ethmoidalis) • Mukosaödem oder -entzündung (allergische Sinusitis, Infektion) • Retentionszyste • Osteom (besonders Sinus frontalis und ethmoidalis) • Polyp oder Pseudopolyp	• antrochoanaler Polyp (Sinus maxillaris) • Barotrauma • benigne Neoplasie (Osteochondrom, Hämangiom, Hämangioperizytom, Dermoid, Lipom, ossifizierendes Fibrom, Riesenzelltumor, aneurysmatische Knochenzyste) • Enzephalozele • epitheliales Papillom (Plattenepithelpapillom, invertiertes Papillom) • granulomatöse Erkrankung (Tuberkulose, Syphilis, Pilzkrankung, Sarkoidose, Rhinosklerose, Riesenzellgranulom) • Histiozytosis X • Metastase (besonders von Nieren-, Lungen- oder Mammatumoren) • Myelom, Plasmozytom (extramedullär) • neurogener Tumor, Schwannom, Neurofibrom, Neurozele, Meningeom) • odontogene Zyste oder odontogener Tumor • polypoide Rhinosinusitis • Wegener-Granulomatose • Zustand nach Operationen der Nasennebenhöhlen (Caldwell-Luc-Operation)

Tab. 7.3 Häufigkeit von Variationen oder Missbildungen der Nasennebenhöhlen.

Variationen/Missbildungen	Häufig	Selten
Hypoplasie oder Aplasie von Nasennebenhöhlen (meist Sinus frontalis)	• kongenitale Aplasie oder Hypoplasie • Kreatinismus, Hypothyreoidismus • Kartagener-Syndrom • Trisomie 21	• kleidokraniale Dysplasie • Cockayne-Syndrom • kraniodiaphysäre Dysplasie • frontometaphysäre Dysplasie • Hyperphosphatasie • Hypopituarismus • Binder-Syndrom • Median-Cleft-Syndrom • Melnick-Needles-Syndrom • Prader-Willi-Syndrom • Schwarz-Lelek-Syndrom • Treacher-Collins-Syndrom
bedingt durch starkes Knochenwachstum	• fibröse Dysplasie • Morbus Paget • hämolytische Anämie	–

sollen die im Bereich der Nasennebenhöhlen vorkommenden Pathologien in Bezug auf die Häufigkeit ihres Auftretens eingeordnet werden.

7.4.1 Nasenhaupthöhle und Nasennebenhöhlen

Angeborene Variationen und Missbildungen

Unter den angeborenen Variationen und Missbildungen sind die Aplasien, Hypoplasien und abnormen Vergrößerungen von einzelnen Nasennebenhöhlen am häufigsten (▶Tab. 7.3, ▶Abb. 7.1, ▶Abb. 7.2, ▶Abb. 7.3, ▶Abb. 7.4 und ▶Abb. 7.5). Meist kann die Diagnose bereits anhand einer digitalen Röntgenaufnahme gestellt werden. Der Pneumosinus dilatans stellt eine abnorme Vergrößerung einer Stirnhöhle mit Vorwölbung der Stirnhöhlenvorderwand dar. Extrem selten kann auch die Kieferhöhle betroffen sein. Im Gegensatz zur Mukozele ist der Sinus bei offenem Ausführungsgang luftgefüllt. Im konventionellen Röntgenbild finden sich scharfe Sinusgrenzen.

Bei der Diagnostik der anterioren Zephalozelen im Bereich der Nasennebenhöhlen ist es wichtig, zwischen einer Meningozele mit einer Hernierung nur der Meningen oder einer Hernierung der Meningen mit Hirnsubstanz (Enzephalozele) aufgrund eines kranialen Defekts zu unterscheiden. Ferner kann zwischen nach außen hin sichtbaren Zephalozelen und unsichtbaren Zelen unterschieden werden. Letztere können ohne die Zuhilfenahme der CT oder MRT nicht diagnostiziert werden. Von den Zephalozelen erscheinen 70 %

7.4 Spezifische Befunde

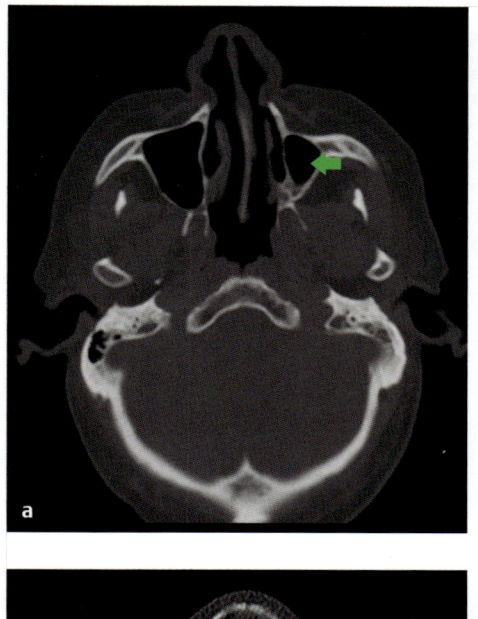

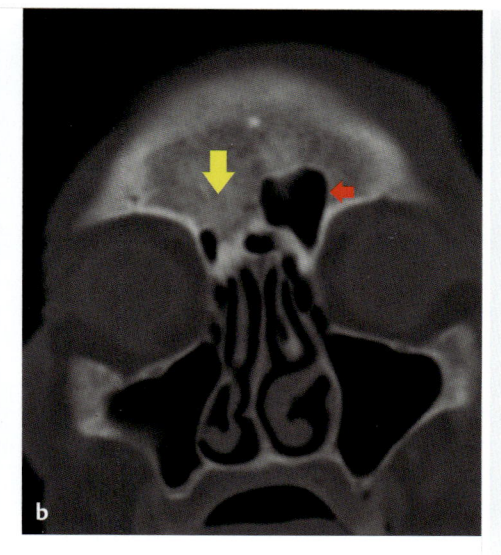

Abb. 7.1 Angeborene Variationen und Missbildungen. CT-Bilder verschiedener Patienten.
a Hypoplasie des linken Sinus maxillaris (Pfeil).
b Aplasie des rechten Sinus frontalis (gelber Pfeil). Der rote Pfeil kennzeichnet den linken Sinus frontalis.
c Hypoplasie des linken Sinus frontalis (Pfeil).
d Choanalatresie links (Pfeil).

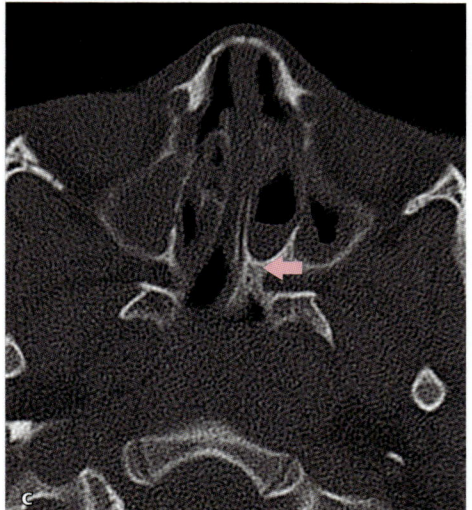

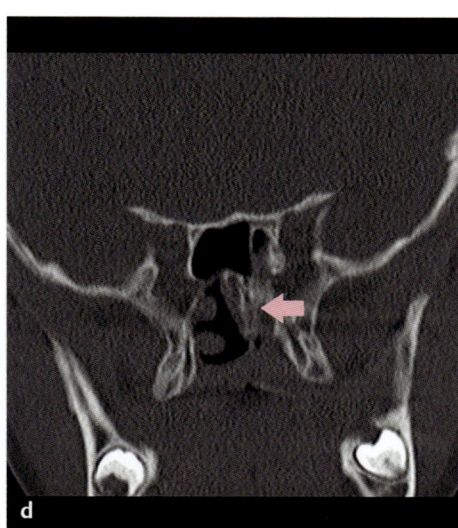

im Bereich der anterioren Schädelbasis unter Beteiligung des Sinus ethmoidalis. Bei der Diagnostik der Meningozelen und Enzephalozelen gelingt es mittels der CT in transversaler oder koronarer Schichtorientierung, den knöchernen Defekt zu dokumentieren, durch den die Zephalozele herniert. In der MRT eignet sich sowohl die sagittale als auch die koronare Schichtorientierung am besten, die Weichteilanteile einer Zephalozele zu dokumentieren und zwischen einer Meningozele und einer Enzephalozele zu differenzieren.

Nasenhöhlen

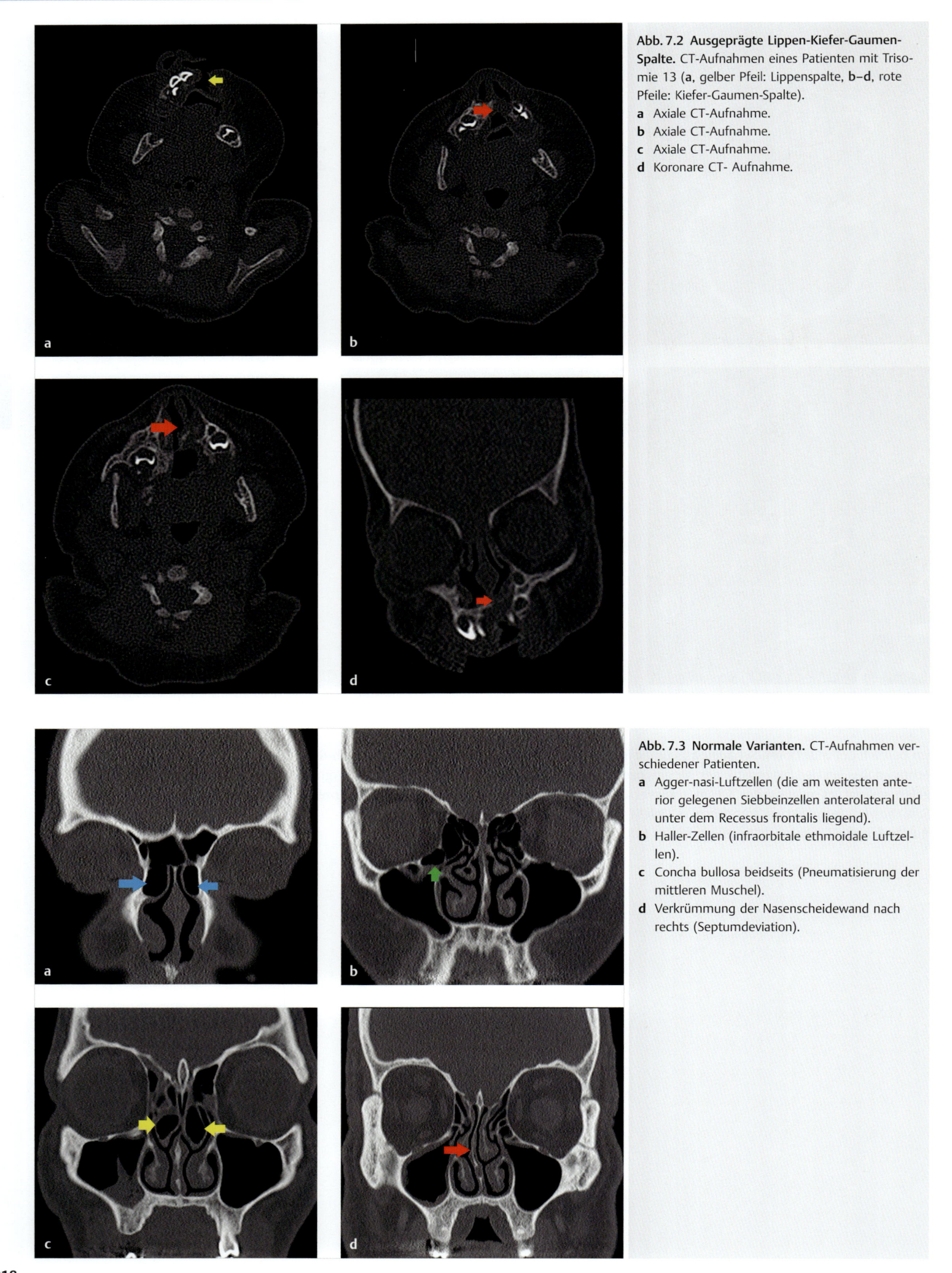

Abb. 7.2 **Ausgeprägte Lippen-Kiefer-Gaumen-Spalte.** CT-Aufnahmen eines Patienten mit Trisomie 13 (**a**, gelber Pfeil: Lippenspalte, **b–d**, rote Pfeile: Kiefer-Gaumen-Spalte).
a Axiale CT-Aufnahme.
b Axiale CT-Aufnahme.
c Axiale CT-Aufnahme.
d Koronare CT-Aufnahme.

Abb. 7.3 **Normale Varianten.** CT-Aufnahmen verschiedener Patienten.
a Agger-nasi-Luftzellen (die am weitesten anterior gelegenen Siebbeinzellen anterolateral und unter dem Recessus frontalis liegend).
b Haller-Zellen (infraorbitale ethmoidale Luftzellen).
c Concha bullosa beidseits (Pneumatisierung der mittleren Muschel).
d Verkrümmung der Nasenscheidewand nach rechts (Septumdeviation).

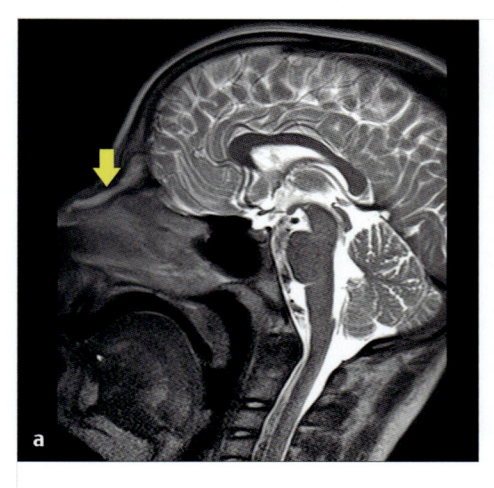

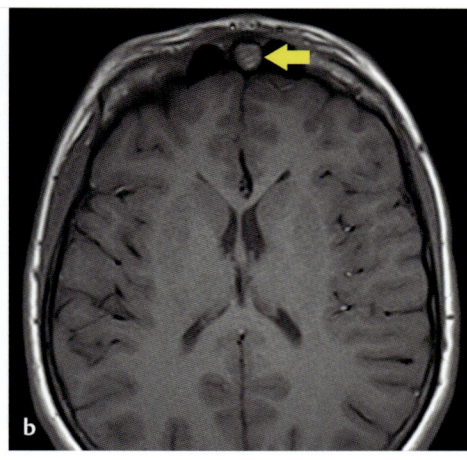

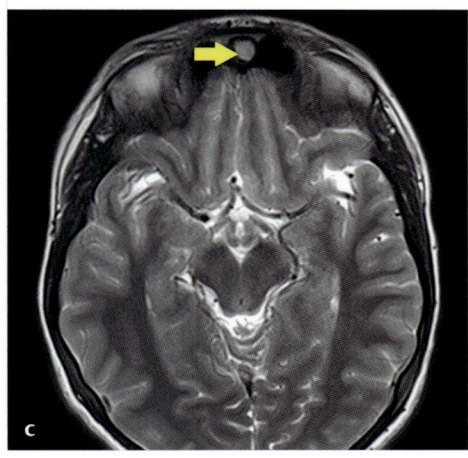

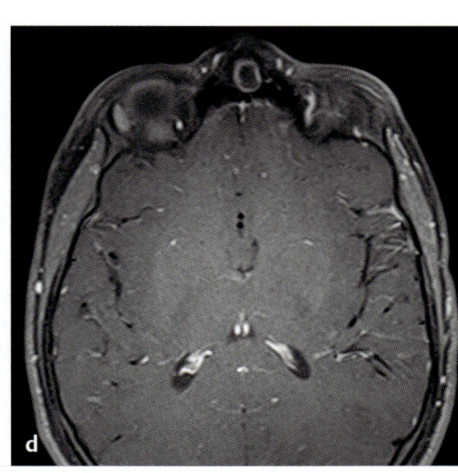

Abb. 7.4 Nasaler Dermalsinus. Es zeigt sich an der Nasenwurzel in T 2w und T 1w Sequenzen eine flächige fetthaltige Struktur mit intermediärer bis hoher Signalintensität (a–c, Pfeile). Diese Veränderung lässt sich straßenartig von den Weichteilen des Nasenflügels über das Nasenseptum bis in den medianen Sinus frontalis bzw. die Crista galli verfolgen. Die Tabula interna ist intakt und es besteht keine Verbindung nach intrazerebral. Es lässt sich nach Kontrastmittelgabe keine Kontrastmittelanreicherung außer des Randes erkennen (d, Pfeil).
a Sagittale T 2w MRT-Aufnahme.
b T 1w MRT-Aufnahme.
c Axiale T 2w MRT-Aufnahme.
d T 1w MRT-Aufnahme nach Kontrastmittelgabe.

Benigne Tumoren

Benigne Tumoren stellen in den Nasennebenhöhlen insgesamt einen seltenen Befund dar (▶ Tab. 7.4 und ▶ Tab. 7.5).

Osteom

> **Kernaussagen**
>
> Osteome sind benigne Tumoren der Nasennebenhöhlen und werden oft als Zufallsbefund diagnostiziert.

Definition

Osteome kommen primär in den Sinus frontalis und ethmoidalis vor und stellen sich entweder als sehr dichter, kompakter oder als lamellärer Knochen mit intertrabekulär eingelagertem fibrotischem Gewebe dar.

Pathophysiologie und Ätiologie

Zurzeit ist die Ätiologie noch nicht geklärt.

Demografie

Das Geschlechterverhältnis von Männern zu Frauen beträgt 2:1. Das Osteom tritt meist zwischen dem 30. und 50. Lebensjahr auf.

Klinik, Therapie und Prognose

Die betroffenen Patienten klagen über intensiver werdende Kopfschmerzen. Im Laufe der Zeit kann das Osteom zu einer Vorwölbung der Wand der Nasennebenhöhle führen. Dabei wird der Ausführungsgang der betroffenen Nasennebenhöhle verlegt und es kann eine Mukozele entstehen. Mögliche Symptome sind ein Druckgefühl im Kopf, Doppelbilder oder die Verminderung des Visus. Zudem kann das Osteom zur Verdrängung des Bulbus oculi sowie durch Ausdehnung zur Atrophie der Dura mater beitragen. Dabei können endokranielle Komplikationen auftreten.

Eine Operation, bei der das Osteom exstirpiert wird, ist dann indiziert, wenn das Osteom Beschwerden bereitet oder es zu Komplikationen kommt.

Tab. 7.4 Häufigkeit benigner und maligner Tumoren der Nasennebenhöhlen.

Tumoren	Häufig	Selten
benigne Tumoren und tumorähnliche Läsionen	• Polyp (entzündlich), polypoide Rhinosinusitis	• Adenom • Ameloblastom • Amyloidose • antrochoanaler Polyp • arteriovenöse Fistel • branchiogene Zyste • Chondrom • Dermoid, Teratom • Enzephalozele • invertiertes Papillom • Fibrom • Riesenzelltumor • Granulom (Tuberkulose, Sarkoidose) • Hamartom • Hämangiom • Histiozytosis X • Lipom • Lymphangiom • Nasoalveolarzyste • neurogener Tumor (Neurinom der Hirnnerven IX, X und XI) • Odontom • Rhinolith, Fremdkörper
maligne Tumoren und tumorähnliche Läsionen	• Karzinom (Plattenepithelkarzinom, lymphoepitheliales Karzinom) • Lymphom • Metastase	• Chordom • Ästhesioneuroblastom • Hämangioperizytom • malignes Histiozytom • Melanom • extramedulläres Plasmozytom • Speicheldrüsentumor • Sarkom • Wegener-Granulomatose

Tab. 7.5 Benigne und maligne Tumoren des Gesichtsbereichs.

Tumoren	Benigne	Maligne
epitheliale Geschwülste	• Adenoma sebaceum • Keratokanthom • Melanokanthom • verschiedene Nävusarten • Papillom • Verruca vulgaris • Xanthelasma	• Basiliom • Stachelzellkarzinom (Spinaliom) • sekundäre Hautkarzinome (Metastasen) • malignes Melanom
mesenchymale Geschwülste	• Angiom (Hämangiom, Lymphangiom) • Fibrom • Granularzelltumor • Keloid • Lipom • Neurofibrom	• maligne Lymphome der Haut • Leukämiemanifestation an der Haut • maligne Histiozytose der Haut • Kaposi-Sarkom (mit/ohne HIV-Infektion)
sekundär das Gesicht in Mitleidenschaft ziehende Neoplasien	–	• der Nase und der Nasennebenhöhlen • der Mundhöhle • des Ober- und Unterkiefers samt Zahnsystem • der Ohrspeicheldrüse • der Ohrregion

HIV = humanes Immunschwächevirus

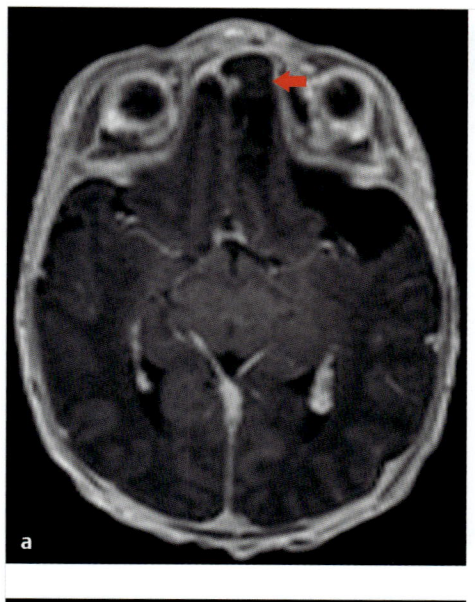

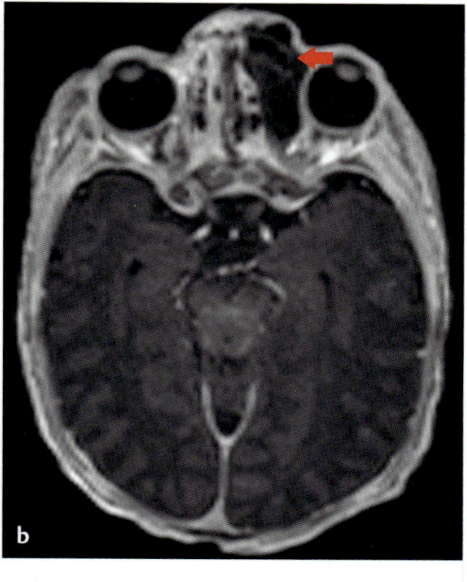

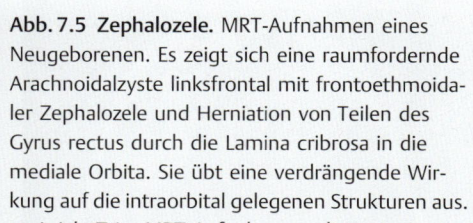

Abb. 7.5 Zephalozele. MRT-Aufnahmen eines Neugeborenen. Es zeigt sich eine raumfordernde Arachnoidalzyste linksfrontal mit frontoethmoidaler Zephalozele und Herniation von Teilen des Gyrus rectus durch die Lamina cribrosa in die mediale Orbita. Sie übt eine verdrängende Wirkung auf die intraorbital gelegenen Strukturen aus.
- **a** Axiale T1w MRT-Aufnahme nach Kontastmittelgabe.
- **b** Axiale T1w MRT-Aufnahme nach Kontrastmittelgabe.
- **c** Sagittale T1w MRT-Aufnahme nach Kontrastmittelgabe.
- **d** Koronare T1w MRT-Aufnahme nach Kontrastmittelgabe.

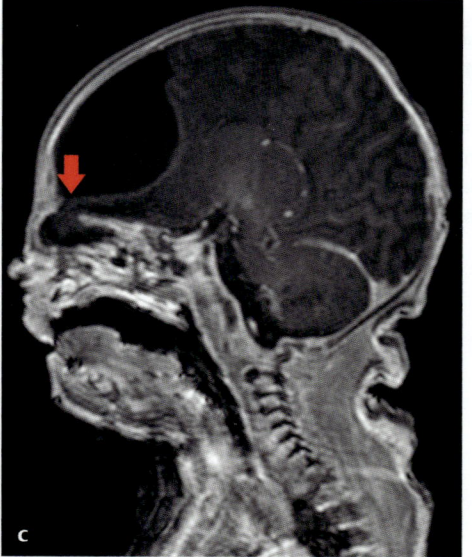

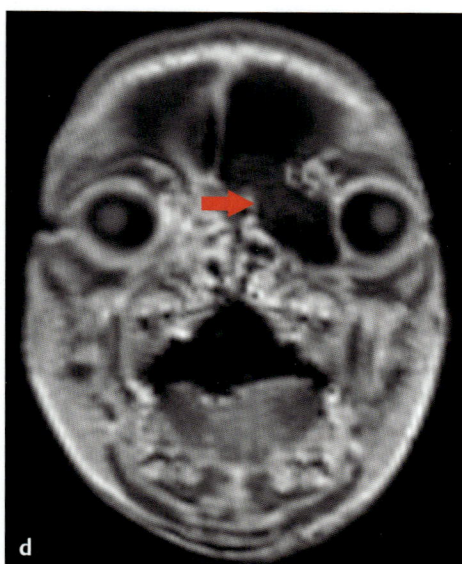

Bildgebung

Die fibrotischen Osteome erscheinen auf den konventionellen Röntgenaufnahmen weniger dicht und können so mit einer Zyste verwechselt werden.

Obwohl Osteome normalerweise asymptomatisch sind, können sie zu einer Obstruktion des Ostiums oder des Sinus und zu einer nachfolgenden sekundären Infektion führen oder in benachbarte Regionen wie die Orbita hineinwachsen. Das optimale bildgebende Verfahren zur Detektion, Lokalisationsdiagnostik und Differenzierung gegenüber anderen tumorösen Prozessen ist die Multislice-CT-Technik (▶ Abb. 7.6).

Differenzialdiagnose

> **Differenzialdiagnosen**
>
> Als Differenzialdiagnose des Osteoms kann eine Ostitis fibrosa mit knöchernen Auftreibung von Stirn und Maxilla, die keine Schmerzen verursacht, in Betracht kommen. Eine weitere Differenzialdiagnose stellt der Pneumosinus dilatans mit Ventilmechanismus des Ausführungsgangs der Nasennebenhöhle dar.

Papillom

> **Kernaussagen**
>
> Papillome sind relativ häufige benigne Tumoren der Nasennebenhöhlen.

Definition

Ein Papillom ist ein benigner, exophytisch wachsender epithelialer Tumor, der vom Plattenepithel der Epidermis oder der Schleimhäute ausgeht. Ausgehend von der Mukosa der Nasenhaupthöhle und der Nasennebenhöhlen, können fungiforme (50 %), invertierte (47 %) und Zylinderzellpapillome (3 %) unterschieden werden. Die fungiformen Papillome gehen vom Nasenseptum aus, haben ein verruköses Erscheinungsbild und werden nicht als Präkanzerosen eingeschätzt.

Pathophysiologie und Ätiologie

Als Auslöser werden Virusinfektionen (humanes Papillomvirus) diskutiert, jedoch muss ein genauer Zusammenhang wissenschaftlich noch bewiesen werden.

Nasenhöhlen

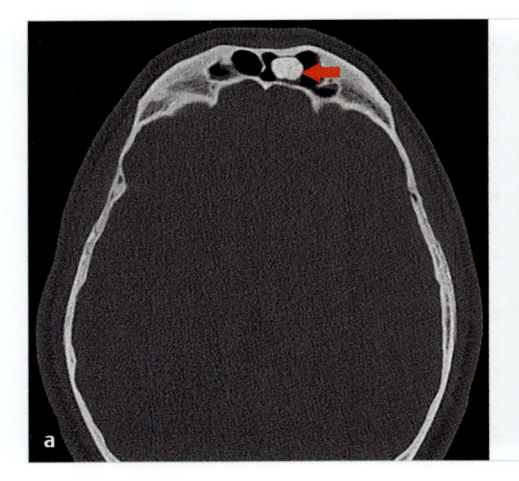

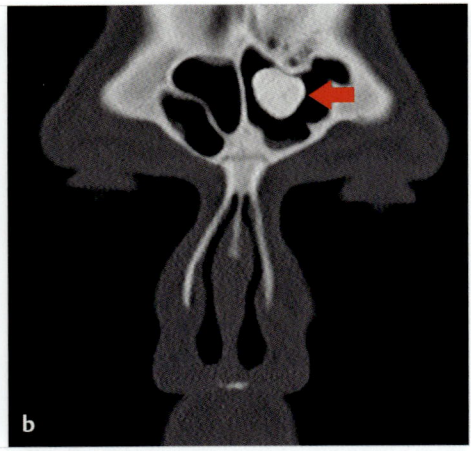

Abb. 7.6 Kompaktes Stirnhöhlenosteom. Die CT-Aufnahmen zeigen eine scharf abgegrenzte, runde Raumforderung isodens zum Knochen.
a Axiale CT-Aufnahme (Knochenfenster).
b Koronare CT-Aufnahme (Knochenfenster).

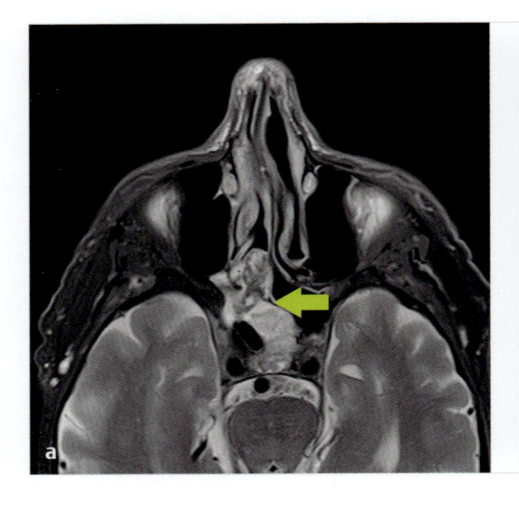

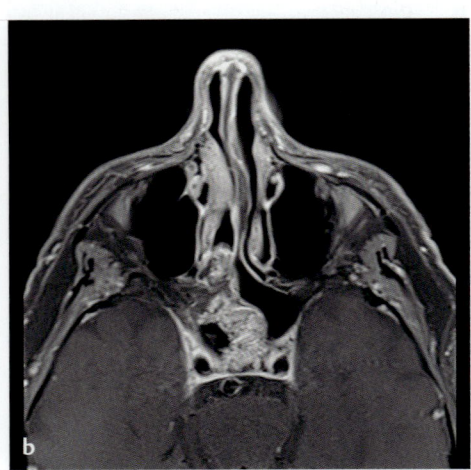

Abb. 7.7 Invertiertes Papillom. Es zeigt sich eine inhomogene Raumforderung im Bereich des Sinus sphenoidalis, betont rechtsseitig. Sie kommt nativ in T2w Sequenzen überwiegend hyperintens zur Darstellung (a), mit inhomogenen Kontrastmittelanreicherungen (b), und wächst von dorsal in die rechte Nasenhaupthöhle ein.
a T2w MRT-Aufnahme.
b T1w MRT-Aufnahme nach Kontrastmittelgabe.

Demografie

Die Geschlechterverteilung zwischen Männern und Frauen beträgt 5:1. Der Häufigkeitsgipfel liegt um das 50. Lebensjahr herum.

Klinik, Therapie und Prognose

Als klinische Symptome kommen eine einseitig behinderte Nasenatmung, die repetitive Exzision von Polypen aus einer Nasenhälfte sowie evtl. Nasenbluten, bei Sinusitis Gesichtsschmerz mit Druckgefühl in der betroffenen Nasennebenhöhle vor. Von besonderer Bedeutung sind die invertierten Papillome, die meist einseitig lokalisiert sind, ihren Ursprung im Bereich der mittleren Nasenmuschel haben und sich in die Sinus ethmoidalis und maxillaris ausdehnen. Obwohl sich die invertierten Papillome histologisch benigne darstellen, können sie sich durch Osteodestruktion klinisch maligne verhalten. Bei unvollständiger Resektion neigen sie zu Rezidiven; 15% der invertierten Papillome sind mit einem Plattenepithelkarzinom assoziiert.

Bildgebung

Invertierte Papillome zeigen auf den T2w Aufnahmen in der MRT im Vergleich zu den malignen Tumoren eine höhere Signalintensität. Nach Applikation von Kontrastmittel kann ein baumkuchenartiges Muster der Kontrastmittelaufnahme dokumentiert werden, das durch die zapfenförmigen Vorwölbungen und Einsenkungen bedingt ist (▶ Abb. 7.7).

In der CT imponieren invertierte Papillome häufig als expansive Raumforderungen (▶ Abb. 7.8).

Differenzialdiagnose

> **Differenzialdiagnosen**
>
> Polyposis nasi (▶ Abb. 7.9), Antrochoanalpolyp (▶ Abb. 7.10) sowie Nasennebenhöhlenkarzinom oder Karzinom des Naseninneren sind mögliche Differenzialdiagnosen des Papilloms.

7.4 Spezifische Befunde

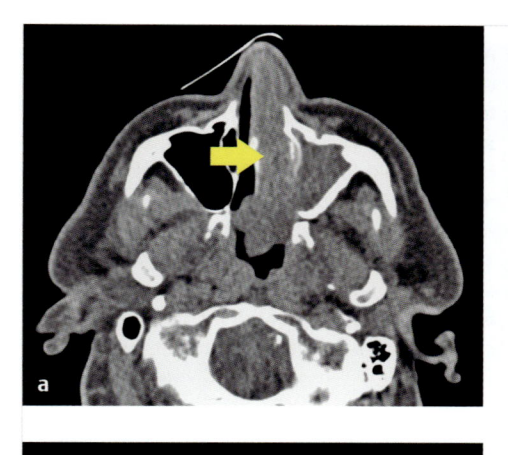

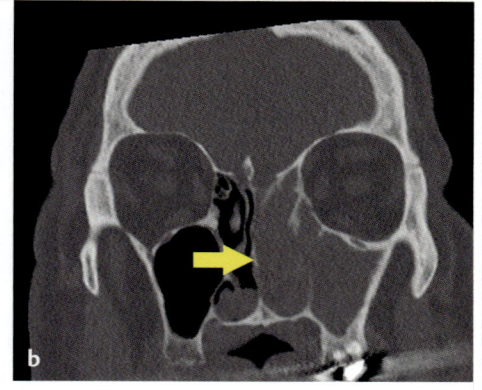

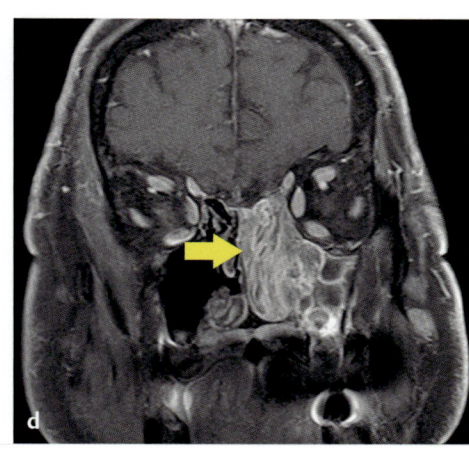

Abb. 7.8 Histologisch gesichertes invertiertes Papillom. Es zeigt sich eine komplette Weichteilverlegung (mit inhomogener Kontrastanreicherung) der Ethmoidalzellen links, des Sinus frontalis beidseits, des Sinus sphenoidalis links, der linken Kieferhöhle und der Nasenhaupthöhle links. Rarefizierung der angrenzenden ossären Strukturen sowie fortgeschrittene Destruktion der knöchernen Ethmoidalzellen.
a Axiale native CT-Aufnahme.
b Koronare native CT-Aufnahme.
c Axiale T1w MRT-Aufnahme nach Kontrastmittelgabe.
d Koronare T1w MRT-Aufnahme nach Kontrastmittelgabe.

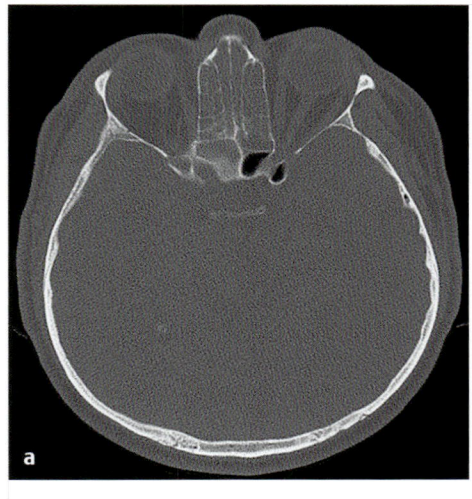

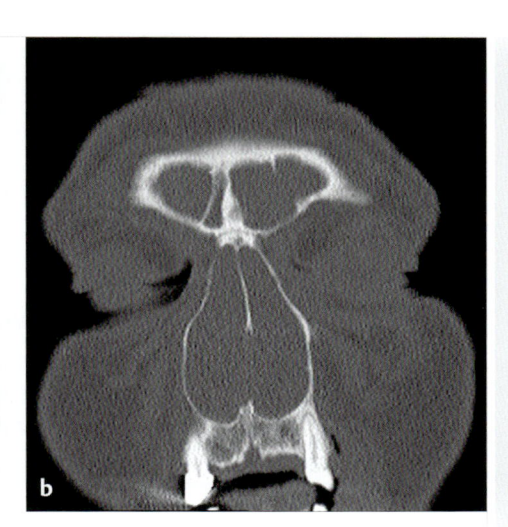

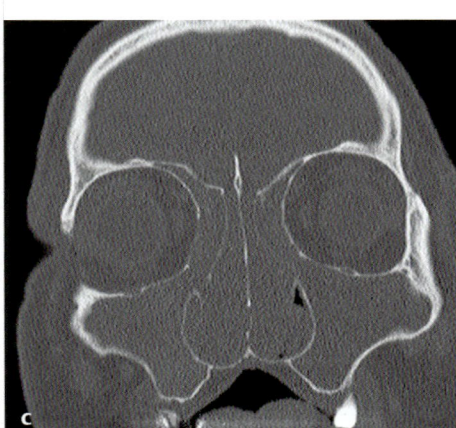

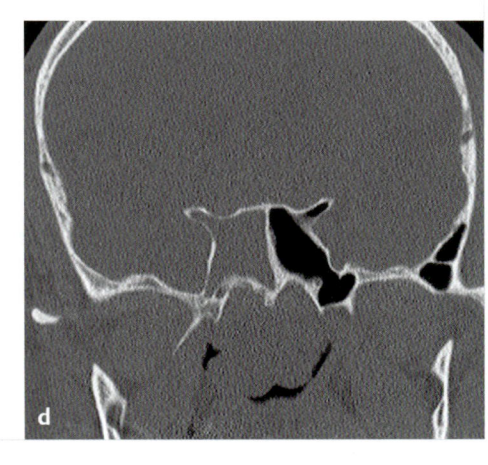

Abb. 7.9 Papillom: Differenzialdiagnose Polyposis nasi. In den CT-Abbildungen der Nasennebenhöhlen zeigt sich eine teils subtotale, teils totale Weichteilverlegung (mit Dichtewerten um bis zu 40 HE) sämtlicher Nasennebenhöhlen mit Beteiligung des Sinus frontalis, der Ethmoidalzellen, des Sinus maxillaris sowie des Sinus sphenoidalis dextra. Subtotale Weichteilverlegung auch der Nasenhaupthöhle (rechts führend), mit konsekutiver bilateraler Konvexität des Os nasale beidseits, polypoide Strukturen bis in den vorderen Nasendom reichend. Polypoide Strukturen ragen beidseits über die Choanen hinaus, mit Verlegungen des Lumens. Sie erstrecken sich bis an die Nasopharynxhinterwand. Angrenzend deutliche Rarefizierung der ossären Strukturen mit teils nur lamellärer ossärer Deckung und Beteiligung insbesondere der Kieferhöhlenbegrenzungen, der Lamina papyracea beidseits, der knöchernen Ethmoidalzellen sowie der Lamina cribrosa. Teils Verdickung der Keilbeinhöhlenwände als Zeichen bereits chronisch-entzündlicher Veränderungen.
a Axiale CT-Aufnahme.
b Koronare CT-Aufnahme (anteriore Schicht).
c Koronare CT-Aufnahme (mittlere Schicht).
d Koronare CT-Aufnahme (posteriore Schicht).

Nasenhöhlen

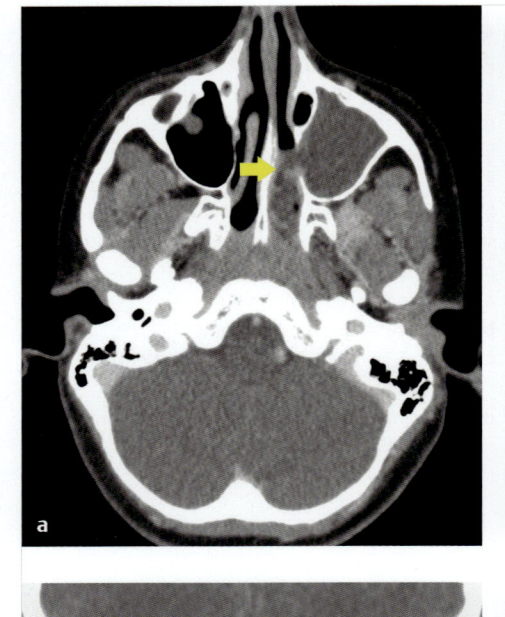

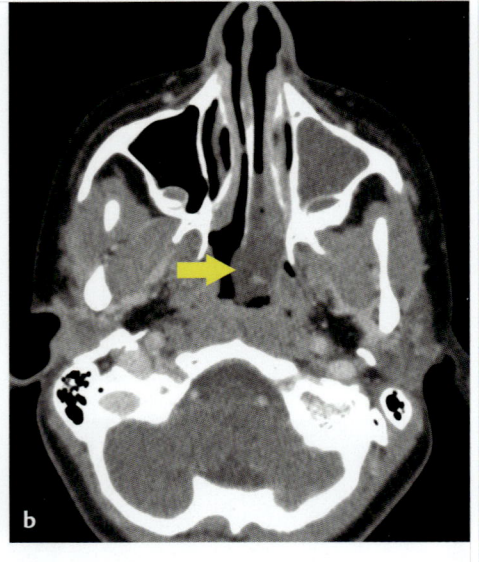

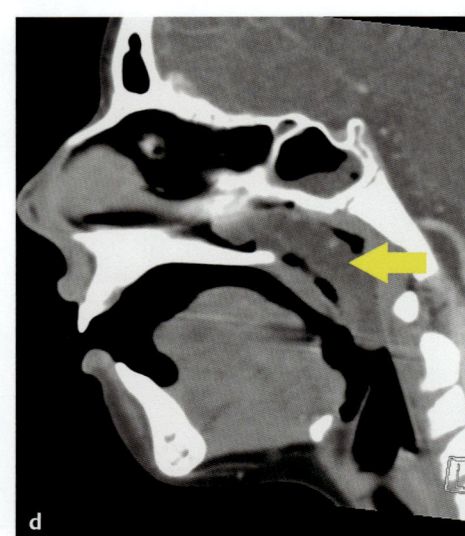

Abb. 7.10 Papillom: Differenzialdiagnose Antrochoanalpolyp. CT-Aufnahmen nach Kontrastmittelgabe. Es zeigt sich eine ausgeprägte polypöse Schleimhautproliferation ausgehend vom Sinus maxillaris links, bis in den Oropharynx hinabreichend. Die polypöse Raumforderung (a, Pfeil) weist keine wesentliche Kontrastmittelaufnahme auf. Der Nasopharynx ist deutlich eingeengt.
a Axiale CT-Aufnahme nach Kontrastmittelgabe.
b Axiale CT-Aufnahme nach Kontrastmittelgabe.
c Koronare CT-Aufnahme nach Kontrastmittelgabe.
d Sagittale CT-Aufnahme nach Kontrastmittelgabe.

Adenom

Kernaussagen

Adenome der Nasennebenhöhlen und des Gesichtsschädels sind eher selten, wachsen jedoch invasiv und sind rezidivverdächtig.

Definition

Adenome können überall dort entstehen, wo Drüsengewebsanteile im Epithel enthalten sind. Im Bereich der Nase, der Nasennebenhöhlen und des Nasopharynx können sie das Erscheinungsbild eines einfachen Polypen haben. Sie wachsen jedoch lokal invasiv und neigen bei unvollständiger Resektion zu Rezidiven. Die pleomorphen Adenome, ausgehend von den kleinen Speicheldrüsen, können vom Gaumen oder aus ektopen Speicheldrüsenresten entstehen. Maligne Mischtumoren kommen im Bereich der kleinen Speicheldrüsen sehr viel häufiger vor als in den großen Speicheldrüsen.

Pathophysiologie und Ätiologie

Man geht davon aus, dass sich das pleomorphe Adenom aus neoplastisch proliferierenden Epithelzellen entwickelt. Es sind keinerlei Risikofaktoren für die Pathogenese dieses Tumors bekannt.

Demografie

Der Altersgipfel liegt in der 4.–6. Lebensdekade. Frauen sind häufiger betroffen als Männer (Verhältnis 3:2).

Klinik, Therapie und Prognose

Das pleomorphe Adenom ist nicht schmerzhaft und wächst langsam.

Therapiert wird operativ mittels kompletter Exstirpation. Dabei sollte die Tumorkapsel möglichst nicht verletzt werden, denn sonst besteht die Möglichkeit einer Rezidivbildung. Ansonsten lässt sich mit einer gründlichen chirurgischen Entfernung eine definitive Heilung erzielen.

Bildgebung

Eine sichere Differenzierung von Adenomen und Polypen ist in den Schnittbildverfahren und der konventionellen Röntgendiagnostik nicht möglich. Im MRT zeigen beide Entitäten ein ähnliches Signalverhalten in den T1w und T2w Sequenzen sowie nach Kontrastmittelapplikation.

Differenzialdiagnose

> **Differenzialdiagnosen**
>
> Klinische Differenzialdiagnosen des Adenoms sind eine Sarkoidose, ein Lymphom und eine Lymphadenopathie.

Neurogene Tumoren

> **Kernaussagen**
>
> Neurogene Tumoren sind sehr seltene Differenzialdiagnosen.

Definition

Tumoren mit neurogenem Ursprung können zwar prinzipiell im Bereich der Nase und der Nasennebenhöhlen vorkommen, sind jedoch insgesamt sehr selten. Die peripheren Nervenscheidentumoren können in Schwannome, Neurofibrome und neurogene Sarkome unterteilt werden.

Pathophysiologie und Ätiologie

Schwannome gelten als langsam wachsende, benigne Neoplasmen, die aus Schwann-Zellen in der peripheren Nervenscheide entstehen. Sie treten sehr selten in den Nasennebenhöhlen auf. Am häufigsten kommen sie in der Siebbeinhöhle vor, gefolgt von der Kieferhöhle und der Keilbeinhöhle.

Demografie

Paranasale Schwannome machen weniger als 4 % aller Kopf-Hals-Schwannome aus. Die betroffene Altersgruppe variiert stark zwischen 0 und 78 Jahren, ohne spezifische Prädilektion eines Geschlechts. Ein Neurofibrom kommt auch in allen Altersstufen vor.

Klinik, Therapie und Prognose

Unterschieden werden
- Tumoren der peripheren Nervenscheiden (Schwannome, Neurofibrome, maligne Nervenscheidentumoren meist im Erwachsenenalter),
- Tumoren der sympathischen Ganglien (Ganglioneurome, Ganglioneuroblastome, Neuroblastome) und
- Tumoren der parasympathischen Ganglien (sehr selten).

Bei benignen Adenomen und vollständiger Exzision besteht eine gute Prognose, bei inkompletter Resektion sowie bei vorheriger Neurofibromatose ein hohes Lokalrezidivrisiko. Bei malignen Tumoren ist die Prognose abhängig vom Primärbefund eher ungünstig.

Bildgebung

In der CT imponieren Schwannome meist als glatt begrenzte, homogene Raumforderungen mit mäßiger Kontrastmittelaufnahme nach intravenöser Kontrastmittelapplikation.

Auf MRT-Aufnahmen stellen sie sich T1w hypo- bis isointens und T2w hyperintens dar. Nach Injektion von Gadolinium-DTPA zeigen sie eine mäßige Kontrastmittelanreicherung (▶ Abb. 7.11). Meist weisen Schwannome eine homogene Binnenstruktur auf. Es finden sich jedoch in Abhängigkeit vom histologischen Typ auch zystische Komponenten.

Differenzialdiagnose

> **Differenzialdiagnosen**
>
> Die Differenzialdiagnose von neurogenen Tumoren kann Polypen, das juvenile Angiofibrom, das invertierte Papillom, Meningeome und Neuroblastome umfassen.

Juveniles Angiofibrom

> **Kernaussagen**
>
> Das juvenile Angiofibrom ist eine typische Erkrankung der männlichen Jugendlichen.

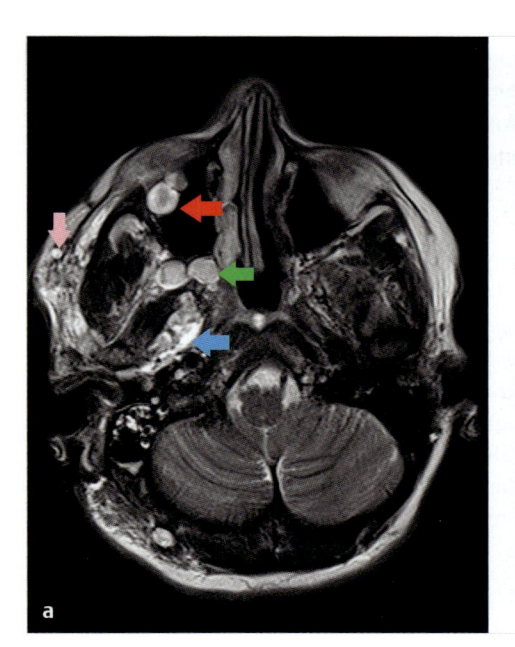

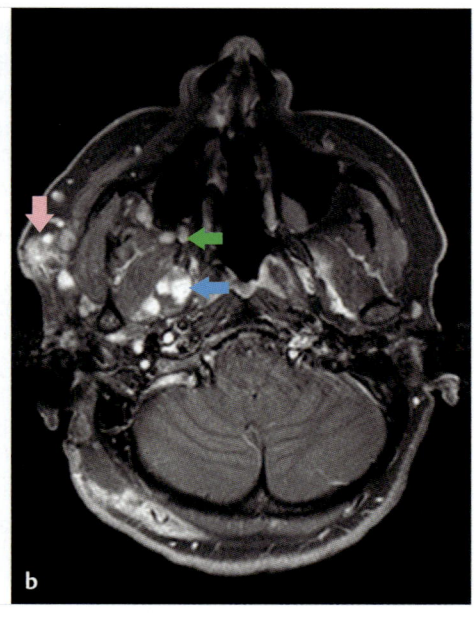

Abb. 7.11 Multiple periphere rezidivierende Nervenscheidentumoren. Teils Neurofibrom-, teils Neurofibrom-Schwannom-Hybridhistologie, hauptsächlich im rechten oberen Körperquadranten. Die MRT-Bilder zeigen rechts in den Sinus maxillares submukosal (a, roter Pfeil) knotige, T2w hyperintense, kräftig kontrastmittelanreichernde Raumforderungen. Weitere knotige Raumforderungen mit gleichem Signalverhalten sind entlang des rechten N. mandibularis sowie um die rechten Mm. pterygoidei (a, b, blaue Pfeile), entlang des N. maxillaris und in der Fossa pterygopalatina rechts (a, b, grüne Pfeile) erkennbar. Darüber hinaus stellen sich entlang der rechten Wange superfizial des M. buccinator zahlreiche noduläre, kontrastmittelanreichernde Raumforderungen dar (a, b, rosafarbene Pfeile).
a T2w MRT-Aufnahme.
b T1w MRT-Aufnahme nach Kontrastmittelgabe.

Definition

Angiofibrome sind benigne, stark vaskularisierte, nicht abgekapselte Neoplasien.

Pathophysiologie und Ätiologie

Die Ätiologie ist unbekannt.

Demografie

Angiofibrome treten ausschließlich bei männlichen Jugendlichen und jungen Erwachsenen auf, die das 10. Lebensjahr überschritten haben. Sie zeigen in 20–36 % der Fälle eine intrakranielle Beteiligung.

Klinik, Therapie und Prognose

Klinisch erweisen sich diese Tumoren als benigne, aber mit lokal aggressivem Wachstum. Sie haben ihren Ursprung meist im Nasopharynx im Bereich der Fossa pterygopalatina. Das Fibrom behindert die Nasenatmung. Es führt zu einer eitrigen Rhinitis, zu einer Tubenfunktionsstörung sowie zu einer Rhinophonia clausa. Zusätzlich kann eine Schallleitungsschwerhörigkeit entstehen. Weitere Symptome sind Nasenbluten und Kopfschmerzen.

In einigen Fällen bildet sich das juvenile Angiofibrom nach der Pubertät spontan zurück. Da der Tumor jedoch häufig blutet und die Nasenatmung erheblich beeinträchtigen kann, wird in der Regel eine operative Therapie durchgeführt. Kleinere Tumoren werden endoskopisch durch die Nase reseziert. Bei größeren Tumoren wird in der Regel präoperativ interventionell eine Angiografie mit Embolisation durchgeführt, mit anschließender transfaszialer Exstirpation. Ist eine Operation nicht möglich, wird versucht, den Tumor durch Strahlentherapie zu verkleinern. Das juvenile Angiofibrom neigt zu Rezidiven, die allerdings nach dem 25. Lebensjahr nur noch selten beobachtet werden.

Bildgebung

Unter Berücksichtigung der klinischen Daten (Alter, Geschlecht und Symptomatik) gelingt anhand von CT- oder besser MRT- und angiografischen Aufnahmen eine eindeutige Diagnose.

In den frühen kontrastverstärkten CT-Aufnahmen stellen sich die Angiofibrome stark hyperdens dar.

Auf den nativen T1w und protonendichtegewichteten Aufnahmen erscheinen sie hypo- bis isointens, auf den T2w Aufnahmen iso- bis hyperintens. Häufig lassen sich lineare Strukturen mit einer Signalauslöschung (Flow Voids) nachweisen, die durch die eingelagerten Gefäßstrukturen mit erhöhter Flussgeschwindigkeit bedingt sind. Nach intravenöser Injektion von paramagnetischem Kontrastmittel findet sich regelmäßig eine starke Kontrastmittelanreicherung.

Differenzialdiagnose

> **Differenzialdiagnosen**
>
> Die Differenzialdiagnose des juvenilen Angiofibroms umfasst das Vorliegen eines Glomus-vagale-Tumors oder auch anderer hypervaskularisierter Tumoren.

Hämangiom

> **Kernaussagen**
>
> Hämangiome sind häufige benigne Tumoren der Kopf-Hals-Region.

Definition

Hämangiome sind embryonale Tumoren mit Endothelproliferation und sekundärer Ausbildung von Gefäßlumina. Bei der Geburt sind sie normalerweise noch sehr klein und nehmen dann in ca. 10 % der Fälle vor allem im ersten Lebensjahr deutlich an Größe zu.

Pathophysiologie und Ätiologie

Die genaue Ätiologie des Hämangioms ist bisher noch nicht geklärt. Zurzeit werden eine hamartomatöse Gefäßanomalie sowie neoplastische Ursachen für seine Entstehung diskutiert. Faktisch entsteht ein Blutschwämmchen, wenn beim ungeborenen Kind lokal begrenzt zu viele Blutgefäße vorliegen und eine wabenartige Struktur bilden. Der Auslöser von Hämangiomen bei Erwachsenen ist unklar.

Demografie

Etwa 75 % der Hämangiome sind bereits bei der Geburt vorhanden. Sie befinden sich zu etwa 60 % in der Kopf- und Nackenregion und treten bei 3–5 % aller Säuglinge auf. Frühgeborene scheinen bis zu zehnmal häufiger betroffen zu sein. Es gibt jedoch auch Formen, die erst im späteren Lebensalter entstehen, wie das senile Hämangiom.

Klinik, Therapie und Prognose

Aufgrund der hohen spontanen Rückbildungsrate der Hämangiome wird zunächst ein abwartendes Verhalten empfohlen. Falls Komplikationen wie Blutungen, Thrombosen, Exulzerationen oder schnell wachsende Tumoren auftreten, erfolgt eine Therapie mittels folgender verschiedener Behandlungsmöglichkeiten:
- Propranolol,
- chirurgische Exzision,
- Laserablation,
- topische Applikation von Glukokortikoiden bzw. Interferon-α,
- Kryotherapie.

Dabei stellt die orale Behandlung mit Propranolol das Mittel der Wahl für die Behandlung komplizierter infantiler Hämangiome dar. Diese Wirkung der Betablocker wurde zufällig entdeckt und wird u. a. auf die vasokonstriktiven Eigenschaften und die dadurch verminderte Durchblutung des Hämangioms zurückgeführt.

Bildgebung

Meist erfolgt die Diagnose anamnestisch und klinisch. Eine Fotodokumentation und das Markieren der Hämangiomumrisse sind zur Verlaufsbeurteilung wichtig.

Gelegentlich ist eine Ultraschalluntersuchung nötig, um den subkutanen Anteil zu erfassen und das Hämangiom differenzialdiagnostisch weiter abzugrenzen.

In komplizierten Fällen wird zusätzlich ein MRT durchgeführt. Die MRT-Protokolle beinhalten native T1w Sequenzen, T1w Sequenzen mit Kontrastmittel und T2w Sequenzen.

Selten imponieren Hämangiome als Zufallsbefund im CT (▶ Abb. 7.12).

7.4 Spezifische Befunde

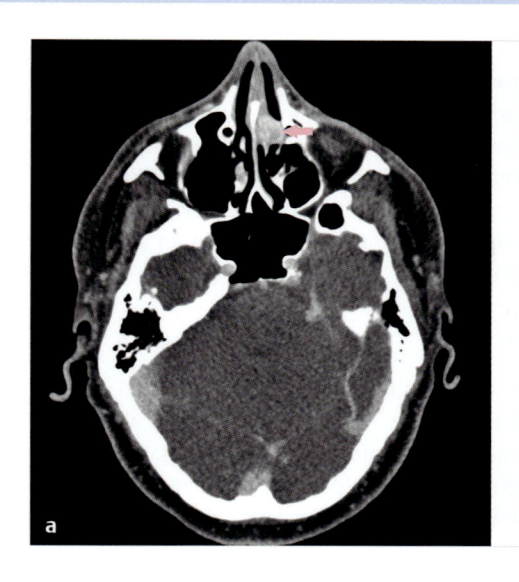

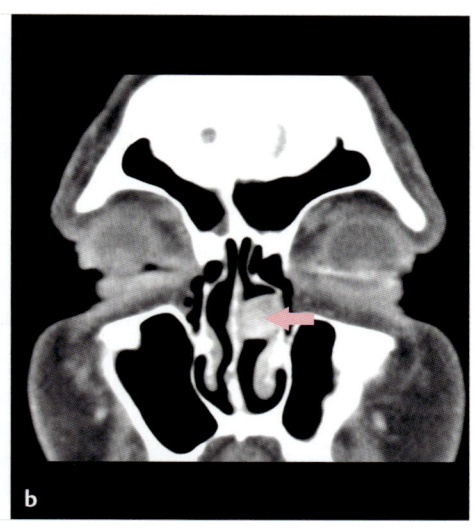

Abb. 7.12 **Kleines Nasenhämangiom.** Es zeigt sich eine glatt begrenzte, deutlich kontrastmittelaufnehmende Raumforderung (Pfeile) im Bereich der linken, mittleren vorderen Nasenhaupthöhle mit enger Lagebeziehung zur Concha nasalis media.
a Axiale CT-Aufnahme nach Kontrastmittelgabe.
b Koronare CT-Aufnahme nach Kontrastmittelgabe.

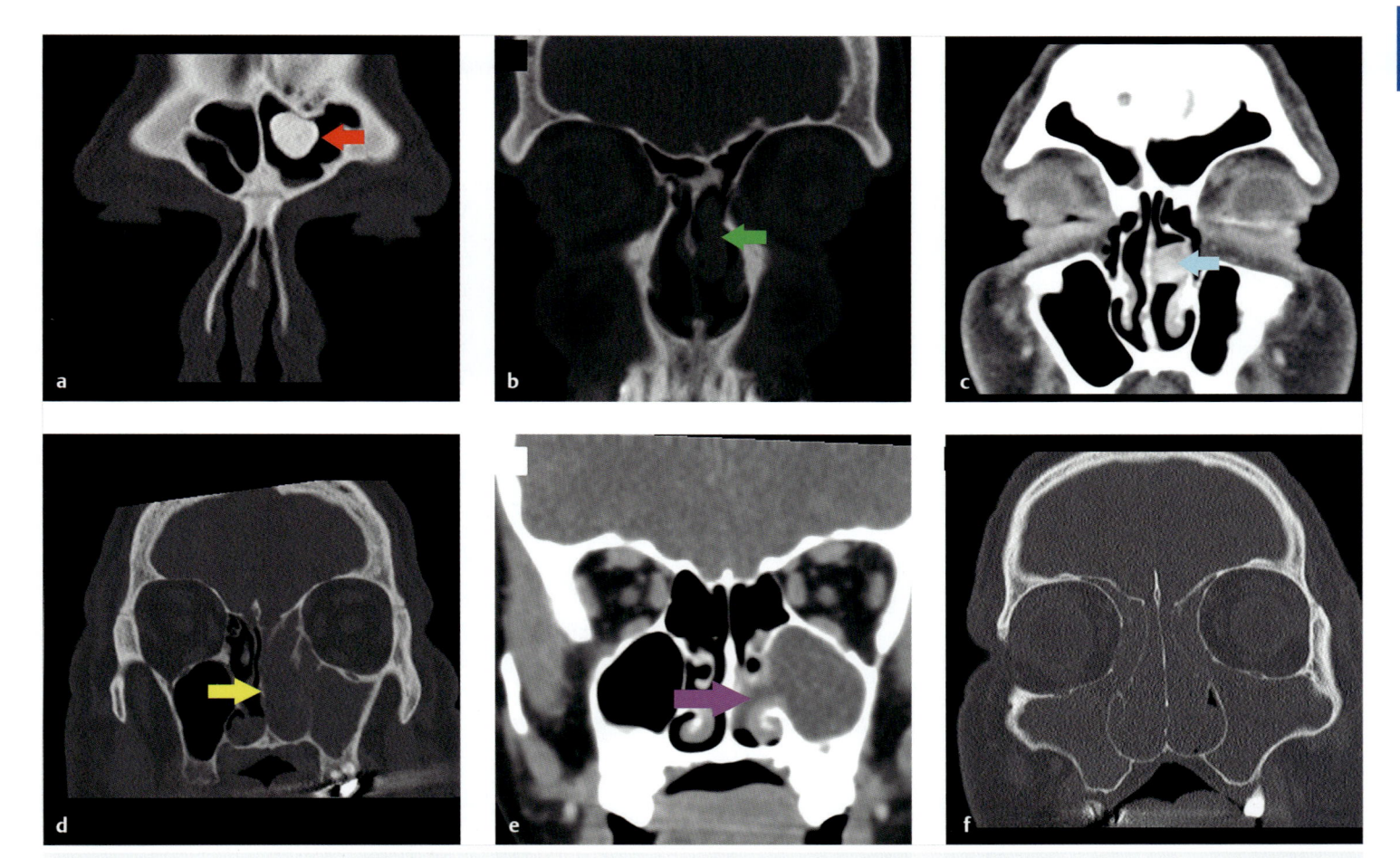

Abb. 7.13 **Hämangiom: verschiedene Differenzialdiagnosen.** Koronare CT-Aufnahmen unterschiedlicher Patienten mit benignen Läsionen der Nasennebenhöhlen.
a Kompaktes Stirnhöhlenosteom (Pfeil).
b Isodense, glatt berandete Raumforderung (Pfeil) im Bereich der Concha nasalis media links, vereinbar mit einem Papillom.
c Kleines Nasenhämangiom (Pfeil).
d Histologisch gesichertes invertiertes Papillom (Pfeil).
e Antrochoanalpolyp (Pfeil).
f Polyposis nasi.

Nasenhöhlen

Differenzialdiagnose

> **Differenzialdiagnosen**
>
> Differenzialdiagnostisch kommen beim Hämangiom vaskuläre Malformationen, das Granuloma pyogenicum sowie andere benigne Läsionen in Betracht (▶ Abb. 7.13).

Sonstige benigne Tumoren

Riesenzelltumoren im Bereich der Nasennebenhöhlen zeigen lokal ein expansives, destruierendes Wachstum.

Myome und Meningeome sind sehr seltene Tumoren im Bereich der Nasennebenhöhlen und der Nasenhaupthöhle.

Ossifizierende Fibrome können grobkörnige Verkalkungen in den Läsionen aufweisen (▶ Abb. 7.14). Selten können auch Chordome und eosinophile Granulome vorkommen.

Des Weiteren geht eine Vielzahl odontogener Zysten (▶ Abb. 7.15) und Tumoren (▶ Abb. 7.16) von der Maxilla und der Mandibula aus. Die radikuläre Zyste (30-mal häufiger als die follikuläre) entsteht aus einem entzündeten Wurzelgranulom. Die follikuläre Zyste, die Zahnbestandteile einschließt, ist als Missbildung einer Zahnanlage anzusehen. Multiple odontogene Zysten, speziell die Keratozyste, können im Rahmen von verschiedenen Syndromen auftreten und maligne entarten.

Maligne Tumoren

Die meisten malignen Tumoren der Nasenhaupthöhle und der Nasennebenhöhlen sind epitheliale Tumoren. Sie können weiter unterteilt werden in Tumoren mit epithelialem Ursprung und Tumoren mit Speicheldrüsenursprung. Bei den malignen epithelialen Tumoren kann zwischen Plattenepithelkarzinomen, Adenokarzinomen und anaplastischen Karzinomen unterschieden werden. Bei den malignen Tumoren mit Speicheldrüsenursprung unterscheidet man adenoidzystische Karzinome, Azinuszellkarzinome und Mukoepidermoidkarzinome. Seltener treten Tumoren mesenchymalen Ursprungs wie Osteosarkome, maligne Lymphome und Chondrosarkome auf.

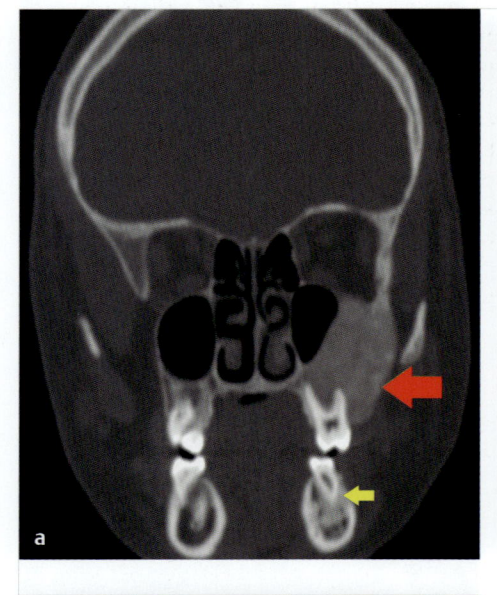

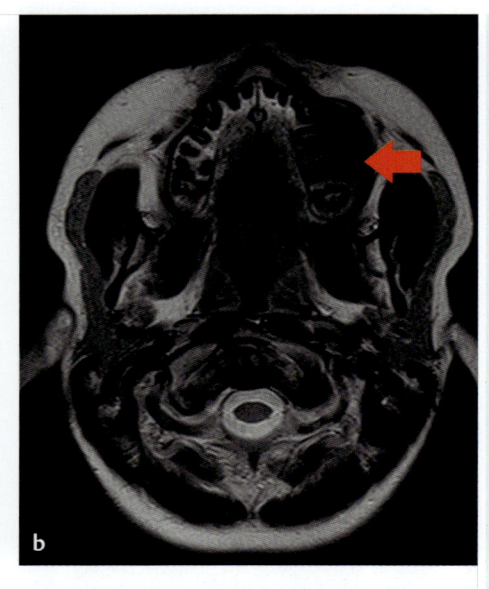

Abb. 7.14 Ossifizierendes Fibrom. CT- und MRT-Aufnahmen eines Patienten mit ossifizierendem Fibrom in der linken Kieferhöhle (a–d, rote Pfeile) und einem weiteren kleinen Fibrom im Unterkiefer links (a, gelber Pfeil). Es besteht eine glatte, begrenzte Raumforderung mit homogener interner Struktur (a, roter Pfeil), hypointensem Signal in der T2w Sequenz (b, roter Pfeil) und inhomogener Kontrastmittelaufnahme (c, d, rote Pfeile).
a Koronare CT-Aufnahme.
b Axiale T2w MRT-Aufnahme.
c Koronare T1w MRT-Aufnahme nach Kontrastmittelgabe.
d Axiale T1w MRT-Aufnahme nach Kontrastmittelgabe.

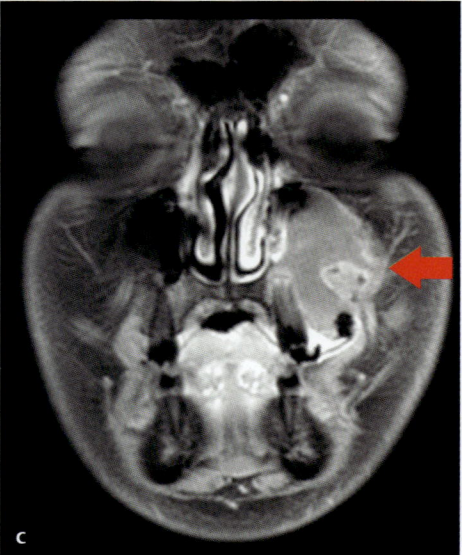

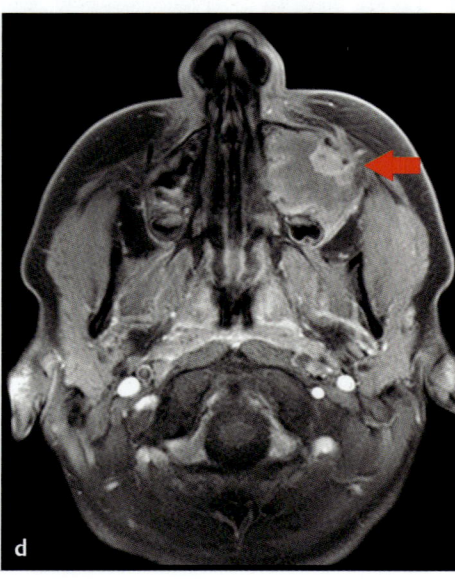

7.4 Spezifische Befunde

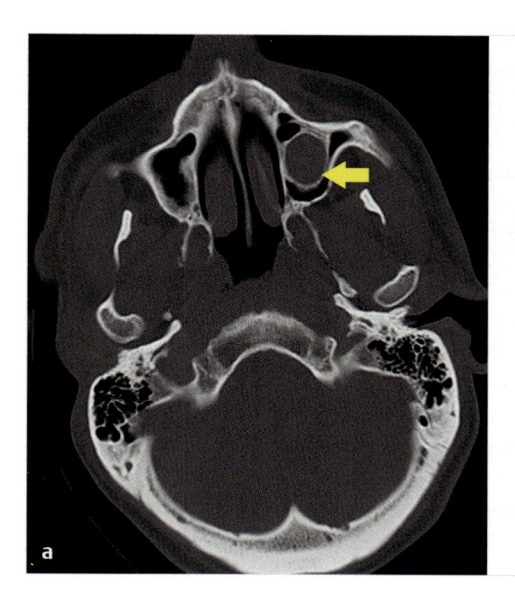

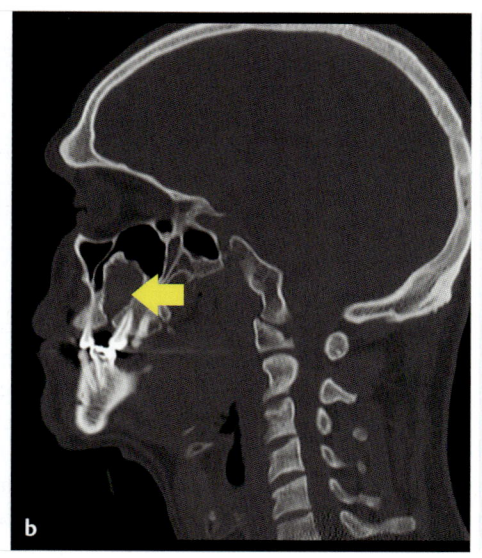

Abb. 7.15 Odontogene Zyste. Patient mit großer zystischer Läsion (Pfeile), am ehesten odontogene Zyste links (Regio 26), mit Verbindung zur Mundhöhle.
a Axiale CT-Aufnahme.
b Sagittale CT-Aufnahme.

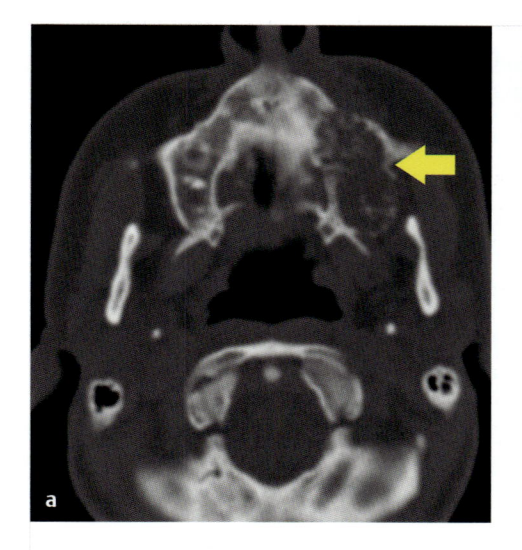

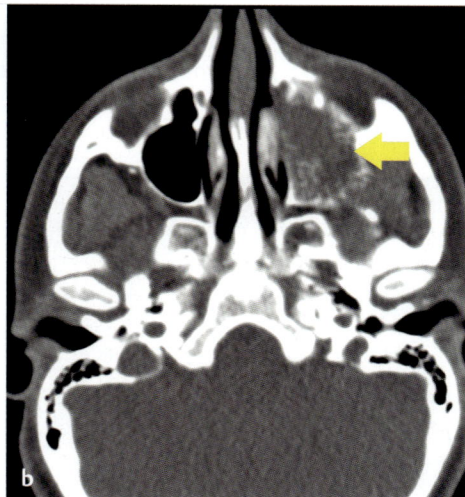

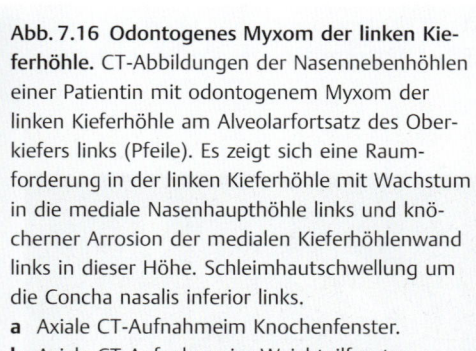

Abb. 7.16 Odontogenes Myxom der linken Kieferhöhle. CT-Abbildungen der Nasennebenhöhlen einer Patientin mit odontogenem Myxom der linken Kieferhöhle am Alveolarfortsatz des Oberkiefers links (Pfeile). Es zeigt sich eine Raumforderung in der linken Kieferhöhle mit Wachstum in die mediale Nasenhaupthöhle links und knöcherner Arrosion der medialen Kieferhöhlenwand links in dieser Höhe. Schleimhautschwellung um die Concha nasalis inferior links.
a Axiale CT-Aufnahme im Knochenfenster.
b Axiale CT-Aufnahme im Weichteilfenster.
c Axiale CT-Aufnahme im Weichteilfenster.
d Koronare CT-Aufnahme im Knochenfenster.

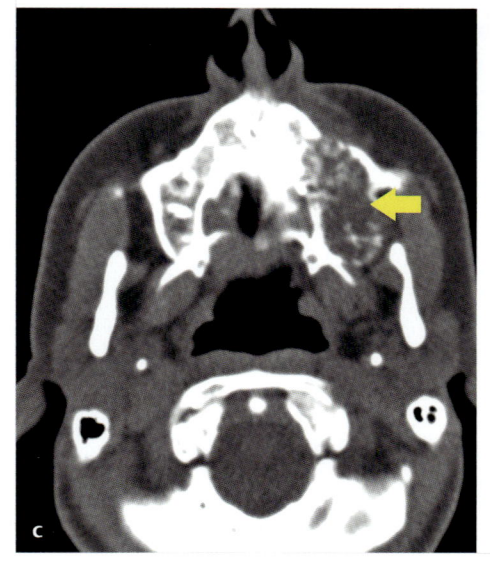

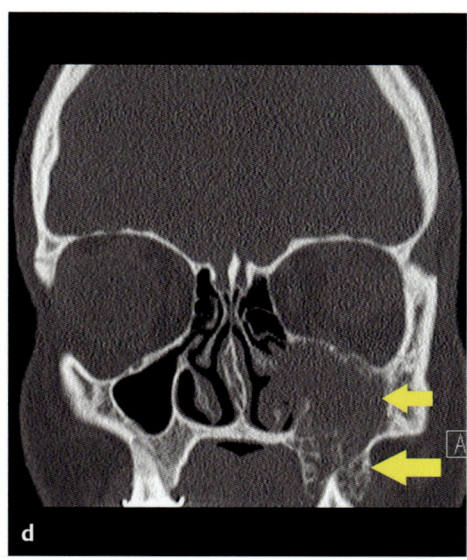

Plattenepithelkarzinom

> **Kernaussagen** M!
>
> Plattenepithelkarzinome sind häufige maligne Tumoren der Nasennebenhöhlen.

Definition

Es handelt sich um maligne epitheliale Tumoren, die Zytokeratin bilden.

Pathophysiologie und Ätiologie

Die Tumoren der kleinen Speicheldrüsen stellen zwischen 4 und 10% der malignen Tumoren. Tumoren der kleinen Speicheldrüsen können in allen Nasennebenhöhlen und der Nasenhaupthöhle auftreten. Jedoch nehmen die meisten Tumoren ihren Ursprung im Bereich der kleinen Speicheldrüsen des Gaumens. Sie können als adenoidzystische Karzinome, Mukoepidermoidkarzinome, Azinuszellkarzinome und Mischtumoren auftreten. In den meisten Fällen ist die Ursache unbekannt, entwickeln sich die Symptome spät und gibt es nur eine geringe Überlebenschance.

Demografie

Plattenepithelkarzinome treten bei Männern etwa doppelt so häufig auf wie bei Frauen, mit einem Gipfel im 6.–7. Lebensjahrzehnt.

Klinik, Therapie und Prognose

Klinisch imponieren Plattenepithelkarzinome durch eine unilaterale Obstruktion oder eine eitrige Nasensekretion. Bei Auftreten im Bereich des Sinus sphenoidalis führen Plattenepithelkarzinome häufig zu Nervenausfällen; besonders der N. abducens ist häufig involviert. Karzinome des Sinus maxillaris infiltrieren vorzugsweise die Orbita, den Sinus ethmoidalis, die Fossa pterygopalatina oder die Fossa infratemporalis. Plattenepithelkarzinome des Sinus ethmoidalis sind selten. Diese Karzinome sind meistens adenoidzystische Karzinome.

Eine Infiltration der Orbita oder der Fossa pterygoidea und das Auftreten zervikaler Lymphknotenmetastasen stellen schlechte prognostische Faktoren dar.

Bildgebung

Endoskopie, CT (▸ Abb. 7.17) und MRT werden am meisten eingesetzt, um den Tumor zu lokalisieren und zu klassifizieren. Mithilfe von Biopsien lässt sich der Zelltyp bestimmen.

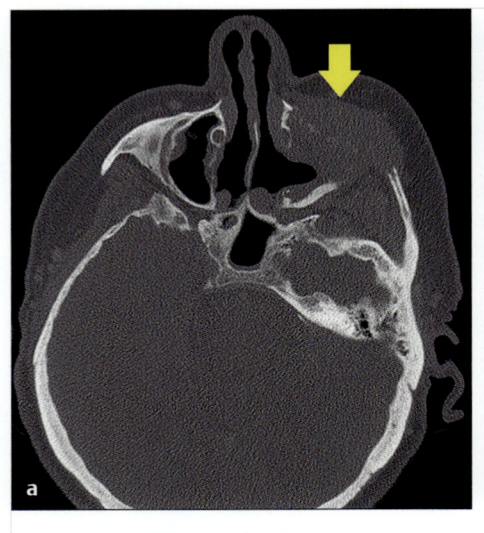

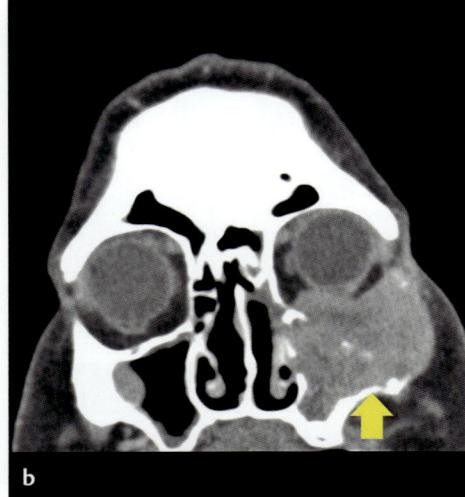

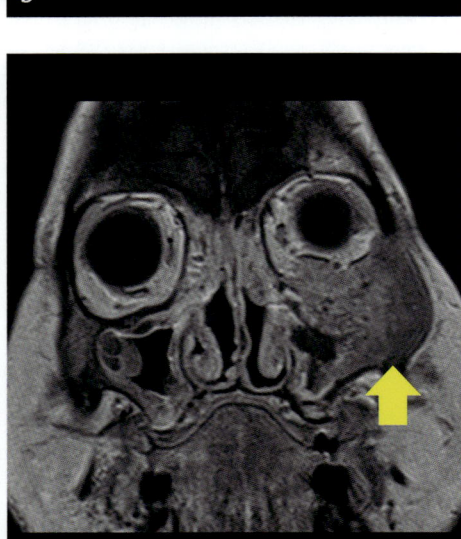

Abb. 7.17 Plattenepithelkarzinom. Es zeigt sich eine Raumforderung (Pfeile) in der linken Kieferhöhle mit Infiltration über den Orbitaboden in den Orbitaraum, Infiltration des M. rectus inferior und des M. obliquus inferior links sowie Infiltration der lateralen und der ventralen Orbitawand linksseitig.
- **a** Axiale CT-Aufnahme der Nasennebenhöhlen im Knochenfenster.
- **b** Koronare CT-Aufnahme der Nasennebenhöhlen im Weichteilfenster.
- **c** Axiale T1w MRT-Aufnahme nach Kontrastmittelgabe.
- **d** Koronare T1w MRT-Aufnahme der Nasennebenhöhlen nach Kontrastmittelgabe.

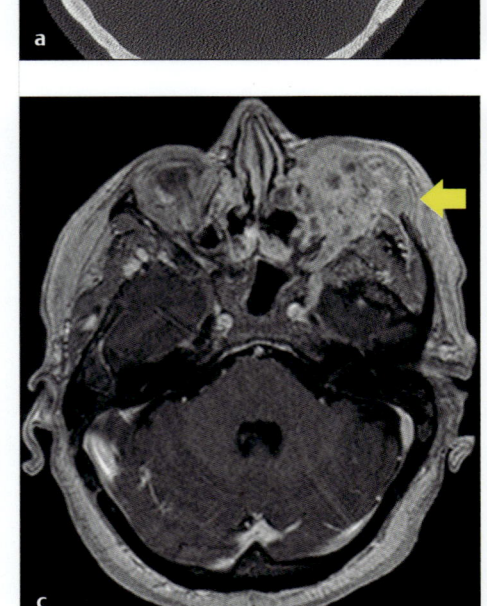

Differenzialdiagnose

> ⚠️ **Differenzialdiagnosen**
>
> Als differenzialdiagnostisches Kriterium von Plattenepithelkarzinomen ist die ossäre Destruktion zu nennen. Sie stellt ein spezifisches Malignomkriterium dar und differenziert sie von expansiv destruierenden invertierten Papillomen.

Ästhesioneuroblastom

> **M!** **Kernaussagen**
>
> Beim Ästhesioneuroblastom handelt es sich um einen langsam wachsenden, expansiven Tumor mit häufiger Metastasenbildung.

Definition

Ästhesioneuroblastome (N.-olfactorius-Neuroblastome) sind seltene maligne Nasentumoren. Das Ästhesioneuroblastom ist auch unter der Bezeichnung „Olfaktoriusneuroblastom" bekannt und zählt zu den malignen Erkrankungen der Nasenschleimhaut.

Pathophysiologie und Ätiologie

Die genauen Ursachen des Ästhesioneuroblastoms sind derzeit noch nicht geklärt. Moderne medizinische Forschungsstudien weisen darauf hin, dass sich das Ästhesioneuroblastom womöglich aus einer olfaktorischen Stammzelle heraus entwickelt, nachdem diese Zelle entartet ist. Der Tumor geht in der Regel von der Riechschleimhaut im oberen Drittel der Nasenhöhle aus und wächst infiltrierend in die Siebbeinzellen, die Orbita und die anteriore Schädelgrube. Bei einer Invasion der Frontobasis kann es zu Hirnabszessen kommen.

Demografie

Die Häufigkeit des Ästhesioneuroblastoms schätzen Mediziner auf weniger als 1:1 000 000. Der Altersgipfel liegt zwischen dem 30. und dem 50. Lebensjahr bei gleicher Geschlechterverteilung.

Klinik, Therapie und Prognose

Die typischen Beschwerden des Ästhesioneuroblastoms machen sich zunächst im Bereich der Nase und im Zusammenhang mit ihren Funktionen bemerkbar. So verstopfen die Nasenwege durch das Ästhesioneuroblastom und es kommt häufig zu Nasenbluten. Patienten mit Ästhesioneuroblastom leiden an verstärktem Ausfluss aus der Nase, empfinden Schmerzen und verlieren zunehmend ihren Geruchssinn. Das Ästhesioneuroblastom zeichnet sich durch ein langsames Wachstum aus und bleibt vorerst meist örtlich begrenzt. Mit fortschreitendem Stadium entwickeln sich mitunter Metastasen in Organen und Strukturen wie Lungen, Knochen, Gehirn und Halslymphknoten.

Eine rasche Diagnosestellung ist sehr wichtig für eine günstige Prognose des Ästhesioneuroblastoms, damit eine rechtzeitige Entfernung des Tumors möglich wird.

Nasenhöhlen

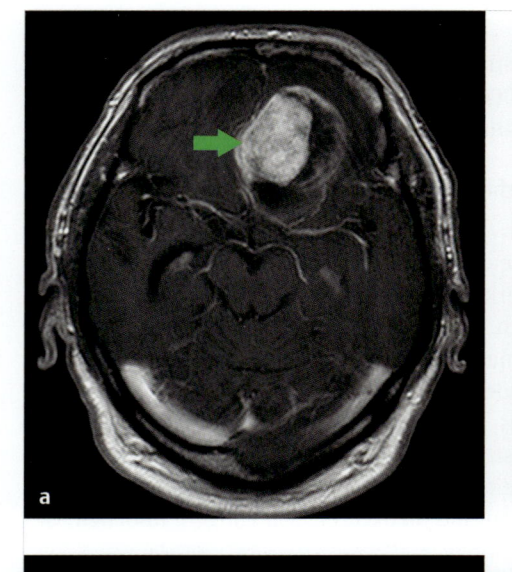

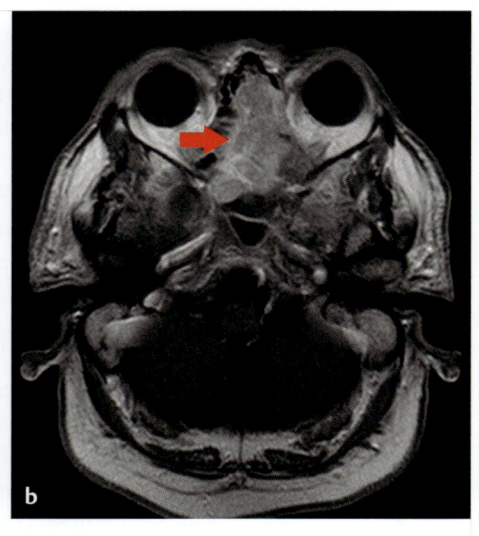

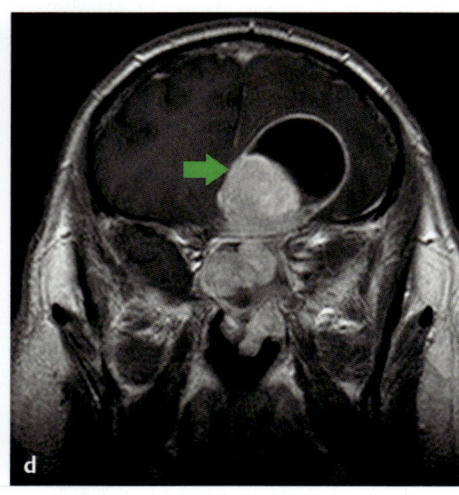

Abb. 7.18 Ästhesioneuroblastom. Nachweis einer in der Nasenhaupthöhle, im Sinus sphenoidalis, im linken Sinus maxillaris sowie in den Ethmoidalzellen gelegenen Raumforderung (**b**, **c**, rote Pfeile), die die Frontobasis destruiert, mit breiter Ausdehnung nach intrakraniell, betont linksfrontal, bei Nachweis einer großen soliden und sehr großen zystischen Raumforderung intrakraniell (**a**, **d**, grüne Pfeile).
a Axiale T1w MRT-Aufnahme nach Kontrastmittelgabe.
b Axiale (kaudal zu **a**) T1w MRT-Aufnahme nach Kontrastmittelgabe.
c Koronare T1w MRT-Aufnahme nach Kontrastmittelgabe.
d Koronare (hintere Schicht zu **c**) T1w MRT-Aufnahme nach Kontrastmittelgabe.

Bildgebung

Da diese Tumoren stark vaskularisiert sind, zeigen sie in der CT eine starke Kontrastmittelanreicherung. Gelegentlich finden sich Verkalkungen.

In der MRT sind sie auf nativen T1w und T2w Aufnahmen überwiegend isointens und nehmen nach Applikation von Kontrastmitteln stark an Signalintensität zu. Deshalb kann in Einzelfällen eine exakte Abgrenzung gegenüber der ebenfalls stark kontrastmittelanreichernden Schleimhaut schwierig sein. Obwohl das exakte Ausmaß der Knochendestruktion in der MRT häufig schwierig zu beurteilen ist, sollte dennoch die MRT als primäres Verfahren eingesetzt werden. Denn speziell auf koronaren und sagittalen Bildern lässt sich die Ausdehnung der Raumforderung in die anteriore Schädelgrube besser beurteilen (▶ Abb. 7.18).

Differenzialdiagnose

Differenzialdiagnosen

Wichtig ist eine Unterscheidung des Ästhesioneuroblastoms von anderen malignen Erkrankungen des Naseninneren, etwa Sarkomen, Karzinomen oder Lymphomen (▶ Abb. 7.19, ▶ Abb. 7.20, ▶ Abb. 7.21, ▶ Abb. 7.22 und ▶ Abb. 7.23). Die Differenzialdiagnose erfolgt meist mittels lichtmikroskopischer Untersuchungen. Dabei ist das Ästhesioneuroblastom auch von der benignen Polyposis nasi abzugrenzen.

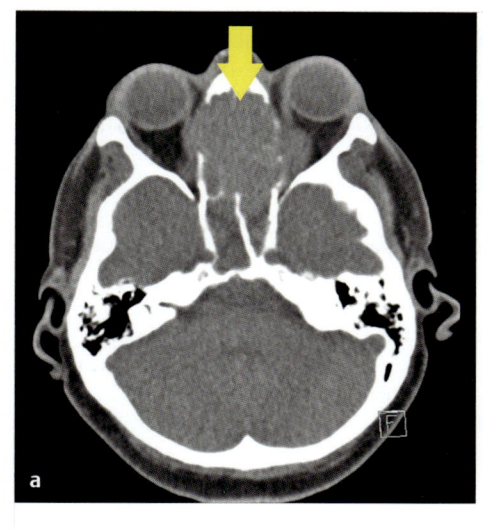

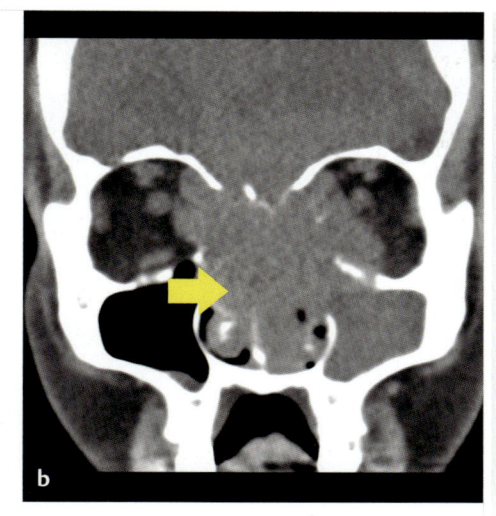

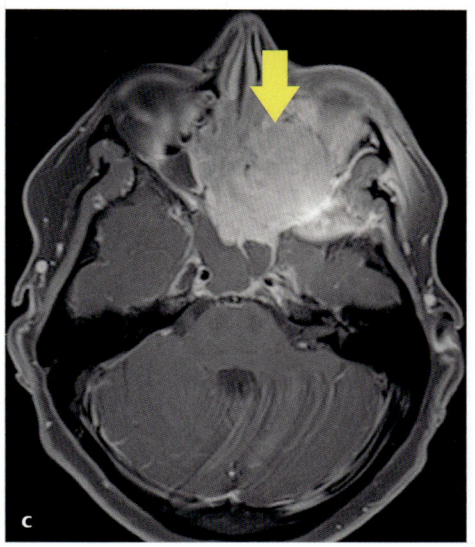

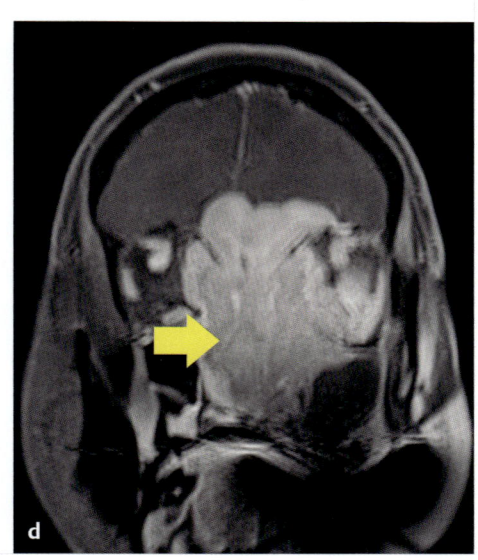

7.4 Spezifische Befunde

Abb. 7.19 Ästhesioneuroblastom: Differenzialdiagnose lymphoepitheliales Karzinom der Nasenhaupthöhle. Es zeigt sich eine solide Raumforderung (Pfeile) in den Nasennebenhöhlen mit linksbetontem Einwachsen in die Orbita beidseits. Ausdehnung entlang der linkslateralen Wand des Sinus sphenoidalis und durch die Frontobasis nach intrakraniell.
a Axiale native CT-Aufnahme.
b Koronare native CT-Aufnahme.
c Axiale T1w MRT-Aufnahme nach Kontrastmittelgabe.
d Koronare T1w MRT-Aufnahme nach Kontrastmittelgabe.

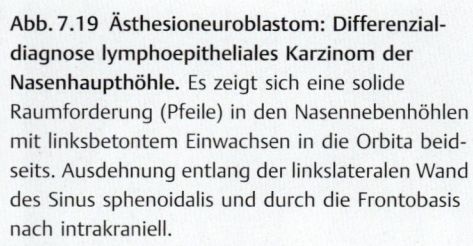

Hämangioperizytom

Kernaussagen

Hämangioperizytome der Nasennebenhöhlen sind selten und treten normalerweise mit einer nasalen Obstruktion und Epistaxis in Erscheinung.

Definition

Das Hämangioperizytom ist ein seltener vaskularisierter Tumor der Nasennebenhöhlen.

Pathophysiologie und Ätiologie

Hämangioperizytome sind maligne, aus Perizyten entstandene Gefäßtumoren.

Demografie

Hämangioperizytome der Nasennebenhöhlen sind selten und häufiger in der älteren Altersgruppe anzutreffen.

Klinik, Therapie und Prognose

Hämangioperizytome erreichen oft eine beträchtliche Größe, ohne symptomatisch zu werden, da sie in der Regel nur langsam wachsen. Viele Hämangioperizytome machen sich erst durch das perifokale Ödem bemerkbar. Häufige Erstsymptome sind, natürlich je nach Lokalisation variierend, Visusminderung, Kopfschmerzen, epileptische Anfälle oder Gangunsicherheit.

Die Therapie ist, falls möglich, die operative Entfernung in Kombination mit fraktionierter Strahlentherapie. Hämangioperizytome sprechen auf eine Chemotherapie kaum an. Zum Teil kann es notwendig sein, präoperativ eine Embolisierung durchzuführen. Bei Rezidiven hat die stereotaktische Radiochirurgie eine Verbesserung der Tumorkontrollraten gezeigt. Die Prognose ist nach einer operativen totalen Entfernung vergleichsweise gut. Die 5-Jahres-Überlebensrate beträgt ca. 60%, die 10-Jahres-Überlebensrate ca. 37% und die 15-Jahres-Überlebensrate ca. 20%. Leider ist die Rezidivrate mit 91% sehr hoch. Etwa 30% der kranialen Hämangioperizytome metastasieren in die Lunge oder in die Knochen. Die Therapie besteht in der operativen Entfernung mit weiter lokaler Exzision.

Nasenhöhlen

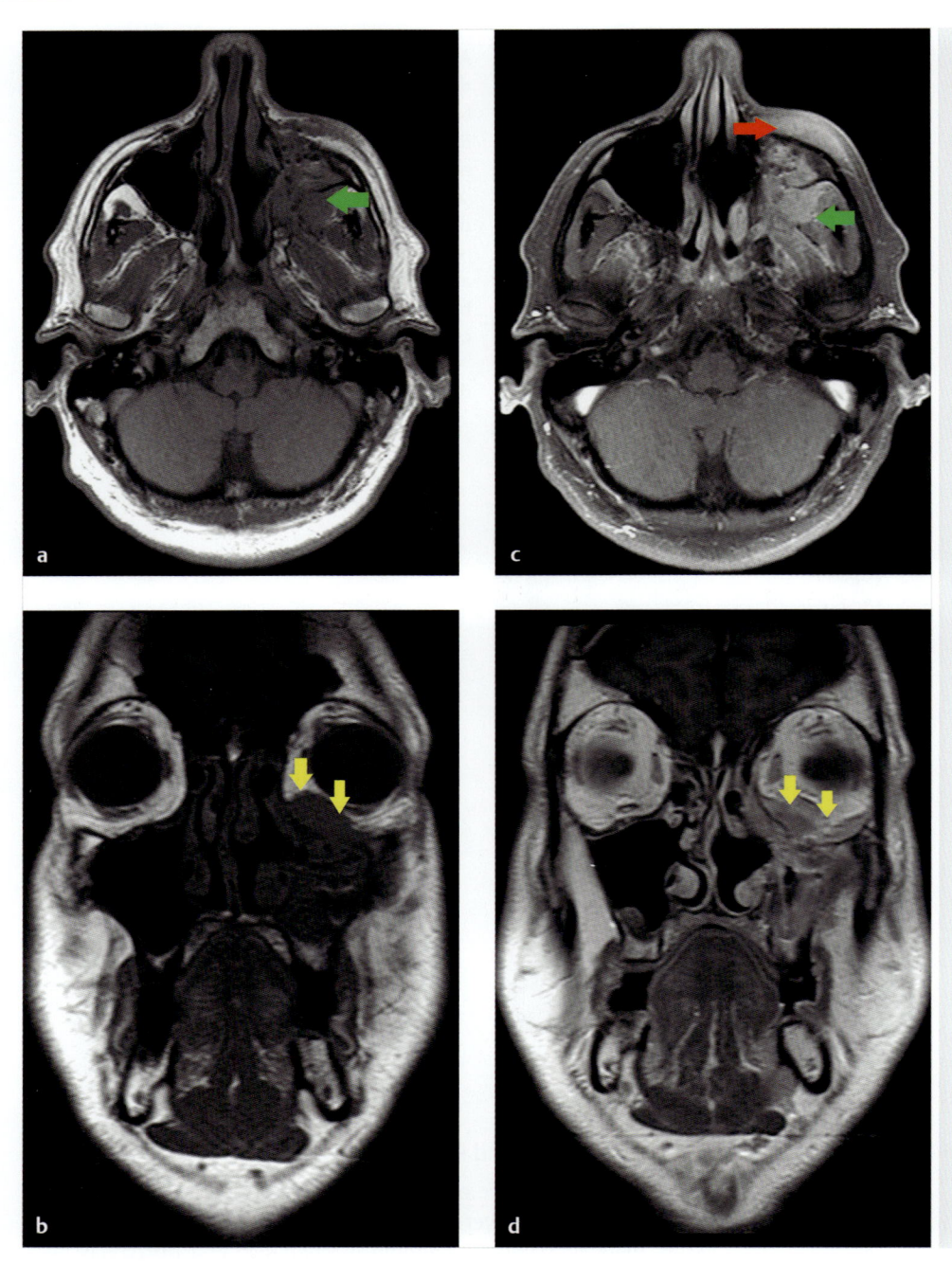

Abb. 7.20 Ästhesioneuroblastom: Differenzialdiagnose MALT-Lymphom der linken Kieferhöhle. Auf der linken Seite besteht eine Raumforderung im Bereich des Sinus maxillaris, konfluierend mit Infiltration der Orbita in den unteren Aspekten, des M. rectus inferior (konfluierend; b, d, gelbe Pfeile), des Subkutisraums (c, roter Pfeil), des Retromaxillarraums und der Fossa masseterica (a, c, grüne Pfeile).
a Axiale T1w MRT-Aufnahme.
b Koronare T1w MRT-Aufnahme.
c Axiale T1w MRT-Aufnahme nach Kontrastmittelgabe.
d Koronare T1w MRT-Aufnahme nach Kontrastmittelgabe.

Bildgebung

Das Hämangioperizytom stellt sich in der CT als mittelmäßig bis stark kontrastmittelaufnehmende Läsion mit geringfügigen zentralen Verkalkungen dar. Hämangioperizytome können sehr groß werden und zu knöchernen Arrosionen führen.

In der MRT erscheinen sie hypo- bis isointens auf T1w Aufnahmen und iso- bis hyperintens auf T2w Aufnahmen. Nach Applikation von Gadolinium-DTPA zeigen sie eine mittlere bis starke Kontrastmittelaufnahme.

7.4 Spezifische Befunde

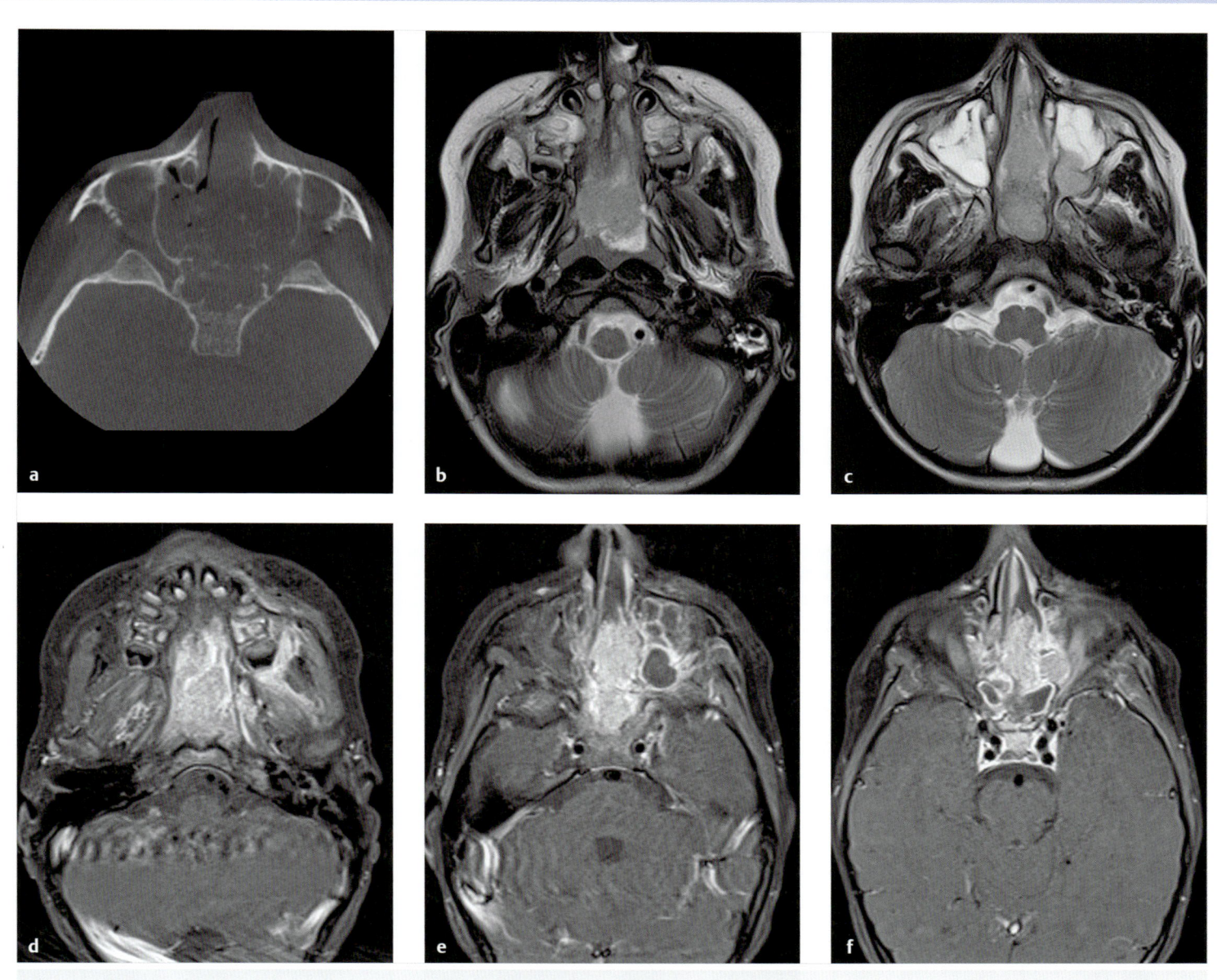

Abb. 7.21 Ästhesioneuroblastom: Differenzialdiagnose Rhabdomyosarkom der Nasennebenhöhlen. Bei dem Kind zeigt sich eine Weichteilraumforderung im Bereich der Nasennebenhöhlen mit Ausdehnung vom linken Sinus frontalis superior über die Ethmoidalzellen beidseits und über die Nasenhaupthöhle beidseits in den vollständig verlegten Sinus sphenoidalis, mit Protrusion in den linken Sinus maxillaris, vollständiger Verlegung des Nasopharynx und Wachstum in Richtung der Uvula und des Oropharynx. Benachbarte Schichten (b, c) und benachbarte Schichten von kaudal bis kranial (d–f).
a Native CT-Aufnahme.
b Axiale T2w MRT-Aufnahme.
c Axiale T2w MRT-Aufnahme.
d Axiale T1w MRT-Aufnahme nach Kontrastmittelgabe.
e Axiale T1w MRT-Aufnahme nach Kontrastmittelgabe.
f Axiale T1w MRT-Aufnahme nach Kontrastmittelgabe.

Nasenhöhlen

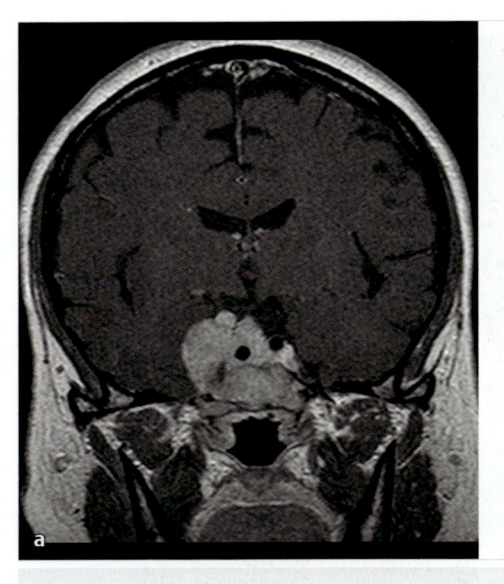

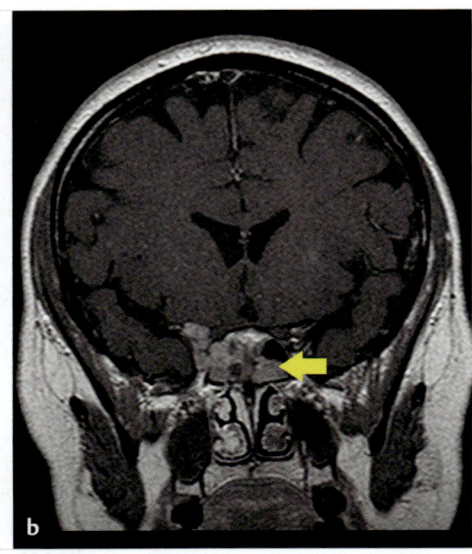

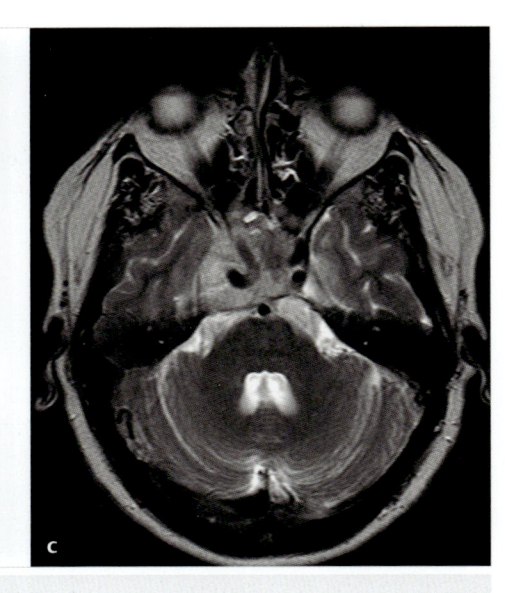

Abb. 7.22 Ästhesioneuroblastom: Differenzialdiagnose großes Hypophysenadenom. In den MRT-Aufnahmen der Patientin zeigt sich eine intra-, supra- und paraselläre Raumforderung mit Infiltration des Os sphenoidale mit der Keilbeinhöhle (**b**, Pfeil) sowie Infiltration des Sinus cavernosus beidseits, rechts deutlich mehr als links, mit langstreckiger Ummauerung der rechten A. carotis interna bei weiterhin durchgängig erhaltenem Flow Void.
a Koronare T1w MRT-Aufnahme nach Kontrastmittelgabe.
b Koronare T1w MRT-Aufnahme nach Kontrastmittelgabe.
c Axiale T2w MRT-Aufnahme.

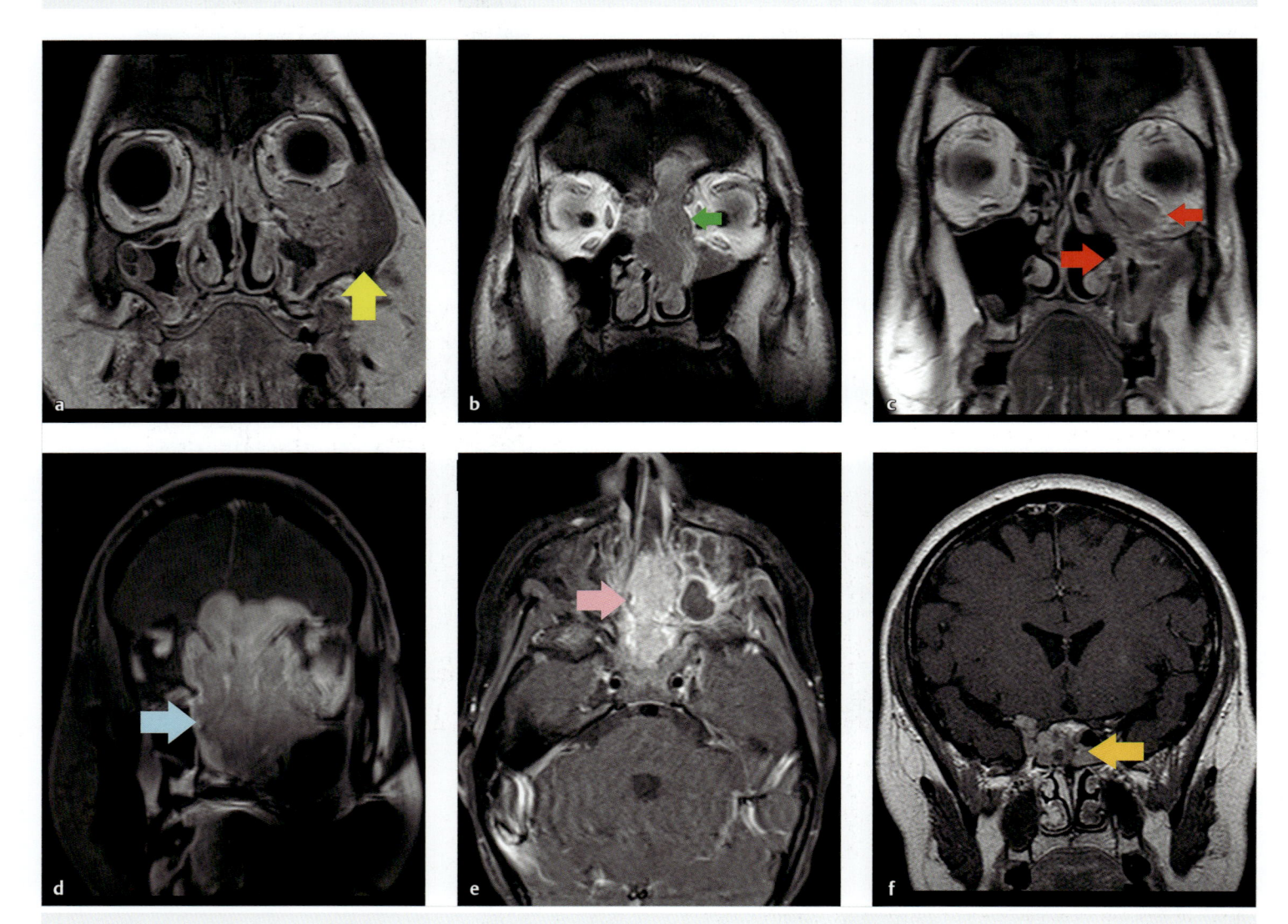

Abb. 7.23 Ästhesioneuroblastom: Differenzialdiagnose verschiedene invasive Läsionen der Nasennebenhöhlen.
a Plattenepithelkarzinom (Pfeil). Koronare T1w MRT-Aufnahme nach Kontrastmittelgabe.
b Ästhesioneuroblastom (Pfeil). Koronare T1w MRT-Aufnahme nach Kontrastmittelgabe.
c MALT-Lymphom (Pfeile). Koronare T1w MRT-Aufnahme nach Kontrastmittelgabe.
d Lymphoepitheliales Karzinom (Pfeil). Koronare T1w MRT-Aufnahme nach Kontrastmittelgabe.
e Rhabdomyosarkom (Pfeil). Axiale T1w MRT-Aufnahme nach Kontrastmittelgabe.
f Großes Hypophysenadenom (Pfeil). Koronare T1w MRT-Aufnahme nach Kontrastmittelgabe.

7.4 Spezifische Befunde

Differenzialdiagnose

> **Differenzialdiagnosen**
>
> Das maligne fibröse Histiozytom, infantile Myofibrome und das Nasen-Rachen-Fibrom sind als Differenzialdiagnosen des Hämangioperizytoms zu berücksichtigen.

Entzündungen

Die häufigste entzündliche Erkrankung der Nasennebenhöhlen ist die akute oder chronische Sinusitis (▶ Abb. 7.24, ▶ Abb. 7.25, ▶ Abb. 7.26, ▶ Abb. 7.27 und ▶ Abb. 7.28). Die Diagnose einer Sinusitis basiert nicht notwendigerweise allein auf bildgebenden Verfahren. Sie beinhaltet ebenso die Anamnese bezüglich vorangegangener Infekte, chirurgischer Maßnahmen oder traumatischer Veränderungen. Die Mukosaverdickung stellt den häufigsten Befund in den bildgebenden Verfahren dar und ist ein Hinweis auf eine chronische Erkrankung der Nasenhaupt- und Nasennebenhöhlen. Bei 20–40 % der Patienten, die sich einer MRT-Untersuchung der Kopf-Hals-Region unterziehen, können entzündliche Veränderungen festgestellt werden. Meistens ist eine virale Infektion für die akute Sinusitis verantwortlich. Auch eine bakterielle Infektion mit Streptococcus pneumoniae und Haemophilus influenzae ist häufig Auslöser einer Sinusitis. Eine isolierte entzündliche Reaktion im Sinus maxillaris ist meist ein Hinweis auf eine vom Zahnsystem ausgehende Infektion. Bei Patienten mit Diabetes mellitus und bei immunsupprimierten Patienten können Sinusitiden einen schweren Verlauf nehmen und durch fungale Infektionen wie z. B. Aspergillosen einen komplikativen Verlauf nehmen (▶ Abb. 7.29). Dabei kann es zu einer extensiven Destruktion und zu einer Osteomyelitis kommen.

In der Regel wird die akute Sinusitis noch mit konventionellen okzipitomentalen und okzipitofrontalen Aufnahmen abgeklärt. Dabei eignet sich insbesondere das Vorliegen einer Spiegelbildung als pathognomonisches Kriterium. Bei der chronischen Sinusitis kommt meist die koronare CT zum Einsatz, bei komplett verschatteten Nasennebenhöhlen auch die MRT.

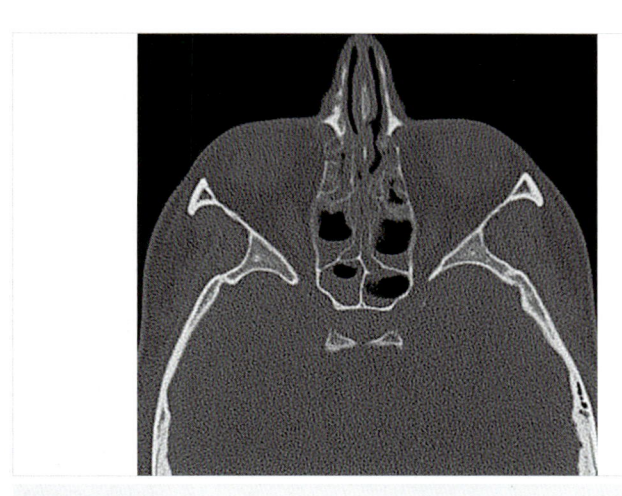

Abb. 7.24 Akute Sinusitis. Die CT-Aufnahme des Patienten zeigt ausgeprägte Verschattungen mit Spiegelbildungen in den Ethmoidalzellen sowie in den Keilbeinhöhlen, mit einer akuten Sinusitis vereinbar.

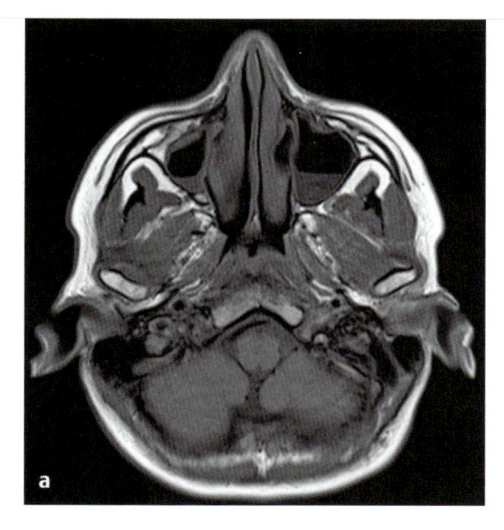

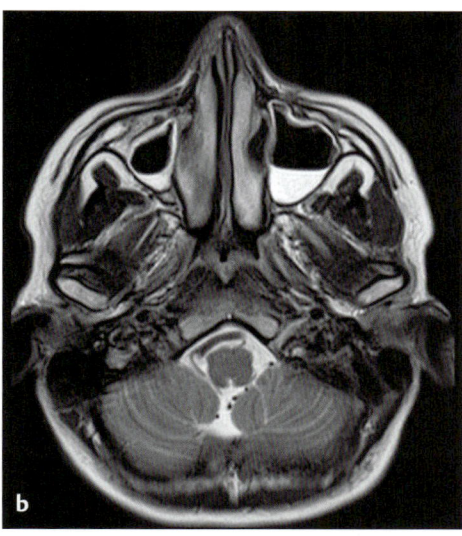

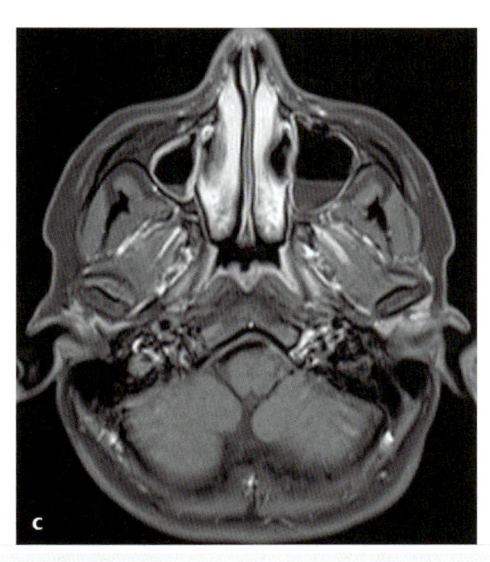

Abb. 7.25 Akute Sinusitis. Es zeigen sich Spiegelbildungen in den Kieferhöhlen beidseits, mit leicht anreichernder Schleimhaut.
a T1w MRT-Aufnahme.
b T2w MRT-Aufnahme.
c T1w MRT-Aufnahme nach Kontrastmittelgabe.

Nasenhöhlen

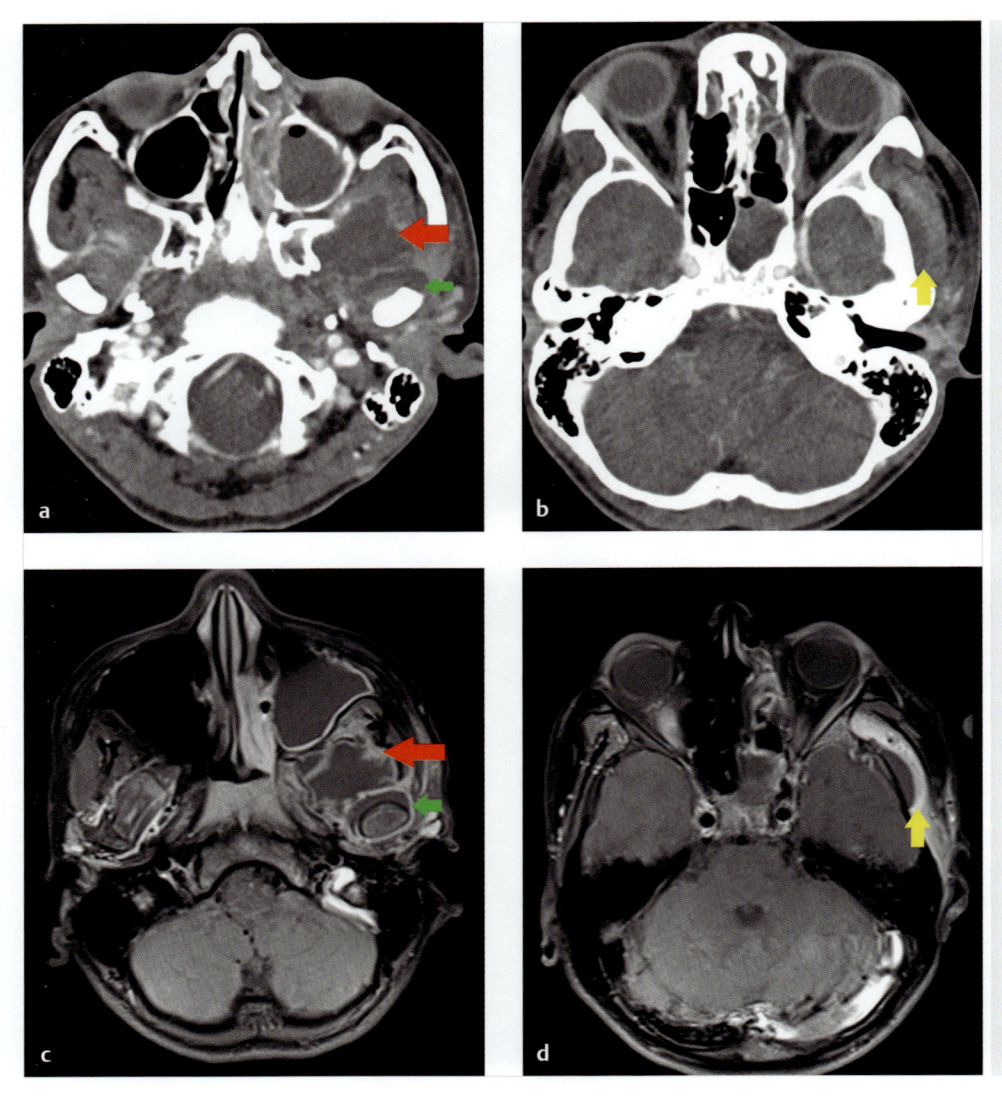

Abb. 7.26 Akute Sinusitis. Kind mit ausgeprägter akuter Sinusitis links mit ossärer Arrosion der medialen Begrenzung des Sinus maxillaris sowie der Lamina papyracea. Ausgedehnte Einschmelzung bzw. Verhaltformation entlang des M. temporalis links (b, gelber Pfeil) bis in den Mastikatorraum (a, c, rote Pfeile) und das Kieferköpfchen links (a, c, grüne Pfeile).
a CT-Aufnahme nach Kontrastmittelgabe kaudal zu b.
b CT-Aufnahme nach Kontrastmittelgabe.
c T1w MRT-Aufnahme nach Kontrastmittelgabe kaudal zu d.
d T1w MRT-Aufnahme nach Kontrastmittelgabe.

Bei der Beurteilung der Komplikationen einer Sinusitis kann zwischen lokalen Schleimhautkomplikationen wie Polypen, Schleimretentionszyste, Mukozele oder Osteomyelitis und regional intrakraniellen Komplikationen wie einer orbitalen Zellulitis, einem orbitalen Abszess, einer Optikusneuritis, einer Meningitis, einem subduralen Empyem, einem Hirnabszess sowie einer Sinus-cavernosus-Thrombose differenziert werden (▶ Abb. 7.30, ▶ Abb. 7.31 und ▶ Abb. 7.32).

7.4 Spezifische Befunde

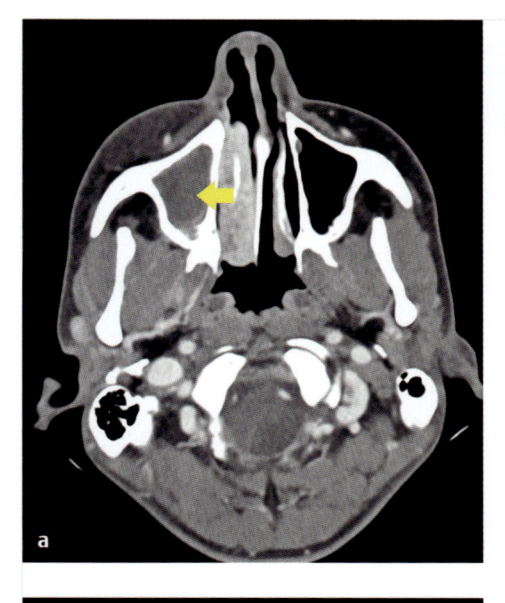

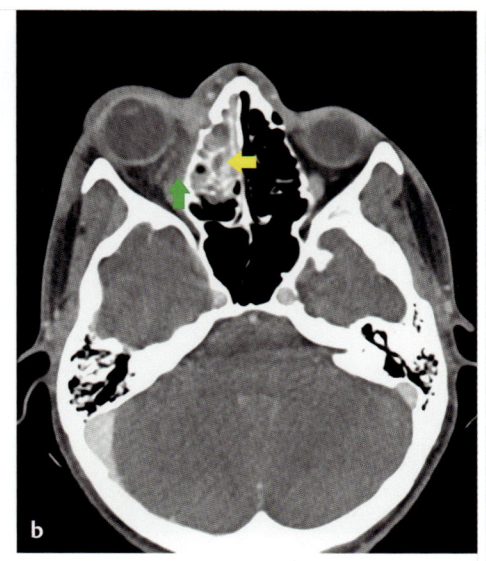

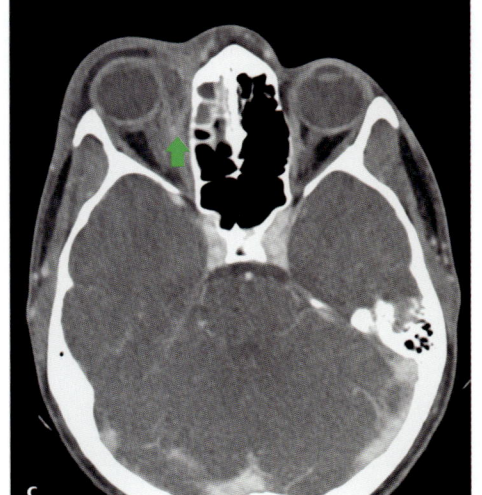

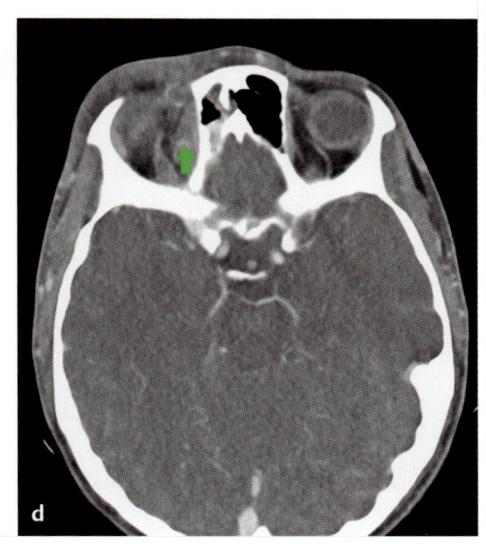

Abb. 7.27 Beginnende subperiostale Abszedierung orbital rechts. In den CT-Aufnahmen nach Kontrastmittelgabe stellen sich eine deutlich flüssigkeitsverlagerte Kieferhöhle rechts sowie verlagerte Ethmoidalzellen rechts (gelbe Pfeile) mit Kontrastmittelanreicherung dar. Dies ist kompliziert durch eine Orbitaphlegmone rechts und eine schmale liquide Formation subperiostal extrakonal am Orbitatrichter rechts (grüne Pfeile), medial angrenzend an die Ethmoidalzellen (beginnende subperiostale Abszedierung). Benachbarte CT-Schichten von kaudal nach kranial.
a Axiale CT-Aufnahme mit Kontrastmittel.
b Axiale CT-Aufnahme mit Kontrastmittel.
c Axiale CT-Aufnahme mit Kontrastmittel.
d Axiale CT-Aufnahme mit Kontrastmittel.

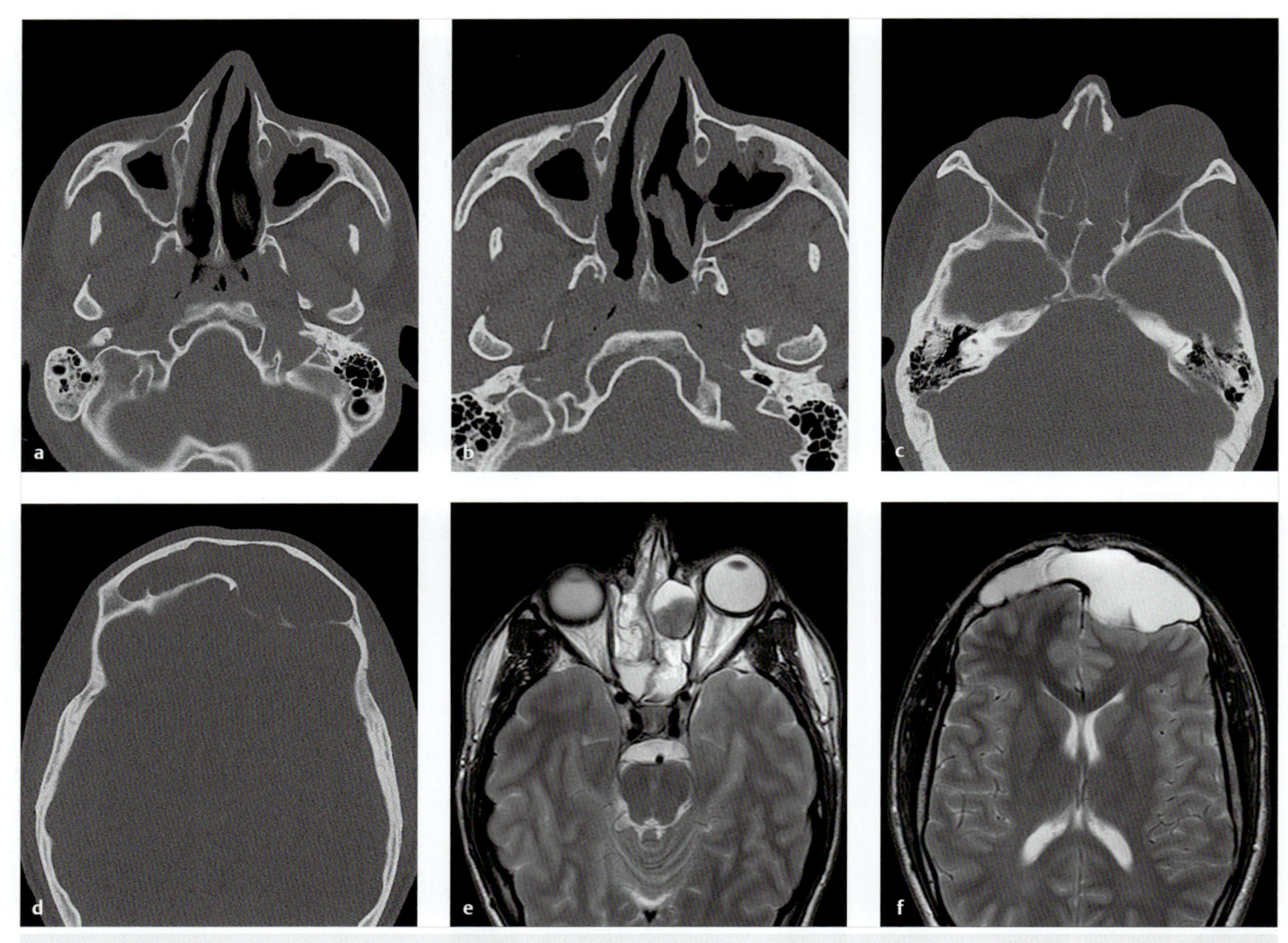

Abb. 7.28 Chronische Sinusitis. Patient mit chronischer Sinusitis und einer frontoethmoidalen Mukozele. Es sind Zeichen einer chronischen Sinusitis maxillaris mit verdickten knöchernen Begrenzungen zu sehen. Totale inhomogene Weichteilverlegung des Sinus frontalis, der Ethmoidalzellen sowie des Sinus sphenoidalis beidseits. Dabei partiell nur lamelläre ossäre Deckung sowie partiell unterbrochene Kortikalis der dorsalen Wand des Sinus frontalis links mit Vorwölbung der Mukozele und Verdrängung des linken Frontallappens. Deutliche Rarefizierung der knöchernen Begrenzungen der Ethmoidalzellen beidseits sowie der Lamina papyracea beidseits, links verlaufend. Im linken anterioren Anteil der Ethmoidalzellen Anteile der Weichteilläsionen mit Verdrängung der Lamina papyracea in den Orbitatrichter sowie konsekutiv breitbasiger Kontakt zum M. rectus medialis links. Benachbarte CT-Schichten von kaudal nach kranial.
a Axiale CT-Aufnahme.
b Axiale CT-Aufnahme.
c Axiale CT-Aufnahme.
d Axiale CT-Aufnahme.
e Axiale T 2w MRT-Aufnahme.
f Axiale T 2w MRT-Aufnahme kranial zu **e**.

7.4 Spezifische Befunde

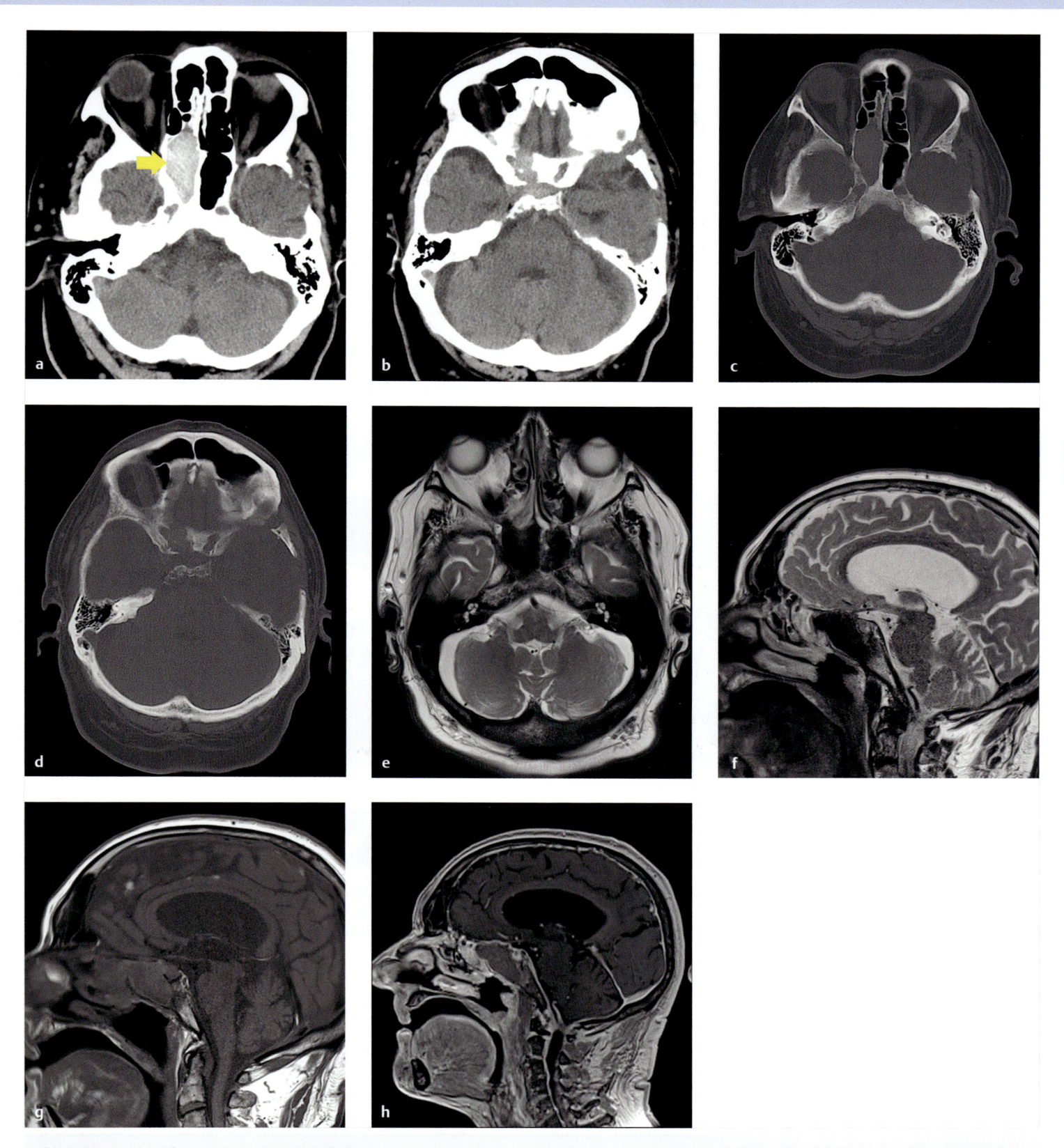

Abb. 7.29 Invasive Pilzsinusitis. In den CT-Aufnahmen ist eine hyperdense Weichteilverlegung der rechten Keilbeinhöhle (Pfeil) mit knöcherner Destruktion des Os sphenoidale zu erkennen. In den MRT-Aufnahmen zeigt sich eine deutliche Verlagerung des rechten Sinus sphenoidalis mit starkem hypointensem Signal (Signal Void bzw. Pseudopneumatisation) in der T 2w Sequenz und kortexisointensem bis -hypointensem Signal in der T 1w Sequenz ohne Kontrastanreicherung. Es findet sich eine Ausdehnung in Richtung des ossär destruierten Os sphenoidale bis in die Hypophysenloge und den Klivus sowie in Richtung der rechten Orbitaspitze.
a Axiale CT-Aufnahme im Weichteilfenster.
b Axiale CT-Aufnahme im Weichteilfenster.
c Axiale CT-Aufnahme im Knochenfenster.
d Axiale CT-Ausnahme im Knochenfenster.
e Axiale T 2w MRT-Aufnahme.
f Sagittale T 2w MRT-Aufnahme.
g Sagittale T 1w MRT-Aufnahme.
h Sagittale T 1w MRT-Aufnahme nach Kontrastmittelgabe.

Nasenhöhlen

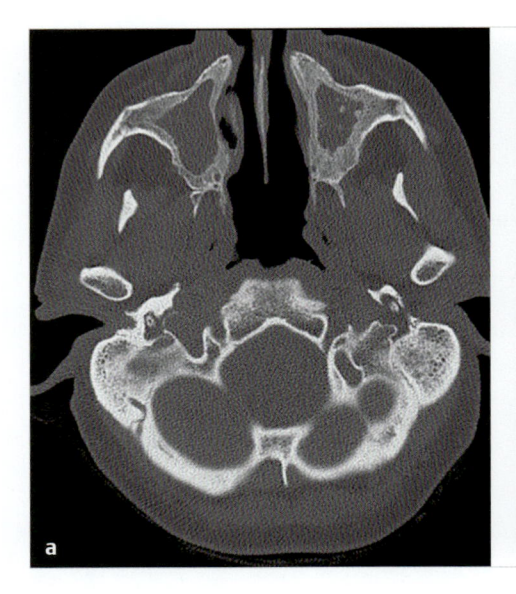

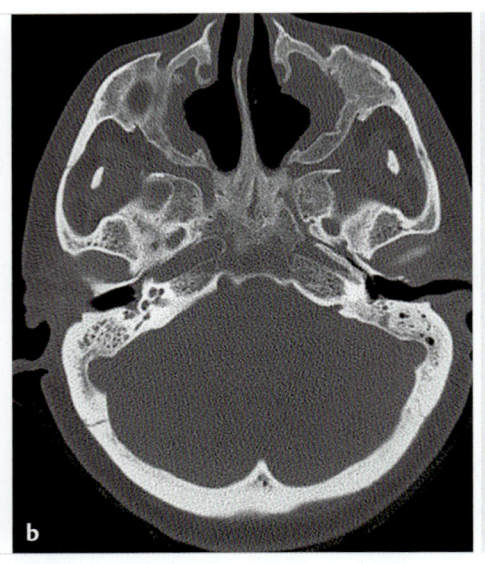

Abb. 7.30 Morbus Wegener. Bei der Patientin zeigen sich eine ausgedehnte ossäre Verdickung sowie ossäre Defekte der Nasennebenhöhlen.
a Axiale CT-Aufnahme kaudal zu b.
b Axiale CT-Aufnahme.

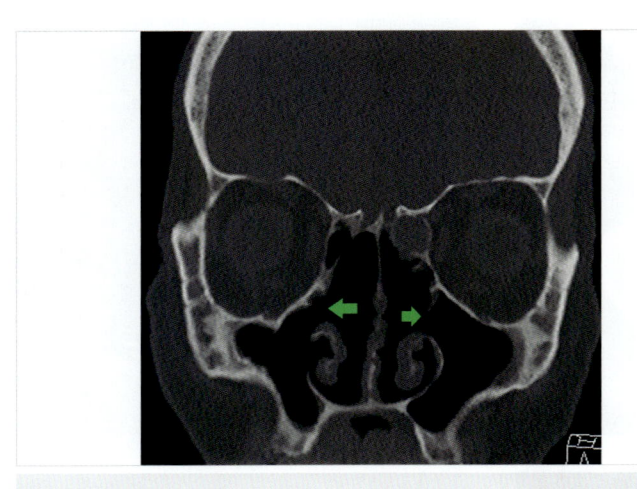

Abb. 7.31 Mediale Fensterung des Sinus maxillaris beidseits. CT-Aufnahme. Die Pfeile markieren die Fensterung.

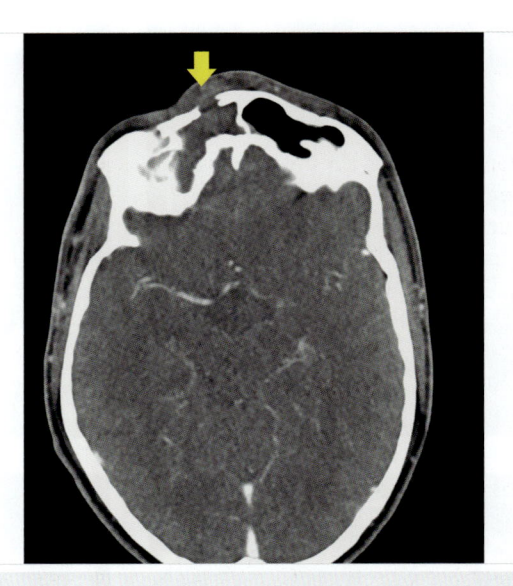

Abb. 7.32 Ossärer Defekt nach Kilian-Operation an der Vorderwand der Stirnhöhle rechts. CT-Aufnahme. Flächige subperiostale Formation von einem Defekt über der rechten Stirn, bildmorphologisch am ehesten mit einem Empyem bzw. Abszess vereinbar (Pfeil).

Traumatologische Veränderungen

Isolierte Verletzungen der Nase oder der Nasennebenhöhlen gehen in der Regel ebenso wie Verletzungen des Mittelgesichts und der vorderen Schädelbasis mit ein- oder beidseitiger Behinderung der Nasendurchgängigkeit einher. Diese kann durch eine Schleimhautschwellung oder durch dislozierte Frakturfragmente bedingt sein. Verletzungen der Nase und der Nasennebenhöhlen können zu Hämatomen und Septumabszessen führen. Die Hämatome sind meist vorn an der Nasenscheidewand lokalisiert.

Tab. 7.6 Häufigkeit von Deformierungen, Asymmetrien oder Opazifikation der Nasenhöhlen.

Häufig	Selten
• kongenitale Deformierung des Nasenseptums • Fraktur des Nasendachs oder -septums • Mukosaschwellung (entzündlich, allergisch oder traumatisch) • Pseudopolyp oder Polyp (einschließlich allergischer Polyposis, polypoider Rhinosinusitis und zystischer Fibrose) • Rhinolith, Fremdkörper • Concha-nasalis-Veränderung (Vergrößerung oder kongenitale Aplasie)	• antrochoanaler Polyp • benigner Tumor (z. B. Fibrom, Neurofibrom oder Osteom) • Karzinome der Nase • Choanalatresie oder -stenose • Dermoidzyste • Enzephalomeningozele • Ästhesioneuroblastom • Hypoplasie der knöchernen Nase bei verschiedenen kongenitalen Syndromen • invertiertes Papillom • Lymphom • Mukozele • Rhinosklerom • Wegener-Granulomatose

Iatrogene Veränderungen

Nach operativen Eingriffen im Bereich der Nase und der Nasennebenhöhlen kann es zu kleineren und größeren Defektbildungen kommen. Häufig fehlen Nasenmuscheln oder eine Kieferhöhlenwand oder man findet ausgedehnte Defektdeckungen bei größeren Tumoroperationen. Gerade bei Defektdeckungen nach Tumoroperationen werden hohe Anforderungen an die bildgebenden Verfahren gestellt, um zwischen postoperativen sowie posttherapeutischen Veränderungen und Rest- oder Rezidivtumoren zu unterscheiden. Gerade die Differenzierung zwischen kleineren Rezidivtumoren und posttherapeutischen Veränderungen bereitet auch heute noch vielfach Schwierigkeiten. In diesem Fall empfiehlt sich auf jeden Fall der Einsatz der MRT zur Verlaufskontrolle, da damit die beste Gewebedifferenzierung möglich ist.

Deformierung bzw. Asymmetrie der Nasennebenhöhlen

Aufgrund des optimalen Kontrasts zwischen knöchernen und lufthaltigen Strukturen erfolgt die Verifizierung eines Befunds einer Deformierung oder Asymmetrie einer oder mehrerer Nasennebenhöhlen mithilfe der nativen CT, optimalerweise in Spiral-CT-Technik. Als eine der häufigsten Variationen finden sich dabei die Deformierung des Nasenseptums sowie hypo- oder hyperplastische Abschnitte der Nasennebenhöhlen, aus denen eine Deformierung der übrigen Strukturen resultiert (▶ Tab. 7.6). Eine Asymmetrie oder Deformierung der Nasennebenhöhlen kann auch durch eine Vielzahl benigner und maligner tumoröser Raumforderungen bedingt sein (▶ Tab. 7.7).

Der Befund einer Raumforderung mit primärem Luftgehalt wird in der Regel in der konventionellen Röntgendiagnostik wie auch in der CT erhoben. Die häufigsten Befunde sind dabei der Gruppe der Variationen zuzurechnen. Differenzialdiagnostisch ist besonders an die Pneumatozele und die Bulla ethmoidalis zu denken. Traumatische Läsionen im Bereich der Nasennebenhöhlen mit Lufteinschlüssen gehen häufig mit einer Perforation der Lamina papyracea einher.

Liquide Raumforderungen der Nasennebenhöhlen

Insgesamt entspricht der Nachweis von Flüssigkeit in den Nasennebenhöhlen mit oder ohne raumfordernde Wirkung einem häufigen Befund in den bildgebenden Verfahren CT und MRT. Die Aufgabe der nativen CT ist dabei die Bestimmung der primären Dichte einer Läsion. Die charakteristischen Signale einer liquiden Läsion und Raumforderung in den Nasennebenhöhlen in der MRT umfassen eine erhöhte Signalintensität in der T2w Sequenz sowie eine erniedrigte Signalintensität in der T1w Sequenz, in der Regel begleitet von einer randständigen Kontrastmittelaufnahme. Die häufigste Läsion stellt dabei eine zystische Raumforderung dar. In ▶ Tab. 7.8 werden die wesentlichen Differenzialdiagnosen liquider Raumforderungen vorgestellt.

Tumoröse Raumforderungen der Nasennebenhöhlen in der CT oder MRT

Das Problem bei der Diagnostik tumoröser Raumforderungen im Bereich der Nasenhaupt- und Nasennebenhöhlen besteht darin, dass die tumoröse Raumforderung häufig von einer chronischen Sinusitis oder einer allergischen Erkrankung überdeckt sein kann. Deshalb können tumoröse Raumforderungen leicht übersehen werden. Obwohl es mittlerweile sehr gut gelingt, tumoröse Raumforderungen mittels der CT von begleitenden entzündlichen Veränderungen abzugrenzen, kann in einigen Fällen die Differenzierung unverändert schwierig sein. In diesem Fall zeigt sich die CT gerade im Hinblick auf die Abgrenzung einer tumorösen Raumforderung der MRT unterlegen. Die MRT erlaubt eine wesentlich sicherere Differenzierung zwischen entzündlichen Veränderungen und tumorösem Gewebe. Die verlässlichste Sequenz zur Differenzierung ist die T2w Sequenz, in der sich entzündliche Veränderungen mit einem sehr hohen Signal darstellen. Dagegen stellen sich tumoröse Raumforderungen, die gerade im Bereich der Nasennebenhöhlen sehr zellreich sind, mit einer mittleren Signalintensität dar. Für die Differenzialdiagnostik ist es jedoch wichtig, dass gerade eine Vielzahl benigner sowie drüsenartiger Tumoren wie Polypen, Papillome, invertierte Papillome, Tumoren der kleinen Speicheldrüsen wie auch Schwannome häufig einen hohen Wassergehalt zeigen und zu einer sehr hohen Signalintensität in der T2w Sequenz führen können. Unverändert stellen die konventionellen Röntgenaufnahmen eine geeignete Möglichkeit zum Screening verschiedener pathologischer Veränderungen der Nasenhaupt- und Nasennebenhöhlen

Tab. 7.7 Differenzialdiagnose von Deformierungen und Asymmetrien der lufthaltigen Nasennebenhöhlen.

Befunde		Differenzialdiagnostische Kriterien
Häufig		
Variationen	kongenitale Deformierung des Nasenseptums	Topografie, Morphologie
	Hypoplasie der knöchernen Nase	Topografie, knöcherne Strukturen
	Nasennebenhöhlen	Topografie
	kongenitale Aplasie der Conchae nasales	–
Tumoren	Adenom	Dichte, Signal
Entzündungen	Pseudopolyp/Polyp	Dichte, Morphologie
	allergische Polyposis	
	polypoide Rhinosinusitis	
	zystische Fibrose	
	Mukosaschwellung	
	Mukozele	
entzündlich/allergisch, traumatisch	Fraktur des Nasendachs, des Nasenseptums, der Nasennebenhöhlen	–
Selten		
Missbildungen	Choanalatresie/-stenose	–
	Enzephalomeningozele	
Tumoren	antrochoanaler Polyp	Dichte, Signal
	benigne Tumoren (Fibrom, Neurofibrom, Osteom)	Knochendestruktion
	Ästhesioneuroblastom	Signal, Morphologie
	invertiertes Papillom, Lymphom	Morphologie
Entzündungen	Wegener-Granulomatose	Morphologie

Tab. 7.8 Differenzialdiagnose liquider Raumforderungen der Nasennebenhöhlen in der CT oder MRT.

Befunde		Differenzialdiagnostische Kriterien
Variationen	Meningoenzephalozele	Topografie, Morphologie
Tumoren	Zyste (odontogen, Keratozyste, Dermoidzyste)	Dichte, Signal, Morphologie
	nekrotische, maligne Tumoren	Signal, Dichte, Morphologie
Entzündungen	akute Sinusitis	Dichte, Morphologie
	Mukozele	Dichte, Expansion
Trauma	akutes Trauma der Nasennebenhöhlen	Topografie, Morphologie
	Fraktur der Sinuswand	
iatrogen	Zustand nach Zahnextraktion	–
	Zustand nach Operation der Nasennebenhöhlen	

dar. Sie bieten die Möglichkeit einer ersten Orientierung hinsichtlich additiv durchzuführender Untersuchungen wie der CT oder der MRT. So zeigt z. B. die chronische Sinusitis regelmäßig eine deutliche Schleimhautverdickung sowie gelegentlich eine ausgeprägte Sklerosierung der knöchernen Wandbegrenzungen der Nasennebenhöhlen.

Polypen im Bereich der Nasenhaupthöhle und Nasennebenhöhlen, Mukozelen und andere benigne Tumoren können aufgrund ihres langsamen Wachstums zu einer Verdrängung der angrenzenden Strukturen und auch zu einer Atrophie bzw. Arrosion der angrenzenden knöchernen Strukturen führen. Dies kann bei großen Polypen und Mukozelen regelmäßig in der CT dargestellt werden.

Epitheliale Tumoren der Nasenhaupthöhle und der Nasennebenhöhlen treten meist mit Symptomen ähnlich einer chronischen Sinusitis in Erscheinung. Daher müssen persistierende unilaterale Symptome beachtet und weiter diagnostisch abgeklärt werden. Die radiologische Diagnostik beinhaltet dabei im Wesentlichen CT- und/oder MRT-Untersuchungen. Die MRT erlaubt eine exakte Abgrenzung des Tumors von dem umgebenden Weichteilgewebe sowie die Differenzierung zwischen Tumor und entzündlichen Veränderungen oder retinierten Flüssigkeiten. Dagegen ermöglicht die CT die exakte Beurteilung knöcherner Detailstrukturen und einer ossären Beteiligung.

Der Einsatz der DSA ist heutzutage zur differenzialdiagnostischen Abklärung nur noch in seltenen Ausnahmefällen notwendig, da diese meist bereits mittels CT oder MRT möglich ist. Ihr Einsatz dient der interventionellen Therapie von Raumforderungen im Rahmen interdisziplinärer Therapiekonzepte.

7.4.2 Gesichtsschädel

Angeborene Variationen und Missbildungen

Die Gruppe der Missbildungen des Gesichtsschädels ist außerordentlich vielgestaltig. Von den medianen und lateralen Spaltbildungen über die isolierten Dysplasien der Nase reicht die Palette bis zu schwersten Missbildungsformen, z. B. kraniomandibulofazialen Dysostosen (▶ Abb. 7.33), Kraniosynostosen (▶ Abb. 7.34), otomandibulären und otopalatinodigitalen Missbildungen, Kieferbogensyndromen u. a.

Des Weiteren kann in seltenen Fällen ein Nasengliom als kongenitale Fehlbildung dokumentiert werden. Dabei handelt es sich um einen extrakranialen Rest von Gliagewebe und nicht um eine neoplastische Läsion. Lediglich in 15 % dieser Fälle kann eine fibröse Verbindung zum Subarachnoidalraum nachgewiesen werden. Die radiologischen Befunde sind unspezifisch. Meist zeigt sich eine benigne erscheinende Weichteilraumforderung im Bereich des Nasenseptums ohne knöcherne Destruktion.

Zudem findet man nasale Dermoidtumoren im Bereich der Nase. Diese Tumoren haben ein polymorphes Erscheinungsbild und zeigen meist die Dichte bzw. das Signalverhalten von Fett.

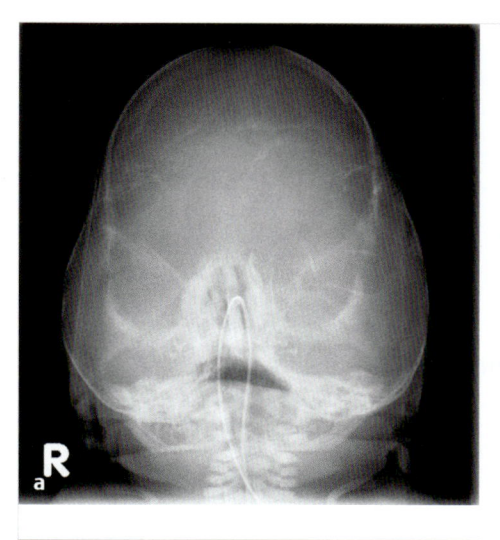

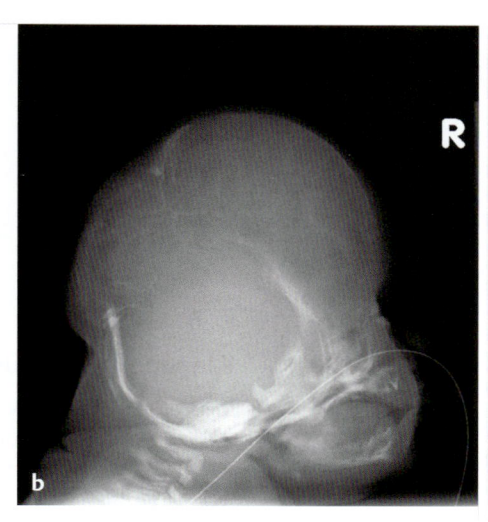

Abb. 7.33 Kraniofaziale Dysostose. Neugeborenes mit kraniofazialer Dysostose und Kleeblattschädel.
a Konventionelle Röntgenaufnahme a.–p.
b Konventionelle Röntgenaufnahme seitlich.
c Axiale T 2w MRT-Aufnahme.
d Sagittale T 2w MRT-Aunahme.

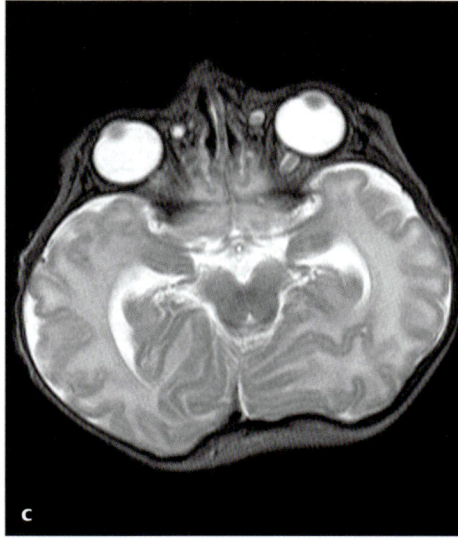

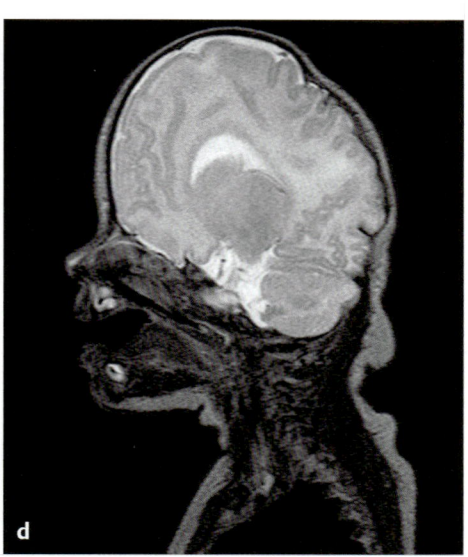

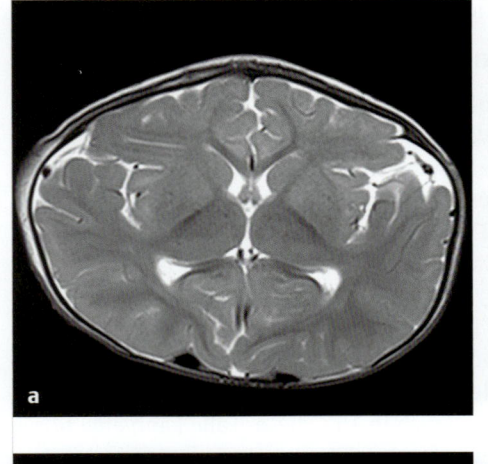

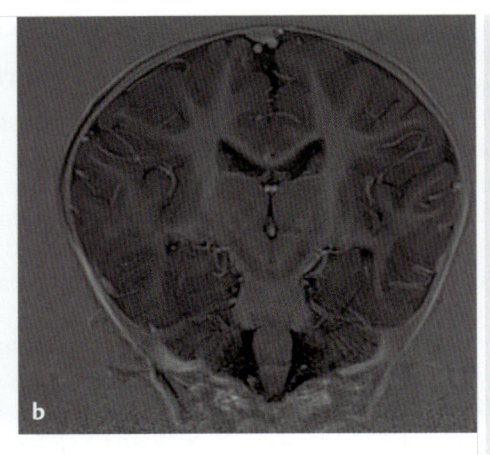

Abb. 7.34 Kraniosynostose. Die MRT-Aufnahmen des Kindes mit Gorlin-Choudry-Moss-Syndrom zeigen eine Kraniosynostose mit vorzeitiger Verknöcherung der Koronarnaht und Schädeldeformität. Der Kopf ist verbreitert und lang.
- **a** Axiale T 2w MRT-Aufnahme.
- **b** Koronare T 1w MRT-Aufnahme.
- **c** Sagittale T 2w MRT-Aufnahme.
- **d** Sagittale T 2w MRT-Aufnahme.

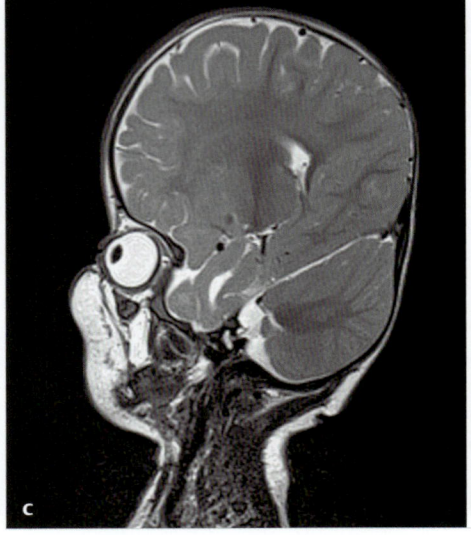

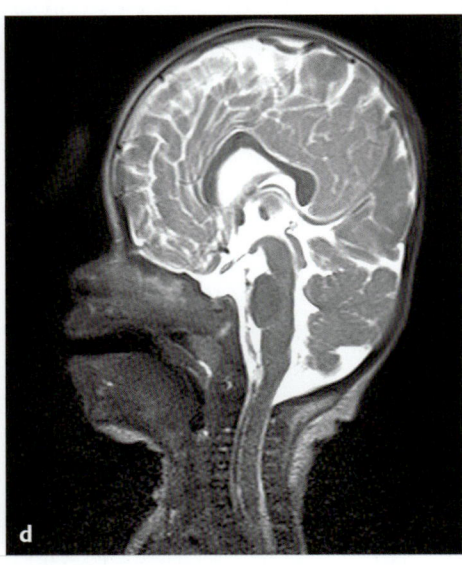

Benigne Tumoren

Fibröse Dysplasie

Kernaussagen

Die fibröse Dysplasie ist ein häufiger Tumor im Kindesalter.

Definition

Die fibröse Dysplasie des Gesichtsschädels ist eine Fehlbildung des Knochengewebes. Sie kann entweder isoliert an einem Knochen oder polyostotisch auftreten. Dabei folgen die Knochen nicht mehr ausschließlich ihrem physiologischen Wachstumsschema. Stattdessen kommt es zu einer deutlichen Auftreibung der Knochenstrukturen mit geschwulstartigen Ausstülpungen. Die Erkrankung ist häufig mit starken Schmerzen und teilweise mit Bewegungseinschränkungen verbunden.

Pathophysiologie und Ätiologie

Die genetische Ursache einer fibrösen Dysplasie liegt in einer Mutation auf Chromosom 20. Diese chromosomale Störung führt zu einer Überaktivität der Adenylylzyklase. Das Enzym katalysiert die Umwandlung von Adenosintriphosphat zu zyklischem Adenosinmonophosphat. Durch die Mutation ist die regulatorische Funktion der Knochenzellen gestört und es kommt zu einem unkontrollierten Wachstum.

Demografie

Obwohl diese Form der Dysplasie insgesamt sehr selten ist, gilt sie als häufigste Form der Knochenfehlbildung im Kindesalter. Die meisten Formen bleiben asymptomatisch. Viel seltener kommen Fälle bei Erwachsenen vor. Rund 75 % der Erkrankten sind unter 30 Jahren alt.

7.4 Spezifische Befunde

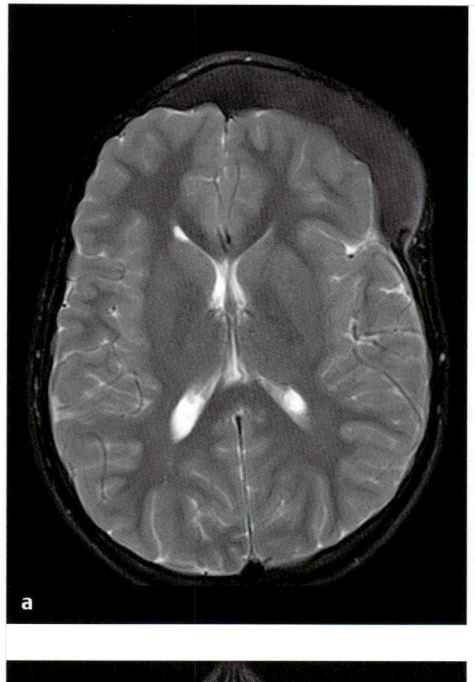

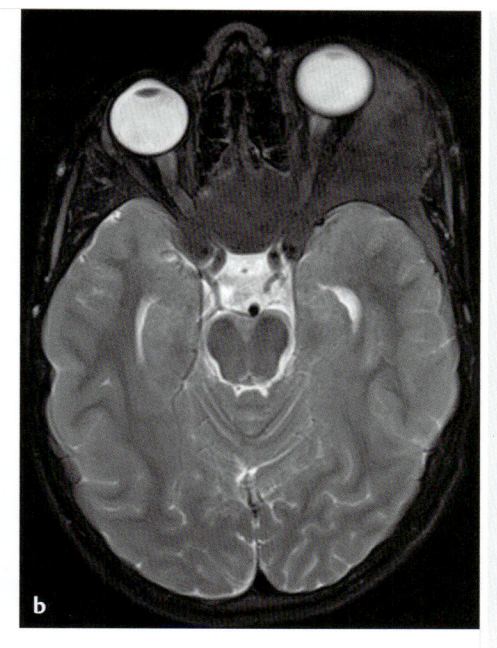

Abb. 7.35 Fibröse Dysplasie. Patientin mit kraniofazialer fibröser Dysplasie mit Beteiligung von Os sphenoidale, Os zygomaticum und Os frontale. T 2w Signalabsenkung und leichte Kontrastanreicherung. Es zeigen sich eine konsekutive Protrusio bulbi links und eine Einengung des N. opticus links im Canalis opticus. MRT-Aufnahmen von kranial nach kaudal.
a Axiale T 2w MRT-Aufnahme.
b Axiale T 2w MRT-Aufnahme.
c Axiale T 2w MRT-Aufnahme.
d Axiale T 1w MRT-Aufnahme nach Kontrastmittelgabe.

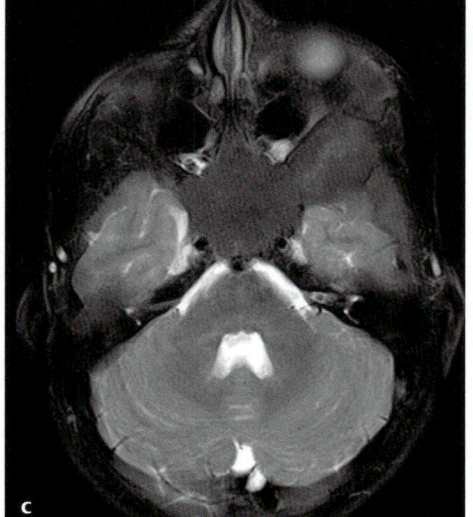

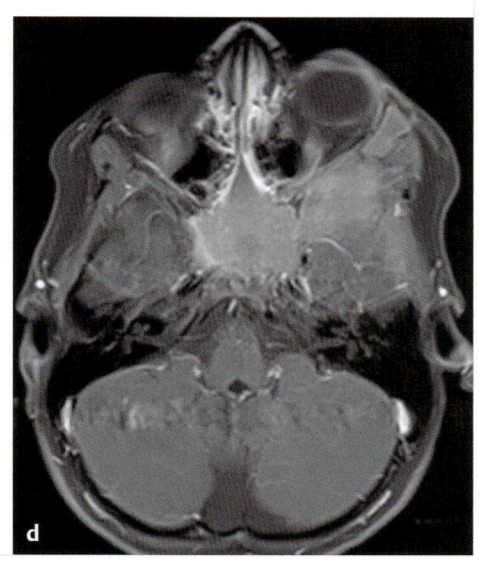

Klinik, Therapie und Prognose

Als Therapie kommen folgende Optionen infrage:
- chirurgische Resektion von Knochenwucherungen, die Leitungsbahnen oder Bewegungen einschränken oder kosmetisch stark störend sind,
- pharmakologische Schmerztherapie sowie die
- Gabe von Bisphosphonaten, wodurch die Erkrankung durch Hemmung von Osteoklasten verlangsamt wird.

Bildgebung

Es ist notwendig, die morphologischen Kriterien einer fibrösen Dysplasie nicht nur auf konventionellen und CT-Aufnahmen zu identifizieren, sondern auch die charakteristischen MRT-Veränderungen zu beachten. Denn die fibröse Dysplasie wird häufig als ein aggressiver Tumor der Nasennebenhöhlen oder als intrakranieller Tumor fehlinterpretiert. Auf den T 2w Aufnahmen erscheinen die pathologischen Veränderungen der fibrösen Dysplasie hypointens, auf den T 1w Aufnahmen nativ isointens zum Hirngewebe. Nach Applikation von Kontrastmittel zeigt sich eine heterogene Kontrastmittelaufnahme (▶ Abb. 7.35). Damit erfolgt die Diagnose auf der Basis radiologischer Verfahren wie CT und MRT. Wenn diagnostisch Fragen offenbleiben, kann im Zweifelsfall eine CT-gesteuerte Biopsie erfolgen, um weitere primäre oder sekundäre Neoplasien zu differenzieren.

Nasenhöhlen

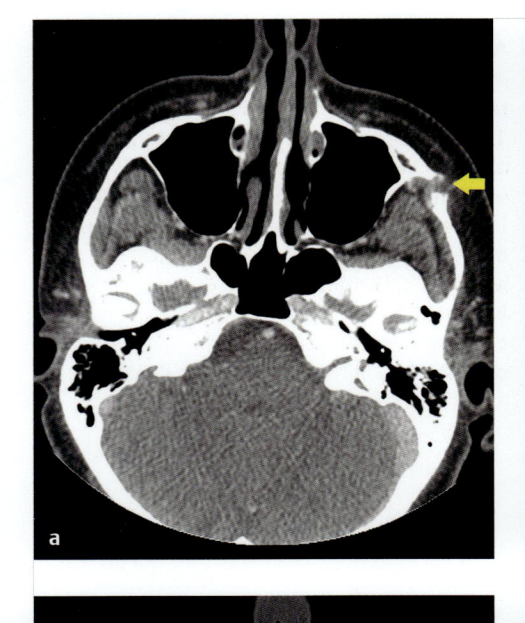

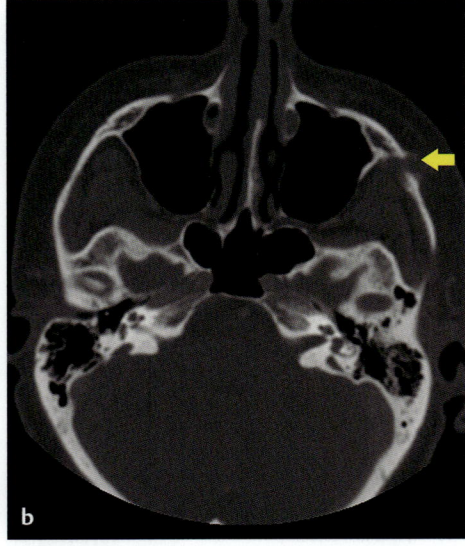

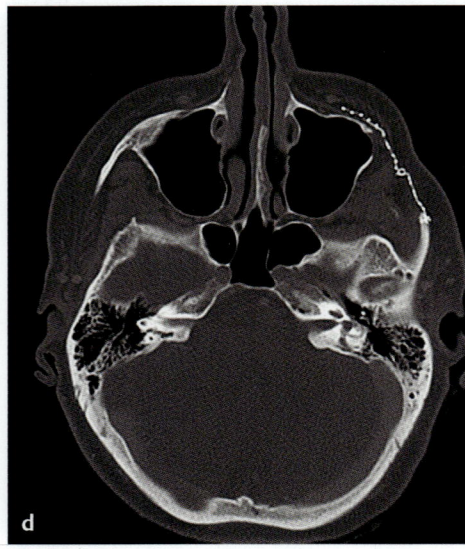

Abb. 7.36 Fibröse Dysplasie: Differenzialdiagnose Jochbogenmyxom links. Die Pfeile in **a** und **b** markieren das Myxom. In **c** und **d** ist der Zustand nach Resektion des Myxoms, des Os zygomaticum sowie anteilig der Maxilla im Bereich der Kieferhöhle links und Abdeckung des Defekts mittels Titan-Mesh zu sehen.
- **a** Axiale CT-Aufnahme vor Resektion im Weichteilfenster.
- **b** Axiale CT-Aufnahme vor Resektion im Knochenfenster.
- **c** Axiale CT-Aufnahme nach Resektion im Knochenfenster.
- **d** Axiale CT-Aufnahme vor Resektion im Knochenfenster.

Differenzialdiagnose

> **Differenzialdiagnosen**
>
> Die Differenzialdiagnose der fibrösen Dysplasie kann die osteofibröse Dysplasie, ein Myxom (▶ Abb. 7.36), einen intrakraniellen Tumor, ein niedrigmalignes intraossäres Osteosarkom, ein ossifizierendes Fibrom des Kiefers und ein ausgeprägtes juveniles Hämangiom (▶ Abb. 7.37) umfassen.

Traumatologische Veränderungen

Die Versorgung von Gesichtsschädelfrakturen stellt aufgrund der Häufigkeit und Komplexität eine (interdisziplinäre) Herausforderung dar. Das Behandlungsziel ist die anatomisch und funktionell korrekte Wiederherstellung der gebrochenen Knochen. Die Wiederherstellung der regelrechten Kaufunktion stellt ein wichtiges Ziel dar.

Die Gruppe der Traumafolgen als Formveränderungen in Gesichtsbereich macht in der Regel kaum differenzialdiagnostische Schwierigkeiten. Denn diese werden von den Patienten meist spontan angegeben. Zudem decken die Inspektion und Palpation Weichteilnarben und/oder umschriebene Stufenbildungen, Frakturspalten, Impressionen, Deviationen und Deformitäten des knöchernen und knorpeligen Gesichtsskeletts auf. Konventionelle Röntgenaufnahmen und die CT sind in der Lage, komplexe ossäre Verletzungen zu dokumentieren.

Die Differenzialdiagnose von Gesichtsverletzungen kann im Einzelfall bei stumpfen, frischen Gewalteinwirkungen und allgemein bei kindlichen Gesichtsschädeltraumata sehr schwierig sein. Im Gesichtsbereich können folgende Frakturtypen unterschieden werden:

Frontale Kalottenfraktur (Stirnbeinfraktur)

Dabei handelt es sich um eine Impressionsfraktur mit lateraler und/oder dorsaler Verschiebung der Fragmente im Bereich von Stirnbein und Stirnhöhle. Differenzialdiagnostisch müssen eine frontobasale Fraktur mit Verletzung von Dura und Hirn und ferner eine Mitverletzung der Sinus ethmoidalis und sphenoidalis sowie der Orbita und ihres Inhalts, aber auch der Hirnnerven I–VI ausgeschlossen werden.

Mittelgesichtsfrakturen

Man unterscheidet mediale und laterale, isolierte und kombinierte Mittelgesichtsfrakturen, die den Oberkiefer samt Nasennebenhöhlen, die Orbita, das Nasenbein und/oder das Jochbein betreffen können (▶ Abb. 7.38):

7.4 Spezifische Befunde

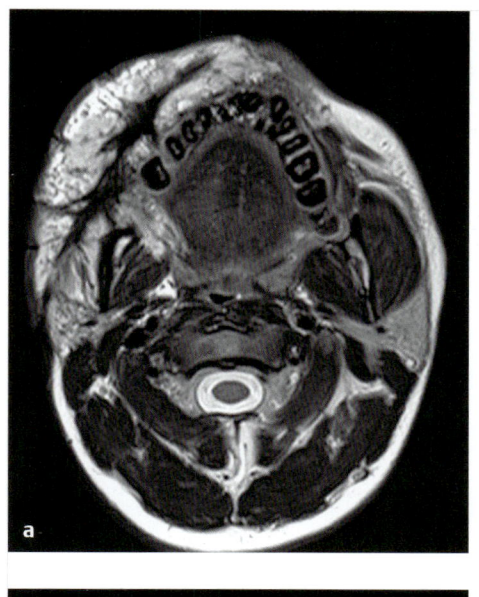

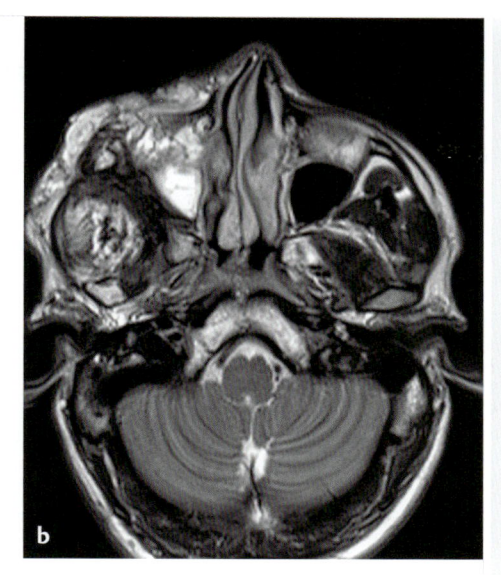

Abb. 7.37 Fibröse Dysplasie: Differenzialdiagnose ausgeprägtes juveniles Hämangiom der rechten Gesichtshälfte. Ausdehnung des Hämangioms nach kranial bis auf Höhe des Parietallappens und kaudal bis auf Höhe des Unterkieferunterrands. Nach Kontrastmittelapplikation zeigt sich eine rasche, teils sehr deutliche Anreicherung. MRT-Schichten von kaudal nach kranial (a-c) und koronar (d).
a Axiale T 2w MRT-Aufnahme.
b Axiale T 2w MRT-Aufnahme.
c Axiale T 2w MRT-Aufnahme.
d Koronare T 1w MRT-Aufnahme nach Kontrastmittelgabe.

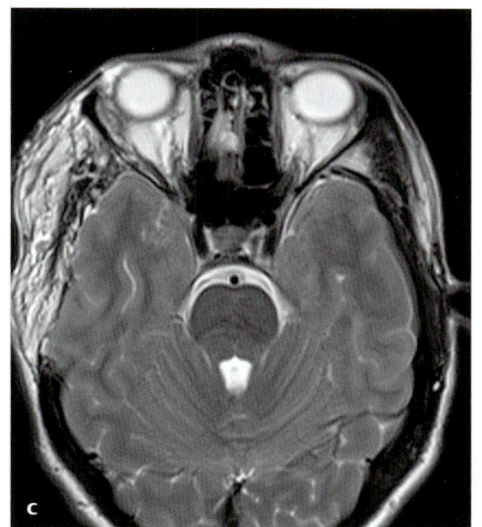

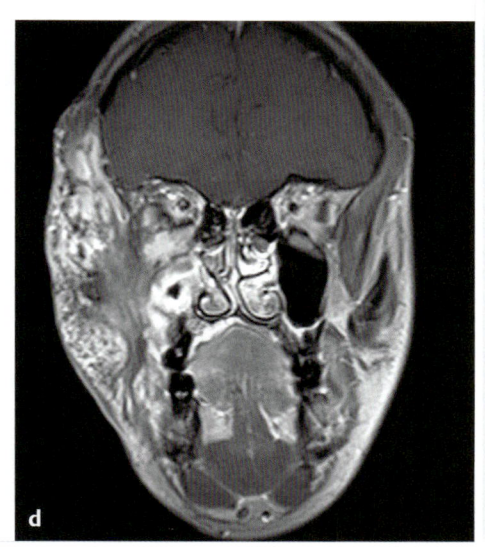

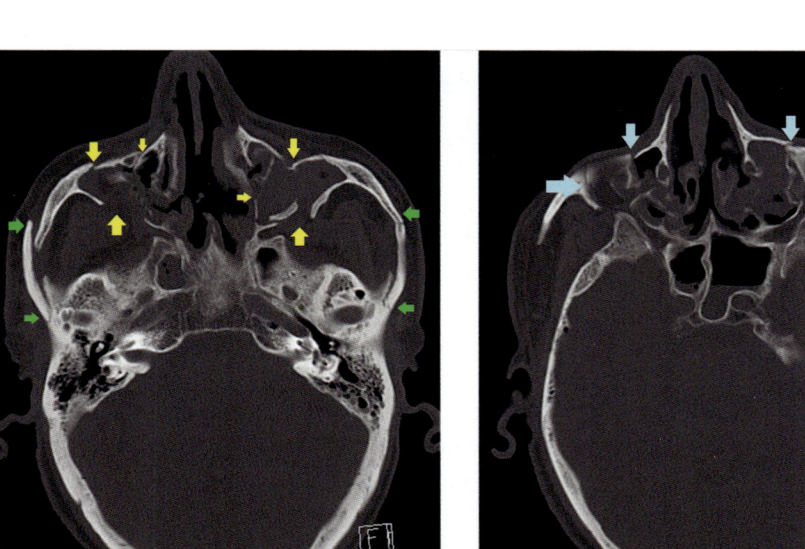

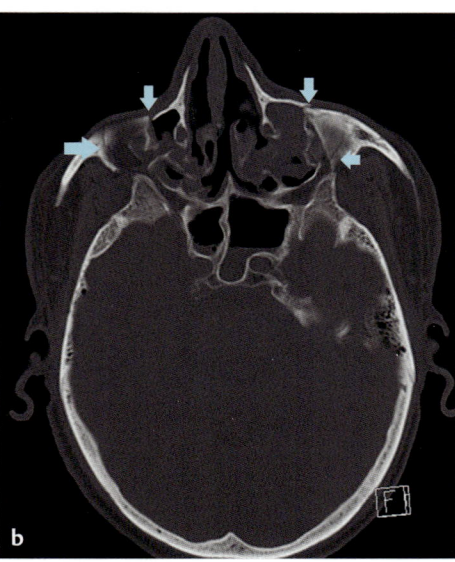

Abb. 7.38 Mittelgesichtsfrakturen. Massive Mittelgesichtsfrakturen, Frakturen der Kieferhöhlenwand beidseits (a, gelbe Pfeile), Orbitabodenfraktur beidseits (b, blaue Pfeile) sowie Jochbeinfraktur beidseits (a, grüne Pfeile).
a Axiale CT-Aufnahme (kaudal zu b).
b Axiale CT-Aufnahme.

Nasenhöhlen

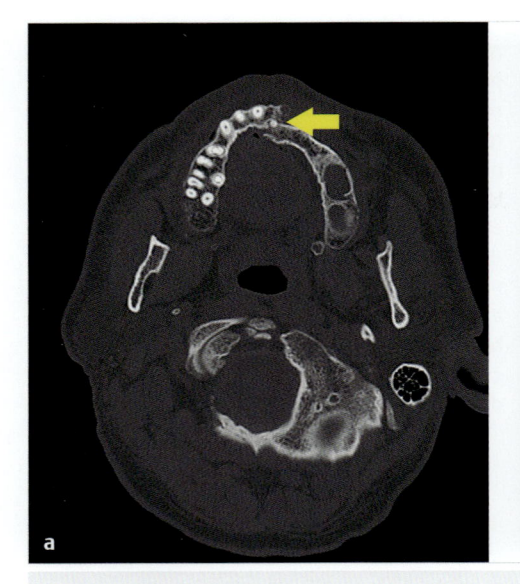

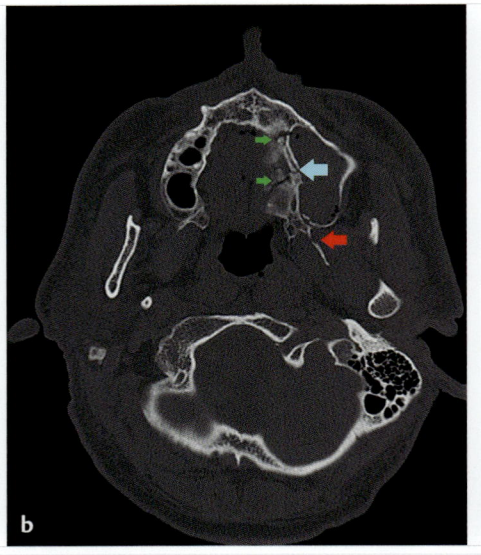

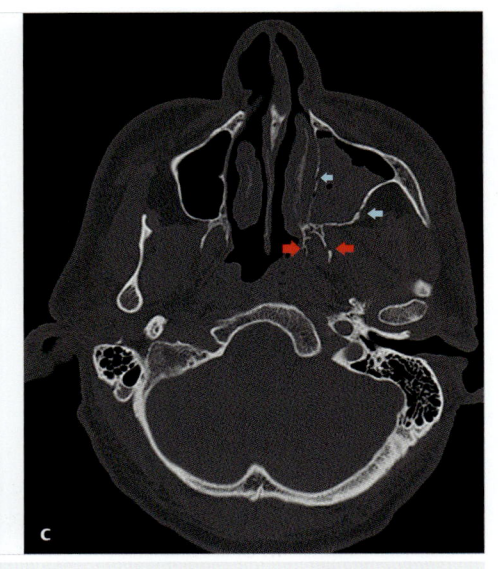

Abb. 7.39 Mittelgesichtsfraktur. Patient mit Le-Fort-I-Fraktur links. Es zeigt sich eine imprimierte (um ca. 6 mm), verhakt dislozierte Maxillafraktur links (**a**, gelber Pfeil). Die Fraktur beginnt in der Mittellinie und strahlt in die Alveole Dens 21 ein. Dann verläuft sie schräg nach lateral und dorsal durch den harten Gaumen (**b**, grüne Pfeile) sowie die Seiten- und die mediale Wand des Sinus maxillaris (**b**, **c**, blaue Pfeile) in die Processus pterygoidei medialis und lateralis hinein (**b**, **c**, rote Pfeile). Es besteht auch ein Hämatosinus maxillaris links. Benachbarte Schichten von kaudal nach kranial.
a Axiale CT-Aufnahme.
b Axiale CT-Aufnahme.
c Axiale CT-Aufnahme.

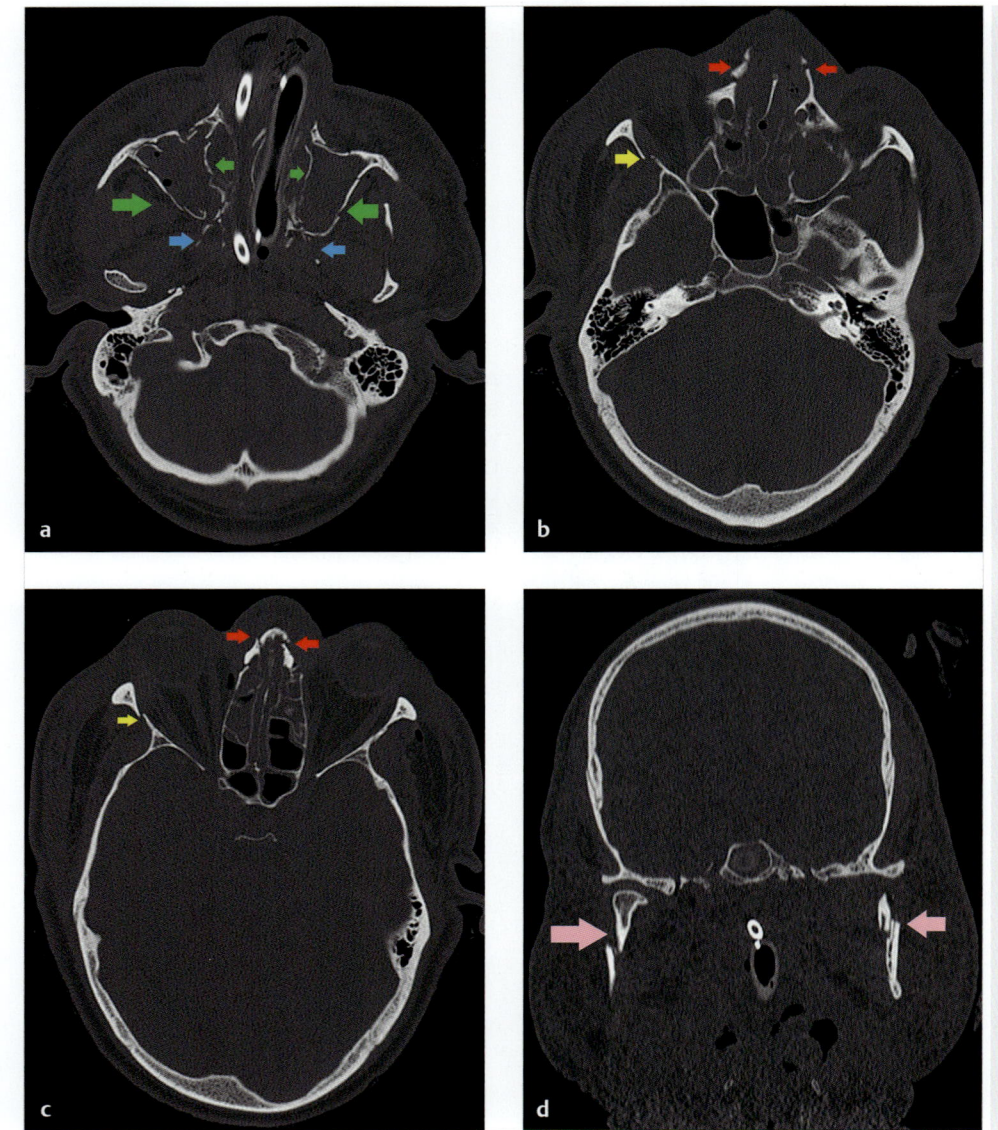

Abb. 7.40 Mittelgesichtsfrakturen. Massive Mittelgesichtsfrakturen Le Fort III, Frakturen der Kieferhöhlenwand beidseits (**a**, grüne Pfeile), der Processus pterygoidei medialis und lateralis beidseits (**a**, blaue Pfeile), Nasenbeintrümmerfraktur (**b**, **c**, rote Pfeile), Orbitawandfraktur rechts (**b**, **c**, gelbe Pfeile) sowie Collum-mandibulae-Fraktur beidseits (**d**, rosa Pfeile). Benachbarte CT-Schichten von kaudal nach kranial (**a-c**).
a Axiale CT-Aufnahme.
b Axiale CT-Aufnahme.
c Axiale CT-Aufnahme.
d Koronare CT-Aufnahme.

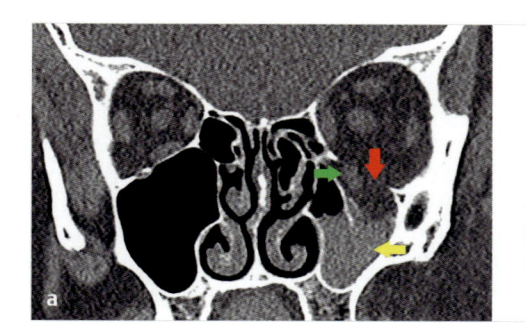

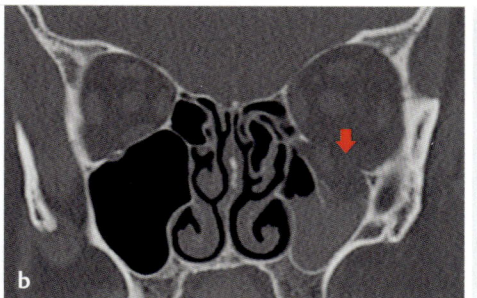

Abb. 7.41 Orbitabodenfraktur links. Die roten Pfeile markieren die Orbitabodenfraktur. Verlagerung des M. rectus inferior (grüne Pfeile) und Hämatosinus der Kieferhöhle links (gelbe Pfeile).
a CT-Aufnahme (Weichteilfenster).
b CT-Aufnahme (Knochenfenster).

- **Nasenbeinfrakturen:** Die Nasenbeinfraktur kann mit einer einfachen Dislokation mit seitlicher Verschiebung der knöchernen, oft auch knorpeligen Nasenpyramide sowie der Nasenscheidewand einhergehen. Ferner kann es zu Impressions- und/oder Abrissfrakturen mit in das Gesicht gedrückter Flachnase kommen.
- **Oberkieferfrakturen:** Es handelt sich dabei meist um Transversalbrüche (Guerin-Brüche).

Die medialen Mittelgesichtsfrakturen werden nach Le Fort klassifiziert:
- **Le Fort I:** tiefe maxilläre Guerin-Fraktur mit Absprengung des oberen Alveolarkamms und Okklusionsstörungen (▶ Abb. 7.39),
- **Le Fort II:** Pyramidenfraktur des Oberkiefers mit Abriss der Maxilla unter Beteiligung des Nasenbeins, der Stirnfortsätze des Oberkiefers, des Orbitabodens und der Oberkiefer-Jochbein-Verbindung,
- **Le Fort III:** Abriss des Gesichtsschädels von der Schädelbasis; Frakturverlauf entlang der nasofrontalen, maxillofrontalen und zygomatikofrontalen Nähte unter Beteiligung oft aller Nasennebenhöhlen, der anterioren Schädelbasis, der Orbita und der Jochbeine (▶ Abb. 7.40).

Bei den lateralen Mittelgesichtsfrakturen unterscheidet man die Jochbeinfraktur (sog. Dreifußfraktur) mit Dislokation des Jochbeins, die isolierte Jochbogenfraktur, die häufig mit einer Impression der Jochbogenfragmente einhergeht, und die isolierte Orbitabodenfraktur (Blow-out-Fraktur; ▶ Abb. 7.41).

7.5 Zusammenfassung und diagnostische Strategie

Bei der differenzialdiagnostischen Evaluierung der Nasennebenhöhlen sollte je nach Fragestellung neben der klinischen Evaluierung die CT oder MRT eingesetzt werden. Dabei sollte zur Abklärung einer chronischen Sinusitis präoperativ zur Erhebung der knöchernen Situation auf die CT zurückgegriffen werden. Bei einer fraglich tumorösen Raumforderung kann unter Einsatz eines speziellen Sequenzprotokolls primär die MRT eingesetzt werden. Zur Diagnostik einer tumorösen Raumforderung mittels CT empfehlen sich koronare Schichten mit 2 mm Schichtdicke. Die MRT-Diagnostik sollte zunächst mit T2w und T1w Sequenzen in transversaler und koronarer Schichtorientierung durchgeführt werden. Zur Beantwortung der Frage einer möglichen Orbitabeteiligung empfiehlt sich der additive Einsatz von T1w Fettunterdrückungssequenzen in koronarer Schichtorientierung. Bildmorphologisch hinweisend für die Differenzierung zwischen benignen und malignen Raumforderungen sind zum einen die Evaluierung der Lokalisation der Raumforderung, zum anderen die Detektion ossärer Destruktionen. Im Fall einer einfachen Schleimhautschwellung ohne Nachweis einer ossären Destruktion oder von suspekten Verkalkungskonfigurationen innerhalb der Raumforderung kann die Läsion therapiert werden, da dann von einer benignen entzündlichen Reaktion ausgegangen werden kann. Im Fall einer soliden Kontrastmittelaufnahme, besonders bei ausgedehnten tumorösen Raumforderungen, sollte ggf. additiv eine Biopsie durchgeführt werden, um präoperativ möglichst die exakte histologische Diagnose der Raumforderung zu ermöglichen und so präoperativ eine adäquate Chemotherapie durchzuführen. Dadurch lässt sich die Ausdehnung der operativen Resektion reduzieren bzw. die postoperative Prognose verbessern.

7.6 Literatur

[56] da Costa ED, Peyneau PD, Ferreira LM et al. Clinical implications, diagnosis, and treatment of a giant frontoethmoid osteoma. Gen Dent 2018; 66 (5): e1–e4

[57] Devi CP, Devi KM, Kumar P et al. Diagnostic challenges in malignant tumors of nasal cavity and paranasal sinuses. J Oral Maxillofac Pathol 2019; 23 (3): 378–382. doi:10.4103/jomfp.JOMFP_300_18

[58] Dhawle MS, Rathod SG, Bhatkule MA et al. Sinonasal schwannoma – a case report. J Clin Diagn Res 2017; 11 (5): ED22–ED23. doi:10.7860/JCDR/2017/21532.9851

[59] Ernst A, Herzog M, Seidl R et al. Traumatologie des Kopf-Hals-Bereichs. Stuttgart: Thieme; 2004

[60] Höger PH. Hämangiome: neue Aspekte zur Pathogenese, Differenzialdiagnose und Therapie. Monatsschr Kinderheilk 2011; 156: 1109–1118

[61] Horch HH. Traumatologie. In: Siewert JR, Hrsg. Chirurgie: mit Integriertem Fallquiz – 40 Fälle nach neuer AO. Berlin: Springer; 2006: 256–270. doi:10.1007/978-3-540-30639-9

[62] Kamath PM, Vijendra Shenoy S, Nirupama M et al. Hemangiopericytoma: a rare sinonasal tumor. Egypt J Ear, Nose, Throat Allied Sci 2013; 14 (2): 151–154. https://doi.org/10.1016/j.ejenta.2013.04.004

[63] Kesting M, Hölzle F. Traumatologie des Gesichtsschädels. In: Jackowski J, Peters H, Hölzle F, Hrsg. Zahnärztliche Chirurgie. Berlin: Springer; 2017: 253–293. doi:10.1007/978-3-642-54754-6_10

[64] Luo Z, Chen W, Shen X et al. Head and neck osteosarcoma: CT and MR imaging features. Dentomaxillofac Radiol 2020; 49 (2): 20190202. doi:10.1259/dmfr.20190202

[65] Nardi C, Vignoli C, Vannucchi M et al. Magnetic resonance features of sinonasal melanotic mucosal melanoma. BMJ Case Rep 2019; 12 (7): e229790. doi:10.1136/bcr-2019-229790

[66] Oren N, Vaysberg A, Ginat DT. Updated WHO nomenclature of head and neck lesions and associated imaging findings. Insights Imaging 2019; 10 (1): 72. doi:10.1186/s13244-019-0760-4

[67] Papagiannopoulos P, Tong CL, Kuan EC et al. Inverted papilloma is associated with greater radiographic inflammatory disease than other sinonasal malignancy. Int Forum Allergy Rhinol 2020; 10 (3): 278–281. doi:10.1002/alr.22484

[68] Rasse M. Frakturen des Gesichtsschädels. In: Schwenzer N, Ehrenfeld M, Hrsg. Mund-Kiefer-Gesichtschirurgie. 4. Aufl. Stuttgart: Thieme; 2010: 281–364. doi:10.1055/b-002-15441

[69] Siewert JR, Stein HJ. Traumatologie. In: Chirurgie: mit integriertem Fallquiz – 40 Fälle nach neuer AO. Berlin: Springer; 2006: 256–270

8 Nasopharynx und Parapharyngealraum

Thomas J. Vogl, Rania Helal

Die klinische und bildgebende Diagnostik des Parapharyngealraums stellt eine besondere Herausforderung an die Untersuchungsmodalitäten und die Erfahrung des Untersuchenden dar. Dies beruht auf der komplexen Topografie, die im Folgenden ausführlich vorgestellt werden soll. Die klinische Evaluierung ist nur unter Schwierigkeiten durchführbar, und selbst große Läsionen können dem Nachweis in den klinischen Verfahren entgehen. Deshalb kommt der bildgebenden Diagnostik unter dem heute wesentlichen Einsatz der MRT und auch der CT eine entscheidende Bedeutung zu. Können Läsionen aufgrund ihrer Morphologie und der Topografie artdiagnostisch nicht sicher zugeordnet werden, so hat die CT-gestützte Biopsie von Läsionen des Parapharyngealraums große diagnostische Bedeutung.

Die Kenntnis der Topografie des Parapharyngealraums, des von anderen Räumen umgebenen zentralen Raumes der tiefen Gesichtsregion, ist von besonderer Wichtigkeit für das Verständnis einer Tumorinfiltration, den Ursprung einer Läsion und deren differenzialdiagnostische Einordnung.

Nur wenige Raumforderungen haben ihren Ursprung im Parapharyngealraum selbst. Die meisten Läsionen sind in einem der umgebenden Räume lokalisiert und infiltrieren den Parapharyngealraum oder führen zu einer Verdrängung des parapharyngealen Fettgewebes sowie der angrenzenden Räume. Eine exakte Zuordnung einer Läsion zu einem Raum kann die differenzialdiagnostische Einschätzung entscheidend verbessern.

Benigne parapharyngeale Raumforderungen wachsen normalerweise langsam und sind häufig asymptomatisch. Ab einer Größe von ca. 3 cm Durchmesser verlagern sie charakteristischerweise die enorale Pharynxwand, die Tonsillen und den Gaumen nach medial. Diese Zeichen imponieren regelmäßig in der MRT, da knöcherne Begrenzungen ein Wachstum nach kranial oder lateral verhindern. Eine Vergrößerung einer parapharyngealen Raumforderung kann zu Schluckbeschwerden, Dysphagie und Hörverlust aufgrund einer Beteiligung der Tuba Eustachii führen. Eine Beteiligung des poststyloidalen Kompartiments verursacht eine Affektion des neurovaskulären Bündels. Dabei kann eine Beteiligung der Hirnnerven zum sog. Vernet-Syndrom mit einer Paralyse der Hirnnerven IX–XI führen. Sprach- und Schluckstörungen sind meist durch einfache Verlagerung des Gaumens bedingt. In seltenen Fällen kann dafür jedoch auch eine Beteiligung der entsprechenden Nerven ausschlaggebend sein. Eine Beteiligung des Sympathikus kann ein Horner-Syndrom zur Folge haben. Dies ist jedoch meist nur bei malignen Läsionen der Fall, die typischerweise frühzeitig Schmerzen verursachen.

Die häufigsten primären Tumoren im Bereich des Parapharyngealraums sind die Speicheldrüsentumoren, die zusammen ca. 40–50 % aller Raumforderungen ausmachen. Zwischen 80 und 90 % dieser Tumoren sind benigne pleomorphe Adenome. Zwischen 17 und 25 % der parapharyngealen Raumforderungen sind neurogene Tumoren, 10–15 % Glomustumoren. Der Rest der parapharyngealen Raumforderungen umfasst Metastasen, Lymphknoten, branchiogene Zysten, Lipome und verschiedene andere seltene Tumoren. Insgesamt sind ca. 80 % aller parapharyngealen Raumforderungen benigne. Die häufigsten malignen Läsionen sind das Mukoepidermoidkarzinom, das adenoidzystische Karzinom sowie das Azinuszellkarzinom. Die Zuordnung der einzelnen vorkommenden Läsionen zu den verschiedenen Kompartimenten findet sich in ▶ Tab. 8.1.

Differenzialdiagnostisch hat sich bewährt, nicht neoplastische von neoplastischen Läsionen zu differenzieren:

Zu den nicht neoplastischen Läsionen gehören kongenitale, auf entwicklungsgeschichtliche Vorgänge zurückzuführende Pathologien wie z. B. die kongenitalen Mukozelen und nasale Mittellinienraumforderungen wie der nasale Dermoidsinus oder die anteriore Zephalozele. Diese kommt in verschiedenen Manifestationen vor. Bei den kongenitalen Läsionen werden in der Mittellinie gelegene Veränderungen wie der dermale Sinus oder die anteriore Zephalozele in verschiedenen Lokalisationen wie sphenoidal, frontoethmoidal oder nasopharyngeal unterschieden. Exzentrische kongenitale Läsionen betreffen insbesondere die kongenitale nasolakrimale Duktusmukozele. Nicht neoplastische Läsionen sind des Weiteren infektiöse, inflammatorische Läsionen wie Zysten. Dazu gehören die nasolabiale Zyste, insbesondere die blande Zyste, die Dermoidzyste, Mukozelen und Polypoidveränderungen im Kindesalter. Selten sind nicht neoplastische Läsionen auch vaskulärer oder traumatischer Genese. Vaskulär wird das pyogene Granulom definiert, als Trauma das septale Hämatom.

Bei neoplastischen Veränderungen werden definitionsgemäß benigne Läsionen unterschieden. Die bildgebenden differenzialdiagnostischen Kriterien beruhen dabei auf der Analyse der Dichte in der CT und der Kontrastmittelanreicherung der topografischen Informationen. Ähnliches gilt für die MRT, speziell für den Einsatz von DWI-MRT-Sequenzen. Die benignen Läsionen werden dabei differenziert in das benigne infantile Hämangiom, das Angiofibrom und den Riesenzelltumor. Diese Befunde können aufgrund ihrer Innenarchitektur differenziert werden in das nasale pleomorphe Adenom, die aneurysmatische Knochenzyste sowie fibroossäre Läsionen. Diese Differenzierung beruht im Wesentlichen auf der Verwendung der Low-Dose-CT. Bei malignen Läsionen werden das Ewing-Sarkom, leukämische oder lymphome Raumforderungen und das nasopharyngeale Karzinom unterschieden.

Eine Infektion im prästyloidalen Kompartiment des Parapharyngealraums kann sich leicht in den Mastikatorraum, den Glandulaparotis-Raum, den submandibulären Raum oder das poststyloidale Kompartiment des Parapharyngealraums ausdehnen. Eine Beteiligung des poststyloidalen Kompartiments kann zu einer Dysfunktion der Hirnnerven IX–XII oder des Sympathikus führen. Infektionen des Parapharyngealraums können die Arrosion der benachbarten A. carotis interna mit nachfolgender letaler Blutung oder einem Pseudoaneurysma verursachen. Zusätzlich kann es zu einer Beteiligung der Orbita, einer Ausbreitung nach intrakranial oder einer Osteomyelitis kommen.

Die Zellulitis stellt sich auf den CT-Aufnahmen als eine Weichteilmasse dar, die deutlich Kontrastmittel anreichert und zu einer Obliteration der angrenzenden Fettschichten sowie zu einer Ausdehnung entlang der Faszienschichten in das subkutane Gewebe führt. Die befallenen Muskeln zeigen eine Kontrastmittelanreicherung und kommen verdickt zur Darstellung. In der CT weist das darüber liegende subkutane Gewebe häufig eine erhöhte Dichte auf.

Abszesse, die bis zu 9 % aller parapharyngealen Raumforderungen ausmachen, stellen sich in den bildgebenden Verfahren meist als uni- oder multilokuläre zystische Läsionen mit Anteilen an Luft und Flüssigkeit dar (▶ Tab. 8.2). Sie sind durch eine etwas inhomogene Kontrastmittelaufnahme im Randbereich und meist durch ein umgebendes Ödem gekennzeichnet. Gelegentlich ist die eitrige Einschmelzung zum Zeitpunkt der Bildgebung noch nicht komplett

Tab. 8.1 Kompartimente im Nasopharynx und Parapharyngealraum und entsprechende Pathologien.

Kompartimente	Inhalt	Vorkommende Pathologien
Mukosaraum	• Mukosa • lymphatisches Gewebe des Waldeyer-Rachenrings • kleine Speicheldrüsen • Fascia pharyngobasilaris • Mm. constrictores pharyngis superior und medius • M. salpingopharyngeus • M. levator veli palatini • Tonus tubarius • knorpeliges Ende der Tuba Eustachii	Pseudotumoren: • asymmetrische Fossa Rosenmüller (Recessus pharyngeus lateralis) • entzündliche Mukosaschwellung (durch Infektion, radiogen induzierte Pharyngitis) kongenital: • Tornwaldt-Zyste entzündlich: • adenoide Hypertrophie • Adenitis, Tonsillitis • Abszedierung • postentzündliche dystrophe Verkalkung • postentzündliche Retentionszyste benigne Tumoren: • benigner Tumor der kleinen Speicheldrüsen • juveniles Nasen-Rachen-Fibrom maligne Tumoren: • Plattenepithelkarzinom • Non-Hodgkin-Lymphom • maligner Tumor der kleinen Speicheldrüsen • Melanom • kindliches Rhabdomyosarkom
prästyloidales Kompartiment des Parapharyngealraums	• Fett • ein Ast des N. mandibularis (Ast für den M. tensor veli palatini) • A. pharyngea ascendens • Äste der A. maxillaris interna • pharyngeale Venen • primordiale Speicheldrüsenreste	maligne Tumoren: • Mukoepidermoid • adenoidzystisches Karzinom • maligne Mischtumoren der Speicheldrüsenreste • direkte Infiltration eines Plattenepithelkarzinoms benigne Tumoren: • benigne Mischtumoren der Speicheldrüsenreste • Lipom • branchiogene Zyste • Schwannom (selten) entzündlich: • Abszess • Zellulitis
poststyloidales Kompartiment des Parapharyngealraums	• A. carotis interna • V. jugularis interna • Hirnnerven IX–XII • Sympathikus (Ganglion cervicale superius) • Lymphknoten (lateral-pharyngeale Lymphknoten, laterale und posteriore V.-jugularis-Lymphknoten)	maligne Tumoren: • Lymphknotenmetastase • Lymphom • direkte Infiltration eines Plattenepithelkarzinoms benigne Tumoren: • Paragangliom (Glomus jugulare, vagale, caroticum) • neurogener Tumor (Neurofibrom, Schwannom) • verschiedene (Meningeom, Chordom usw.) vaskuläre Läsionen: • Thrombose • Aneurysma • Dissektion
Mastikatorraum	• Mandibula • M. pterygoideus medialis • M. pterygoideus lateralis • M. temporalis • M. masseter • N. alveolaris inferior (V3, sensorischer Ast) • N. mandibularis (V3) • A. und V. alveolaris inferior	Pseudotumoren: • akzessorische Glandula parotis • benigne Masseterhypertrophie • Denervierungsatrophie (V3) kongenital: • Hämangiom • Lymphangiom • Hypertrophia facies entzündlich: • odontogener Prozess • Osteomyelitis der Mandibula benigne Tumoren: • Osteoblastom • Leiomyom • neurogener Tumor (Neurofibrom, Schwannom) maligne Tumoren: • Weichteilsarkom • Chondrosarkom • Osteosarkom • malignes Schwannom • Non-Hodgkin-Lymphom • Plattenepithelkarzinom (ausgehend vom Oropharynx) • Rhabdomyosarkom

Nasopharynx

Tab. 8.1 Fortsetzung

Kompartimente	Inhalt	Vorkommende Pathologien
		• Leiomyosarkom • Metastase • Tumor der kleinen Speicheldrüsen • malignes Hämangioendotheliom
Retropharyngeal-raum	• Fett • retropharyngeale Lymphknoten	Pseudotumoren: • torquierte A. carotis • Ödem, Lymphstauung kongenital: • Hämangiom • Lymphangiom entzündlich: • reaktive Adenopathie • Zellulitis • Abszess benigne Tumoren: • Lipom maligne Tumoren: • Lymphknotenmetastasen • Non-Hodgkin-Lymphom • direkte Infiltration eines Plattenepithelkarzinoms
Spatium buccale	• bukkales Fett • A. und V. facialis • Ductus parotideus (distaler Abschnitt) • M. buccinator	in der Regel meist sekundäre Infiltration aus dem Mastikatorraum
prävertebraler Raum	• Wirbelsäulenelemente • prävertebrale Muskulatur	• Chordom • Metastase im Bereich der Wirbelsäule • Osteomyelitis mit Abszess

A. = Arteria
M./Mm. = Musculus/Musculi
N. = Nervus
V. = Vena

Tab. 8.2 Zystische Läsionen im Bereich des Nasopharynx und des parapharyngealen Raumes.

Läsionstypen	Zystische Läsionen
kongenitale Zysten	• branchiogene Zysten • 1. Bogen (periparotidal) • 2. Bogen (posterosubmandibulärer Raum) • 3. Bogen (posterozervikaler Raum) • Zyste des Ductus thyreoglossus • Lymphangiom, zystisches Hygrom • Tornwaldt-Zyste
entzündliche zystische Läsionen	• Abszess • Adenopathie • Ranula (Mundhöhle) • Retentionszyste
vaskuläre zystische Läsionen	• Thrombose der V. jugularis • Thrombophlebitis • Aneurysma der A. carotis interna • Aneurysma der A. vertebralis
zystische benigne Tumoren	• Schwannom • Neurofibrom • Lipom
zystische maligne Tumoren	• Plattenepithelkarzinom • Lymphknotenmetastasen • adenoidzystisches Karzinom • lymphoepitheliales Karzinom

A. = Arteria
V. = Vena

bzw. aufgrund einer Antibiotikatherapie verzögert. In dem Fall lassen sich lediglich kleine Abszesshöhlen mit niedriger Dichte in der CT und hoher Signalintensität in den T2w Aufnahmen in der MRT dokumentieren. Bei der Aspiration oder der chirurgischen Exploration lassen sich dann auch entweder keine oder nur geringe Mengen Eiter nachweisen.

Sowohl CT als auch MRT sind in der Lage, mittels axialer und koronarer Schichten die Ausdehnung des Entzündungsprozesses sicher zu erfassen. Das entzündliche Exsudat stellt sich in den T1w Aufnahmen mit niedriger oder mittlerer Signalintensität und häufig isointens zum Muskelgewebe dar. Sowohl die Zellulitis als auch Abszesse zeichnen sich in den T2w Aufnahmen durch erhöhte Signalintensitäten aus. Kontrastverstärkte Aufnahmen erweisen sich als sehr hilfreich bei der Differenzierung zwischen Zellulitis und Abszess aufgrund der Darstellung der kontrastmittelaufnehmenden Abszesswand. Meist gelingt es weder mit der MRT noch mit der CT, zwischen einer bakteriellen und einer granulomatösen Ursache der Entzündung zu unterscheiden.

Die präoperative differenzialdiagnostische Abklärung der Läsionen des retrostyloidalen Kompartiments des Parapharyngealraums ist besonders bedeutsam, da während der chirurgischen Intervention sonst die Gefahr letaler hämorrhagischer Komplikationen besteht. Die bildgebenden Verfahren CT und MRT ermöglichen eine deutlich verbesserte Detektion der Komplikationen und erlauben eine exaktere Planung der chirurgischen Drainage.

8.1 Topografie

Der Parapharyngealraum ist ein unregelmäßig begrenzter, überwiegend fettgefüllter Raum. Seine Form entspricht in etwa einer auf der Spitze stehenden Pyramide. Er erstreckt sich von der Schädelbasis bis zum Os hyoideum. Die kaudale Begrenzung des Parapharyngealraums ist die Verbindung von Venter posterior, M. digastricus und großem Horn des Os hyoideum. Im Bereich der Schädelbasis setzt der Parapharyngealraum am Os sphenoidale, medial des Foramen ovale und um das Foramen lacerum sowie der Unterfläche des Felsenbeins in enger Lagebeziehung zum Canalis caroticus und zur Fossa jugularis an. Die mediale Begrenzung des Parapharyngealraums wird kranial vom M. tensor veli palatini, der Fascia pharyngobasilaris, dem M. levator veli palatini, dem M. constrictor pharyngis superior und der Fossa jugularis gebildet. Die laterale Begrenzung ist die mediale Wand des Mastikatorraums. Der M. pterygoideus medialis mit der interpterygoiden Faszie bildet die mediale Begrenzung des Mastikatorraums und trennt ihn vom Parapharyngealraum.

Der Parapharyngealraum kann in ein prästyloidales und ein poststyloidales Kompartiment unterteilt werden. Die Gefäß-Nerven-Scheide liegt anatomisch im posterioren Kompartiment. Der Mastikatorraum ist ein getrenntes Faszienkompartiment, das von der oberflächlichen Schicht der tiefen Halsfaszie ausgeht, die die Pterygoidmuskulatur, den M. masseter, den M. temporalis inferior sowie den R. mandibulae enthält.

Die Fossa infratemporalis ist ein ungleichmäßig abgegrenzter Raum, der hinter der Maxilla und lateral zum Nasopharynx sowie zur Fossa pterygopalatina gelegen ist. Die obere Begrenzung der Fossa infratemporalis ist der Arcus zygomaticus. Die kaudale Begrenzung bildet der Alveolarkamm der Maxilla. Medial kommuniziert die Fossa infratemporalis mit der pterygomaxillären Fissur und der Fossa pterygopalatina. Die Fossa infratemporalis enthält die Kaumuskulatur, die Gefäße der Maxilla sowie die Nn. mandibularis und auriculotemporalis. Das Foramen ovale und das Foramen spinosum (A. meningea media) sind Öffnungen im Bereich des Daches.

8.2 Spezifische anatomische Strukturen

Raumforderungen im Bereich des Parapharyngealraums können klinisch lange stumm bleiben. Deshalb kommen sie initial in der bildgebenden Diagnostik häufig bereits mit einer Größe von bis zu 6 cm zur Abbildung.

Der Parapharyngealraum als ein Teil der tiefen Kompartimente des Pharynx ist eine klinisch schwer zu untersuchende Region, da er tief zwischen dem R. mandibulae, der Glandula parotis und dem M. sternocleidomastoideus eingebettet ist. Ein klinisch auffälliger Befund wird erst erhoben, wenn die laterale Pharynxwand nach medial vorgewölbt wird oder eine Vorwölbung der Glandula parotis resultiert.

Die mediale Begrenzung des Parapharyngealraums weist eine weiche Konsistenz auf und ist durch die Mukosaauskleidung des Pharynx repräsentiert. Bis auf die retromandibulären Anteile der Glandula parotis besteht die laterale Begrenzung des Parapharyngealraums aus soliden Anteilen. Der mediale Glandula-parotis-Pol kann durch praktisch alle Raumforderungen nach lateral verlagert werden, unabhängig davon, ob die Läsion einen extra- oder einen intraparotidalen Ursprung hat.

8.3 Spezifische Untersuchungsverfahren

Die differenzialdiagnostische Beurteilung einer parapharyngealen Läsion kann bei einer exakten Evaluierung der Lokalisation (prästyloidales oder poststyloidales Kompartiment) und der bildgebenden Kriterien entscheidend verbessert werden. Dies ist umso wichtiger, als gerade Läsionen, die ihren Ursprung in den Speicheldrüsen haben, zu einer deutlich höheren Rezidivrate neigen, wenn vor der operativen Entfernung eines pleomorphen Adenoms eine Biopsie erfolgt ist. Zusätzlich ist die Differenzierung zwischen einer primär parapharyngealen Läsion und einer Läsion des medialen Glandula-parotis-Poles mit Ausdehnung in den Parapharyngealraum für das chirurgische Vorgehen von entscheidender Bedeutung. Denn die jeweiligen Zugangswege unterscheiden sich gänzlich voneinander.

Die diagnostische Überlegenheit der MRT und CT gegenüber den konventionellen Verfahren führte letztlich zur Entwicklung verschiedener MRT- und CT-Kriterien zur Unterscheidung einer Läsion mit intraparotidalem Ursprung von einer mit extraparotidalem Ursprung. Das wichtigste Kriterium zur Unterscheidung der beiden Läsionen war und ist immer noch die Visualisierung des parapharyngealen Fettgewebes. Falls sich Fettgewebe zwischen der Glandula parotis und dem posterolateralen Rand der Läsion befindet, liegt der Ursprung der Raumforderung extraparotidal. Mit der Entwicklung der MRT und dem damit verbesserten Weichteilkontrast gelingt eine Visualisierung des parapharyngealen Fettgewebes. Damit ist eine bessere Abgrenzung der extraparotidalen von intraparotidalen Tumoren möglich. Die MRT erlaubt ferner eine bessere Differenzierung zwischen Neurinomen und Tumoren der kleinen Speicheldrüsen, die bei der CT noch deutlich limitiert ist.

Neurinome und Meningeome tendieren dazu, die A. carotis interna nach anterior zu verlagern, wohingegen die Tumoren der kleinen Speicheldrüsen dazu neigen, die Arterie nach posterior zu verlagern. Zusätzlich können mit der MRT die Randbegrenzungen einer Läsion besser beurteilt werden; die glatten Ränder eines Neurinoms oder Paraglglioms tragen somit zur Abgrenzung gegenüber dem invasiven Wachstum der Tumoren der kleinen Speicheldrüsen bei.

8.3.1 Sialografie

Vor Einführung der CT oder MRT wurde der Parapharyngealraum nur mittels Sialografie oder Angiografie evaluiert. Paragangliome zeigten z. B. angiografisch eine charakteristische Vaskularisation. Trotz diverser Techniken war damit lediglich in ca. 20–40 % der Fälle eine Diagnose möglich. Bis in die späten 1970er-Jahre wurden alle parapharyngealen Tumoren, unabhängig davon, ob der Ursprungsort intraparotidal lag oder nicht, transparotidal operiert. Mit Beginn der 1980er-Jahre wurden dann jedoch Läsionen mit extraparotidalem Ursprung transzervikal ohne Manipulationen im Bereich des N. facialis operiert.

Die zunehmend feineren und differenzierteren Operationstechniken führten dazu, dass die MRT oder CT als Standardverfahren im Rahmen der diagnostischen Bildgebung im Bereich des Parapharyngealraums eingesetzt wird. Der Sonografie, der Sialografie und den konventionellen Röntgenaufnahmen kommt bei der Diagnostik parapharyngealer Raumforderungen nur eine nachgeordnete Bedeutung zu.

8.3.2 Magnetresonanztomografie

Die MRT bietet im Vergleich zur CT einen besseren Kontrast. Der Parapharyngealraum wird vorzugsweise mit T2w und T1w Spin-Echo-Sequenzen untersucht. Eine hochauflösende Technik mit einer 5 122-Matrix hat sich bewährt, um für die Differenzialdiagnostik wichtige kleine anatomische Strukturen wie das stylopharyngeale Diaphragma, die A. pharyngea ascendens, die Faszien der Mm. tensor und levator veli palatini usw. zu visualisieren.

Mittels MRT sollte besonders bei Verdacht auf eine tumoröse Raumforderung im poststyloidalen Kompartiment oder bei einer Lagebeziehung des Tumors zum Foramen jugulare nach Applikation eines Kontrastmittelbolus mit sehr schnellen dynamischen Sequenzen untersucht werden (Akquisitionszeiten maximal 2–3 s/Bild). So lässt sich eine optimale differenzialdiagnostische Einordnung der Tumoren gewährleisten.

8.3.3 Computertomografie

Die Diagnostik mittels CT sollte zunächst nativ mit einer Schichtdicke von 2–4 mm erfolgen. Bei der Beurteilung vaskulärer oder venöser Strukturen sowie der Vaskularisation einer Raumforderung ist eine Kontrastmittelapplikation notwendig. Empfehlenswert sind zudem Rekonstruktionen in frontalen und angulierten multiplanaren Rekonstruktionen. In Einzelfällen sollte auch eine 3-D-Darstellung angefertigt werden. Zudem können mithilfe der CT unter CT-Steuerung Gewebeproben zur histologischen Verifizierung entnommen werden. Dazu eignet sich der subzygomatische Zugang bzw. im kaudalen Bereich der retromandibuläre Zugang.

8.4 Spezifische Befunde

Im Parapharyngealraum kann eine Vielzahl pathologischer Prozesse auftreten. Es muss zwischen angeborenen Variationen und Missbildungen, Tumoren, entzündlichen Veränderungen, traumatischen Läsionen und iatrogenen Veränderungen unterschieden werden.

8.4.1 Mukosaraum

Im pharyngealen Mukosaraum befinden sich Mukosa und Submukosa des Naso-, Oro- und Hypopharynx sowie der Mundhöhle. Diese Mukosa besteht aus Pseudoschichten von zylindrischem Epithel oder geschichtetem Plattenepithel. Deshalb ist der am häufigsten vorkommende primäre Tumor das Plattenepithelkarzinom. Wichtige Strukturen des parapharyngealen Mukosaraums sind folgende:
- Mukosa,
- lymphatisches Gewebe des Waldeyer-Rachenrings,
- kleine Speicheldrüsen,
- Fascia pharyngobasilaris,
- Mm. constrictores pharyngis superior et medius,
- M. salpingopharyngeus,
- M. torus tubarius,
- M. levator veli palatini sowie
- das knorpelige Ende der Tuba Eustachii.

Vorkommende Pathologien sind Pseudotumoren, benigne sowie maligne Tumoren, Entzündungen und die kongenitale Tornwaldt-Zyste.

Pseudotumor

> **Kernaussagen**
>
> Als Pseudotumoren sind die asymmetrische Fossa Rosenmüller sowie eine durch Infektion oder radiogen induzierte Pharyngitis entstandene entzündliche Mukosaschwellung zu nennen. Die Fossa Rosenmüller, auch „posterolateraler Recessus pharyngeus" genannt, ist der häufigste Ursprungsort des Nasopharynxkarzinoms.

Definition

Die Fossa Rosenmüller liegt oberhalb und dorsal des Torus tubarius (hinterer Vorsprung des knorpeligen Anteils der Eustachi-Röhre) und unterhalb des Fornix pharyngis und wird durch Schleimhautreflexion über dem M. longus colli gebildet.

Pathophysiologie und Ätiologie

Dieser Raum wird von Pathologien häufig verändert.

Demografie

Die Fossa Rosenmüller ist häufig bei entzündlichen und tumorösen Erkrankungen beteiligt.

Klinik, Therapie und Prognose

Es wird eine endoskopische Kontrolle der Fossa Rosenmüller empfohlen.

Bildgebung

Die Fossa Rosenmüller erscheint hinter dem und oberhalb des Ostiums der Eustachi-Röhre auf axialen bzw. koronaren Aufnahmen. Im MRT können die Rachenhöhlen asymmetrisch sein und Flüssigkeit enthalten.

Differenzialdiagnose

> **Differenzialdiagnosen**
>
> Differenzialdiagnostisch kommen bei einem Pseudotumor das Nasopharynxkarzinom sowie die Zyste der Fossa Rosenmüller in Betracht.

Kongenitale Läsionen

Tornwaldt-Zyste

> **Kernaussagen** M!
>
> Wenn eine chronische Entzündung der Tornwaldt-Zyste nicht behandelt wird, kann sich die Infektion in den angrenzenden Sinus sowie die Tuba auditiva mit chronischen Otitiden ausweiten.

Definition

Die Tornwaldt-Zyste ist eine benigne Zyste, die im dorsalen Nasopharynx lokalisiert ist.

Pathophysiologie und Ätiologie

Sie entsteht aufgrund einer Adhäsion des primitiven Pharynx an der sich zurückbildenden Chorda dorsalis in der Embryonalzeit. Zumeist ist sie ein Zufallsbefund bei radiologischen Untersuchungen des Schädels.

Demografie

Die Tornwaldt-Zyste ist die häufigste kongenitale Raumforderung des Nasopharyngealraums. Sie hat eine Autopsieprävalenz von etwa 4%, ohne Geschlechtspräferenz. Die höchste Inzidenz wurde unterschiedlich zwischen dem 15. und dem 60. Lebensjahr berichtet.

Klinik, Therapie und Prognose

Tornwaldt-Zysten sind in der Mehrzahl der Fälle asymptomatisch. Bei neu aufgetretener Symptomatik sind anamnestisch vorausgegangene Infektionen des Nasopharynx von Bedeutung. Bei Infektion können Mundgeruch, periodische Eiterabgabe in den Mundraum, Fremdkörpergefühl, Druckgefühl, Kopfschmerzen, Schlafapnoe und Hörstörungen resultieren. Aufgrund einer Obstruktion der Tuba auditiva können die Zysten in einigen Fällen in eine Otitis media münden. Eine symptomatische Zyste wird auch als „Morbus Tornwaldt" bezeichnet.

Therapiert wird vorzugsweise mittels transnasaler Resektion der Zyste, was meist zu einer schnellen Besserung führt. Allerdings können durch Sekundärinfektionen Rezidive entstehen. Bei unbehandelter chronischer Entzündung der Tornwaldt-Zyste kann sich die Infektion ausweiten und Entzündungen des angrenzenden Sinus sowie der Tuba auditiva mit chronischen Otitiden zur Folge haben.

Bildgebung

Zur Detektion der Tornwaldt-Zyste werden hauptsächlich CT und MRT eingesetzt (▶ Abb. 8.1). Die Tornwaldt-Zyste zeigt sich typischerweise als eine gut umschriebene, abgerundete Läsion tief in der Schleimhaut. Sie ist von wenigen Millimetern bis zu einigen Zentimetern groß und normalerweise zwischen und vor dem M. longus colli eingebettet. Die Schleimhaut hebt sich dabei an und bildet eine in den Nasopharynx konvexe Oberfläche.

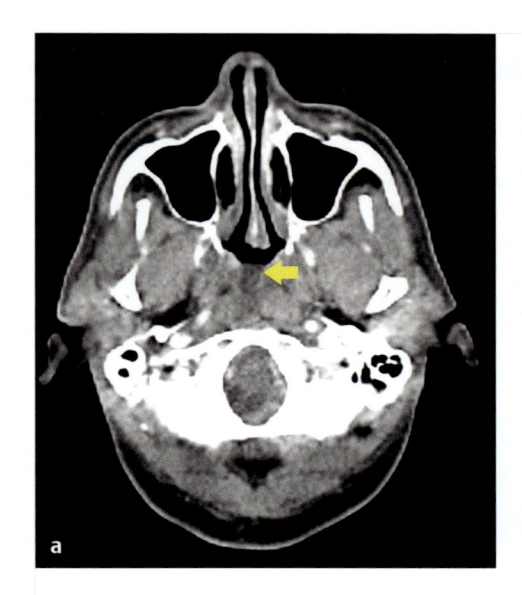

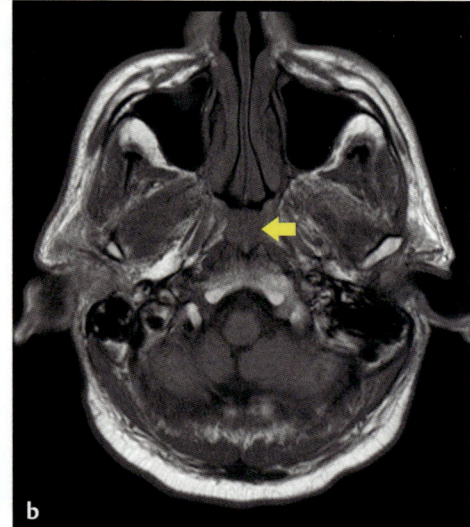

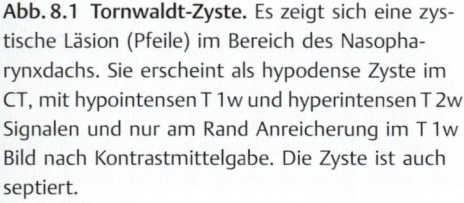

Abb. 8.1 Tornwaldt-Zyste. Es zeigt sich eine zystische Läsion (Pfeile) im Bereich des Nasopharynxdachs. Sie erscheint als hypodense Zyste im CT, mit hypointensen T 1w und hyperintensen T 2w Signalen und nur am Rand Anreicherung im T 1w Bild nach Kontrastmittelgabe. Die Zyste ist auch septiert.
a CT-Aufnahme.
b T 1w MRT-Aufnahme.
c T 2w MRT-Aufnahme.
d T 1w MRT-Aufnahme nach Kontrastmittelgabe.

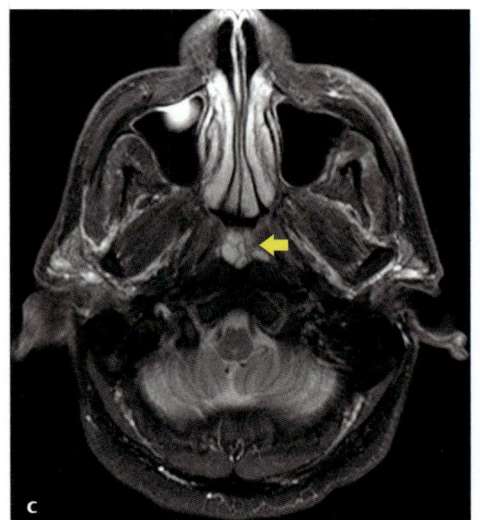

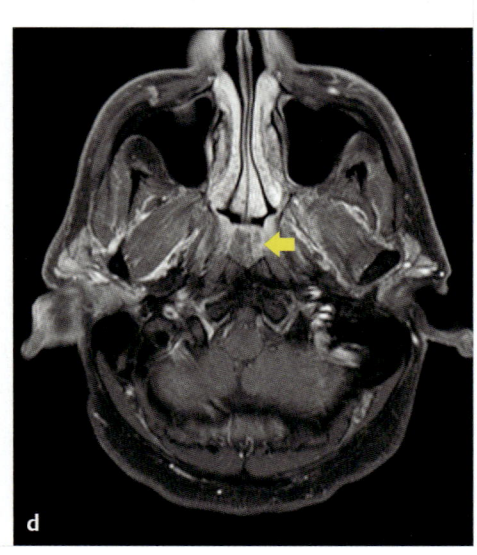

Nasopharynx

Im CT sind die Zysten gut umschrieben mit niedriger Dichte und reichern kein Kontrastmittel an. Wenn die Flüssigkeit proteinreich ist, kann sie stark abschwächend sein und sogar eine solide Läsion imitieren.

In der MRT erscheinen die Zysten ebenfalls als gut umschriebene Läsionen mit einer dünnen Wand.

Differenzialdiagnose

> **Differenzialdiagnosen**
>
> Differenzialdiagnostisch gilt es, die Tornwaldt-Zyste von Retentionszysten, Nasopharynxkarzinomen, juvenilen Angiofibromen, Lymphomen und Baker-Zysten abzugrenzen. Zur besseren Abgrenzung kann ggf. eine Biopsie mittels Endoskopie des Nasopharyngealraums indiziert sein.

Entzündungen

Adenoide Hypertrophie, Adenitis und Tonsillitis

> **Kernaussagen**
>
> Adenoide Hypertrophie, Adenitis und Tonsillitis sind häufiger bei Kindern als bei Erwachsenen anzutreffen.

Definition

Bei der adenoiden Hypertrophie, der Adenitis und der Tonsillitis handelt es sich um entzündliche Erkrankungen im Mukosaraum.

Pathophysiologie und Ätiologie

Die adenoide Hypertrophie kann aufgrund infektiöser (virale und bakterielle Pathogene) und nicht infektiöser Ätiologien (gastroösophagealer Reflux, Allergien und Rauchen) entstehen. Bei Erwachsenen tritt eine adenoide Hypertrophie normalerweise bei malignen Erkrankungen wie HIV-Infektion, Lymphom oder Malignität der Nasennebenhöhlen auf.

Die Tonsillitis wird normalerweise durch eine Infektion verursacht. Virale Ätiologien sind am häufigsten die Ursache, einschließlich dem Rhinovirus, dem respiratorischen Synzytialvirus und dem Adenovirus. Bakterielle Infektionen sind typischerweise auf β-hämolytische Streptokokken der Gruppe A zurückzuführen. Andere Ursachen können Staphylococcus aureus, Streptococcus pneumoniae, Haemophilus influenzae, HIV, Gonorrhö und Chlamydien sein.

Demografie

Adenoide Hypertrophie und Tonsillitis sind in der jüngeren Altersgruppe häufig anzutreffen.

Klinik, Therapie und Prognose

Bei akuter und chronischer infektiöser adenoider Hypertrophie ist die Behandlung mit Antibiotika der übliche erste Schritt. Eine Adenoidektomie wird bei Patienten mit adenoider Hypertrophie und wiederkehrenden oder anhaltenden obstruktiven oder infektiösen Symptomen in Betracht gezogen. Eine Adenoidhypertrophie ist im Allgemeinen ein selbstlimitierender Zustand, der sich auflöst, wenn die Adenoide im Jugendalter atrophieren.

Für die Mehrheit der Patienten ist die Tonsillitis eine selbstlimitierende Krankheit, die eine unterstützende Behandlung erfordert, einschließlich Analgesie und Flüssigkeitszufuhr. Medikamente wie nicht steroidale Antirheumatika können die Symptome lindern. Bei Patienten mit bakteriellen Ursachen werden häufig Antibiotika zur Behandlung eingesetzt. Eine rezidivierende Tonsillitis wird normalerweise als 5 oder mehr Tonsillitisepisoden in einem Jahr identifiziert. Nach Ausschluss einer primären Immunschwächeoperation wird in der Regel eine Tonsillektomie in Betracht gezogen.

Bildgebung

Die adenoide Hypertrophie wird in der Regel klinisch diagnostiziert, und mittels lateraler Röntgenaufnahmen wird der Grad der Atemwegsverengung untersucht. Im MRT präsentiert sie sich als symmetrische nasopharyngeale Raumforderung mit leichter Hyperintensität auf T2w Bildern, Isointensität auf T1w Bildern und einer leichten Anreicherung nach Kontrastmittelgabe (▶ Abb. 8.2).

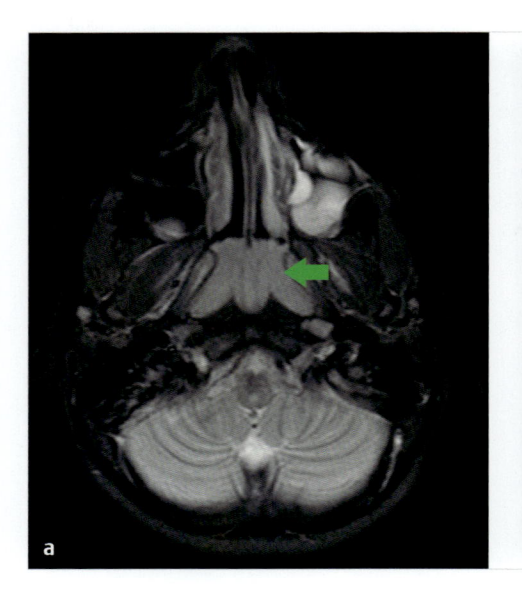

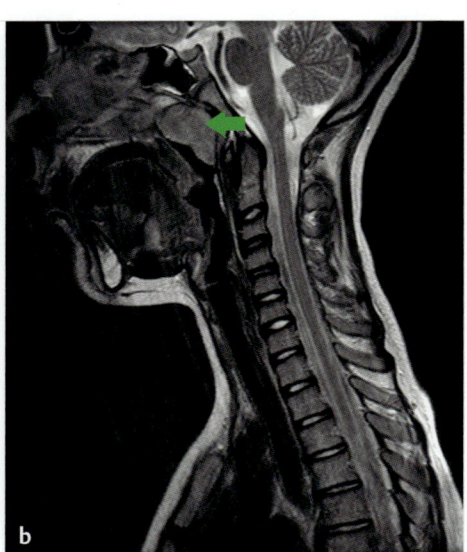

Abb. 8.2 Adenoide Hypertrophie. Es zeigt sich ein deutliches Gewebeplus im Bereich der dorsalen Nasopharynxhinterwand (Pfeile).
a Axiale T2w MRT-Aufnahme.
b Sagittale T2w MRT-Aufnahme.

8.4 Spezifische Befunde

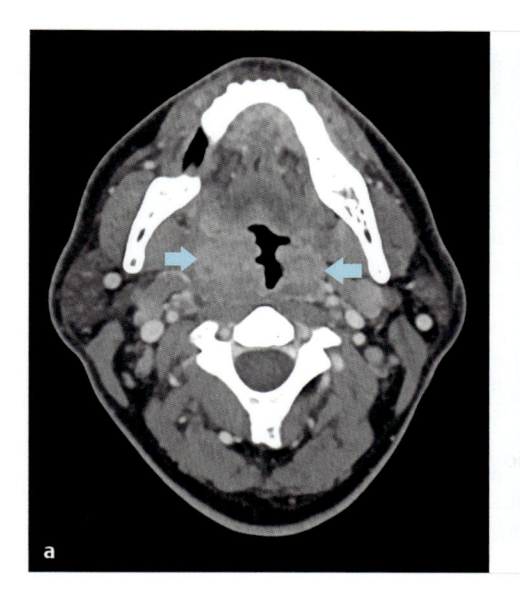

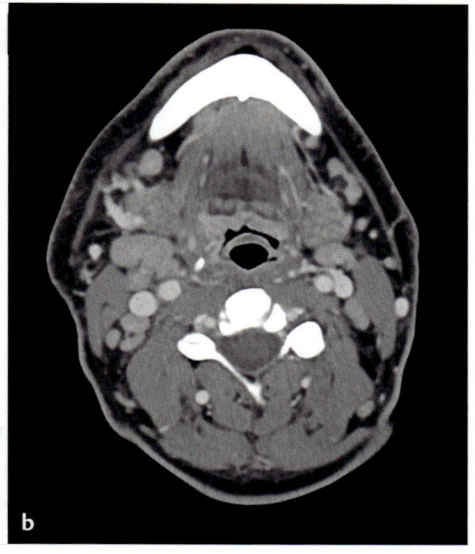

Abb. 8.3 Tonsillitis. Es wird eine Tonsillenschwellung beidseits mit Kontrastanreicherung (**a**, Pfeile) dargestellt, die eine Verengung der Atemwege verursacht. Bilateral vergrößerte reaktionäre Lymphknoten sind ebenfalls zu sehen (**b**).
a Axiale CT-Aufnahme. Kraniale Schicht zu **b**.
b Axiale CT-Aufnahme.

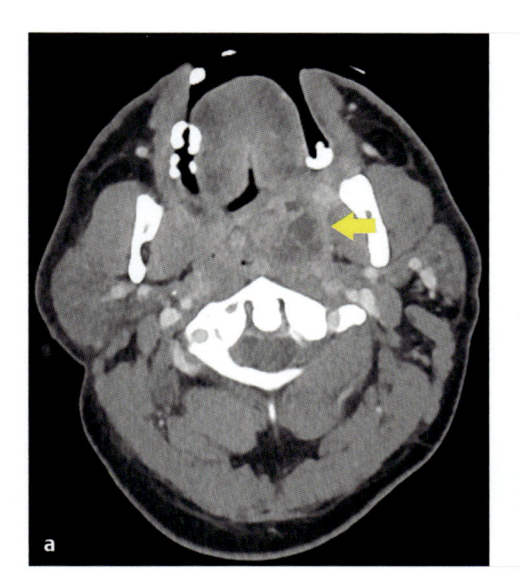

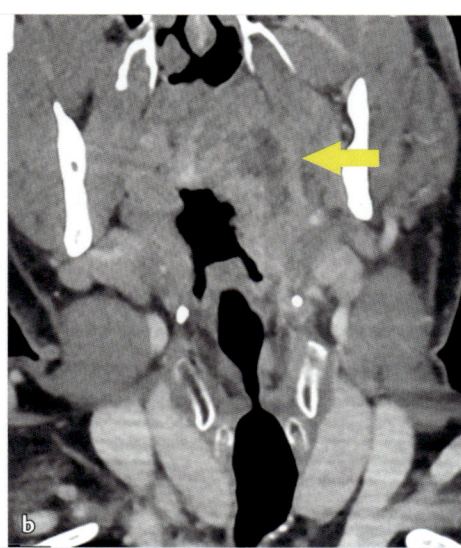

Abb. 8.4 Tonsillarabszess links. Zu sehen ist eine pharyngeale Schwellung links (Pfeile), die eine Verengung der Atemwege verursacht. Die Schwellung zeigt eine randständige Kontrastanreicherung mit zentraler Einschmelzung.
a Axiale CT-Aufnahme nach Kontrastmittelgabe.
b Koronare CT-Aufnahme nach Kontrastmittelgabe.

Die Tonsillitis wird ebenfalls hauptsächlich klinisch diagnostiziert, erscheint jedoch im CT in Form einer bilateralen Tonsillenvergrößerung (Berührung in der Mittellinie = „küssende Mandeln"). Diese kann mit Fettsträngen im parapharyngealen Raum und vergrößerten zervikalen reaktionären Lymphknoten assoziiert sein (▶ Abb. 8.3, ▶ Abb. 8.4 und ▶ Abb. 8.5).

Differenzialdiagnose

Differenzialdiagnosen

Die Differenzialdiagnose für die adenoide Hypertrophie kann eine Nasopharynxmalignität, eine Choanalatresie, die Nasenpolyposis und das invertierte Papillom umfassen. Die Differenzialdiagnose einer Tonsillitis umfasst den Retropharynxabszess, eine HIV-Erkrankung, ein Lymphom (▶ Abb. 8.6) und ein Tonsillenkarzinom (▶ Abb. 8.7).

Nasopharynx

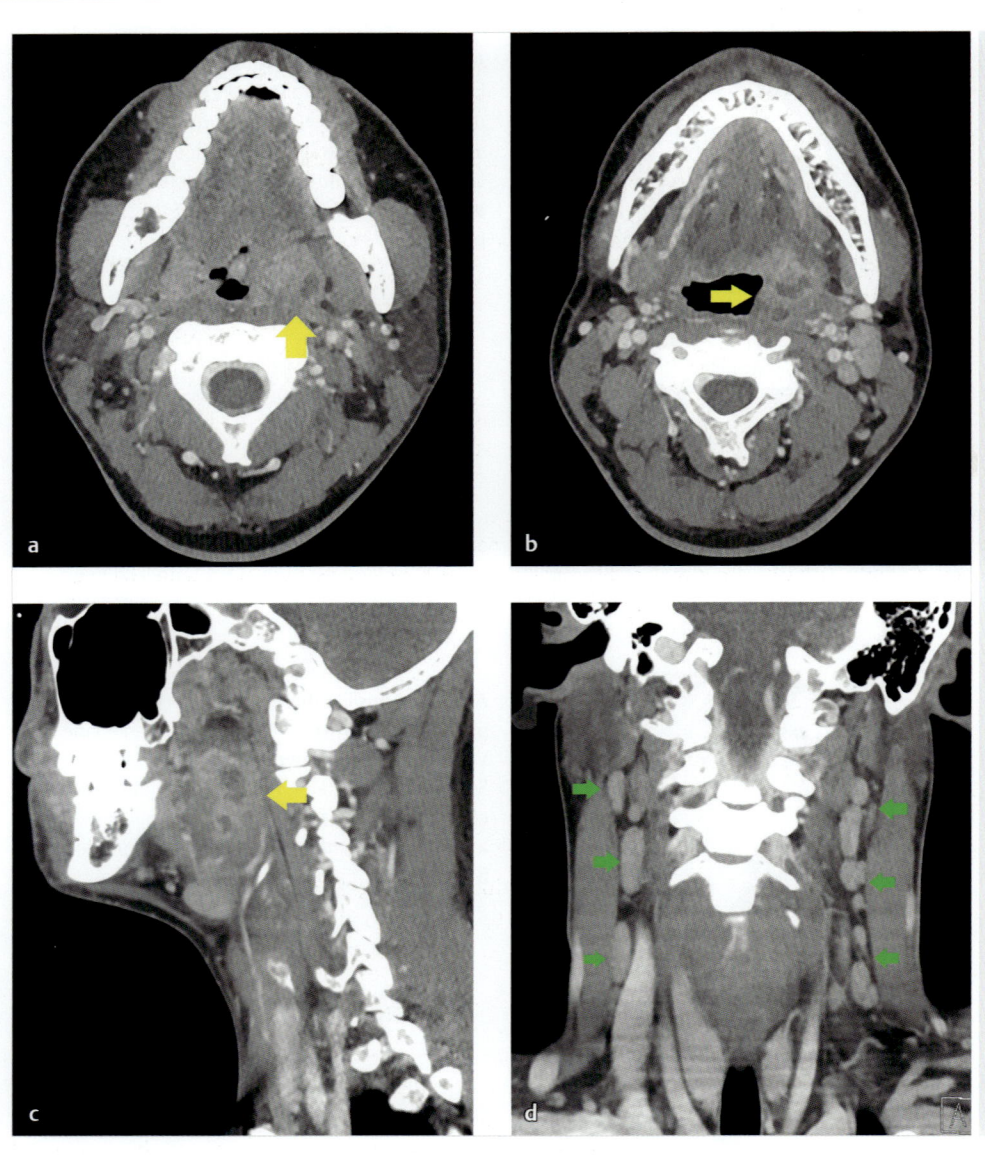

Abb. 8.5 Tonsillarabszess. CT-Aufnahmen eines 33-jährigen Patienten. Es zeigt sich ein konfluierender, gemischt intra- sowie peritonsillärer Abszess linksseitig (**a–c**, Pfeile) mit Beteiligung des Parapharyngealraums oropharyngeal und entsprechender umgebender perifokaler Ödematisierung bzw. Schwellung sowie Einengung der Luftsäule. Es gibt auch eine reaktive zervikale Lymphadenopathie in den Halslevels 1–3 beidseits (**d**, Pfeile).
a Axiale CT-Aufnahme nach Kontrastmittelgabe.
b Axiale CT-Aufnahme nach Kontrastmittelgabe.
c Sagittale CT-Aufnahme nach Kontrastmittelgabe.
d Koronare CT-Aufnahme nach Kontrastmittelgabe.

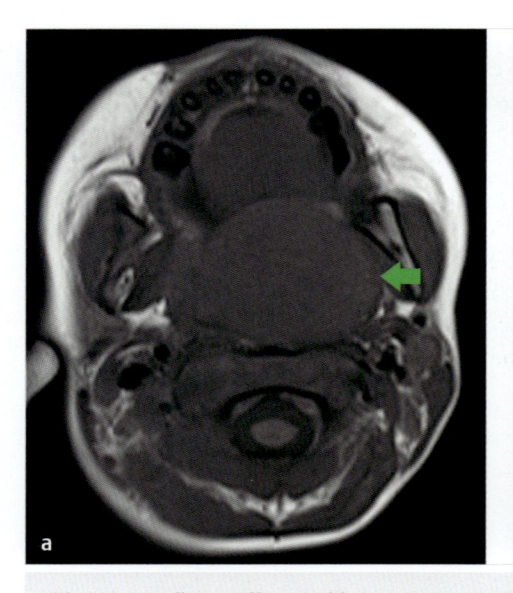

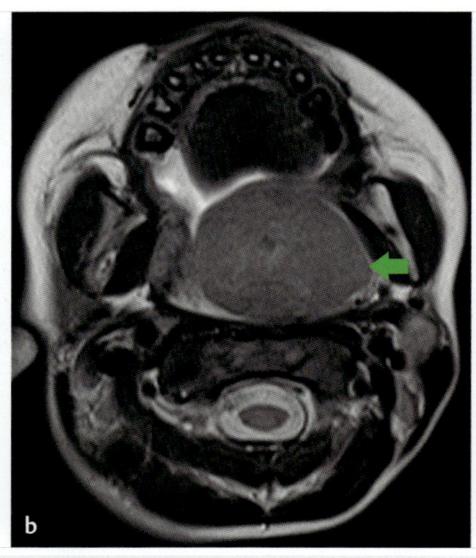

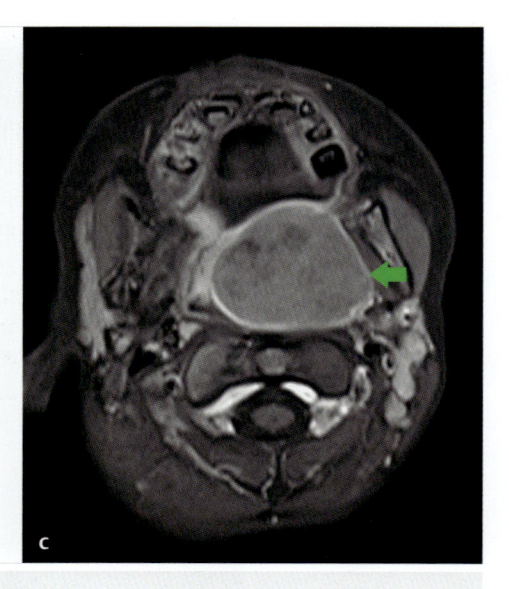

Abb. 8.6 Tonsillitis: Differenzialdiagnose Non-Hodgkin-Lymphom der linken Tonsillen. In den MRT-Aufnahmen des Kindes ist eine Raumforderung in der linken Tonsillenloge (Pfeile) zu sehen. Sie ist vorwiegend glatt begrenzt, mit verdrängendem Charakter und entsprechend ausgeprägter Einengung der naso-, oro- und hypopharyngealen Luftsäule. Inhomogene Binnentextur, vorwiegend isointens zur grauen Hirnsubstanz in der nativen T1w und der T2w Sequenz, mit inhomogener, moderater Kontrastmittelaufnahme.
a Native MRT-Aufnahme.
b T2w MRT-Aufnahme.
c T1w MRT-Aufnahme nach Kontrastmittelgabe.

8.4 Spezifische Befunde

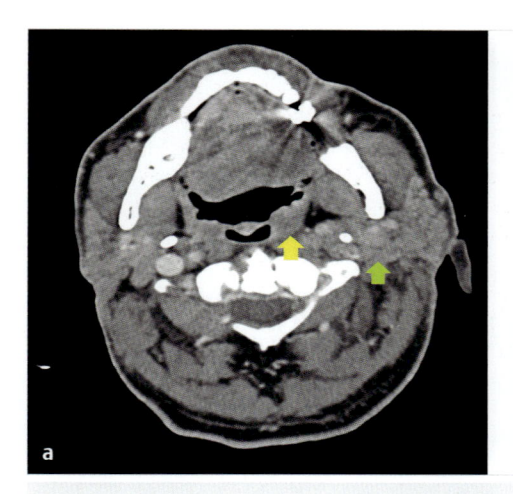

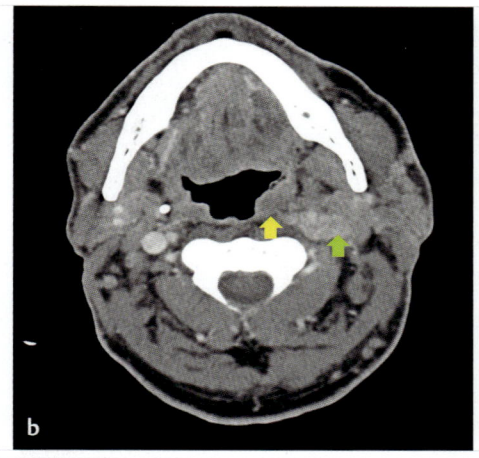

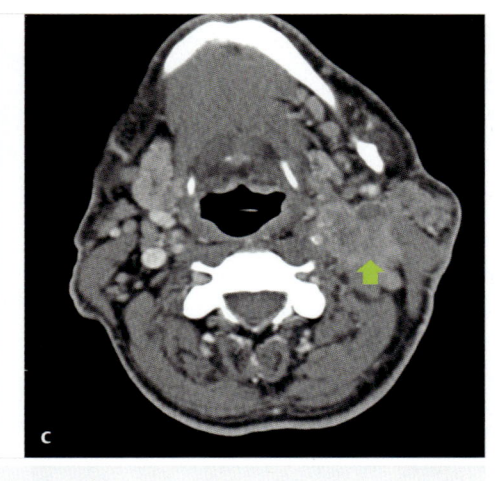

Abb. 8.7 Tonsillitis: Differenzialdiagnose Tonsillenkarzinom links. CT-Aufnahmen eines 67-jährigen Patienten. Dieser Patient hat Asymmetrien in der Tonsillenloge (a, b, gelbe Pfeile), assoziiert mit generalisierter suspekter Lymphadenopathie zervikal, bis nach infraklavikulär reichend, links betont. Die Lymphknoten sind zum Teil einschmelzend. Linkszervikal findet sich ein ausgedehntes, diffus infiltrierendes Konglomerat mit Kontrastanreicherung (a–c, grüne Pfeile). CT-Aufnahmen von kranial nach kaudal.
a CT-Aufnahme nach Kontrastmittelgabe.
b CT-Aufnahme nach Kontrastmittelgabe.
c CT-Aufnahme nach Kontrastmittelgabe.

Tumoren

Juveniles Angiofibrom

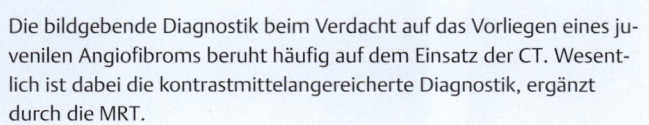

> **Kernaussagen**
>
> Die bildgebende Diagnostik beim Verdacht auf das Vorliegen eines juvenilen Angiofibroms beruht häufig auf dem Einsatz der CT. Wesentlich ist dabei die kontrastmittelangereicherte Diagnostik, ergänzt durch die MRT.

Definition

Das juvenile Angiofibrom ist ein histologisch benigner, aber klinisch maligner Tumor, der bindegewebigen Ursprungs ist und keine Tendenz zur Metastasierung aufweist. Das juvenile Angiofibrom tritt bei Jugendlichen häufig in der Fossa pterygopalatina und im angrenzenden Nasopharynx auf. Des Weiteren kann der Tumor in die Fossa infratemporalis und die Orbita infiltrieren.

Pathophysiologie und Ätiologie

Die Ätiologie ist nicht bekannt. Auch Ursachen und Prozesse der Pathogenese sind gegenwärtig noch nicht genau erforscht. Zum einen kommen genetische Faktoren für die Entstehung des juvenilen Angiofibroms in Betracht. Zum anderen können aber auch externe Einflüsse auf die betroffenen Menschen eine Rolle spielen.

Demografie

Das juvenile Angiofibrom tritt gehäuft bei männlichen Jugendlichen auf, die das 10. Lebensjahr überschritten haben. Es ist sehr selten.

Klinik, Therapie und Prognose

Das juvenile Angiofibrom beeinträchtigt teilweise erheblich die Nasenatmung und führt zu einer eitrigen Rhinitis, einer Tubenfunktionsstörung sowie einer Rhinophonia clausa. Zusätzlich kann eine Schallleitungsschwerhörigkeit entstehen. Darüber hinaus wird über Nasenbluten und Kopfschmerzen geklagt. Wenn die Schädelbasis infiltriert wird, können Ausfälle des I.–VI. Hirnnervs beobachtet werden. Im Laufe der Zeit kann der Gesichtsschädel durch den Tumor aufgetrieben werden.

Kleinere Tumoren werden über die Nase endoskopisch reseziert. Bei größeren Tumoren erfolgen eine transfaziale Exstirpation über den Mundvorhof und eine laterale Rhinotomie nach vorheriger Embolisation der Tumorgefäße und Unterbindung der A. maxillaris. Falls eine Operation nicht infrage kommt, kann man versuchen, den Tumor durch Strahlentherapie zu reduzieren. Das juvenile Angiofibrom neigt zu Rezidiven, die nach dem 25. Lebensjahr jedoch nur noch selten beobachtet werden. In einigen Fällen bildet es sich nach der Pubertät spontan zurück.

Nasopharynx

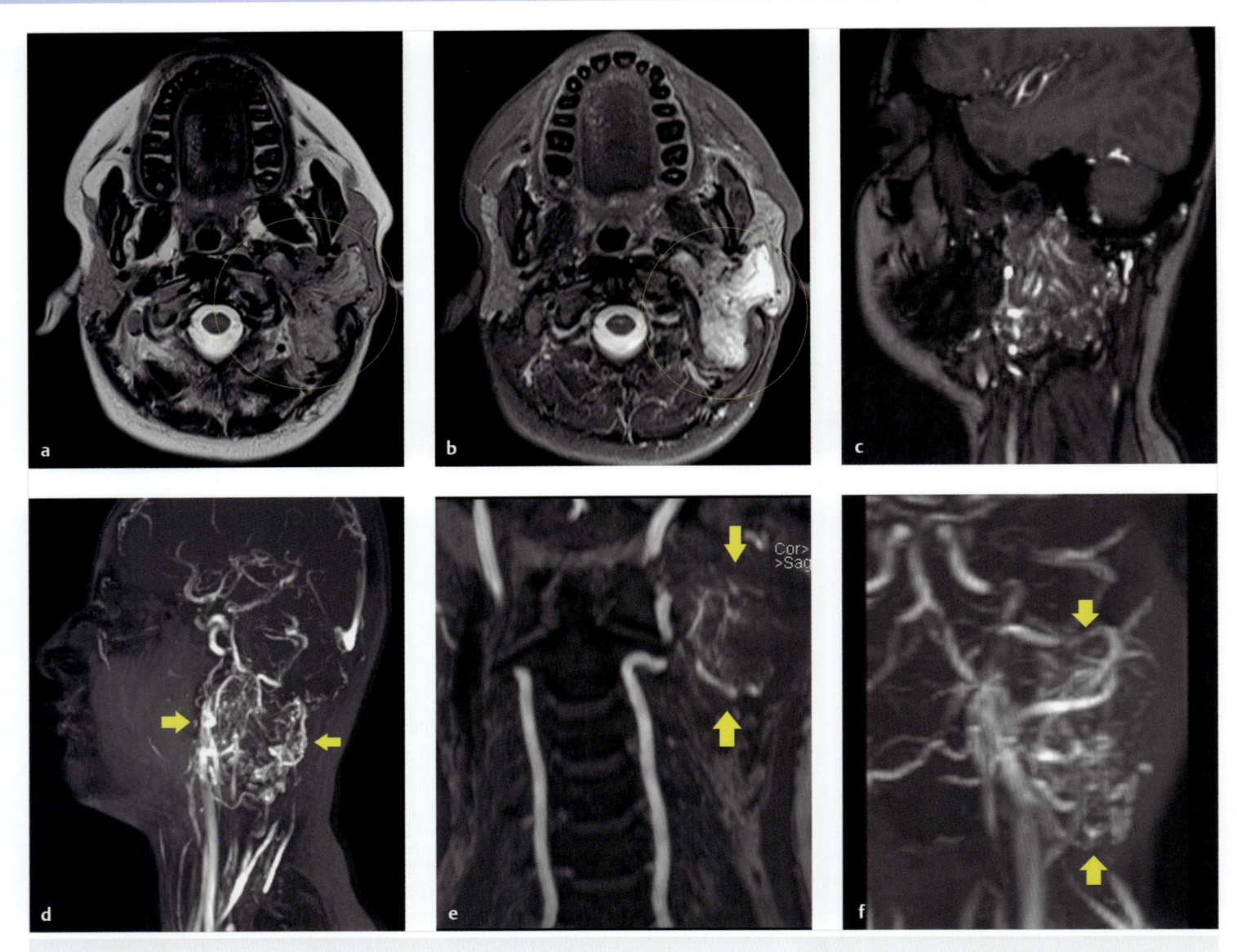

Abb. 8.8 Angiofibrom. 27-jährige schwangere Patientin mit einer Raumforderung, die bildmorphologisch am ehesten einem Angiofibrom entspricht. Differenzialdiagnostisch könnte es sich um ein kompliziertes Angiom handeln. Es zeigt sich eine Raumforderung linksseitig im dorsalen Parapharyngealraum, im medialen Parotisraum und im Perivertebralraum. Die Läsion ist hyperintens in den T2w MRT-Sequenzen, mit Dokumentation von ausgeprägten Flow Voids und intraläsional scharfer Begrenzung, partiell konfluierend (a, b, Kreise). In der MRA stellen sich ein ausgeprägter vaskularisierter Prozess (d–f, Pfeile) und die arterielle Versorgung dar.
- **a** Axiale T2w MRT-Aufnahme des Halses.
- **b** Axiale fettunterdrückte T2w MRT-Aufnahme des Halses.
- **c** Sagittale native arterielle MRA der Halsgefäße.
- **d** Sagittale native arterielle MRA der Halsgefäße.
- **e** Frontale native arterielle MRA der Halsgefäße.
- **f** Frontale native arterielle MRA der Halsgefäße.

Bildgebung

Optimal für die Diagnostik erweisen sich die Kombination von T1w und T2w MRT mittels kontrastmittelverstärkter Sequenzen wie auch die zusätzliche Durchführung einer MRA. Die Läsionen sind deutlich hypervaskularisiert, mit einer sehr starken Kontrastmittelanreicherung. Es zeigen sich unscharfe Umgebungsreaktionen und topografisch ein infiltratives Wachstum (▶ Abb. 8.8 und ▶ Abb. 8.9).

Anhand eines CT können die Ausdehnung des Tumors und eine Knochendestruktion beurteilt werden.

Im Rahmen der DSA kommt es zu einer Anreicherung von Kontrastmittel.

8.4 Spezifische Befunde

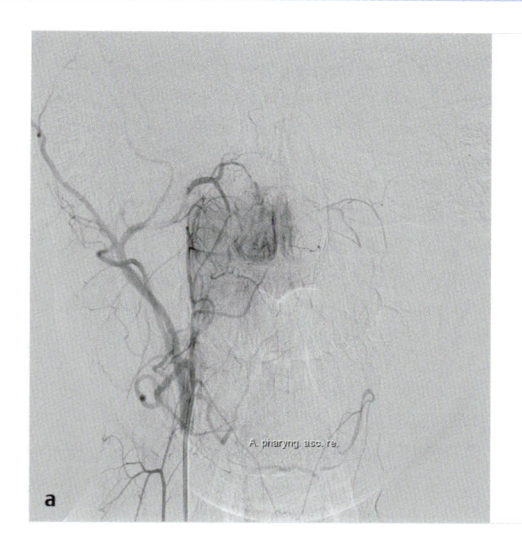

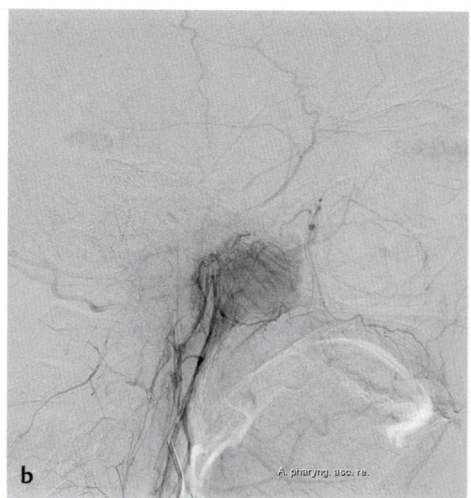

Abb. 8.9 Angiofibrom. Zerebrale Angiografie eines 17-jährigen Patienten. Selektive Angiogramme der A. pharyngea ascendens rechts zeigen im Bereich des Nasopharynx eine (im Vergleich zur normalen Schleimhaut) mäßig hypervaskularisierte Raumforderung mit einer diffusen Anfärbung. Die Angiogramme lassen auch um den Prozess herum ausgespannte Arterien aus den pharyngealen Ästen mit etwas deutlicherer Anreicherung in der Parenchymphase erkennen.
a Konventionelle Angiografieaufnahme (frontal).
b Konventionelle Angiografieaufnahme (sagittal).

Differenzialdiagnose

> **Differenzialdiagnosen**
>
> Differenzialdiagnostisch sollte bei juvenilem Angiofibrom an das Vorliegen eines Glomus-vagale-Tumors gedacht werden.

8.4.2 Prästyloidales Kompartiment des Parapharyngealraums

Dieser Raum erstreckt sich von der Schädelbasis bis zum Cornu superior des Os hyoideum. Medial wird dieser Raum vom M. tensor veli palatini und seiner Faszie begrenzt. Diese Faszie setzt an der Schädelbasis medial des Foramen ovale an und zieht zum Processus styloideus und den Faszien der Styloidmuskulatur. Die anteromediale Begrenzung wird vom M. pterygoideus medialis und seiner Faszie gebildet. Posterolateral wird der Raum von dem medialen Glandula-parotis-Pol, posterior von der Faszie des M. tensor veli palatini und dem stylopharyngealen Diaphragma begrenzt. Die posteroinferiore Begrenzung stellt der M. styloglossus dar.

Es bestehen Verbindungen zum medialen Glandula-parotis-Pol (häufig unvollständige Faszie zwischen dem prästyloidalen Kompartiment des Parapharyngealraums und dem medialen Glandula-parotis-Pol), der Fossa pterygomandibularis und dem submandibulären Raum. Über den N. lingualis, die Nn. tensor veli palatini und tensor tympani sowie Ästen der A. maxillaris besteht eine Verbindung zwischen dem prästyloidalen Kompartiment des Parapharyngealraums und dem Mastikatorraum. Die Faszie des M. tensor veli palatini trennt das prästyloidale Kompartiment vom poststyloidalen Kompartiment des Parapharyngealraums.

Kongenitale Läsionen

Im prästyloidalen Kompartiment des Parapharyngealraums sind kongenitale Läsionen ausgesprochen selten. Am häufigsten sind branchiogene Zysten. Andere Läsionen wie zystische neurogene Tumoren, zystische Hygrome, nekrotische Metastasen, Dermoid- oder Epidermoidtumoren mit einer ähnlichen Morphologie in den bildgebenden Verfahren werden typischerweise nicht im prästyloidalen Kompartiment des Parapharyngealraums gefunden.

Branchiogene Zyste

> **Kernaussagen**
>
> Branchiogene Zysten sind selten im prästyloidalen Kompartiment zu finden.

Definition
Die branchiogene Zyste ist eine der Branchialspaltanomalien.

Pathophysiologie und Ätiologie
Die Ursache einer lateralen Halszyste ist nicht definitiv geklärt.

Demografie
Branchiogene Zysten werden häufiger in der Kindheit diagnostiziert, können aber auch bei Erwachsenen beobachtet werden, ohne spezifische Präferenz für ein Geschlecht.

Klinik, Therapie und Prognose
Es kann zu Fistelbildung und Infektionen kommen. Die Zysten machen sich durch Druck, Spannung und/oder Schmerz bemerkbar.

Eine chirurgische Resektion der branchiogenen Zyste ist indiziert, da sich bei einer Entlastung der Zyste durch Punktion die Zyste nach kurzer Zeit wieder füllt. Dabei sollten auch evtl. bestehende Nebengänge und Fisteln reseziert werden.

Bildgebung
Branchiogene Zysten zeichnen sich, solange es sich um unkomplizierte Zysten handelt, durch ein niedriges Signal in der T1w Sequenz und ein hohes Signal in der T2w Sequenz aus (▶ Abb. 8.10). Bei infizierten Zysten kann es zu einem Signalanstieg in der T1w Sequenz kommen. Es findet sich eine randständige Kontrastmittelaufnahme.

In der CT zeigen sich eine zentral flüssigkeitsäquivalente Dichte und eine randständige Kontrastmittelaufnahme.

Nasopharynx

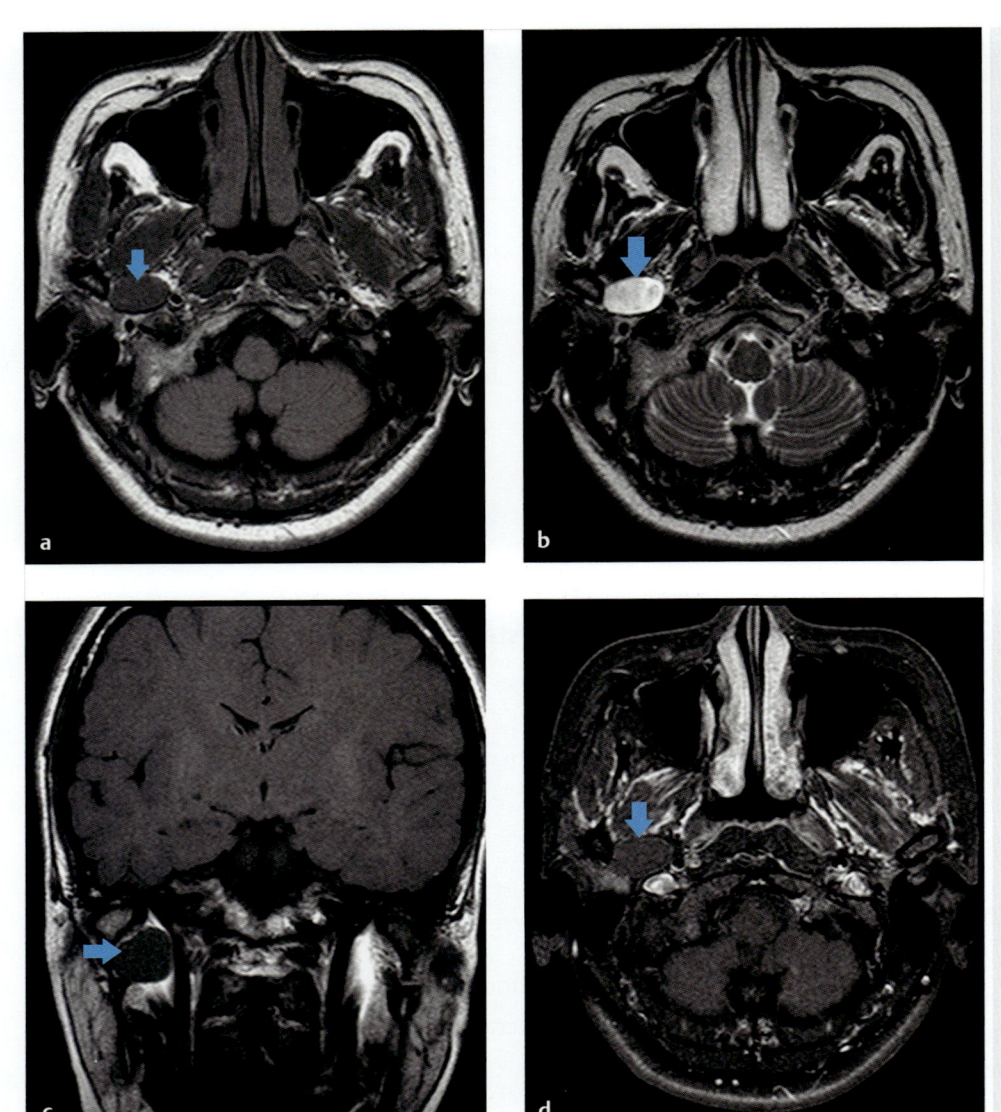

Abb. 8.10 Branchiogene Zyste. MRT-Aufnahmen einer 35-jährigen Patientin mit einer atypischen (parapharyngealen) Zyste, einer „2. branchiogenen Zyste" (Pfeile). Im dorsolateralen Parapharyngealraum rechts findet sich eine scharf begrenzte Läsion. Diese Läsion weist ein internes hypointenses T 1w Signal und ein hyperintenses T 2w Signal auf, mit homogener Binnenstruktur und ohne Kontrastmittelanreicherung. Keine Zeichen eines infiltrativen Charakters.
a Axiale T 1w MRT-Aufnahme.
b T 2w MRT-Aufnahme.
c Koronare T 1w MRT-Aufnahme.
d T 1w MRT-Aufnahme nach Kontrastmittelgabe.

Differenzialdiagnose

> **Differenzialdiagnosen**
>
> Die Differenzialdiagnose der branchiogenen Zyste umfasst das zystische regressive Adenom und einen abgekapselten Abszess.

Entzündungen

Entzündliche Veränderungen des prästyloidalen Kompartiments sind meist bedingt durch
- eine Infiltration eines Peritonsillarabszesses,
- eine Thrombophlebitis der V. retrotonsillaris,
- eine Extraktion des 3. Molaren,
- eine Penetrationsverletzung der Pharynxwand,
- einen Abszess des medialen Glandula-parotis-Poles oder
- Komplikationen einer Lokalanästhesie bei einer Tonsillektomie oder Zahnbehandlung.

Entzündungen können sich auch von der Glandula submandibularis, von branchiogenen Zysten, von Zysten des Ductus thyreoglossus oder von Infektionen des Os temporale ausdehnen. Das Ausbreitungsmuster einer Entzündung im Parapharyngealraum hängt von verschiedenen Faktoren ab, wie vorangegangenen Verletzungen, Operationen, Radiotherapien und individuellen Unterschieden in der Faszienanatomie (▶ Abb. 8.11).

Die häufigste iatrogen induzierte Veränderung neben den postoperativen Veränderungen nach Tumoroperationen stellt eine entzündliche Veränderung des prästyloidalen Kompartiments des Parapharyngealraums aufgrund einer Komplikation bei Lokalanästhesie zur Tonsillektomie oder Zahnbehandlung dar. Auch dabei gelten alle Indikationsbereiche für die bildgebenden Verfahren.

Benigne Tumoren

Die häufigsten Tumoren im prästyloidalen Kompartiment des Parapharyngealraums sind benigne (▶ Tab. 8.3).

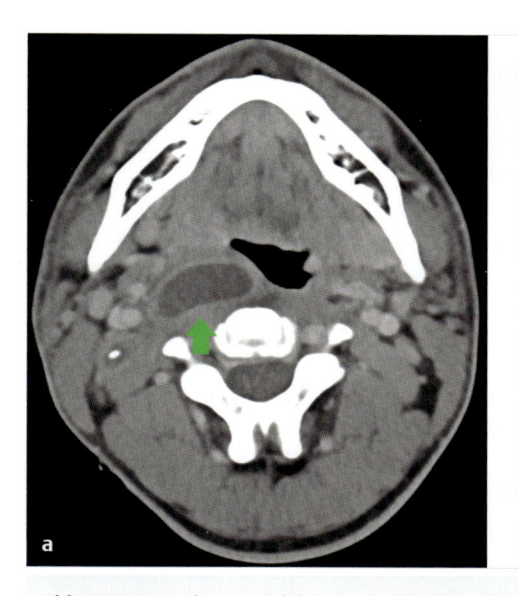

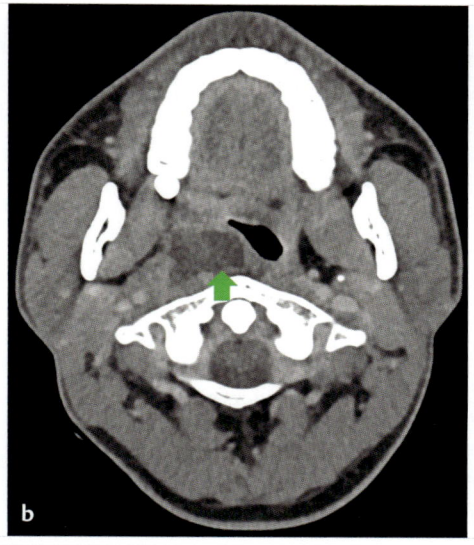

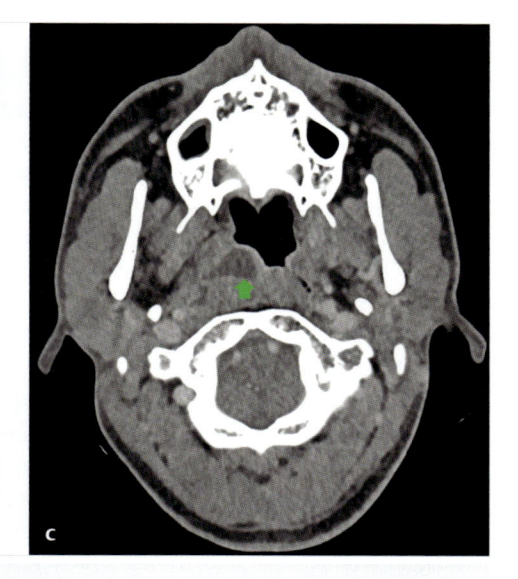

Abb. 8.11 Parapharyngealabszess rechtsseitig. Der Abszess (Pfeile) beginnt im Nasopharynx und reicht bis in den Hypopharynx. CT-Aufnahmen von kaudal nach kranial.
a CT-Aufnahme nach Kontrastmittelgabe.
b CT-Aufnahme nach Kontrastmittelgabe.
c CT-Aufnahme nach Kontrastmittelgabe.

Tab. 8.3 Differenzialdiagnose tumoröser Raumforderungen des prästyloidalen Kompartiments.

Befunde		Differenzialdiagnostische Kriterien
benigne Tumoren (häufig)	pleomorphes Adenom (Ursprung: Glandula parotis, ektope Speicheldrüsenreste)	Topografie, Homogenität, Kontrastmittelaufnahme
	Lipom	Dichte, Signal, Homogenität
	komplizierte branchiogene Zyste	Dichte, Signal, randständige Kontrastmittelaufnahme
Entzündungen	chronische Abszedierung	Dichte, Topografie
vaskulär	chronische Thrombose der V. jugularis	Topografie
	teilthrombosiertes bzw. thrombosiertes Aneurysma der A. carotis interna	Signal
maligne Tumoren (selten)	Adenokarzinom	Infiltration
	adenoidzystisches Karzinom	Destruktion
	Mukoepidermoidkarzinom	Homogenität

A. = Arteria
V. = Vena

Mischtumoren der Speicheldrüsen

Kernaussagen

Speicheldrüsentumoren sind die häufigsten benignen Tumoren im prästyloidalen Kompartiment, das pleomorphe Adenom ist die häufigste histologische Diagnose.

Definition

Speicheldrüsentumoren im prästyloidalen Kompartiment des Parapharyngealraums gehen meist vom medialen Glandula-parotis-Pol aus und zeigen in der MRT oder CT eine Ausdehnung durch den stylomandibulären Tunnel in den Parapharyngealraum. Typischerweise infiltrieren selbst ausgedehnte pleomorphe Adenome (sog. Eisbergtumoren) des Parapharyngealraums nicht die Schädelbasis. Im Gegensatz dazu können Tumoren des Mastikatorraums leicht durch das Foramen ovale die Schädelbasis infiltrieren. Zusätzlich können Speicheldrüsentumoren ihren Ursprung primär im prästyloidalen Kompartiment haben, wenn sie von ektopen Resten des Speicheldrüsengewebes ausgehen.

Pathophysiologie und Ätiologie

Bisher sind keine ätiologischen Faktoren bekannt.

Demografie

Die Eisbergtumoren treten häufiger bei Frauen als bei Männern auf, vor allem im mittleren Lebensalter, und sie wachsen langsam.

Nasopharynx

Klinik, Therapie und Prognose

Die Differenzierung zwischen den beiden genannten Ursprungsorten ist für die Operationsplanung wesentlich. Denn Tumoren, die vom medialen Glandula-parotis-Pol ausgehen, werden in der Regel unter operativer Kontrolle des N. facialis operiert, um eine Verletzung des Nervs möglichst zu verhindern. Dagegen birgt eine Läsion des prästyloidalen Kompartiments ohne Lagebeziehung zur Glandula parotis nur ein sehr geringes Risiko einer Verletzung des N. facialis.

Bildgebung

In der CT stellen sich die benignen Speicheldrüsentumoren meist als eine ovale Weichteilmasse dar. Typischerweise erscheinen sie homogen, wenn sie klein sind. Mit zunehmender Größe können sich jedoch auch Zonen mit niedriger Dichte zeigen, die durch zystische Degenerationen oder Ansammlungen von seromukösen Flüssigkeiten bedingt sind. Gelegentlich finden sich auch fokale Dichteerhöhungen, die kleineren Verkalkungen entsprechen.

In der MRT imponieren die benignen Speicheldrüsentumoren als glatt begrenzte Raumforderungen mit niedriger bis mittlerer Signalintensität in den T1w und protonendichtegewichteten Aufnahmen. Hingegen kommen sie in den T2w Aufnahmen mit mittlerer bis hoher Signalintensität zur Darstellung. Kleinere Läsionen mit bis zu ca. 2,5 cm Durchmesser erscheinen normalerweise bezüglich ihrer Binnenstruktur homogen und zeigen eine deutliche Kontrastmittelanreicherung. Größere Läsionen weisen meist ein heterogenes Binnensignal in allen Spin-Echo-Sequenzen auf (▶ Abb. 8.12 und ▶ Abb. 8.13), mit fokalen Zonen mit erniedrigter Signalintensität, die Verkalkungen oder Fibrosierungen entsprechen. Ferner können kleinere Einblutungszonen zu einer Signalerhöhung in den nativen T1w und protonendichtegewichteten Aufnahmen führen.

Differenzialdiagnose

> **Differenzialdiagnosen**
>
> Die Differenzialdiagnose von Mischtumoren der Speicheldrüsen kann den Warthin-Tumor, das Mukoepidermoidkarzinom, das adenoidzystische Karzinom und Lymphknotenmetastasen umfassen.

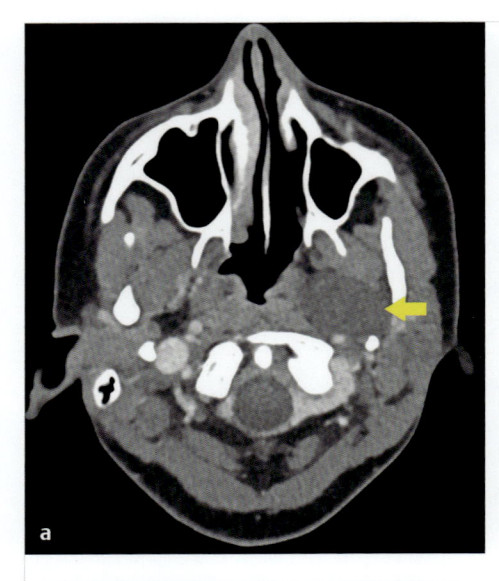

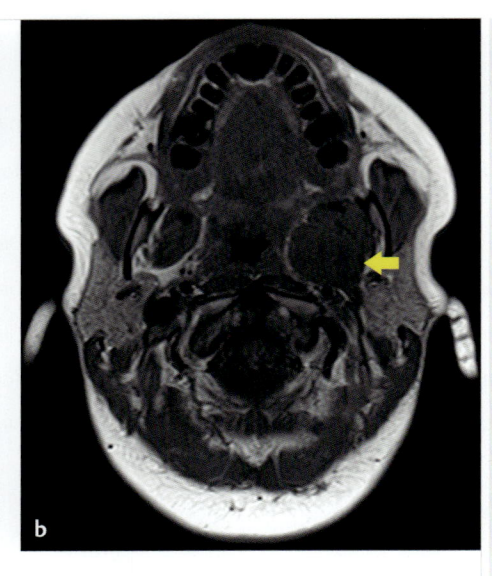

Abb. 8.12 **Myoepithelialer Mischtumor des Parapharyngealraums links.** In den CT- und MRT-Aufnahmen der 36-jährigen Patientin stellt sich eine parapharyngeale Schwellung links (Pfeile) mit Verlagerung der Gefäße nach dorsolateral und minimaler Verengung der Atemwege dar. Diese Schwellung zeigt im CT keine signifikante Kontrastanreicherung, im MRT jedoch eine heterogene Kontrastanreicherung.
a Axiale CT-Aufnahme nach Kontrastmittelgabe.
b Axiale T1w MRT-Aufnahme.
c Axiale T2w MRT-Aufnahme.
d Axiale T1w MRT-Aufnahme nach Kontrastmittelgabe.

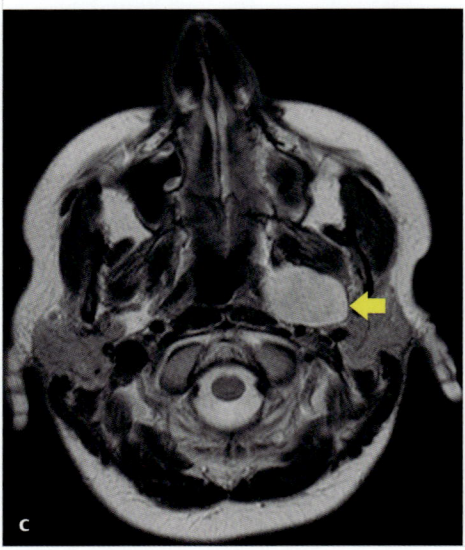

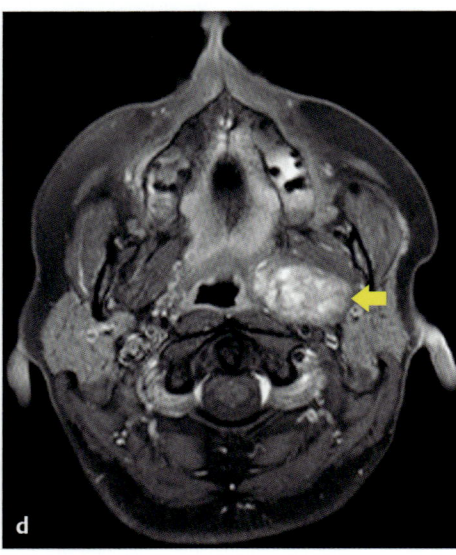

8.4 Spezifische Befunde

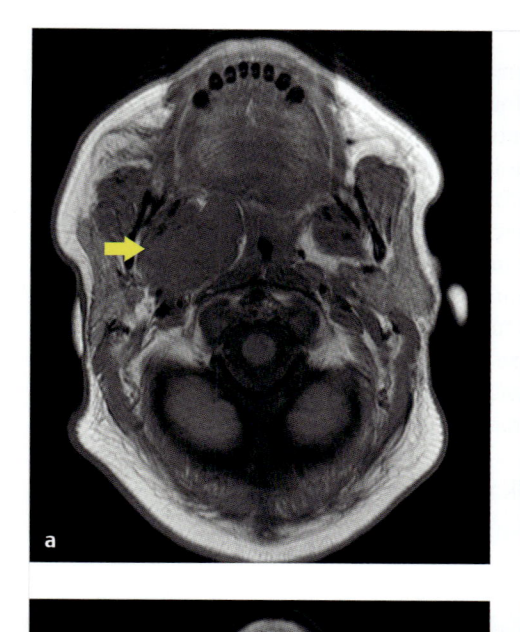

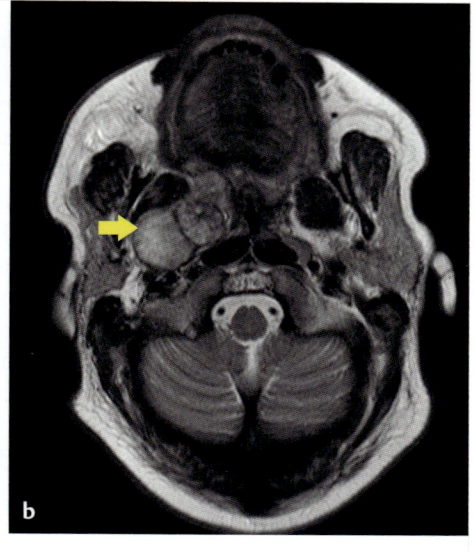

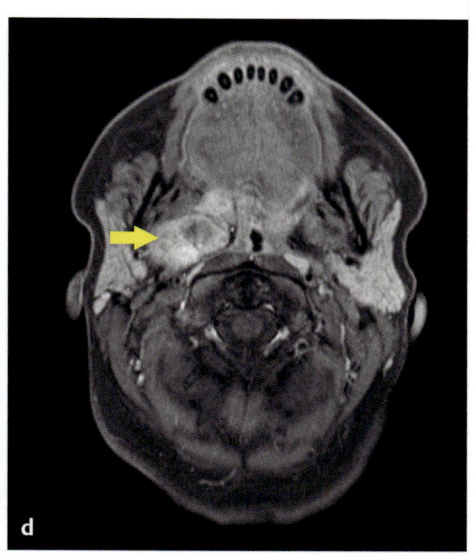

Abb. 8.13 Pleomorphes Adenom. In den MRT Aufnahmen der 42-jährigen Patientin ist eine Raumforderung parapharyngeal-rechts (Pfeile) mit Pelottierung des Nasopharynx und Einengung der Luftsäule zu sehen. Die Läsion zeigt ein hypointenses Signal in der T 1w Sequenz, ein heterogenes hyperintenses Signal in der T 2w Sequenz und eine heterogene Kontrastanreicherung.
a Axiale T 1w MRT-Aufnahme.
b Axiale T 2w MRT-Aufnahme.
c Axiale T 1w MRT-Aufnahme nach Kontrastmittelgabe.
d Axiale T 1w MRT-Aufnahme nach Kontrastmittelgabe.

Lipom

Kernaussagen

CT und MRT ermöglichen eine präzise Diagnostik von Lipomen und Liposarkomen mit hoher Sensitivität und Spezifität.

Definition

Lipome sind benigne Tumoren, die sich aus Adipozyten entwickeln. Im prästyloidalen Kompartiment des Parapharyngealraums kommen Lipome nur selten vor.

Pathophysiologie und Ätiologie

Die Entstehungsursache von Lipomen ist nicht abschließend geklärt. Eine Möglichkeit ist eine ungewöhnliche Entwicklung pluripotenter mesenchymaler Zellen. Die Ätiologie ist nicht bekannt. Multiple Lipome kommen bei bestimmten kongenitalen Erkrankungen vor, z. B. bei Lipomatosis dolorosa.

Demografie

Der Erkrankungsgipfel liegt zwischen dem 50. und 60. Lebensjahr, mit leichter Prävalenz des männlichen Geschlechts.

Klinik, Therapie und Prognose

Bei Lipomen handelt es sich in der Regel um weiche, blutgefäßreiche Tumoren mit variabler Größe von 1–10 cm. Die größeren Lipome können eine gelappte Struktur aufweisen. Bei hohem Bindegewebsanteil können sie eine härtere Konsistenz haben. Die maligne Entartung zu Liposarkomen ist sehr selten. Lipome des prästyloidalen Kompartiments können durch ihr verdrängendes Wachstum funktionelle Beeinträchtigungen auslösen.

Bildgebung

Lipome können leicht daran erkannt werden, dass sie in allen Sequenzen isointens zum Fettgewebe sind. In der CT zeigen sie sich glatt begrenzt und homogen mit charakteristisch niedriger Dichte.

In der MRT können zusätzlich zu diesen Charakteristika häufig noch Septierungen des Tumors nachgewiesen werden. Die Signalintensitäten in den T 1w und T 2w Sequenzen entsprechen denjenigen von subkutanem Fettgewebe. Die Identifizierung dieser Läsionen und eine exaktere Abgrenzung gegenüber anderen Läsionen werden durch die Anwendung einer Fettunterdrückungssequenz erleichtert.

Differenzialdiagnose

> ⚠️ **Differenzialdiagnosen**
>
> Beim Lipom sind differenzialdiagnostisch Atherome zu bedenken.

Maligne Tumoren

Maligne Tumoren des prästyloidalen Kompartiments des Parapharyngealraums treten wesentlich seltener auf als benigne. Im Wesentlichen handelt es sich dabei um Malignome der Speicheldrüsen wie Mukoepidermoidkarzinome, adenoidzystische Karzinome oder Azinuszellkarzinome. Zusätzlich finden sich sekundär infiltrierende Malignome der benachbarten Räume.

Die Differenzierung zwischen malignen und benignen Prozessen kann evtl. schwierig sein, da ca. ⅔ der Malignome des prästyloidalen Kompartiments des Parapharyngealraums glatt begrenzt sind und ebenso wie die größeren benignen Raumforderungen ein inhomogenes Binnensignal zeigen können. Die Heterogenität einer Raumforderung ist daher nur bedingt geeignet, zwischen benignen und malignen Raumforderungen zu unterscheiden. Besser geeignet erscheint der Nachweis kleiner Verkalkungen bei den pleomorphen Adenomen, der am besten in der CT gelingt oder das Bild eines glatt berandeten, gelappten Tumors in der MRT zeigt. Eine irreguläre Begrenzung oder eine Infiltration der benachbarten Weichteilstrukturen kann als Hinweis auf eine maligne Raumforderung gewertet werden (▶ Abb. 8.14). Es muss jedoch darauf hingewiesen werden, dass eine entzündliche Begleitreaktion bei einem benignen Tumor oder einer Zellulitis zu einem ähnlichen bildmorphologischen Erscheinungsbild führen kann.

Die Diagnose eines extraparotidalen Ursprungs einer Läsion im prästyloidalen Kompartiment des Parapharyngealraums kann gestellt werden, wenn sich zwischen dem posterolateralen Rand der Läsion und dem medialen Glandula-parotis-Pol ein intakter Fettsaum zweifelsfrei abgrenzen lässt. Hochauflösende native T1w Aufnahmen mit dünner Schichtdicke in transversaler Schichtorientierung eignen sich am besten zur Beurteilung dieses häufig sehr schmalen Gewebebands. Im Falle einer sehr großen Raumforderung (größer als 4 cm) kann eine Differenzierung zwischen intra- und extraparotidalem Ursprung der Läsion gelegentlich deutlich erschwert oder unmöglich sein. Denn aufgrund der Kompression der parapharyngealen Strukturen lässt sich das oben erwähnte Fettband dann nicht mehr zweifelsfrei abgrenzen.

Wesentliche indirekte Tumorzeichen, die hinweisend auf eine tumoröse Raumforderung im prästyloidalen Kompartment des Parapharyngealraums sind:
- Verlagerung der Weichteilstrukturen des Nasopharynx nach medial und des Mastikatorraums nach lateral,
- Ausdehnung des Tumors nach posterior, mit einer Aufweitung im stylomandibulären Tunnel,
- Tumorausdehnung in den Submandibularraum,
- Limitation der Tumorausdehnung nach kranial durch die konvergierenden Faszien, die medial des Foramen ovale ansetzen.

Mukoepidermoidkarzinom

> **Kernaussagen**
>
> In vielen Fällen imponiert das Mukoepidermoidkarzinom weitgehend unspezifisch; eine Differenzierung gelingt dann nur histologisch.

Definition

Das Mukoepidermoidkarzinom ist der häufigste maligne Tumor der großen Speicheldrüsen. Seine Binnenstruktur ist meist homogen, und er ist glatt berandet. Der Tumor ist aus Zellen mit plattenepithelialer Differenzierung und schleimproduzierenden Zellen aufgebaut. In etwa 70 % der Fälle ist eine lokale Infiltration nachweisbar und bei ca. 15 % sind bei Diagnosestellung bereits Metastasen vorhanden.

Pathophysiologie und Ätiologie

Die genauen Ursachen sind nicht bekannt. Es könnte eine mögliche Verbindung zu humanen Papillomviren bestehen.

Demografie

Das Mukoepidermoidkarzinom ist mit einem Anteil von 20 % der häufigste maligne Speicheldrüsentumor. Der Tumor tritt meist zwischen dem 40. und 50. Lebensjahr auf, Frauen sind von ihm häufiger betroffen.

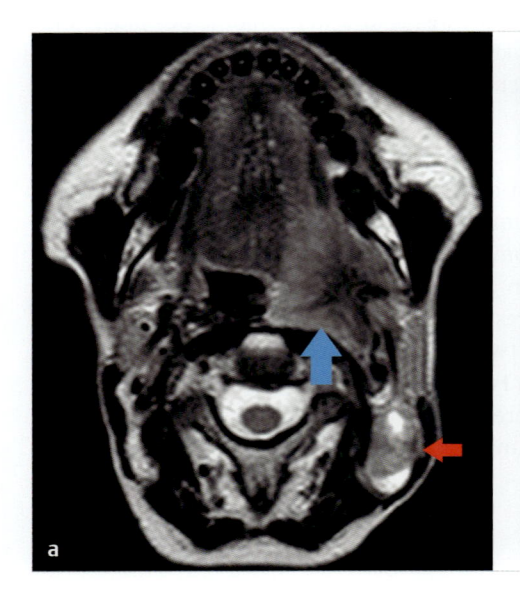

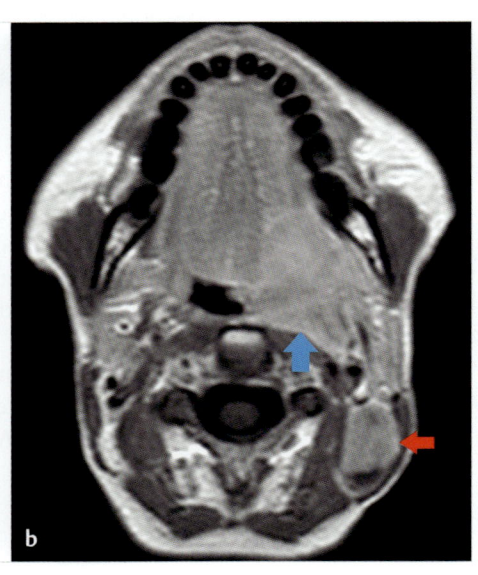

Abb. 8.14 Ausgedehntes mukoepitheliales Karzinomrezidiv. Das Karzinomrezidiv (blaue Pfeile) ist linksseitig tonsillär, parapharyngeal und retromandibulär konfluierend, mit ausgedehnten Lymphknotenfiliae insbesondere nuchal linksseitig (rote Pfeile).
a T2w MRT-Aufnahme.
b T1w MRT-Aufnahme nach Kontrastmittelgabe.

Klinik, Therapie und Prognose

Ein Mukoepidermoidkarzinom macht sich zunächst durch eine schmerzlose Schwellung bemerkbar. Im weiteren Verlauf können jedoch auch Schmerzen auftreten. Zudem kann es durch eine Beeinträchtigung der Funktion des N. facialis zu einer Gesichtslähmung kommen.

Die Therapie besteht in der Resektion des Tumors und ggf. der Speicheldrüse, in der er seinen Ursprung hat. Gegebenenfalls ist eine zusätzliche postoperative Bestrahlung nötig. Die Prognose hängt vom Grading und Staging des Tumors ab.

Bildgebung

In der CT kommt das Mukoepidermoidkarzinom häufig als inhomogene, hypodense Raumforderung bei zystischen Anteilen mit einem hyperdensen, gut begrenzten Rand zur Darstellung.

Im MRT präsentiert sich das Mukoepidermoidkarzinom in der T2w Sequenz hyperintens, homogen bei kleineren Läsionen und heterogen bei den größeren. Es ist gut begrenzt, wenn keine Infiltration stattgefunden hat. In der nativen T1-Wichtung zeigt sich dieser Tumor wie die meisten Raumforderungen der Parotis hypointens und homogen. Dabei sind die Grenzen zwischen der Neoplasie und den umgebenden Strukturen unscharf, weil die Infiltration in dichterem Gewebe wie der Haut, dem Ohr, Muskeln und Fettgewebe erfolgt. Das Kontrastmittel kann sich entweder randständig oder gleichmäßig in der ganzen Struktur inhomogen anreichern, abhängig vom Vorhandensein von Nekrosen, Verkalkungen, Zysten oder Einblutungen. Auf diese Weise kann die Infiltration exakt visualisiert werden.

Differenzialdiagnose

> **Differenzialdiagnosen**
>
> Die Differenzialdiagnose des Mukoepidermoidkarzinoms kann andere Speicheldrüsentumoren wie das pleomorphe Adenom, den Warthin-Tumor, den adenoidzystischen Tumor und eine Metastasierung umfassen.

Lymphoepitheliale und adenoidzystische Karzinome

> **Kernaussagen**
>
> Bildgebend lassen sich lymphoepitheliale und adenoidzystische Karzinome von primären Nasopharynxkarzinomen nur schwer abgrenzen. Die Diagnostik beruht in der Regel auf dem primären Einsatz der MRT und CT.

Definition

Lymphoepitheliale und adenoidzystische Karzinome sind selten vorkommende maligne Tumoren, die sich vom Drüsengewebe ableiten und insbesondere im Kopf- und Halsbereich auftreten. Im Vergleich zu Plattenepithelkarzinomen des Nasopharyngealraums zeigen sie ein aggressiveres Wachstumsverhalten, mit früher Infiltration in die Umgebungsstrukturen. Daher können sie häufig nicht vollständig entfernt werden und rezidivieren.

Pathophysiologie und Ätiologie

Ätiologie und Pathophysiologie der Tumorbildung ist unbekannt.

Demografie

Die Erkrankung tritt gehäuft in der 4.–6. Lebensdekade auf, in seltenen Fällen allerdings auch im Kindesalter. Frauen sind dabei geringfügig häufiger betroffen als Männer.

Klinik, Therapie und Prognose

Der Tumor wächst infiltrativ in das umgebende Gewebe ein und breitet sich dabei insbesondere entlang von Nervenstrukturen aus. Eine möglichst vollständige chirurgische Entfernung des Tumors mit ausreichendem Sicherheitsabstand kommt normalerweise als Behandlung der Wahl in Betracht. Postoperativ kann eine Strahlentherapie die Rezidivrate reduzieren und wird daher als Standardtherapie in einigen Studien empfohlen. Eine effektive Chemotherapie ist bislang nicht verfügbar; allerdings gibt es bereits gute Erfolge bei einer kombinierten Strahlen- und Chemotherapie. Mit dem Einsatz neuer interventioneller Verfahren erlangen CT- und MRT-gesteuerte Interventionen eine zunehmende klinische Bedeutung. Unter MRT-Steuerung lässt sich eine Lasersonde einführen, um bei Rezidivtumoren eine lokale Tumorablation zu erzielen.

Die langsame, aber stetig fortschreitende Progredienz spiegelt sich in den Überlebensraten wider: Die 5-Jahres-Überlebensrate liegt zwar noch bei 89 %. Die Überlebensrate fällt allerdings nach 10 Jahren auf 65 % und nach 15 Jahren auf 40 %.

Bildgebung

Bei der Diagnostik weisen lymphoepitheliale und adenoidzystische Karzinome in der MRT gering verlängerte T1-Zeiten und mittlere bis angehobene T2-Zeiten auf. In der Ausbreitungsdiagnostik, insbesondere zur Detektion von Metastasen und der Beteiligung ossärer Infiltrationen kommen CT, MRT oder das PET-CT zur Anwendung.

Differenzialdiagnose

> **Differenzialdiagnosen**
>
> In der Differenzialdiagnose lymphoepithelialer und adenoidzystischer Karzinome müssen das pleomorphe Adenom, das polymorphe niedriggradige Adenokarzinom, das Basalzelladenom bzw. -adenokarzinom, das Nasopharynxkarzinom sowie das Plattenepithelkarzinom unterschieden werden (▶ Abb. 8.15).

Nasopharynx

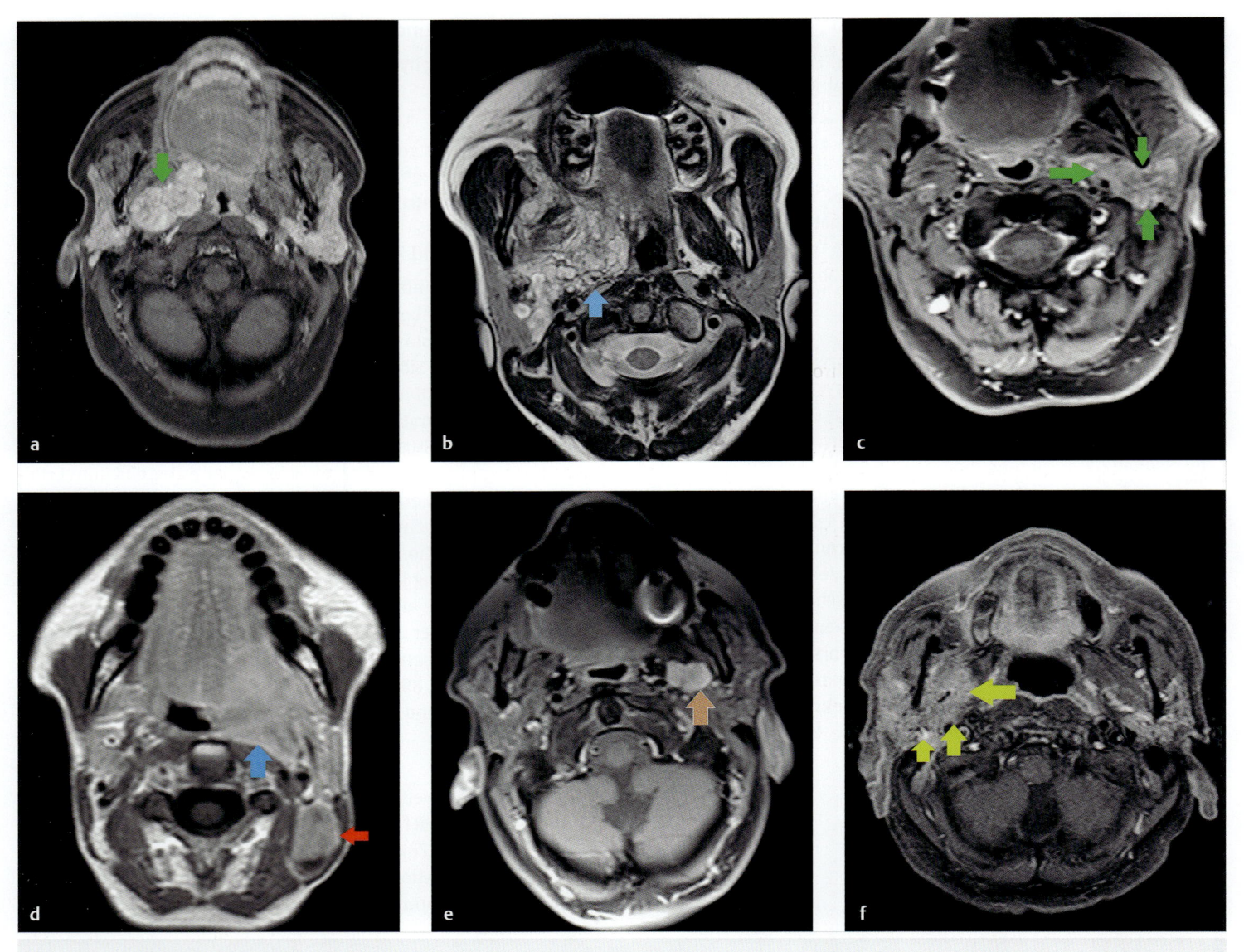

Abb. 8.15 Mukoepidermoidkarzinom: Differenzialdiagnose verschiedene Tumoren des prästyloidalen Kompartiments. Unterschiedliche Patienten.
a T 1w Aufnahme nach Kontrastmittelgabe einer Patientin mit pleomorphem Adenom rechts.
b T 2w MRT-Aufnahme einer 13-jährigen Patientin mit parapharyngealem Neurofibrom rechts.
c T 1w MRT-Aufnahme nach Kontrastmittelgabe eines Patienten mit Klarzellkarzinom der linken Glandula parotis (grüne Pfeile).
d T 1w MRT-Aufnahme nach Kontrastmittelgabe eines Patienten mit ausgedehntem mukoepithelialem Karzinomrezidiv (blaue Pfeile) linksseitig tonsillär, parapharyngeal und retromandibulär konfluierend, mit ausgedehnten Lymphknotenfiliae insbesondere nuchal linksseitig (rote Pfeile).
e T 1w MRT-Aufnahme nach Kontrastmittelgabe einer Patientin mit myoepithelialem Karzinom der linken Parotis (Pfeile).
f T 1w MRT-Aufnahme nach Kontrastmittelgabe eines Patienten mit Adenokarzinom der Glandula parotis rechts (Pfeile).

8.4.3 Poststyloidales Kompartiment des Parapharyngealraums

Dieser Raum erstreckt sich von der Schädelbasis bis zum Aortenbogen. Die posteriore Begrenzung wird von der prävertebralen Faszie der prävertebralen Muskeln gebildet. Anterior trennen der Processus styloideus und das stylopharyngeale Diaphragma das poststyloidale Kompartiment vom prästyloidalen Kompartiment des Parapharyngealraums ab. Zusätzlich trennt das stylopharyngeale Diaphragma das poststyloidale Kompartiment des Parapharyngealraums vom Paratonsillarraum, der zwischen der Fascia pharyngobasilaris und dem M. tensor veli palatini und seiner Faszie lokalisiert ist. Kranial wird das poststyloidale Kompartiment von den Foramina caroticum und jugulare begrenzt. Medial besteht eine Verbindung mit dem Retropharyngealraum, der zwischen der Fascia pharyngobasilaris und der prävertebralen Faszie lokalisiert ist.

Vaskuläre, neurogene oder lymphoepitheliale Läsionen

Bei Läsionen im poststyloidalen Kompartiment muss an eine Vielzahl vaskulärer, neurogener oder lymphoepithelialer Läsionen gedacht werden. Die meisten dieser Läsionen entwickeln sich erst im Laufe des Lebens. Lediglich Aneurysmen, Pseudoaneurysmen und Lymphangiome kommen angeboren vor. Differenzialdiagnostisch muss auch an eine ektatische, torquierte oder gedoppelte A. carotis interna oder an eine Thrombose der A. carotis interna bzw. der V. jugularis interna gedacht werden. Für die Erfassung der Differenzialdiagnosen sollte bevorzugt die MRT mit der Analyse des Signalverhaltens in den T 1w und T 2w Aufnahmen sowie des Kontrastmittelverhaltens zum Einsatz kommen.

Bei der Diagnostik vaskulärer Prozesse im poststyloidalen Kompartiment des Parapharyngealraums ist die MRT der CT überlegen, da durch das Signal-Void-Phänomen eine Thrombose der A. carotis interna oder der V. jugularis interna besser dokumentiert werden kann. Hingegen kann diese Thrombose in der CT leicht als eine nekrotische Raumforderung fehlinterpretiert werden.

Das Aneurysma oder Pseudoaneurysma der A. carotis interna, das sich klinisch wie ein Paragangliom darstellen kann, zeigt in der CT eine deutliche Kontrastmittelaufnahme und lässt sich nicht eindeutig von der A. carotis interna abgrenzen. In der MRT findet man häufig eine Signalauslöschung in den T1w und T2w Spin-Echo-Aufnahmen. Als zusätzlicher Hinweis auf ein Aneurysma oder Pseudoaneurysma kann der Nachweis erhöhter Signalintensitäten in der T1w Aufnahme bei einer partiellen Thrombosierung dienen. Falls die Diagnose mittels CT oder MRT nicht eindeutig gestellt werden kann, muss eine zusätzliche Angiografie durchgeführt werden.

In die Differenzialdiagnostik müssen des Weiteren die sog. vaskulären Pseudotumoren wie die ektatische, torquierte oder gedoppelte A. carotis interna einbezogen werden. Sie erfordern kein chirurgisches Vorgehen, können klinisch jedoch ebenfalls als eine pulsierende parapharyngeale Raumforderung in Erscheinung treten.

Tumoren

Wie im prästyloidalen Kompartiment stellen auch im poststyloidalen Kompartiment des Parapharyngealraums die benignen Prozesse wie das Paragangliom und das Schwannom die häufigsten tumorösen Raumforderungen dar.

Paragangliom

> **Kernaussagen**
>
> Die bildgebende Diagnostik ist beim Paragangliom von entscheidender Bedeutung, da es sich um einen stark vaskularisierten Tumor mit komplexem Ausbreitungs- und starkem Infiltrationsmuster handelt.

Definition

Paragangliome sind meist in der A.-carotis-Bifurkation sowie im Foramen jugulare, im Mittelohr oder im Bereich des Ganglion nodosum des N. vagus lokalisiert. Die Paragangliome des poststyloidalen Kompartiments haben ihren Ursprung meist am oder unmittelbar unterhalb des Ganglion nodosum des N. vagus und werden als „Glomus-vagale-Tumoren" bezeichnet. Sekundär können das poststyloidale Kompartiment auch Glomus-jugulare-Tumoren von kranial und Glomus-caroticum-Tumoren von kaudal infiltrieren (▶ Tab. 8.4).

Pathophysiologe und Ätiologie

Über die Ätiologie ist wenig bekannt.

Demografie

Kopf-Hals-Paragangliome machen 3% aller Paragangliome aus. Die Inzidenz ist bei Frauen größer als bei Männern. Der Glomus caroticum ist die häufigste Form (65%).

Klinik, Therapie und Prognose

Die Diagnose einer Raumforderung im poststyloidalen Kompartiment des Parapharyngealraums basiert auf der Lagebeziehung der Läsion zum Processus styloideus und zur A. carotis interna sowie einer Verlagerung des Fettes im prästyloidalen Kompartiment des Parapharyngealraums. Diese Tumoren sind in der Regel benigne, jedoch stark vaskularisiert und können häufig therapeutisch embolisiert werden.

Bildgebung

In der CT stellt sich der Glomus-vagale-Tumor als eine gut abgrenzbare Raumforderung im poststyloidalen Kompartiment des Parapharyngealraums dar, die die A. carotis interna praktisch immer nach ventral verlagert. Nach Applikation von Kontrastmittel zeigen diese Tumoren eine deutliche, in der Mehrzahl der Fälle homogene Kontrastmittelaufnahme (▶ Abb. 8.16). Gelegentlich gibt es fokale, nicht kontrastmittelanreichernde Zonen, die meist kleineren Ein-

Tab. 8.4 Differenzialdiagnose tumoröser Raumforderungen des poststyloidalen Kompartiments.

Befunde		Differenzialdiagnostische Kriterien
Häufig		
Tumoren	Paragangliom	Signaldichte, Vaskularisation, Binnenstruktur
	Neurinom	Morphologie, Kontrastmittelaufnahme
	Meningeom	Morphologie, Topografie
vaskulär	Aneurysma der A. carotis interna	Dichte, Morphologie
	Thrombose der V. jugularis interna	Dichte, Topografie
	Kinking-Elongation der A. carotis interna	Topografie
Selten		
Lymphknotenpathologie (entzündlich-tumorös)		–
mesenchymale benigne und maligne Tumoren		–
entzündliche Raumforderungen		–

A. = Arteria
V. = Vena

Nasopharynx

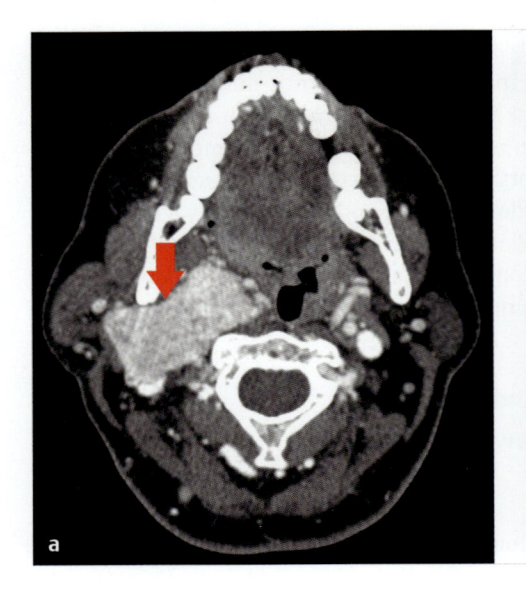

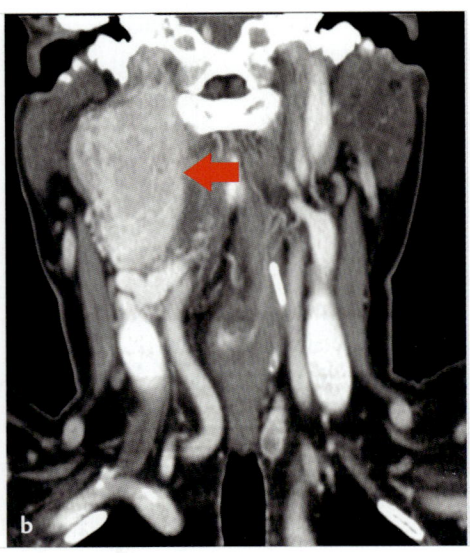

Abb. 8.16 Parapharyngeales Paragangliom rechts. Es zeigt sich ein hypervaskularisierter Tumor (Pfeile) im Parapharyngealraum rechts.
a Axiale CT-Aufnahme nach Kontrastmittelgabe.
b Koronare CT-Aufnahme nach Kontrastmittelgabe.

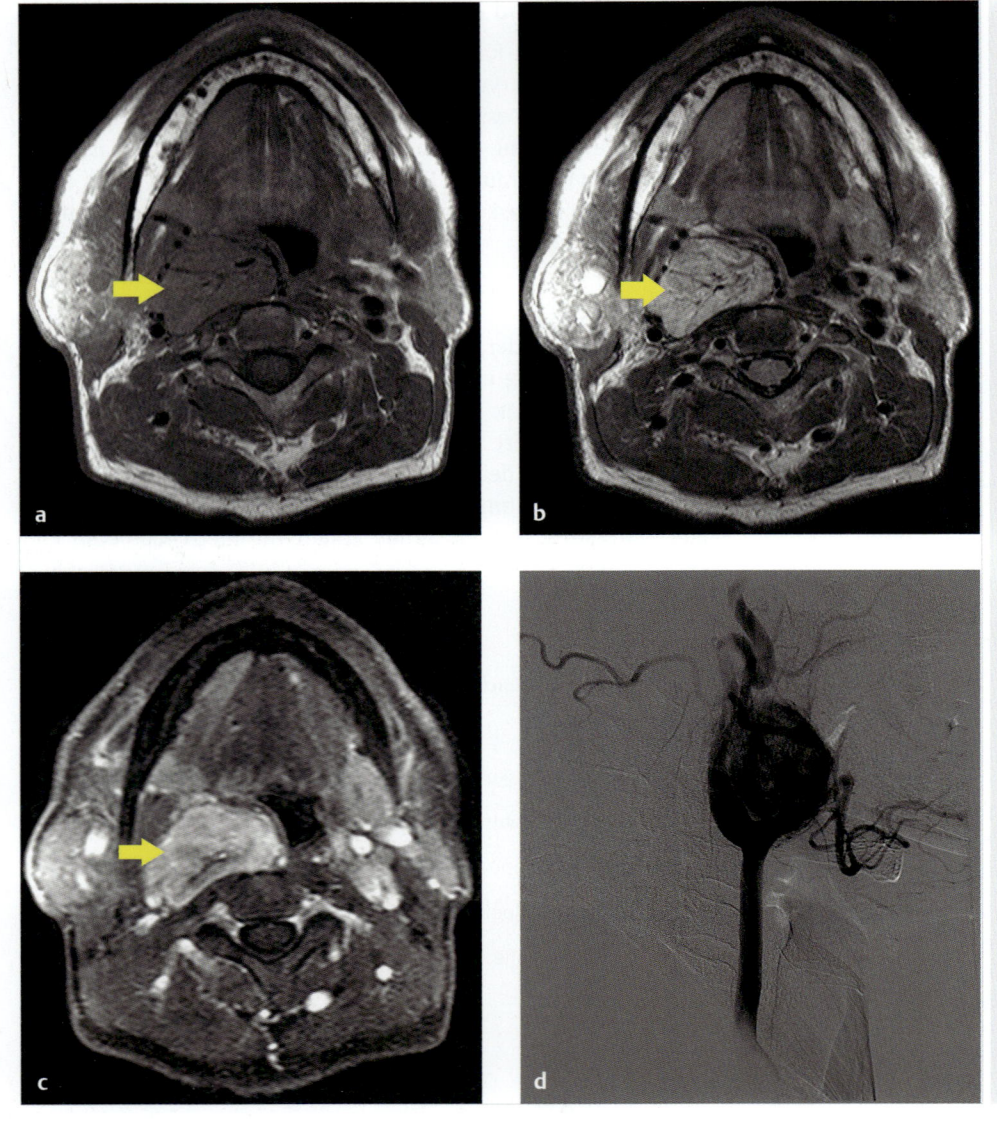

Abb. 8.17 Parapharyngeales Paragangliom rechts. MRT- und zerebrale Angiografieaufnahmen eines 71-jährigen Patienten. Es zeigt sich eine hypervaskuläre Raumforderung (a–c, Pfeile), mit Flow Voids in den nativen T1w und den T2w Aufnahmen und stark inhomogener Kontrastmittelanreicherung. Der Tumor befindet sich im Parapharyngealraum auf Höhe der Karotisbifurkation und dehnt sich nach kranial bis auf Höhe der Uvula aus. Die größte Tumorausdehnung befindet sich medial der Bifurkation der A. carotis.
a T1w MRT-Aufnahme.
b T2w MRT-Aufnahme.
c T1w MRT-Aufnahme nach Kontrastmittelgabe.
d Zerebrale Angiografie.

blutungen oder Nekrosen entsprechen. Falls die Paragangliome ihren Ursprung im Foramen jugulare haben, gelingt mit der CT bei Verwendung eines hochauflösenden Knochenalgorithmus der Nachweis knöcherner Veränderungen. Dies erlaubt eine exakte Beurteilung der Lagebeziehung des Tumors zum Mittelohr. Zudem sollte die übrige Kopf-Hals-Region sorgfältig bildgebend untersucht werden, um ein multizentrisches Auftreten auszuschließen.

In der MRT stellen sich die Paragangliome scharf berandet mit einer geringen Lobulierung dar und können klar vom umgebenden Gewebe abgegrenzt werden. Die Verlagerung der A. carotis interna nach anterior kann auch in den MRT-Aufnahmen dokumentiert werden. Auf den T1w Aufnahmen stellen sich die Paragangliome iso- oder diskret hyperintens zum umgebenden Muskelgewebe dar und zeigen in den T2w Sequenzen eine erhöhte Signalintensität (▶ Abb. 8.17).

Charakteristisch für die Paragangliome sind lineare Strukturen mit einer Signalauslöschung, wie sie auch bei Hämangiomen zu finden sind. Dieses sog. Signal-Void-Phänomen muss nicht auf jeder Schicht nachweisbar sein. Es sollte jedoch zur sicheren Diagnose eines Paraglioms in jedem Tumor, der größer als 1,5–2,0 cm im Durchmesser ist, in hochauflösenden T1w Aufnahmen nachweisbar sein. Ohne eine dynamische Untersuchung nach Applikation eines Kontrastmittelbolus (0,3 mmol/kg Körpergewicht Gadolinium-DTPA) lassen sich Paragangliome nur schwer von Schwannomen unterscheiden, die ebenfalls eine starke Kontrastmittelanreicherung zeigen. Im Gegensatz zu Neurinomen oder Meningeomen zeigen die Paragangliome eine deutlich schnellere Anflutung und bei Einsatz einer Hochdosisapplikation (0,3 mmol/kg Körpergewicht) in der frühen Phase einen sog. Drop-out-Effekt. Gegebenenfalls kann die Diagnose von Tumoren des Parapharyngealraums durch eine Biopsie gesichert werden. Dabei hat sich besonders der subzygomatische Zugang bewährt.

Differenzialdiagnose

> **Differenzialdiagnosen**
>
> Die Differenzialdiagnose des Paraglioms kann das Vagusschwannom, hypervaskulär vergrößerte Lymphknoten, das Meningeom und das Neurinom umfassen (▶ Abb. 8.18, ▶ Abb. 8.19 und ▶ Abb. 8.20).

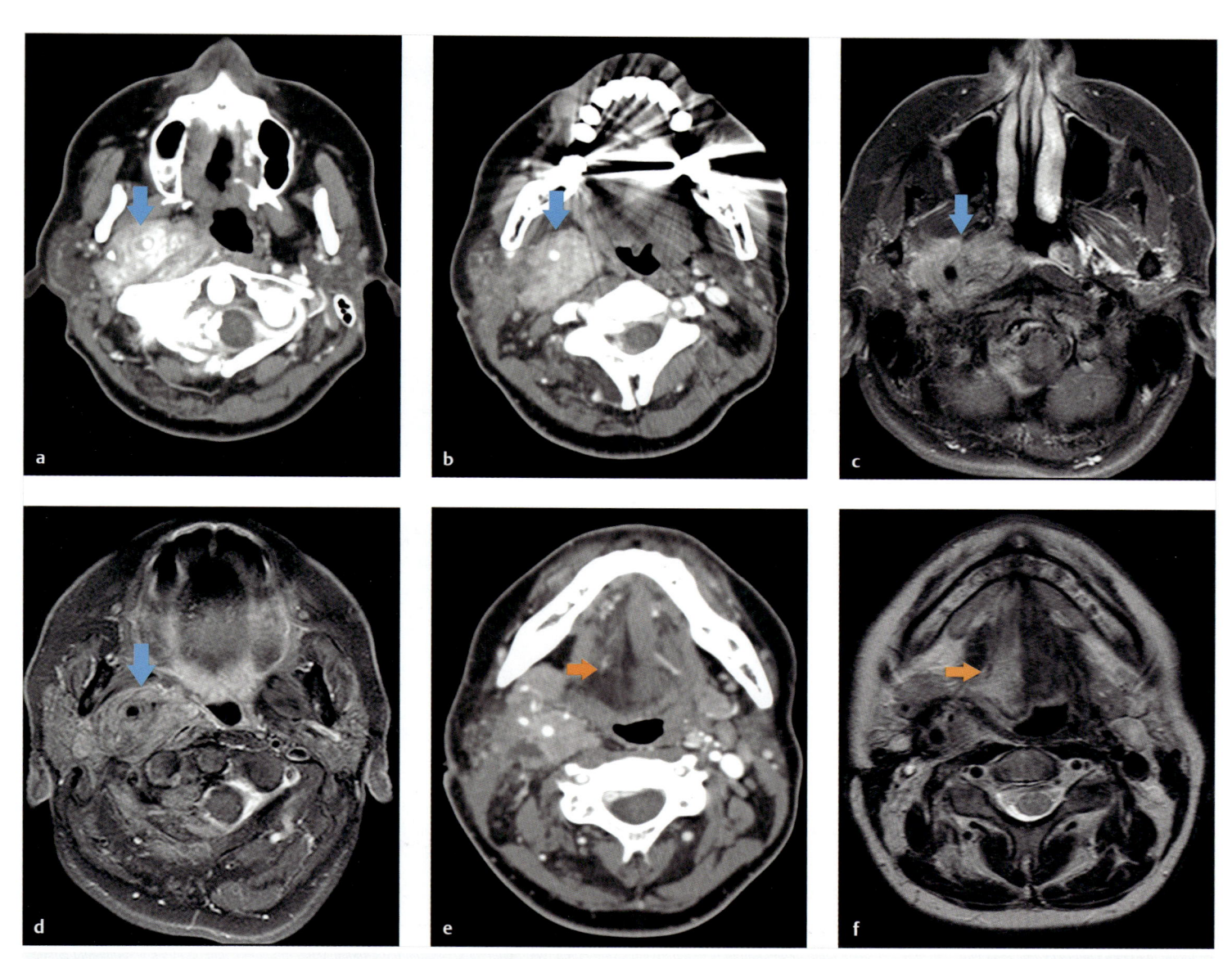

Abb. 8.18 Paragangliom: Differenzialdiagnose Meningeom. 32-jährige Patientin mit histologisch gesichertem intra- und extrakraniellem Meningeom rechts der Schädelbasis und des Parapharyngealraums. Es zeigt sich eine ausgedehnte kontrastverstärkte Raumforderung (blaue Pfeile) im kraniozervikalen Übergang rechts, durch das Foramen jugulare bis in die Halsweichteile rechts reichend. Wachstum nach extrakraniell entlang der Gefäß-Nerven-Scheide mit Beteiligung des Karotiskanals. Die Raumforderung reicht bis in den Naso- und Oropharynx an den Zungengrund heran. Es liegt auch eine fettige Degeneration (orangefarbene Pfeile) der rechten Zungenhälfte vor, am ehesten bei Infiltration des N. hypoglossus.
a Axiale CT nach Kontrastmittelgabe kranial zu **b**.
b Axiale CT nach Kontrastmittelgabe.
c Axiale T1w MRT-Aufnahme nach Kontrastmittelgabe kranial zu **d**.
d Axiale T1w MRT-Aufnahme nach Kontrastmittelgabe.
e Axiale CT nach Kontrastmittelgabe kaudal zu **b**.
f T2w MRT-Aufnahme.

Nasopharynx

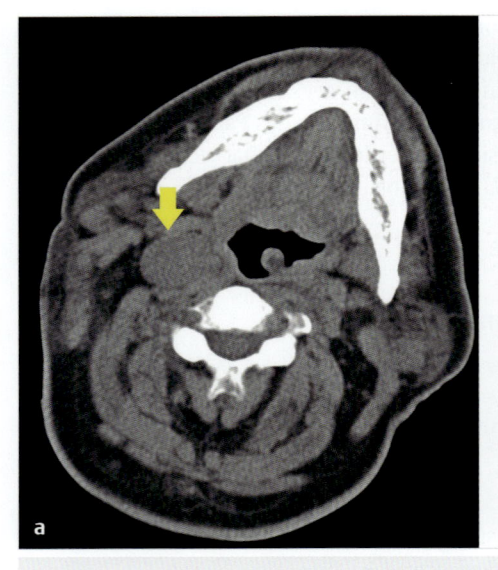

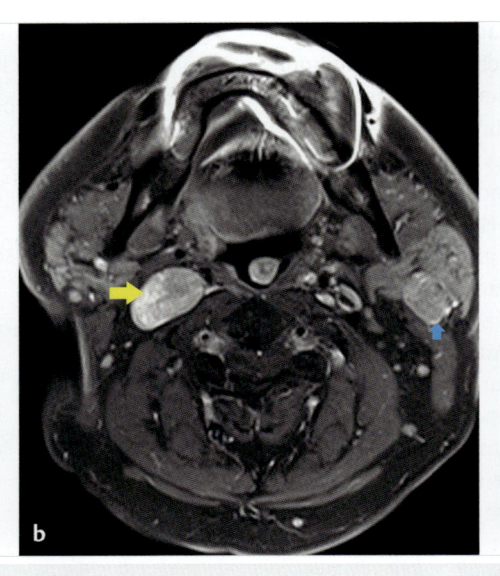

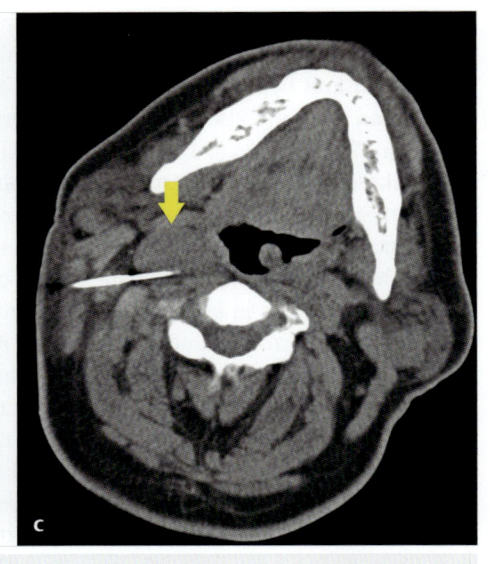

Abb. 8.19 Paragangliom: Differenzialdiagnose Neurinom. 60-jähriger Patient mit einer parapharyngealen Raumforderung rechts (gelbe Pfeile), histologisch ein Neurinom. Es zeigt sich eine glatt berandete, kontrastmittelaufnehmende Raumforderung rechts-parapharyngeal. Nebenbefundlich kontrastmittelaufnehmende Läsion am Unterpol der Glandula parotis links (**b**, blauer Pfeil).
a Axiale CT-Aufnahme.
b Axiale T 1w MRT-Aufnahme nach Kontrastmittelgabe.
c Aufnahme von der CT-gesteuerten Punktion.

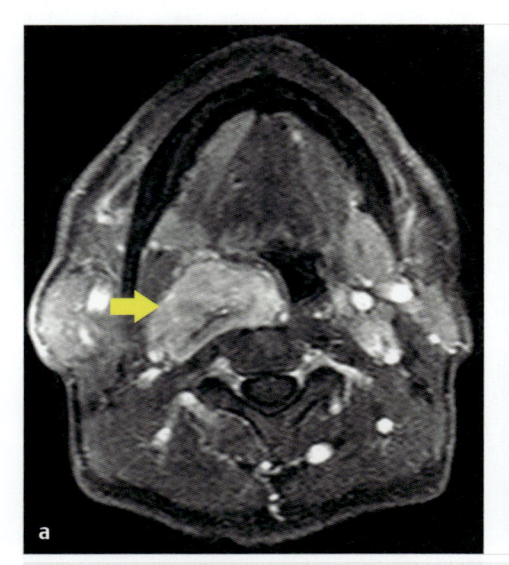

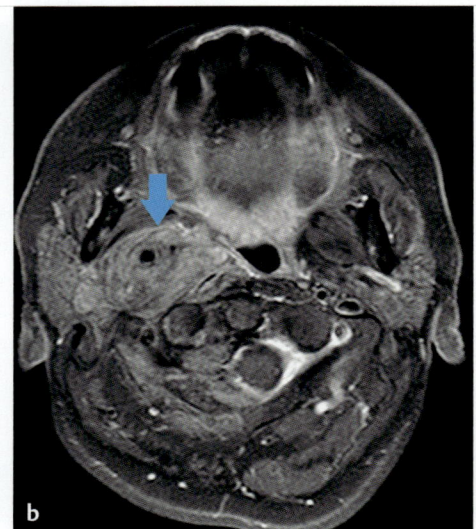

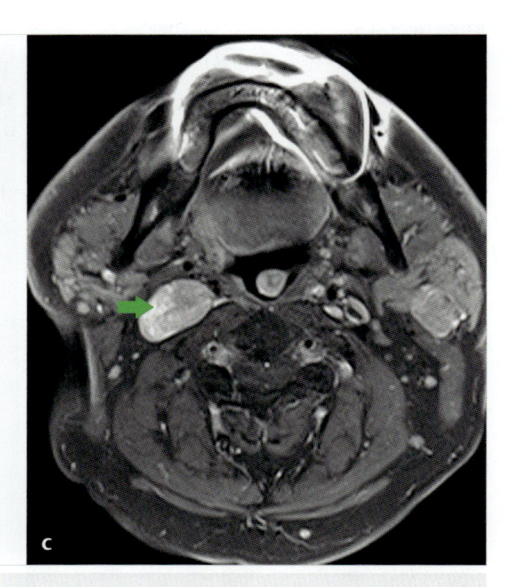

Abb. 8.20 Paragangliom: verschiedene Differenzialdiagnosen. T 1w MRT-Aufnahmen nach Kontrastmittelgabe von Patienten mit verschiedenen Tumoren des poststyloidalen Kompartiments zum Vergleich.
a 71-jähriger Patient mit parapharyngealem Paragangliom rechts (Pfeil).
b 32-jährige Patientin mit histologisch gesichertem intra- und extrakraniellem Meningeom rechts der Schädelbasis und des Parapharyngealraums (Pfeil).
c 60-jähriger Patient mit einer parapharyngealen Raumforderung rechts, histologisch ein Neurinom (Pfeil).

8.4.4 Mastikatorraum

Die oberflächliche Schicht der tiefen Halsfaszie teilt sich im Bereich der Mandibulaunterkante. Die mediale Schicht verläuft entlang der Pterygoidmuskulatur und setzt an der Schädelbasis an. Dagegen bedeckt die laterale Schicht den M. masseter oberflächlich und verläuft zum Arcus zygomaticus und dann oberhalb des M. temporalis. Da keine Faszie die Area temporalis vom Mastikatorraum abtrennt, wird dieser auch als „suprazygomatischer Mastikatorraum" bezeichnet.

Der M. pterygoideus lateralis hat als zweibäuchiger Muskel seine Ursprünge im Bereich der infratemporalen Oberfläche der Schädelbasis sowie am lateralen Keilbeinflügel und setzt medial am Kondylus der Mandibula an. Der M. pterygoideus medialis hat seinen Ursprung in der Fossa zwischen den beiden Pterygoidflügeln und setzt medial am Angulus mandibulae an. Der M. temporalis setzt am Processus coronoideus der Mandibula an. Der M. masseter hat seinen Ursprung am Arcus zygomaticus und setzt an der lateralen Oberfläche, dem Winkel und dem posterioren Anteil der Mandibula an.

Der Mastikatorraum verbindet die Mandibula mit der Schädelbasis und führt so zu einer Verbindung, durch die odontogene Infektionen und Zellen eines Plattenepithelkarzinoms des Oropharynx die Schädelbasis erreichen können.

Der N. mandibularis (V3) des N. trigeminus verläuft entlang der Schädelbasis, verlässt diese durch das Foramen ovale und tritt sofort in den Mastikatorraum ein. Er führt sowohl sensible als auch motorische Fasern. Die motorischen Fasern sind der N. masticator, der die Mm. masseter, temporalis und pterygoidei medialis et lateralis innerviert, sowie der N. mylohyoideus, der den M. mylohyoideus sowie den Venter anterior des M. digastricus im Bereich des Mundbodens versorgt.

Die sensiblen Äste sind die Nn. buccalis, auriculotemporalis, alveolaris inferior und lingualis. Der N. alveolaris inferior tritt durch das Foramen mandibulae in den R. mandibulae ein und verläuft durch den Canalis mandibulae zum Foramen mentale. Diese Nerven versorgen sensorisch das untere Drittel des Gesichts, die Zunge, den Mundboden sowie das Kiefergelenk. Der N. mandibulae ermöglicht eine perineurale Tumorausbreitung zur Schädelbasis und zur Fossa intracranialis. Deshalb muss die bildgebende Evaluierung des Mastikatorraums immer den gesamten Verlauf des N. mandibularis vom Foramen mentale bis zur lateralen Pons beinhalten, einschließlich des Foramen mandibulae, des Foramen ovale sowie des Cavum Meckeli. Der Ductus parotideus liegt nicht innerhalb des Mastikatorraums, sondern verläuft superfizial dazu, auf dem M. masseter gelegen. Läsionen des Mastikatorraums können den Ductus parotideus direkt infiltrieren. Ebenso können Läsionen des Ductus parotideus scheinbar vom Mastikatorraum ausgehen.

Der nasopharyngeale Abschnitt des Mastikatorraums wird als „Fossa infratemporalis" bezeichnet. Oberhalb des Os zygomaticum wird der Mastikatorraum häufig auch als „Fossa temporalis" oder „Fossa suprazygomatica" bezeichnet. Da jedoch keine Faszie die Fossa temporalis von der Fossa infratemporalis trennt, muss auch dieser Raum dem Mastikatorraum zugerechnet werden.

An den Mastikatorraum grenzen nach ventral das Spatium buccale, nach posteromedial der Parapharyngealraum an. Direkt posterior kommt der Glandula-parotis-Raum zur Darstellung.

Pseudotumor

Bei der Beurteilung einer Läsion im Bereich des Mastikatorraums ist es unerlässlich, den gesamten Verlauf des Hirnnervs V3 zu untersuchen, den vollständigen Mastikatorraum einschließlich der Fossa suprazygomatica abzubilden sowie eine vorliegende Läsion von einem Pseudotumor wie einer asymmetrischen akzessorischen Glandula parotis, einer benignen M.-masseter-Hypertrophie bzw. einer Muskelatrophie aufgrund einer Nervenschädigung des N. mandibularis abzugrenzen.

Akzessorische Glandula parotis

Eine akzessorische Glandula parotis findet sich normalerweise an der Oberfläche des M. masseter, außerhalb des Mastikatorraums gelegen. Zur Differenzierung einer akzessorischen Glandula parotis von einer tumorösen Raumforderung sollte die MRT herangezogen werden, da diese die Möglichkeit bietet, diese Raumforderung mittels verschiedener Sequenzen zu untersuchen (▶ Abb. 8.21). Nur im Fall eines identischen Signalverhaltens des Pseudotumors wie die Glandula parotis in allen nativen und kontrastverstärkten Sequenzen darf die Diagnose einer akzessorischen Glandula parotis gestellt werden.

Benigne Musculus-masseter-Hypertrophie

Eine benigne M.-masseter-Hypertrophie kann mittels MRT ebenfalls sehr gut von malignen und benignen tumorösen Raumforderungen differenziert werden. Bei einem bilateralen Nachweis einer M.-masseter-Hypertrophie kann die Diagnose leicht mittels CT oder MRT gestellt werden (▶ Abb. 8.22). Eine häufige Ursache der beidseitigen M.-masseter-Hypertrophie ist der Bruxismus (nächtliches Zähneknirschen). Beim gleichzeitigen Vorliegen einer Hypertrophie der Mm. pterygoidei medialis und lateralis sowie des M. temporalis kann die Diagnose einer benignen M.-masseter-Hypertrophie zuverlässig gestellt werden. Bei einer unilateralen M.-masseter-Hypertrophie sollte zum sicheren Ausschluss einer tumorösen Raumforderung aufgrund der besseren Gewebedifferenzierung eine MRT durchgeführt werden. Eine unscharfe Muskelrandkontur muss immer als Hinweis auf eine tumoröse Raumforderung gewertet werden.

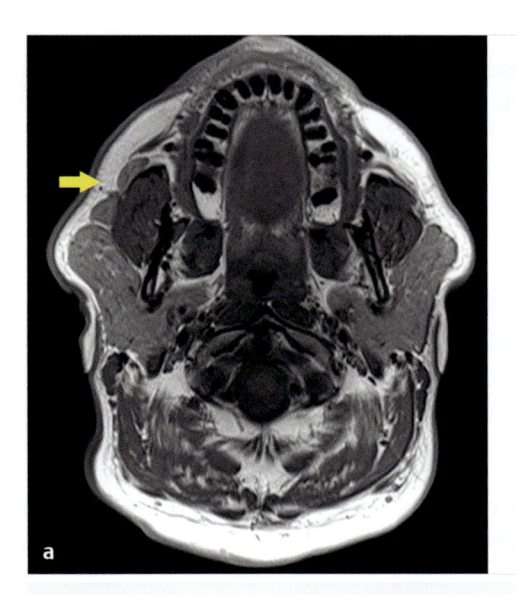

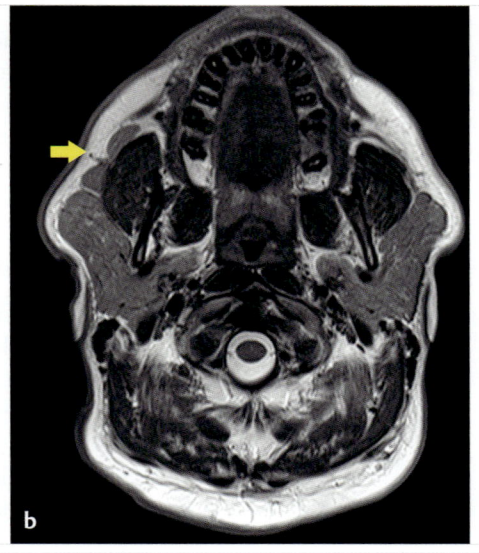

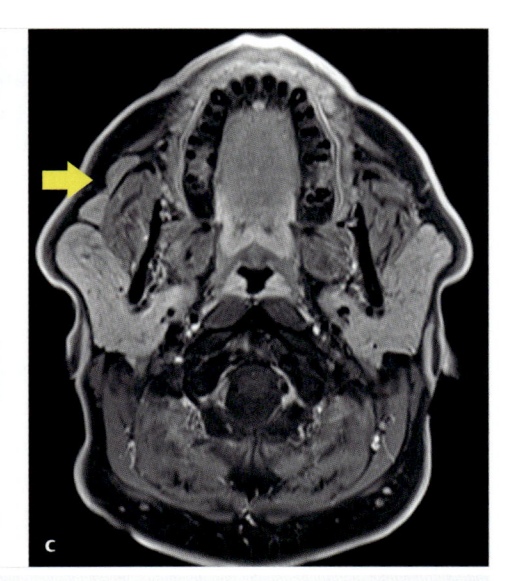

Abb. 8.21 Akzessorische Glandula parotis rechts. Die Pfeile markieren die akzessorische Glandula.
- **a** T 1w MRT-Aufnahme.
- **b** T 2w MRT-Aufnahme.
- **c** T 1w MRT-Aufnahme nach Kontrastmittelgabe.

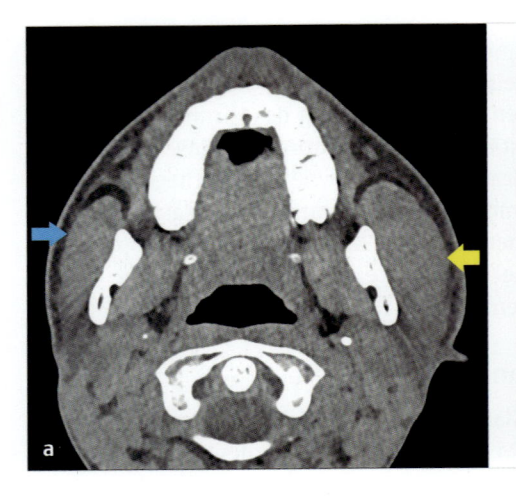

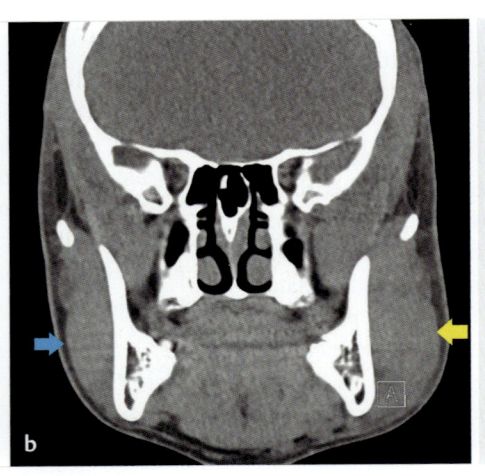

Abb. 8.22 Hypertrophie des M. masseter. CT-Aufnahmen eines Patienten mit asymmetrischer Hypertrophie des M. masseter linksseitig (gelbe Pfeile) im Vergleich zur anderen Seite (blaue Pfeile).
a Axiale CT.
b Koronare CT.

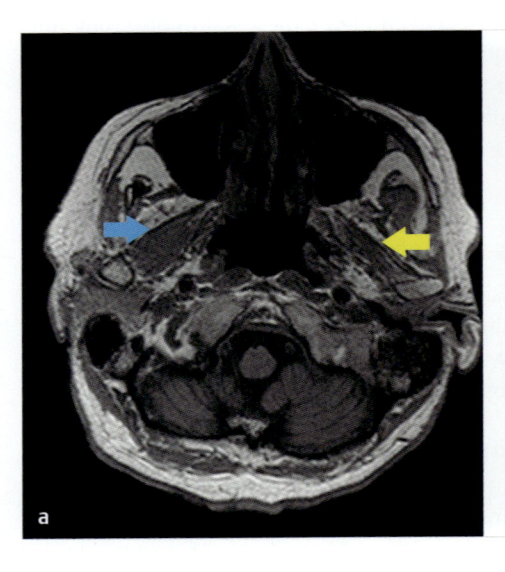

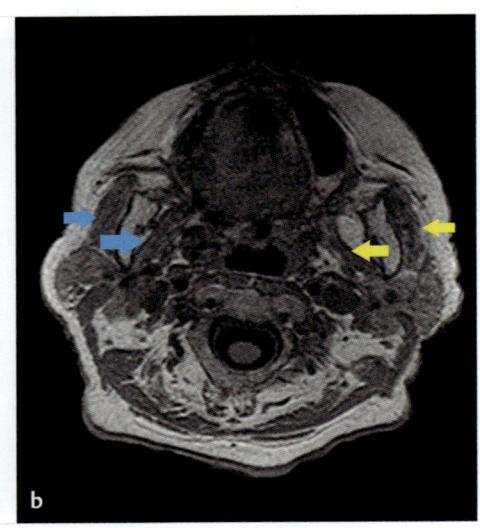

Abb. 8.23 Denervierungsatrophie. Patient mit ausgeprägter Atrophie (gelbe Pfeile) im Bereich des M. masseter und der Mm. pterygoidei lateralis und medialis linksseitig im Vergleich zur anderen Seite (blaue Pfeile) als Zeichen einer chronischen Denervierungsatrophie. MRT-Aufnahmen von kranial nach kaudal.
a T1w MRT-Aufnahme.
b T1w MRT-Aufnahme.

Denervierungsatrophie

Der motorische Ast des N. trigeminus verläuft mit dem N. mandibularis und versorgt die Kaumuskulatur sowie den Venter anterior des M. digastricus, den M. mylohyoideus sowie die Mm. tensor tympani und tensor veli palatini. Bei einer Verletzung dieses Nervs kommt es zu einer Atrophie der entsprechenden Muskeln, mit nachfolgender fettiger Infiltration. Diese Veränderung ist normalerweise lediglich unilateral nachweisbar. Die fettige Infiltration lässt sich ca. 6 Wochen nach der Nervenverletzung nachweisen. Differenzialdiagnostisch wesentlich ist dabei das fettäquivalente Signal in allen MRT-Sequenzen (▶ Abb. 8.23).

> **Cave**
>
> Eine Fehlinterpretation der normalen Gegenseite als tumoröse Raumforderung ist bei Denervierungsatrophie möglich.

Entzündungen

Odontogener Abszess

Die häufigste Läsion im Bereich des Mastikatorraums stellt ein odontogener Abszess dar. Anamnestisch berichten die Patienten meistens über chronische Zahnprobleme bzw. eine vor Kurzem stattgefundene Zahnextraktion.

In der CT stellt sich der odontogene Abszess mit einer flüssigkeitsäquivalenten Dichte dar (▶ Abb. 8.24).

In der MRT zeigt sich in der T2w Sequenz eine deutlich erhöhte Signalintensität im Bereich des Mastikatorraums, mit einer deutlichen Weichteilschwellung in dem umgebenden Gewebe.

Osteomyelitis der Mandibula

Im Fall einer Osteomyelitis der Mandibula bzw. der Schädelbasis kann die Knochendestruktion am besten mittels CT visualisiert werden (▶ Abb. 8.25 und ▶ Abb. 8.26). Gerade bei odontogenen Abszessen ist es notwendig, mittels CT oder MRT die exakte Ausdehnung zu evaluieren, da die Patienten klinisch häufig aufgrund der starken Schmerzen bei Berührung sehr schwierig zu untersuchen sind. Differenzialdiagnostisch wesentlich ist die Beantwortung der Frage einer Schädelbasis- bzw. Mandibulaosteomyelitis, einer Beteiligung weiterer Räume sowie einer Beteiligung des suprazygomatischen Mastikatorraums.

8.4 Spezifische Befunde

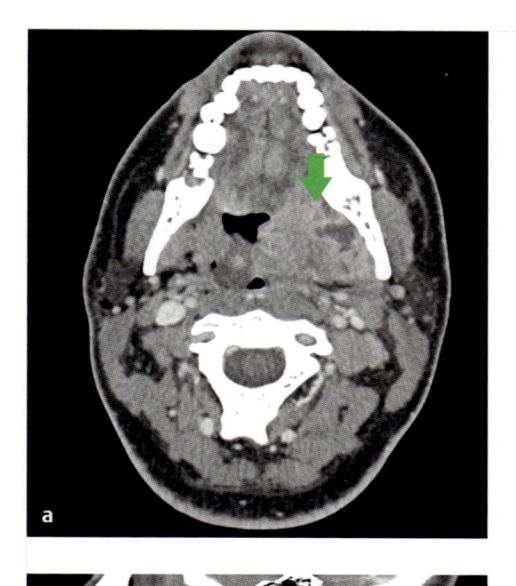

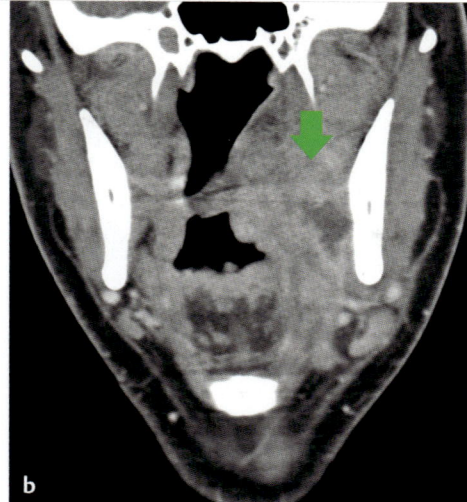

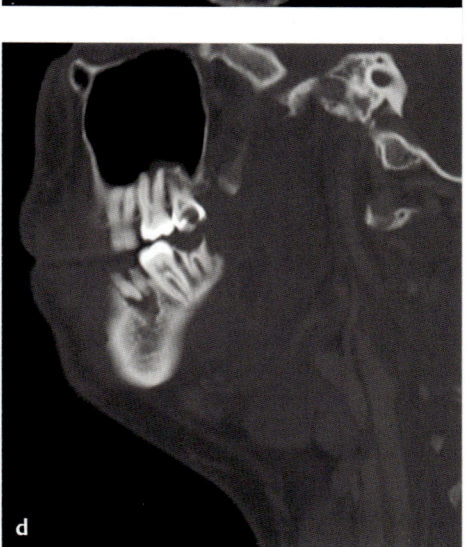

Abb. 8.24 Odontogener Abszess im medialseitigen Kieferwinkel links. Es zeigt sich ein Abszess (**a**, **b**, Pfeile) innerhalb des M. pterygoideus medialis am Ansatz des Angulus mandibulae links und des M. pterygoideus lateralis (Pars inferior), mit umgebender phlegmonöser Entzündung und Ödem. Multiple, entzündlich vergrößerte Lymphknoten links im Level 1b, 2 und 3 (**c**). Kariöse Destruktionen mit Wurzelgranulom im linken Unterkiefer: 36 und 38 (**d**).
- **a** Axiale CT-Aufnahme nach Kontrastmittelgabe.
- **b** Koronare CT-Aufnahme nach Kontrastmittelgabe.
- **c** Sagittale CT-Aufnahme nach Kontrastmittelgabe.
- **d** Sagittale CT-Aufnahme (Knochenfenster).

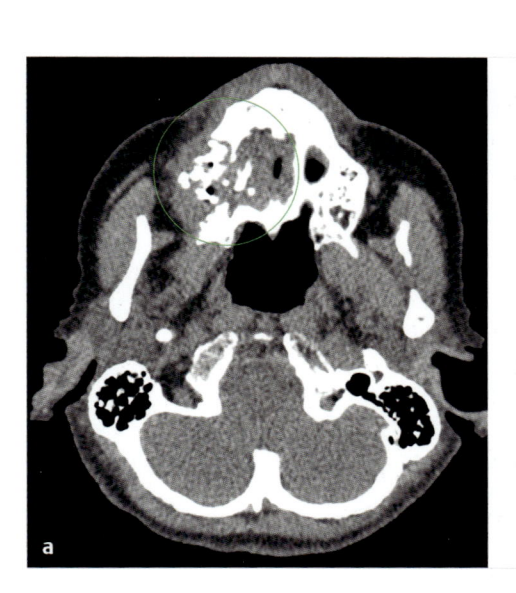

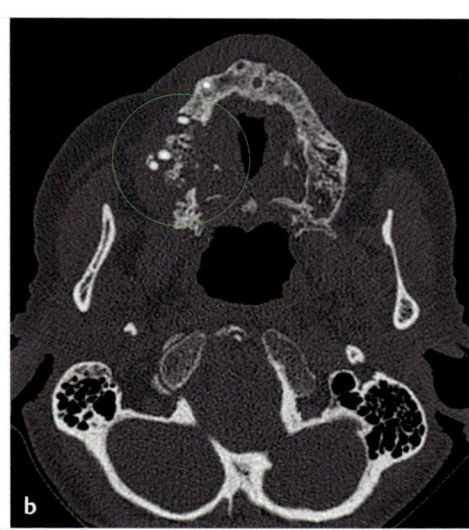

Abb. 8.25 Osteomyelitis des Oberkiefers rechts bei Alendronsäureeinnahme. Es zeigen sich ausgeprägte entzündliche Veränderungen des rechten Oberkiefers (Kreise) mit diffuser Mehrsklerosierung sowie Nachweis von multiplen Knochensequestern. Diffuse inhomogene Knochentextur auch des linken Oberkiefers. Dort besteht ebenfalls der Verdacht auf eine beginnende Osteomyelitis.
- **a** Axiale CT-Aufnahme (Weichteilfenster).
- **b** Axiale CT-Aufnahme (Knochenfenster).

Nasopharynx

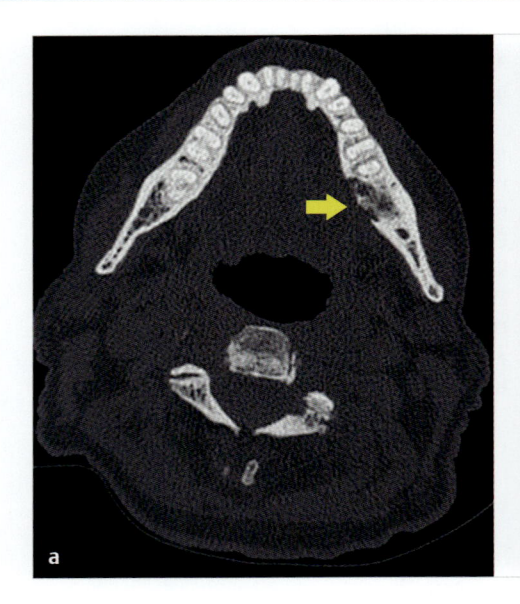

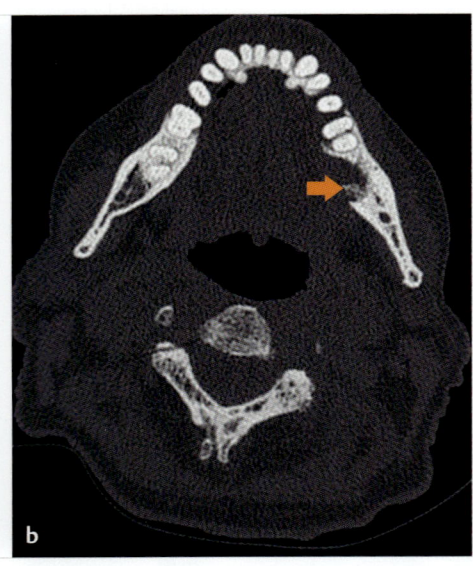

Abb. 8.26 Osteomyelitis im linken Unterkiefer.
In Regio 37 und 38 zeigt sich eine inhomogene Knochenstruktur (**a**, Pfeil) mit kleinen lytischen Arealen, Sequestrum (**b**, Pfeil) und Arrosion der medialen Kortikalis. CT-Aufnahmen von kranial nach kaudal.
a Axiale CT-Aufnahme.
b Axiale CT-Aufnahme.

Tumoren

Die Analyse einer Raumforderung im Mastikatorraum erfordert die Beantwortung folgender Fragen:
- Handelt es sich um eine primär im Mastikatorraum gelegene Raumforderung?
- Findet sich eine perineurale Tumorausdehnung entlang des Nervs V3?
- Liegt eine Infiltration der Schädelbasis bzw. des suprazygomatischen Mastikatorraums vor?
- Wird die Mandibula infiltriert?
- Wird der Ductus parotideus infiltriert?

Sarkom

Da die Hauptstrukturen im Bereich des Mastikatorraums Muskelgewebe bzw. die Mandibula sind, handelt es sich bei den primären malignen Tumoren häufig um Sarkome (Weichteilsarkome, Chondrosarkome, Osteosarkome, Ewing-Sarkom; ▶ Abb. 8.27). Diese gehen meist von der Region des Temporomandibulargelenks aus. Osteosarkome können an jedem Abschnitt der Mandibula entstehen. Bildgebend zeigen Osteosarkome tumoröse neue Knochenformationen in der CT. Dagegen weisen Chondrosarkome eher eine chondroide Verkalkung innerhalb der Raumforderung auf. Sowohl die MRT als auch die CT sind in der Lage, eine infiltrative Raumforderung im Bereich des Mastikatorraums zu detektieren. Solche Raumforderungen gehen gewöhnlich mit einer partiellen Mandibuladestruktion einher. Häufig ist es jedoch nicht möglich, diese Raumforderungen von anderen malignen Raumforderungen des Mastikatorraums abzugrenzen.

8.4 Spezifische Befunde

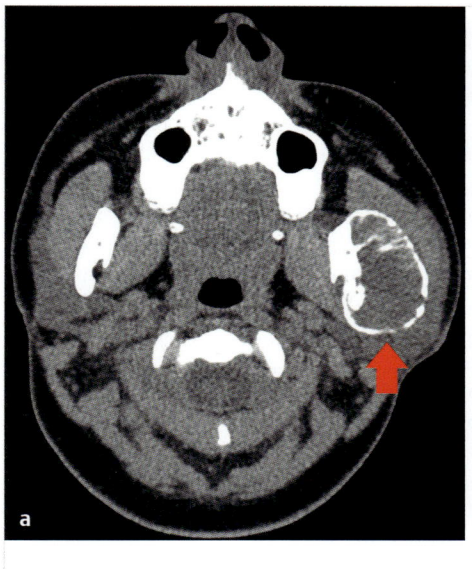

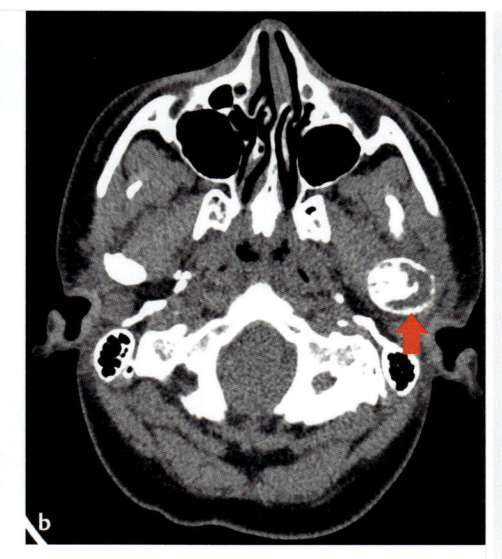

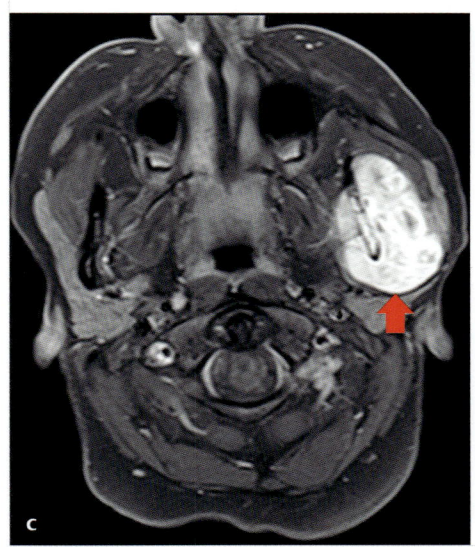

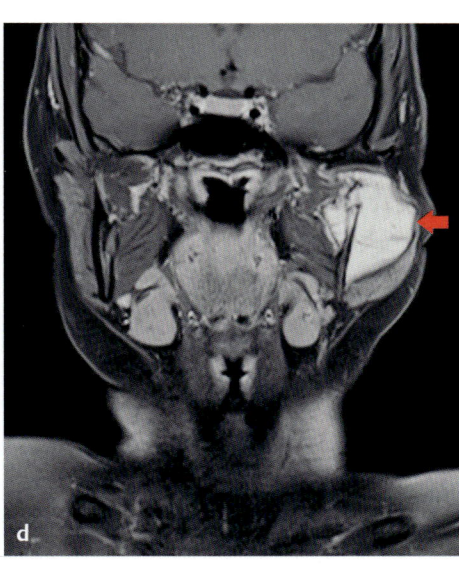

Abb. 8.27 Ewing-Sarkom links. 15-jährige Patientin. In der Bildgebung stellt sich eine Raumforderung links am osteolytischen Collum bzw. Caput mandibulae sowie am Processus condylaris dar. Die Raumforderung ist aufballoniert, mit zartem inhomogenem Randsaum und Septierung mit großer Frakturgefahr. Verlegung des M. masseter, der Glandula parotis und der Mm. pterygoidei. Im MRT nach Kontrastmittelgabe zeigt sich eine deutlich kontrastmittelanreichernde Raumforderung (Pfeile) linksseitig perifokal am Collum mandibulae, am Caput mandibulae sowie am Processus condylaris.
a Axiale CT-Aufnahme.
b Axiale CT-Aufnahme kranial zu a.
c Axiale T 1w MRT-Aufnahme nach Kontrastmittelgabe.
d Koronare T 1w MRT-Aufnahme nach Kontrastmittelgabe.

Malignes Schwannom

Die malignen Schwannome, gelegentlich auch als „neurogene Sarkome" bzw. „Fibrosarkome" bezeichnet, gehen im Bereich des Mastikatorraums in der Regel vom N. alveolaris inferior bzw. vom N. masticator aus. Bildgebend zeigt sich in der CT oder MRT häufig eine Raumforderung entlang des Verlaufs des Hirnnervs V3. Über den Hauptstamm des Hirnnervs V3 kann es durch das Foramen ovale zu einer Schädelbasisinfiltration kommen. Die Tumorausdehnung kann sich perineural bis zum Ganglion Gasseri im Cavum Meckeli erstrecken.

Non-Hodgkin-Lymphom

Die Non-Hodgkin-Lymphome können bildgebend ebenfalls schwer von anderen Malignomen des Mastikatorraums abgegrenzt werden. Der Nachweis multipler, pathologisch vergrößerter Lymphknoten außerhalb des Mastikatorraums mit einer inhomogenen, milchglasartigen Kontrastmittelaufnahme ist ein entscheidender Hinweis auf eine Lymphomerkrankung dar (▶ Abb. 8.28). Ein singuläres Non-Hodgkin-Lymphom im Bereich des Mastikatorraums stellt sich jedoch bildgebend wie jede andere maligne Raumforderung dar.

Plattenepithelkarzinom

Eine Infiltration eines Plattenepithelkarzinoms im Bereich des Mastikatorraums erfolgt entweder direkt über die Tonsillenloge aus dem Oropharynx oder über eine perineurale Mandibulainfiltration im Bereich der Mundhöhle.

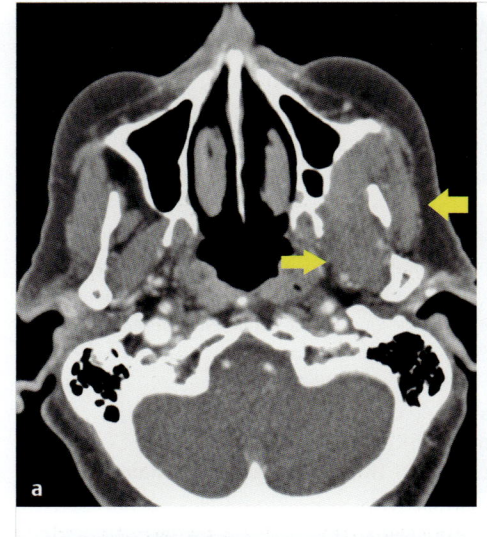

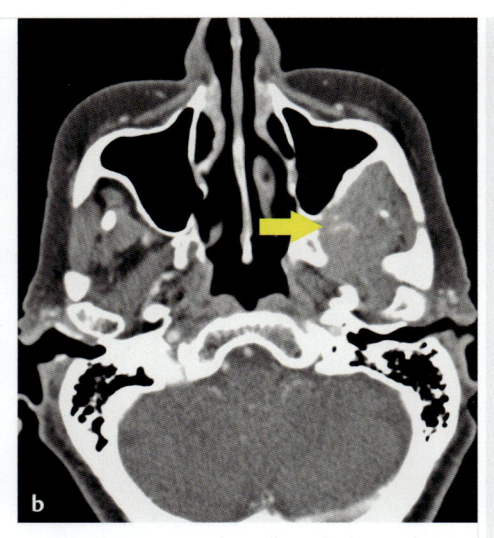

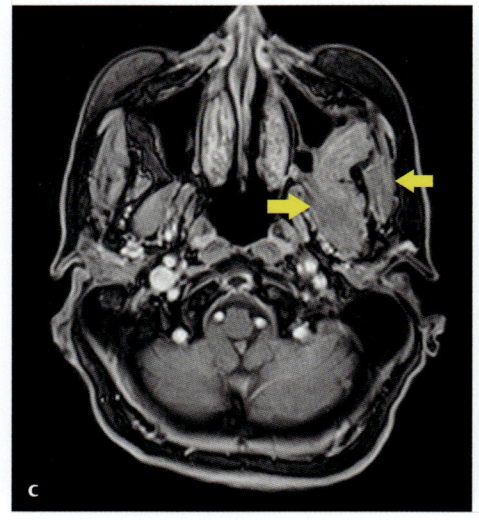

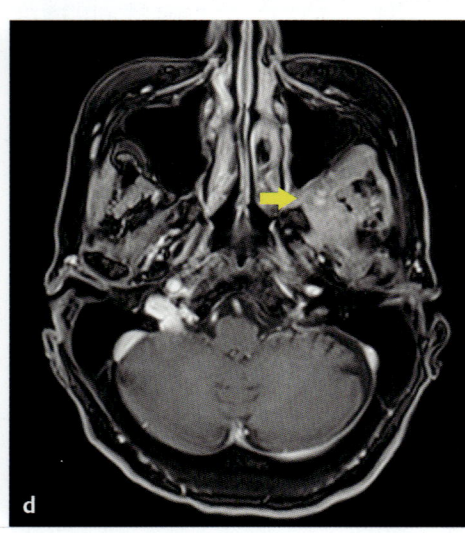

Abb. 8.28 Lymphom. 89-jährige Patientin mit Marginalzonenlymphom im Mastikatorraum links (Pfeile). In der CT zeigt sich eine flächige tumoröse Formation von paramaxillär-links, bis in den infiltrierten Mastikatorraum hinter der Kieferhöhlenwand reichend, unter Ausmauerung der Fossa pterygopalatina links. Deutliche Affektion der Pterygoidloge links. Im MRT ist eine kontrastmittelaufnehmende Gewebevermehrung im Bereich des Mastikatorraums linkslateral der Kieferhöhle, jedoch bis zum Kiefergelenk reichend, zu sehen.
a Axiale CT-Aufnahme.
b Axiale CT-Aufnahme kranial zu **a**.
c Axiale T1w MRT-Aufnahme nach Kontrastmittelgabe.
d Axiale T1w MRT-Aufnahme nach Kontrastmittelgabe kranial zu **c**.

8.4.5 Nasopharyngealraum

Tumoren

Etwa 5% aller malignen Tumoren der Kopf-Hals-Region haben ihren Ursprung im Nasopharynx; davon entsprechen über 90% histologisch Karzinomen. Die häufigsten Vertreter maligner Tumoren im Nasopharynx sind Plattenepithelkarzinome sowie lymphoepitheliale Neubildungen. Bei Kindern treten hingegen häufiger Lymphome und Rhabdomyosarkome auf. Charakteristisch ist für diese Tumoren die frühzeitige und ausgedehnte lymphatische Metastasierung.

Nasopharynxkarzinom

> **Kernaussagen** M!
>
> Die moderne Schnittbilddiagnostik von Pathologien des Nasopharynx umfasst heute primär den Einsatz der MRT. Häufig wird die CT zusätzlich zur Dokumentation von ossären Arrosionen, zur Evaluation von Lymphknotenveränderungen sowie zu Staging-Untersuchungen von Lunge und Leber eingesetzt.

Definition

Die malignen Tumoren des Nasopharynx sind größtenteils Primärtumoren wie das Nasopharynxkarzinom (▶ Tab. 8.5).
Histologisch lassen sich beim Nasopharynxkarzinom 3 Subtypen unterscheiden:
- **WHO-Typ 1:** verhornendes, gut differenziertes Plattenepithelkarzinom (ca. 20%),
- **WHO-Typ 2:** nicht verhornendes Plattenepithelkarzinom (ca. 30–40%),
- **WHO-Typ 3:** undifferenzierte Form („Schmincke-Regaud-Tumor" oder auch „Schmincke-Tumor" genannt, ein lymphoepitheliales Karzinom, das typischerweise nicht-maligne Lymphozyten enthält [40–50%]; diese Form steht im unmittelbaren Zusammenhang mit einer vorhergehenden Infektion mit dem Epstein-Barr-Virus).

Pathophysiologie und Ätiologie

Als Ursachen des Nasopharynxkarzinoms gelten das Epstein-Barr-Virus sowie verschiedene Umweltfaktoren, Ernährungsgewohnheiten der Patienten und eine erbliche Veranlagung. Bei den Ernährungsgewohnheiten konnte in Asien der Verzehr von gesalzenem Trockenfisch mit seinem teils ziemlich hohen Gehalt an kanzerogenen Nitrosaminen als Risikofaktor identifiziert werden. Die Zellen gut differenzierter Nasopharynxkarzinome ähneln histologisch betrachtet anderen Plattenepithelkarzinomen des Kopf- und Hals-

Tab. 8.5 Klassifikation des Nasopharynxkarzinoms nach ICD-10 (Internationale statistische Klassifikation der Krankheiten und verwandter Gesundheitsprobleme, 10. Ausgabe).

Klassen	Definition
C 11	maligne Neubildung des Nasopharynx
C 11.0	obere Wand des Nasopharynx, Dach des Nasopharynx
C 11.1	Hinterwand des Nasopharynx, Adenoide (Rachentonsille)
C 11.2	Seitenwand des Nasopharynx: • pharyngeales Tubenostium (Luftverbindung zum Mittelohr) • Recessus pharyngeus (Rosenmüller-Grube)
C 11.3	Vorderwand des Nasopharynx: • Boden des Nasopharynx • Hinterrand des Nasenseptums und der Choanen • nasopharyngeale (anteriore bzw. posteriore) Fläche des weichen Gaumens
C 11.8	Nasopharynx, mehrere Teilbereiche überlappend
C 11.9	Nasopharynx, nicht näher bezeichnet

bereichs sehr. Diesen Karzinomen können die üblichen Risikofaktoren für maligne Erkrankungen zugeordnet werden, z. B. Nikotinabusus, besonders im Zusammenhang mit hochprozentigen alkoholischen Getränken.

Demografie

Nasopharynxkarzinome treten in allen Altersgruppen auf, mit deutlicher Häufung in der Altersgruppe der 40- bis 60-Jährigen. Dabei liegt die Inzidenz bei 0,5:100 000–1,0:100 000. Sie machen damit einen Anteil von 0,2 % aller Tumorerkrankungen aus. In einigen Ländern wie z. B. China, Taiwan und einigen Teilen Nordafrikas ist das Nasopharynxkarzinom mit einer Inzidenz von 30:100 000 endemisch.

Klinik, Therapie und Prognose

Da die Symptome beim Nasopharynxkarzinom zunächst kaum ausgeprägt sind, werden die Tumoren meist erst in einem bereits fortgeschrittenen Tumorstadium entdeckt. Als frühe Symptome gelten Nasenbluten, Schwierigkeiten bei der Nasenatmung und eine Otitis media. Symptome wie ein einseitiger blutiger Nasenausfluss, Nasenobstruktion, Hörverlust, Ohrenschmerzen, Gesichtsschwellung und Taubheitsgefühl im Gesicht entwickeln sich erst spät. Häufig wird die Erkrankung auch erst durch Metastasen in den Halslymphknoten oder Lähmungen der Hirnnerven III–VI durch Infiltration der Schädelbasis symptomatisch. Allerdings werden selbst im fortgeschrittenen Stadium der Erkrankung nur bei 30 % der Patienten Fernmetastasen in Knochen, Lunge oder Leber diagnostiziert.

Aufgrund der Lokalisation und des ausgedehnten Befalls erweisen sich Nasopharynxkarzinome oft als inoperabel. Zudem ist das Nasopharynxkarzinom bei der Diagnosestellung häufig schon so weit fortgeschritten, dass eine komplette Resektion meist nicht mehr durchgeführt werden kann. Die Tumoren werden in der Regel mit Chemo- und Strahlentherapie behandelt, oft gefolgt von einer adjuvanten Chemotherapie. Patienten mit Tumoren im Frühstadium haben in der Regel eine gute Prognose mit einer 5-Jahres-Überlebensrate von 60–75 %. Hingegen haben Patienten mit Erkrankungen im Stadium 4 eine deutlich schlechtere Prognose mit 5-Jahres-Überlebensraten von weniger als 40 %.

Bildgebung

Das bildgebende Verfahren der Wahl zur genauen Beurteilung der Ausdehnung des Primärtumors und möglicher regionaler Lymphknotenmetastasen ist die MRT.

Eine CT im speziellen Knochenfenster sollte angefertigt werden, falls der Verdacht auf eine Infiltration der Schädelbasis besteht, da in diesem Fall die CT der MRT bei der Beurteilung der Ausdehnung überlegen ist (▶ Abb. 8.29 und ▶ Abb. 8.30).

Metastasen in Knochen, Leber und Lunge sind am besten mittels Szintigrafie oder Ultraschall detektierbar.

Differenzialdiagnose

> **Differenzialdiagnosen**
>
> In der Differenzialdiagnose des Nasopharynxkarzinoms müssen besonders Lymphominfiltrationen des Nasopharynx evaluiert werden. Aus der Gruppe der lymphatischen Erkrankungen stellt das Lymphom des Nasopharynx die häufigste Tumorentität in der Kopf-Hals-Region dar.

8.4.6 Retropharyngealraum

Der Retropharyngealraum ist ein üblicherweise sehr kleiner, fettgefüllter Raum, der sich zwischen Nasopharynx, Mukosa und prävertebraler Muskulatur befindet. In diesem Bereich vorkommende Pathologien sind Pseudotumoren wie eine torquierte A. carotis, ein Ödem oder eine Lymphstauung. Kongenital sind das Hämangiom und das Lymphangiom zu nennen.

Entzündungen

Im lockeren Bindegewebe des Retropharyngealraums können sich leicht bakterielle Entzündungen ausbreiten, die sich als reaktive Adenopathie, als Zellulitis oder als Abszess manifestieren.

Nasopharynx

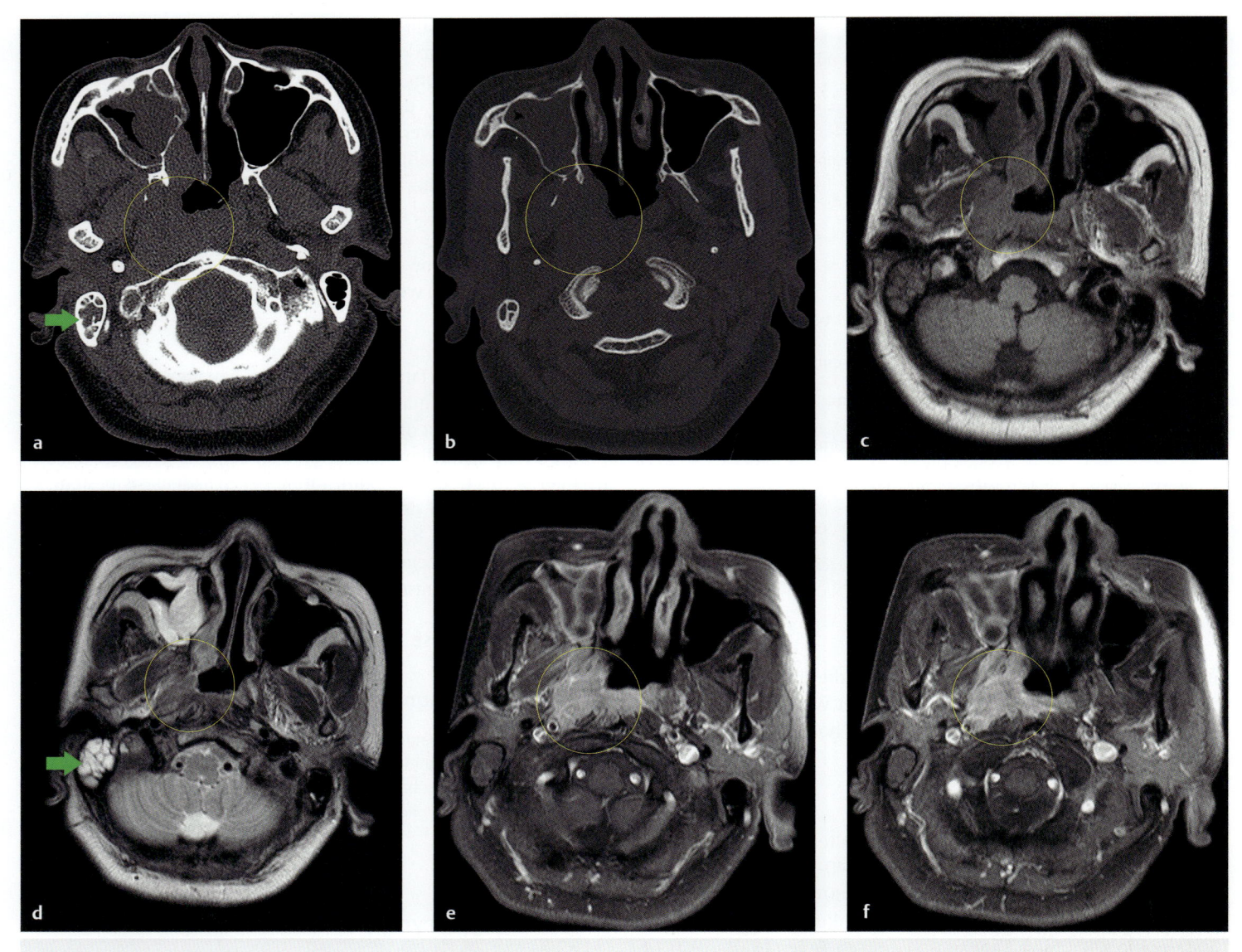

Abb. 8.29 Nasopharynxkarzinom rechts. Es zeigt sich eine Tumorformation rechts (gelbe Kreise) mit Überschreitung der Mittellinie. Nach dorsal Infiltration des retropharyngealen und prävertebralen Raumes und Infiltration der Mm. longi capitis beidseits. Durchbruch des Tumors durch die Fascia pharyngobasilaris nach rechtslateral und Infiltration des poststyloidalen Kompartiments des Parapharyngealraums. Nach ventral Infiltration der Conchae medialis und inferior rechts. Des Weiteren Infiltration der Pterygoidmuskulatur und der Fossa pterygopalatina. Nachweis eines Flüssigkeitsverhalts im Processus mastoideus rechts bei Verlegung der Tuba Eustachii (grüne Pfeile).
a Axiale CT-Aufnahme (Weichteilfenster).
b Axiale CT-Aufnahme (Knochenfenster).
c Axiale T1w MRT-Aufnahme.
d Axiale T2w MRT-Aufnahme.
e Axiale T1w MRT-Aufnahme nach Kontrastmittelgabe.
f Axiale T1w MRT-Aufnahme nach Kontrastmittelgabe kaudal zu e.

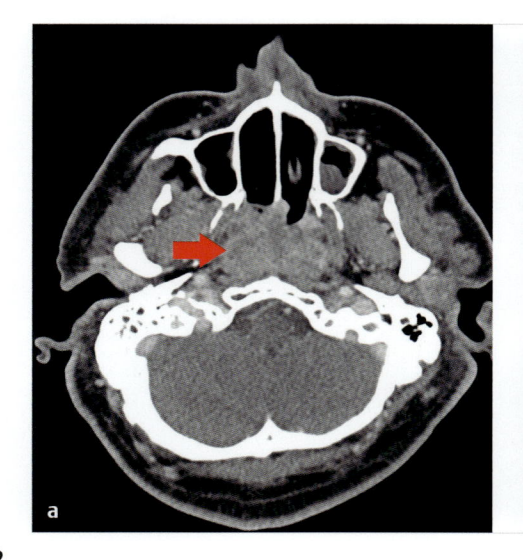

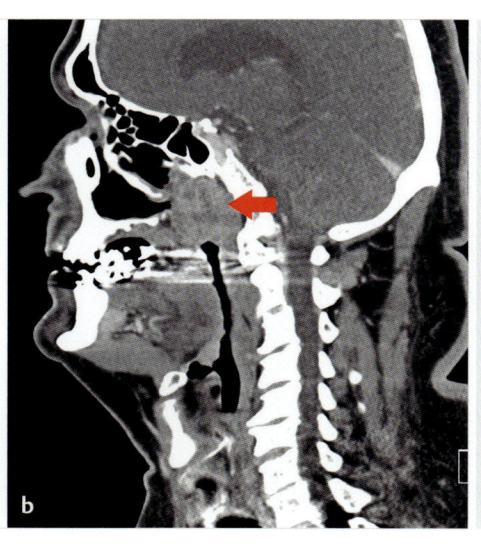

Abb. 8.30 Nasopharynxkarzinom. Es zeigt sich deutliches asymmetrisches, inhomogen kontrastmittelaufnehmendes lymphatisches Gewebeplus des Nasopharynx (Pfeile), asymmetrisch rechts führend, bis zum Eingang der hinteren unteren Nasenhaupthöhle rechts mit leichter Kontaktfläche zu den Conchae nasales.
a Axiale CT-Aufnahme.
b Sagittale CT-Aufnahme.

Retropharyngealabszess

Kernaussagen

Retropharyngealabszesse sind sehr selten und betreffen in der Regel Kleinkinder, bei denen ursächlich ein Racheninfekt mit zervikaler Lymphknoteneinschmelzung vorliegt. Aufgrund der unterschiedlichen Symptomatik ist die genaue Diagnosestellung sehr komplex.

Definition

Retropharyngealabszesse entwickeln sich durch Infektionsherde in Nase, Rachen, Nasennebenhöhlen und Adenoiden in den retropharyngealen Lymphknoten auf der Rückseite des Pharynx. Sie kommen hauptsächlich bei Kleinkindern vor.

Pathophysiologie und Ätiologie

Es handelt sich meist um Mischinfektionen durch Erreger in Nase, Rachen, Nasennebenhöhlen und Adenoiden oder auch über verschluckte Fremdkörper. Erreger sind oft Streptokokken, Staphylokokken, Anaerobier (insbesondere Bakteroidesarten oder auch Fusobakterien), immer häufiger aber auch HIV und Tuberkelbazillen im Rahmen einer Tuberkulose der Halswirbelsäule.

Demografie

Retropharyngealabszesse treten hauptsächlich bei Kindern zwischen einem und 8 Jahren auf, kommen aber auch bei Erwachsenen vor.

Klinik, Therapie und Prognose

Retropharyngealabszesse können zu Halsentzündung, Fieber, Schluckschmerzen, Nackensteife, Dyspnoe und Stridor bis hin zu Atemwegsobstruktionen und Aspirationspneumonie führen. Die hintere Rachenwand wölbt sich dabei in einigen Fällen zu einer Seite vor. Die Diagnosestellung erfolgt meist durch Ultraschall oder CT, kann aber auch anhand des klinischen Bildes gestellt werden.

Die Behandlung besteht aus einer Abszessentleerung mittels Drainage und einer zusätzlichen Antibiotikagabe. Bei Bedarf erfolgt zudem eine Inzision der hinteren Rachenwand. Gelegentlich ist über den Eingriff hinaus eine endotracheale Intubation notwendig.

Bildgebung

Es wird eine Röntgenaufnahme unter maximaler Hyperextension und Inspirationsstellung des Halses angefertigt. Damit können Luft im prävertebralen Bindegewebe, herdförmig aufgelockertes prävertebrales Bindegewebe, eine Erosion des angrenzenden Wirbelkörpers bzw. eine Aufhebung der normalen Halswirbelsäulenlordose nachgewiesen werden.

Die MRT ist bei Kindern die erste Wahl wegen der besseren Weichteilauflösung und zur Gefäßdarstellung, da es bei ihr keine Strahlenbelastung gibt (▶ Abb. 8.31).

In der CT zeigt sich eine hypodense Struktur. Mit ihr gelingen der Nachweis eines Abszesses und eine gute Differenzierung der Ausbreitung.

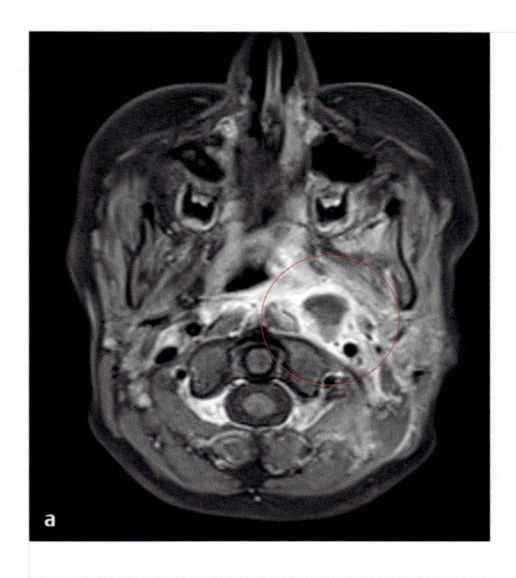

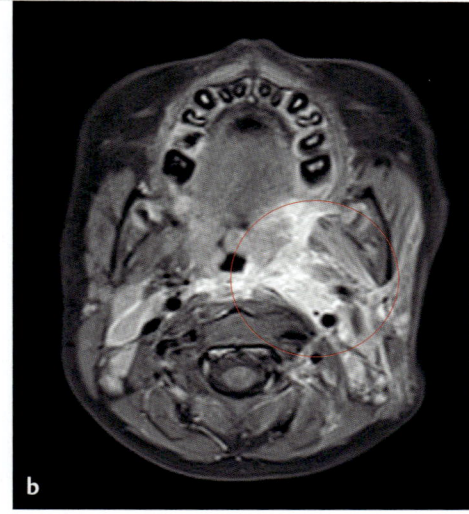

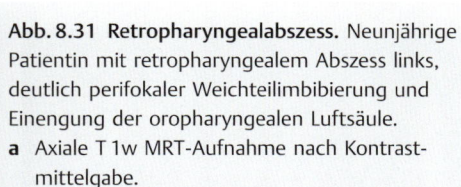

Abb. 8.31 Retropharyngealabszess. Neunjährige Patientin mit retropharyngealem Abszess links, deutlich perifokaler Weichteilimbibierung und Einengung der oropharyngealen Luftsäule.
a Axiale T1w MRT-Aufnahme nach Kontrastmittelgabe.
b Axiale T1w MRT-Aufnahme nach Kontrastmittelgabe kaudal zu a.
c Koronare T1w MRT-Aufnahme nach Kontrastmittelgabe.
d Sagittale T1w MRT-Aufnahme nach Kontrastmittelgabe.

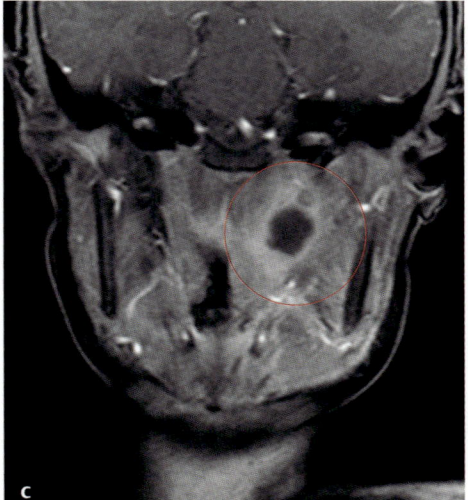

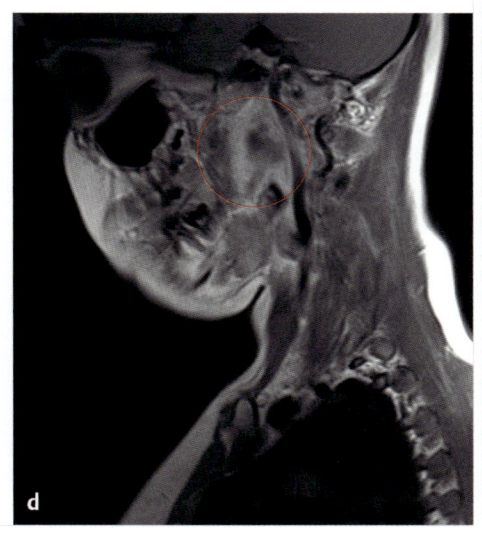

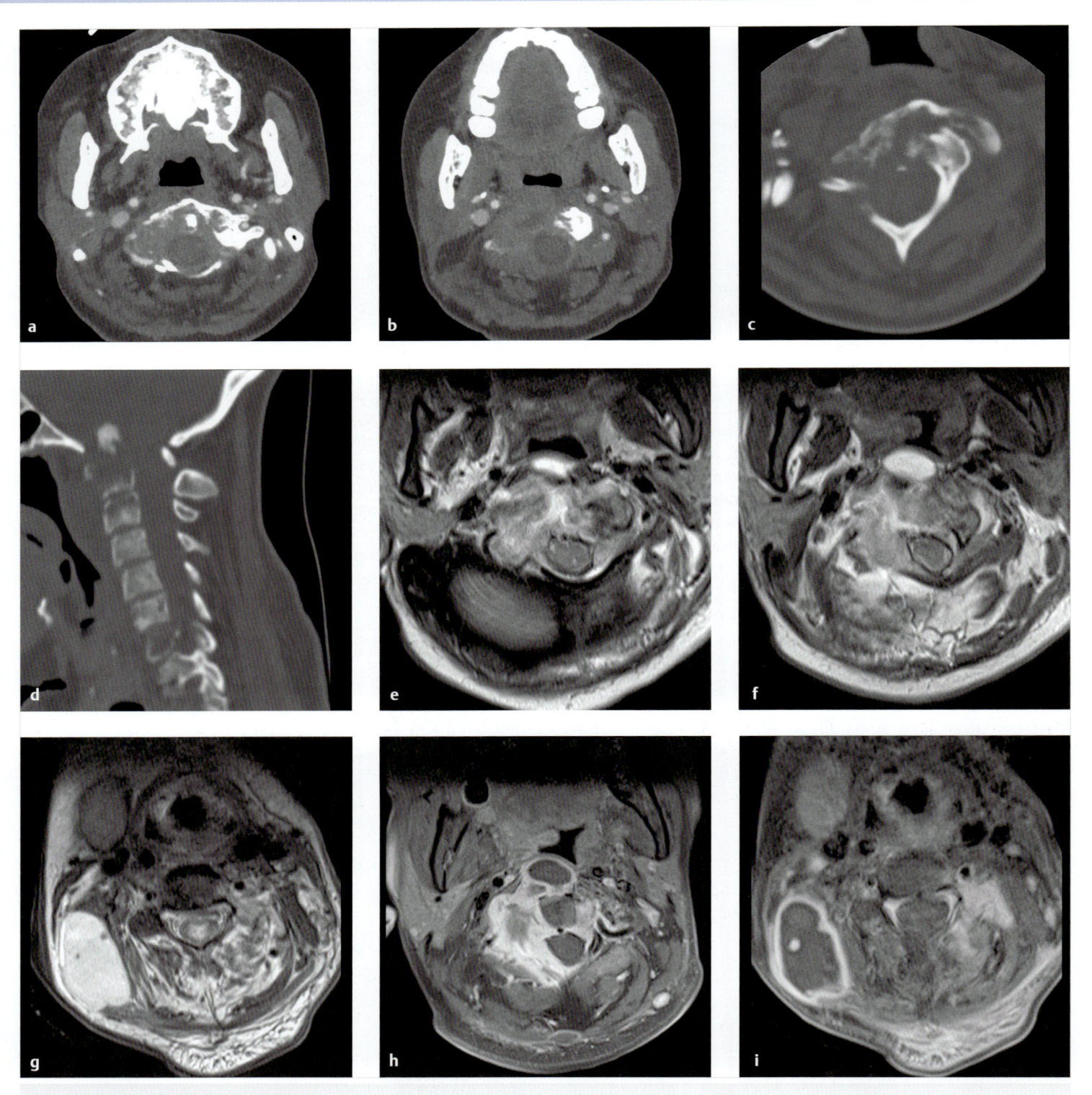

Abb. 8.32 Tuberkulöse Spondylodiszitis mit Abszess. 21-jährige Patientin mit tuberkulöser Spondylodiszitis. In den CT-Aufnahmen zeigt sich eine ausgeprägte multisegmentale tuberkulöse Spondylitis mit osteolytischer Destruktion in den Atlas und Dens sowie das Corpus axis sowie des Halswirbelkörpers 3 und, wieder deutlicher, der Halswirbelkörper 6 und 7. Konsekutive Instabilität mit atlantoaxialer Dislokation, basilärer Impression und Einengung des Foramen magnum. Es gibt auch Abszedierungen prävertebral bzw. retropharyngeal, paravertebral sowie in den zervikalen Weichteilen rechts-dorsolateral. Auch in den MRT-Aufnahmen stellt sich die ausgeprägte multisegmentale tuberkulöse Spondylitis mit osteolytischer Destruktion hauptsächlich in den Atlas und Dens mit konsekutiver Instabilität und atlantoaxialer Dislokation dar. Auffälliger ist in den MRT-Sequenzen (unterschiedliche Schichten) die Abszessbildung, die die prävertebralen bzw. retropharyngealen, paravertebralen Räume sowie die zervikalen Weichteile rechts-dorsolateral betrifft.
a Axiale CT-Aufnahme.
b Axiale CT-Aufnahme kaudal zu a.
c Axiale CT-Aufnahme des HWK im Knochenfenster.
d Sagittale CT-Aufnahme des HWK im Knochenfenster.
e Axiale T 2w MRT-Aufnahme.
f Axiale T 2w MRT-Aufnahme.
g Axiale T 2w MRT-Aufnahme.
h Axiale T 1w MRT-Aufnahme nach Kontrastmittelgabe.
i Axiale T 1w MRT-Aufnahme nach Kontrastmittelgabe.

Differenzialdiagnose

> ⚠️ **Differenzialdiagnosen**
>
> Differenzialdiagnostisch müssen bei Retropharyngealabszess fragliche Befunde mittels CT abgeklärt werden.

8.4.7 Prävertebralraum

Der Prävertebralraum wird vom Retropharyngealraum durch die Fascia pharyngobasilaris abgetrennt. In diesem Bereich befindet sich die prävertebrale Muskulatur wie die Mm. longus und capitis. Pathologien in diesem Bereich sind das Chondrom, Metastasen im Bereich der Wirbelsäule sowie die Osteomyelitis mit Abszess (▶ Abb. 8.32).

8.4.8 Spatium buccale

Das Spatium buccale hat keine eigentlichen Fasziengrenzen. Aufgrund seiner räumlichen Nähe zum Mastikatorraum ist es häufig bei Infektionen und Malignomen des Mastikatorraums mitbetroffen.

Läsionen des Spatium buccale kommen vor allem nach Weisheitszahnextraktion vor: Das Spatium buccale ist eine wichtige Loge für von den Prämolaren und Molaren ausgehende odontogene Abszesse, z. B. aufgrund einer Blutung nach einer Weisheitszahnextraktion. Diese Abszesse erzeugen aufgrund ihrer Lage eine prominente Schwellung der Wange, die sich vom Jochbogen bis zum hinteren Rand des Unterkiefers unten und vom vorderen Rand des Massetermuskels nach hinten bis zum Mundwinkel erstreckt. Die Therapie erfolgt normalerweise durch einen chirurgischen Einschnitt und eine Drainage. Die Inzision wird unterhalb des Zeilenumlaufs der Parotispapille platziert, um eine Beschädigung des Ganges zu vermeiden. Unbehandelt kann eine Läsion des Spatium buccale eine entstellende Weichteilfibrose verursachen und der Trakt kann mit Epithel ausgekleidet werden.

Palpatorisch und sonografisch kann das Spatium buccale sehr gut untersucht werden, sodass häufig präoperativ keine weitere bildgebende Diagnostik erfolgen muss. Sobald aber der Verdacht auf das Vorliegen einer malignen Raumforderung besteht, sollte eine CT- oder, besser, MRT-Untersuchung durchgeführt werden, um die Lagebeziehung der tumorösen Raumforderung zum distalen Abschnitt des Ductus parotideus zu analysieren.

Differenzialdiagnostisch sind bei Läsionen im Spatium buccale Gesichtsfurunkel zu bedenken.

8.5 Zusammenfassung und diagnostische Strategie

Aufgrund der komplexen Topografie des Nasopharyngeal- und Parapharyngealraums und der Vielzahl an Weichteilstrukturen erlaubt die bildgebende Diagnostik in der Regel eine sehr präzise Differenzialdiagnostik nach strenger Analyse der jeweils betroffenen Leitstrukturen. Als Methode der Wahl hat sich die native und kontrastmittelverstärkte MRT bewährt. Dabei sollte zunächst unter Einsatz der T2w Spin-Echo-Sequenz eine Raumforderung lokalisiert werden. Dann sollte nativ und nach Applikation eines paramagnetischen Kontrastmittels versucht werden, die entsprechenden Leitstrukturen wie das parapharyngeale Fett und den M. tensor veli palatini zu identifizieren und damit die Raumforderung in ihrer Lagebeziehung zuzuordnen.

In den Fällen, in denen die bildgebenden Verfahren MRT und CT keine sichere präzise Differenzialdiagnostik erlauben sollten, muss obligat auf die bildgebend gesteuerte bioptische Sicherung einer parapharyngealen Läsion gedrängt werden. Dies gilt allerdings unter der Voraussetzung, dass vaskuläre Prozesse wie das Vorliegen eines Aneurysmas der A. carotis interna oder ein Kinking ausgeschlossen werden können.

8.6 Literatur

[70] Anderson J, Paterek E. Tonsillitis [updated: 30.11.2022]. Treasure Island (FL): StatPearls Publishing; 2022. Im Internet: https://www.ncbi.nlm.nih.gov/books/NBK544342/ (Stand: 13.04.2023)

[71] Brennan B. Nasopharyngeal carcinoma. Orphanet J Rare Dis 2006; 1 (26): 23

[72] Chan ATC, Teo PML, Ngan RK et al. Concurrent chemotherapy-radiotherapy compared with radiotherapy alone in locoregionally advanced nasopharyngeal carcinoma: progression-free survival analysis of a phase III randomised trial. J Clin Oncol 2002; 20 (8): 2038–2044. doi:10.1200/JCO.2002.08.149

[73] Ganly I, Kaye SB. Recurrent squamous-cell carcinoma of the head and neck: overview of current therapy and future prospects. Ann Oncol 2000; 11 (1): 11–16. doi:10.1023/a:1008330026617

[74] Geiger Z, Gupta N. Adenoid hypertrophy [updated: 08.05.2022 Treasure Island (FL): StatPearls Publishing; 2022. Im Internet: https://www.ncbi.nlm.nih.gov/books/NBK536984/ (Stand: 13.04.2023)

[75] Lien KH, Young CK, Chin SC et al. Parapharyngeal space tumors: a serial case study. J Int Med Res 2019; 47 (8): 4004–4013. doi:10.1177/0300605198 62659

[76] Prasad SC, Paties CT, Pantalone MR et al. Carotid body and vagal paragangliomas: epidemiology, genetics, clinicopathological features, imaging, and surgical management. In: Mariani-Costantini R, ed. Paraganglioma: a multidisciplinary approach. Brisbane, Australia: Codon Publications; 2019

[77] Schünke M, Schulte E, Schumacher U. PROMETHEUS Lernatlas der Anatomie, Kopf, Hals und Neuroanatomie. Illustrationen von Voll M und Wesker K. 6. Aufl. Stuttgart: Thieme; 2022

[78] Strohl MP, El-Sayed IH. Contemporary management of parapharyngeal tumors. Curr Oncol Rep 2019; 21 (11): 103. doi:10.1007/s11912-019-0853-8

[79] Tannock IF, Hill RP, Bristow RG. The basic science of oncology. 4th ed. McGraw Hill; 2005

[80] van Hees T, van Weert S, Witte B et al. Tumors of the parapharyngeal space: the VU University Medical Center experience over a 20-year period. Eur Arch Otorhinolaryngol 2018; 275 (4): 967–972. doi:10.1007/s00405-018-4891-x

[81] Vasef MA, Ferlito A, Weiss LM. Nasopharyngeal carcinoma, with emphasis on its relationship to Epstein-Barr virus. Ann Otol Rhinol Laryngol 1997; 106 (4): 348–356. doi:10.1177/000348949710600416

[82] Vogl TJ, Tawfik A. Nasopharynx and parapharyngeal space. In: Vogl TJ, Reith W, Rummeny EJ, eds. Diagnostic and Interventional Radiology. Berlin: Springer; 2015: 375–385

[83] Deutsches Institut für Medizinische Dokumentation und Information (DIMDI). ICD-10-GM Version 2020, 2020. Im Internet: https://www.dimdi.de/static/de/klassifikationen/icd/icd-10-gm/kode-suche/htmlgm2020/block-c00-c14.htm (Stand: 13.04.2023)

9 Speicheldrüsen

Thomas J. Vogl, Rania Helal

Bei den Kopfspeicheldrüsen unterscheidet man 3 paarige Drüsenkörper, die serösen Glandulae parotides, die Glandulae submandibulares und die vorwiegend muzinöses Sekret bildenden Glandulae sublinguales. Die Speicheldrüsen weisen ein hochdifferenziertes Parenchym auf und sind an multiplen pathologischen Prozessen beteiligt. Neben den möglichen Funktionseinschränkungen und entzündlichen Erkrankungen gilt den primären und sekundären Speicheldrüsentumoren das besondere Interesse einer fundierten Differenzialdiagnostik. In der Regel handelt es sich dabei um epitheliale Geschwülste, es kommen jedoch auch mesenchymale Tumoren und ein metastatischer Befall der Speicheldrüsen vor.

9.1 Topografie

Bei der Diagnostik der Kopfspeicheldrüsen kommt eine Vielzahl von Gewebestrukturen auf engem Raum zur Darstellung. Als Leitstrukturen im Bereich der Glandula parotis dienen das Corpus adiposum buccae, das sich in enger Nachbarschaft zum M. masseter und zum Drüsenparenchym befindet, sowie die A. und V. facialis und die V. retromandibularis. Des Weiteren kommen der N. facialis und der Ductus parotideus zur Darstellung. Der N. facialis verläuft in einem Fettpolster durch das Foramen stylomastoideum und tritt lateral des posterioren Anteils des M. digastricus in die Glandula parotis ein. Nach ventral wird die Glandula parotis vom M. masseter begrenzt. Nach medial grenzen die Pterygoidmuskulatur, der Processus styloideus sowie die Aa. carotides externa und interna und die V. jugularis interna an die Drüse. Nach dorsal wird die Drüse vom M. sternocleidomastoideus und vom Venter posterior des M. digastricus begrenzt.

Im Bereich des Mundbodens sind die Glandulae sublinguales und submandibulares gelegen. Der kranial gelegene sublinguale Weichteilraum wird vom kaudal gelegenen submandibulären und submentalen Raum durch den querverlaufenden M. mylohyoideus trapezartig getrennt; beide Räume kommunizieren nur dorsal des freien Randes des M. mylohyoideus. Beidseits lateral des M. digastricus liegt die Fossa submandibularis, die die Glandula submandibularis sowie die Nodi lymphatici submandibulares beinhaltet. Die paarig angelegte Fossa sublingualis wird medial von der extrinsischen Zungenmuskulatur und lateral von der Mandibula begrenzt. Sie enthält jeweils die Glandula sublingualis, den Ductus submandibularis, die A. und V. lingualis sowie den N. hypoglossus und den N. lingualis.

9.2 Klinische Symptomatik und Leitsymptome

Leitsymptome, die von den Speicheldrüsen ausgehen, sind folgende:
- einseitiger oder bilateraler Schmerz,
- eine Vergrößerung oder Schwellung der Drüse und
- eine Fehlfunktion der Speichelbildung.

Die Symptome Schmerz und Schwellung treten dabei häufig kombiniert auf, in der Regel entweder im Rahmen eines entzündlichen Geschehens wie einer akuten Sialadenitis, bei Sekretstau im Zusammenhang mit einer Sialolithiasis oder bei malignen Tumoren. Chronische Entzündungen und benigne Tumoren führen dagegen zu einer schmerzlosen Hypertrophie der Speicheldrüsen. Bei der gestörten Speichelproduktion steht die mangelnde Produktion vor der Sialorrhö eindeutig im Vordergrund. Zu nennen sind in diesem Zusammenhang vor allem der Morbus Sjögren als primäre Sialopenie bis zur Xerostomie und die verminderte Speichelproduktion während und nach einer Radiatio. Schließlich wird noch die Dyschylie, die pathologische biochemische Sekretzusammensetzung, unterschieden.

9.3 Spezifische Untersuchungsverfahren

9.3.1 Sialografie

Eine Sialografie wird heutzutage mittels digitaler Radiografie und Durchleuchtung durchgeführt und dient zum Nachweis von Ektasien, Stenosen und Gangabbrüchen des Ductus parotideus im Rahmen von entzündlichen und tumorösen Krankheitsbildern. Dabei wird wasserlösliches Kontrastmittel in den Ausführungsgang injiziert. Anschließend werden Aufnahmen in standardisierten Ebenen angefertigt (lateral, a.-p. und anguliert). Darüber hinaus können schattengebende Konkremente anhand des Steinschattens und nicht schattengebende Konkremente in Form von Kontrastmittelaussparungen entdeckt werden.

9.3.2 Sonografie

Für die gleichen Indikationen wie die Sialografie der Glandula parotis wird heute aufgrund der geringeren Belastung des Patienten und der schnellen Durchführbarkeit die Sonografie mit einem 7,5-MHz-Linearschallkopf angewendet. Diese erlaubt zusätzlich die Beurteilung der Parenchymstruktur des glandulären Gewebes und ist der Sialografie im Nachweis von Konkrementen überlegen. Die sonografische Diagnostik wird heute in der Regel primär von der Hals-Nasen-Ohren-Heilkunde oder der Mund-Kiefer-Gesicht-Chirurgie durchgeführt und dient der Diagnostik und der Erfassung wesentlicher topografischer Informationen.

9.3.3 Magnetresonanztomografie

Bei Verdacht auf eine tumoröse Läsion sollte die MRT als primäres Schnittbildverfahren eingesetzt werden. Nach Applikation von Gadolinium-DTPA zeigt das normale Drüsenparenchym stets einen signifikanten Anstieg der Signalintensität. Da der N. facialis und seine Hauptäste kein Kontrastmittel aufnehmen, lassen sich diese Strukturen nach Gadolinium-DTPA-Applikation als signalarme Zonen intraglandulär identifizieren. Obligat muss die Untersuchung in 2 Projektionen durchgeführt werden:
- Die transversale Schicht dient der Beurteilung der oberflächlichen Strukturen sowie der Beziehung zur Umgebung.
- Die frontale Schichtorientierung dokumentiert die Ausdehnung einer Raumforderung zur Schädelbasis sowie die Lagebeziehung zu den großen Gefäßen.

Zur Charakterisierung empfiehlt sich der klinische Einsatz von T1w und T2w Spin-Echo-Sequenzen sowie von kontrastverstärkten T1w Sequenzen (Gadolinium-DTPA, 0,1 mmol/kg Körpergewicht). T1w Sequenzen mit Fettunterdrückung erlauben eine verbesserte Diagnostik mit Information zur Vaskularisation pathologischer Prozesse. Mit Einführung der T2w und DWI-MRT-Sequenzen kann nun die Differenzialdiagnostik zellreicher und zellarmer Prozesse auch aufgrund der veränderten Restriktion gut erfasst werden. Diese Sequenzen ermöglichen zudem eine Verbesserung der Spezifität in der Rezidivdiagnostik.

9.3.4 Computertomografie

Diese ist wegen der eingeschränkten Weichteilauflösung zur Differenzierung der unterschiedlichen parenchymatösen Veränderungen nur von untergeordneter Bedeutung. Jedoch können Einblutungen oder fettäquivalente Prozesse mit ihr präzise diagnostiziert werden. Bei Kontraindikationen für eine MRT kommt die kontrastverstärkte CT in Dual-Energy-Technik zum Einsatz.

9.4 Spezifische Befunde

9.4.1 Angeborene Variationen und Missbildungen

Eine uni- oder bilaterale Aplasie der Speicheldrüsen oder des Gangsystems stellt insgesamt eine Rarität dar (▶ Abb. 9.1). Zystische Läsionen sind zwar in der Regel erworbene Läsionen, in einzelnen Fällen kann jedoch eine Ranula auch bereits dysgenetisch entstanden sein.

9.4.2 Zystische Läsionen

> **Kernaussagen**
>
> Alle Zysten weisen in der Bildgebung gleiche Merkmale und Kriterien auf. Verfahren der Wahl ist die Sonografie, aber CT und MRT sind erforderlich, um die genaue Lage und den Neoplasiestatus zu bestimmen.

Definition

Zystische Läsionen sind charakterisiert durch flüssigkeitshaltige Räume mit einer Randbegrenzung.

Demografie

Die zystischen Läsionen der Speicheldrüse umfassen ein breites Spektrum von Läsionen mit unterschiedlicher Demografie. Zum Beispiel tritt die Ranula häufig im Alter von etwa 30 Jahren auf. Dabei hat fast die Hälfte der Patienten in der Vorgeschichte ein Trauma im Unterkiefer- oder Nackenbereich.

Pathophysiologie und Ätiologie

Zystische Läsionen ausgehend von den Speicheldrüsen werden vor allem im Mundboden beobachtet und bieten ein breites differenzialdiagnostisches Spektrum. Als häufigste Ursache einer intraglandulären Gangobstruktion mit Zystenbildung werden Entzündungen diskutiert. Dabei überwiegt das Vorkommen in der Glandula submandibularis. Eine Sonderform ist die sog. Ranula, die durch Obliteration eines der kleinen Ausführungsgänge der Glandula sublingualis entsteht (▶ Abb. 9.2). Klinisch imponiert eine seitlich (in ausgeprägten Fällen auch medial) unter der Zunge gelegene Zyste. In seltenen Fällen kann sich eine Ranula durch eine Lücke im M. mylohyoideus als sog. Zwerchsackranula sanduhrförmig in den submentalen Bereich ausdehnen.

Pathologisch unterscheidet man mit Epithel ausgekleidete echte Zysten von Pseudozysten, die nur von Bindegewebe umgeben sind:

- **dysontogenetische Zysten:** Dermoidzyste und epidermale Zyste durch Fehlbildungen, Obstruktionen oder Stenosen des Ausführungsgangsystems entstanden,
- **Speichelgangszysten:** Mukozele,
- **Retentionszysten:** mit Epithelauskleidung und durch erworbene Abflussstörungen entstanden,
- **lymphoepitheliale Zysten:** aus Lymphfollikeln, meistens in der Parotis.

Dazu zählen auch laterale und mediane Halszysten, die häufigste kongenitale Missbildung des Halses. Die lateralen Halszysten können sich auch in der Parotis oder in deren Nachbarschaft manifestieren, wie auch andere nachfolgend dargestellte Typen von Zysten: lymphoepitheliale Zysten, Dermoidzysten und epidermale Zysten. Epidermoidzysten bestehen aus einer nach innen gerichteten, verhornenden Plattenepithelauskleidung, die von einem Bindege-

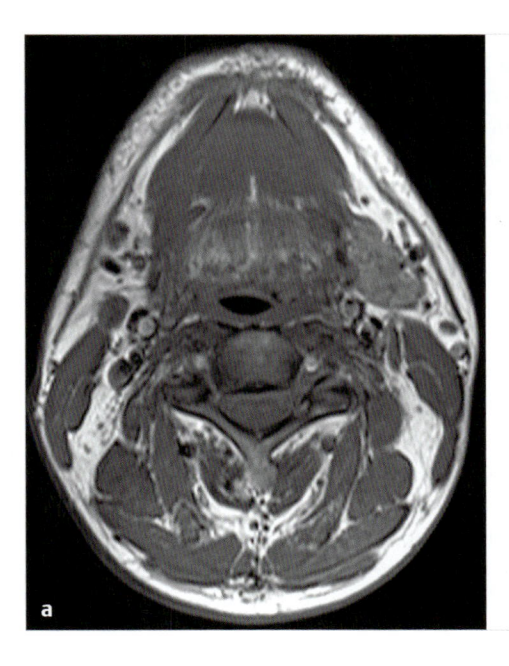

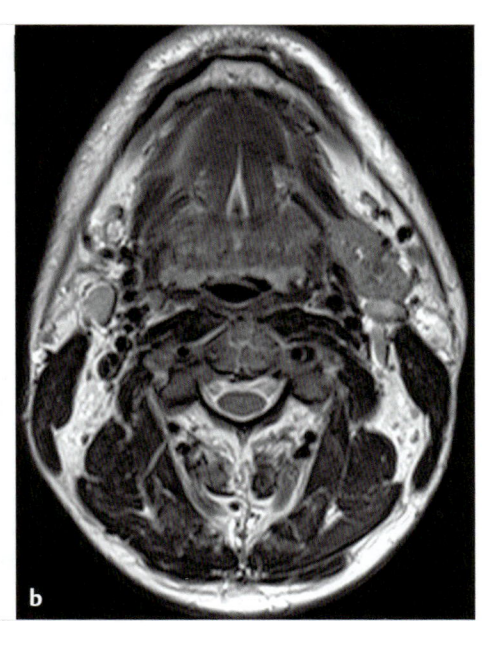

Abb. 9.1 Aplastische Glandula submandibularis rechts.
a T1w MRT-Aufnahme.
b T2w MRT-Aufnahme.

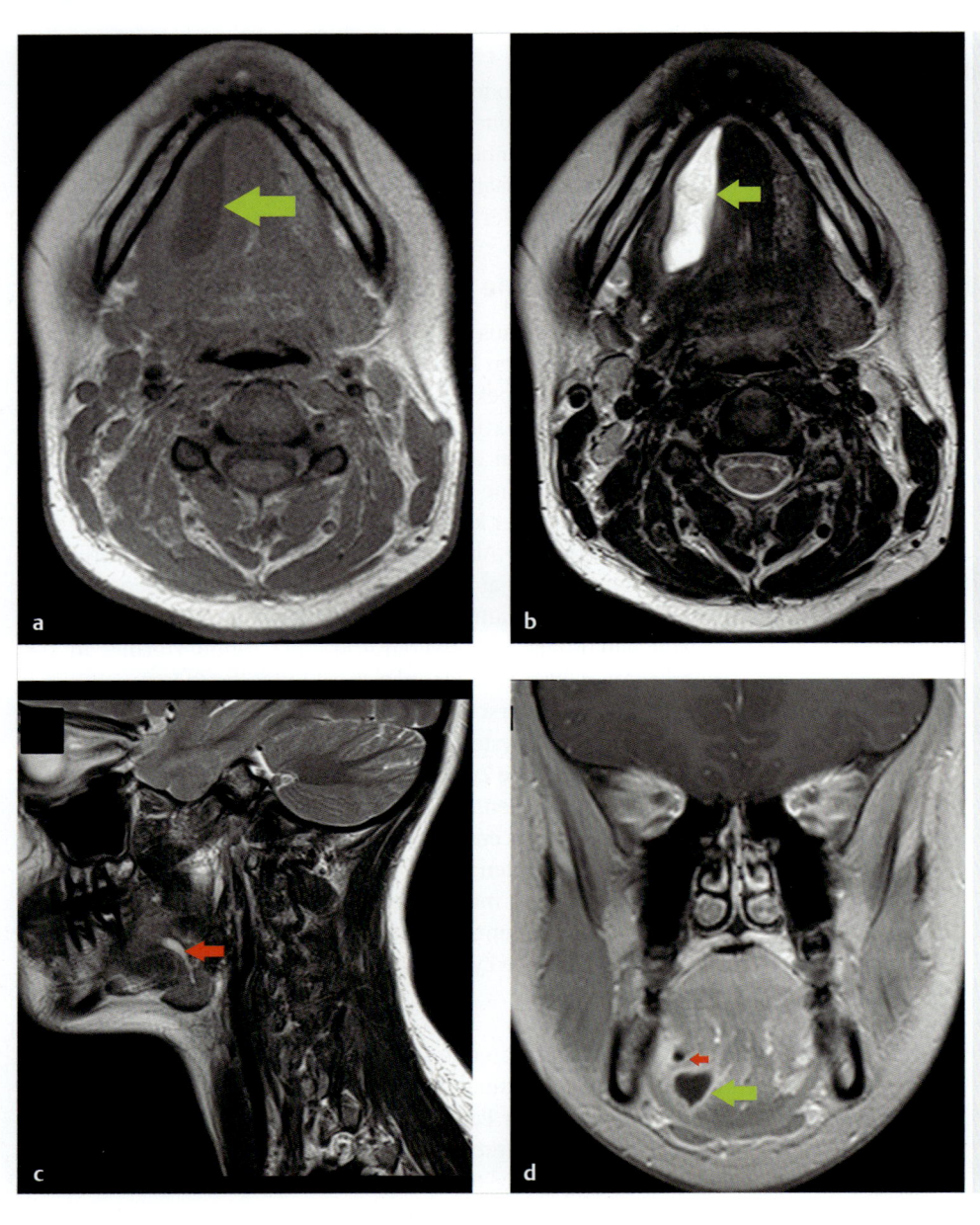

Abb. 9.2 Rechtsseitige Ranula. Es handelt sich um eine gut definierte zystische Läsion im Mundboden (a, b und d, grüne Pfeile), die von der Zunge getrennt ist und keine festen Bestandteile hat. Sie verursacht eine Kompression über dem distalen Ductus submandibularis und eine anschließende Dilatation des proximaleren Teiles (c, d, rote Pfeile).
a Axiale T 1w MRT-Aufnahme.
b Axiale T 2w MRT-Aufnahme.
c Sagittale T 2w MRT-Aufnahme.
d Koronare T 1w MRT-Aufnahme nach Kontrastmittelgabe.

websmantel umgeben ist. Den Zysteninhalt bilden Hornmassen. Bei Dermoidzysten treten in den Zysteninhalt eingebettete Hautanhangsgebilde wie Haare, Schweiß- und Talgdrüsen hinzu. Beide werden zu den dysontogenetischen Zysten gerechnet. Ätiologisch wird ein Verbleiben pluripotenter Epithelzellen beim embryonalen Verschluss medianer Körperspalten diskutiert. Bei bevorzugter Lage in der Weichteilloge zwischen dem M. mylohyoideus und dem M. geniohyoideus können diese Zysten eine enorme Größe erreichen. Ektope Kolloidzysten finden sich bevorzugt im Zungengrund sowie im Bereich des Deszensus der Schilddrüse. Dentogene Zysten sind an der Mandibula fixiert, am häufigsten treten sie an der lingualen Seite des Alveolarfortsatzes auf.

Zystische Veränderungen in der Glandula parotis entstehen vor allem im Rahmen infektiöser Grunderkrankungen. Insbesondere werden lymphoepitheliale Zysten im Rahmen einer HIV-Infektion häufig beobachtet. Meist treten die Zysten bilateral auf. Dabei können solitäre und ausgedehnte Zysten klinische Beschwerden verursachen und werden reseziert. Vergleichbare zystische Veränderungen der Glandulae submandibulares und sublinguales werden im Rahmen dieser Pathogenese nicht beobachtet.

Klinik, Therapie und Prognose

Zystische Läsionen der Speicheldrüsen zeigen in der Regel ein langsames Wachstum. Abhängig von Größe und Lage sind sie durch eine submentale und/oder enorale Schwellung, Dysphagie, Atemnot oder Artikulationsstörungen charakterisiert. In einigen Fällen imponiert eine Ruptur oder Superinfektion der Zyste.

Bildgebung

Bei den Fallbeispielen in ▶ Abb. 9.3 wurde eine CT nur bei einem Patienten mit Mukozele durchgeführt und zeigt eine hypodense, homogene, glatt begrenzte Raumforderung. Sonst wurde bei jedem Patienten eine MRT bevorzugt und die Raumforderungen wurden in den Sequenzen T 2w TIRM, Turbo-Spin-Echo und SPAIR sowie T 1w mit und ohne Kontrastmittel dargestellt.

Die Hyperintensität, die glatte Abgrenzung zum umliegenden Parenchym der Parotis und die homogene Binnentextur sind typische Merkmale für Zysten in der T 2-Wichtung. In der T 1-Wichtung zeigt sich die Zyste als hypointens (je nach Proteingehalt) im Vergleich zum Parotisparenchym. Die Begrenzung ist glatt und die Homogenität erhalten wie bei T 2w Sequenzen. Je nach pathologi-

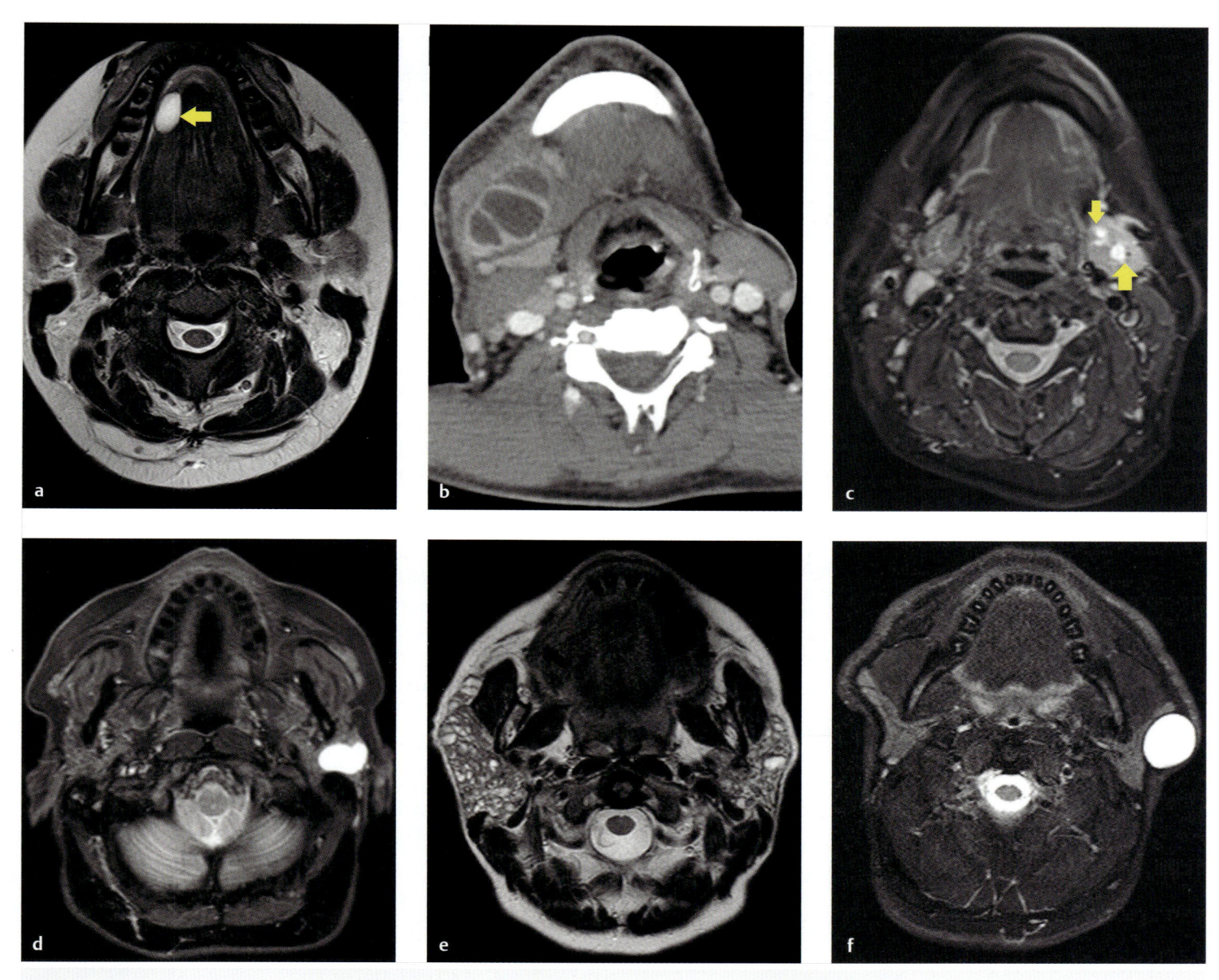

Abb. 9.3 Verschiedene zystische Läsionen der Speicheldrüsen. MRT- und CT-Aufnahmen unterschiedlicher Patienten.
a Rechtsseitige Ranula (Pfeil).
b Rechtsseitiger Submandibularabszess.
c Sialadenose der linken Glandula submandibularis (Pfeile).
d Zystadenom der linken Parotis.
e Multiple kleine, zystische Veränderungen in der Parotis beidseits in einem Fall mit Sjögren-Syndrom.
f Eine glatt begrenzte, zystische Raumforderung links-subkutan, die Glandula parotis verdrängend (erste Branchialzyste).

schem Muster unterscheidet sich die Konsistenz zwischen zystisch oder liquid, proteinreich oder eingeblutet, nodulär oder septiert.

Nach der Gabe des Kontrastmittels wird dieses nur an den Rändern angereichert. So sind die glatten Grenzen der Raumforderungen am besten sichtbar. Damit wird auch gezeigt, dass kein infiltratives Wachstum in benachbarten Strukturen oder Geweben besteht. Nach Betrachtung aller Sequenzen kann man auch feststellen, dass keine Nekrosezonen gebildet sind und die Homogenität überall erhalten wurde.

Alle primär zystischen Läsionen der Speicheldrüsen zeichnen sich durch eine liquide Binnenstruktur mit glatt begrenzter peripherer Wandung aus und zeigen ein verdrängendes Wachstum ohne Zeichen einer Infiltration. Eine differenzialdiagnostische Zuordnung einzelner zystischer Läsionen aufgrund morphologischer Kriterien erweist sich oft als problematisch. Wesentliche Kriterien sind u. a. das Vorliegen solider Anteile bei einer Dermoidzyste und die typische Erscheinungsform einer zystischen Einschmelzung von Tumoren oder Lymphknoten mit zentralen Nekrosen und dicker, unregelmäßig begrenzter Berandung. Demgegenüber stehen topografische Kriterien, die bei den häufig auftretenden zystischen Läsionen im Mundbodenbereich eine Differenzierung der von den kleinen Kopfspeicheldrüsen ausgehenden Zysten von mehreren anderen Läsionen ermöglichen.

Eine Zyste der Speicheldrüsen wird primär mittels Sonografie diagnostiziert. Die flüssigkeitsäquivalente Dichte in der CT (zwischen 0 und 20 HE) und eine hohe Signalintensität in T2w Sequenzen der MRT bei randständig zirkulärer Kontrastmittelaufnahme sind die typischen bildgebenden Kriterien. Dennoch ist eine weitere artdiagnostische Zuordnung in der Regel nur durch eine Kombination mit topografischen und morphologischen Kriterien möglich.

Differenzialdiagnose

> **⚠ Differenzialdiagnosen**
>
> Zystische Läsionen der Speicheldrüsen müssen differenzialdiagnostisch vom Mundbodenabszess oder von einer Phlegmone abgegrenzt werden.

9.4.3 Entzündliche, systemische und degenerative Veränderungen

Akute Sialadenitis

> **Ⓜ Kernaussagen**
>
> In der Regel sind entzündliche Veränderungen keine Indikation für eine bildgebende Diagnostik. Die Diagnostik lässt sich aufgrund der typischen Symptomatik und Lokalisation meist als Blickdiagnose stellen. In unklaren Fällen gibt neben der klinischen Untersuchung insbesondere die Sonografie Aufschluss über die Ursachen. Die Sialografie ist in der Akutphase kontraindiziert; sie wird vor allem bei speziellen Fragestellungen wie z. B. nach der Binnenstruktur eingesetzt.

Definition

Die akute Sialadenitis ist ein häufiges Krankheitsbild, das in der Regel durch Bakterien oder Viren bedingt ist.

Pathophysiologie und Ätiologie

Ursächlich für die Ausbildung einer akuten Sialadenitis sind aszendierende Infektionen, in seltenen Fällen hämatogene Streuungen und oftmals Speichelsteine.

Demografie

Eine Sialadenitis kann bei älteren Erwachsenen mit Speicheldrüsensteinen auftreten, kann jedoch auch Kinder im Falle einer viralen Parotitis betreffen. Es gibt keine besondere Prädilektion für das Geschlecht.

Klinik, Therapie und Prognose

Aufgrund der entzündlichen Infiltration sind das Corpus adiposum buccae, das subkutane Fettgewebe und der M. masseter häufig ödematös aufgetrieben und unscharf abgrenzbar, die V. retromandibularis ist komprimiert.

Eine Sonderform ist die viral bedingte Parotitis epidemica (Mumps), die vor allem im Kindesalter mit einer beidseitigen Schwellung der Glandulae parotides imponiert. Bildgebend ist Mumps nicht von bakteriellen Entzündungen zu differenzieren, solange die bakterielle Parotitis nicht zu einer Einschmelzung oder einem Abszess geführt hat.

Bildgebung

Am häufigsten ist die Glandula parotis betroffen (▶ Abb. 9.4). Die Diagnose der akuten Sialadenitis wird aufgrund klinischer und radiologischer Kriterien gestellt. Verursachende Speichelsteine in den Ausführungsgängen können mit der Röntgenübersichtsaufnahme (Verkalkungen) sowie durch die Sonografie nachgewiesen werden. Die Sialografie ist im akuten Stadium der Entzündung kontraindiziert, da sie zu einer Exazerbation der Entzündung führen kann. In der MRT zeigt sich eine akute Parotitis als vergrößerte Drüse mit deutlicher Kontrastmittelanreicherung und hoher Signalintensität in den T2w Sequenzen.

Differenzialdiagnose

> **⚠ Differenzialdiagnosen**
>
> Die Differenzialdiagnose der akuten Sialadenitis kann eine intraparotide Lymphadenitis, einen submandibulären Abszess, eine Sialadenose und eine Sarkoidose umfassen.

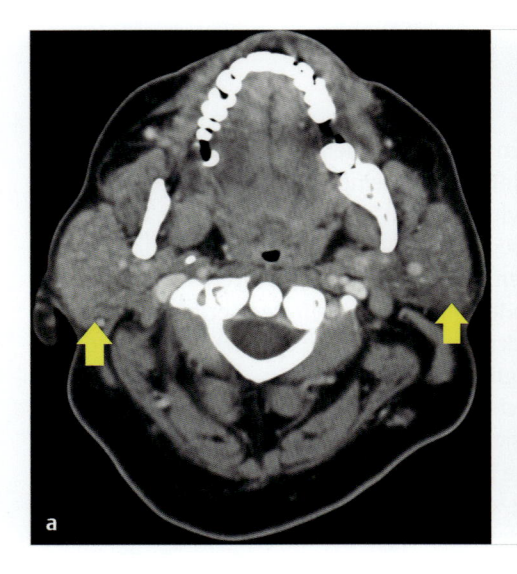

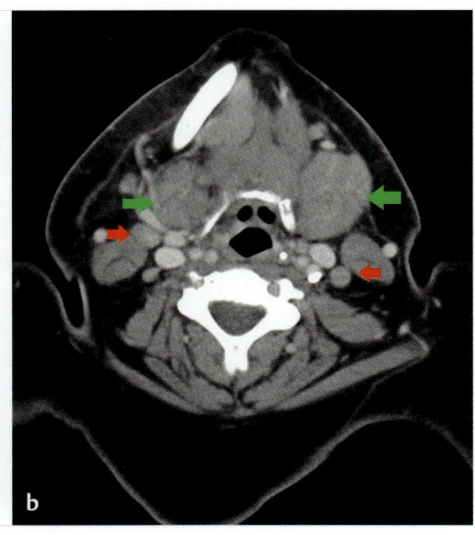

Abb. 9.4 Akute Sialadenitis. Der Patient klagte über Schwellung der Halsweichteile sowie Fieber für 2 Tage. Die CT-Aufnahmen zeigen pathologisch vergrößerte Glandulae submandibulares beidseits (**b**, grüne Pfeile) sowie der Parotiden beidseits (**a**, Pfeile). Des Weiteren Nachweis multipler zervikaler Lymphknoten (**b**, rote Pfeile).
a Axiale CT-Aufnahme nach Kontrastmittelgabe kranial zu **b**.
b Axiale CT-Aufnahme kaudal zu **a**.

9.4 Spezifische Befunde

Sjögren-Syndrom

> **Kernaussagen**
>
> Die Methode der Wahl ist beim Sjögren-Syndrom die Sonografie der Speicheldrüsen. Die Sialografie hat gegenüber der Sonografie nur eine geringe zusätzliche Aussagekraft.

Definition

Das Sjögren-Syndrom ist eine langsam progrediente Autoimmunerkrankung aus der Gruppe der Kollagenosen, bei der es zu einer lymphatischen Infiltration der Speichel- und Tränendrüsen mit CD4-Zellen kommt.

Pathophysiologie und Ätiologie

Chronische Entzündungen entwickeln sich oft aufgrund rezidivierender akuter Sialadenitiden sowie als immunologisches Geschehen im Rahmen eines Sjögren-Syndroms („dry eye, dry mouth, dry synovia").

Demografie

Frauen sind wesentlich häufiger betroffen als Männer (im Verhältnis 9:1–19:1). Das mittlere Manifestationsalter liegt bei etwa 56 Jahren.

Klinik, Therapie und Prognose

Eine chronisch entzündliche Veränderung der Glandula parotis manifestiert sich als Atrophie mit Verkleinerung der Drüse und inhomogener Binnenstruktur, mit insbesondere beim Morbus Sjögren charakteristisch klein- bis mittelknotig wabenartigem Umbau des Parenchyms.

Bildgebung

Diagnostisch müssen Tumoren sowie die nicht entzündliche Sialadenose abgegrenzt werden, die radiologisch der chronischen Sialadenitis ähneln kann. Mit der Sialografie gelingt im chronischen Stadium die Darstellung von ektatischen und/oder stenosierenden Veränderungen des Ductus parotideus. Die Sonografie erlaubt darüber hinaus die Beurteilung der Parenchymstrukturen, die bei chronischen Veränderungen in Form einer Fibrosierung mit inhomogener Echogenität verändert sind.

Während das regional verteilte, intakte Restparenchym in der MRT eine hohe Kontrastmittelaufnahme aufweist, findet sich bei den fibrösen Binnenstrukturen nur ein geringer Anstieg der Signalintensität (▶ Abb. 9.5 und ▶ Abb. 9.6). Die kontrastverstärkte MRT ermöglicht darüber hinaus eine Stadieneinteilung. Das Ausmaß der Kontrastmittelaufnahme des betroffenen Parenchyms korreliert dabei mit dem klinischen Aktivitätsgrad der Erkrankung.

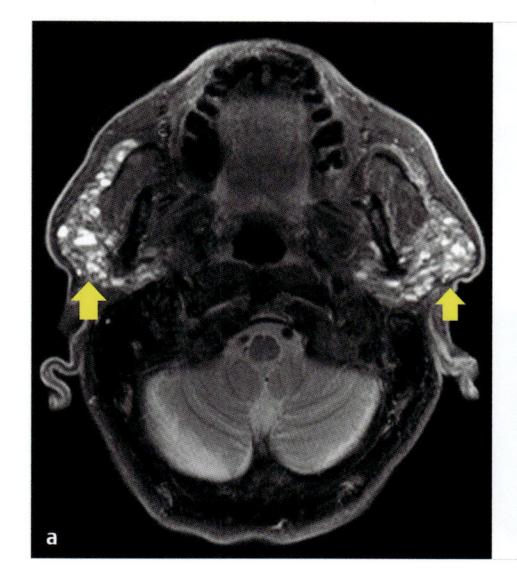

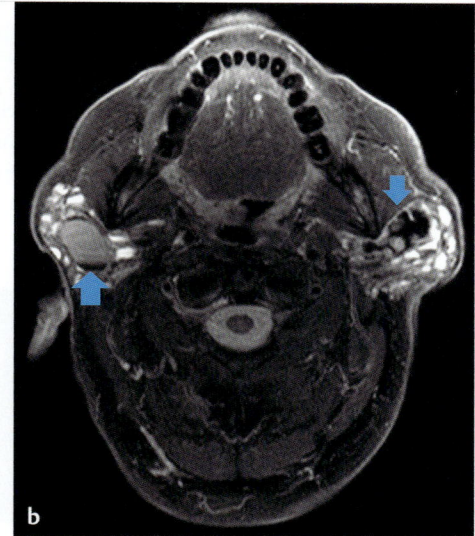

Abb. 9.5 Sjögren-Syndrom. Bei der Patientin zeigen sich multiple zystische Veränderungen der Glandulae parotideae beidseits (**a**, Pfeile), diese zum Teil mit proteinreicher Einblutung (Differenzialdiagnose), exemplarisch rechts (**b**, Pfeile).
a Axiale fettunterdrückte T 2w MRT-Aufnahme.
b Axiale fettunterdrückte T 2w MRT-Aufnahme kaudal zu **a**.

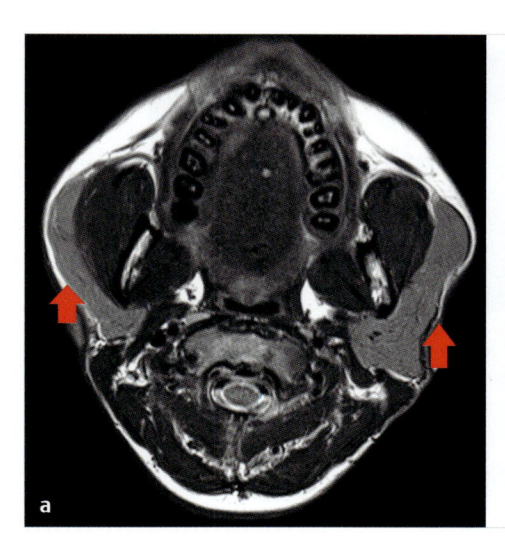

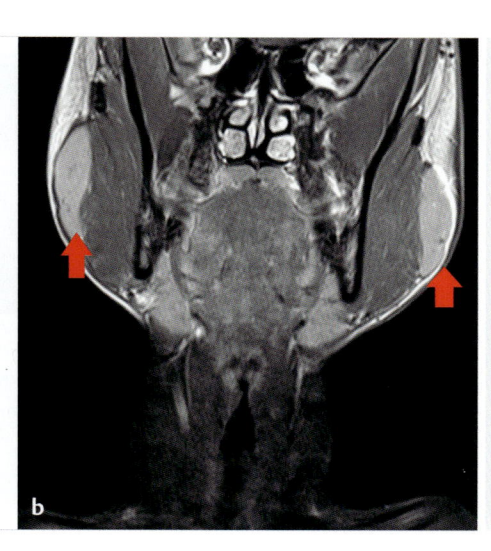

Abb. 9.6 Sjögren-Syndrom. Die MRT-Aufnahmen der Patientin zeigen symmetrische, aber deutlich vergrößerte Glandulae parotidea beidseits (Pfeile) ohne Nachweis von tumorsuspekten Raumforderungen. Mäßigere Hypertrophie auch der Glandulae submandibulares sowie sublinguales (hier nicht gezeigt).
a Axiale T 2w MRT-Aufnahme.
b Koronare T 1w MRT-Aufnahme nach Kontrastmittelgabe.

Differenzialdiagnose

> ⚠️ **Differenzialdiagnosen**
>
> Die Differenzialdiagnose des Sjögren-Syndroms kann die Sarkoidose, die Amyloidose, HIV-assoziierte benigne lymphoepitheliale Zysten und die nicht entzündliche Sialadenose umfassen.

Sarkoidose (Morbus Boeck)

Definition

Eine weitere Form einer chronischen Sialadenitis tritt in Kombination mit einer Sarkoidose auf.

Pathophysiologie und Ätiologie

Die Manifestation in der Parotis ist ein Befall bei Sarkoidose. Die genaue Ätiologie ist unbekannt. Zurzeit werden genetische, immunologische und infektiöse Ursachen diskutiert.

Demografie

Der Altersgipfel der Erkrankung liegt im 2.–4. Lebensjahrzehnt. Frauen sind häufiger betroffen als Männer.

Klinik, Therapie und Prognose

Die Veränderungen der Glandulae parotides ähneln denen des Sjögren-Syndroms und unspezifischer chronischer Sialadenitiden. Bei Mitbefall der Tränendrüsen spricht man von einem „Heerford-Syndrom". Demzufolge steht die thorakale Diagnose der typischen Sarkoidosekriterien mit Vergrößerung der Hiluslymphknoten und fibrotischen Veränderungen im Vordergrund.

Bildgebung

Bildgebend imponieren bei Sarkoidose in der Sonografie, der CT und der MRT entzündliche Kriterien wie Ödem, Verlagerung und Inhomogenitäten.

Differenzialdiagnose

> ⚠️ **Differenzialdiagnosen**
>
> Die Differenzialdiagnose der Sarkoidose kann das Sjögren-Syndrom, HIV-assoziierte benigne lymphoepitheliale Zysten und unspezifische chronische Sialadenitiden umfassen.

Sialadenose

> **M!** **Kernaussagen**
>
> Bei der Diagnose der Sialadenose spielt die Bildgebung nur eine untergeordnete Rolle. Die Diagnostik erfolgt durch eine histologische Untersuchung von Gewebsproben.

Definition

Die Sialadenose ist die nicht entzündliche Form einer beidseitigen, meist schmerzlosen Schwellung der Glandulae parotides.

Pathophysiologie und Ätiologie

Die Ätiologie der Sialadenose ist unbekannt. Sie kann im Zusammenhang mit endokrinen Störungen, Dystrophien, Medikamenten wie z. B. Clonidin und neurogenen Störungen auftreten.

Demografie

Frauen erkranken häufiger als Männer. Die Sialadenose manifestiert sich vor allem in der Pubertät und während der Schwangerschaft.

Klinik, Therapie und Prognose

Menge und Zusammensetzung des Speichels sind in der Regel normal. Die Therapie berücksichtigt die Reduktion des Speichelflusses.

Bildgebung

Diagnostisch wegweisend ist die Sialografie mit dem Bild des „entlaubten Baumes", eines rarefizierten und verengten Gangsystems.

In der MRT kann eine vergrößerte Drüse mit weitgehend homogenem Parenchym nachgewiesen werden (▶ Abb. 9.7).

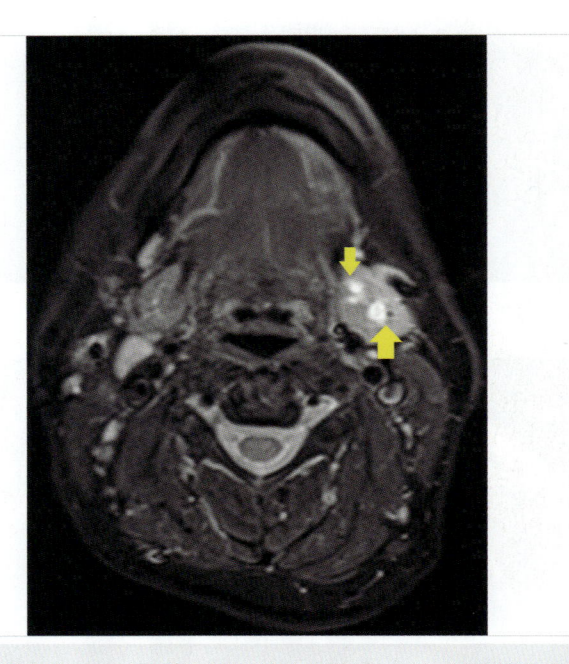

Abb. 9.7 Sialadenose der Glandula submandibularis. In der MRT-Aufnahme der Patientin stellen sich erweiterte intraparenchymale Gangerweiterungen der Glandula submandibularis links (Pfeile) dar.

Differenzialdiagnose

> **⚠ Differenzialdiagnosen**
>
> Bei der Sialadenose sind die Sialadenitis, Speicheldrüsentumoren, die Parotitis epidermis und die Sialolithiasis differenzialdiagnostisch zu berücksichtigen.

Sialolithiasis

> **M! Kernaussagen**
>
> Die Diagnose einer Sialolithiasis ist in den meisten Fällen durch Inspektion und bimanuelle Palpation möglich. Zusätzlich werden Ultraschall oder andere bildgebende Verfahren eingesetzt.

Definition

Die Sialolithiasis ist definiert als das Vorhandensein von Steinen in einer Speicheldrüse oder ihren Drüsenausführungsgängen, die eine Behinderung des Speichelabflusses verursachen.

Pathophysiologie und Ätiologie

Ursächlich sind Elektrolytstörungen (Kalzium) und Fremdkörper zu benennen.

Demografie

Die Sialolithiasis tritt am häufigsten im 5.–8. Jahrzehnt auf und betrifft hauptsächlich die Glandula submandibularis.

Klinik, Therapie und Prognose

Bei Patienten mit Sialolithiasis findet sich eine nahrungsabhängige lokale Schwellung einer Speicheldrüse mit Schmerzsymptomatik. Meist ist die Glandula submandibularis betroffen. Als Komplikation einer Sialolithiasis ist vor allem die akute Sialadenitis von Bedeutung.

Bildgebung

Speichelsteine in den Ausführungsgängen können mit der Röntgenübersichtsaufnahme (Verkalkungen) sowie durch Sonografie und MRT nachgewiesen werden (▶ Abb. 9.8). Eine Sialografie dokumentiert einen umschriebenen Gangabbruch, ist jedoch im akut entzündlichen Stadium kontraindiziert. Fallbeispiele für die Darstellung der Speichelsteine in der CT zeigen ▶ Abb. 9.9 und ▶ Abb. 9.10.

Differenzialdiagnose

> **⚠ Differenzialdiagnosen**
>
> Die Differenzialdiagnose der Sialolithiasis kann in chronischen Fällen punktförmige Verkalkungen im Drüsenparenchym bei chronischer Sialadenitis und Sjögren-Syndrom umfassen. Bei akuter Obstruktion kann ein Speicheldrüsenabszess in die Differenzialdiagnose einbezogen werden.

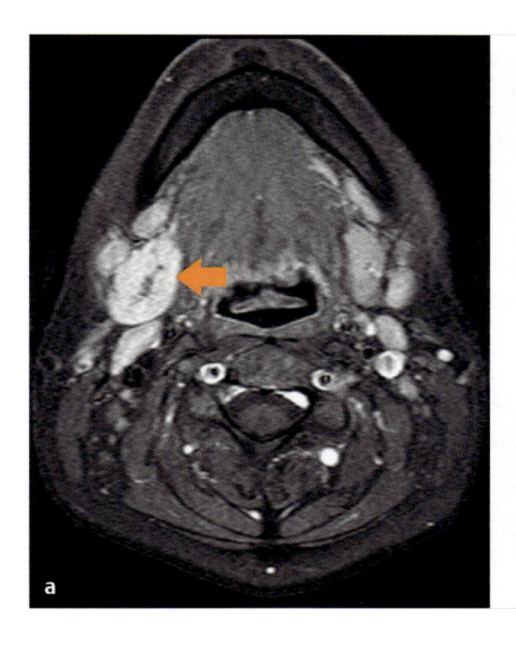

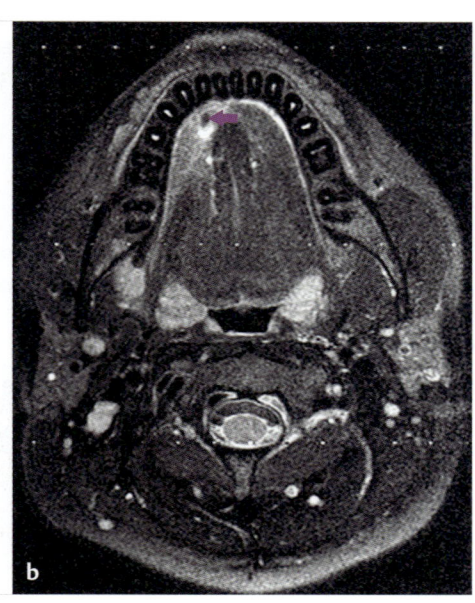

Abb. 9.8 Sialolithiasis im Ausführungsgang der Glandula submandibularis rechts. Es zeigt sich eine Konkrementformation; die Formation imponiert dabei als Signalverlust einer Weichteilzone rechtsseitig in Höhe des Ausführungsgangs (b, Pfeil). Die Glandula submandibularis stellt sich vergrößert mit inhomogener Kontrastmittelaufnahme dar. Intraglanduläre Dilatation der exkretorischen Ausführungsgänge (a, Pfeil).
a Axiale T1w MRT-Aufnahme nach Kontrastmittelgabe.
b Axiale fettunterdrückte T2w MRT-Aufnahme.

Speicheldrüsen

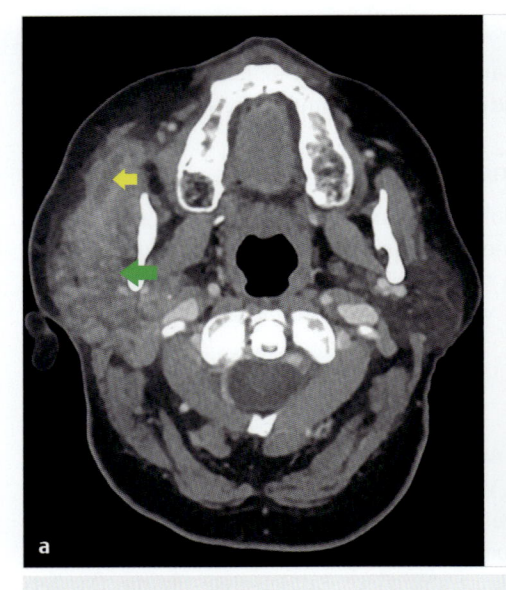

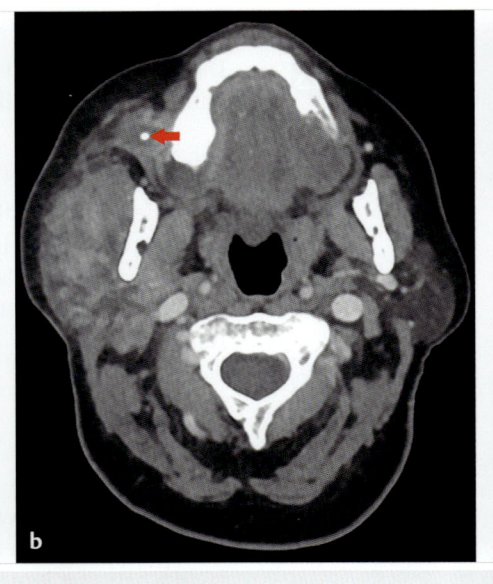

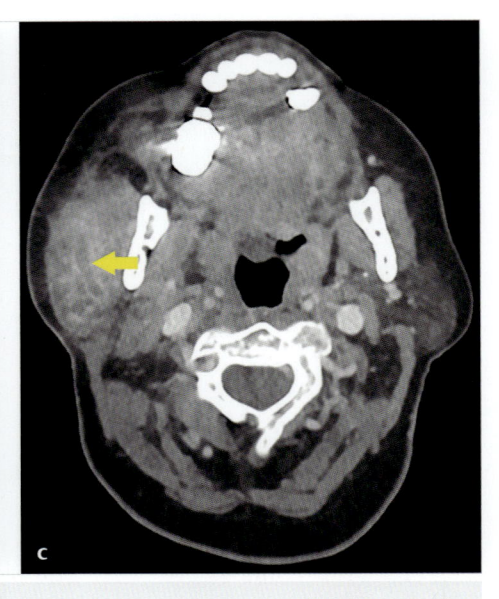

Abb. 9.9 Sialolithiasis im Ausführungsgang der Parotis rechts. Darstellung einer röntgendichten Struktur rechtsbukkal lateral des Alveolarkamms auf Höhe der Regio 17/18 (**b**, Pfeil). Es zeigen sich eine entzündliche Mitreaktion der Glandula parotis rechts (**a**, Pfeil) und eine begleitende Schwellung des subkutanen Fettgewebes mit Fettgewebsimbibierung im Sinne einer entzündlichen Umgebungsreaktion. Es liegt auch ein Aufstau im Ductus parotideus rechts bis in den Hilus der Parotis rechts vor (**c**, Pfeil). CT-Aufnahmen in unterschiedlichen Schichten.
a Axiale CT-Aufnahme.
b Axiale CT-Aufnahme.
c Axiale CT-Aufnahme.

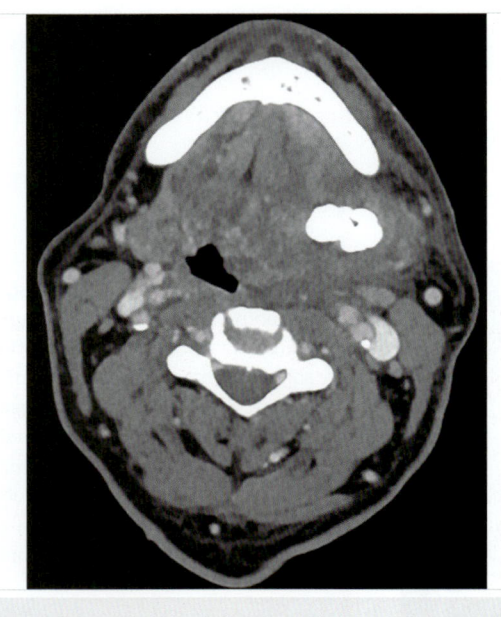

Abb. 9.10 Sialolithiasis im Ausführungsgang der Glandula submandibularis links. Axiale CT-Aufnahme eines Patienten. Großes röntgendichtes Konkrement im proximalen Anteil des Ductus submandibularis links im Sinne einer Sialolithiasis der Glandula submandibularis links. Konsekutiv vergrößerte, kontrastmittelaffine Glandula submandibularis links im Sinne einer entzündlichen Affektion. Ausgedehnte umgebende Ödematisierung der Weichteile des Submandibular- bzw. Sublingualraums links sowie Imbibierung des angrenzenden Fettgewebes im Sinne einer phlegmonösen Umgebungsreaktion mit konsekutiver Einengung der oropharyngealen Luftsäule sowie der Vallecula epiglottica links und des Recessus piriformis links.

9.4.4 Benigne Tumoren

Pleomorphes Adenom

> **Kernaussagen**
>
> Die Lokalisation und Größenbestimmung eines pleomorphen Adenoms erfolgt mittels Sonografie. Bei Innenlappentumoren wird die MRT eingesetzt – myxoide Stromaanteile sind in T 1w Sequenzen hypointens, in T 2w Sequenzen dagegen stark hyperintens. Die zarte Pseudokapsel kann in T 2w und fettgesättigten T 1w Sequenzen dargestellt werden.

Definition

Die sog. Mischtumoren oder auch Eisbergtumoren machen ca. 80 % aller Speicheldrüsentumoren aus und sind dort die häufigsten benignen Tumoren.

Pathophysiologie und Ätiologie

Bisher ist die Ätiologie unbekannt. Risikofaktoren sind nicht bekannt.

Demografie

Adenome sind häufige Tumoren der Speicheldrüse mit einem Altersgipfel in der 4.–6. Lebensdekade. Frauen sind etwas häufiger betroffen als Männer (im Verhältnis 3:2).

Eine Sonderform ist der sog. Eisbergtumor, der sich durch den Parapharyngealraum ausbreitet und bereits oral in der Tonsillenloge palpiert werden kann. Eisbergtumoren sind normalerweise einseitige Läsionen; sie treffen häufiger Frauen als Männer, und zwar vor allem im mittleren Lebensalter. Sie wachsen langsam, ohne Schmerzen zu verursachen.

Klinik, Therapie und Prognose

Das pleomorphe Adenom ist ein prallelastischer Tumor, der meist von der Glandula parotis ausgeht. In der Regel bleibt die Speichelproduktion ungestört und der N. facialis funktionsfähig. Morphologisch sind diese Adenome scharf begrenzt, gelegentlich mit lobulierter Oberfläche. Sie sind nicht schmerzhaft und wachsen langsam. Tumoren des tiefen Parotispols können sich in den Parapharyngealraum ausbreiten. Dort können sie durch ihre Ausdehnung in die Schleimhaut des weichen Gaumens zu Schluckbeschwerden führen.

Die Therapie erfolgt operativ mittels kompletter Exstirpation, mit guter Prognose. Rezidive treten bei vollständiger Exstirpation selten auf.

Bildgebung

Die Diagnostik erfolgt zunächst mittels Sonografie zur Lokalisation und Größenbestimmung. Typisch für die pleomorphen Adenome ist das Vorhandensein einer kompletten Kapsel und einer gelappten Kontur.

Auch sind die Hyperintensität in der T2-Wichtung und die Hypointensität in der T1-Wichtung kennzeichnend (▶ Abb. 9.11). Durch die glatte Abgrenzung zum Parenchym der Parotis hebt sich das pleomorphe Adenom von den malignen Raumforderungen gut ab. Damit ist die T2w Sequenz ein guter Prognosefaktor. Kleinere Adenome mit einem Durchmesser kleiner als 2 cm erscheinen sowohl in der T2w als auch in der T1w Sequenz homogen, große Adenome mit einem Durchmesser über 2 cm dagegen heterogen. Die Raumforderungen können je nach Zusammensetzung in zystisch oder solide eingeteilt werden. Nach Kontrastmittelgabe zeigen häufig inhomogene Areale mit Einschmelzungen, Nekrosen oder Einblutungen eine kräftige Anreicherung. Die Homogenität ist dabei auch von der Größe und von der Anwesenheit solider oder zystischer Anteile abhängig. Die scharfe Begrenzung und Kontur sind nach der Aufnahme weiter erhalten. Damit wird die ausbleibende Infiltration in das umliegende Gewebe gezeigt.

Differenzialdiagnose

Differenzialdiagnosen

Von pleomorphen Adenomen müssen andere Speicheldrüsentumoren differenzialdiagnostisch abgegrenzt werden. Eine Fazialisparese deutet eher auf einen malignen Tumor hin. Die endgültige Diagnose kann in der Regel nur durch histologische Verifizierung gestellt werden.

Zystadenolymphom (Warthin-Tumor)

Kernaussagen

Da Zystadenolymphome mit einem zystischen Erscheinungsbild imponieren, resultiert in der MRT ein vergleichbares Signalverhalten wie das von Zysten, mit oft randständiger Kontrastmittelanreicherung.

Definition

Die zweithäufigste benigne Raumforderung ist das Zystadenolymphom, auch „Warthin-Tumor" genannt. Es entspringt aus lymphatischem Gewebe und wird oft mit dem pleomorphen Adenom verwechselt.

Pathophysiologie und Ätiologie

Bisher sind keine ätiologischen Faktoren bekannt.

Demografie

Der Warthin-Tumor tritt unabhängig vom Geschlecht auf, gehäuft im mittleren Lebensalter.

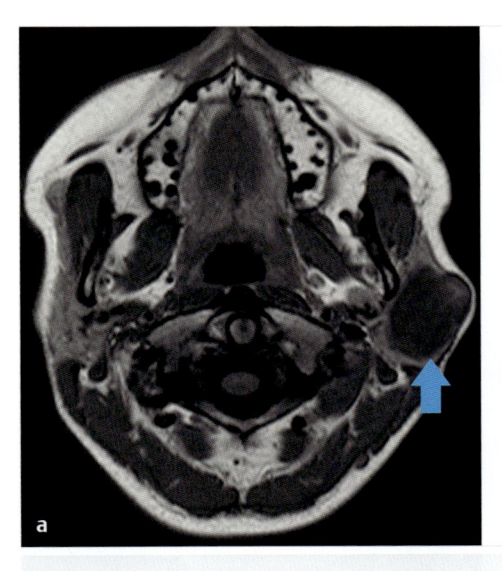

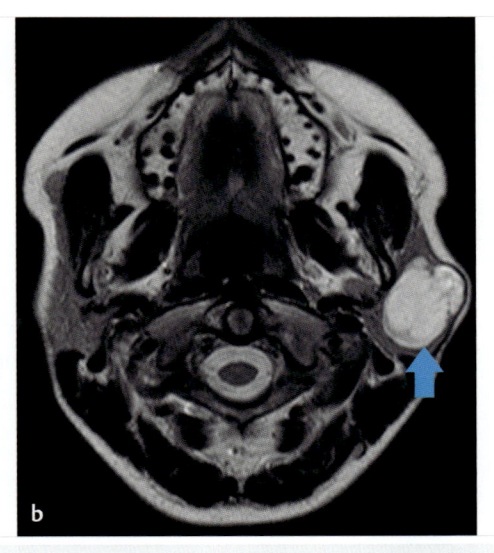

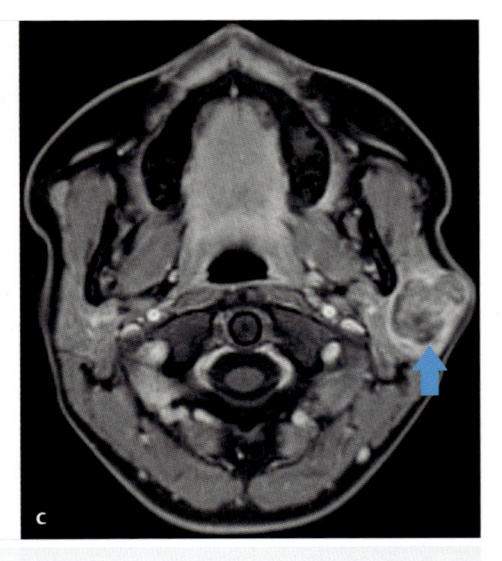

Abb. 9.11 **Pleomorphes Adenom.** Es zeigt sich eine Raumforderung (Pfeile) ventral im oberflächlichen Lappen der Glandula parotis links mit zentral T1w hypointenser Signalgebung und hyperintenser Signalgebung in der T2w-Sequenz mit T2w hypointenser Kapsel. Diese Raumforderung lässt eine heterogene Kontrastmittelanreicherung von zentralen Anteilen und der Kapsel erkennen.
a T1w MRT-Aufnahme.
b T2w MRT-Aufnahme.
c T1w MRT-Aufnahme nach Kontrastmittelgabe.

Klinik, Therapie und Prognose

Im Tastbefund ist der Warthin-Tumor weich und gegen den Untergrund verschiebbar, ansonsten ist er klinisch meist symptomlos. Beim Zystadenolymphom können sich mehrere Läsionen bilden, entweder gleichzeitig oder zu verschiedenen Zeiten. Diese Läsionen findet man dann eher im dorsokaudalen Teil der Parotis, während die kleineren Zystadenolymphome eher oberflächlich zu finden sind. Außerdem müssen die Raumforderungen nicht unbedingt einseitig bleiben; sie können beide Ohrspeicheldrüsen betreffen.

Bildgebung

In der MRT zeigt sich ein ähnliches Bild wie beim pleomorphen Adenom, ohne Zeichen einer Infiltration. Der Tumor bleibt auf die Glandula-parotis-Loge beschränkt. Die homogenere Binnenstruktur imponiert auch sonografisch echoarm, ohne Nachweis zystischer oder regressiver Veränderungen. Die Signalintensität im MRT ist abhängig von der Anwesenheit von zystischen oder soliden Komponenten, von Einblutungen oder von Verkalkungen. So kann das Signal in der T2-Wichtung unterschiedlich sein. In der TIRM-Sequenz ist das Signal iso- bis hyperintens, in Turbo-Spin-Echo-Sequenzen stattdessen hypointens. Das Zystadenolymphom zeigt keine abgrenzbaren Infiltrationen und keinen Nachweis eines Infiltrationsmusters, sondern eine glatte Begrenzung und gut definierte Ränder. In der T1w Sequenz sind die Raumforderungen wie das pleomorphe Adenom hypointens. Sie erscheinen homogen, wenn sie kleiner als 2 cm sind, sonst heterogen. So ist das Zystadenolymphom manchmal leicht hyperintens, möglicherweise aufgrund von Einblutungen oder Verkalkungen (▸ Abb. 9.12 und ▸ Abb. 9.13). Die Raumforderungen lassen sich nach der Kontrastmittelgabe nicht leicht abgrenzen. Zum Vergleich reichert das pleomorphe Adenom Kontrastmittel gar nicht oder nur an den Rändern erkennbar an.

Während eine Zyste sich in der CT hypodens und homogen darstellt, zeigt sich der Warthin-Tumor als eine gut abgegrenzte, hyperdense, leicht heterogene, ovale Struktur.

Differenzialdiagnose

> **Differenzialdiagnosen**
>
> Wichtige auszuschließende Differenzialdiagnosen sind beim Zystadenolymphom das lymphoepitheliomartige Karzinom und das mukoepidermoide Karzinom.

Neurinom

> **Kernaussagen**
>
> Das Erscheinungsbild von Neurinomen im MRT ähnelt stark dem von Zysten oder pleomorphen Adenomen. Im Unterschied zu diesen können sie aber benachbarte Strukturen verlagern.

Definition

Ein Neurinom, auch „Schwannom" genannt, ist ein benigner Tumor des peripheren Nervensystems, von den Schwann-Zellen ausgehend und langsam wachsend.

Pathophysiologie und Ätiologie

Gehäuft tritt das Neurinom bei Patienten mit Neurofibromatose auf.

Demografie

Die Inzidenz liegt bei 1:10 000.

Klinik, Therapie und Prognose

Klinisch zeigt sich eine knotige Raumforderung in der oder in der Nähe der Parotisloge.

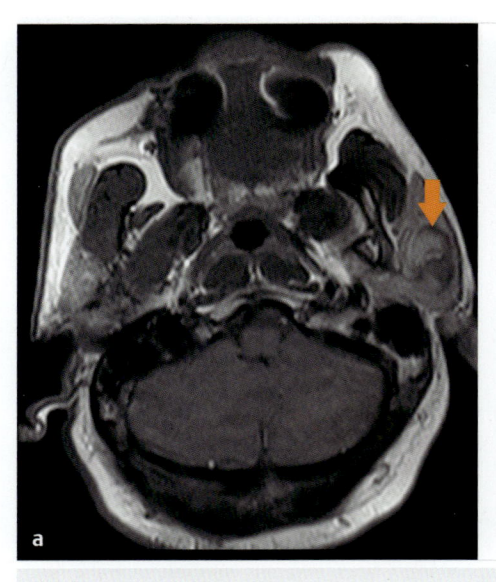

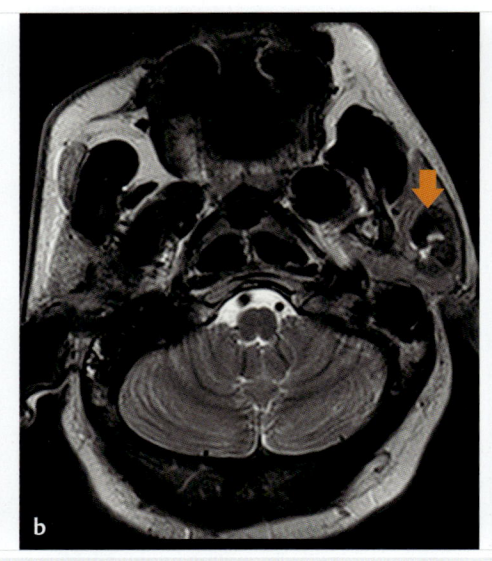

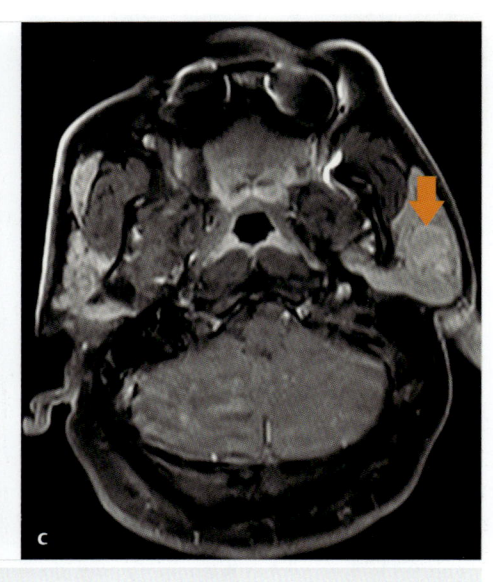

Abb. 9.12 Linksseitiger Warthin-Tumor. Es besteht eine Raumforderung in der linken Parotis (Pfeile) mit einem heterogenen isointensen Signal in der T1w Sequenz und einem heterogenen hypointensen Signal in der T2w Sequenz. Es zeigt sich eine leichte Anreicherung nach Kontrastmittelgabe.
a T1w MRT-Aufnahme.
b T2w MRT-Aufnahme.
c T1w MRT-Aufnahme nach Kontrastmittelgabe.

9.4 Spezifische Befunde

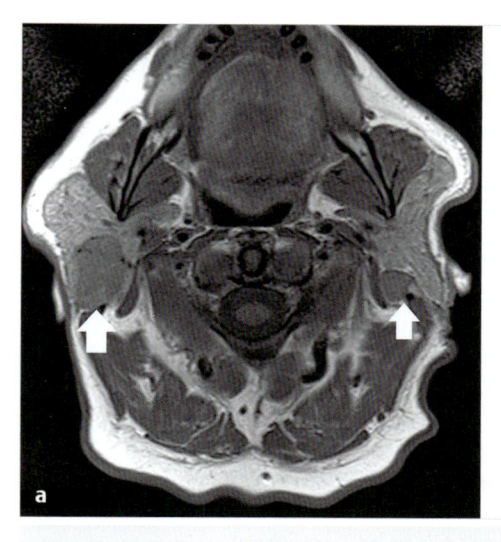

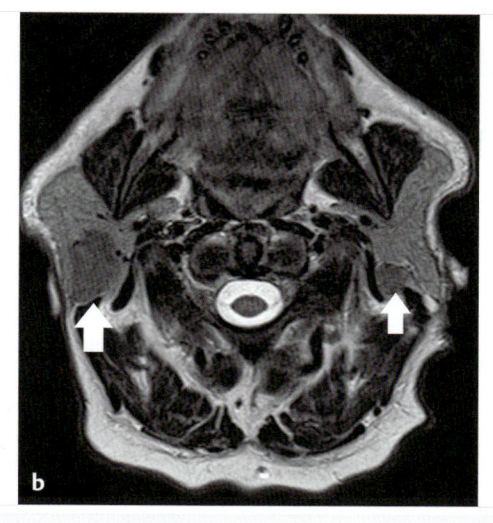

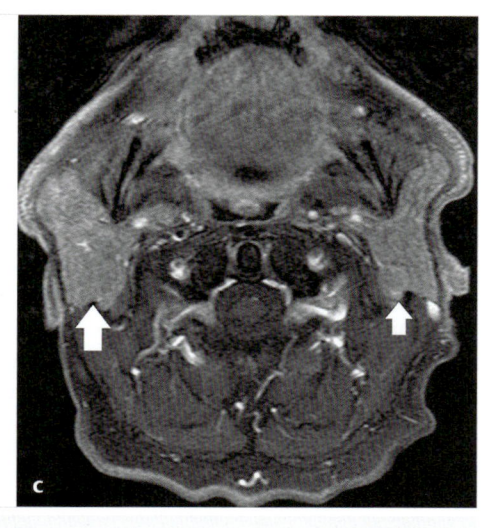

Abb. 9.13 Warthin-Tumoren. Es zeigen sich eine Raumforderung im Bereich der Glandula parotis rechts sowie eine weitere Raumforderung im Bereich der Glandula parotis links medialseitig. Die Raumforderungen (Pfeile) weisen eine inhomogene Textur auf, allerdings mit glatter, scharfer Berandung. In den T 1w Sequenzen zeigen sie im Vergleich zum Parotisgewebe ein hypointenses Signal mit einzelnen signalreichen Zonen. In den T 2w Sequenzen erscheinen sie als hypointense Läsionen im Vergleich zum Parotisgewebe. Nach Kontrastmittelgabe lassen sich die Läsionen in der transversalen Schichtführung lediglich sehr inhomogen abgrenzen.
a Axiale T 1w MRT-Aufnahme.
b Axiale T 2w MRT-Aufnahme.
c Axiale T 1w MRT-Aufnahme nach Kontrastmittelgabe.

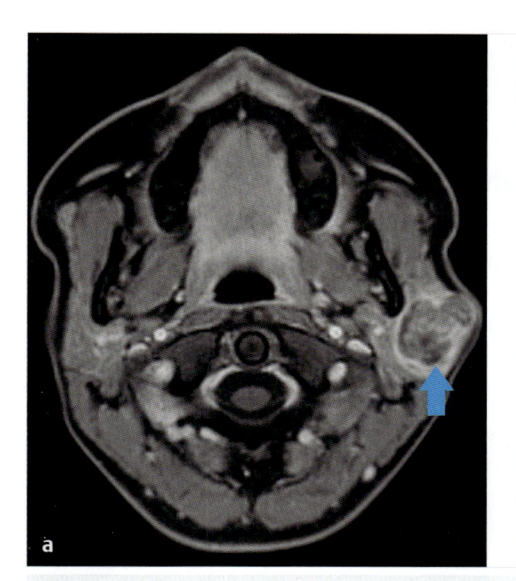

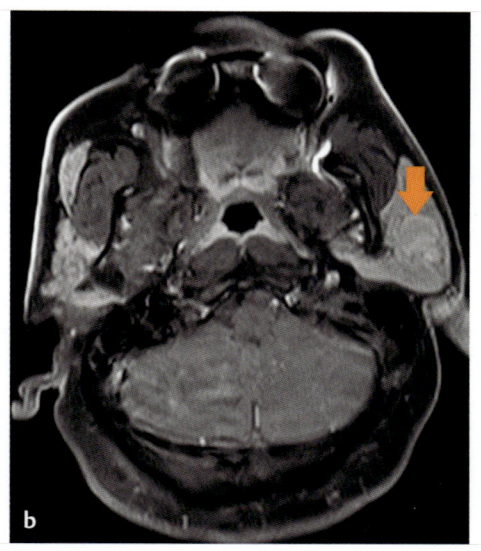

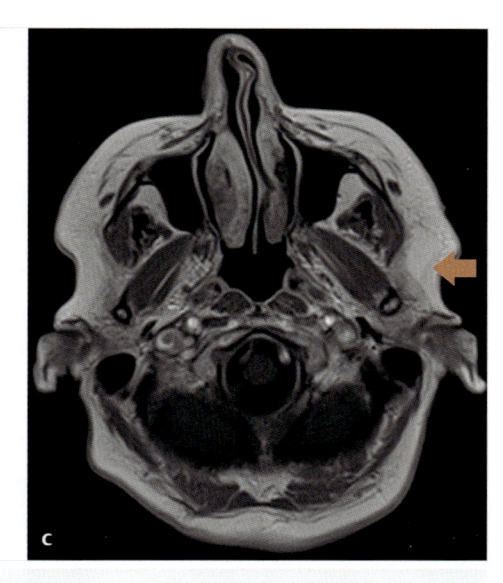

Abb. 9.14 Neurinom: Differenzialdiagnose benigner Parotistumoren. T 1w MRT-Aufnahmen nach Kontrastmittelgabe von verschiedenen Patienten.
a Pleomorphes Adenom (Pfeil).
b Warthin-Tumor (Pfeil).
c Lipom.

Bildgebung

Sehr unterschiedlich ist das Erscheinungsbild von Neurinomen im Vergleich zu einer Zyste oder einem pleomorphen Adenom im MRT nicht. Die einzige Abweichung ist nur die Verlagerung von benachbarten Strukturen, die bei den anderen Raumforderungen nicht stattfindet. Zudem ist keine Infiltration nachweisbar. Das Neurinom ist gut abgegrenzt, sehr heterogen und ohne Hinweis auf Nekrosen. In der T 2-Wichtung zeigt sich das Neurinom hyperintens in TIRM- und isointens mit hyperintensen Anteilen in Turbo-Spin-Echo-Sequenzen. Wie alle anderen bisher beschriebenen Raumforderungen wird das Neurinom in der T 1-Wichtung als hypointens im Vergleich zum Parotisparenchym und homogen abgebildet. Nach Kontrastmittelgabe wird dieses heterogen aufgenommen.

In der CT imponiert das Neurinom als gut begrenzte, ovale, hypodense und leicht inhomogene Struktur.

Differenzialdiagnose

> **Differenzialdiagnosen**
>
> Die häufigsten benignen, differenzialdiagnostisch vom Neurinom abzugrenzenden Tumoren in der Parotis sind das pleomorphe Adenom und das Zystadenolymphom (▶ Abb. 9.14).

Speicheldrüsen

Lipom

Kernaussagen

Ein Lipom kann mit der Bildgebung sicher diagnostiziert werden, ohne dass eine Biopsie notwendig ist.

Definition

Als benigne Differenzialdiagnose von Raumforderungen in der Parotis ist das Lipom der häufigste mesenchymale Tumor. Es findet sich sowohl innerhalb der Parotis als auch in ihrer Umgebung.

Pathophysiologie und Ätiologie

Lipome in den Speicheldrüsen sind gut definierte benigne, eingekapselte Weichteilläsionen, die primär aus Fettzellen bestehen.

Demografie

Sie entstehen mit einer Prävalenz von 15–20 % in der Kopf-Hals-Region und machen 0,6–4,0 % der neoplastischen Läsionen der Parotis aus.

Klinik, Therapie und Prognose

Klinisch findet sich meist eine langsam wachsende, asymptomatische, schmerzlose Schwellung in der Parotisloge.

Bildgebung

Das Lipom kann am besten mithilfe der MRT beurteilt werden, da diese die Differenzierung zwischen dem Lipom und sonstigem, in der Nachbarschaft liegendem Fettgewebe ermöglicht. Einzelne Kriterien erlauben auch die Differenzialdiagnose mittels Ultraschall und CT.

Obwohl die MRT aufgrund des Fehlens einer Strahlenexposition bevorzugt wird, ist das Lipom in der CT wegen einer geringeren Densität als der des Wassers, nämlich von –150 bis –50 HE, sehr gut charakterisiert. Das Lipom unterscheidet sich im MRT deutlich von allen anderen Differenzialdiagnosen, vor allem durch das Signal. Somit ist es in der T2-Wichtung in TIRM-Sequenzen hypointens und in Turbo-Spin-Echo-Sequenzen hyperintens. In der T1w Sequenz ist es hyperintens und nimmt kein Kontrastmittel auf (▶ Abb. 9.15). Folglich zeigt sich ein fettäquivalentes Signalverhalten, das sehr homogen ist. Es finden sich kein infiltratives Muster, keine Nekrosen, Blutungen oder Verkalkungen und keine Verlagerungen der umgebenden Strukturen, außer der klinisch sichtbaren Schwellung. Wichtig für die mögliche weitere Behandlung, die chirurgische Resektion, sind die Lage, die häufig oberflächlich ist, und auch die Kapsel, die glatt begrenzt, aber auch septiert oder lobuliert sein kann. Es fehlt das Kriterium der Kontrastmittelaufnahme im Rand, das man bei der Zyste oder dem Zystadenolymphom beobachten kann. Deshalb lassen sich die Grenzen zwischen der Läsion und umgebenden Strukturen sehr gut markieren. Eine mögliche Sequenz für die Diagnostik ist auch die Fettsuppression oder Dixontechnik, bei denen die fettigen Strukturen leuchten können. Nach Vergleich mit den anderen Sequenzen und der Klinik kann die Diagnose gestellt werden.

Differenzialdiagnose

Differenzialdiagnosen

Die Differenzialdiagnose eines Lipoms kann sonstiges benachbartes Fettgewebe und das Liposarkom umfassen.

9.4.5 Maligne Tumoren

Bei den malignen Tumoren werden histologisch etwa 24 verschiedene Tumoren unterschieden, darunter:
- Mukoepidermoidkarzinom,
- adenoidzystisches Karzinom (Zylindrom),
- Azinuszellkarzinom,
- myoepitheliales Karzinom,

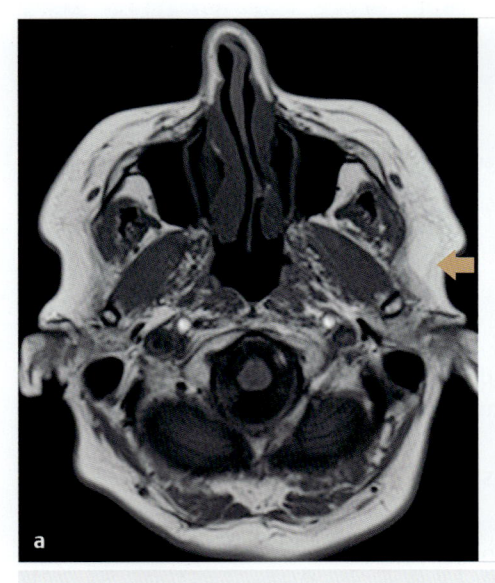

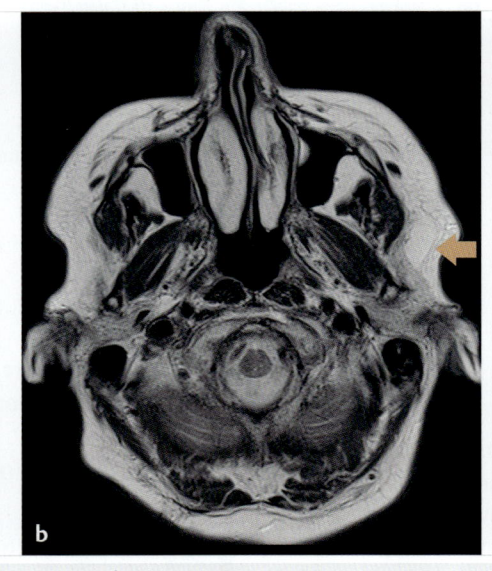

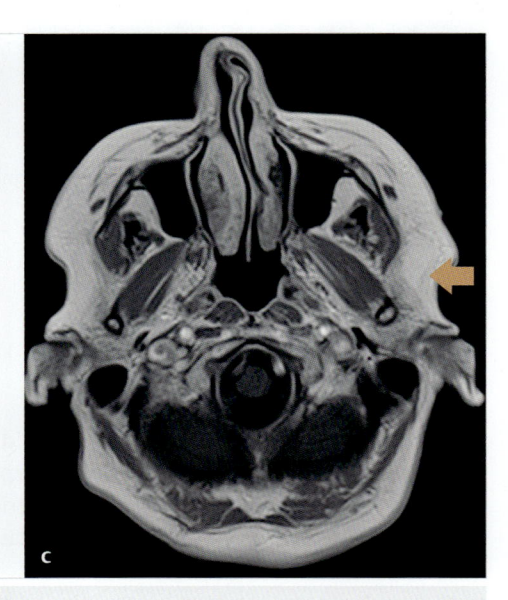

Abb. 9.15 Kleines Lipom vor der linken Parotis. Dieses Lipom (Pfeile) zeigt ein hyperintenses Signal in der T1w und der T2w Sequenz ohne signifikante Postkontrastanreicherung.
a T1w MRT-Aufnahme.
b T2w MRT-Aufnahme.
c T1w MRT-Aufnahme nach Kontrastmittelgabe.

- Plattenepithelkarzinom,
- Adenokarzinom (ohne weitere Spezifikation).

Darüber hinaus müssen in seltenen Fällen maligne Lymphome sowie mesenchymale und Mischtumoren differenziert werden.

Mukoepidermoidkarzinom

> **Kernaussagen** M!
>
> In der Bildgebung imponiert das Mukoepidermoidkarzinom weitgehend unspezifisch; eine Differenzierung gelingt dann nur histologisch.

Definition

Der häufigste maligne Tumor der Speicheldrüsen, besonders in der Parotis, ist das Mukoepidermoidkarzinom mit einer Prävalenz von ungefähr 75 %.

Pathophysiologie und Ätiologie

Die Ätiologie des Mukoepidermoidkarzinoms ist unbekannt. Es wird eine mögliche Assoziation mit humanen Papillomviren in Betracht gezogen. Histologisch kann es sich aus 3 Typen von Zellen zusammensetzen: epidermoiden, schleimbildenden und Intermediärzellen. Histopathologisch kann es weiter in Low-Grade-, Intermediate-Grade- und High-Grade-Tumoren unterteilt werden.

Demografie

Das Mukoepidermoidkarzinom ist der häufigste maligne Tumor der Parotis. Es macht 10 % aller Tumoren der Speicheldrüsen und 30 % der Neoplasien aus. Es tritt meist zwischen dem 30. und 50. Lebensjahr auf und dabei hauptsächlich in der Glandula parotis. Das weibliche Geschlecht ist bevorzugt betroffen.

Klinik, Therapie und Prognose

High-Grade-Tumoren sind charakterisiert durch das infiltrative perineurale und frühe angiolymphatische Wachstum sowie Anomalien der Zellen wie Anaplasie, Nekrose und atypische Mitosen. Eine Low-Grade-Neoplasie (48 %) imponiert als schmerzlose, langsam wachsende Schwellung, selten größer als 5 cm. Dagegen verursachen die High-Grade-Tumoren (38,7 %) eher Schmerzen, Metastasen und Ulzera. Die Klinik kann mit der Histologie und der Bildgebung korreliert werden. Wenn keine Infiltration nachweisbar ist, ist es sehr wahrscheinlich, dass es sich um einen Low-Grade-Tumor handelt.

Bildgebung

Die Merkmale von Mukoepidermoidkarzinomen in der MRT ähneln denen des myoepithelialen Karzinoms, mit Ausnahme einer Kapsel. Das Mukoepidermoidkarzinom präsentiert sich in der T2w Sequenz hyperintens, homogen bei kleineren Läsionen und heterogen bei den größeren. Es zeigt sich gut begrenzt, wenn keine Infiltration stattgefunden hat. In der nativen T1-Wichtung imponiert dieser Tumor wie die meisten Raumforderungen der Parotis hypointens und homogen (▶ Abb. 9.16). Dabei sind die Grenzen zwischen der Neoplasie und den umgebenden Strukturen unscharf, weil die Infiltration in dichterem Gewebe erfolgt wie etwa Haut, Ohr, Muskeln und Fettgewebe. Das Kontrastmittel kann sich entweder randständig oder gleichmäßig in der ganzen Struktur inhomogen anreichern, abhängig von dem Vorhandensein von Nekrosen, Verkalkungen, Zysten oder Einblutungen. Auf diese Weise kann die Infiltration exakt visualisiert werden.

In der CT kommt das Mukoepidermoidkarzinom häufig als inhomogene, hypodense Raumforderung bei zystischen Anteilen mit einem hyperdensen, gut begrenzten Rand zur Darstellung.

Differenzialdiagnose

> **Differenzialdiagnosen** ⚠
>
> Bei niedriggradigen Tumoren kann die Differenzialdiagnose eines Mukoepidermoidkarzinoms ein pleomorphes Adenom und einen Warthin-Tumor umfassen. Bei hochgradigen Tumoren kann eine Differenzierung zwischen mukoepidermoidem Tumor, adenoidzystischem Tumor und Metastasierung erforderlich sein.

Adenoidzystisches Karzinom

> **Kernaussagen** M!
>
> In der T2w MRT zeigt sich das adenoidzystische Karzinom als heterogene Struktur, mit Nekrosen, die sich durch einen hypointenseren Anteil auszeichnen.

Definition

Das adenoidzystische Karzinom macht 4,4 % aller Speicheldrüsentumoren und 11,8 % der malignen Tumoren der Speicheldrüsen aus. Daher ist es die zweithäufigste maligne Neoplasie nach dem Mukoepidermoidkarzinom.

Pathophysiologie und Ätiologie

Das adenoidzystische Karzinom gehört zu den infiltrativen Tumoren der Speicheldrüsen. Es gibt 3 Subtypen:
- glandulär (kribriform; Epithelzellen durchsetzt mit Zylinderzellen),
- tubulär (epitheliale drüsengangähnlichen Strukturen) und
- solid-basaloid.

Demografie

Das adenoidzystische Karzinom macht etwa 8 % der Speicheldrüsentumoren aus und ist damit relativ selten. Es tritt mit einem Altersgipfel zwischen dem 4. und 6. Lebensjahrzehnt und mit einer leicht erhöhten Inzidenz bei Frauen (3:2) auf.

Klinik, Therapie und Prognose

Das adenoidzystische Karzinom kann selten auch den Rachen, die Ohrmuschel, die Trachea, die Brüste, die Tränendrüsen und die Haut betreffen. In der Hälfte der Fälle treten keine Metastasen auf, bei 30 % sind die regionalen Lymphknoten befallen. Nur wenige Patienten entwickeln weitere Metastasen, normalerweise in den Lungen. Bei Befall der Glandula parotis wachsen die Metastasen dort diffus sowohl nach parapharyngeal wie auch nach lateral und führen zu Infiltrationen der Halsmuskulatur, des M. masseter und der Mandibula.

Speicheldrüsen

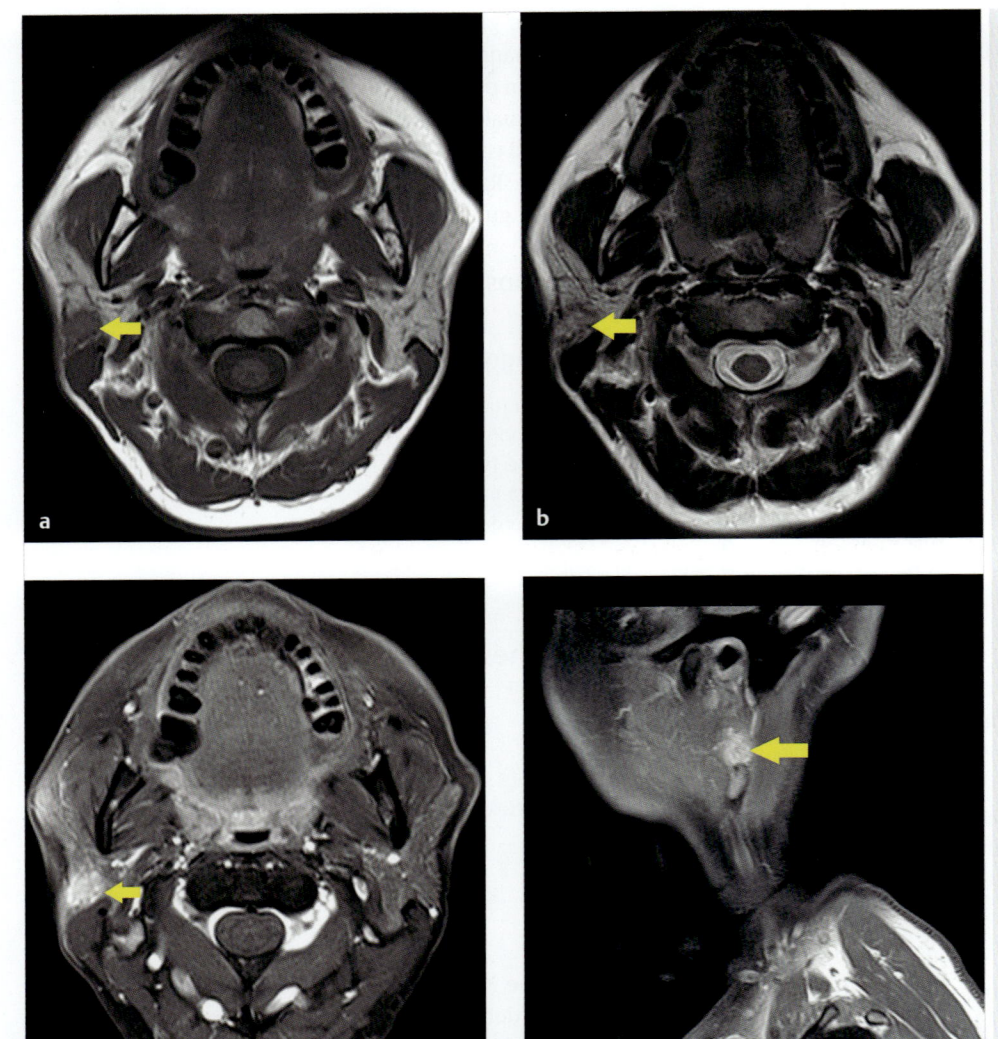

Abb. 9.16 Mukoepidermoidkarzinom der rechten Parotis. Es zeigt sich eine kleine Raumforderung (Pfeile), die im oberflächlichen Teil der Parotis leicht unscharf begrenzt ist. Die Raumforderung imponiert mit einem hypointensen Signal in der T1w Sequenz, einem heterogenen Signal in der T2w Sequenz und einer signifikanten Kontrastmittelanreicherung nach Kontrastmittelgabe.
a T1w MRT-Aufnahme.
b T2w MRT-Aufnahme.
c Axiale T1w MRT-Aufnahme nach Kontrastmittelgabe.
d Sagittale T1w MRT-Aufnahme nach Kontrastmittelgabe.

Bildgebung

In der T2w MRT präsentiert sich eine heterogene Struktur, hyperintens in TIRM- und isointens in Turbo-Spin-Echo-Sequenzen, mit Nekrosen, die sich durch einen hypointenseren Anteil auszeichnen. In der T1w Sequenz lässt sich eine hypointense, homogene Raumforderung beschreiben (▶ Abb. 9.17). Nach Kontrastmittelgabe wird kein kräftiges Signal gesehen. Die Raumforderung ist isointens und heterogen, die Nekrose ist damit abgegrenzt. Oft ist in der Umgebung keine Infiltration nachweisbar. Das adenoidzystische Karzinom ist gut abgegrenzt, wie in der T1-Wichtung zu sehen ist, und glatt von der Parotis begrenzt. Hinzu kommt, dass die Raumforderung eine große Fläche der betroffenen Speicheldrüse bedeckt und eine leichte Schwellung verursacht. Während in den nativen T1w und T2w Sequenzen die Muskulatur intakt imponiert, können nach Kontrastmittelgabe oft Infiltrationen in umliegendes Muskelgewebe diagnostiziert werden. In charakteristischer Weise findet sich ein infiltratives Wachstum entlang der Gefäß-Nerven-Logen mit Lähmung bestimmter Hirnnerven sowie frühzeitiger Fernmetastasierung.

Differenzialdiagnose

Differenzialdiagnosen

Differenzialdiagnostisch sind beim adenoidzystischen Karzinom benigne Tumoren wie das pleomorphe Adenom sowie der benigne Mischtumor und maligne Tumoren wie das mukoepidermoide Karzinom sowie das niedriggradige Adenokarzinom zu beachten.

9.4 Spezifische Befunde

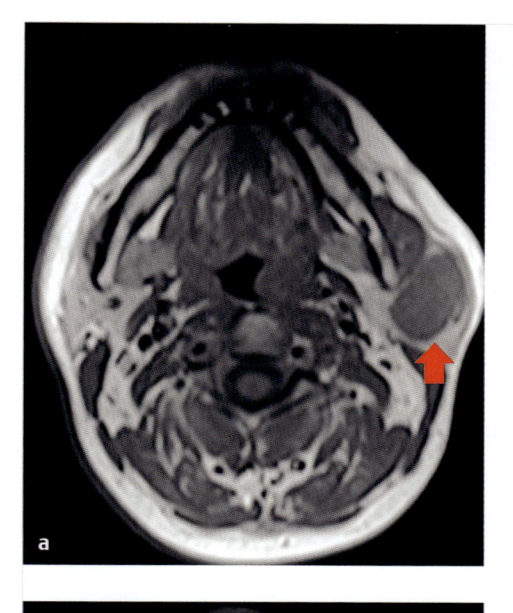

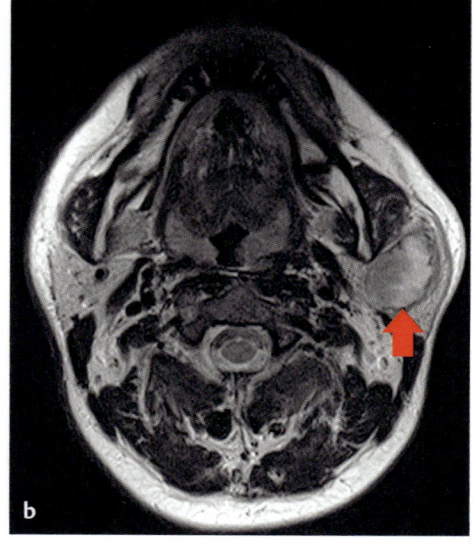

Abb. 9.17 Adenoidzystisches Karzinom der linken Parotis. In der T 1w Sequenz zeigt sich eine hypointense, homogene Raumforderung (Pfeile). In der T 2w Sequenz im MRT präsentiert sich eine heterogene Struktur, isointens in Turbo-Spin-Echo-Sequenzen und hyperintens in TIRM-Sequenzen, mit Nekrosen, die sich durch einen hypointenseren Anteil auszeichnen.
a T 1w MRT-Aufnahme.
b T 2w Turbo-Spin-Echo-MRT-Aufnahme.
c Axiale TIRM-MRT-Aufnahme.
d Koronare TIRM MRT-Aufnahme.

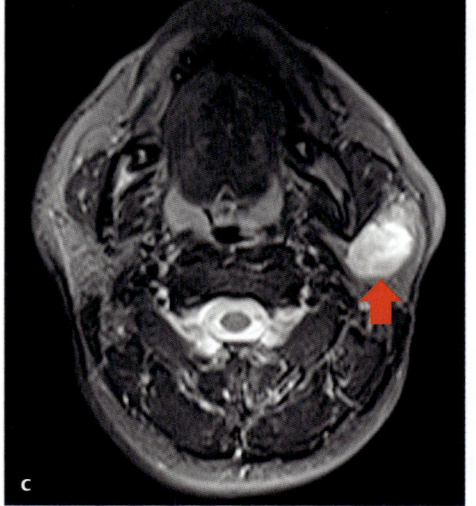

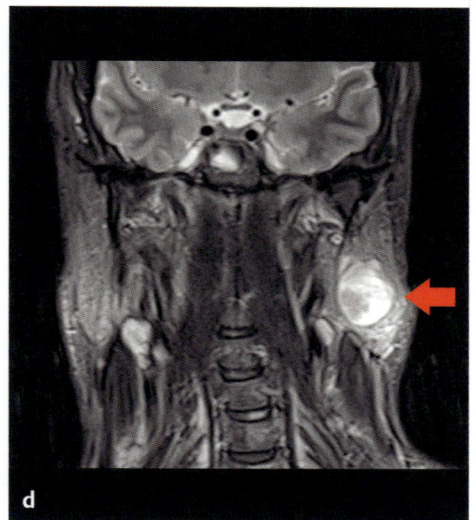

Azinuszellkarzinom

> **Kernaussagen**
>
> Beim Azinuszellkarzinom handelt es sich um einen Tumor mit relativ geringem Malignitätsgrad, da es erst relativ spät metastasiert. Über 80 % der Azinuszellkarzinome finden sich in der Glandula parotis.

Definition

Das Azinuszellkarzinom ist eine seltene maligne Raumforderung der Speicheldrüse, die 1950 zuerst von Foote und Frazell als benigne beurteilt wurde. Aber wegen des Metastasierungsrisikos wurde es schließlich als Tumor mit relativ geringem Malignitätsgrad klassifiziert.

Pathophysiologie und Ätiologie

Das Azinuszellkarzinom enthält Azinuszellen (in unterschiedlichem Maße). Die Karzinome können als solide, mikrozystische, papillärzystische und folikuläre Formen auftreten.

Demografie

Nach dem Mukoepidermoidkarzinom und dem adenoidzystischen Karzinom folgt von der Häufigkeit her das Azinuszellkarzinom mit einer Inzidenz von 1–6 % der Speicheldrüsentumoren und 15 % aller malignen Tumoren der Parotis. Das Azinuszellkarzinom betrifft meistens Frauen und tritt zwischen der 5. und der 7. Dekade auf. Bevorzugt ist meistens die Parotis betroffen, gefolgt von der Submandibulärspeicheldrüse.

Klinik, Therapie und Prognose

Das Azinuszellkarzinom metastasiert in die zervikalen Lymphknoten und die Lunge, aber auch in Knochen, in die Augenhöhle, in die Leber und, selten, in die Haut. Es können Schmerzen sowie Geschmacksveränderungen auftreten oder es kann zu einer Fazialisparese kommen, da der N. facialis durch die Glandula parotis verläuft.

Die Therapie erfolgt durch Operation und evtl. Chemotherapie und Bestrahlung. Die Prognose beim Azinuszellkarzinom ist günstig, mit einer 10-Jahres-Überlebensrate von über 80 %. Allerdings neigt dieser Tumor zu Rezidiven. Metastasen sind selten, dann aber eher ungünstig für die Prognose.

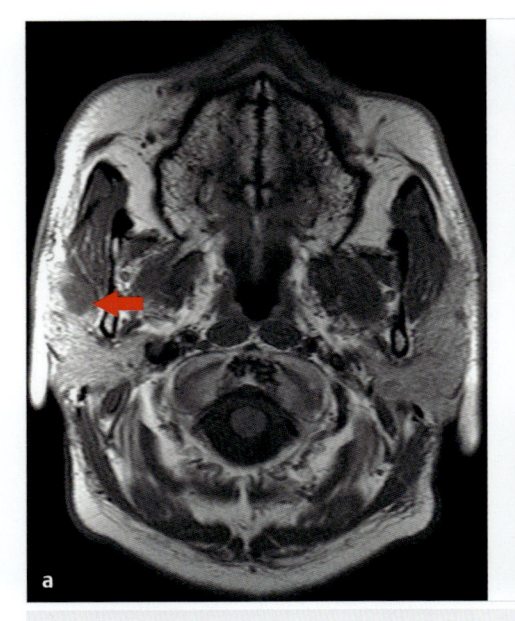

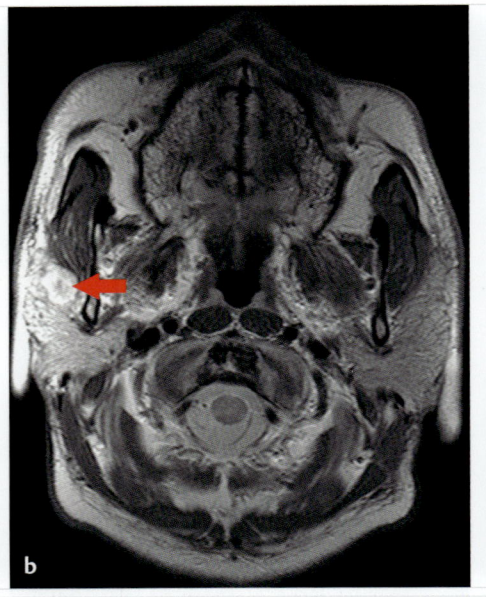

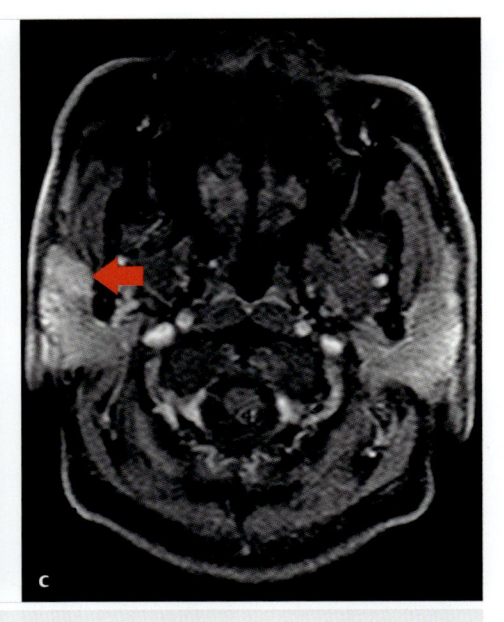

Abb. 9.18 **Azinuszellkarzinom der rechten Parotis.** Es stellt sich eine Raumforderung in der ventrokranialen Parotisportion rechts (Pfeile) mit 180°-Kontakt zum dorsalen Anteil des M. masseter rechts dar. Die Raumforderung zeigt ein hypointenses Signal in der T 1w Sequenz und ein hyperintenses Signal in der T 2w Sequenz. Sie reichert leicht Kontrastmittel an, dies jedoch scharf abgrenzbar vom restlichen Parotisparenchym.
a T 1w MRT-Aufnahme.
b T 2w MRT-Aufnahme.
c T 1w MRT-Aufnahme nach Kontrastmittelgabe.

Bildgebung

In der T 2w MRT Sequenz präsentiert das Azinuszellkarzinom sich als eine hyperintense und nicht glatt abgegrenzte, heterogene Läsion in der TIRM-Sequenz und hypointens, immer noch heterogen und unscharf begrenzt in der Turbo-Spin-Echo-Sequenz. Imponiert es hyperintens in der Turbo-Spin-Echo-Sequenz, dann können Verkalkungen, Zysten oder Nekrosen nachgewiesen werden. In der nativen T 1w MRT ist das Azinuszellkarzinom hypointens sowie heterogen und hat unscharfe Grenzen. Kontrastmittel wird moderat angereichert und zeigt dann hyperintense, heterogene und infiltrative Läsionen (▶ Abb. 9.18).

Differenzialdiagnose

> **Differenzialdiagnosen**
>
> Die Differenzialdiagnose des Azinuszellkarzinom kann das Mukoepidermoidkarzinom, das klarzellige Karzinom, das Adenokarzinom (ohne weitere Spezifikation) und den Warthin-Tumor umfassen.

Klarzelliges Karzinom

> **Kernaussagen**
>
> Das klarzellige Karzinom reichert moderat Kontrastmittel an, sodass man die Infiltration der Glandula parotis und die möglichen Nekrosen oder Einblutungen in der T 1w MRT-Sequenz nach Kontrastmittelgabe gut erkennen kann.

Definition

Differenzialdiagnostisch ist das klarzellige Karzinom der Glandula parotis eine maligne Raumforderung.

Pathophysiologie und Ätiologie

Es sind dazu keine ätiologischen Faktoren bekannt.

Demografie

Das klarzellige Karzinom ist extrem selten. Es gehört zu den seltenen Speicheldrüsentumoren (1–2 %) und tritt gehäuft in der Parotis und in den akzessorischen Speicheldrüsen auf.

Klinik, Therapie und Prognose

Es zeigt sich als rasch wachsende Raumforderung der Speicheldrüse. Dabei ist wichtig, zwischen primären klarzelligen Tumoren und Metastasen, die vom klarzelligen Nierenzellkarzinom entsprungen sind, zu unterscheiden. Das Verhalten des klarzelligen Karzinoms ist nicht sehr aggressiv, hat ein klinisch langsames Wachstum und ist asymptomatisch.

Bildgebung

In der T 2-Wichtung der MRT ist die Raumforderung sehr heterogen mit gemischten Signalen, mehrheitlich hyperintens in der TIRM-Sequenz und isointens in Turbo-Spin-Echo-Sequenzen. Dabei sind keine glatten Ränder zu erkennen. In der T 1-Wichtung ist das Karzinom hypointens und homogen. Ein Infiltrationsmuster ist vorhanden und wird gut dargestellt. Kontrastmittel reichert sich moderat an (▶ Abb. 9.19), sodass man die Infiltration der Glandula parotis und die möglichen Nekrosen oder Einblutungen beobachten kann.

Vergleichbare Muster lassen sich auch auf die bildgebenden Kriterien der CT und der Sonografie übertragen.

9.4 Spezifische Befunde

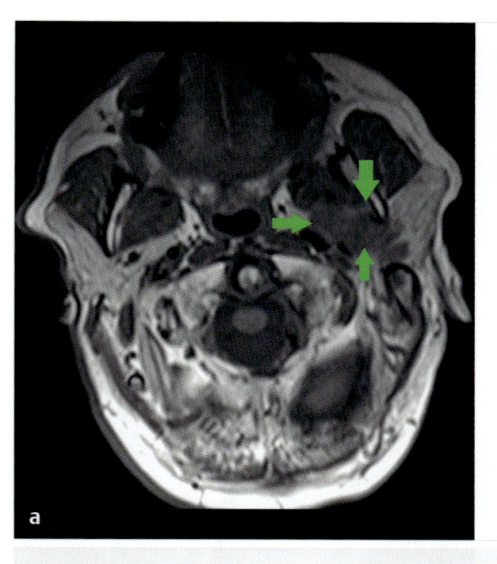

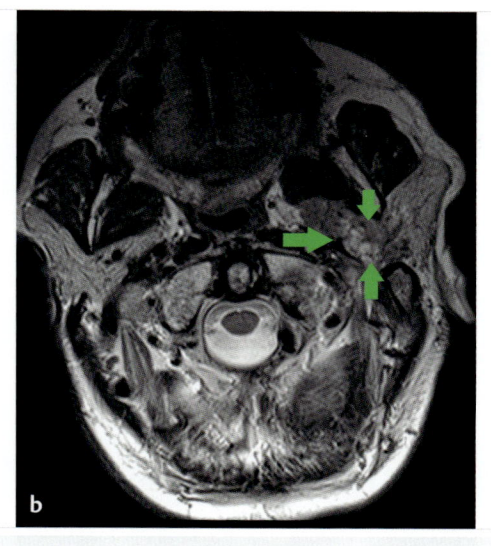

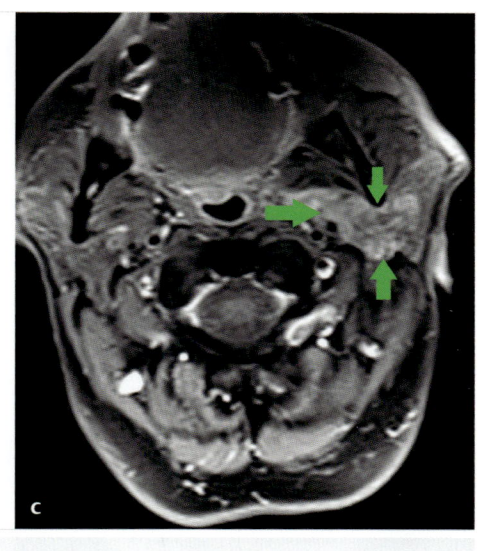

Abb. 9.19 Klarzellkarzinom der linken Glandula parotis. Läsion in der linken Parotis im mittleren Bereich (hauptsächlich den tiefen Teil einnehmend). Die Raumforderung (Pfeile) zeigt ein hypointenses Signal in der T 1w Sequenz und ein heterogenes hyperintenses Signal in der T 2w Sequenz. Die Raumforderung reichert leicht und heterogen Kontrastmittel an.
a T 1w MRT-Aufnahme.
b T 2w MRT-Aufnahme.
c T 1w MRT-Aufnahme nach Kontrastmittelgabe.

Differenzialdiagnose

> **Differenzialdiagnosen**
>
> Die Differenzialdiagnose des klarzelligen Karzinoms kann das Mukoepidermoidkarzinom, das Azinuszellkarzinom, das myoepitheliale Karzinom und Metastasen von klarzelligen Nierenkarzinomen umfassen.

Myoepitheliales Karzinom

> **Kernaussagen**
>
> Das myoepitheliale Karzinom ist ein selten auftretender Tumor, der diagnostisch eine Herausforderung darstellt.

Definition

Auch „malignes Myoepitheliom" genannt, ist das myoepitheliale Karzinom eine seltene, fokale, aggressive primäre Neoplasie der Speicheldrüsen. Im Jahr 1975 wurde das myoepitheliale Karzinom das erste Mal beschrieben und 1991 in der WHO-Klassifikation als neoplastische Veränderung der Speicheldrüsen berücksichtigt. Früher gehörte es zu den malignen gemischten Tumoren, und wenige Informationen waren dazu bekannt.

Pathophysiologie und Ätiologie

Das myoepitheliale Karzinom entwickelt sich hauptsächlich in der Glandula parotis und kann entweder de novo entstehen oder durch eine maligne Progredienz eines rekurrenten pleomorphen Adenoms oder benignen Myoepithelioms. Histologisch besteht es aus 2 Zelltypen, die gangartige Strukturen bilden.

Demografie

Der Tumor kommt sehr selten vor und weist eine Inzidenz von 0,2 % auf. Er macht nur 5 % aller malignen Speicheldrüsentumoren aus und tritt vor allem zwischen dem 40. und 60. Lebensjahr auf.

Klinik, Therapie und Prognose

Klinisch verhalten sich diese Karzinome sehr unterschiedlich. Neben einer Gruppe sehr langsam wachsender und nicht metastasierender Tumoren gibt es eine weitere Gruppe, bei der der Tumor schnell wächst und sich bereits in einem frühen Stadium lymphogene Metastasen in Leber, Lunge und Knochen ausbilden. Eine histologische Differenzierung in die klinisch benigne oder maligne Form gelingt bisher nicht.

Bildgebung

Schon auf den ersten Blick auffällig sind die Hyperintensität in der T 2-Wichtung in TIRM- und Blade-MRT-Sequenzen sowie die Hypointensität in Turbo-Spin-Echo-Sequenzen, aber auch das mögliche Vorhandensein einer Kapsel wie bei dem pleomorphen Adenom. Damit zeigt das myoepitheliale Karzinom sich als gut begrenzt; eine Infiltration ist nicht nachweisbar, sondern nur eine eventuelle Entzündung der betroffenen Parotis. Wie die meisten Raumforderungen ist das Myoepitheliom ebenfalls homogen und hypointens in der T 1w Sequenz, mit gleichen weiteren Merkmalen. Das Kontrastmittel reichert sich in dem Tumor an. Daraus ergibt sich T 1w ein heterogenes, vornehmlich hyperintenses Signal mit hypointenseren Anteilen, die möglichen Nekrosen entsprechen können (▶ Abb. 9.20). Aufgrund der vorhandenen Kapsel sind die Grenzen gut definiert, aber nicht unbedingt glatt und regelmäßig. Insoweit ist das myoepitheliale Karzinom gut von dem pleomorphen Adenom zu differenzieren. Das Myoepitheliom ist nicht so stark hyperintens in der T 2- und T 1-Wichtung mit Kontrastmittel und ist nicht vollkommen glatt begrenzt gegen das Parotisparenchym oder das umgebende Gewebe.

Speicheldrüsen

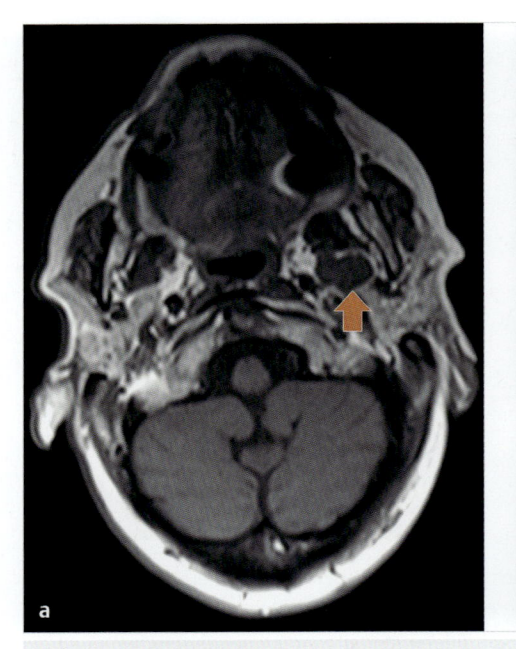

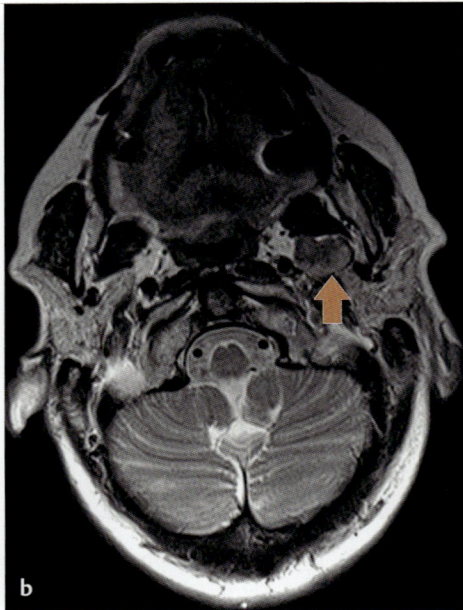

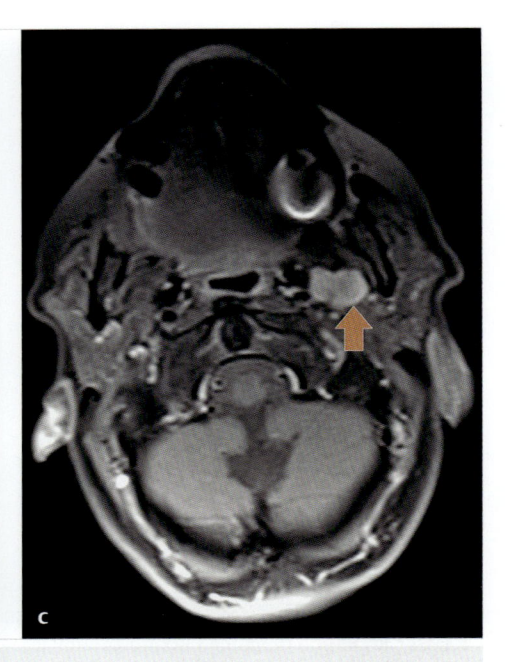

Abb. 9.20 Myoepitheliales Karzinom der linken Parotis. Die Raumforderung (Pfeile) imponiert weitestgehend glatt begrenzt, mit mäßiger bis deutlicher Kontrastmittelanreicherung nach Kontrastmittelgabe. Es zeigen sich ein hypointenses Signal in der T 1w Sequenz und ein hyperintenses Signal in der T 2w Sequenz.
a T 1w MRT-Aufnahme.
b T 2w MRT-Aufnahme.
c T 1w MRT-Aufnahme nach Kontrastmittelgabe.

Differenzialdiagnose

Differenzialdiagnosen

Differenzialdiagnostisch können beim myoepithelialen Karzinom benigne Tumoren wie pleomorphe Adenome und myoepitheliale benigne Tumoren sowie maligne Tumoren wie adenoidzystische Tumoren zu berücksichtigen sein.

Plattenepithelkarzinom

Kernaussagen

In den letzten 30 Jahren hat die Inzidenz des Plattenepithelkarzinoms in Deutschland etwa um das Vierfache zugenommen. Es ist aggressiv, mit einer schnellen Progredienz. Daher stellt die Bildgebung einen wichtigen Parameter in der Diagnosestellung dar.

Definition

Es handelt sich um maligne epitheliale Tumoren, die Zytokeratin bilden (Immunhistochemie) oder interzelluläre Brücken aufweisen.

Pathophysiologie und Ätiologie

Das Plattenepithelkarzinom kann entweder primär seinen Ursprung von der Parotis nehmen oder sekundär als Metastase eines Tumors entstehen, der nicht in den Speicheldrüsen lokalisiert ist.

Demografie

In den letzten 30 Jahren nahm die Inzidenz in Deutschland schätzungsweise um das Vierfache zu. Von 2009 bis 2015 wurde anhand der ICD-10-Klassifikation deutschlandweit ein Anstieg der Häufigkeit von nicht melanozytären Hauttumoren um 52,6 % festgestellt. Männer sind häufiger betroffen als Frauen. Australische Daten aus dem Jahr 2002 zeigten die höchste Inzidenz von nicht melanozytären Hauttumoren. Sie betrug 772:100 000 Einwohner pro Jahr für Männer und 442:100 000 Einwohner pro Jahr für Frauen. Die Inzidenz steigt mit höherem Lebensalter deutlich an. So erkrankten im Jahr 2016 21 % der über 65-Jährigen an einem Plattenepithelkarzinom. Das Durchschnittsalter liegt bei 70 Jahren.

Klinik, Therapie und Prognose

Das Plattenepithelkarzinom ist aggressiv, mit einer schnellen Progredienz und einer geringen 5-Jahres-Überlebensrate von unter 50 %. Daher stellt die Bildgebung einen wichtigen Parameter in der Diagnosestellung dar, um die Infiltration, die Lage, die Randstrukturen und weitere Merkmale herauszufinden. Klinisch dominieren Schmerzen, eine N.-facialis-Parese und ein ausgedehnter regionaler Lymphknotenbefall.

Bildgebung

In der T 2-Wichtung ähnelt das Plattenkarzinom im Signal dem pleomorphen Adenom. In TIRM-Sequenzen sieht man eine Hyperintensität; in Turbo-Spin-Echo-Sequenzen ist die Signalintensität unterschiedlich je nach der Zusammensetzung der Läsion: von hypo- bis isointens, manchmal mit hyperintensen Bestandteilen. Was die beide Typen von Raumforderungen deutlich unterscheidet, ist die stark ausgeprägte Heterogenität des Plattenepithelkarzinoms, wahrscheinlich auch durch Nekrosen verursacht. Auch kann das Plattenepithelkarzinom sehr stark die Haut, die Ohren, die Knochen oder das Weichgewebe infiltrieren. Wie die meisten Raumforderungen in der Parotis ist das Plattenepithelkarzinom hypointens in der T 1w Sequenz und homogen beim Fehlen von Nekrosen. Bei der Aufnahme vom Kontrastmittel werden die irregulären Ränder und die Texturstörungen hervorgehoben. Das Kontrastmittel kann sich entweder randständig, teils auch im Binnenbereich, oder unregel-

9.4 Spezifische Befunde

mäßig anreichern, sodass die heterogene Konsistenz weiter erhalten bleibt (▶ Abb. 9.21).

Auch eine CT kann angewandt werden. Dann zeigt sich eine hyperdense Struktur wie beim Zystadenolymphom, aber ohne glatte Abgrenzung, sondern mit unscharfer Begrenzung und infiltrativem Wachstum. Es finden sich die typischen Malignitätskriterien mit unscharf begrenztem Randsaum und inhomogener Binnenstruktur sowie deutlich signalarmen Zonen nach der Gabe von Gadolinium-DTPA, Nekrosen entsprechend.

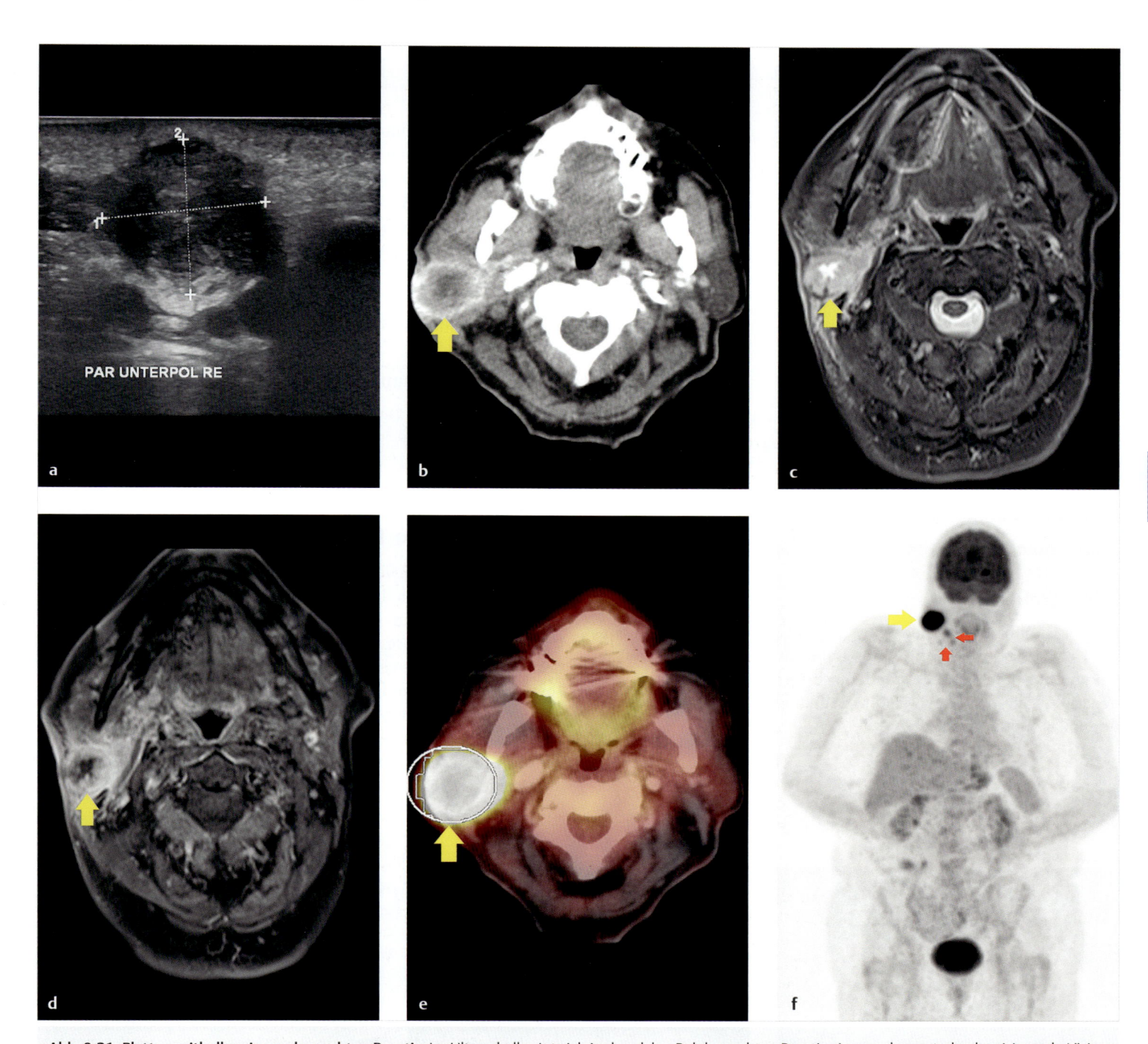

Abb. 9.21 Plattenepithelkarzinom der rechten Parotis. Im Ultraschall zeigt sich im kaudalen Pol der rechten Parotis eine runde, zentral nekrotisierende Läsion (a, Markierung). Im CT dokumentiert sich eine Raumforderung (b, Pfeil) mit randständig deutlicher Kontrastmittelaffinität und zentraler Nekrose sowie einer Ausdehnung bis zur Kutis mit korrelierender Hautverdickung und umgebenden Ödematisierungen. Im MRT stellt sich eine rundliche, zentral nekrotisierende Läsion (c, d, Pfeile) im kaudalen Pol der Glandula parotis rechts dar, bis zur Kutis reichend und mit konsekutiver Verdickung, umgebender Ödembildung sowie kräftiger Kontrastmittelanreicherung. Das PET-CT zeigt auffällige Befunde mit erhöhter Tracer-Akkumulation an folgenden Stellen: zum einen intensiv und fokal in der Parotis rechts (SUV_{max} 24; e, f, gelbe Pfeile) und zum anderen intensiv und fokal in multiplen Lymphknoten zervikal-rechts (SUV_{max} 3–7; f, rote Pfeile).
PAR UNTERPOL RE = kaudaler Pol der rechten Parotis
a Ultraschallbild.
b Axiale CT-Aufnahme.
c TIRM-MRT-Sequenz.
d T1w MRT-Aufnahme nach Kontrastmittelgabe.
e Fusioniertes axiales PET-CT-Bild.
f Ganzkörper-PET-Bild. FDG-Tracer.

Speicheldrüsen

Differenzialdiagnose

> **Differenzialdiagnosen**
>
> Primäre Plattenepithelkarzinome der Speicheldrüsen und Metastasen von Plattenepithelkarzinomen anderer Lokalisation können histologisch nicht voneinander unterschieden werden. In frühen Stadien kann die Differenzialdiagnose in der CT den Warthin-Tumor umfassen (beide hyperdens). Grundsätzlich kann die Differenzialdiagnose alle malignen Speicheltumoren beinhalten, insbesondere das Mukoepidermoidkarzinom.

Adenokarzinom

> **Kernaussagen**
>
> Adenokarzinome zeigen ein diffuses, infiltratives Ausbreitungsmuster.

Definition

Dies sind Karzinome, die keinem anderen Karzinomtyp („not otherwise specified", nicht anders angegeben) zugeordnet werden können.

Pathophysiologie und Ätiologie

Risikofaktoren für die Tumorentstehung sind nicht bekannt.

Demografie

Die Berechnung der Inzidenz ist schwierig und unsicher, da in älteren Literaturstellen viele Tumoren unter die Gruppe der Adenokarzinome not otherwise specified subsumiert wurden. Später wurden viele Fälle nach der WHO-Klassifikation anderen Formen des Adenokarzinoms zugeordnet.

Klinik, Therapie und Prognose

Aufgrund diffuser Infiltrationen kann der N. facialis nur in seltenen Fällen exakt identifiziert werden; klinisch ist frühzeitig eine N.-facialis-Parese apparent. Meist führen diese Tumoren zu einer Kompression bzw. Arrosion der V. retromandibularis. In fortgeschrittenem Stadium werden Pterygoidmuskulatur und A. carotis interna sowie die V. jugularis interna infiltriert.

Bildgebung

Niedriggradige Karzinome sind in der Regel gut abgegrenzt und zeigen eine homogene Signalintensität in T1w und T2w MRT-Sequenzen sowie eine moderate Anreicherung nach Kontrastmittelgabe. Hochgradige Karzinome imponieren mit inhomogener T2w und T1w Signalintensität, mit diffusem, infiltrativem Ausbreitungsmuster der Tumoren nach Applikation von Gadolinium-DTPA (▶ Abb. 9.22).

Differenzialdiagnose

> **Differenzialdiagnosen**
>
> Zu den Differenzialdiagnosen des Adenokarzinoms zählen andere maligne Tumoren der Speicheldrüsen.

9.4.6 Sekundäre Tumoren

Auch ohne den Nachweis einer immunologischen Erkrankung wie Morbus Sjögren kann die Glandula parotis bei einer lymphatischen Systemerkrankung aus dem Hodgkin- oder Non-Hodgkin-Formenkreis befallen sein. Des Weiteren sind in den Speicheldrüsen metastatische Absiedlungen anderer maligner epithelialer und mesenchymaler Tumoren möglich. Insbesondere Metastasen eines malignen Melanoms stellen keine Seltenheit dar. Auch diese lassen sich jedoch nicht bildgebend diagnostizieren, sondern müssen bei Kenntnis des Primärtumors von einem Zweitkarzinom histologisch differenziert werden.

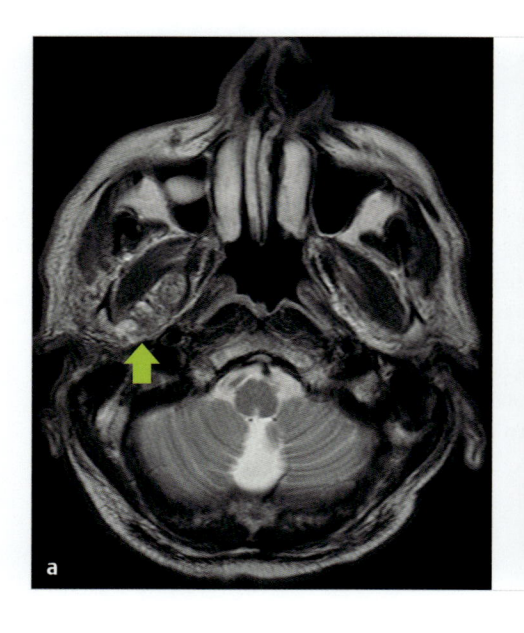

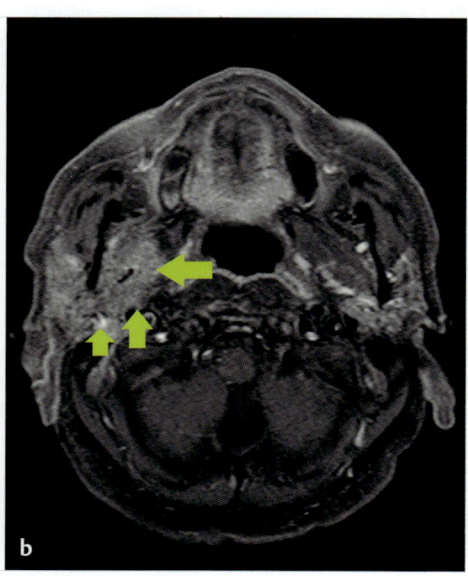

Abb. 9.22 Adenokarzinom der Parotis rechts. Es zeigt sich unilateral eine deutlich vermehrte, inhomogene Kontrastmittelanreicherung der tumorös veränderten rechten Glandula parotis (Pfeile). Diese weist im ursprünglichen Bett keine höhergradige raumfordernde Komponente auf, reicht jedoch bis medial des linken Mastikatorraums. Die Binnentextur der tumorösen Glandula parotis rechts enthält mehrere nekrotische Anteile.
a T2w MRT-Aufnahme.
b T1w MRT-Aufnahme nach Kontrastmittelgabe.

9.4 Spezifische Befunde

Lymphom

> **Kernaussagen** M!
>
> Lymphome der Speicheldrüse sind äußerst selten und finden sich hauptsächlich in den Glandulae parotideae, aber auch in den Glandulae submandibulares. In der Diagnostik ist das MRT die Methode der Wahl.

Definition

Das Lymphom weist häufig eine maligne Manifestation im Kopf-Hals-Bereich auf, in der Häufigkeit nach dem Plattenepithelkarzinom kommend.

Pathophysiologie und Ätiologie

Ein Lymphombefall tritt an den Speicheldrüsen vor allem an der Glandula parotis auf, meist in Koinzidenz mit einem Morbus Sjögren.

Demografie

Das Lymphom kommt in der Ohrspeicheldrüse mit einer geringen Prävalenz von 1–4% vor. Der Altersgipfel liegt zwischen der 5. und 6. Dekade, das weibliche Geschlecht ist häufiger betroffen.

Klinik, Therapie und Prognose

Die Lymphome sind eine Gruppe von Krankheiten mit vielfältigen klinischen, histologischen und immunphänotypischen Merkmalen, die weiter in 2 Kategorien eingeteilt werden können: Hodgkin-Lymphome und Non-Hodgkin-Lymphome. Der häufigste Vertreter ist das diffus großzellige B-Zell-Lymphom. Des Weiteren kommen das Marginalzonenlymphom, das follikuläre Lymphom, das T-Zell-Lymphom und das niedrigmaligne Non-Hodgkin-Lymphom der B-Zellen-Reihe vor. Morphologisch zeigen sich große Lymphknotenkonglomerate, die das normale Drüsengewebe vollständig verdrängen und typischerweise kleine Ausläufer nach parapharyngeal bilden.

Bildgebung

Alle Typen von Lymphomen zeigen die gleichen Merkmale in der Bildgebung: In der T2-Wichtung sind die Lymphome heterogen, hyperintens in TIRM- und SPIR-Sequenzen und iso- bis hypointens in Turbo-Spin-Echo-Sequenzen. Sie sind in der Regel unscharf begrenzt und konfluieren mit dem Parenchym der Speicheldrüse. In der T1-Wichtung vor und nach Kontrastmittelgabe zeigt sich in bestimmten Fällen eine glatte Abgrenzung gegen das umgebende Gewebe. Manchmal infiltrieren die Tumoren vollständig die Glandula parotis, submandibularis oder sublingualis. Ohne Kontrastmittel sind die Raumforderungen hypointens und meistens homogen, mit Kontrastmittel sind sie hyperintens, immer noch heterogen und kontrastverstärkt (▶ Abb. 9.23, ▶ Abb. 9.24). Die prozentuale Kon-

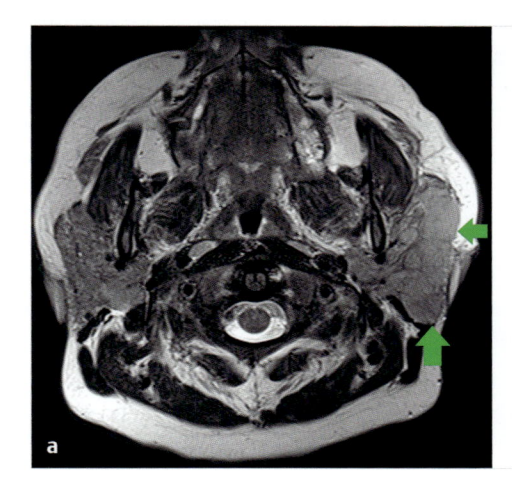

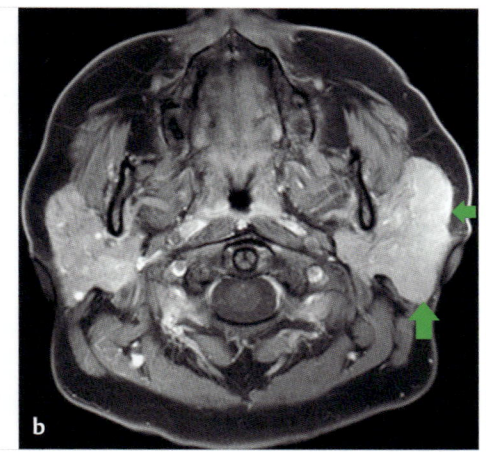

Abb. 9.23 Lymphom. Die Patientin stellte sich mit einer bestehenden Schwellung der Parotis links vor (seit 5 Wochen; bekannter Lupus erythematodes). Die Aufnahmen zeigen eine asymmetrisch vergrößerte Parotis links. Vergrößertes ventralseitiges Gewebe der Glandula parotis links mit erhöhter Signalalteration in den T2w Sequenzen (a, Pfeile) und diffuser inhomogener Kontrastmittelanreicherung (b, Pfeile).
a T2w MRT-Aufnahme.
b T1w MRT-Aufnahme nach Kontrastmittelgabe.

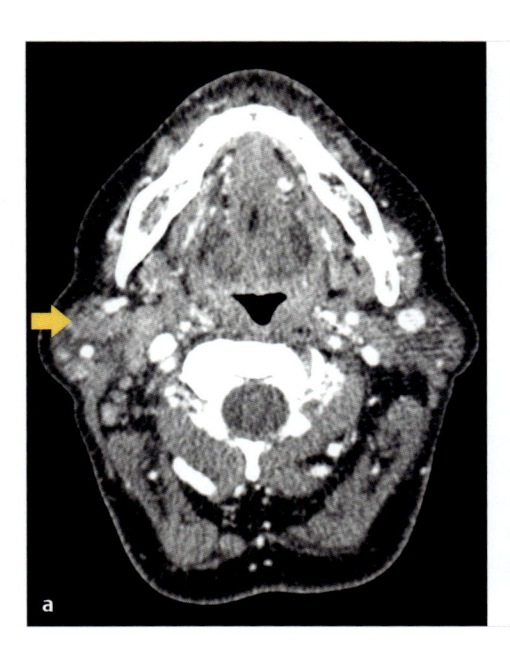

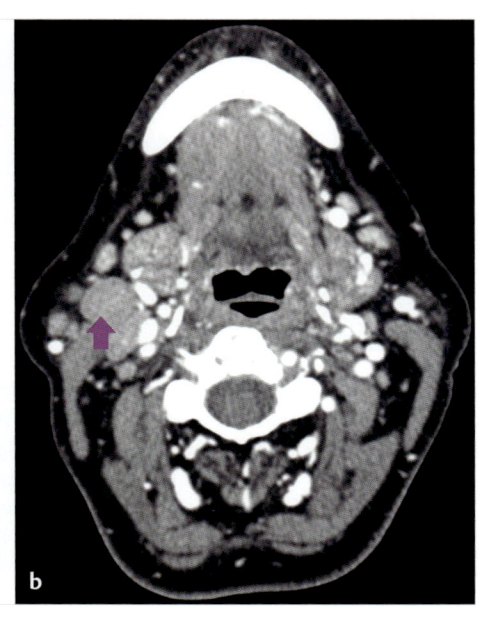

Abb. 9.24 Mantelzelllymphom. Die CT-Aufnahmen zeigen die Glandula parotis im Seitenvergleich rechtsseitig vergrößert.
a Am apikalen Parotispol deutliche Kontrastmittelanreicherung in einem umschriebenen Bereich (Pfeil).
b Multiple Lymphknoten in allen Leveln, betont rechtsseitig, mit deutlich vergrößerten Lymphknoten im Bereich der basalen Parotisloge, rechtsseitig bis 16 mm messend (Pfeil).

Speicheldrüsen

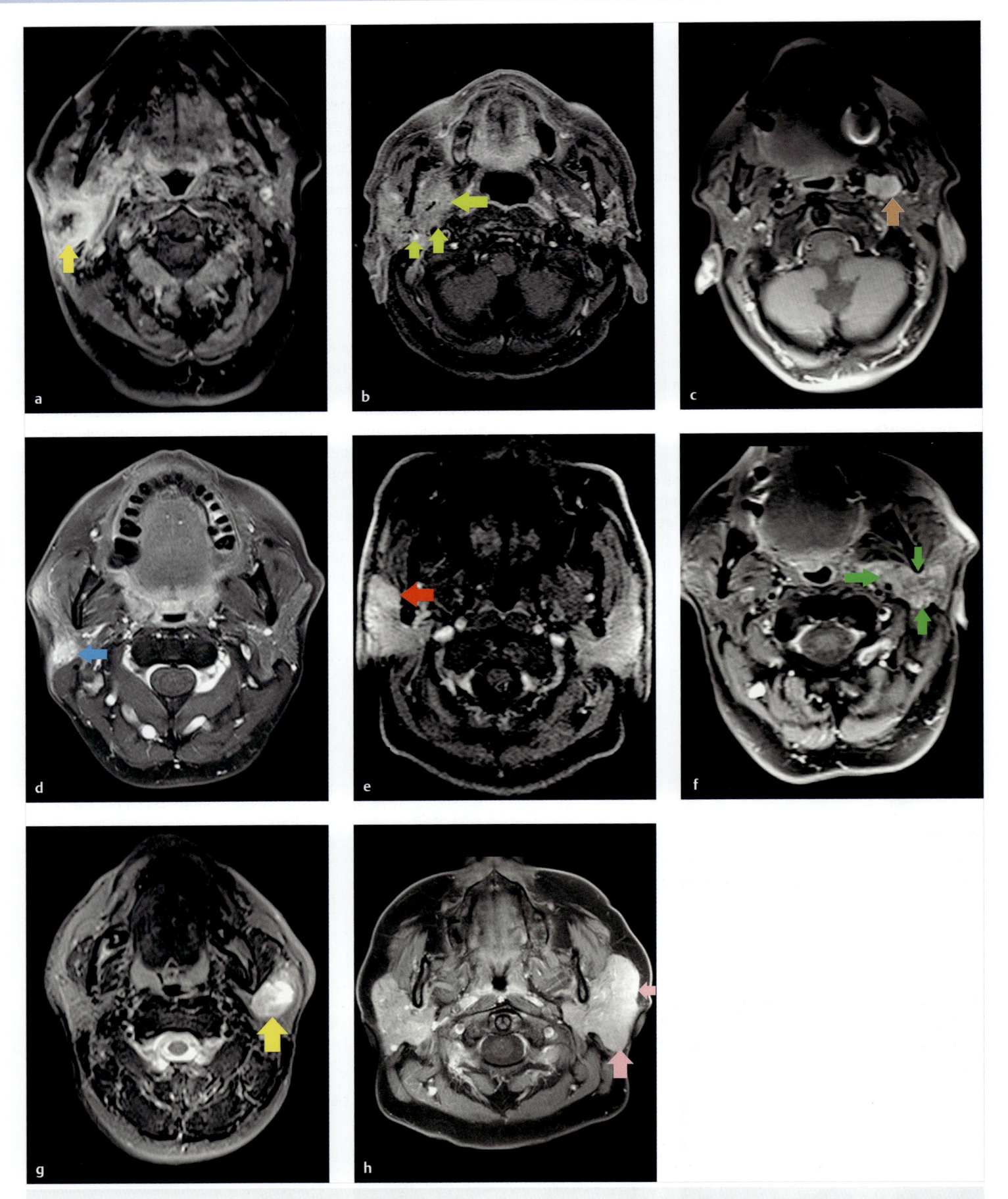

Abb. 9.25 Lymphom: verschiedene Differenzialdiagnosen. MRT-Aufnahmen von mehreren Patienten mit verschiedenen Parotistumoren zum Vergleich. Die Teilabbildungen **a–f** und **h** sind T1w MRT-Aufnahmen nach Kontrastmittelgabe, **g** zeigt eine T2w TIRM-Sequenz.

- **a** Plattenepithelkarzinom der rechten Parotis (Pfeil).
- **b** Adenokarzinom der rechten Parotis (Pfeile).
- **c** Myoepitheliales Karzinom der linken Parotis (Pfeil).
- **d** Mukoepidermoidkarzinom der rechten Parotis (Pfeil).
- **e** Azinuszellkarzinom der rechten Parotis (Pfeil).
- **f** Klarzellkarzinom der linken Parotis (Pfeile).
- **g** Adenoidzystisches Karzinom der linken Parotis (Pfeil).
- **h** Lymphom der linken Parotis (Pfeile).

trastmittelaufnahme des Tumors entspricht der von Plattenepithelkarzinomen. Die zentralen Abschnitte der Lymphome weisen eine homogene Kontrastmittelaufnahme auf, in der Kapsel des Tumors zeigen sich deutlich höhere Werte. Eine diffuse Schwellung der Glandula parotis und der Tränendrüsen im Rahmen einer chronischen Lymphadenose wird als „Mikulicz-Syndrom" bezeichnet.

Eine CT wird nur bei einem diffusen großzelligen B-Zell-Lymphom durchgeführt. Dann ist eine randständige, homogene Kontrastmittelaufnahme zu sehen (▶ Abb. 9.24).

Differenzialdiagnose

> **Differenzialdiagnosen**
>
> Die Differenzialdiagnose des Lymphoms kann Metastasen sowie andere maligne Tumoren der Speicheldrüsen umfassen (▶ Abb. 9.25).

Metastasen

Metastasen in die Speicheldrüsen treten in der Glandula parotis häufiger auf, und zwar aufgrund der Tatsache, dass sie intraglanduläre Lymphknoten enthält. Die häufigsten Tumoren, die in die Speicheldrüsen metastasieren, sind maligne Hauterkrankungen einschließlich Melanomen und Plattenepithelkarzinomen. Andere mögliche Malignome sind Nierenzell-, Lungen-, Brust- und Magen-Darm-Karzinome.

9.4.7 Iatrogene und posttherapeutische Veränderungen

> **Kernaussagen**
>
> Posttherapeutische Veränderungen der Speicheldrüsen sind hauptsächlich strahleninduziert.

Definition

Während einer Radiatio ist ein partielles bis vollständiges Sistieren der Speichelproduktion der im Bestrahlungsfeld liegenden Speicheldrüsen zu beobachten.

Pathophysiologie und Ätiologie

Postradiogene Veränderungen unterscheiden sich von Patient zu Patient und hängen von der Strahlenart ab. Frühe Veränderungen sind hauptsächlich auf eine Gefäßendothelschädigung zurückzuführen, die zu Ödemen führt, denen später Fibrose und Atrophie folgen.

Demografie

Ein Sistieren der Speichelproduktion tritt routinemäßig bei onkologischen Patienten nach Strahlentherapie auf.

Klinik, Therapie und Prognose

Die daraus resultierende Xerostomie und ein schmerzhaftes enorales Brennen werden mit artifizieller Speichelgabe therapiert. Mehrere Wochen nach Abschluss der Radiatio wird bei vielen Patienten die Speichelproduktion wieder aufgenommen.

Bildgebung

Morphologisch finden sich in der chronischen Phase radiogener Speicheldrüsenirritationen fibrotische und atrophische Veränderungen des Parenchyms, die optimal mittels MRT dokumentiert werden können. Die Kenntnis dieser Veränderungen ist vor allem für die Rezidivdiagnostik nach onkologischer Therapie maligner Tumoren von Bedeutung. Dabei muss durch intravenöse paramagnetische Kontrastmittelgabe fibrotisches Bindegewebe von stark kontrastmittelaufnehmendem rezidivierendem Tumorwachstum differenziert werden.

9.5 Zusammenfassung und diagnostische Strategie

Aufgrund der vielfältigen histologischen Tumoren, die im Bereich der Kopfspeicheldrüsen auftreten können, sind oftmals nur eine deskriptive Diagnostik und eine Beurteilung der Ausdehnung der Läsion möglich. Zur Differenzierung von zystischen und soliden Tumoren hat die Sonografie eine ausreichende diagnostische Wertigkeit unter Beweis gestellt. Zur weiteren Abklärung des Infiltrationsmusters und der möglichen Differenzialdiagnosen solider Tumoren stellt die kontrastverstärkte MRT das bildgebende Verfahren der Wahl dar.

9.6 Literatur

[84] Agrawal J, Kumar YP, Damera DA et al. Clear cell carcinoma of minor salivary gland: a case of clinical dilemma. Contemp Clin Dent 2014; 3: 389–392. doi:10.4103/0976–237X.137965

[85] Al-Zaher N, Obeid A, Al-Salam S et al. Acinic cell carcinoma of the salivary glands: a literature review. Hematol Oncol Stem Cell Ther 2009; 2 (1): 259–264. doi:10.1016/s1658–3876(09)50035–0

[86] Behrbohm H, Birke H, Behrbohm G. Erkrankungen der Speicheldrüsen, Teil 4. Oralchirurgie 2017; 1: 16–19

[87] Binesh F, Akhavan A, Masumi O et al. Clinicopathological review and survival characteristics of adenoid cystic carcinoma. Indian J Otolaryngol Head Neck Surg 2015; 67 (Suppl. 1): 62–66. doi:10.1007/s12070–014–0755-x

[88] Boczek P, Gödde D, Boldt A et al. Klarzelliges Karzinom der Glandula parotis. Vereinigung Westdeutscher HNO-Ärzte. Jahrestagung der Vereinigung Westdeutscher Hals-Nasen-Ohren-Ärzte. Neuss, 29.–30.03.2019. Düsseldorf: German Medical Science GMS Publishing House; 2019

[89] Byrd SA, Spector ME, Carey TE et al. Predictors of recurrence and survival for head and neck mucoepidermoid carcinoma. Otolaryngol Head Neck Surg 2013; 149 (3): 402–408. doi:10.1177/0194599813489659

[90] Cha W, Kim MS, Ahn JC et al. Clinical analysis of acinic cell carcinoma in parotid gland. Clin Exp Otorhinolaryngol 2011; 4 (4): 188–192. doi:10.3342/ceo.2011.4.4.188

[91] Chaudhari P, Kaur J, Nalwa A et al. Epithelial myoepithelial carcinoma of parotid gland. Indian J Otolaryngol Head Neck Surg 2019; 71 (Suppl. 1): 62–65. doi:10.1007/s12070–016–1025-x

[92] Devaraju R, Gantala R, Aitha H et al. Mucoepidermoid carcinoma. BMJ Case Rep 2014; 2014: bcr-2013–202776. doi:10.1136/bcr-2013–202776

[93] Espinoza S, Felter A, Malinvaud D et al. Warthin's tumor of parotid gland: surgery or follow-up? Diagnostic value of a decisional algorithm with functional MRI. Diagn Interv Imaging 2016; 97 (1): 37–43. doi:10.1016/j.diii.2014.11.024

[94] Fang Q, Wu J, Liu F. Oncologic outcome and potential prognostic factors in primary squamous cell carcinoma of the parotid gland. BMC Cancer 2019; 19 (1): 752. doi:10.1186/s12885–019–5969–6

[95] Franzen A, Lieder A, Guenzel T et al. The heterogenicity of parotid gland squamous cell carcinoma: a study of 49 patients. In Vivo 2019; 33 (6): 2001–2006. doi:10.21873/invivo.11696

[96] Hentschel H, Brüning R. Halszysten. In: Reiser M, Kuhn F, Debus J, Hrsg. Duale Reihe Radiologie. 4. Aufl. Stuttgart: Thieme; 2017

[97] Ikeda K, Katoh T, Ha-Kawa SK et al. The usefulness of MR in establishing the diagnosis of parotid pleomorphic adenoma. AJNR Am J Neuroradiol 1996; 17 (3): 555–559

[98] Kalogeraki A, Korkolopoulou P, Tamiolakis D et al. Myoepithelial carcinoma of the parotid gland. Malays J Pathol 2014; 36 (1): 51–54

[99] Ko JJ, Siever JE, Hao D et al. Adenoid cystic carcinoma of head and neck: clinical predictors of outcome from a Canadian centre. Curr Oncol 2016; 23 (1): 26–33. doi:10.3747/co.23.2898

[100] Koch BL, Hamilton B, Hudgins P et al. Diagnostic imaging: head and neck. 3rd ed. Amsterdam: Elsevier; 2016

[101] Krane JF, Faquin WC. Chapter 10 – Salivary gland. In: Cibas ES, Ducatman BS, eds. Cytology. 3rd ed. Philadelphia: W.B. Saunders; 2009: 285–318.

[102] Kumagai M, Endo S, Shiba K et al. Schwannoma of the retropharyngeal space. Tohoku J Exp Med 2006; 210 (2): 161–164. doi:10.1620/tjem.210.161. PMID: 17023770

[103] Lee HG, Lee JY, Song JM. Malignant lymphoma on parotid gland: a clinical case. J Korean Assoc Oral Maxillofac Surg 2017; 43 (2): 138–143. doi:10.5125/jkaoms.2017.43.2.138

[104] Lenarz T, Boenninghaus HG. Hals-Nasen-Ohren-Heilkunde. Berlin: Springer; 2012

[105] Li B, Yang H, Hong X et al. Epithelial-myoepithelial carcinoma with high-grade transformation of parotid gland: a case report and literature review. Medicine (Baltimore) 2017; 96 (49): e8988. doi:10.1097/MD.0000000000008988

[106] Liang CH, DI WY, Ren JP et al. Imaging, clinical and pathological features of salivary gland adenolymphoma. Eur Rev Med Pharmacol Sci 2014; 18 (23): 3638–3644

[107] Lozev I, Ruseva S, Pidakev I et al. Mucoepidermoid carcinoma (MEC) of parotid gland with massive cutaneous involvement: bilateral pedicle advancement flap (U-Plasty) as adequate surgical approach. Open Access Maced J Med Sci 2018; 6 (1): 134–136. doi:10.3889/oamjms.2018014

[108] McCarthy WA, Cox BL. Intraparotid schwannoma. Arch Pathol Lab Med 2014; 138 (7): 982–985. doi:10.5858/arpa.2013-0014-RS

[109] Nassie DI, Berkowitz M, Wolf M et al. Parotid mass as presenting symptom of lymphoma. Isr Med Assoc J 2010; 12 (7): 416–418

[110] Poutoglidis A, Pateras I, Kokkinou V et al. Metastatic acinic cell carcinoma of the parotid gland to the abdominal wall. J Surg Case Rep 2019; 2019 (4): rjz109. doi:10.1093/jscr/rjz109

[111] Rodríguez MS, Reija MF, Rodilla IG. Primary clear cell carcinoma of parotid gland: case report and review of literature. J Oral Maxillofac Pathol 2013; 17 (1): 101–105. doi:10.4103/0973-029X.110692

[112] Skelton E, Jewison AC, Ramesar K et al. Myoepithelial carcinoma of the parotid: a rare tumour that may provide diagnostic difficulty. BMJ Case Rep 2015; 2015: bcr2014206163. doi:10.1136/bcr-2014-206163

[113] Tilaveridis I, Kalaitsidou I, Pastelli N et al. Lipoma of parotid gland: report of two cases. J Maxillofac Oral Surg 2018; 17 (4): 453–457. doi:10.1007/s12663-018-1080-9

[114] Tong KN, Seltzer S, Castle JT. Lipoma of the parotid gland. Head Neck Pathol 2020; 14 (1): 220–223. doi:10.1007/s12105-019-01023-3

[115] Vogl TJ, Harth M, Siebenhandl P. Different imaging techniques in the head and neck: assets and drawbacks. World J Radiol 2010; 2 (6): 224–229. doi:10.4329/wjr.v2.i6.224

[116] Vogl TJ, Albrecht MH, Nour-Eldin NA et al. Assessment of salivary gland tumors using MRI and CT: impact of experience on diagnostic accuracy. Radiol Med 2018; 123 (2): 105–116. doi:10.1007/s11547-017-0813-z

10 Mund, Kiefer und Gebiss

Thomas J. Vogl, Rania Helal

10.1 Topografie

Die vor dem Oropharynx gelegene Mundhöhle wird vorn und lateral von Lippen und Wangen, kranial von Nasenhaupt- und Kieferhöhlen und kaudal vom Mundboden, vom darunter liegenden Platysma sowie von subkutanem Fettgewebe begrenzt. Rostral und lateral bilden die Alveolarkämme des Ober- und Unterkiefers mit Zahnfleisch und Schleimhaut der Wangen bzw. Lippen die Begrenzungen.

10.2 Spezifische anatomische Strukturen

10.2.1 Maxilla

Die Maxilla ist ein paariger Knochen des Gesichtsschädels und spielt eine bedeutende Rolle beim Kauen und Sprechen. Durch die Beteiligung bei der Wandbildung von Mundhöhle, Nasenhöhle und Orbita bestimmt sie die Form, Größe und Stellung des Mittelgesichts. Die Maxilla lässt sich anatomisch unterteilen in den Corpus maxillae und seine 4 Knochenfortsätze:
- Der Processus frontalis steht in Verbindung mit dem Os frontale.
- Der Processus zygomaticus bildet gemeinsam mit dem Os zygomaticum den Arcus zygomaticus.
- Der Processus palatinus bildet den vorderen Anteil des knöchernen Gaumens.
- Im Processus alveolaris maxillae befinden sich die Alveoli dentales, die die Zähne enthalten.

Der Korpus ist der größte Teil der Maxilla und hat die Form einer Pyramide. Er beherbergt die Sinus maxillares, die vom Orbitarand zum Processus alveolaris reichen und in den Meatus nasi medius münden. Die Zahnwurzeln der Zähne im Oberkiefer reichen im Seitenzahngebiet bis in die Kieferhöhle hinein. Diese anatomische Beziehung ist klinisch wichtig, da Entzündungen in der Kieferhöhle auf die Zähne im Oberkiefer übergreifen und umgekehrt in die Oberkieferhöhle projizierte Schmerzen von den Zähnen ausgehen können.

10.2.2 Mandibula

Die Mandibula ist der größte Knochen des Viszerokraniums und besteht aus einem U-förmig gebogenen Corpus mandibulae sowie 2 lateral aufsteigenden Ästen (Rr. mandibulae). Über die Articulatio temporomandibularis besteht eine Verbindung zum Os temporale.

Der Gelenkkopf (Caput mandibulae) sitzt am Ende des aufsteigenden Astes, der im Angulus mandibulae in den Körper übergeht. Die Unterkieferzähne sind in den insgesamt 16 bogenförmigen Zahnfächern (Processus alveolaris mandibulae) befestigt.

An der Innenseite weist der R. mandibulae das Foramen mandibulae auf, das den Beginn des Canalis mandibulae mit den darin verlaufenden N. alveolaris inferior, A. alveolaris inferior und V. alveolaris inferior markiert. Der Canalis mandibulae verläuft schräg nach vorn in Richtung Corpus mandibulae und endet dort am Foramen mentale, durch das der R. mentalis der A. alveolaris inferior und der N. mentalis hindurchtreten.

10.2.3 Kiefergelenk

Das Kiefergelenk (Articulatio temporomandibularis) wird vom Os temporale und von der Mandibula gebildet. Die Gelenkpfanne bildet die Fossa mandibularis, die sich am Processus zygomaticus der Pars squamosa des Os temporale befindet. Sie wird nach ventral durch das Tuberculum articulare begrenzt. Im vorderen Bereich ist sie von Faserknorpel überzogen, während der hintere Teil der Fossa extrakapsulär liegt und von Bindegewebe umschlossen ist. Der Gelenkkopf wird vom Caput mandibulae gebildet, das sich kranial am Ende des Processus mandibularis des aufsteigenden Unterkieferasts befindet und einem vertikal angeordneten Kegel gleicht.

Die Gelenkhöhle wird durch die aus Faserknorpel bestehende bikonkave Gelenkscheibe (Discus articularis) in 2 Gelenkkammern geteilt. Ventral, dorsal und lateral geht die Gelenkscheibe in die Gelenkkapsel (Capsula articularis) über, die von der Fissura petrotympanica nach vorn bis zum vollständig in die Gelenkhöhle einbezogenen Tuberculum articulare reicht. Die schlaffe Kapsel wird seitlich durch die Bindegewebszüge Lig. mediale und Lig. laterale verstärkt. Die ausgiebige Beweglichkeit der Kapsel wird durch ihre elastischen Bindegewebsfasern gewährleistet. Das Kiefergelenk wird zusätzlich durch das Lig. stylomandibulare, das Lig. sphenomandibulare und das Lig. laterale temporomandibulare stabilisiert. Da der Gelenkkopf deutlich kleiner ist als die Gelenkpfanne, ist ein Gleiten in der Gelenkpfanne nach ventral und dorsal gewährleistet.

Die Kiefergelenke wirken stets zusammen. Ihr Zusammenspiel ermöglicht das Öffnen und Schließen des Mundes, das Vor- und Zurückschieben des Unterkiefers sowie Mahlbewegungen. Bei der Mundöffnung kommt es zu einer erheblichen Ventralverschiebung des Kieferköpfchens, bei der das Kieferköpfchen auf einer S-förmigen Bahn vollständig aus der Gelenkpfanne heraus auf das Tuberculum articulare gleitet. Aufgrund der Form der Gelenkflächen und der Bandstrukturen ist im Kiefergelenk keine reine Scharnierbewegung möglich. Es kommt stattdessen stets zu einer Dreh-Gleit-Bewegung.

10.2.4 Gebiss

Die Gesamtheit der Zähne des Menschen wird als Gebiss bezeichnet. Die Zähne stecken in den knöchernen Zahnfächern (Alveoli dentales = Alveolen) der Alveolarfortsätze, d. h. des Processus alveolaris maxillae und der Pars alveolaris des Corpus mandibulae. Sie sind bereits in der Embryonalperiode angelegt. Das Gebiss des Menschen durchlebt 2 Zahngenerationen:
- **Zahngeneration 1:** In der Regel beginnt die Entwicklung des Milchgebisses mit dem 4. Lebensmonat und ist bis spätestens zum 3. Lebensjahr komplett abgeschlossen. Das Milchgebiss besteht aus je 5 Milchzähnen in jeder Kieferhälfte: 2 Schneidezähnen (Dentes incisivi), einem Eckzahn (Dens caninus) und 2 Milchmolaren (Dentes molares).
- **Zahngeneration 2:** Der Milchzahnreihe folgen ab dem 6. Lebensjahr als 2. Dentition die 32 bleibenden Zähne, die das Milchgebiss ersetzen und ergänzen.

Man unterteilt den Zahn in Zahnkrone (Corona dentis) und Zahnwurzel (Radix dentis). Die Krone ragt in die Mundhöhle und aus dem Zahnfleisch heraus. Dagegen steckt die Zahnwurzel im Kieferknochen und ist vom Zahnfleisch bedeckt. Die Abgrenzung zwischen Krone und Wurzel wird als Zahnhals (Cervix dentis) und die Wurzelspitze als Apex dentis bezeichnet.

Jeder Zahn ist über den Zahnhalteapparat (Parodontium), bestehend aus Wurzelhaut, Zement, Alveolenwand und Zahnfleisch (Gingiva), im Kieferknochen befestigt.

Der Zahn besteht zum größten Teil aus Hartsubstanz. Im Bereich der Krone ist der Zahn von Schmelz überzogen. Die Hauptmasse des Hartgewebes und das Grundgerüst stellt das Zahnbein (Dentin) dar. Es umschließt die Zahnhöhle, in der die Zahnpulpa mit den Blutgefäßen und Nerven des Zahnes liegt. Im Bereich der Wurzel ist der Zahn von Zement überzogen.

Die unterschiedliche Zusammensetzung und damit auch Dichte der Hartsubstanzen ermöglicht eine Unterscheidung der Zahnanteile in der radiologischen Bildgebung. Der Schmelz besteht zu einem sehr großen Anteil aus Hydroxylapatit und weist daher eine relativ starke Strahlenabsorption auf. Damit hebt er sich zumeist deutlich von der Abbildung des Dentins ab, das einen größeren Anteil an organischen Substanzen und eine geringere Strahlenabsorption aufweist. Der die Wurzel umfassende Wurzelzement kann normalerweise röntgenologisch nicht vom Dentin unterschieden werden, da er mit dem gleichen Helligkeitswert dargestellt wird. Die Zahnpulpa besteht aus Weichgewebe. Es ist daher für Röntgenstrahlen gut durchlässig und meist relativ klar abgegrenzt erkennbar.

10.2.5 Kaumuskulatur

Als Kaumuskeln werden die 4 großen paarigen Muskeln bezeichnet, die von der Seitenwand oder der Basis des Schädels entspringen und am Unterkiefer ansetzen. Sie erfüllen die Funktion als Kieferöffner bzw. Kieferschließer. Als Abkömmlinge der Muskulatur des ersten Kiemenbogens werden sie alle vom N. trigeminus (V. Hirnnerv) innerviert.

Musculus temporalis (Schläfenmuskel)

Der M. temporalis entspringt fächerförmig in der Schläfengrube, und seine konvergierenden Fasern setzen am Processus coronoideus des Unterkiefers an. Er schließt den Kiefer und zieht die Mandibula bei Mahlbewegungen nach dorsal.

Musculus masseter (Kaumuskel)

Der M. masseter besteht aus dem oberflächlichen Pars superficialis und dem tiefen Pars profunda. Der Pars superficialis entspringt von den vorderen 2 Dritteln des Arcus zygomaticus, der Pars profunda vom hinteren Drittel des Jochbogens. Beide Anteile setzen an der Außenfläche des R. mandibulae (Tuberositas masseterica) im Bereich des Angulus mandibulae an und bilden zusammen mit dem M. pterygoideus medialis eine kräftige Schlinge am Unterkieferwinkel. Der Muskel wirkt primär als Kieferschließer.

Musculus pterygoideus medialis (innerer Flügelmuskel)

Der M. pterygoideus medialis entspringt in der Fossa pterygoidea des Keilbeins, inseriert von innen am R. mandibulae und umgibt gemeinsam mit dem M. masseter schlaufenförmig den Angulus mandibulae. Der Muskel hebt den Unterkiefer und schließt dadurch den Mund.

Musculus pterygoideus lateralis (äußerer Flügelmuskel)

Der zweiköpfige Muskel besteht aus einem oberen Kopf (entspringt der Ala major ossis sphenoidalis) und einem unteren Kopf (entspringt der Lamina lateralis des Processus pterygoideus ossis sphenoidalis). Der obere Kopf setzt am Discus articularis des Kiefergelenks an, der untere am Processus condylaris des Unterkiefers. Der Muskel sorgt für eine Kieferöffnung und zieht die Mandibula bei Mahlbewegungen nach ventral und medial.

10.2.6 Neurovaskuläre Kompartimente

Oberkiefer

Die Zähne und das Zahnfleisch werden aus dem 2. Trigeminusast, dem N. maxillaris, innerviert. Die Rr. alveolares superiores anteriores ziehen zu Front- und Eckzähnen sowie zur vestibulären Gingiva. Die Prämolaren mitsamt der vestibulären Gingiva werden vom R. alveolaris medius versorgt. Die Molaren mit ihrer vestibulären Gingiva werden von den Rr. alveolares superiores posteriores versorgt. Die palatinale Gingiva der Schneide- und Eckzähne wird vom N. nasopalatinus innerviert. Im Bereich der Prämolaren und Molaren übernimmt der N. palatinus major die sensible Versorgung der palatinalen Gingiva.

Die Blutversorgung der Molaren und Prämolaren erfolgt aus der A. alveolaris superior posterior (aus der Pars pterygopalatina der A. maxillaris). Die Schneide- und Eckzähne werden aus den Aa. alveolares superiores anteriores (Äste der A. infraorbitalis aus Pars pterygopalatina der A. maxillaris) versorgt.

Unterkiefer

Die Zähne und das Zahnfleisch werden aus dem 3. Trigeminusast, dem N. mandibularis, innerviert. Die sensible Innervation übernimmt der N. alveolaris inferior. Die linguale Gingiva aller Unterkieferzähne wird vom N. lingualis sensibel versorgt. Die sensible Innervation der vestibulären Gingiva übernehmen der N. mentalis im Bereich von Schneide- und Eckzähnen sowie der N. buccalis im Bereich von Prämolaren und Molaren. Zusätzlich erhält die vestibuläre Gingiva der hinteren Molaren direkte Fasern aus dem N. alveolaris inferior. Alle Zähne des Unterkiefers werden von der A. alveolaris inferior (aus der Pars mandibularis der A. maxillaris) mit Blut versorgt.

Im Vestibulum oris versorgen der N. infraorbitalis (aus dem 2. Trigeminusast) die Oberlippe mitsamt der Schleimhaut und der N. mentalis (aus dem 3. Trigeminusast) die Unterlippe mitsamt der Schleimhaut. Der N. buccalis (aus dem 3. Trigeminusast) ist für die sensible Versorgung der Wangenschleimhaut zuständig. In der Cavitas oris propria versorgen die Nn. nasopalatinus und palatinus major (aus dem 2. Trigeminusast) den harten Gaumen, der N. palatinus minor (aus dem 2. Trigeminusast) den weichen Gaumen. Der N. lingualis (aus dem 3. Trigeminusast) ist für den Mundboden zuständig. Mit Ausnahme des Mundbodens, der von der A. lingualis, einem Ast der A. carotis externa, versorgt wird, ist die A. maxillaris für die gesamte Mundhöhle zuständig. Die A. infraorbitalis zieht zum oberen Vestibulum, die A. alveolaris inferior zum unteren Vestibulum. Die Aa. palatinae major und minor versorgen den harten und weichen Gaumen.

10.3 Spezifische Untersuchungsverfahren

Die radiologische Befundung der Kiefer gehört unabdingbar zum diagnostischen Repertoire jedes Zahnmediziners. Moderne Zahn-, Mund- und Kieferheilkunde ist ohne Röntgendiagnostik heutzutage nicht denkbar. Zahlreiche Zahn- und Gewebeschäden beginnen im Verborgenen und können mit bloßem Auge nur ungenügend beurteilt werden.

10.3.1 Konventionelle Röntgenaufnahmen

In der zahnärztlichen Bildgebung können intra- und extraorale Aufnahmetechniken angewendet werden:
- Als intraorale Aufnahmen werden alle Aufnahmetechniken bezeichnet, bei denen der Röntgenfilm im Mund des Patienten liegt.
- Als extraorale Aufnahmen bezeichnet man Verfahren, bei denen er außerhalb der Mundhöhle positioniert wird.

Intraorale Aufnahmen

Diese Aufnahmen finden meist nach abgeschlossener Basisdiagnostik Verwendung und ermöglichen eine sehr gute räumliche Auflösung (10–12 Linienpaare/mm) einzelner Zähne und des dentoalveolären Bereichs. Beispiele für intraorale Aufnahmen sind Zahnfilmaufnahmen, bei denen es sich um einen folienlosen Röntgenfilm mit doppelseitiger Emulsionsschicht und einer Filmstandardgröße von 3 × 4 cm handelt. Zu den klassischen Indikationen zählen Karies, endodontische Behandlungen, Verlaufskontrollen, Zysten, Neubildungen, Zahntraumata und apikale oder marginale Parodontitiden.

Extraorale Aufnahmen

Fernröntgenaufnahme

Die Fernröntgenaufnahme ist ein wichtiger Bestandteil der kieferorthopädischen Routinediagnostik und stellt die Lage der Kiefer zueinander und zur Schädelbasis dar. Mittels differenzierter Analysen lassen sich skelettale und dentoalveoläre Anomalien voneinander unterscheiden. Die gleichzeitige Darstellung von Knochen und Weichteilen ermöglicht darüber hinaus eine Überlagerung mit Profilfotos. Für die zuverlässige Vermessung von Strecken auf dem Röntgenbild ist die geringstmögliche Vergrößerung notwendig. Diese wird durch einen großen Fokus-Objekt-Abstand von meistens 1,5 m und einen möglichst kleinen Objekt-Film-Abstand erreicht. Die Fernröntgentechnik ist in erster Linie bei kieferorthopädischen, bei kieferchirurgischen und in einigen Fällen auch bei prothetischen Fragestellungen indiziert. In der überwiegenden Zahl der Fälle erfolgt sie als seitliche Aufnahme. Bei besonderen Indikationen wie z. B. einer Asymmetrie des Gesichtsschädels kann sie als a.-p. Aufnahme durchgeführt werden.

Panoramaschichtaufnahme

Die Panoramaschichtaufnahme stellt die radiologische Basisuntersuchung für die zahnärztliche Diagnostik und Therapieplanung bzw. -kontrolle dar. Die Aufnahme ermöglicht die Darstellung der Zähne, der Kiefer mit den Kiefergelenken und der Kieferhöhlen. Nach dem Prinzip der konventionellen Tomografie rotieren die Röntgenröhre und der Bildempfänger in einer synchronen halbkreisförmigen Bewegung um den Kopf des Patienten. Dieser ist während der Aufnahme über gerätevariable Positionierungshilfen wie Aufbissblöcke, Kinnstützen, Laserlinien und Schläfenstützen im Gerät fixiert.

Der Bildempfänger wird während der Aufnahme an einer spaltförmigen Blende vorbei bewegt, während sich das Gerät kreisförmig um den fixierten Patientenkopf dreht. Durch den koordinierten Bewegungsablauf wird eine gekrümmte Schicht abgebildet, die an den Zahnbogen angepasst ist.

Durch die Überlagerung mit der Wirbelsäule stellen sich die Frontzähne häufig unscharf dar und bedürfen ggf. weiterer bildgebender Untersuchungen mittels intraoraler Aufnahmen. Dabei bewegen sich die Drehzentren der Geräte prozessorgesteuert fortlaufend weiter. Diese Technik ermöglicht eine orthoradiale Einstrahlrichtung und damit die überlagerungsfreie Projektion der Zahnkronen. Aufgrund dieses technischen Vorgehens werden die hergestellten Schichtaufnahmen als Orthopantomogramme, die Technik selbst als Orthopantomografie bezeichnet.

10.3.2 Computertomografie

Die CT erlaubt eine differenzierte Visualisierung von Hart- und Weichgewebe. Unter Zuhilfenahme einer sog. Dental-CT-Software lassen sich im Kieferbereich multiple axiale, panoramaartige und parasagittale Rekonstruktionen erstellen. Prinzipiell ist jedes CT für Dentaluntersuchungen geeignet; dabei ist eine möglichst enge Kollimation des Strahles auf maximal 1 mm notwendig. Um eine hohe Ortsauflösung und ein hochwertiges Ausgangsmaterial für Sekundärrekonstruktionen sicherzustellen, sind bei der Berechnung des primären Bilddatensatzes die Verwendung eines kantenbetonten Kernels und eine überlappende Schichtung von großer Wichtigkeit.

Die Untersuchung erfolgt in Rückenlage, ggf. bei durch Klettbändern fixiertem Kopf. Zur Stabilisierung des Kiefers kann ein Aufbisskeil zwischen Ober- und Unterkiefer verwendet werden. Die Scan-Ebene sollte parallel zur Okklusionsebene (Bissebene) verlaufen, d. h. im Unterkiefer parallel zum Corpus mandibulae; im Oberkiefer wird sie parallel zum Alveolarkamm eingestellt. Bei der Untersuchung beider Kiefer beginnt der Scan-Bereich im distalen Drittel der Kieferhöhlen und reicht nach kaudal bis einschließlich zur Kinnspitze. Ist lediglich ein Kiefer von radiologischer Relevanz, kann der Scan-Bereich weiter eingegrenzt werden. Die antagonistischen Zahnkronen sollten jedoch bei implantologischen oder kieferorthopädischen Fragestellungen miterfasst werden, da sie in vielen Fällen relevant für die weitere Therapieplanung sind.

In der Literatur werden zum Teil sehr unterschiedliche Protokollempfehlungen gegeben. Aufgrund des starken Kontrasts zu den benachbarten Strukturen wird in den meisten Fällen für die Darstellung der Knochen und Zähne eine Niedrigdosistechnik mit maximal 60–80 mAs bei einer Röhrenspannung von maximal 80–120 kV empfohlen. Bei unklaren und ggf. kieferüberschreitenden Raumforderungen ist für die Sicherstellung der Diskriminierung im Niedrigkontrastbereich eine reguläre Dosis (z. B. 120 kV, 150–200 mAs) mit zusätzlicher intravenöser Kontrastierung unerlässlich.

10.3.3 Magnetresonanztomografie

In der MRT lässt sich das Zahnhartgewebe aufgrund des geringen Wassergehalts (Zahnschmelz: 4% Wasser, Dentin: 10% Wasser, Zement: 12% Wasser) und der damit verbundenen sehr kurzen T2-Relaxationszeiten nur sehr schwierig darstellen. Eine Differenzierung der Zahnhartsubstanzen mittels eines Routine-MRT bei angemessen kurzer Untersuchungszeit ist nicht möglich. Die Zahnhartsubstanzen lassen sich vom umgebenden signalreichen Gewebe nur indirekt abgrenzen.

Die meisten Publikationen beschränken sich beim MRT-Einsatz in der Zahnheilkunde auf Indikationen im Bereich des Temporomandibulargelenks sowie bei mandibulären und maxillären Knochentumoren.

Die MRT ist aufgrund des starken Weichteilkontrasts und der möglichen multiplanaren Darstellung Mittel der Wahl zur Darstellung maligner Tumoren der Mundhöhle. Es können damit die Größen- und Tiefenausdehnung des Tumorwachstums sowie bei tiefer Ausdehnung auch Veränderungen der Schleimhaut wiedergegeben werden.

10.3.4 Digitale Volumentomografie

Bedingt durch die Strahlenqualität und die Rauschanteile eignen sich DVT-Geräte nur sehr eingeschränkt zur Weichgewebsdiagnostik. Sie werden hauptsächlich zur Diagnostik des Hartgewebes im Mund-, Kiefer- und Gesichtsbereich eingesetzt.

10.4 Spezifische Befunde

10.4.1 Variationen und Missbildungen

Nichtanlage von Zähnen (Agenesie)

> **Kernaussagen**
>
> Die Nichtanlage (Agenesie) von Zähnen ist die häufigste Anomalie im menschlichen Gebiss.

Definition

Die Ausprägungsgrade der Agenesie werden durch die Begriffe Hypodontie, Oligodontie und Anodontie beschrieben:
- Die Hypodontie bezeichnet eine Minderzahl der bleibenden Zähne.
- Die Oligodontie beschreibt eine ausgeprägte Minderzahl bei mindestens 6 fehlenden bleibenden Zähnen.
- Bei Anodontie fehlen alle Zahnanlagen.

Pathophysiologie und Ätiologie

Nichtanlagen von Zähnen können entweder isoliert auftreten oder auch in Verbindung mit genetisch bedingten Erkrankungen und Symptomen wie z. B. bei den Lippen-Kiefer-Gaumen-Spalten oder der ektodermalen Dysplasie. Während die Hypodontie in den meisten Fällen polygenetisch bedingt ist, wird bei der Oligodontie eine monogenetische Weitergabe in Kombination mit einer ektodermalen Störung angenommen.

Demografie

Von zumindest einer Nichtanlage des 3. Molaren sind ca. 30 % der Bevölkerung betroffen. Die Hypodontie mit Ausnahme des 3. Molaren betrifft 4–5 % der Bevölkerung. Nichtanlagen der Zähne im Milchgebiss sind mit einer Prävalenz von 0,1–2,4 % nur sehr selten. Bezüglich der Prävalenz der Oligodontie finden sich in der Literatur Angaben zwischen 0,16 und 0,84 %. Die Anodontie ist noch seltener als die Oligodontie. Frauen sind im Verhältnis 1,5:1 häufiger betroffen als Männer.

Klinik, Therapie und Prognose

Die Folgen von Nichtanlagen der Zähne sind u. a. Malokklusionen, Störungen der Sprachentwicklung und Einschränkungen des Kauvorgangs.

In Abhängigkeit von Komplexität und Ausmaß der fehlenden Zahnanzahl kann ein kieferorthopädisches oder prothetisches Therapiekonzept verfolgt werden. Die Prognose ist abhängig von der Zahnunterzahl.

Bildgebung

Mittels einer Panoramaschichtaufnahme lässt sich die klinische Verdachtsdiagnose einer Nichtanlage von Zähnen erhärten. Da die radiologische Sichtbarkeit von Zahnkeimen von deren Mineralisationsgrad abhängt und dieser wiederum vom Alter des Patienten, bedarf es besonderer Vorsicht, um keine vorschnelle falsch-positive röntgenologische Diagnose zu treffen.

Ergänzend kann bei verlagerten und damit außerhalb der Schicht liegenden Zähnen eine DVT durchgeführt werden (▶ Abb. 10.1).

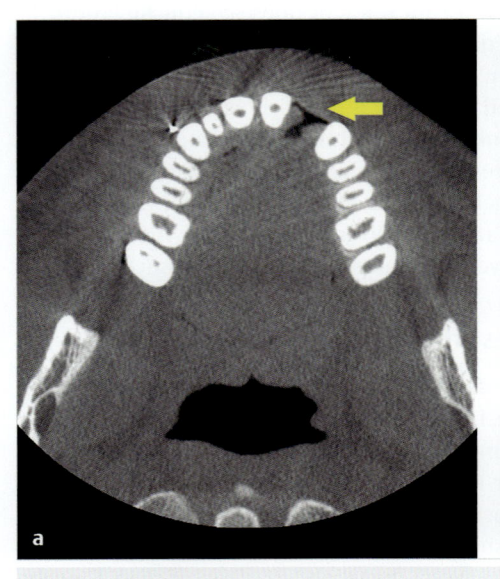

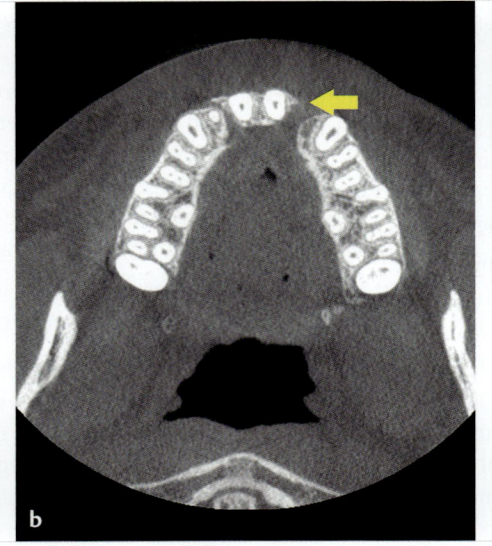

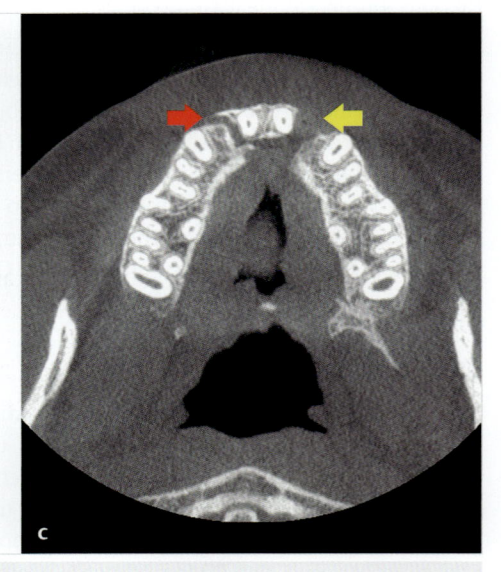

Abb. 10.1 Agenesie. Es zeigt sich eine Spaltbildung zwischen Regio 11/12 (**c**, roter Pfeil) und Regio 21/22 mit nicht vorhandener 22 (**a–c**, gelbe Pfeile) und retrahierter 18, 28, 38 und 48. DVT-Aufnahmen in unterschiedlichen Schichten.
- **a** Axiale DVT-Aufnahme.
- **b** Axiale DVT-Aufnahme.
- **c** Axiale DVT-Aufnahme.

Differenzialdiagnose

> **Differenzialdiagnosen**
>
> In jedem Fall sollte bei Agenesie ein vorangegangener Zahnverlust im Rahmen einer Extraktion oder durch ein Trauma anamnestisch erfragt und ausgeschlossen werden.

Überzählige Zähne (Hyperdontie)

> **Kernaussagen**
>
> Aufgrund möglicher Komplikationen bei Hyperdontie stellt die Entfernung überzähliger Zähne für gewöhnlich die Therapie der Wahl dar.

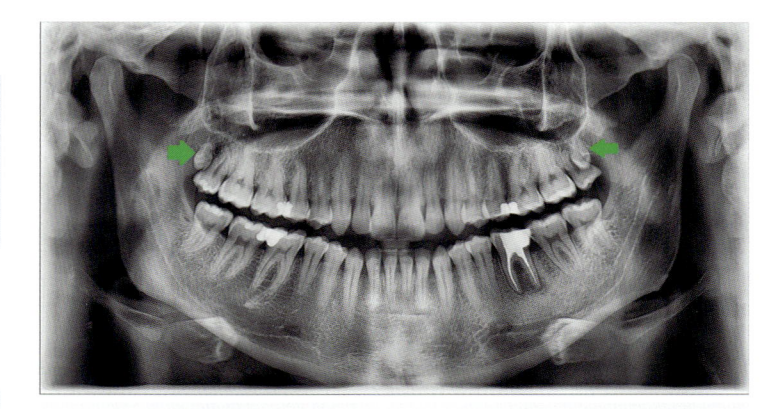

Abb. 10.2 Hyperdontie. Orthopantomogramm eines 30-jährigen Patienten mit hypoplastisch entwickelten Zähnen 19 und 29 (Pfeile) im Sinne einer Hyperdontie. Nebenbefundlich weist der wurzelkanalbehandelte Zahn 36 eine deutliche periapikale Aufhellung auf (bildmorphologisch vereinbar mit apikaler Parodontitis).

Definition

Als Hyperdontie wird die Zahnüberzahl im Milchgebiss und im bleibenden Gebiss bezeichnet.

Pathophysiologie und Ätiologie

Hinsichtlich der Pathogenese der isoliert vorkommenden Zahnüberzahl existieren verschiedene Hypothesen; die genaue Ursache ist jedoch noch weitestgehend unbekannt. Genetische Faktoren, Umweltfaktoren und eine Hyperaktivität der Zahnleiste werden diskutiert. Darüber hinaus treten multiple überzählige Zähne häufig in Verbindung mit anderen Erkrankungen oder Syndromen wie z. B. Lippen-Kiefer-Gaumen-Spalten auf.

Typischerweise sind einzelne und doppelte überzählige Zähne in der Oberkieferfront lokalisiert. Dagegen sind multiple überzählige Zähne in vielen Fällen im Prämolarenbereich des Unterkiefers lokalisiert.

In etwa 80 % der Fälle handelt es sich bei den überzähligen Zähnen um Mesiodentes, also um einen meist rudimentären, häufig konischen Zahn zwischen den mittleren Oberkieferschneidezähnen. Die zweithäufigste Gruppe überzähliger Zähne stellen die Prämolaren und seitlichen Schneidezähne dar. Die dritthäufigste, relativ selten auftretende Gruppe überzähliger Zähne setzt sich aus Eckzähnen, Paramolaren und Distomolaren zusammen. Überzählige Schneidezähne sind meist im Oberkiefer lokalisiert, überzählige Prämolaren meist im Unterkiefer und überzählige Molaren häufig im Oberkiefer.

Demografie

Im Milchgebiss wird eine Prävalenz von 0,07–0,60 % und im bleibenden Gebiss eine Prävalenz von 0,3–3,2 % angegeben. Das männliche Geschlecht ist etwa doppelt so häufig betroffen wie das weibliche. In 65,8–80,5 % der Fälle treten die überzähligen Zähne einzeln auf, in 14,5–27,7 % der Fälle doppelt. In 0,6–8,0 % der Fälle handelt es sich um multiple überzählige Zähne.

Klinik, Therapie und Prognose

Klinisch können die überzähligen Zähne lange Zeit unbemerkt und asymptomatisch bleiben. Zahndurchbruchsstörungen oder Verlagerungen anderer Zähne können hinweisgebend sein. Darüber hinaus kann es zu Zystenbildungen und Wurzelresorptionen kommen.

Aufgrund der genannten möglichen Komplikationen stellt die Entfernung überzähliger Zähne für gewöhnlich die Therapie der Wahl dar. Bei asymptomatischen und komplikationsfreien überzähligen Zähnen kann ein Belassen des Zahnes unter klinisch-radiologischer Kontrolle erwogen werden.

Bildgebung

Konventionelle Röntgenaufnahmen reichen in vielen Fällen aus, um eine Lokalisation der überzähligen Zähne zu ermöglichen. Allerdings können damit keine präzisen Rückschlüsse auf die genaue Position gezogen werden, und somit verbleibt eine Restunsicherheit. In der Panoramaschichtaufnahme stellen sich überzählige Zähne scharf begrenzt mit ausgebildetem Desmodontalspalt und unterschiedlicher Ausbildung der Wurzeln dar (▶ Abb. 10.2). Häufig sind die überzähligen Zähne infolge des Platzmangels verlagert oder retiniert. Die Diagnostik kann vor allem im Oberkiefer durch Überlagerungen erschwert sein und zusätzliche Aufnahmen notwendig machen.

Bei Unklarheiten hinsichtlich der genauen Position der Zähne und/oder bei Komplikationen wie z. B. Zystenbildungen kann nach der 2-D-Bildgebung adjuvant die DVT (▶ Abb. 10.3) oder die CT zum Einsatz kommen. Durch den Zugewinn von Informationen in allen 3 Ebenen ermöglicht die 3-D-Bildgebung insbesondere die chirurgische Planung bei Zähnen in Bereichen vitaler anatomischer Strukturen wie der Kieferhöhle oder des Mandibularkanals. Zusätzlich liefert sie genaue Informationen über Prävalenz und Ausmaß von Wurzelresorptionen an Nachbarzähnen.

Differenzialdiagnose

> **Differenzialdiagnosen**
>
> In Abhängigkeit von der Größe und den klinischen Symptomen können bei Hyperdontie differenzialdiagnostisch hartsubstanzbildende Tumoren wie das komplexe Odontom infrage kommen. Das Odontom findet sich häufig in der direkten Nähe von verlagerten Zähnen. Bei mehreren überzähligen Zähnen können darüber hinaus Erbkrankheiten wie das Gardner-Syndrom oder die kleidokraniale Dysplasie ursächlich sein.

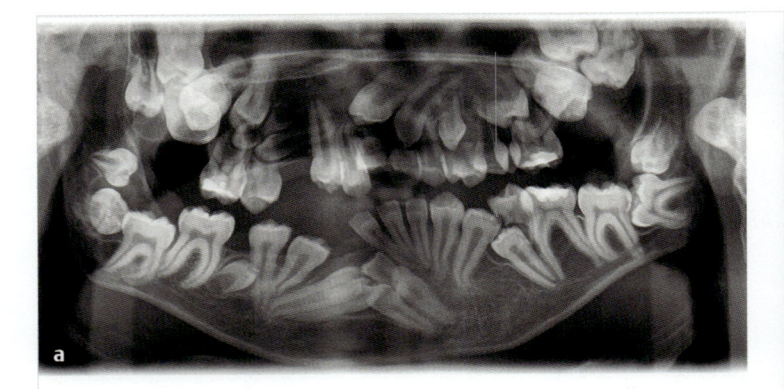

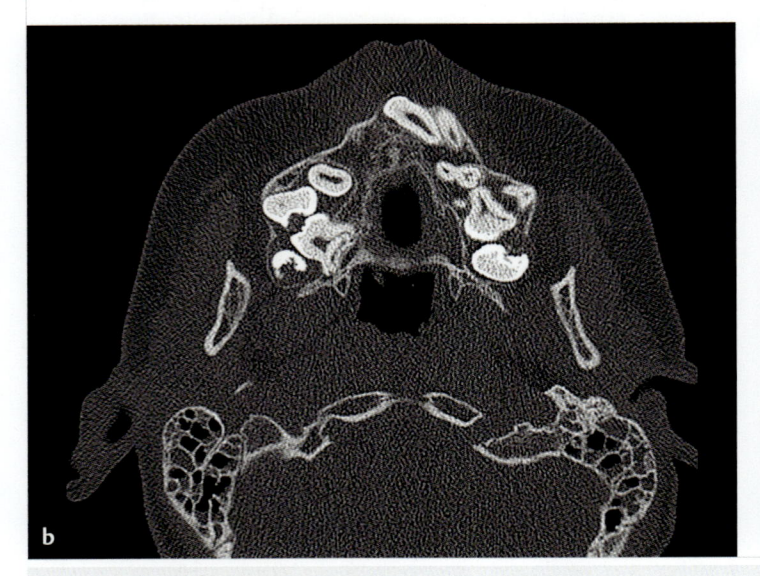

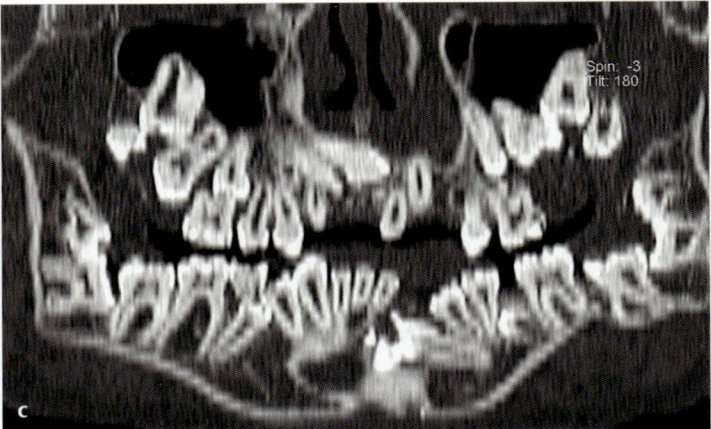

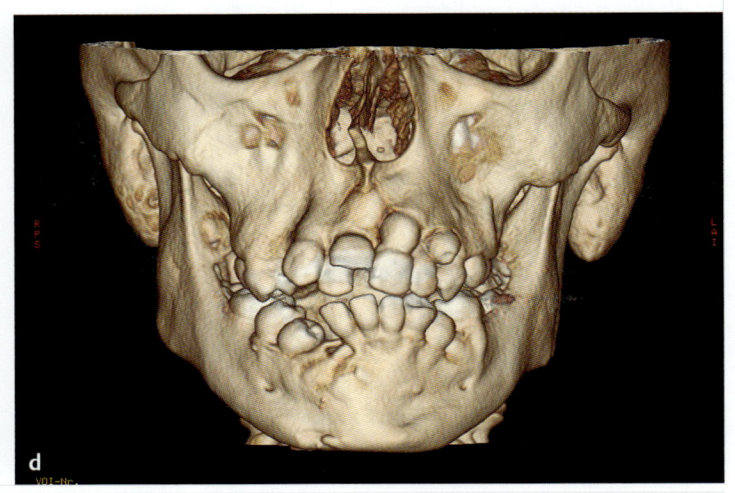

Abb. 10.3 Hyperdontie. Zwölfjähriger Patient mit echter Hyperdontie mit irregulärer Zahnform (Zwillingszähne, Doppelgebilde, Mehrfachgebilde) im Ober- und Unterkiefer. Zahnanlagen beidseits bis in den R. mandibulae. Mehrere Zahnwurzeln ragen in den Sinus maxillaris beidseits hinein. Hier ist jeweils ein Zahn dokumentiert (Zahnkrone in kaudaler Lage).
a Orthopantomogramm.
b Axiale DVT-Aufnahme.
c Koronare DVT-Aufnahme.
d DVT-Aufnahme, 3-D-Visualisierung.

Zahnretention und Zahnverlagerung

> **Kernaussagen**
>
> Als retinierte Zähne werden alle Zähne bezeichnet, die nicht zeitgerecht in die Mundhöhle durchbrechen oder nicht die Okklusionsebene erreichen.

Definition

Bei einer totalen Impaktion des Zahnes im Knochen wird der Ausdruck der kompletten Retention verwendet, während eine Schleimhautperforation einer Teilretention entspricht. Bei abwegiger Zahndurchbruchsrichtung bzw. Zahnachsenausrichtung des betroffenen Zahnes im Kiefer spricht man von einer Zahnverlagerung. Bei einer deutlichen Fehlstellung eines durchgebrochenen Zahnes entfernt von seiner physiologischen Lokalisation wird der Begriff der Zahndystopie (Zahnaberration) verwendet.

Pathophysiologie und Ätiologie

Die Ätiologie umfasst sowohl genetische als auch exogene Faktoren. Die Störungen des Zahndurchbruchs können in der Zahnkeimanlage selbst, auf dem Durchbruchsweg oder auch erst am Durchbruchsort vorliegen. Am häufigsten sorgen nicht achsengerechte Durchbruchsrichtungen und Platzmangel für Zahnretentionen. Zusätzlich können pathologische Prozesse wie Tumoren oder Zysten ursächlich sein. Multiple Zahnretentionen finden sich gehäuft bei familiären und syndromalen systemischen Krankheitsgeschehen wie z. B. Lippen-Kiefer-Gaumen-Spalten oder Dysostosis cleidocranialis.

Demografie

Verlagerungen und Retentionen mindestens eines Weisheitszahns finden sich im westeuropäischen Raum bei bis zu 80 % der Population. Retinierte Eckzähne betreffen meist den Oberkiefer und sind mit einer Prävalenz von 2 % die zweithäufigsten Zahnretentionen. In absteigender Häufigkeit sind darüber hinaus in seltenen Fällen die Oberkieferfrontzähne (bedingt durch Mesiodens), Prämolaren und Molaren betroffen.

10.4 Spezifische Befunde

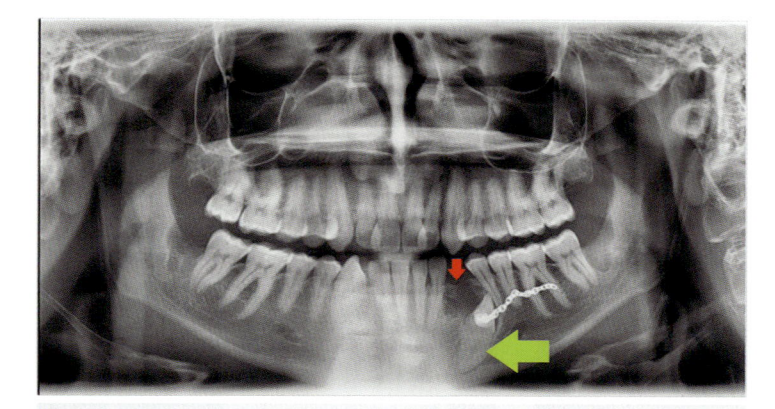

Abb. 10.4 Zahnretention. Orthopantomogramm eines 25-jährigen Patienten mit einem infolge eines Odontoms retinierten Zahn 33 (grüner Pfeil). Die Aufnahme zeigt den Zustand nach Odontomexzision (roter Pfeil) und angebrachter Zughilfe zur Zahnfreilegung.

Klinik, Therapie und Prognose

Klinisch sind die retinierten Zähne häufig symptomfrei; es kann jedoch bei einer Entzündung des perikoronaren Raumes zu Schmerzen kommen. Bedingt durch die langjährige Persistenz des Zahnfollikels können (follikuläre) Zysten oder Karzinome entstehen. Darüber hinaus ist eine Resorption benachbarter Wurzeln möglich.

Die Therapie liegt in der kieferchirurgisch-kieferorthopädischen Behandlung oder Entfernung des betroffenen Zahnes.

Bildgebung

Retinierte obere Weisheitszähne werden im Orthopantomogramm kranial und distal der 2. Molaren abgebildet. Im Regelfall findet sich keine knöcherne Abgrenzung zur Mundhöhle und häufig eine Erweiterung des Perikoronarraums. In einigen Fällen kommt es zur Verlagerung in die Kieferhöhle oder nach retromaxillär.

Retinierte untere Weisheitszähne werden im Orthopantomogramm distal des 2. Molaren abgebildet und können zahlreiche Lagen einnehmen. So sind mesioanguläre, horizontale, distoanguläre, transversale und vertikale Verlagerungen möglich. In vielen Fällen fehlt ein Knochendeckel über dem Zahn und es findet sich ein erweiterter Perikoronarraum. Bei bereits länger bestehender Entzündung kann es zu Osteolysen kommen.

Verlagerte obere Eckzähne werden im Orthopantomogramm aufgrund ihrer Lage vestibulär oder palatinal außerhalb der Schicht häufig unscharf dargestellt und weisen gelegentlich eine perikoronare Aufhellung auf.

Retinierte untere Eckzähne sind sehr viel seltener als retinierte Oberkiefereckzähne und liegen aufgrund vestibulärer oder lingualer Verlagerung häufig außerhalb der Schicht. Dabei können oft Arrosionen an benachbarten Zahnwurzeln beobachtet werden.

Mittels der Panoramaschichtaufnahme lassen sich in vielen Fällen ausreichend Informationen über den Retentionsgrad der Zähne und deren Lagebeziehungen zu den umgebenden Strukturen gewinnen. Orthopantomogramme verschiedener Beispiele zeigen ▶ Abb. 10.4, ▶ Abb. 10.5 und ▶ Abb. 10.6.

Falls besondere Risiken wie z. B. im Unterkiefer eine Überlagerung der Wurzeln des Weisheitszahns mit dem Canalis mandibularis vorliegen, können 3-D-Bildgebungen wie das CT (▶ Abb. 10.7) oder die DVT indiziert sein. Diese Verfahren ermöglichen eine genauere Lokalisation der Zähne und geben wertvolle Hinweise für die Operationsplanung.

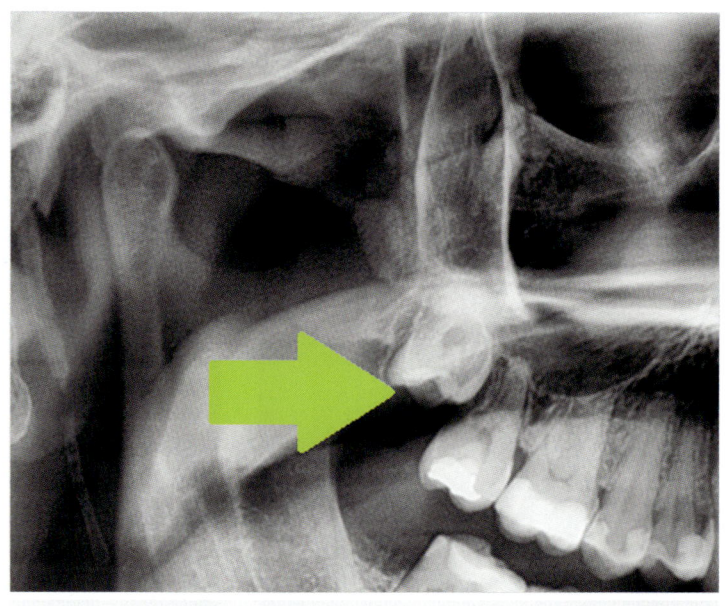

Abb. 10.5 Zahnretention. Ausschnitt eines Orthopantomogramms eines 42-jährigen Patienten mit retiniertem Zahn 18 (Pfeil).

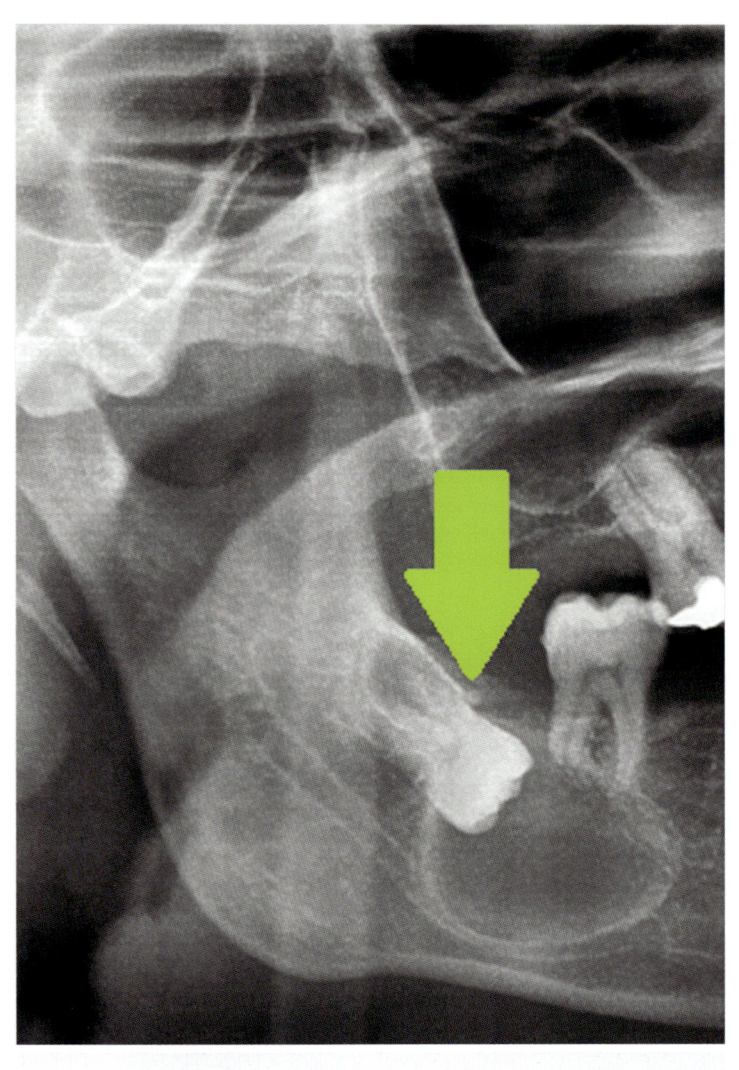

Abb. 10.6 Zahnretention. Ausschnitt eines Orthopantomogramms eines 42-jährigen Patienten mit retiniertem Zahn 48 (Pfeil) und Ausbildung einer follikulären Zyste.

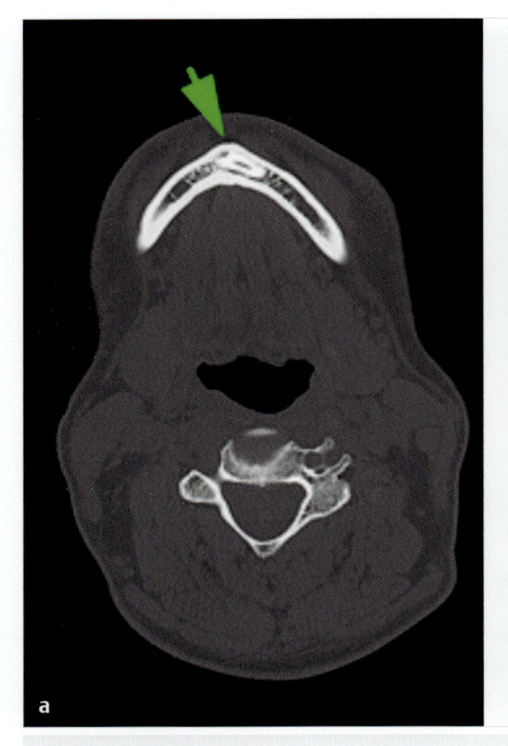

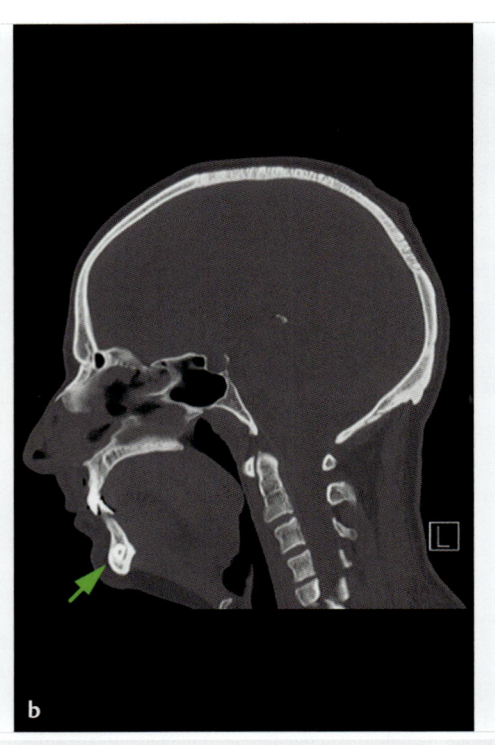

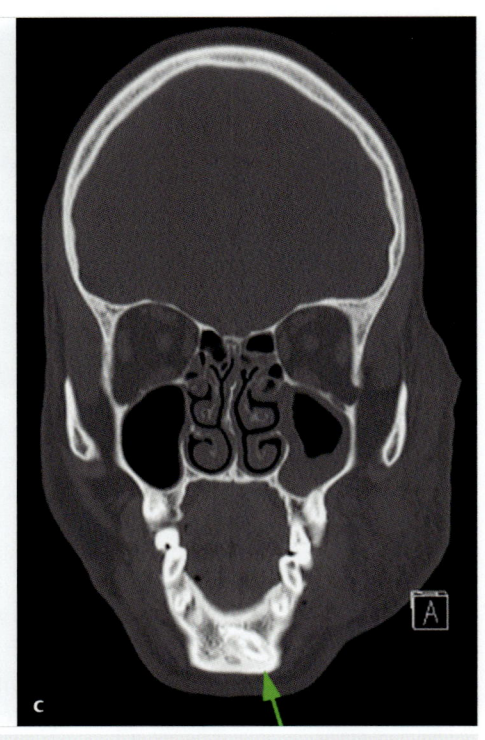

Abb. 10.7 Zahnretention. 44-jähriger Patient mit vollständig retiniertem, quer liegendem Zahn im Korpus der Mandibula (Pfeile) im Sinne einer Hyperdontie. Nebenbefundlich kissenartige Schleimhautschwellungen im Sinus maxillaris links bei unauffälliger Wandbegrenzung.
a Axiale CT-Aufnahme.
b Sagittale CT-Aufnahme.
c Koronare CT-Aufnahme.

Differenzialdiagnose

> **Differenzialdiagnosen**
>
> Im Regelfall dürfte die röntgenologische Diagnose von Zahnretentionen bzw. -verlagerungen bei klarer Zahnabbildung keine Probleme bereiten. Bei unscharfer Abbildung und mangelhafter Darstellung der unterschiedlichen Zahnhartgewebe können differenzialdiagnostisch Wurzelreste oder odontogene, hartgewebsbildende Tumoren wie das Odontom oder das Zementom infrage kommen.

Exostose

> **Kernaussagen**
>
> Exostosen sind nicht neoplastische Osteohyperplasien.

Definition

Im Kieferbereich zeichnen sie sich durch ein langsames, kontinuierliches Wachstum von dichtem kortikalem Knochen aus. In Abhängigkeit von der Lokalisation wird die Exostose an der knöchernen Gaumenmitte als „Torus palatinus", an der lingualen Unterkieferseite als „Torus mandibularis" bezeichnet.

Pathophysiologie und Ätiologie

Die genaue Ursache der ossären Entwicklungsstörung ist zum aktuellen Zeitpunkt noch nicht abschließend geklärt. Es wird von einer multifaktoriellen Ätiologie mit einer genetischen Komponente in Kombination mit okklusalen Kaubelastungen ausgegangen.

Demografie

Hinsichtlich der Prävalenz von Tori ohne weitere Differenzierung der Lokalisation wird in der Literatur eine Häufigkeit von 12,3–14,6 % angegeben. Betroffen sind gehäuft Menschen in der Altersgruppe 35–65 Jahre. Die Prävalenz des Torus palatinus beträgt etwa 20 %. Er entwickelt sich meist im jugendlichen Alter bis zur maximalen Größenzunahme im 3. Lebensjahrzehnt. Frauen sind häufiger betroffen als Männer.

Klinik, Therapie und Prognose

Klinisch kann es zu Sprachproblemen und Einschränkungen der Mundhygienemöglichkeiten kommen. Darüber hinaus können bei prothetischen Versorgungen des Kiefers Einschränkungen des Prothesenhalts auftreten.
Eine Entfernung kann in solchen Fällen indiziert sein und erfolgt mittels Abtragung der Knochenvermehrung.

Bildgebung

In der Panoramaschichtaufnahme stellt sich der Torus palatinus als Verschattung in der Mitte des harten Gaumens dar. Diese kann homogen strahlendicht sein und durch die Verwischung in andere Mundregionen projiziert sein, wie z. B. häufig bilateral am Boden der Kieferhöhle. Zusätzlich sind Überlagerungen des Frontzahnbereichs möglich. Der Torus mandibularis stellt sich in der Panoramaschichtaufnahme als meist symmetrische, bilaterale homogene Verschattung dar. Aufgrund der lingualen Lokalisation ist er häufig nicht eindeutig zu erfassen.

Die CT-Darstellung zeigen ▶ Abb. 10.8 und ▶ Abb. 10.9.

Differenzialdiagnose

> **Differenzialdiagnosen**
>
> Die meisten Tori können auf Grundlage ihres charakteristischen Aussehens klinisch diagnostiziert werden. Daher ist eine zusätzliche Bildgebung oder Biopsie selten notwendig. Radiologisch sind die typische Lokalisation und Dichte sowie die im Falle des Torus mandibularis vorliegende Symmetrie pathognomonisch. Differenzialdiagnosen der Exostosen können ein Osteom oder ein Osteosarkom umfassen.

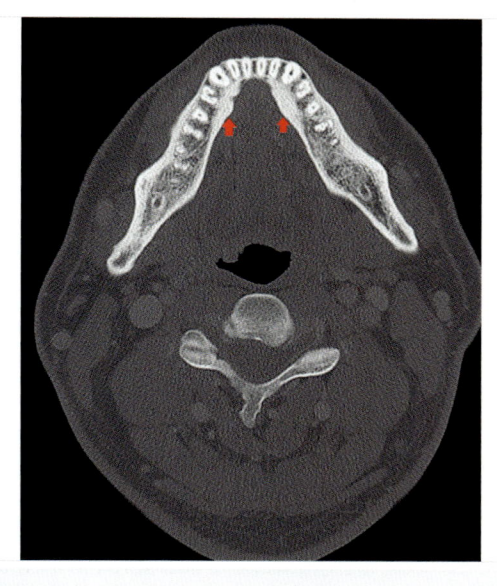

Abb. 10.8 Exostose. Axiales natives Schädel-CT eines 31-jährigen Patienten mit beidseitigem Torus mandibularis (Pfeile).

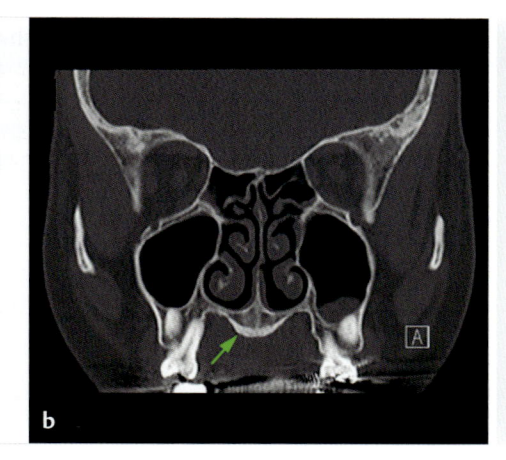

Hyperzementose

> **Kernaussagen**
>
> Die Hyperzementose tritt meist als Bulbus im apikalen Wurzelbereich auf und kann dabei an einzelnen Zähnen isoliert oder auch generalisiert vorkommen.

Definition

Die Hyperzementose ist als eine nicht neoplastische Verdickung oder übermäßige Ablagerung von Zement auf der Oberfläche einer Zahnwurzel bzw. mehrerer Zahnwurzeln definiert.

Pathophysiologie und Ätiologie

Hinsichtlich der Ätiologie geht man in vielen Fällen von einer idiopathischen Veränderung aus. Zusätzlich werden die physiologische Zahnalterung, chronische periapikale Entzündungen, Entwicklungsstörungen bei der Zementapposition sowie starke okklusale Belastungen und Traumata als Auslöser diskutiert. Darüber hinaus können neben den genannten lokalen Faktoren systemische Erkrankungen wie Schilddrüsenerkrankungen, Atherosklerose, Arthritis deformans und Morbus Paget mit dem Auftreten einer Hyperzementose assoziiert sein.

Demografie

Die Literaturangaben hinsichtlich der Prävalenz der Hyperzementose variieren stark und liegen zwischen 1,3 und 84,0 %. Die Hyperzementose betrifft in erster Linie Erwachsene und die Häufigkeit steigt mit zunehmendem Alter.

Klinik, Therapie und Prognose

Der Unterkiefer ist etwa doppelt so häufig betroffen wie der Oberkiefer. Klinisch sind die betroffenen Zähne im Regelfall asymptomatisch und fallen im Rahmen der radiologischen Untersuchung als Zufallsbefund auf.

Sie bedürfen primär keiner Therapie. Bei der Diagnose einer Hyperzementose sollten ggf. vorhandene lokale Ursachen identifiziert und beseitigt werden. Zusätzlich sollte bei generalisiertem Auftreten das Vorhandensein von systemischen Erkrankungen wie z. B. Morbus Paget kontrolliert werden. Infolge des verdickten Wurzelzements wird eine gewöhnliche Extraktion des betroffenen Zahnes erschwert. Das kann in einigen Fällen zusätzlich chirurgisches Vorgehen erforderlich machen. Zudem wird ein Einfluss auf die Erfolgsaussichten einer Wurzelkanalbehandlung diskutiert, da die Hyperzementose den apikalen Endpunkt der Wurzelkanalaufberei-

Abb. 10.9 Exostose. 61-jährige Patientin mit Torus palatinus, typischerweise als umschriebene Hyperostose am harten Gaumen beidseits der Gaumennaht dargestellt (Pfeile).
a Native axiale CT-Aufnahme der Nasennebenhöhlen.
b Native koronare CT-Aufnahme der Nasennebenhöhlen.

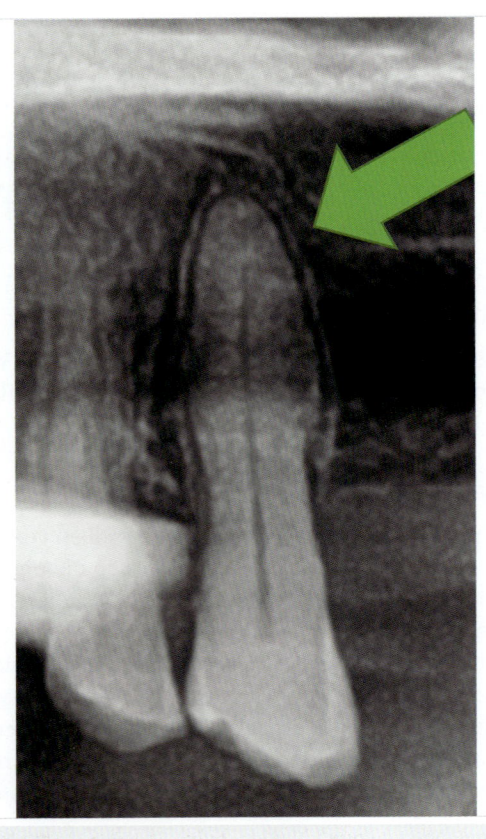

Abb. 10.10 Hyperzementose. Orthopantomogrammausschnitt einer 61-jährigen Patientin mit Hyperzementose des Zahnes 25 (Pfeil).

Definition
Als idiopathische Osteosklerose bezeichnet man eine benigne, unilokuläre Läsion im Kiefer, die eine lokalisierte Sklerosierung hervorruft und weder auf ein entzündliches Geschehen noch auf einen Tumor zurückzuführen ist.

Pathophysiologie und Ätiologie
Die Ursachen sind unbekannt. In der Literatur werden u. a. operative Eingriffe, Fehlbelastungen betroffener Zähne sowie retinierte Wurzelreste als Stimuli diskutiert.

Demografie
Hinsichtlich der Häufigkeit der idiopathischen Osteosklerose werden in der Literatur Prävalenzen von 2,8–31,0 % angegeben. Die idiopathische Osteosklerose kann prinzipiell in jedem Alter auftreten.

Klinik, Therapie und Prognose
In über 90 % der Fälle ist der Unterkiefer betroffen. Die Läsion kann an den Wurzelspitzen, zwischen den Wurzeln oder auch ohne Bezug zu Zähnen im Kieferknochen (in 20 % der Fälle) auftreten. Klinisch sind die Läsionen im Regelfall asymptomatisch. Die betroffenen Zähne sind vital, verursachen keine Beschwerden und werden meist als Zufallsbefund auf Röntgenbildern entdeckt. In seltenen Fällen kann die idiopathische Osteosklerose auch mit impaktierten Zähnen, Verschiebungen von benachbarten Zähnen oder Wurzelresorptionen assoziiert sein.

Eine Therapie ist in der Regel nicht notwendig, eine Abgrenzung zu Läsionen mit entzündlicher, dysplastischer oder neoplastischer Genese ist daher sehr wichtig. Eine Biopsie der Läsion ist normalerweise nicht indiziert. Regelmäßige Röntgenkontrollen in zu Beginn jährlichen Abständen werden zur Diagnosesicherung empfohlen.

tung beeinflussen kann. Bei Auftreten an noch nicht durchgebrochenen Zähnen (untypische Hyperzementose) wurden histologisch partielle Ankylosen nachgewiesen, sodass es bei einer ggf. notwendigen kieferorthopädischen Zahnbewegung zu signifikanten Problemen kommen kann.

Bildgebung
Die Hyperzementose erscheint als Röntgenopazität. Dabei bleibt die apikale Region der distalen Zahnwurzel mit Parodontalband und Lamina dura erhalten (▶ Abb. 10.10). Die Hyperzementose kann auch als verdickte Wurzel imponieren, die von einem strahlendurchlässigen parodontalen Ligamentraum und einer intakten Lamina dura umgeben ist.

Differenzialdiagnose

> **Differenzialdiagnosen**
>
> Radiologisch sind Hyperzementose und Zementoblastom 2 Läsionen, die miteinander verwechselt werden können. Jedoch ist das Zementoblastom aggressiver.

Idiopathische Osteosklerose (fokale periapikale Osteopetrose)

> **Kernaussagen**
>
> Die idiopathische Osteosklerose kann als normale anatomische Knochenvariante angesehen werden.

Bildgebung
Radiologisch erscheint die idiopathische Osteosklerose als eine lokalisierte, gut definierte, röntgendichte Masse, die rund, elliptisch oder unregelmäßig geformt und deren innerer Aspekt in der Regel einheitlich ist (▶ Abb. 10.11 und ▶ Abb. 10.12). Die Größe der Läsionen variiert stark von wenigen Millimetern bis zu einigen Zentimetern.

Differenzialdiagnose

> **Differenzialdiagnosen**
>
> Als radiologische Differenzialdiagnosen der idiopathischen Osteosklerose kommen die kondensierende Ostitis (▶ Abb. 10.13), die fokale zementoossäre Dysplasie (▶ Abb. 10.14 und ▶ Abb. 10.15), das Zementoblastom (▶ Abb. 10.16), das ossifizierende Fibrom, Wurzelreste sowie Hyperzementose (▶ Abb. 10.17), Odontom und Osteom infrage. Eine Zusammenstellung verschiedener Differenzialdiagnosen zeigen ▶ Abb. 10.18 und ▶ Abb. 10.19.

10.4 Spezifische Befunde

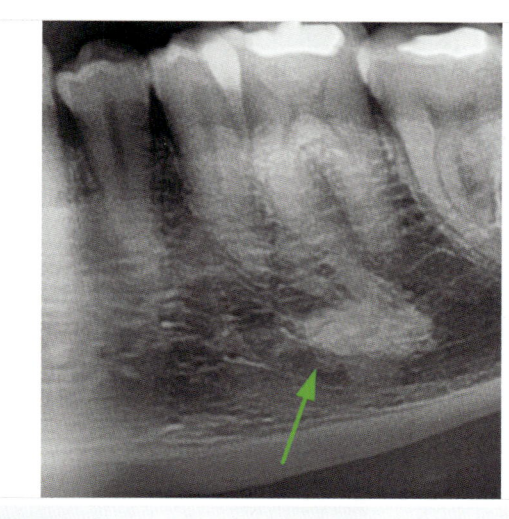

Abb. 10.11 Idiopathische Osteosklerose. Orthopantomogrammausschnitt eines 49-jährigen Patienten mit umschriebener Hypersklerosierung im Sinne einer idiopathischen Osteosklerose in Regio 36 (Pfeil).

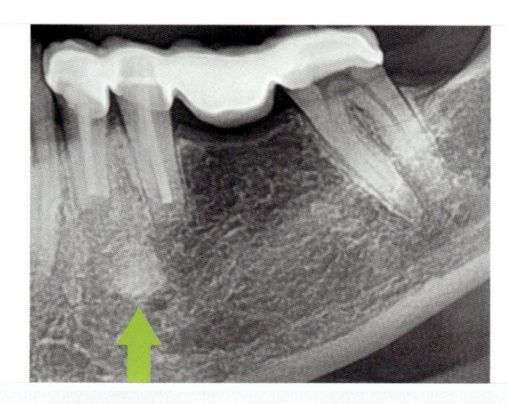

Abb. 10.13 Idiopathische Osteosklerose: Differenzialdiagnose kondensierende Ostitis. Orthopantomogrammausschnitt einer 46-jährigen Patientin mit rundlicher, dichter knöcherner Struktur im Sinne einer kondensierenden Ostitis kaudal der resezierten Wurzeln der Zähne 34 und 35 (Pfeil).

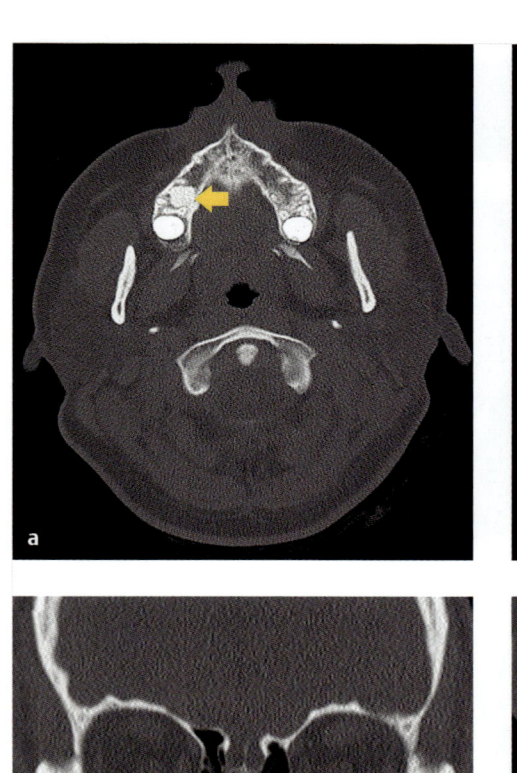

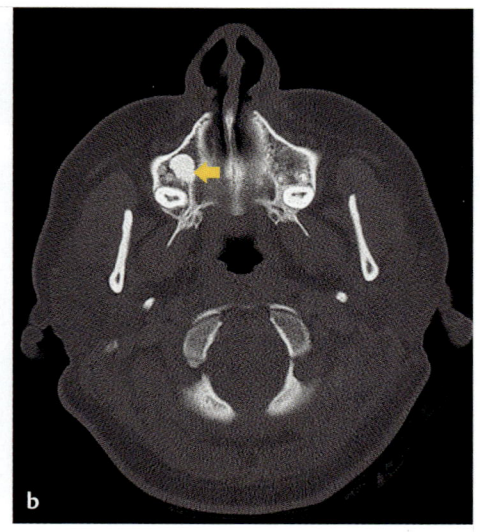

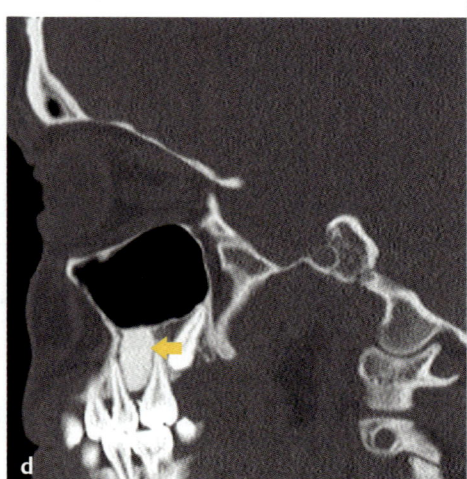

Abb. 10.12 Idiopathische Osteosklerose.
27-jährige Patientin mit idiopathischer Osteosklerose interdental in Regio 15/16 (Pfeile).
a Axiale native CT-Aufnahme kaudal zu b.
b Axiale native CT-Aufnahme.
c Koronare native CT-Aufnahme.
d Sagittale native CT-Aufnahme.

Mund, Kiefer und Gebiss

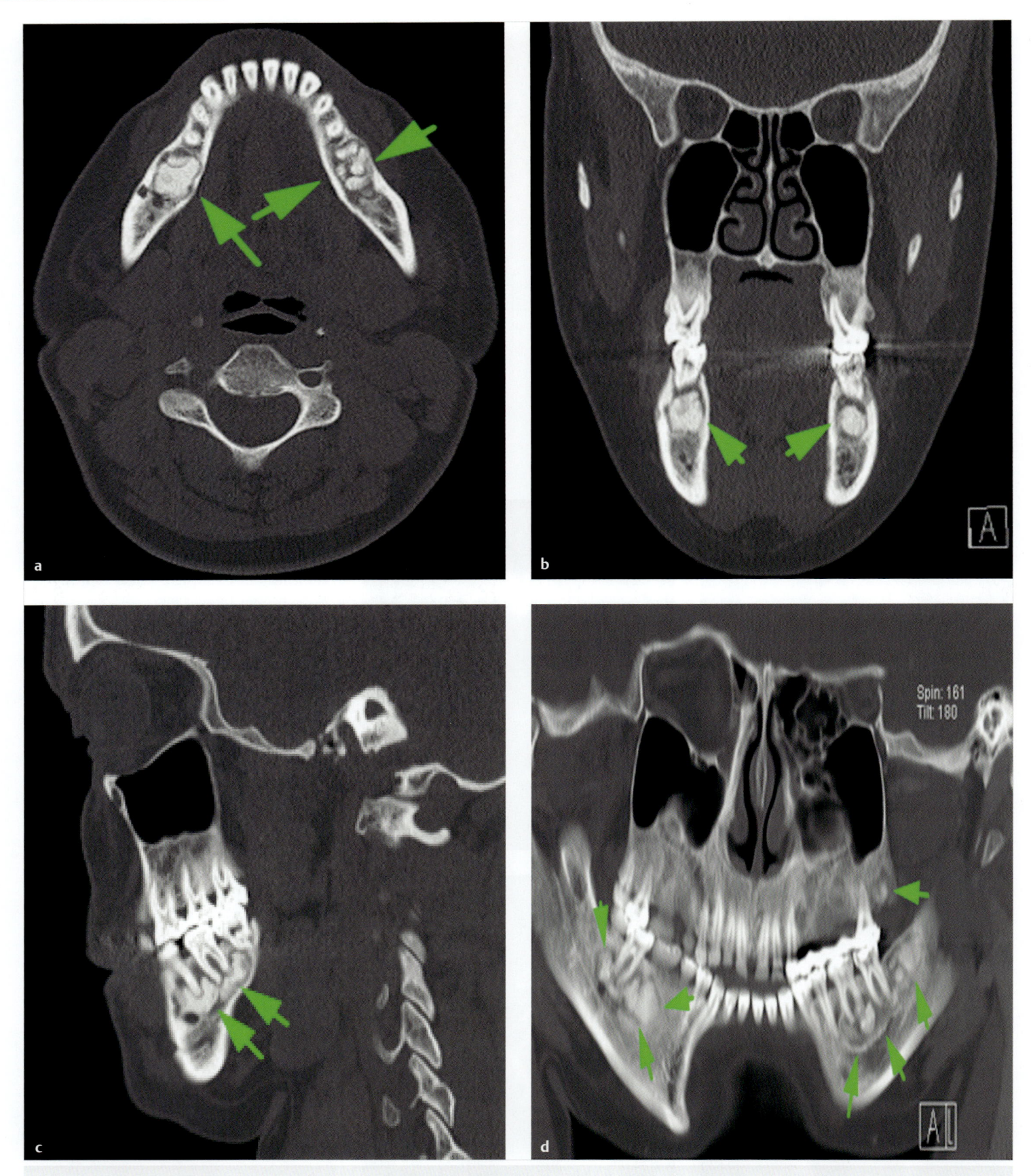

Abb. 10.14 Idiopathische Osteosklerose: Differenzialdiagnose fokale zementoossäre Dysplasie. 47-jährige Patientin mit fokaler zementoossärer Dysplasie in Regio 36 (Pfeile). Die dichte Knochenstruktur ist kaudal der mesialen Wurzel des Zahnes 36 lokalisiert.
a Axiale CT-Aufnahme.
b Koronare CT-Aufnahme.
c Sagittale CT-Aufnahme.
d CT-Aufnahme. Orthopanrekonstruktion.

10.4 Spezifische Befunde

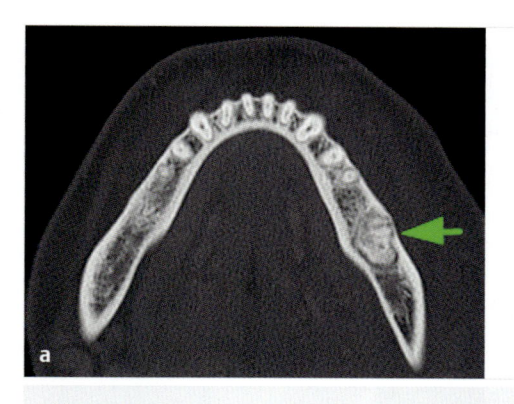

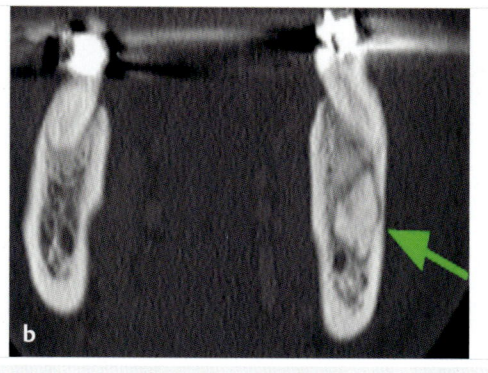

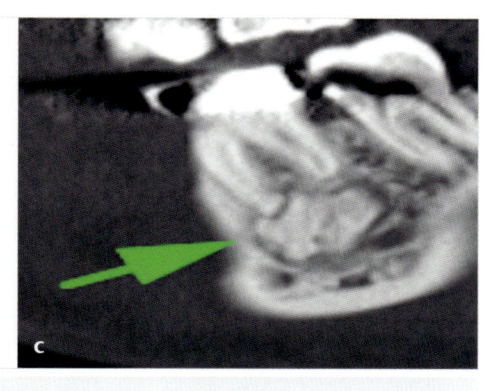

Abb. 10.15 Idiopathische Osteosklerose: Differenzialdiagnose fokale zementoossäre Dysplasie. 47-jährige Patientin mit florider zementoossärer Dysplasie (Pfeile). Die komplexen ossären Veränderungen sind dabei in Regio 36/37 und Regio 46/47 am ausgeprägtesten. Die Raumforderungen stellen sich als knochen- bis schmelzdichte, um die Zahnwurzeln gruppierte Läsionen mit umgebenden Aufhellungssäumen dar. Nebenbefundlich regionale Odontodysplasie der Zähne 15 und 16.
a Axiale Native CT-Aufnahme.
b Koronare native CT-Aufnahme.
c Sagittale native CT-Aufnahme.

Kondensierende Ostitis (sklerosierende Ostitis)

Kernaussagen

Die kondensierende Ostitis ist eine diffus auftretende, strahlendurchlässige Läsion.

Definition

Die sklerosierende Ostitis tritt normalerweise an der Wurzelspitze eines betroffenen Zahnes bzw. einer Extraktionsstelle als lokalisierte Knochenreaktion auf einen geringgradigen entzündlichen Reiz auf.

Pathophysiologie und Ätiologie

Die Läsion wird als überschießende Reaktion der osteoblastischen Aktivität auf eine chronische Infektion verstanden. Sie wird insbesondere bei Zähnen mit tiefen kariösen Läsionen, überkronten Zähnen, insuffizienten Wurzelkanalfüllungen sowie chronischen Pulpitiden und Pulpanekrosen beobachtet. Zusätzlich werden okklusale Traumata als Stimuli diskutiert.

Demografie

Die Prävalenz der kondensierenden Ostitis liegt zwischen 4 und 7 %. Die Hälfte der betroffenen Patienten ist unter 30 Jahre alt. Zusätzlich existiert ein Altersgipfel um das 60. Lebensjahr herum.

Klinik, Therapie und Prognose

In über 90 % der Fälle treten die Veränderungen am Unterkiefer auf.
Die Therapie der Wahl betroffener Zähnen mit chronischen Pulpitiden und avitalen Zähnen stellt die Wurzelkanalbehandlung dar. Asymptomatische Zähne bedürfen keiner Therapie.

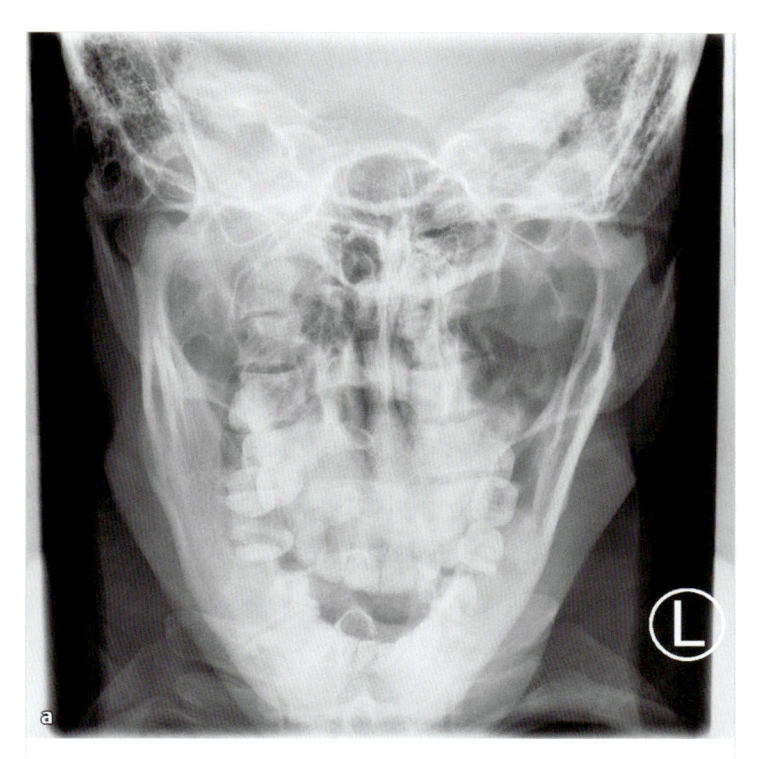

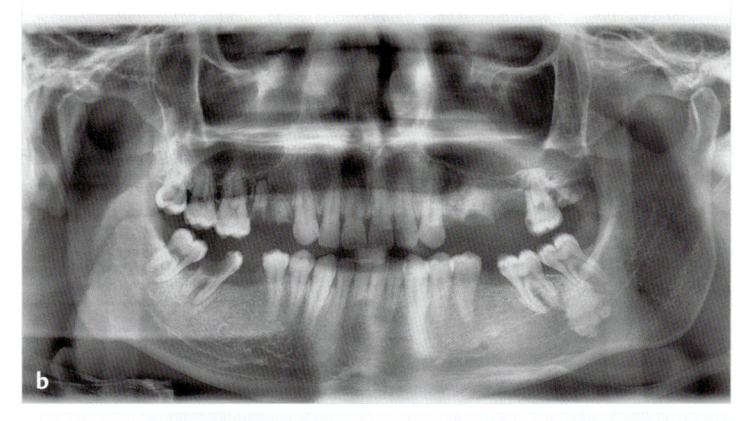

Abb. 10.16 Idiopathische Osteosklerose: Differenzialdiagnose Zementoblastom. Patient mit einer röntgendichten Struktur in der Regio 37/47 im Unterkiefer mit 16 mm Durchmesser, am ehesten vereinbar mit einem Zementoblastom.
a Röntgenaufnahme des Kiefergelenks.
b Orthopantomogramm.

Mund, Kiefer und Gebiss

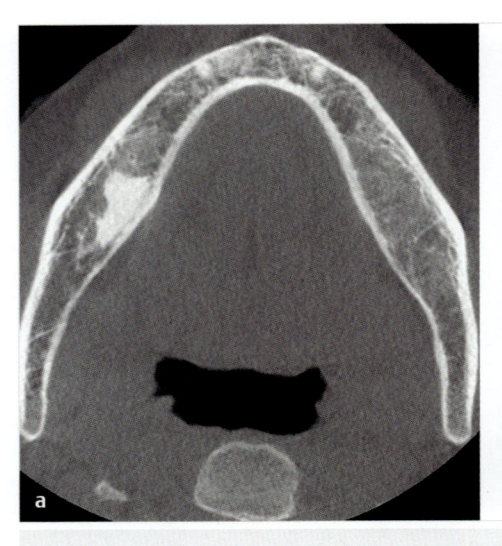

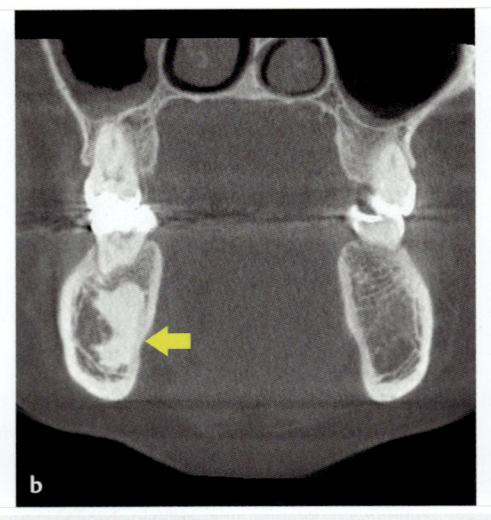

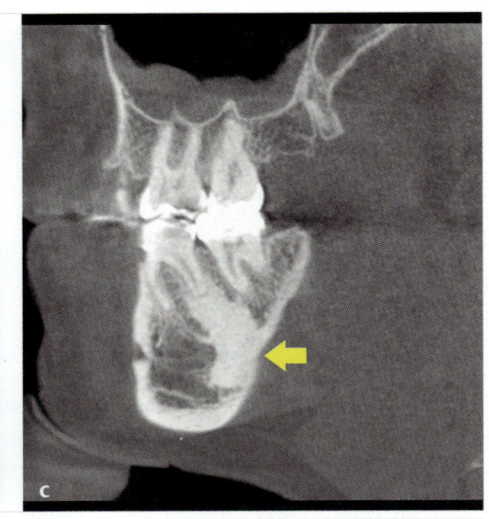

Abb. 10.17 Idiopathische Osteosklerose: Differenzialdiagnose Hyperzementose. Patient mit dichter knöcherner Struktur kaudal der Wurzeln der Zähne 47 im Sinne einer Hyperzementose versus Zementoblastom (**b**, **c**, Pfeile).
a Axiale DVT-Aufnahme.
b Koronare DVT-Aufnahme.
c Sagittale DVT-Aufnahme.

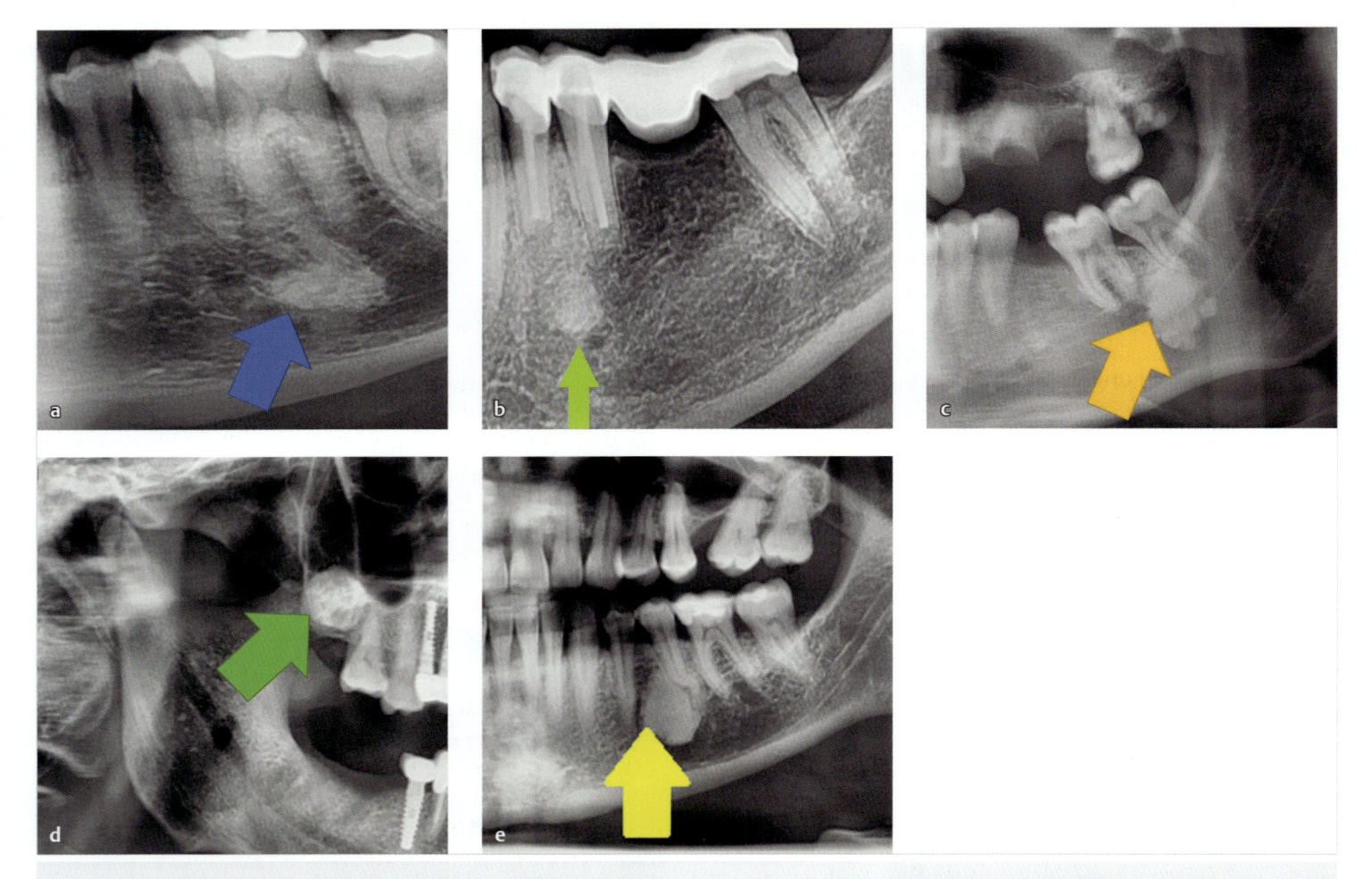

Abb. 10.18 Idiopathische Osteosklerose: verschiedene Differenzialdiagnosen. Orthopantomogrammausschnitte unterschiedlicher Patienten.
a 49-jähriger Patient mit umschriebener Hypersklerosierung (Pfeil) im Sinne einer idiopathischen Osteosklerose in Regio 36.
b 46-jährige Patientin mit rundlicher, dichter knöcherner Struktur (Pfeil) im Sinne einer kondensierenden Ostitis kaudal der resezierten Wurzeln der Zähne 34 und 35.
c Patient mit röntgendichter Struktur (Pfeil) in der Regio 37/47 im Unterkiefer, am ehesten vereinbar mit einem Zementoblastom.
d 62-jähriger Patient mit lokalisiertem hypersklerosiertem Areal (Pfeil) im Alveolarkamm in Regio 18 im Sinne eines komplexen Odontoms.
e 41-jährige Patientin mit fokaler, röntgendichter Formation (Pfeil) mesial der Zahnwurzel 35, vereinbar mit Zementoblastom.

10.4 Spezifische Befunde

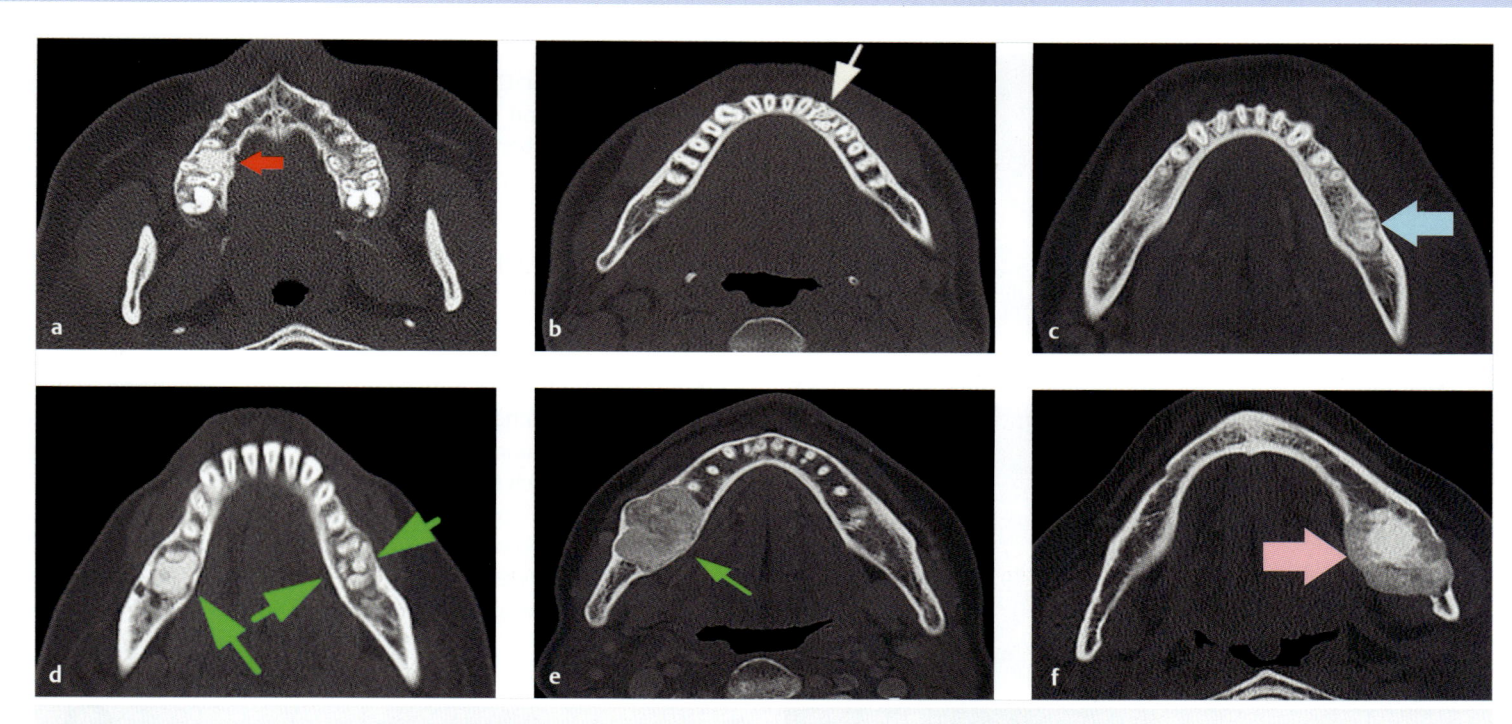

Abb. 10.19 Idiopathische Osteosklerose: verschiedene Differenzialdiagnosen. Axiale CT-Aufnahmen unterschiedlicher Patienten.
a 27-jährige Patientin mit idiopathischer Osteosklerose interdental in Regio 15/16 (Pfeil).
b 25-jähriger Patient mit wolkigen ossären Veränderungen in Regio 33 (Pfeil), die sich als Verbundodontom herausgestellt haben.
c 47-jährige Patientin mit fokaler zementoossärer Dysplasie in Regio 36 (Pfeil).
d 47-jährige Patientin mit florider zementoossärer Dysplasie (Pfeile).
e 63-jährige Patientin mit ossifizierendem Fibrom in Regio 44–48 (Pfeil).
f 67-jährige Patientin mit deutlicher Auftreibung und Ausdünnung der linksseitigen Kortikalis (Pfeil), im Bereich der Molaren bis zum Kieferwinkel reichend, im Sinne einen Osteoms.

Bildgebung

In der Bildgebung erscheint die kondensierende Ostitis als Reaktion auf eine leichte chronische Entzündung, die im Apex eines meist avitalen Zahnes lokalisiert ist (s. ▶ Abb. 10.13). Sie führt im Gegensatz zur idiopathischen Osteosklerose zu einer Vergrößerung des Parodontalspalts und zum Verlust der Lamina dura.

Differenzialdiagnose

> **Differenzialdiagnosen**
>
> Die radiologischen Differenzialdiagnosen der kondensierenden Ostitis gleichen denen der idiopathischen Osteosklerose (S. 320).

Lippen-Kiefer-Gaumen-Spalte

> **Kernaussagen**
>
> Spaltbildungen im Bereich von Lippen, Kiefer und Gaumen zählen zu den häufigsten angeborenen Fehlbildungen.

Definition

Lippen-Kiefer-Gaumen-Spalten können ein- oder beidseitig und in einer Vielzahl unterschiedlicher Formen und Schweregrade auftreten.

Pathophysiologie und Ätiologie

Durch ausbleibende Verschmelzung des medialen Nasen- und des Oberkieferwulstes (kritische Phase zwischen 5. und 7. Embryonalwoche) kommt es zur Ausbildung einer Lippen- oder Lippen-Kiefer-Spalte. Die fehlende Verschmelzung der Gaumenfortsätze miteinander (kritische Phase zwischen 8. und 10. Embryonalwoche) führt zu Gaumenspalten. Die Fehlbildungen können durch erbliche Faktoren (Prävalenz der familiären Häufung zwischen 15 und 33 %) und exogene Faktoren (z. B. Infektionen, Medikamente, Sauerstoffmangel) bedingt sein. Darüber hinaus sind die Spaltbildungen mit über 200 Syndromen wie z. B. dem Treacher-Collins-Syndrom assoziiert.

Demografie

Die Inzidenz wird im europäischen Raum mit 1:500 angegeben. Lippen-Kiefer-Gaumen-Spalten machen insgesamt etwa 15 % aller Fehlbildungen aus. In Deutschland gibt es etwa 1200 Spaltgeburten pro Jahr. Jungen sind bei den meisten Spaltformen häufiger betroffen als Mädchen. Am häufigsten treten mit etwa 50 % durchgehende Lippen-Kiefer-Gaumen-Spalten auf. In etwa 30 % der Fälle finden sich isolierte Gaumenspalten und mit etwa 20 % sind die Lippen-Kiefer-Spalten am seltensten. Linksseitige Spaltbildungen sind etwa doppelt so häufig wie rechtsseitige.

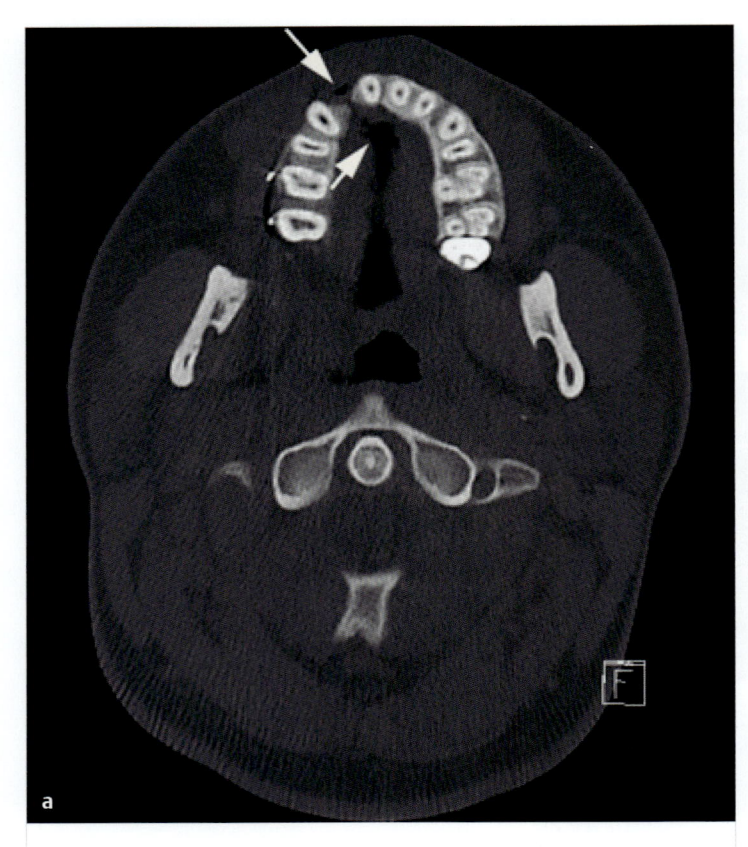

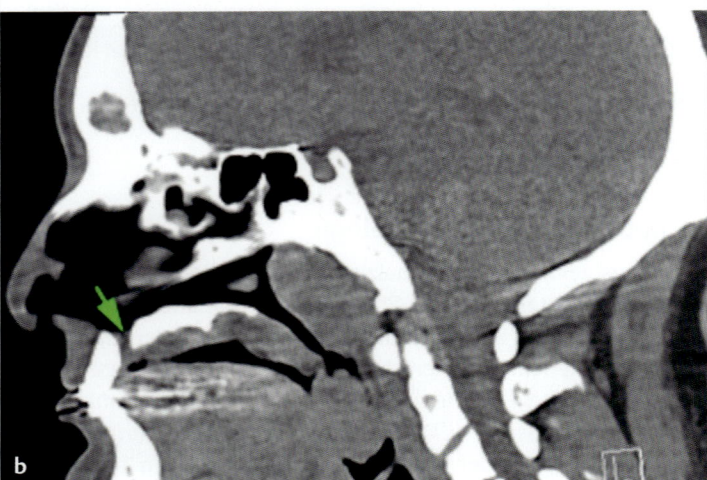

Abb. 10.20 Lippen-Kiefer-Gaumen-Spalte. 17-jähriger Patient mit rechtsseitiger totaler Lippen-Kiefer-Gaumen-Spalte (Pfeile). In den Bereichen des Processus alveolaris des Zahnes 12 und des Processus palatinus sind knöcherne Dehiszenzen sichtbar. Es fehlen die Zähne 12, 13 und 23.
a Axiale native CT-Aufnahme.
b Sagittale native CT-Aufnahme.

Klinik, Therapie und Prognose

Bei einer isolierten Lippenspalte sind die Symptome häufig sehr viel geringer ausgebildet als bei isolierten bzw. vollständigen Lippen-Kiefer-Gaumen-Spalten. Klinisch kommt es zur erschwerten Nahrungsaufnahme und zu Atembeschwerden. Hinzu kommen Sprechprobleme und, bedingt durch die unzureichende Belüftung, häufig wiederholte Mittelohrergüsse. In vielen Fällen treten Zahnfehlstellungen oder Nichtanlagen auf (Prävalenz von 27–75 % in der Region der Spalte und von 15–30 % außerhalb der Spalte). In etwa 30–40 % der Fälle finden sich Malformationen und in etwa 15 % der Fälle Doppelanlagen eines lateralen Schneidezahns.

Bei interdisziplinärem Vorgehen mit Betreuung durch Pädiatrie, Mund-Kiefer-Gesicht-Chirurgie, Kieferorthopädie, Hals-Nasen-Ohren-Heilkunde und Logopädie ist die Prognose gut mit weitgehender anatomischer Rehabilitation.

Bildgebung

Die Diagnose einer Lippen-Kiefer-Gaumen-Spalte lässt sich im Regelfall klinisch stellen. Die Bildgebung dient in erster Linie der Erfassung der Lokalisation und Ausdehnung der Spalte sowie der Beurteilung der Zahnlagen (▶ Abb. 10.20). In der Panoramaschichtaufnahme bzw. DVT finden sich im Bereich der Kieferspalte häufig scharf begrenzte Aufhellungen im Nasenboden und Alveolarfortsatz. Fehlstellungen und Anomalien der Zähne in der Nachbarschaft sind häufig. Zusätzlich kann es zu einem Fehlen oder auch zu einer Doppelanlage der angrenzenden Zähne kommen. Da die verlagerten Zähne oft außerhalb der Schicht scharfer Darstellung liegen und die Frontzahnregion von der Wirbelsäule überlagert wird, sind häufig zusätzliche Aufnahmen notwendig.

Differenzialdiagnose

> **Differenzialdiagnosen**
>
> Differenzialdiagnostisch sollte bei einer Lippen-Kiefer-Gaumen-Spalte eine vorangegangene Fraktur oder Operation in dem betroffenen Kieferabschnitt ausgeschlossen werden.

10.4.2 Parodontopathien und Entzündungen der Kiefer

Apikale Parodontitis

> **Kernaussagen**
>
> Trotz der Symptomarmut ist die apikale Parodontitis immer ein behandlungsbedürftiger Befund.

Definition

Die apikale Parodontitis ist eine akute oder chronische Entzündung der periapikalen bzw. periradikulären Gewebestrukturen eines marktoten Zahnes.

Pathophysiologie und Ätiologie

Ursächlich ist eine bakterielle Infektion aus dem Wurzelkanal eines devitalen Zahnes. Die Infektion kann als Folge von Karies, Trauma oder restaurativen Maßnahmen oder aus einer marginalen Parodontitis entstehen. Die Entzündung bewirkt einen Knochenabbau im Bereich der Wurzelspitze, und es kommt zur Bildung eines erbsengroßen Granuloms. Im Bereich des Foramen apicale setzt es sich aus Granulationsgewebe zusammen, in der Peripherie besteht es aus kollagenem Bindegewebe.

Demografie

Die apikale Parodontitis kann grundsätzlich in allen Altersstufen vorkommen, mit zunehmendem Alter steigt allerdings die Wahrscheinlichkeit.

10.4 Spezifische Befunde

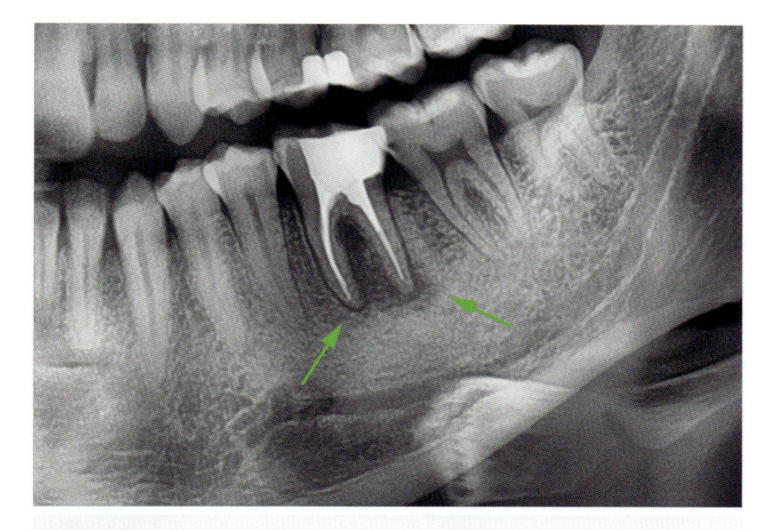

Abb. 10.21 Apikale Parodontitis. Orthopantomogrammausschnitt eines 30-jährigen Patienten mit periapikaler Parodontitis am wurzelkanalbehandelten Zahn 36. Es ist ein deutlicher Aufhellungssaum um die Zahnwurzeln erkennbar (Pfeile).

Klinik, Therapie und Prognose

Alle zahntragenden Kieferbereiche können betroffen sein. Klinisch ist die Entzündung häufig symptomlos, in einigen Fällen gibt es eine vertikale Klopfempfindlichkeit des Zahnes und/oder einen anhaltenden dumpfen Schmerz im Kiefer.

Trotz der Symptomarmut ist die apikale Parodontitis immer ein behandlungsbedürftiger Befund, denn es kann zu Durchbrüchen der Infektion in das Weichgewebe in Form von Abszessen und Phlegmonen kommen. Bei einer Ausbreitung des entzündlichen Prozesses über den Markraum kann sich eine Osteomyelitis entwickeln.

Bildgebung

Eine Resorption muss die Kompakta erreichen und für einen Verlust von etwa 50 % des Mineralgehalts des Knochens gesorgt haben, um röntgenologisch erkennbar zu sein. In der Panoramaschichtaufnahme stellt sich die apikale Parodontitis als meist scharf begrenzte Aufhellung über der Wurzelspitze des betroffenen Zahnes dar (▶ Abb. 10.21). Der Parodontalspalt kann verbreitert und in einigen Fällen nicht durchgehend erkennbar sein. Zusätzlich kann es zu Wurzelresorptionen oder Hyperzementosen kommen. Aufgrund der eingeschränkten Erfassung des Wurzelspitzenbereichs der Frontzähne im Unterkiefer und der Überlagerungen bei mehrwurzeligen Zähnen kann eine zusätzliche Aufnahme z. B. mit verändertem Projektionswinkel notwendig sein. Darüber hinaus kommen Zahnfilmaufnahmen zum Einsatz. Dreidimensionale Röntgenaufnahmen können bei größeren apikalen Granulomen hilfreich sein, stellen jedoch keine Routinemethode dar.

Differenzialdiagnose

> **Differenzialdiagnosen**
>
> Differenzialdiagnostisch kann bei einer apikalen Parodontitis das Foramen incisivum im Bereich der Wurzelspitzen der Oberkieferschneidezähne Probleme bereiten. Bei der Diagnose hilft eine zusätzliche Aufnahme mit verändertem Projektionswinkel. Auch im Falle eines Foramen mentale kann mittels einer Zahnfilmaufnahme aus einem anderen Winkel Klarheit geschaffen werden. Andere radiologische Differenzialdiagnosen der apikalen Parodontitis sind die radikuläre Zyste, die zementoossäre Dysplasie, die Osteomyelitis, Metastasen oder maligne Prozesse sowie eine Wurzelfraktur bzw. noch nicht abgeschlossenes Wurzelwachstum.

Osteomyelitis des Kiefers

> **Kernaussagen**
>
> Die Osteomyelitis des Kiefers ist eine Entzündung des Knochenmarks oder der kortikalen Oberflächen mit chronifizierendem Charakter.

Definition

Hinsichtlich der Einteilung der Kieferosteomyelitiden existieren zahlreiche, teilweise inkonsistente Terminologien. Die im Folgenden genutzte Zürich-Klassifikation berücksichtigt die klinische Symptomatik sowie den Krankheitsverlauf und unterteilt in folgende Haupttypen:
- akute Osteomyelitis,
- sekundär-chronische Osteomyelitis,
- primär-chronische Osteomyelitis.

Bis zu einer Infektionsdauer von 4 Wochen handelt es sich um eine akute Osteomyelitis. Anschließend wird eine Chronifizierung angenommen und der Begriff sekundär-chronische Osteomyelitis verwendet. Der Übergang zwischen den Typen ist klinisch häufig nicht eindeutig abgrenzbar. Im Gegensatz zu den genannten Typen handelt es sich bei der primär-chronischen Osteomyelitis um eine nicht pustulierende, chronische Inflammation unklarer Ätiologie.

Pathophysiologie und Ätiologie

Ursächlich für die akute und die sekundär-chronische Osteomyelitis sind Knochenmarksinfektionen, die in den meisten Fällen durch apikale, marginale oder perikoronare Entzündungen hervorgerufen werden. Seltener sind inadäquat versorgte Frakturen im Kieferbereich, Fremdkörper (z. B. Implantate), infizierte Zysten oder Zahnextraktionen im akut entzündlichen Stadium ursächlich.

Demografie

Die Osteomyelitis kann prinzipiell in jedem Lebensalter auftreten. Kinder sind nur selten betroffen, der Altersgipfel liegt in der 3.–6. Dekade. Die akute Osteomyelitis macht etwa 17 % aller Kieferosteomyelitiden aus, die sekundär-chronische mit ca. 72 % den Hauptanteil. Mit einer Häufigkeit von ca. 11 % tritt die primär-chronische Osteomyelitis relativ selten auf. Männer sind häufiger betroffen als Frauen.

Klinik, Therapie und Prognose

Bei einer Erkrankung im Säuglingsalter ist häufig der Oberkiefer betroffen, bei Erwachsenen betrifft eine Osteomyelitis meistens den Unterkiefer. Die akute Osteomyelitis ist durch Rötung, Schmerzen, Schwellung und Abszess der darüber liegenden Weichteile gekennzeichnet. Häufig finden sich Zahnlockerungen mit Pusaustritt aus dem Parodontalspalt. In einigen Fällen kann es zusätzlich zu Fieber, Lymphknotenschwellungen oder einer eingeschränkten Mundöffnung kommen. Außerdem kann eine Hypästhesie im Bereich des N. alveolaris inferior auftreten (Vincent-Symptom). Die sekundär-chronische Osteomyelitis präsentiert sich als schmerzhafte derbe Schwellung, teils mit Fistelbildung, Weichteildefekten mit freiliegendem Knochen und Knochensequestern. In einigen Fällen kann es zu pathologischen Frakturen kommen. Die primär-chronische Osteomyelitis ist durch die Abwesenheit von Pus, Fisteln und Sequestern gekennzeichnet. Häufig kann ein zyklischer Verlauf mit tage- oder gar wochenlang andauernden aktiven Phasen mit schmerzhaften Schwellungen und eingeschränkter Mundöffnung im Wechsel mit symptomfreien Phasen beobachtet werden.

Die Therapie der akuten Osteomyelitis liegt in der Entfernung des ursächlichen Fokus und bei Abszedierung zusätzlich in der Drainage und einer antibiotischen Therapie. Bei einer chronischen Osteomyelitis ist die Entfernung des infizierten und nekrotischen Knochens in Kombination mit einem Antibiotikum Mittel der Wahl.

Bildgebung

Bevor sich Veränderungen im Röntgenbild oder CT zeigen, können im MRT Anzeichen einer akuten Osteomyelitis in Form von Knochenmarksveränderungen durch Ödeme oder entzündliches Gewebe erkennbar sein (Wasser ersetzt das normale Fettmark im akuten Stadium). Dies erscheint als eine geringe Intensität auf dem T1w Bild und als eine hohe Intensität auf dem T2w oder dem STIR-Bild. In den folgenden Tagen können unspezifische Veränderungen im Röntgenbild als allgemein erhöhte Radioluzenz, Pseudoerweiterung des Foramen mandibulare oder Fehlen der Kanalbegrenzung erscheinen. In der 3. und 4. Woche kann dies im Röntgenbild oder CT als ausgeprägte Osteolyse mit Sequesterbildung und gelegentlichen Periostauflagerungen zu sehen sein (▶ Abb. 10.22).

Bei der sekundär-chronischen Osteomyelitis können radioluzente, zerstörte Knochenareale mit gelegentlichem Sequester und/oder umgebender periostaler Knochenneubildung vorliegen. Die primär-chronische Osteomyelitis kann als Auflockerung oder als eine Mischung aus Aufhellungen und sklerosierten Arealen erscheinen. In der Initialphase der juvenilen Form zeigt sich meist zusätzlich ein expansives Knochenwachstum mit Periostauflagerung (Periostitis).

Differenzialdiagnose

> **Differenzialdiagnosen**
>
> Radiologische Differenzialdiagnosen der akuten und der sekundär-chronischen Osteomyelitis sind die Osteoradionekrose, die antiresorptivaassoziierte Kiefernekrose, primäre maligne Knochentumoren bzw. Metastasen, Plattenepithelkarzinome mit Knocheninfiltration, das multiple Myelom sowie die Langerhans-Zell-Histiozytose. Radiologische Differenzialdiagnosen der primär-chronischen Osteomyelitis können die fibröse Dysplasie und den Morbus Paget, die floride zementoossäre Dysplasie, das ossifizierende Fibrom und das Osteosarkom umfassen.

Antiresorptivaassoziierte Kiefernekrose

> **Kernaussagen**
>
> Die antiresorptivaassoziierte Kiefernekrose tritt als potenziell schwerwiegende Nebenwirkung von antiresorptiven Wirkstoffen auf.

Definition

Die antiresorptivaassoziierte Kiefernekrose ist eine potenziell schwerwiegende Nebenwirkung, die bei der Verwendung von antiresorptiven Wirkstoffen wie Bisphosphonaten und Denosumab auftreten kann. Die Medikamente werden im Regelfall bei metastasierenden Tumorerkrankungen wie dem Mamma- oder Prostatakarzinom oder der Osteoporose und bei Morbus Paget angewandt.

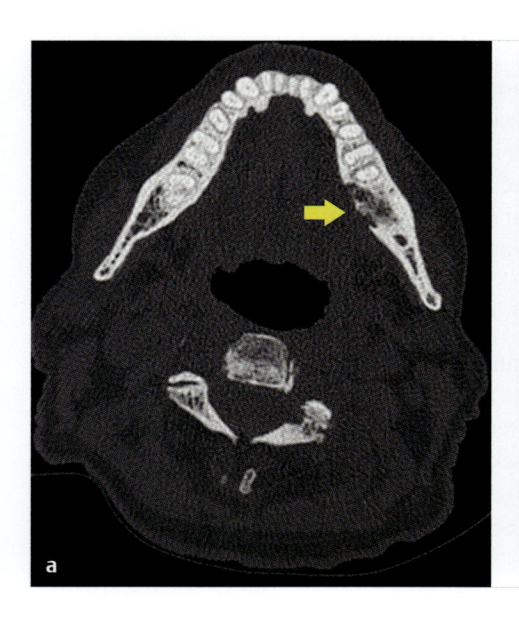

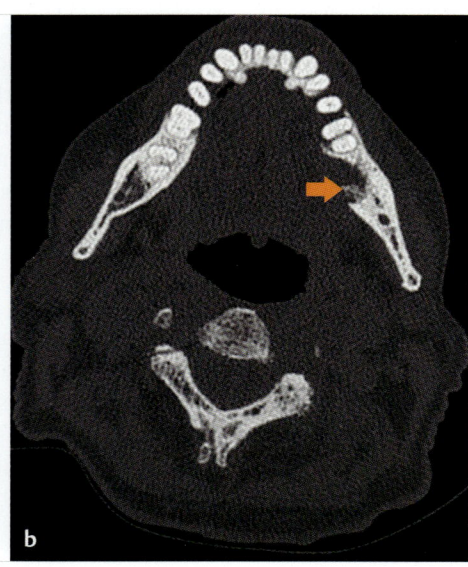

Abb. 10.22 Osteomyelitis im linken Unterkiefer. In Regio 37 und 38 zeigt sich eine inhomogene Knochenstruktur (**a**, Pfeil) mit kleinen lytischen Arealen, Sequestrum (**b**, Pfeil) und Arrosion der medialen Kortikalis.
a Axiale CT-Aufnahme.
b Axiale CT-Aufnahme kranial zu **a**.

Pathophysiologie und Ätiologie

Die genaue Pathophysiologie ist noch nicht bekannt. Ein inhibitorischer Einfluss auf den Zellzyklus der Keratinozyten der oralen Mukosa scheint jedoch eine wichtige Rolle zu spielen. Durch den fehlenden Schutz des Mukosaüberzugs ist der Kieferknochen direkt den Infektionen in der Mundhöhle ausgesetzt. So können bereits Verletzungen der Mundschleimhaut, nicht therapierte gingivale und parodontale Entzündungen, Prothesendruckstellen und scharfe Knochenkanten zu einer Knochennekrose führen.

Das individuelle Erkrankungsrisiko ist von zahlreichen Faktoren abhängig, wie u. a. den Grunderkrankungen sowie der Applikationsform, Häufigkeit und Dauer einer antiresorptiven Therapie. Zusätzlich spielen Traumata wie z. B. im Rahmen einer Zahnextraktion eine sehr große Rolle bei der Entstehung der Erkrankung.

Demografie

Die Inzidenz der Kiefernekrosen bei Osteoporosepatienten unter Antiresorptivatherapie mit Bisphosphonaten und Denosumab liegt zwischen 0,001 und 0,050 %. Bei onkologischen Patienten wird ein Auftreten in 1–15 % der Fälle beobachtet. Der Altersgipfel liegt zwischen dem 5. und 7. Lebensjahrzehnt. Frauen sind bis zu dreimal häufiger betroffen als Männer.

Klinik, Therapie und Prognose

Klinisch wird das Vorliegen von freiliegendem nekrotischem Knochen über einen Zeitraum von mehr als 8 Wochen und ohne Tendenz zur Spontanheilung als Leitsymptom angesehen. Es kann zu intra- oder extraoralen Fistelungen, Zahnlockerungen und Schwellungen kommen. Zusätzlich können bei Vorliegen einer (Super-)Infektion Schmerzen auftreten.

Patienten, die mit antiresorptiven Wirkstoffen behandelt werden sollen, sollten bereits im Vorfeld durch suffiziente Prophylaxe- und Präventionsmaßnahmen zahnmedizinisch therapiert werden. Eine sehr gute Mundhygiene und regelmäßige risikoadaptierte Vorstellungen beim Zahnarzt (mindestens alle 6 Monate) sind obligat. Invasive Eingriffe am Kiefer sollten nach Möglichkeit vermieden, unvermeidliche Eingriffe während einer laufenden Antiresorptivatherapie antibiotisch abgeschirmt werden.

Hinsichtlich der Therapie zeigt sich eine Überlegenheit des chirurgischen Vorgehens. Das konservative Vorgehen ist bei stark geschwächten Patienten indiziert und beinhaltet engmaschige ambulante Verlaufskontrollen mit systemischen antibiotischen Anwendungen und lokal desinfizierenden Maßnahmen. Therapie der Wahl mit guter Prognose ist die zeitnahe operative vollständige Entfernung der Läsion. Die Glättung scharfer Knochenkanten und die plastische Deckung der Wunden unter antibiotischer Therapie sind dabei bedeutsam für die vollständige Heilung.

Bildgebung

Die radiologischen Merkmale sind ähnlich denen einer chronischen Osteomyelitis bei Patienten mit Antiresorptivaeinnahme in der Vorgeschichte. Dazu gehören Osteolysen, insbesondere bei bukkolingualen kortikalen Knochenperforationen, periostale Auflagerungen und Sequesterbildung (▶ Abb. 10.23, ▶ Abb. 10.24 und ▶ Abb. 10.25). Es können auch pathologische Frakturen auftreten.

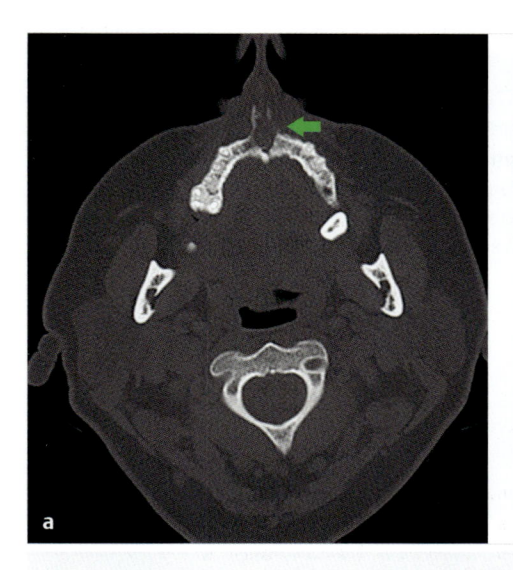

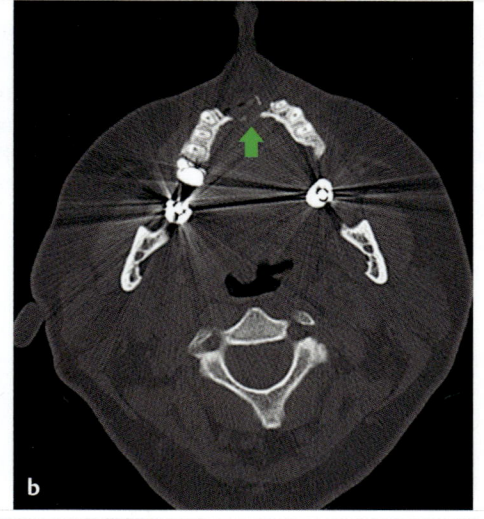

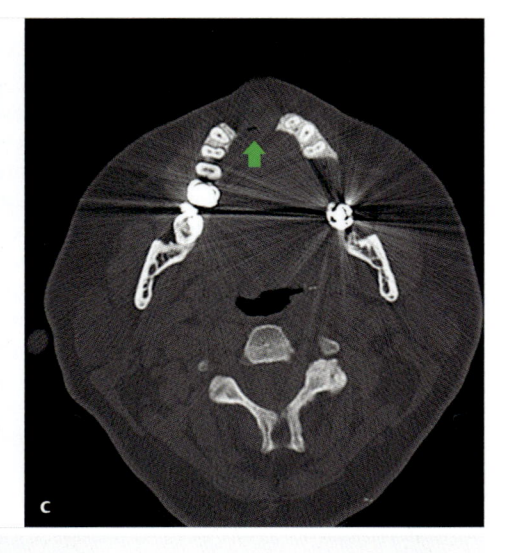

Abb. 10.23 Antiresorptivaassoziierte Kiefernekrose. Patientin mit therapieassoziierter Kiefernekrose im Oberkiefer rechts bei bekanntem metastasiertem Mammakarzinom. Es zeigt sich eine ossäre Destruktion (Pfeile) bei Zustand nach Zahnextraktion in den Regionen 11 sowie 21 mit zunehmender Affektion der Regionen 13 sowie 22 bei fortschreitender Osteolyse, bis in die Spina nasalis anterior reichend. CT-Aufnahmen von kranial bis kaudal.
a Axiale CT-Aufnahme der Nasennebenöhlen.
b Axiale CT-Aufnahme der Nasennebenöhlen.
c Axiale CT-Aufnahme der Nasennebenöhlen.

Mund, Kiefer und Gebiss

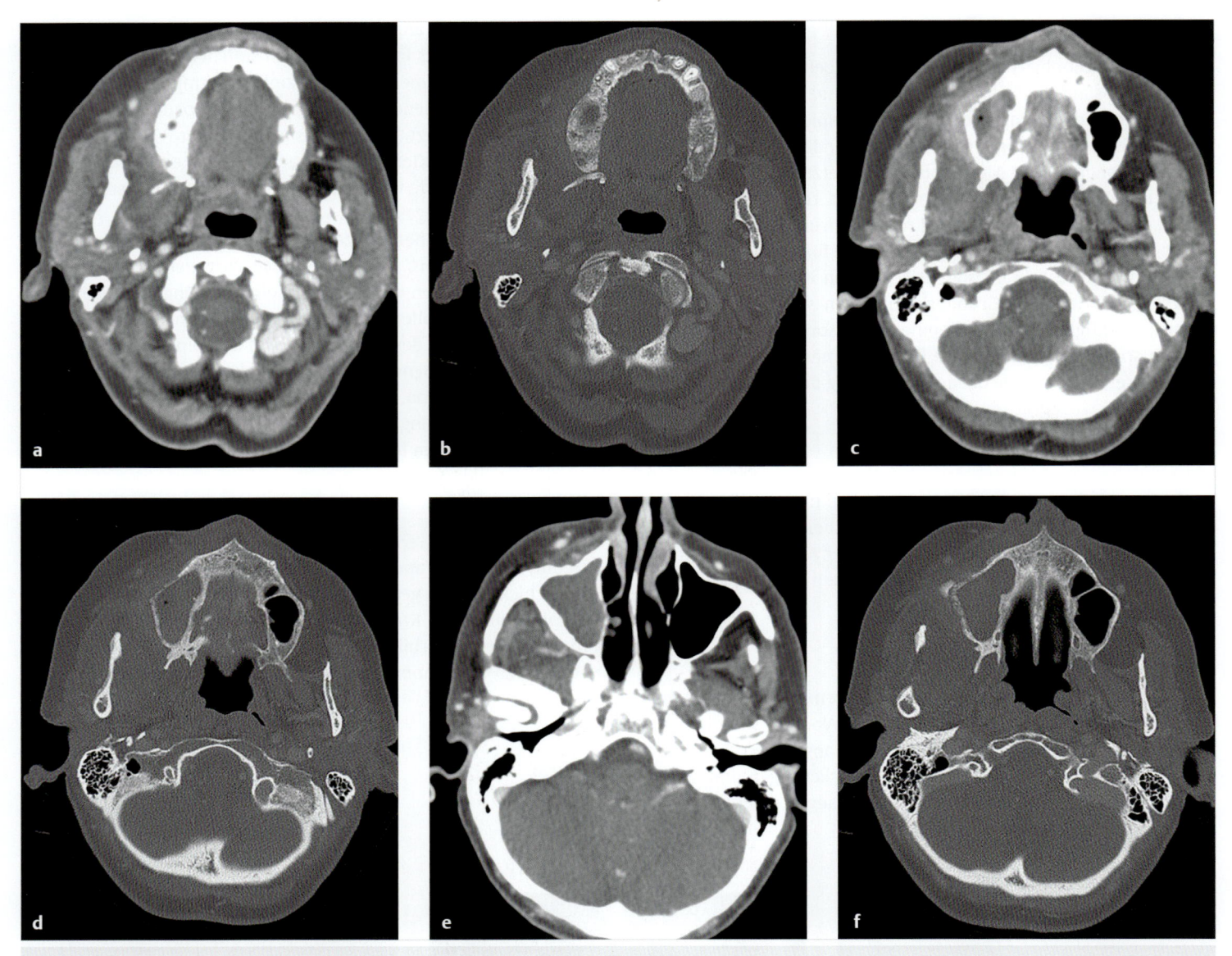

Abb. 10.24 Antiresorptivaassoziierte Kiefernekrose. Patientin (bei bekanntem ossär metastasiertem Mammakarzinom und Bisphosphonattherapie) mit antiresorptivaassoziierter Kiefernekrose und akutem Entzündungsgeschehen im Oberkiefer rechts. Zeichen der chronischen Osteomyelitis bei irregulärer, dichteabgesenkter Verdickung des nahezu gesamten rechten Oberkieferknochens, mit Ausdehnung entlang der unteren, lateralen und vorderen Wand der Kieferhöhle. Begleitende Nekrosen finden sich insbesondere im kaudalen Anteil des Sinus maxillaris. Sekretansammlung innerhalb der gesamten Kieferhöhle, am ehesten putride Imbibierungen entlang der rechten Wange, am ehesten phlegmonös. In ähnlicher Weise finden sich diffuse, am ehesten entzündliche Veränderungen in der rechten Fossa pterygopalatina, bis in die Pterygoidloge reichend.
a Axiale CT-Aufnahme der Nasennebenhöhlen mit Kontrastmittel im Weichteilfenster.
b Axiale CT-Aufnahme der Nasennebenhöhlen mit Kontrastmittel im Knochenfenster.
c Axiale CT-Aufnahme der Nasennebenhöhlen mit Kontrastmittel im Weichteilfenster.
d Axiale CT-Aufnahme der Nasennebenhöhlen mit Kontrastmittel im Knochenfenster.
e Axiale CT-Aufnahme der Nasennebenhöhlen mit Kontrastmittel im Weichteilfenster.
f Axiale CT-Aufnahme der Nasennebenhöhlen mit Kontrastmittel im Knochenfenster.

10.4 Spezifische Befunde

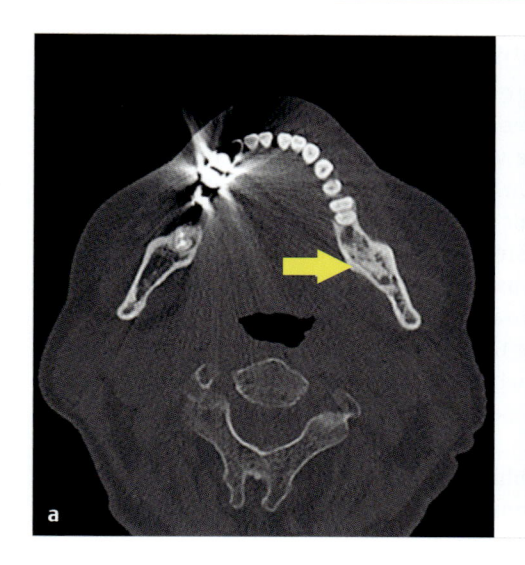

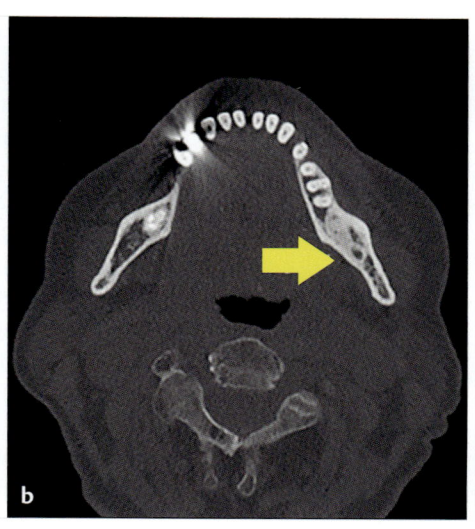

Abb. 10.25 Antiresorptivaassoziierte Kiefernekrose. 75-jährige Patientin mit Zustand nach Mammakarzinom und Xgevatherapie. Leeres Alveolarfach der Regio 37 mit unscharfer Randbegrenzung und umgebender Hypersklerosierung. Inhomogen hypersklerosierte Knochentextur bis über die Region 38 des Corpus mandibulae nach dorsal reichend, mit enger Lagebeziehung zum Nervenkanal und ventral flau bis knapp an Regio 35 reichend. Anamnestisch und bildmorphologisch vereinbar mit antiresorptivaassoziierter Kiefernekrose (**a**, **b**, Pfeile).
a Axiale CT-Aufnahme der Nasennebenhöhlen im Knochenfenster.
b Axiale CT-Aufnahme der Nasennebenhöhlen im Knochenfenster kranial zu **a**.

Differenzialdiagnose

> ⚠️ **Differenzialdiagnosen**
>
> Radiologische Differenzialdiagnosen der antiresorptivaassoziierten Kiefernekrose sind Osteomyelitis, Osteoradionekrose sowie Metastasen.

Osteoradionekrose des Kieferknochens

> **Kernaussagen**
>
> Als Folge der Osteoradionekrose ist der Knochen stark infektgefährdet, und es kann bereits durch geringfügige Verletzungen der Mundschleimhaut zur infizierten Osteoradionekrose kommen.

Definition

Die Osteoradionekrose des Kieferknochens beschreibt die langsam heilende, strahlungsinduzierte ischämische Nekrose des Knochens und der angrenzenden Weichgewebe nach einer Tumortherapie des Kopf-Hals-Bereichs mit hochenergetischer Strahlung.

Pathophysiologie und Ätiologie

Hochenergetische Bestrahlung des Knochens mit 40–60 Gy führt zu Gefäßveränderungen mit Reduktion der kapillären Stromgebiete des Knochens. Dies hat eine Devitalisierung von Osteoblasten und Osteozyten und dadurch eine avaskuläre Nekrose des Knochens zur Folge. Tabakkonsum, Alkohol und scharf gewürzte Speisen gelten als Risikofaktoren. Darüber hinaus sind Zahnextraktionen durch die dabei entstehende große Wundhöhle mit Verbindung zum Knochen ein Risikofaktor.

Demografie

Die Osteoradionekrose tritt mit einer Häufigkeit von etwa 5–10 % auf, die infizierte Osteoradionekrose mit einer Häufigkeit von etwa 2 %. Im Regelfall entsteht die Osteoradionekrose innerhalb eines Zeitraums von 6–12 Monaten nach Bestrahlung, das Risiko scheint jedoch ein Leben lang bestehen zu bleiben. Im Regelfall tritt die Erkrankung erst im höheren Lebensalter auf.

Mund, Kiefer und Gebiss

Klinik, Therapie und Prognose

Die Osteoradionekrose betrifft hauptsächlich den Unterkiefer. Klinisch lassen sich Osteoradionekrosen erst bei einer Superinfektion sicher erfassen; ohne vorangegangene Infektion finden sich kaum typische klinische Symptome. Typisch ist ein freiliegender Kieferknochen mit länger als 3 Monaten bestehender Schleimhautulzeration. Die infizierte Osteoradionekrose zeigt eine der akuten Osteomyelitis ähnliche klinische Erscheinung mit Eiterungen und Fistelbildungen, im Gegensatz zu dieser findet jedoch keine Abwehrreaktion statt. Häufig treten Schmerzen, Okklusionsstörungen und erhöhte Zahnbeweglichkeiten auf. In den meisten Fällen kommt es zur Ausbildung von Sequestern, Sensibilitätsstörungen und Trismus.

Die Therapie ist abhängig vom Ausmaß der Osteoradionekrose. Bei kleineren abgegrenzten Fällen kommen konservative Therapien mit Analgetika, lokal antiseptischen Maßnahmen, systemischen Antibiotika und ggf. begrenzt operativen Eingriffen zum Einsatz. Fortgeschrittene Befunde bedürfen einer operativen Therapie bei antibiotischer Abschirmung und mit besonders schonender atraumatischer Operation mit primär plastischer Deckung.

Bildgebung

Die radiologischen Merkmale einer Osteoradionekrose bei Patienten mit Zustand nach Strahlentherapie können als Bereiche mit Strahlendurchlässigkeit und/oder Strahlenundurchlässigkeit (Opazität) im Röntgenbild erscheinen (▶ Abb. 10.26).

Im CT zeigen sich Bereiche mit Knochenzerstörung, Osteolyse und veränderter Knochendichte mit Sequester. Diese können von pathologischen Frakturen begleitet sein (▶ Abb. 10.27).

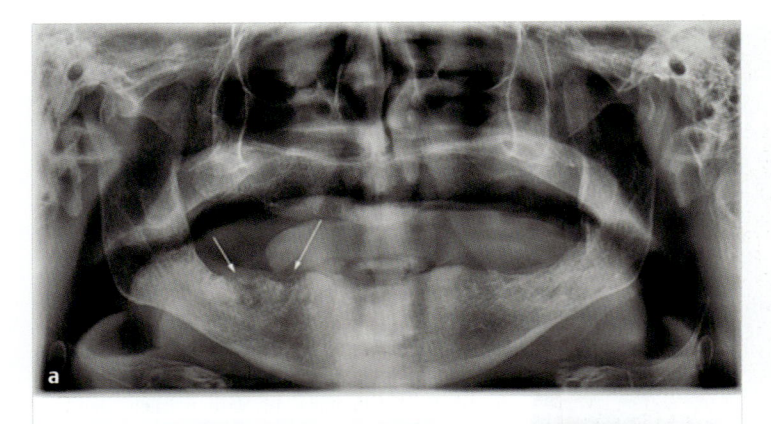

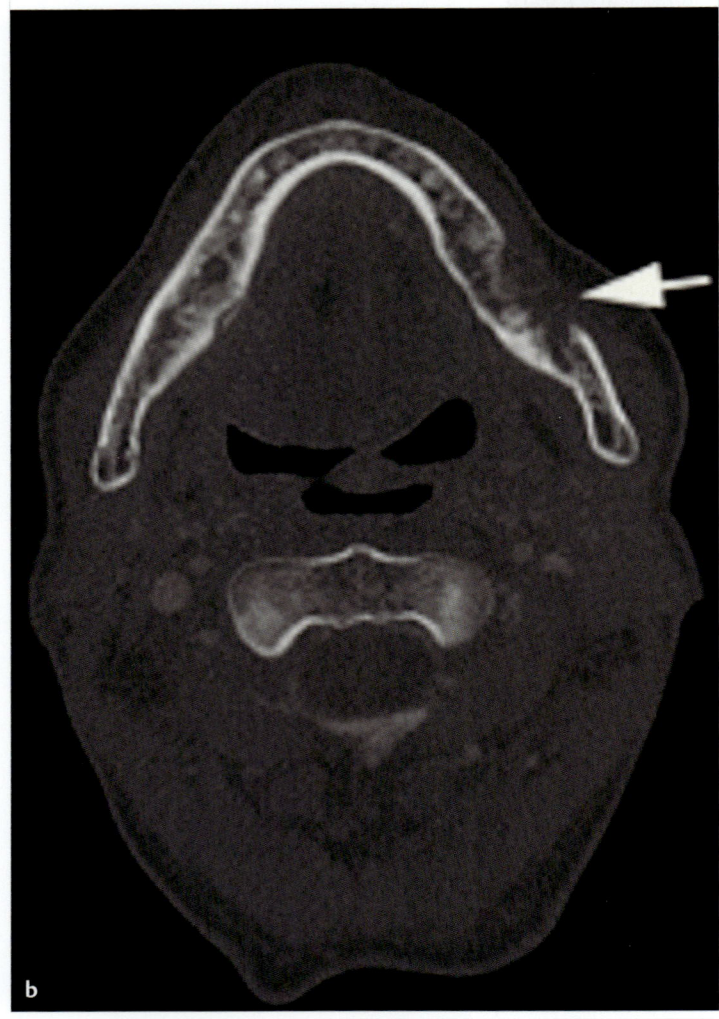

Abb. 10.26 Osteoradionekrose des Kieferknochens. 61-jähriger Patient mit Zustand nach Plattenepithelkarzinom der Zunge und bereits erfolgter Radiochemotherapie.
a Orthopantomogramm. Inhomogene ossäre Knochentextur mit Defektzone im Bereich des Alveolarkamms mandibulär-rechts (Pfeile).
b Native CT-Aufnahme. Nach Dekortikation im Unterkiefer Substanzdefekt der labialen Kortikalis der Regio 37 (Pfeil) mit nur knapper knöcherner Deckung des N. alveolaris inferior links.

10.4 Spezifische Befunde

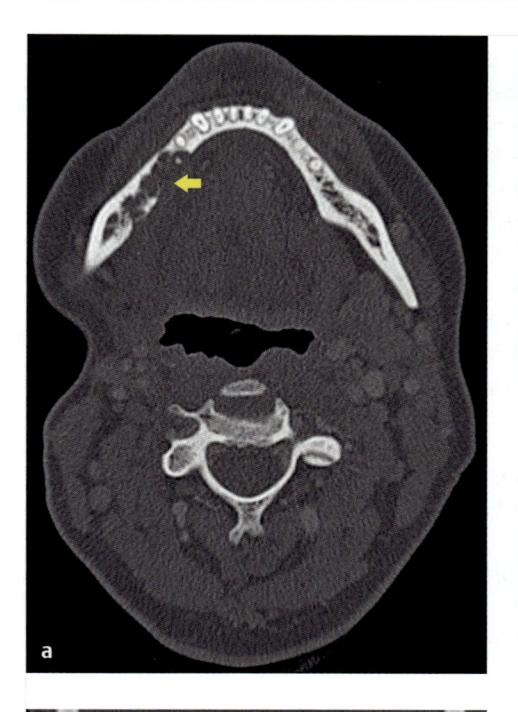

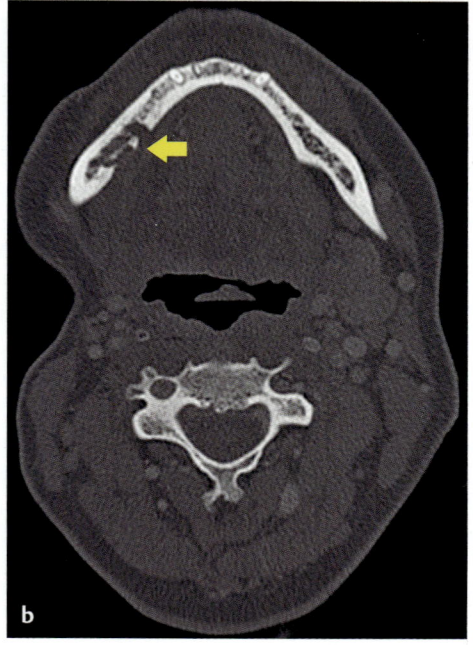

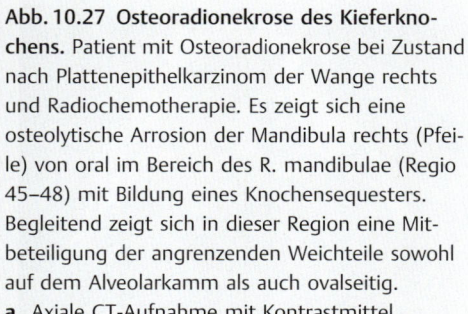

Abb. 10.27 Osteoradionekrose des Kieferknochens. Patient mit Osteoradionekrose bei Zustand nach Plattenepithelkarzinom der Wange rechts und Radiochemotherapie. Es zeigt sich eine osteolytische Arrosion der Mandibula rechts (Pfeile) von oral im Bereich des R. mandibulae (Regio 45–48) mit Bildung eines Knochensequesters. Begleitend zeigt sich in dieser Region eine Mitbeteiligung der angrenzenden Weichteile sowohl auf dem Alveolarkamm als auch ovalseitig.
a Axiale CT-Aufnahme mit Kontrastmittel (Knochenfenster).
b Axiale CT-Aufnahme mit Kontrastmittel kaudal zu a (Knochenfenster).
c Koronare CT mit Kontrastmittel (Knochenfenster).
d Sagittale CT-Aufnahme mit Kontrastmittel (Knochenfenster).

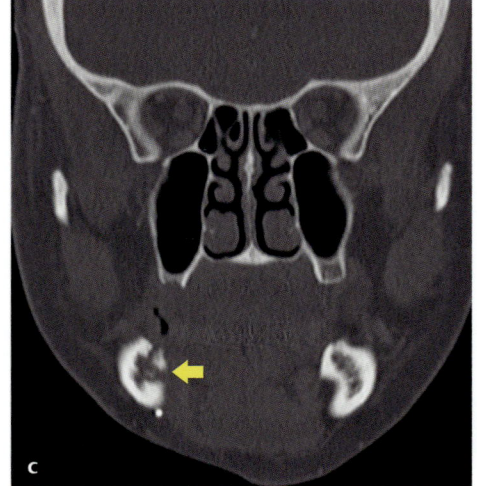

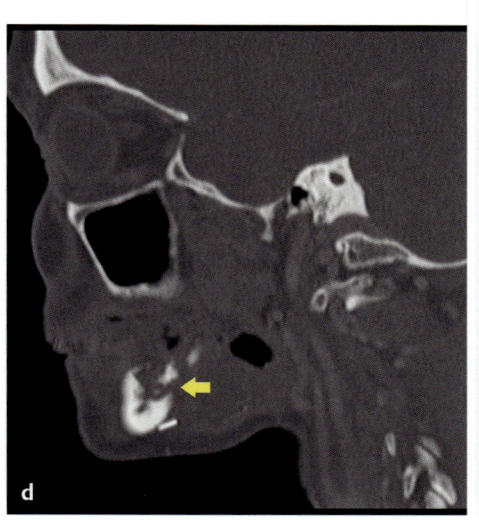

Differenzialdiagnose

> **Differenzialdiagnosen**
>
> Radiologische Differenzialdiagnosen der Osteoradionekrose umfassen die antiresorptivaassoziierte Kiefernekrose, das Tumorrezidiv, Metastasen sowie die Osteomyelitis (▶ Abb. 10.28).

10.4.3 Kieferzysten

Odontogene Kieferzysten (entzündungsbedingt)

Radikuläre Zyste

> **Kernaussagen**
>
> Radikuläre Zysten sind die häufigsten aller odontogenen Zysten.

Definition

Die radikuläre Zyste ist eine odontogene Zyste, die mit einem devitalen Zahn assoziiert ist und einen entzündlichen Ursprung hat.

Pathophysiologie und Ätiologie

Die radikuläre Zyste entsteht aus einer Pulpanekrose, die einen inflammatorischen Reiz auf die im Desmodont befindlichen Epithelinseln (Malassez-Epithelreste) ausübt und zu einer Proliferation führt.

Mund, Kiefer und Gebiss

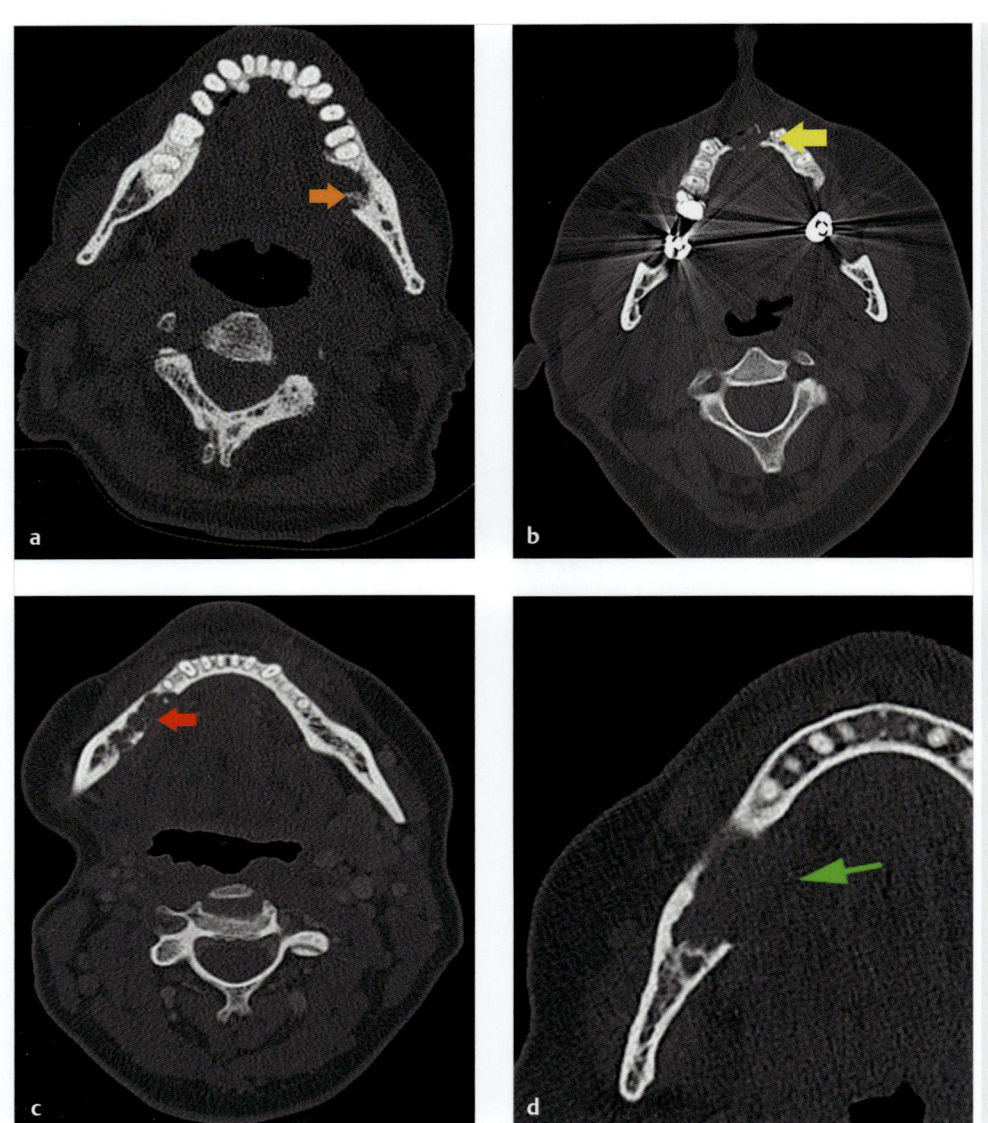

Abb. 10.28 Osteoradionekrose des Kieferknochens: verschiedene Differenzialdiagnosen. Axiale CT-Aufnahmen unterschiedlicher Patienten.
a Patient mit Osteomyelitis im linken Unterkiefer in Regio 37 und 38 (Pfeil).
b Patientin mit therapieassoziierter Kiefernekrose im Oberkiefer rechts (Pfeil) bei bekanntem metastasiertem Mammakarzinom.
c Patient mit Osteoradionekrose (Pfeil) bei Zustand nach Plattenepithelkarzinom der Wange rechts und Radiochemotherapie.
d 82-jährige Patientin mit inhomogener erosiver Läsion des rechten Unterkiefers im Sinne eines Plattenepithelkarzinoms (Pfeil).

Demografie

Radikuläre Zysten sind mit einer Häufigkeit von ca. 55 % die häufigsten aller odontogenen Zysten. Sie können in jedem Lebensalter auftreten, werden jedoch vor allem im 4. und 5. Lebensjahrzehnt diagnostiziert, bei Männern häufiger als bei Frauen.

Klinik, Therapie und Prognose

Radikuläre Zysten finden sich in über der Hälfte der Fälle im Bereich der Oberkieferfrontzähne. Sie wachsen asymptomatisch und können im fortgeschrittenen Stadium zu Schwellungen am Alveolarknochen und zu Zahnlockerungen führen. Bei einer Infizierung der Zyste können zusätzlich starke Schmerzen und Gesichtsschwellungen auftreten. Die radikuläre Zyste ist vornehmlich apikal lokalisiert, durch Seitenkanäle der Zahnwurzeln kann es jedoch auch zur Entstehung einer lateral gelegenen Zyste kommen.

Die Therapie der Wahl liegt in der operativen Entfernung der Zyste, nach Möglichkeit mittels Zystektomie. Lediglich bei älteren Patienten und sehr großen Zysten kann ein zweizeitiges Vorgehen erforderlich sein. Dabei wird im ersten Schritt zur Verkleinerung der Zyste eine Zystostomie durchgeführt, in einem weiteren Eingriff erfolgt anschließend die Zystektomie. Die Therapie des ursächlichen Zahnes ist von der Größe der Zyste, den parodontalen Verhältnissen und dem Gebissbefund abhängig. Dabei wird im Hinblick auf eine konservative endodontische Behandlung eine Größe von 10 mm bei gleichzeitigen röntgenologischen Verkaufskontrollen als vertretbar angesehen.

Bildgebung

Im Röntgenbild stellt sich die radikuläre Zyste als einkammerige, durch eine Knochenlamelle scharf abgegrenzte, rundliche Osteolyse im periapikalen Bereich eines abgestorbenen Zahnes dar. In der Panoramaschichtaufnahme zeigt sie sich als meist rundliche, häufig einkammerige, scharf begrenzte Transluzenz im Bereich der Wurzelspitze des betroffenen Zahnes (▶ Abb. 10.29). Die Wurzelspitze des betroffenen Zahnes ragt in die Zyste, und der Parodontalspalt öffnet sich in das Zystenlumen. Die Lamina dura geht in die Zystenwand über. Im Unterkiefer findet sich eine besondere Ausprägung des sklerotischen Randsaums, der sich bei Infektion schnell auflöst. Die Wurzelspitze des betroffenen Zahnes ragt in das Zystenlumen und der apikale Desmodontalspalt ist aufgelöst. In seltenen Fällen kommt es zu einer leichten Resorption der Zahnwurzel. Die Nachbarzähne können bei starker Ausprägung der Zyste verdrängt werden. Gelegentlich kann es im Unterkiefer zu einer Verlagerung des Nervenkanals kommen. Dagegen ist im Oberkiefer aufgrund der dünnen Kompakta eine frühe Auftreibung des Alveolarknochens mit evtl. einseitiger Kieferhöhlenverschattung zu beobachten.

In der CT bzw. DVT stellt sich die Zyste als glatte, rundlich-ovale, apikale Struktur mit einem sklerosierten Rand dar (▶ Abb. 10.30).

10.4 Spezifische Befunde

Abb. 10.29 Radikuläre Zyste. Ausschnitt eines Orthopantomogramms einer 61-jährigen Patientin mit radikulärer Zyste an Zahn 45 (Pfeil).

Differenzialdiagnose

Differenzialdiagnosen

Radiologische Differenzialdiagnosen der radikulären Zyste sind das apikale Granulom, die periapikale zementoossäre Dysplasie, die laterale periodontale Zyste, die solitäre Knochenzyste sowie die infizierte Bifurkationszyste des Unterkiefers.

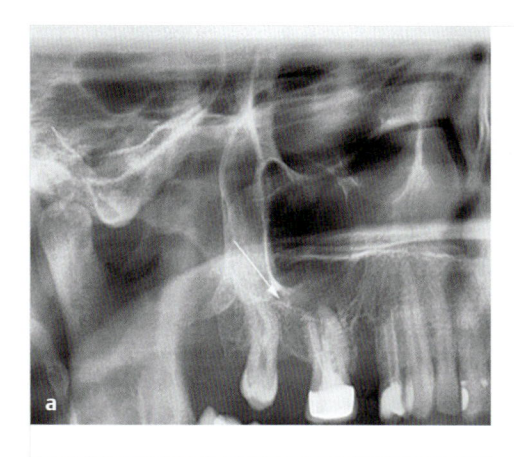

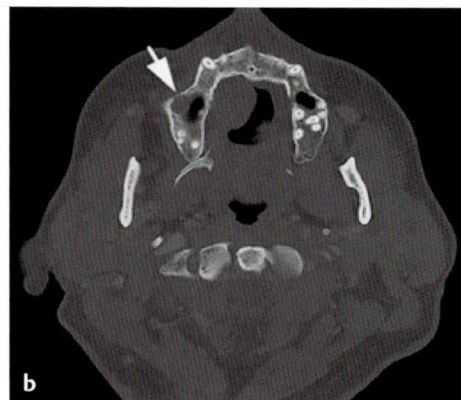

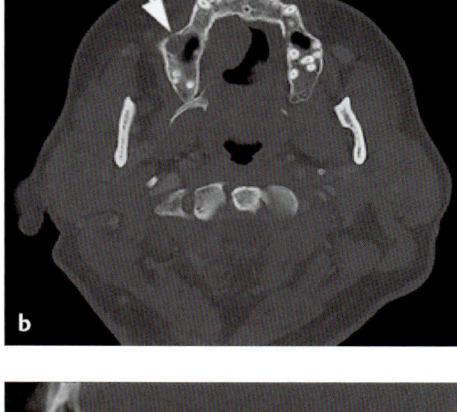

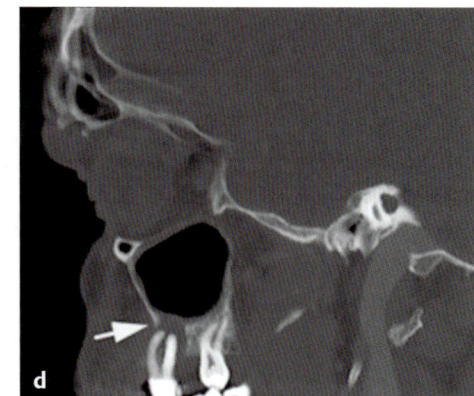

Abb. 10.30 Radikuläre Zyste. 40-jähriger Patient mit vom wurzelkanalbehandelten Zahn 16 ausgehender radikulärer Zyste (b–d; Pfeile). Es besteht eine Mund-Antrum-Verbindung mit geringer basaler Schleimhautschwellung des Sinus maxillaris rechts.
a Orthopantomogrammausschnitt.
b Axiale CT mit Kontrastmittel.
c Koronare CT mit Kontrastmittel.
d Sagittale CT mit Kontrastmittel.

Odontogene Kieferzysten (entwicklungsbedingt)

Follikuläre Zyste

> **Kernaussagen**
>
> Radiologisch präsentiert sich die follikuläre Zyste, typischerweise primär im Alveolarfortsatz lokalisiert, als unilokuläre Radioluzenz, die die Krone eines verlagerten Zahnes enthält und durch eine Knochenlamelle scharf begrenzt ist.

Definition

Die follikuläre Zyste setzt an der Schmelz-Zement-Grenze eines retinierten Zahnes an und umschließt deren Krone. Die sog. Eruptionszyste wird als eine Sonderform der follikulären Zyste betrachtet, die nur im Weichgewebe vorkommt.

Pathophysiologie und Ätiologie

Follikuläre Zysten entstehen zwischen innerem und äußerem Schmelzepithel bzw. bei knapp vor dem Durchbruch stehenden Zähnen zwischen Zahnschmelz und Schmelzepithel. Ursächlich ist eine Entwicklungsstörung. Die betroffene Zahnkrone ragt in den Zystenhohlraum.

Demografie

Die follikuläre Zyste ist mit einer Häufigkeit von 16,6 % die zweithäufigste aller odontogenen Zysten. Die Altersverteilung ist breit, die Zyste wird meist zwischen dem 2. und 4. Lebensjahrzehnt diagnostiziert. Männer sind häufiger betroffen als Frauen.

Klinik, Therapie und Prognose

Klinisch stellt sich die follikuläre Zyste häufig indolent dar. Sie vergrößert sich schmerzlos und ist aufgrund ihrer Asymptomatik oft ein Zufallsbefund. Ein ausbleibender Zahndurchbruch oder Vorwölbungen am Alveolarfortsatz können klinisch hinweisend sein. Bei Infizierung des Zysteninhalts kann es zusätzlich zu Schmerzen oder Pusbildung kommen.

Die Therapie liegt in der Zystektomie. Je nach Größe der Zyste, beteiligten Zähnen und Alter bzw. Gesundheitszustand des Patienten wird entschieden, ob die Zähne erhalten werden und ob ein ein- oder zweizeitiges Vorgehen erfolgt. Die Prognose ist gut und Rezidive werden nur selten beobachtet.

Bildgebung

Die Zyste ist typischerweise primär im Alveolarfortsatz lokalisiert. In der Bildgebung zeigt sie sich als unilokuläre Radioluzenz, die die Krone eines verlagerten Zahnes enthält und durch eine Knochenlamelle scharf begrenzt ist. Die Zyste steht dabei charakteristischerweise im Bereich der Schmelz-Zement-Grenze in Kontakt mit dem retinierten Zahn. Bei einer Infektion der Zyste kann die scharfe Begrenzung entzündlich resorbiert werden; dann stellen sich die Grenzen der Zyste unscharf dar. Durch das langsame und expansive Wachstum ist eine Verlagerung der beteiligten sowie benachbarter Zähne möglich. Zusätzlich kann der Canalis mandibularis verdrängt werden. Wurzelresorptionen an benachbarten Zähnen sind beschrieben. In seltenen Fällen kann es bei großen zystischen Läsionen zu einer pathologischen Fraktur kommen. Das Wachstum erfolgt üblicherweise in bukkolingualer Richtung.

Mittels CT und DVT lassen sich genauere Informationen über die Größe der Läsion, die Lagebeziehung und die Position des beteiligten verlagerten Zahnes gewinnen (▶ Abb. 10.31 und ▶ Abb. 10.32).

Die MRT ist in Routinefällen nicht erforderlich, erlaubt jedoch bei differenzialdiagnostischen Schwierigkeiten die Unterscheidung von soliden Läsionen (z. B. Ameloblastom). Der involvierte verlagerte Zahn wird als Signalauslöschung dargestellt.

Differenzialdiagnose

> **Differenzialdiagnosen**
>
> Radiologische Differenzialdiagnosen der follikulären Zyste sind das hyperplastische Zahnfollikel, die odontogene Keratozyste, das unizystische Ameloblastom, ein adenomatoider odontogener Tumor sowie das ameloblastische Fibrom.

10.4 Spezifische Befunde

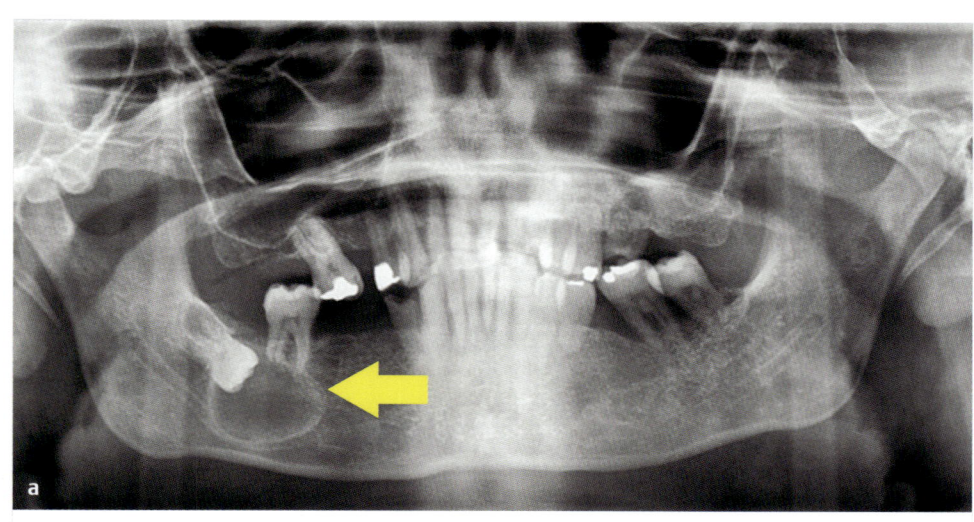

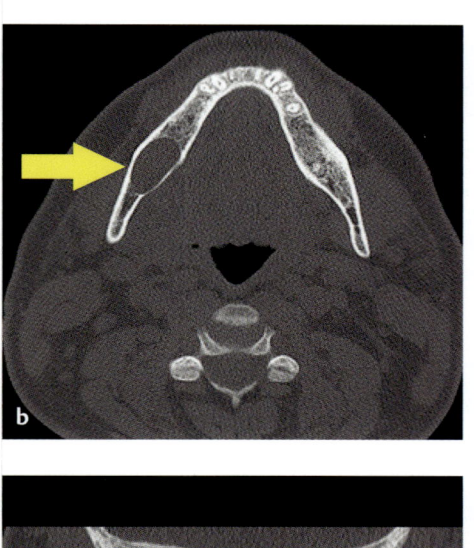

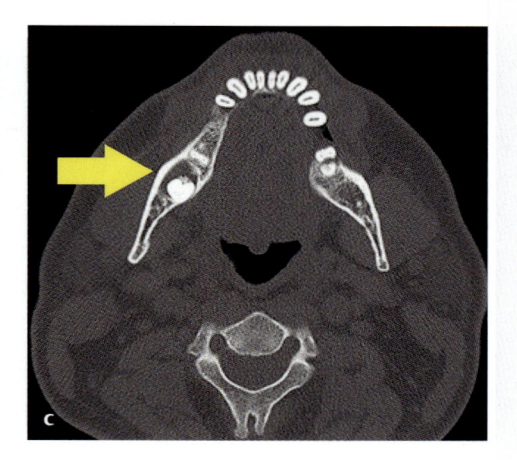

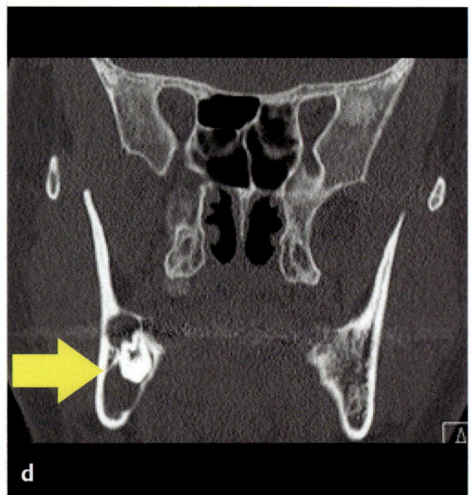

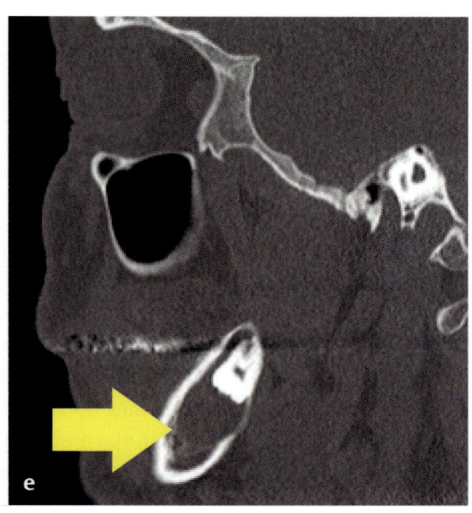

Abb. 10.31 Follikuläre Zyste. 42-jähriger Patient mit einer von Zahn 48 ausgehenden follikulären Zyste (Pfeile). Der retinierte und mit der Kaufläche nach ventral und kaudal gekippte Zahn ist von einer nicht gekammerten zystischen Formation umgeben, die in unmittelbarer Nachbarschaft zur Wurzelspitze des Zahnes 47 steht.
a Orthopantomogramm.
b Axiale native CT-Aufnahme.
c Axiale native CT-Aufnahme.
d Koronare native CT-Aufnahme.
e Sagittale native CT-Aufnahme.

Mund, Kiefer und Gebiss

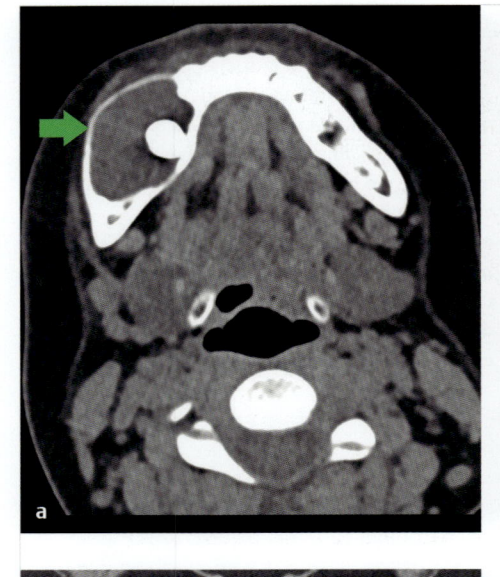

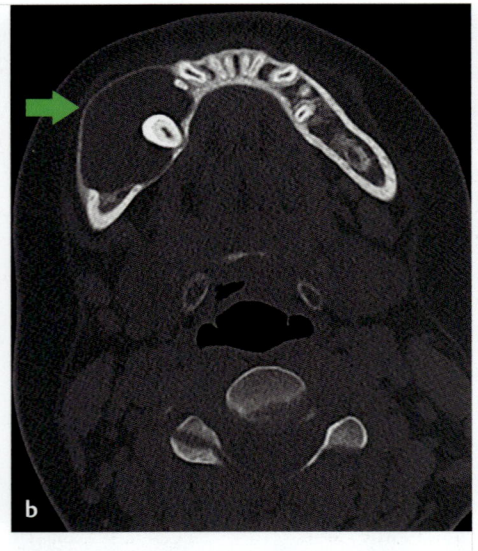

Abb. 10.32 Follikuläre Zyste. Patient mit einer ausgehenden follikulären Zyste (Pfeile). Es zeigt sich eine zystische Formation in Regio 44–47 mit deutlicher Ballonierung und Ausdünnung der Kortikalis der Mandibula in diesem Bereich. Dabei stellt sich ein Dens innerhalb der Zyste dar.
a Axiale native CT-Aufnahme (Weichteilfenster).
b Axiale native CT-Aufnahme (Knochenfenster).
c Koronare native CT-Aufnahme (Knochenfenster).
d Sagittale native CT-Aufnahme (Knochenfenster).

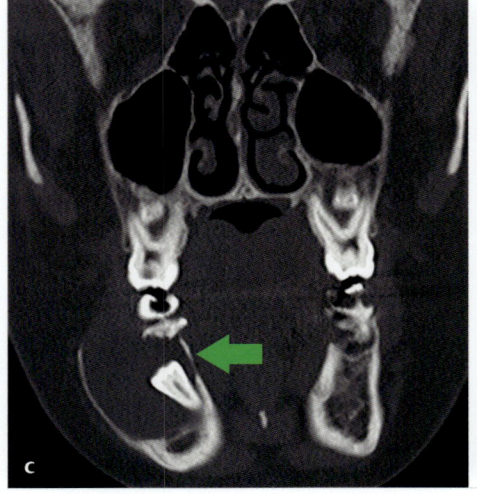

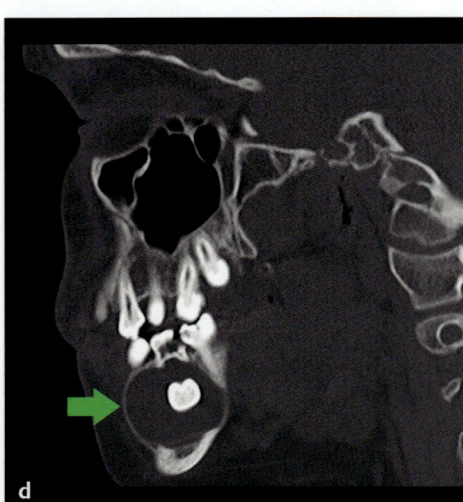

Odontogene Keratozyste (keratozystischer odontogener Tumor)

> **Kernaussagen** M!
>
> Bei dem autosomal-dominant vererbten Gorlin-Goltz-Syndrom lässt sich ein vermehrtes Vorkommen von odontogenen Keratozysten beobachten.

Definition

Die odontogene Keratozyste ist eine nicht maligne, mono- oder multizystische Veränderung des Kiefers mit lokal aggressivem Wachstumsmuster. Sie zeichnet sich durch ein dünnschichtiges und parakeratinisiertes Epithel mit palisadenartigen hyperchromatischen Basalzellen aus.

Pathophysiologie und Ätiologie

Hinsichtlich der Entstehung odontogener Keratozysten wird in erster Linie von einer Entwicklungsstörung der Zahnleisten ausgegangen. Dabei kommt es durch eine Mutation oder Inaktivierung des PTCH1-Gens zu einer Proliferation des Epithels der Zyste.

Demografie

Die odontogene Keratozyste ist mit einer Häufigkeit von 11,2 % die dritthäufigste Kieferzyste. Sie kann in allen Altersgruppen auftreten, mit besonderer Häufung zwischen dem 30. und dem 40. Lebensjahr. Männer sind etwas häufiger betroffen als Frauen. Etwa 5 % der odontogenen Keratozysten betreffen Patienten mit dem Basalzellkarzinomsyndrom. Bei Patienten mit Gorlin-Goltz-Syndrom kommt es zu einer frühen Häufung zwischen dem 10. und 20. Lebensjahr; sie werden in der Regel früher diagnostiziert.

Klinik, Therapie und Prognose

Die odontogene Keratozyste wird häufig als Zufallsbefund entdeckt und kann, bedingt durch das longitudinale Wachstum, eine lange Zeit unbemerkt an Größe zunehmen, bevor sie klinisch sichtbar wird. Sie kann bei starker Volumenzunahme oder Vorliegen einer Sekundärinfektion Schmerzen, Schwellungen und eine Lockerung der angrenzenden Nachbarzähne verursachen. Die angrenzenden Zähne sind meist vital und werden häufig verlagert. Klinisch haben die Keratozysten einen chromgelben Inhalt, der in der Konsistenz und Farbe mit Vanillepudding verglichen werden kann.

Hinsichtlich der Therapie der aggressiven Zyste wird eine sorgfältige Zystektomie mit In-vivo-Fixierung des Zystenbalgs mit Carnoy-Lösung und nachfolgender Ausfräsung empfohlen. Zusätzlich sollte zur Entfernung möglicher Tochterzellen eine Exzision der Alveolarkammmukosa erfolgen. Postoperative Lokalrezidive werden gehäuft während der ersten 5 Jahre beobachtet und machen eine jährliche klinische und radiologische Verlaufskontrolle (Panoramaschichtaufnahme) über mindestens 5 Jahre notwendig. Bei dem autosomal-dominant vererbten Gorlin-Goltz-Syndrom lässt sich ein vermehrtes Vorkommen von odontogenen Keratozysten beobachten. Klinisch manifestiert sich das Leiden durch multiple Basalzellkarzinome und gleichzeitiges Auftreten von odontogenen Keratozysten zusammen mit Rippenanomalien.

Bildgebung

Die Zysten zeigen eine scharf begrenzte, ein- oder mehrkammerige Osteolyse. Bei Befall des Unterkiefers (in 60–70 % der Fälle) sind vor allem die Weisheitszahnregion sowie der Kieferwinkel betroffen. Dagegen kann im Oberkiefer neben der Weisheitszahnregion zusätzlich eine Bevorzugung der Frontzahnregion beobachtet werden. Im Gegensatz zu anderen Zystenarten oder dem Ameloblastom wird der Knochenmarksraum ausgehöhlt und die Spongiosa durch Zystenmaterial ersetzt. Der kortikale Knochen wird eher durchbrochen, als dass er verdrängt wird oder expandiert.

In vielen Fällen ist das konventionelle Röntgen ausreichend und die primäre Verdachtsdiagnosestellung gelingt mittels der Panoramaschichtaufnahme (▶ Abb. 10.33).

Die CT bzw. DVT ermöglicht die exakte präoperative Bestimmung der 3-D-Ausdehnung, die bessere Einschätzung der Operationsrisiken sowie die Darstellung von ggf. vorhandenen Satellitenzysten (▶ Abb. 10.34 und ▶ Abb. 10.35).

Da das Ameloblastom immer solide Anteile enthält, die nach Kontrastmittelgabe eine Anreicherung zeigen, kann die MRT bei der Abgrenzung gegen das Ameloblastom hilfreich sein. Die odontogene Keratozyste zeigt im MRT folgendes Erscheinungsbild:

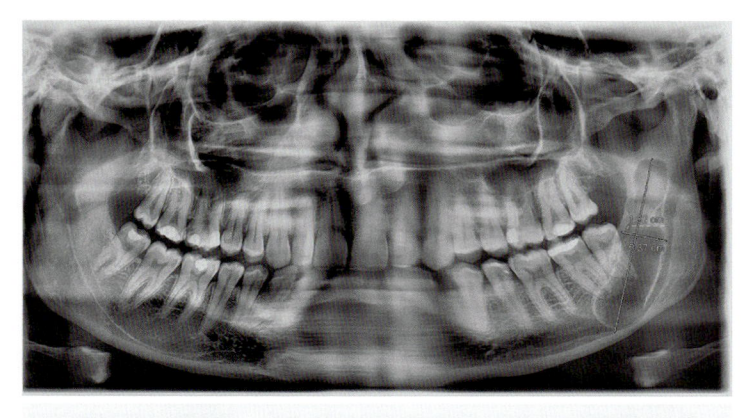

Abb. 10.33 Odontogene Keratozyste. Orthopantomogramm eines Patienten mit odontogener Keratozyste (keratozystischer odontogener Tumor). Es zeigt sich eine zystisch anmutende Läsion linksseitig mit engstem Lagebezug zu den Wurzelspitzen der Dentes 37 und 38, die weit in den R. mandibulae hineinreicht und dabei randständig vermehrt sklerosiert ist.

- **T1w:** heterogenes intermediäres Signal,
- **T2w:** heterogenes intermediäres bis hohes Signal,
- **T1w nach Kontrastmittelgabe:** schwache Anreicherung der gleichmäßig breiten, dünnen Zystenwand, keine soliden, kontrastmittelanreichernden Anteile.

Differenzialdiagnose

> **Differenzialdiagnosen**
>
> Radiologische Differenzialdiagnosen der odontogenen Keratozyste sind das Ameloblastom, die follikuläre Zyste, die solitäre Knochenzyste, die Residualzyste sowie das odontogene Myxom.

Mund, Kiefer und Gebiss

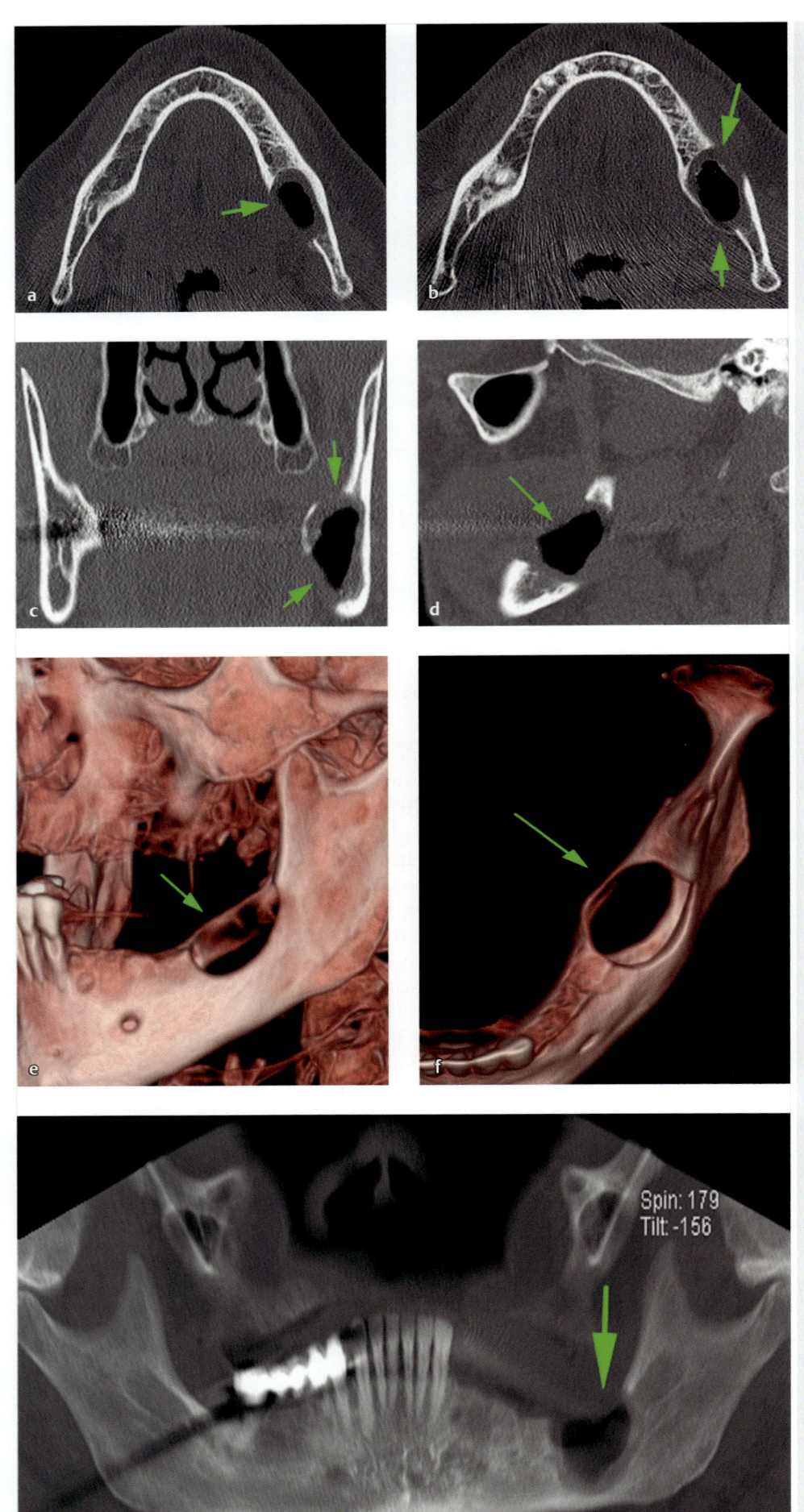

Abb. 10.34 Odontogene Keratozyste. 60-jähriger Patient mit odontogener Keratozyste im linken Unterkiefer (Pfeile). Die zystische Läsion hat zu einer deutliche Ausdünnung der Fossa submandibularis geführt. Der Canalis mandibularis links verläuft im lateralen Bereich der zystischen Läsion mit fehlender knöcherner Deckung zur zystischen Raumforderung. Im Bereich der zystischen Läsion lässt sich der Canalis mandibularis nicht abgrenzen.
a Axiale native CT-Aufnahme.
b Axiale native CT-Aufnahme.
c Koronare native CT-Aufnahme.
d Sagittale native CT-Aufnahme.
e CT-3-D-Rekonstruktion. Blick von lateral.
f CT-3-D-Rekonstruktion. Blick von kranial.
g Rekonstruktion eines Orthopantomogramms.

10.4 Spezifische Befunde

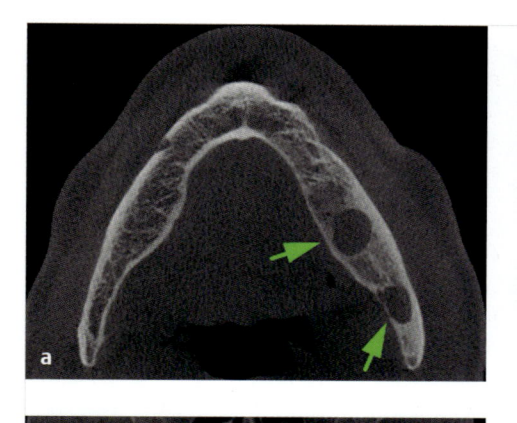

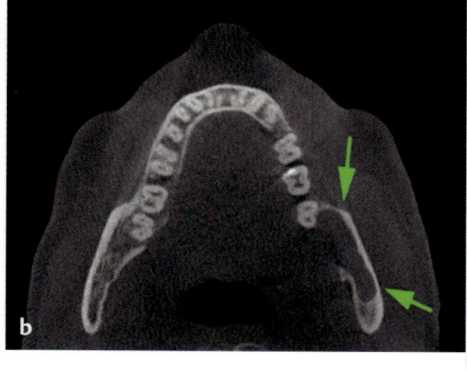

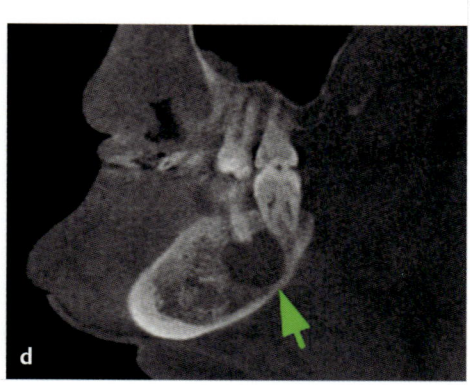

Abb. 10.35 Odontogene Keratozyste. 71-jähriger Patient mit odontogenen Keratozysten im linken Unterkiefer (Pfeile). Es zeigen sich mehrere Zysten im linken Unterkiefer mit enger Lagebeziehung zum N. alveolaris inferior.
a Axiale DVT-Aufnahme.
b Axiale DVT-Aufnahme.
c Koronare DVT-Aufnahme.
d Sagittale DVT-Aufnahme.

Kalzifizierende odontogene Zyste (Gorlin-Zyste)

> **Kernaussagen**
>
> Die Gorlin-Zyste ist mit einem Anteil von weniger als 1 % an allen odontogenen Zysten sehr selten.

Definition

Die kalzifizierende odontogene Zyste ist eine benigne, uni- oder multilokuläre intraossäre Zyste mit odontogenem Ursprung.

Pathophysiologie und Ätiologie

Die entwicklungsbedingte Zyste leitet sich von Resten der Lamina dentalis ab.

Demografie

Die Zyste ist mit einem Anteil von weniger als 1 % an allen odontogenen Zysten sehr selten. Die Altersverteilung ist breit, vor allem Menschen im 2. Lebensjahrzehnt sind betroffen.

Klinik, Therapie und Prognose

Die häufig asymptomatische Zyste kann als schmerzlose Schwellung auftreten und zu Wurzelverlagerungen oder -resorptionen führen. Zahnlockerungen werden in einigen Fällen beschrieben.
Die Therapie der Wahl ist die Enukleation. Die Prognose ist gut, mit seltenen Rezidiven.

Bildgebung

Radiologisch präsentieren sich die Zysten in den meisten Fällen als klar begrenzte, unilokuläre Osteolyse; etwa 10–25 % der Zysten treten multilokulär auf. In etwa der Hälfte der Fälle finden sich charakteristische intrazystische Kalzifikationen innerhalb der Läsion. Im Regelfall sind die vorderen Kieferabschnitte ohne besondere Kieferpräferenz betroffen. Die Läsion ist häufig periapikal oder lateral an der Zahnwurzel eines betroffenen Zahnes lokalisiert. Bei Auftreten in posterioren Kieferabschnitten wird häufig ein perikoronales Auftreten beobachtet. Das Auftreten in Zusammenhang mit impaktierten Zähnen wird in etwa ⅓ der Fälle beschrieben, Wurzelresorptionen treten in etwa 75 % der Fälle auf. Häufig finden sich Zahnverdrängungen, im Unterkiefer kann es zur Verlagerung des Mandibularkanals kommen. Die Expansion erfolgt üblicherweise in bukkolingualer Richtung. Der Durchmesser der Zyste beträgt meist weniger als 4 cm, es sind jedoch auch untypische Fälle mit bis zu 10 cm Durchmesser beschrieben.

In vielen Fällen ist die weiterführende Bildgebung mittels CT bzw. DVT nicht notwendig. Indiziert ist sie vor allem bei größeren Zysten sowie bei differenzialdiagnostischen Fragestellungen und/oder zur Demonstration zarter Kalzifikationen (▶ Abb. 10.36).

Differenzialdiagnose

> **Differenzialdiagnosen**
>
> Radiologische Differenzialdiagnosen der kalzifizierenden odontogenen Zyste können den adenomatoid-odontogenen Tumor, die odontogene Keratozyste, das Ameloblastom, die follikuläre Zyste und den kalzifizierenden epithelialen odontogenen Tumor umfassen.

Mund, Kiefer und Gebiss

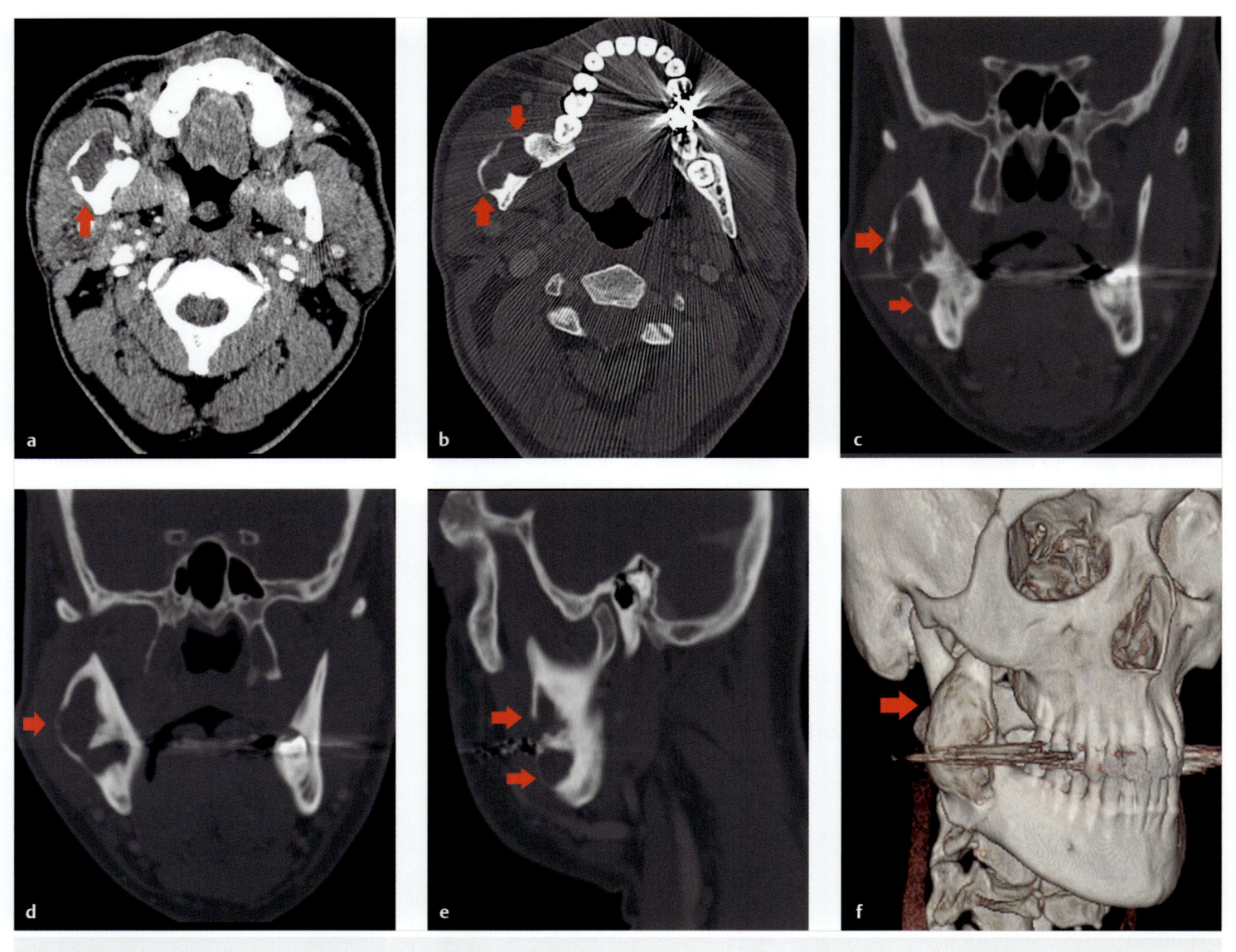

Abb. 10.36 Gorlin-Zyste. 50-jähriger Patient mit histologisch gesichertem kalzifizierendem zystischem odontogenem Tumor (Pfeile) im Bereich des rechten R. mandibulae. Die Läsion zeigt sich medial nur durch eine sehr zarte Lamelle ossär begrenzt, im lateralen Anteil lassen sich kalzifizierende Anteile innerhalb der zystischen Läsion abgrenzen.
a Axiale CT-Aufnahme mit Kontrastmittel im Weichteilfenster.
b Axiale CT-Aufnahme mit Kontrastmittel im Knochenfenster.
c Koronare CT-Aufnahme mit Kontrastmittel im Knochenfenster.
d Koronare CT-Aufnahme mit Kontrastmittel im Knochenfenster.
e Sagittale CT-Aufnahme mit Kontrastmittel im Knochenfenster.
f CT-Aufnahme mit Kontrastmittel. 3-D-MIP-Rekonstruktion.

Nicht odontogene Zysten und Pseudozysten

Nasopalatinale Zyste

> **Kernaussagen**
>
> Die nasopalatinale Zyste ist die häufigste nicht odontogene Zyste.

Definition

Die nasopalatinale Zyste liegt in der Nähe des Foramen incisivum und in der Mitte der anterioren Maxilla.

Pathophysiologie und Ätiologie

Die genauen Mechanismen der Bildung einer nasopalatinalen Zyste werden in der Literatur noch kontrovers diskutiert. Es wird mehrheitlich angenommen, dass die Epithelreste des Ductus nasopalatinus zur Zystenbildung führen. Eine weitere Hypothese vermutet die Entstehung aus Resten der Epithelwand zwischen primärem und sekundärem Hartgaumen.

Demografie

Die nasopalatinale Zyste hat eine Häufigkeit von ca. 5 % aller nicht odontogenen Zysten. Die Diagnose wird meist zwischen dem 3. und 6. Lebensjahrzehnt gestellt. Männer sind häufiger betroffen als Frauen (im Verhältnis 3:1).

Klinik, Therapie und Prognose

Die charakteristische Lokalisation der nasopalatinalen Zyste ist zentral im anterioren Oberkiefer. Als typische klinische Symptome gelten eine Fistelbildung und/oder eine Gaumenschwellung. Die Frontzähne sind in einigen Fällen verdrängt, bleiben jedoch im Regelfall vital. Bei Traumatisierung der Zyste kann es zu Schmerzen in dem Bereich kommen.

Die Therapie besteht in der chirurgischen Entfernung der Zyste. Rezidive treten im Regelfall nicht auf.

Bildgebung

Röntgenologisch erscheint diese Zyste als runde oder eiförmige Radioluzenz median über oder zwischen den Wurzeln der zentralen Schneidezähne (▶ Abb. 10.37). Typischerweise kann sich die Zyste durch eine Überprojektion der Spina nasalis anterior (bzw. des Septum nasi bei größeren Zysten) auch in vielen Fällen als eine herzförmige Radioluzenz darstellen. Die meisten Läsionen haben einen gut definierten sklerotischen Rand. Die röntgenologische Abklärung der Zyste sollte in 2 Ebenen geschehen. Bei kleineren Prozessen kann ein Einzel- und Aufbissröntgenbild durchgeführt werden, während bei größeren Zysten die Durchführung einer CT- oder DVT-Aufnahme empfohlen wird. Eine Verdrängung benachbarter Zahnwurzeln nach distal ist möglich, die betroffenen Zähne bleiben im Regelfall aber vital. In einigen Fällen (vor allem bei größeren Zysten) werden Wurzelresorptionen beobachtet.

Die MRT kann die Differenzierung zwischen der nasopalatinalen Zyste (▶ Abb. 10.38) und odontogenen Zysten wie z. B. der radikulären Zyste oder der odontogenen Keratozyste erleichtern. Die odontogenen Zysten imponieren im Gegensatz zur nasopalatinalen Zyste in der T1-Wichtung nur mit einer geringen bis intermediären Signalintensität. Es zeigen sich ein homogenes intermediäres bis hyperintenses Signal in T1w Sequenzen, ein homogenes hyperintenses Signal in T2w Sequenzen und keine Anreicherung in T1w Sequenzen nach Kontrastmittelgabe.

Differenzialdiagnose

> **Differenzialdiagnosen**
>
> Radiologische Differenzialdiagnosen der nasopalatinalen Zyste sind vor allem ein erweitertes Foramen incisivum, eine apikale Parodontitis und eine radikuläre Zyste der oberen mittleren Schneidezähne. Weitere Differenzialdiagnosen beinhalten die odontogene Keratozyste, das zentrale Riesenzellgranulom, der adenomatoide odontogene Tumor, das Chondrosarkom, das Ameloblastom und das odontogene Myxom.

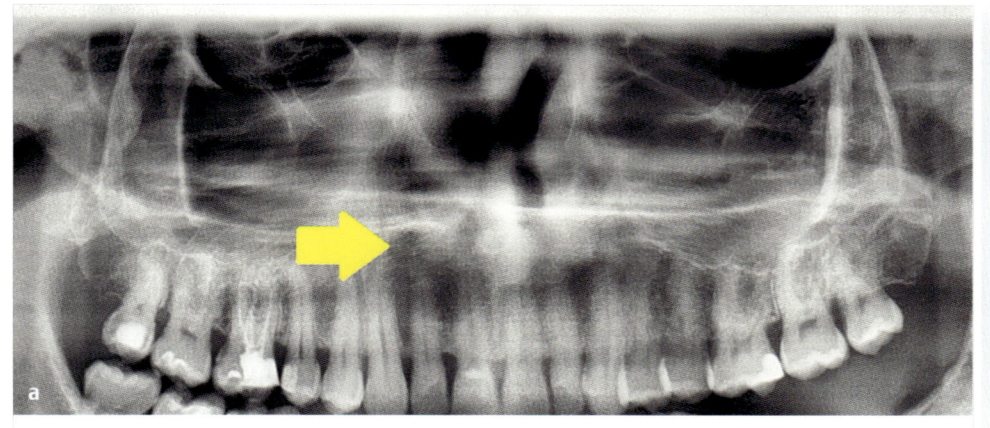

Abb. 10.37 Nasopalatinale Zyste. Patient mit einer nasopalatinalen Zyste rechts (Pfeile).
a Orthopantomogramm.
b Native axiale CT-Aufnahme.
c Native sagittale CT-Aufnahme.

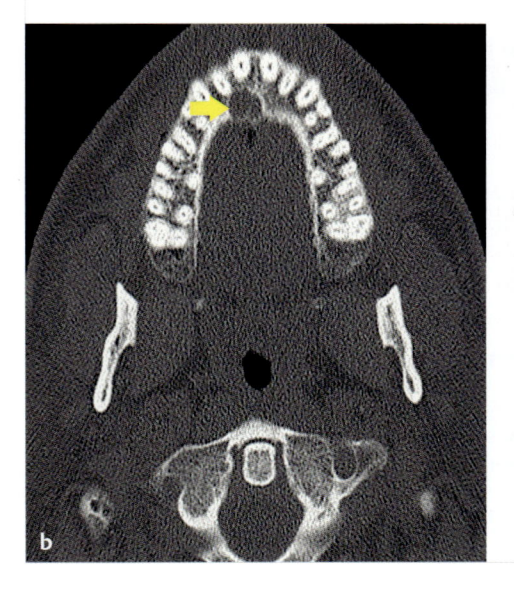

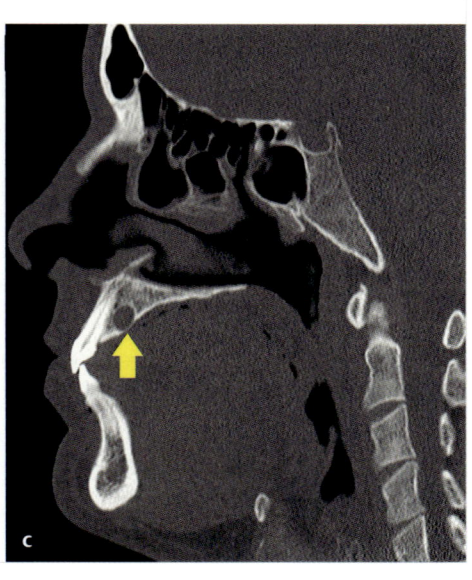

Mund, Kiefer und Gebiss

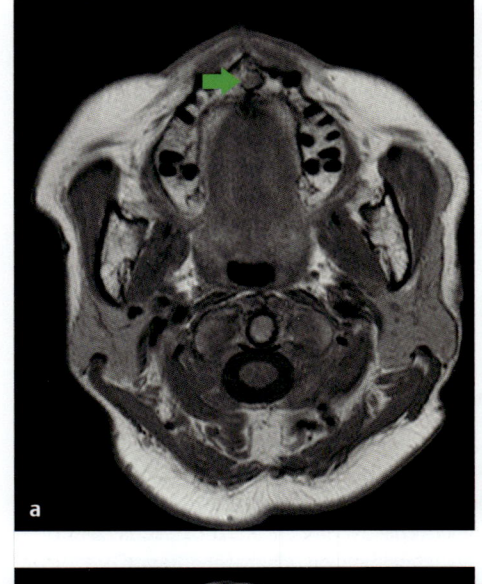

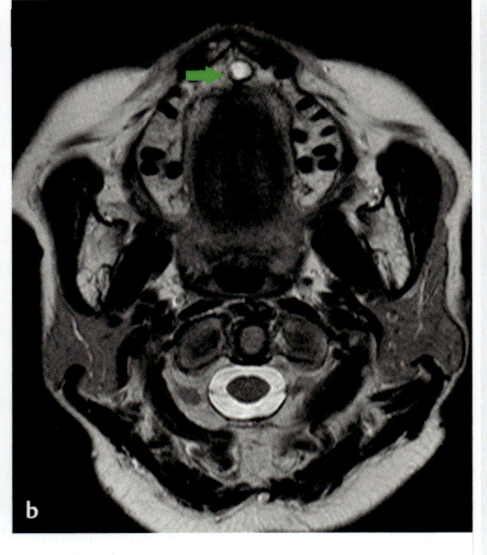

Abb. 10.38 Nasopalatinale Zyste. Patient mit nasopalatinaler Zyste (Pfeile). Es zeigt sich eine zystische Formation im Bereich des harten Gaumens mittig direkt dorsal von Dens 11/21 mit 5 mm Durchmesser.
a T 1w MRT-Aufnahme.
b T 2w MRT-Aufnahme.
c T 1w MRT-Aufnahme nach Kontrastmittelgabe.
d T 2w TIRM-MRT-Aufnahme.

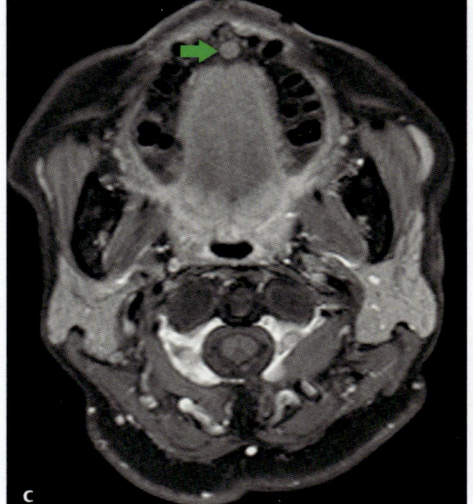

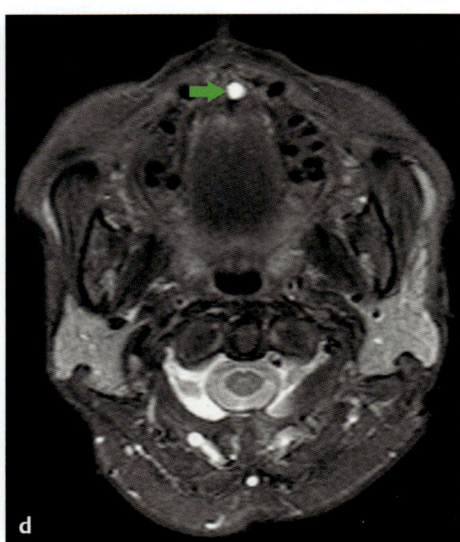

Globulomaxilläre Zyste

> **Kernaussagen** M!
>
> Die globulomaxilläre Zyste wird als Abortivform der Lippen-Kiefer-Gaumen-Spalte angesehen.

Definition

Die globulomaxilläre Zyste ist eine nicht odontogene Zyste, die aus Epithelzellresten im Fissurenbereich des medialen und lateralen Nasenwulstes entsteht.

Pathophysiologie und Ätiologie

Die globulomaxilläre Zyste entsteht ursprünglich aus Resten der Hochstetter-Epithelmauer im Verschmelzungsbereich des lateralen und medialen Nasenwulstes. Sie wird als Abortivform der Lippen-Kiefer-Gaumen-Spalte angesehen. Die Wurzeln von Schneidezahn und Eckzahn sind auseinandergedrängt. Die Zyste kann so groß werden, dass sie die Kieferhöhle verdrängt.

Demografie

Diese Zystenform tritt häufig beim weiblichen Geschlecht in der 2. Lebensdekade auf.

Klinik, Therapie und Prognose

Diese gleichen denen bei entsprechender odontogener Zyste.

Bildgebung

Bildgebend zeigt sich eine scharf begrenzte, birnenförmige Aufhellung zwischen den Schneide- und Eckzähnen.

Differenzialdiagnose

> **Differenzialdiagnosen** ⚠
>
> Als Differenzialdiagnosen der globulomaxillären Zyste kommen die laterale Parodontalzyste, ein adenomatoid-odontogener Tumor, das Ameloblastom sowie das zentrale Riesenzellgranulom infrage.

Aneurysmatische Knochenzyste

> **Kernaussagen**
>
> Röntgenologisch präsentiert sich die aneurysmatische Knochenzyste meist als scharf begrenzte, expansiv wachsende, häufiger multi- als unilokuläre Osteolyse mit einer wabigen bzw. seifenblasigen Zeichnung.

Definition

Die aneurysmatische Knochenzyste ist eine expansive osteolytische, teils septierte und häufig multilokuläre Pseudozyste. Sie enthält blutgefüllte Hohlräume, die mit Riesenzellen und neu gebildetem Knochen gefüllt sein können.

Pathophysiologie und Ätiologie

Die genaue Entstehung ist nicht eindeutig geklärt, die aneurysmatische Knochenzyste kann primär oder sekundär auftreten. Es wird von einer reaktiven Läsion infolge von Traumata oder vaskulären Malformationen ausgegangen.

Demografie

Die aneurysmatische Knochenzyste ist mit einem Anteil von 1,5 % aller nicht odontogenen Zysten eine relativ seltene Erkrankung und betrifft vor allem Patienten unter 30 Jahren. Für aneurysmatische Knochenzysten wird in der Literatur eine Inzidenz von 0,14:1 000 000 angegeben; dabei entfallen etwa 1–3 % auf Läsionen im Kiefer. Die Geschlechtsverteilung ist ausgeglichen.

Klinik, Therapie und Prognose

Die aneurysmatische Knochenzyste tritt vor allem im posterioren Unterkiefer als schmerzhafte große Schwellung auf. Die Zähne in dem Bereich sind im Regelfall vital, Wurzelresorptionen und Zahnverlagerungen können auftreten. Der Unterkiefer ist dreimal häufiger betroffen als der Oberkiefer. Prädilektionsstellen sind der Körper, der aufsteigende Ast und der Winkel des Unterkiefers. Die meisten Zysten im Kopf- und Halsbereich weisen einen Durchmesser zwischen 1 und 10 cm auf (Mittel: 4,8 cm), es sind jedoch auch Fälle mit einem Durchmesser von bis zu 20 cm beschrieben.

Die Therapie erfolgt im Regelfall mittels Kürettage. Bei ausgedehnten oder rezidivierenden Läsionen (ca. 16 %) wird eine zunehmend aggressivere Therapie mit En-Bloc-Resektion empfohlen.

Bildgebung

Röntgenologisch präsentiert sich die Zyste meist als scharf begrenzte, expansiv wachsende, häufiger multi- als unilokuläre Osteolyse mit einer wabigen bzw. seifenblasigen Zeichnung. Die Kortikalis ist verdünnt und gelegentlich finden sich periostale Reaktionen mit peripherer Knochenneubildung. Da die scharfe Begrenzung bei schnellem Wachstum fehlen kann, kann die Läsion einem malignen Geschehen ähneln. Das Wachstumsverhalten der Zyste ist sehr variabel, mit sowohl langsam wachsenden, unauffälligen Läsionen als auch häufigeren schnell wachsenden und stark expandierenden Fällen mit ausgeprägter Gesichtsasymmetrie. An benachbarten Zähnen kommt es typischerweise zu Wurzelresorptionen. Zusätzlich kann die Osteolyse die Kortikalis durchbrechen. In wenigen Fällen ist eine pathologische Fraktur des Unterkiefers beschrieben. Bei größeren Zysten kann es durch die Expansion zu Lockerungen, Verdrängungen sowie Kippung von Zähnen kommen. Typischerweise bleibt die Vitalität der beteiligten Zähne erhalten.

Die meist sehr feinen internen Septen der Zyste, die auf 2-D- und DVT-Aufnahmen kaum zu differenzieren sind, lassen sich im CT oft deutlicher erkennen (▶ Abb. 10.39). Kleine initiale Läsionen weisen in einigen Fällen keine inneren Septen auf. Der blutige Inhalt der Zysten zeigt sich in der Schnittbildgebung als Flüssigkeitsspiegel.

Die MRT ermöglicht die Darstellung der Tumorausdehnung im Markraum sowie in die Weichteile. Sie erlaubt den genaueren Nachweis von Flüssigkeit-Flüssigkeit-Spiegeln als die CT. Allerdings ist das bloße Vorliegen dieser Spiegel allein nicht pathognomonisch, da dieses Phänomen nicht in jedem Fall auftritt und auch bei anderen Läsionen beobachtet werden kann (z. B. bei teleangiektatischem Osteosarkom, Chondroblastom, fibröser Dysplasie und solitärer Knochenzyste). Besonders das gleichzeitige Vorliegen von Flüssigkeitsspiegeln, einer Kontrastmittelaufnahme der Zystenmembran sowie einer septalen Kontrastmittelanreicherung weist stark auf eine aneurysmatische Knochenzyste hin. Zur Zystenabklärung ist eine intravenöse Kontrastmittelgabe in der MRT daher zu empfehlen. Die aneurysmatische Knochenzyste zeigt im MRT folgende Signalintensitäten:

- **T1w:** entweder homogenes intermediäres Signal oder inhomogenes, insgesamt eher hypointenses Signal mit fokalen Signalanhebungen infolge von Methämoglobinablagerungen,
- **T2w:** entweder homogenes hyperintenses Signal oder inhomogenes, insgesamt hyperintenses Signal, in den Kompartimenten jedoch gelegentlich infolge der unterschiedlichen Stadien der Einblutung von unterschiedlichen Signalintensitäten begleitet,
- **T1w nach Kontrastmittelgabe:** deutliche Anreicherung der Zystenwand und Septen.

Differenzialdiagnose

> **Differenzialdiagnosen**
>
> Mittels MRT ist die Differenzierung der aneurysmatischen Knochenzyste vom zentralen Riesenzellgranulom, vom odontogenen Myxom, vom keratozystischen odontogenen Tumor und vom Ameloblastom möglich.

Mund, Kiefer und Gebiss

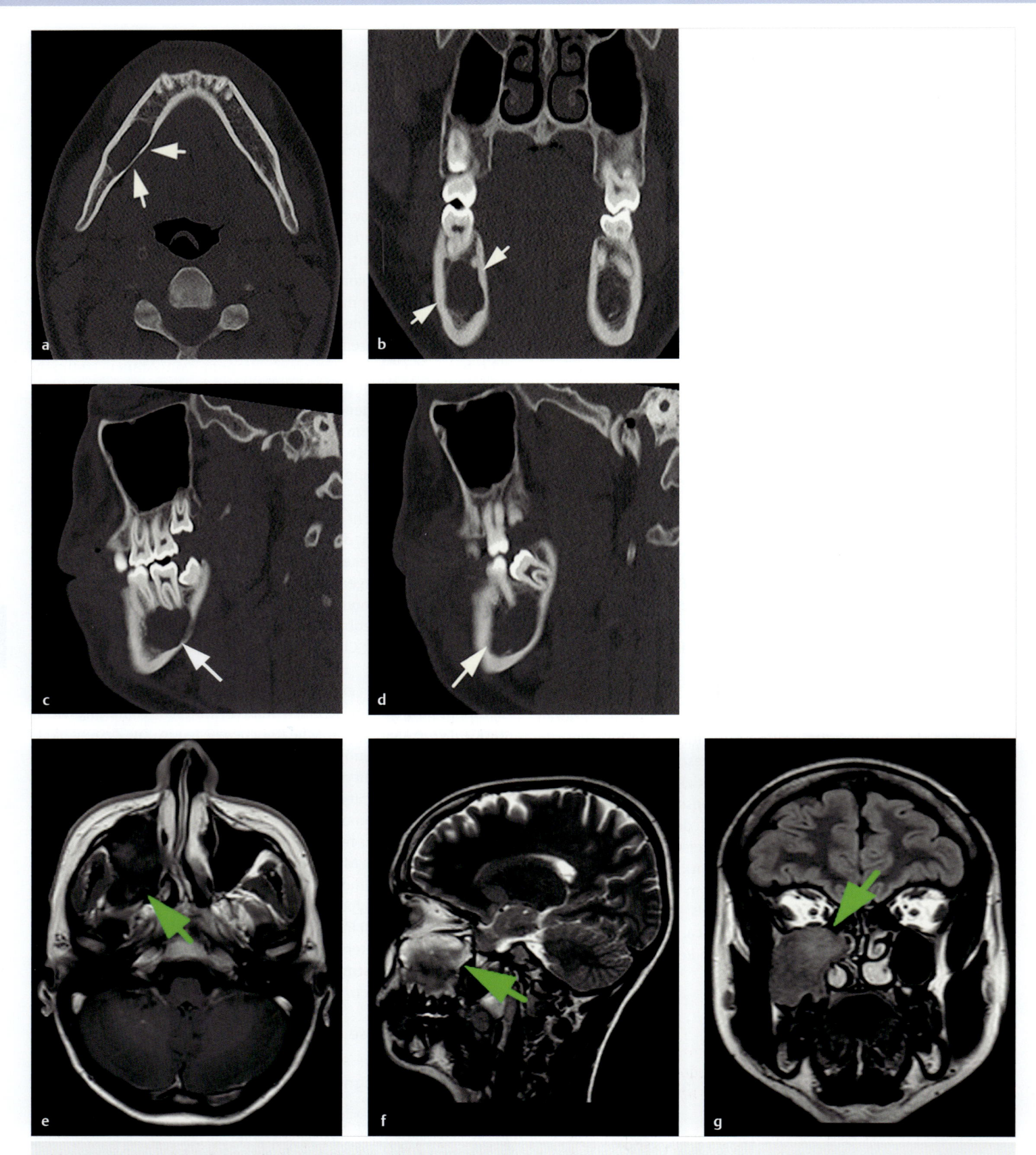

Abb. 10.39 Aneurysmatische Knochenzyste. 18-jähriger Patient mit aneurysmatischer Knochenzyste im Unterkiefer rechts (Pfeile). Darstellung der Knochenzyste kaudal der Wurzelspitzen der Zähne 36 und 37 und Beteiligung des Canalis mandibulae rechtsseitig.
a Axiale native CT-Aufnahme.
b Koronare native CT-Aufnahme.
c Sagittale native CT-Aufnahme.
d Sagittale native CT-Aufnahme.
e T1w axiale MRT-Aufnahme nach Kontrastmitelgabe.
f T2w sagittale MRT-Aufnahme.
g Koronare FLAIR-MRT-Aufnahme.

Solitäre Knochenzyste

> **Kernaussagen** M!
>
> Die solitäre Knochenzyste wird auch als „einfache", „traumatische" oder „hämorrhagische Knochenzyste" bezeichnet.

Definition

Die solitäre Knochenzyste ist eine schnell wachsende, einkammerige Pseudozyste mit knöcherner Begrenzung. Sie präsentiert sich als benigne flüssigkeits- oder luftgefüllte Knochenläsion mit progressivem Wachstumspotenzial.

Pathophysiologie und Ätiologie

Die Ätiologie ist noch nicht sicher geklärt. In der Literatur wird die solitäre Knochenzyste stellenweise auch als „traumatische", „hämorrhagische" oder „Extravasationszyste" bezeichnet; ein wissenschaftlich fundierter Nachweis steht jedoch noch aus.

Demografie

Die solitäre Knochenzyste weist eine Gesamthäufigkeit von ca. 2 % aller Kieferzysten auf. Sie tritt bevorzugt in der 2. Lebensdekade und vor allem bei Männern auf (Verhältnis Männer zu Frauen: 1,4:1).

Klinik, Therapie und Prognose

Die solitäre Knochenzyste tritt bevorzugt im Unterkiefer am Corpus mandibulae zwischen Eck- und Weisheitszahn auf. In wenigen Fällen kann auch der anteriore Bereich betroffen sein, noch seltener der Oberkiefer. Im Unterkiefer wird ein gelegentliches Auftreten der solitären Knochenzyste im Zusammenhang mit der floriden zementoossären Dysplasie beschrieben. Die Läsionen haben dabei ein späteres Erkrankungsalter (4. Lebensjahrzehnt) als die solitäre Knochenzyste und betreffen überwiegend den Bereich der Unterkiefermolaren. Klinisch ist die solitäre Knochenzyste meist asymptomatisch. Die angrenzenden Zähne sind im Regelfall vital, ohne erhöhte Mobilität oder Wurzelresorptionen.

Die Therapie liegt in der Eröffnung und Anfrischung der Zystenwand. Die Prognose ist gut. Das in der Zystenhöhle entstehende Blutkoagulum führt in der Regel zu einer Verknöcherung und damit auch zur Ausheilung. Rezidive werden nur in seltenen Fällen beobachtet.

Bildgebung

Radiologisch präsentiert sich die Zyste typischerweise als unilokuläre, monozystische Osteolyse mit gut definierten Rändern. Ein sklerotischer Randsaum ist typisch, kann jedoch in einigen Fällen auch fehlen. Charakteristisch ist eine bogige bzw. girlandenförmige Ausdehnung in interdentale und interradikuläre Räume im Seitenzahnbereich. Bei Auftreten im Frontzahnbereich sind die Zysten oft rund bis oval. In manchen Fällen kann die Läsion von schmalen Pseudosepten durchzogen sein und mehrkammerig erscheinen. Multiple Läsionen treten in 15 % der Fälle auf. Die Zyste kommt zu 95 % im Unterkiefer vor, meist im Seitenzahnbereich. Im Oberkiefer betrifft die Läsion fast ausschließlich die Frontzahnregion. Die meisten Läsionen weisen einen Durchmesser zwischen 1 und 10 cm auf. Im Gegensatz zur ähnlich erscheinenden radikulären Zyste sind die Lamina dura, der Periodontalspalt und die Vitalität der betroffenen Zähne im Regelfall erhalten. Wurzelresorptionen oder Verdrängungen der Zähne sind eher untypisch. Bei großen Zysten kann in seltenen Fällen eine Kieferauftreibung beobachtet werden. Im Unterkiefer kann die basale Kortikalis aufgelöst sein.

Mittels CT bzw. DVT lassen sich genauere Informationen über die Ausdehnung und Lokalisation der Läsion und ihre Lagebeziehung sowie zur Planung des operativen Eingriffs gewinnen.

Die kontrastverstärkte MRT kann die Unterscheidung von odontogenen Zysten erleichtern: Bei den odontogenen Zysten kann in der T1w Sequenz nach Kontrastmittelgabe lediglich eine Anreicherung der Zystenwand ohne kontrastmittelanreichernde Anteile im Zysteninneren beobachtet werden. Dagegen zeigt sich bei der solitären Knochenzyste im dynamischen kontrastmittelbasierten MRT 6–15 min nach intravenöser Kontrastmittelgabe eine langsame Kontrastmittelanreicherung, die in der Peripherie beginnt und sich zum Zentrum der Läsion hin ausbreitet. Die Anreicherung der Randbegrenzung in Kombination mit der leichten Anreicherung des Zysteninneren kann daher als Hilfe bei differenzialdiagnostischen Fragestellungen genutzt werden.

Differenzialdiagnose

> **Differenzialdiagnosen**
>
> Radiologische Differenzialdiagnosen der solitären Knochenzyste sind der fokale osteoporotische Knochenmarksdefekt, die aneurysmatische Knochenzyste, die odontogene Keratozyste, das Ameloblastom sowie das odontogene Myxom. Weitere Differenzialdiagnosen umfassen die radikuläre Zyste, das zentrale Riesenzellgranulom, das ameloblastische Fibrom und die Langerhans-Zell-Histiozytose.

Latente Knochenhöhle

> **Kernaussagen** M!
>
> Andere Bezeichnungen für die latente Knochenhöhle sind „Stafne-Zyste", „latente Knochenzyste", „linguale Unterkieferhöhle", „linguale Knocheneindellung" und „kongenitaler Unterkieferdefekt".

Definition

Bei der latenten Knochenhöhle handelt es sich um eine linguale Einziehung des Unterkiefers, die sich radiologisch als zystische Läsion darstellt, jedoch keine Zyste ist und keinen Krankheitswert aufweist. Aufgrund der klinischen Bedeutung als Differenzialdiagnose wird sie den Pseudozysten zugerechnet.

Pathophysiologie und Ätiologie

Die genaue Ätiologie ist unklar, es wird von einem entwicklungsbedingten Ursprung ausgegangen. Vermutlich kommt es durch die Glandula submandibularis zu einer Druckatrophie der lingualen Knochenoberfläche mit Einschluss eines Teiles der Speicheldrüse. Pathohistologisch findet sich in den meisten Fällen Gewebe der Glandula submandibularis in der posterioren Variante bzw. der Glandula sublingualis in der anterioren Variante. Darüber hinaus gibt es intraläsionale Dokumentationen von Muskel- und Fettgewebe, lymphatischem Gewebe, Bindegewebe und Blutgefäßen. Es sind jedoch auch Läsionen beschrieben, die kein Gewebe enthalten.

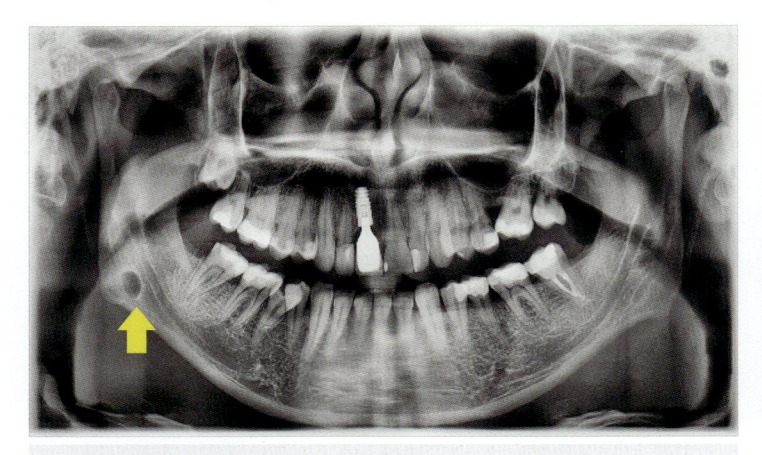

Abb. 10.40 Stafne-Zyste. Orthopantomogramm eines 42-jährigen Patienten mit Stafne-Zyste des rechten Unterkiefers (Pfeil).

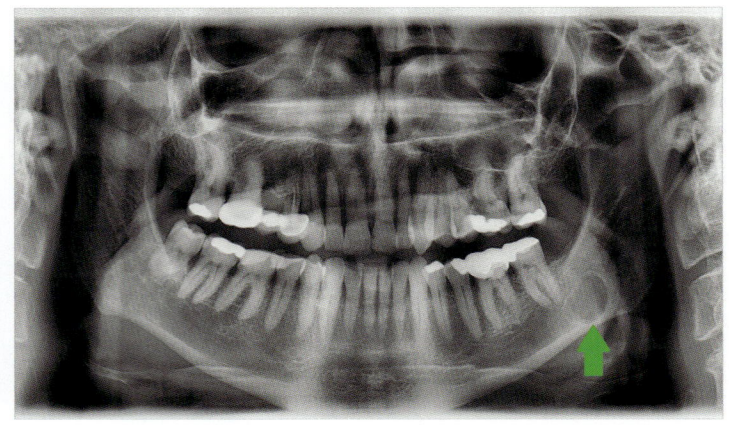

Abb. 10.41 Stafne-Zyste. Orthopantomogramm eines 56-jährigen Patienten mit Stafne-Zyste. Die Zyste stellt sich als glatt begrenzter, rundlicher knöcherner Defekt dar, der lingual linksseitig in Regio 38 beginnt (Pfeil).

Demografie

Latente Knochenhöhlen werden am häufigsten zwischen dem 40. und 50. Lebensjahr diagnostiziert und haben eine Inzidenz von bis zu 1,28 %. Männer sind häufiger betroffen als Frauen.

Klinik, Therapie und Prognose

Klinische Symptome sind nicht beschrieben. Es handelt sich häufig um einen Zufallsbefund im Rahmen der zahnärztlichen radiologischen Bildgebung. Angrenzende Zähne sind meist vital, und die Läsion lässt sich fast nie palpieren.

Therapeutisch empfiehlt sich aufgrund des benignen Charakters ein abwartendes und beobachtendes Vorgehen. Eine gründliche röntgenologische Diagnostik ist unabdingbar, um bei klassischer Konstellation einen unnötigen chirurgischen Eingriff zu vermeiden. Da sich in Ausnahmefällen in eingeschlossenem Speicheldrüsengewebe Tumoren entwickeln können, sind regelmäßige radiologische Untersuchungen über 2 Jahre in Intervallen von 1–2 Jahren anzuraten.

Bildgebung

Radiologisch stellt sich die Läsion typischerweise als unilaterale, scharf kortikal begrenzte, rundliche, ovale oder bohnenförmige Aussparung im posterioren Unterkiefer und unterhalb des Mandibularkanals dar (▶ Abb. 10.40 und ▶ Abb. 10.41). Röntgenologisch ist die kortikale Begrenzung des Defekts meist dicker und dichter als bei odontogenen Zysten. In 80–90 % der Fälle tritt die Knochenhöhle in der Region zwischen dem ersten Molaren und dem Kieferwinkel auf. Der Mandibularkanal kann sich auf die Knochenhöhle projizieren, zieht jedoch nicht hindurch und wird auch nicht verlagert.

> In vielen Fällen sind die typische Lage und Darstellung der Läsion bereits in der Panoramaschichtaufnahme diagnostisch richtungsweisend. In untypischen Fällen lässt sich mittels CT oder DVT der linguale Kortikalisdefekt mit glatt begrenzter Struktur sowie abgerundeten kortikalen Grenzen nachweisen, um die Verdachtsdiagnose zu festigen.

In unklaren Fällen kann die MRT indiziert sein, da sie das Drüsengewebe in der betroffenen Region darstellt. Die Diagnose der Stafne-Knochenhöhle kann üblicherweise mit einer nativen MRT-Untersuchung bestätigt werden. Mit dieser kann nachgewiesen werden, dass der linguale Defekt Weichgewebe enthält, das sowohl in T1w als auch in T2w Sequenzen isointens mit der Glandula submandibularis (posteriore Variante) bzw. der Glandula sublingualis (anteriore Variante) ist.

Differenzialdiagnose

> **Differenzialdiagnosen**
>
> Radiologische Differenzialdiagnosen der Stafne-Zyste können odontogene Zysten und Tumoren, solitäre Knochenzysten und den fokalen osteoporotischen Knochenmarksdefekt umfassen.

10.4.4 Odontogene Tumoren

Ameloblastom

> **Kernaussagen**
>
> Das Ameloblastom ist eine intraossär wachsende benigne Neoplasie, die durch eine langsame infiltrative Expansion gekennzeichnet ist.

Definition

Nach der WHO-Klassifikation der odontogenen Tumoren von 2017 werden folgende Subtypen des Ameloblastoms unterschieden:
- unizystisch,
- konventionell,
- peripher bzw. extraossär,
- metastasierend.

Pathophysiologie und Ätiologie

Die Ätiologie des Ameloblastoms ist unklar.

Demografie

Das Ameloblastom ist in Europa und Amerika mit einer relativen Häufigkeit von ca. 10 % der zweithäufigste odontogene Tumor. Frauen und Männer sind gleich häufig betroffen. Die meisten Ameloblastome werden zwischen dem 30. und 60. Lebensjahr diagnostiziert, sie können jedoch in jedem Lebensalter auftreten. Das Durchschnittsalter liegt bei etwa 39 Jahren.

Klinik, Therapie und Prognose

Klinisch präsentieren sich Ameloblastome meist als schmerzlose, langsam wachsende Schwellungen. In ca. 80 % der Fälle ist der posteriore Unterkiefer betroffen. Bei zunehmender Schwellung kann es zu Zahnlockerungen, Schmerzen und Gesichtsdeformationen kommen. In vielen Fällen handelt es sich um einen radiologischen Zufallsbefund.

Die therapeutischen Maßnahmen sind vom histologischen Subtyp des Tumors, seiner Größe und Lokalisation sowie der Beteiligung umgebender Strukturen abhängig. Grundsätzlich sollte aufgrund der sehr hohen Rezidivraten von 60–80 % bei konservativen Maßnahmen eine radikale En-Bloc-Resektion mit anschließender Rekonstruktion erfolgen.

Bildgebung

Bildgebende Darstellung der verschiedenen Formen (▶ Abb. 10.42 und ▶ Abb. 10.43):

- **Konventionelles Ameloblastom** (solides bzw. multizystisches Ameloblastom, klassisches intraossäres Ameloblastom):
  - *Orthopantomogramm:* Das konventionelle Ameloblastom stellt sich radiologisch in den meisten Fällen als glatte oder girlandenförmige, scharf begrenzte, multilokuläre Osteolyse dar. Die Kammern des Tumors sind üblicherweise von unterschiedlicher Größe und die Läsionen häufig von Trabekeln durchzogen, sodass ein honigwaben- bzw. seifenblasenartiges Muster entsteht. Seltener und bevorzugt im Oberkiefer findet sich eine unilokuläre Osteolyse. In etwa 80 % der Fälle ist der Tumor im Unterkiefer lokalisiert. Prädilektionsstellen sind in abnehmender Häufigkeit der posteriore Unterkiefer, der anteriore Unterkiefer, der posteriore Oberkiefer und der anteriore Oberkiefer. Typisch ist eine bukkolinguale Knochenexpansion mit Verdünnung sowie Perforation der Kortikalis. Sowohl Wurzeldivergenzen als auch Wurzelresorptionen (vor allem im Bereich des 3. Molaren) werden regelmäßig beobachtet. Eine kaudale Verdrängung des Mandibularkanals kann bei großen Läsionen vorkommen.
  - *MRT:*
    - T1w: solide und zystische Tumoranteile mit hypointensem bis intermediärem Signal,
    - T2w: solide und zystische Tumoranteile mit hyperintensem Signal,
    - T1w nach Kontrastmittelgabe: deutliche Anreicherung der soliden Tumoranteile, keine Anreicherung der zystischen Tumoranteile.

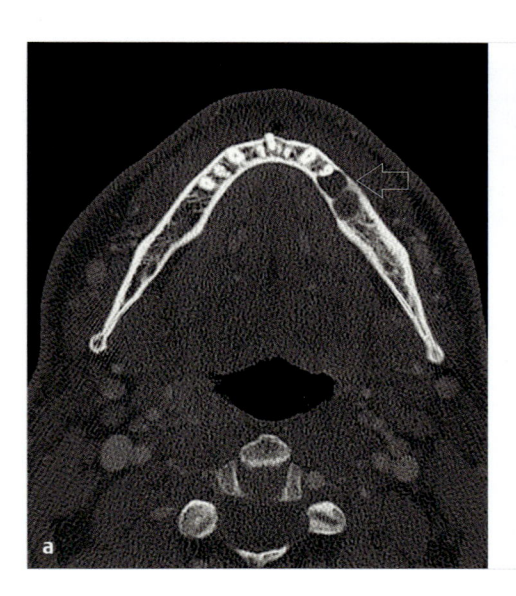

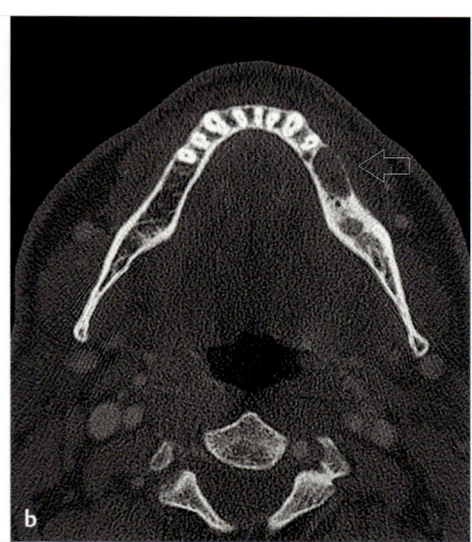

Abb. 10.42 Ameloblastom. Patient mit histologisch gesichertem Ameloblastom im Unterkiefer links im Molarenbereich. Es zeigt sich eine zystisch imponierende Raumforderung (Pfeile) mit Septierung am Unterkiefer links lateral der Region 3–4. Deutliche Verdünnung der Außenkortikalis.
a Axiale CT-Aufnahme des Kiefers mit Kontrastmittel.
b Axiale CT-Aufnahme des Kiefers mit Kontrastmittel.

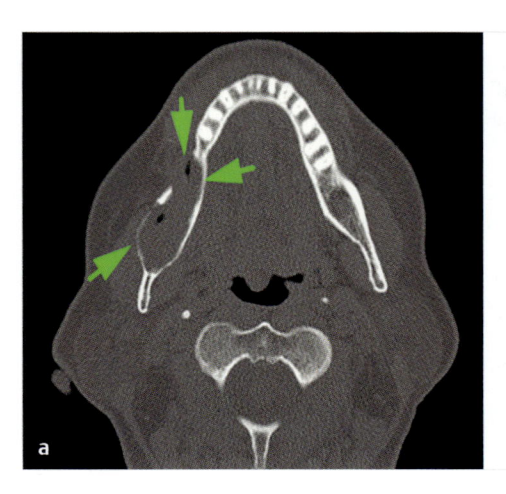

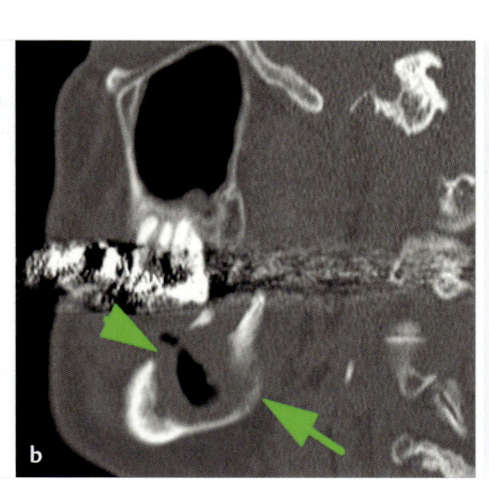

Abb. 10.43 Ameloblastom. 66-jährige Patientin mit zystischer Raumforderung (Pfeile; pathohistologisch als Ameloblastom gesichert) rechtsmandibulär mit Ausläufern bis in den Angulus mandibulae bzw. das Collum mandibulae. Die Kortikalis ist auf Höhe der Regio 46 arrodiert.
a Axiale native CT-Aufnahme.
b Sagittale native CT-Aufnahme.

- **Desmoplastisches Ameloblastom:**
  - *Orthopantomogramm:*
    - Das desmoplastische Ameloblastom stellt sich radiologisch in über der Hälfte der Fälle gemischt radioopak-radioluzent dar und ähnelt häufig fibroossären Läsionen. Nicht lokulierte Läsionen finden sich in etwa 42 % der Fälle, multilokuläre Läsionen in etwa 33 % und unilokuläre Läsionen in etwa 24 %. In etwa 70 % der Fälle sind die Läsionen im Röntgenbild unscharf begrenzt. Während die anderen Ameloblastomtypen deutlich den Unterkiefer bevorzugen, ist das desmoplastische Ameloblastom in etwa 45 % der Fälle im Oberkiefer lokalisiert. Die Läsionen treten in beiden Kiefern mit eindeutiger Präferenz im Frontzahnbereich der Kiefer auf. Am zweithäufigsten sind die Läsionen im Bereich der Prämolaren lokalisiert, eine Mittellinienüberschreitung findet sich in etwa 30 % der Fälle. Eine Knochenexpansion (typischerweise in labialer bzw. bukkaler Richtung) liegt in fast allen Fällen vor. In etwa 75 % der Fälle kommt es zur Perforation der Kortikalis, in etwa 78 % der Fälle zu Zahnverdrängungen. Wurzelresorptionen sind wesentlich seltener (in ca. 15 % der Fälle).
    - Neben den rein desmoplastischen Ameloblastomen werden sog. Hybridtumoren unterschieden. Sie weisen dabei Charakteristika sowohl der konventionellen als auch der desmoplastischen Variante auf.
  - *MRT:* Eine Unterscheidung zwischen konventionellem Ameloblastom und dem desmoplastischen Typ ist anhand der T 2w Signalintensität möglich, da die niedrige Signalintensität des desmoplastischen Typs auf das Vorliegen einer soliden bzw. fibrösen Komponente hinweist. Signalintensität in den verschiedenen Sequenzen:
    - T 1w: heterogenes intermediäres Signal,
    - T 2w: heterogenes hypointenses Signal mit kleinen zystischen, hyperintensen Anteilen,
    - T 1w nach Kontrastmittelgabe: moderate Anreicherung,
    - dynamische kontrastmittelunterstützte MRT: persistierende Kontrastmittelaufnahme.
- **Unizystisches Ameloblastom:**
  - *Orthopantomogramm:* Radiologisch präsentiert sich der Tumor meist als scharf begrenzte, unilokuläre rundliche Osteolyse. Multilokuläre Osteolysen können vorkommen, werden bei unizystischen Ameloblastomen jedoch seltener beobachtet und treten vor allem bei Tumoren ohne verlagerten Zahn auf. In über 90 % der Fälle findet sich der Tumor im Unterkiefer posterior. Er ist in 50–80 % der Fälle mit einem impaktierten Zahn assoziiert. Diese auch als „folliküläre Variante" bezeichnete Form betrifft vor allem den Unterkieferweisheitszahn. Das typische unilokuläre radiologische Erscheinungsbild in Kombination mit dem gehäuften Auftreten im Zusammenhang mit impaktierten Zähnen sorgt häufig für eine Verwechslung mit odontogenen Zysten, meist mit der follikulären Zyste. In 40–70 % der Fälle finden sich Wurzelresorptionen benachbarter Zähne.
  - *MRT:*
    - T 1w: homogenes hypointenses Signal,
    - T 2w: deutliches homogenes hyperintenses Signal,
    - T 1w nach Kontrastmittelgabe: dicke Randanreicherung, ggf. mit kleinen intraluminalen Knötchen.
- **Extraossäres bzw. peripheres Ameloblastom:**
  - *Orthopantomogramm:* Bei der extraossären Variante des Ameloblastoms lassen sich mittels röntgenologischer Untersuchungen häufig keine knöchernen Veränderungen feststellen. In einigen Fällen können oberflächliche, untertassenartige bzw. muldenförmige Erosionen des angrenzenden Knochens beobachtet werden.
  - *CT bzw. DVT:* Eine 3-D-Diagnostik mittels CT bzw. DVT ermöglicht die genaue Darstellung der Ausdehnung der Läsion sowie der Beziehung zu den benachbarten Strukturen. Dies ist insbesondere im Oberkiefer zur Darstellung des Tumors und seiner Beziehung zu den Wänden der Kieferhöhle sowie des Orbitabodens notwendig. Obwohl die CT als Goldstandard gilt, kann eine DVT bereits ausreichende Informationen liefern.

Differenzialdiagnose

> **Differenzialdiagnosen**
>
> Radiologische Differenzialdiagnosen der unilokulären Form des Ameloblastoms können die folliküläre Zyste, die odontogene Keratozyste, die Residualzyste, das ameloblastische Fibrom und die solitäre Knochenzyste umfassen. Radiologische Differenzialdiagnosen der multilokulären Form können das odontogene Myxom, die aneurysmatische Knochenzyste, das ossifizierende Fibrom, das Plasmozytom und das zentrale Riesenzellgranulom sein (▶ Abb. 10.44).

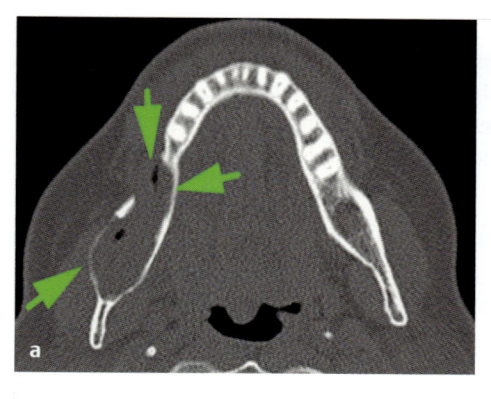

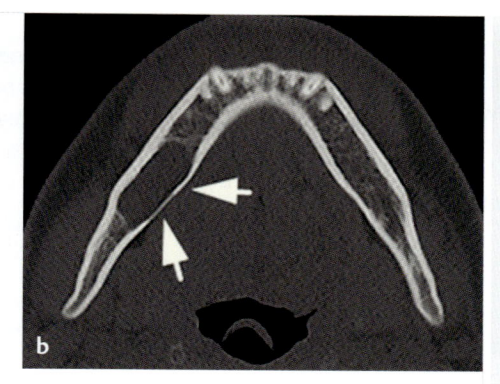

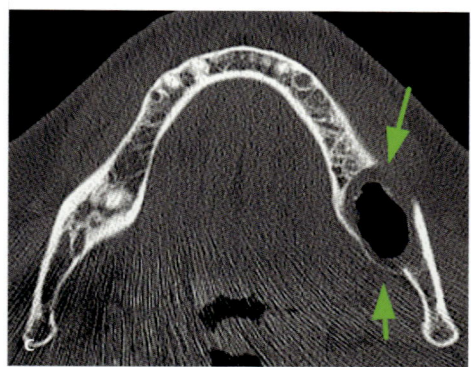

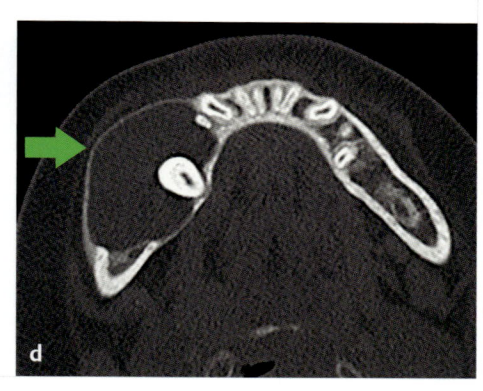

Abb. 10.44 Ameloblastom: verschiedene Differenzialdiagnosen. Axiale CT-Aufnahmen unterschiedlicher Patienten.
a 66-jährige Patientin mit zystischer Raumforderung (Pfeile; pathohistologisch als Ameloblastom gesichert) rechtsmandibulär mit Ausläufern bis in den Angulus mandibulae bzw. das Collum mandibulae.
b 18-jähriger Patient mit aneurysmatischer Knochenzyste im Unterkiefer rechts (Pfeile).
c 60-jähriger Patient mit odontogener Keratozyste im linken Unterkiefer (Pfeile).
d Patient mit einer ausgehenden follikulären Zyste in Regio 44–47 (Pfeil) mit deutlicher Ballonierung und Ausdünnung der Kortikalis der Mandibula in diesem Bereich.

Adenomatoid-odontogener Tumor

> **Kernaussagen**
>
> Der benigne odontogene Tumor hat einen ektomesenchymalen Ursprung.

Definition

Der adenomatoid-odontogene Tumor ist eine selten auftretende benigne Raumforderung mit langsam fortschreitendem, symptomarmen Wachstum. Charakteristisch sind dabei drüsenähnliche Strukturen mit amyloidalen Ablagerungen.

Pathophysiologie und Ätiologie

Der Tumor ist gut eingekapselt in einer soliden oder zystischen Form.

Demografie

Der Tumor ist selten und tritt bei Jugendlichen und jungen Erwachsenen auf. Weibliche Patienten sind häufiger betroffen als männliche.

Klinik, Therapie und Prognose

Die Behandlung besteht in der Enukleation, weil der Tumor benigne ist und kaum rezidiviert.

Bildgebung

Im Orthopantomogramm zeigt sich eine scharf begrenzte zystische Aufhellung, manchmal mit kleinen Verdichtungen.

Differenzialdiagnose

> **Differenzialdiagnosen**
>
> Als Differenzialdiagnosen des adenomatoid-odontogenen Tumors können odontogene Zysten, das unizystische Ameloblastom, keratozystische odontogene Tumoren oder kalzifizierende zystische odontogene Tumoren infrage kommen.

Ameloblastisches Fibrom

> **Kernaussagen**
>
> Das ameloblastische Fibrom ist ein relativ seltener benigner odontogener Tumor.

Definition

Das ameloblastische Fibrom besteht aus odontogenem Mesenchym und weist keine Zahnhartsubstanz auf.

Pathophysiologie und Ätiologie

Es handelt sich um einen benignen Tumor, bestehend aus odontogenem Ektomesenchym und Epithelsträngen, normalerweise mit einem impaktierten oder noch nicht durchgebrochenen Zahn assoziiert.

Mund, Kiefer und Gebiss

Demografie

Das ameloblastische Fibrom macht mit einer relativen Häufigkeit von ca. 2,5 % nur einen geringen Anteil der odontogenen Tumoren aus. Es kommt überwiegend bei Kindern und Jugendlichen vor und wird vor dem 22. Lebensjahr diagnostiziert (Mittel: mit 14,9 Jahren). Männer sind häufiger betroffen als Frauen.

Klinik, Therapie und Prognose

Klinisch präsentiert sich das ameloblastische Fibrom langsam und schmerzlos wachsend. Der (posteriore) Unterkiefer ist deutlich häufiger als der Oberkiefer betroffen. Oft steht das Fibrom in Verbindung zu seinem retinierten Zahn, und es kann zu Kieferschwellungen kommen.

Kleinere ameloblastische Fibrome können mittels Enukleation oder Kürettage therapiert werden. Bei großen ameloblastischen Fibromen sollte eher radikal operiert werden. Eine Transformation zum seltenen malignen ameloblastischen Fibrosarkom ist möglich. Die Rezidivrate liegt bei ca. 20 %, eine klinische Nachkontrolle sollte daher über einen längeren Zeitraum erfolgen.

Bildgebung

Radiologisch präsentiert sich das ameloblastische Fibrom als scharf begrenzte, in ca. 60 % der Fälle unilokuläre (meist kleinere Läsionen; ▶ Abb. 10.45) sowie in ca. 40 % als multilokuläre Osteolyse (meist große Läsionen) mit sklerotischem Randsaum. Verkalkungen des Tumors treten nicht auf. In annähernd 80 % der Fälle ist der Tumor im Unterkiefer gelegen, in beiden Kiefern sind die Läsionen vor allem im Bereich der Prämolaren und Molaren lokalisiert. Der Durchmesser der Läsion variiert stark zwischen 0,3 und 50,5 cm (Mittel: 4,8 cm). Der Tumor zeichnet sich durch ein langsames, ex-

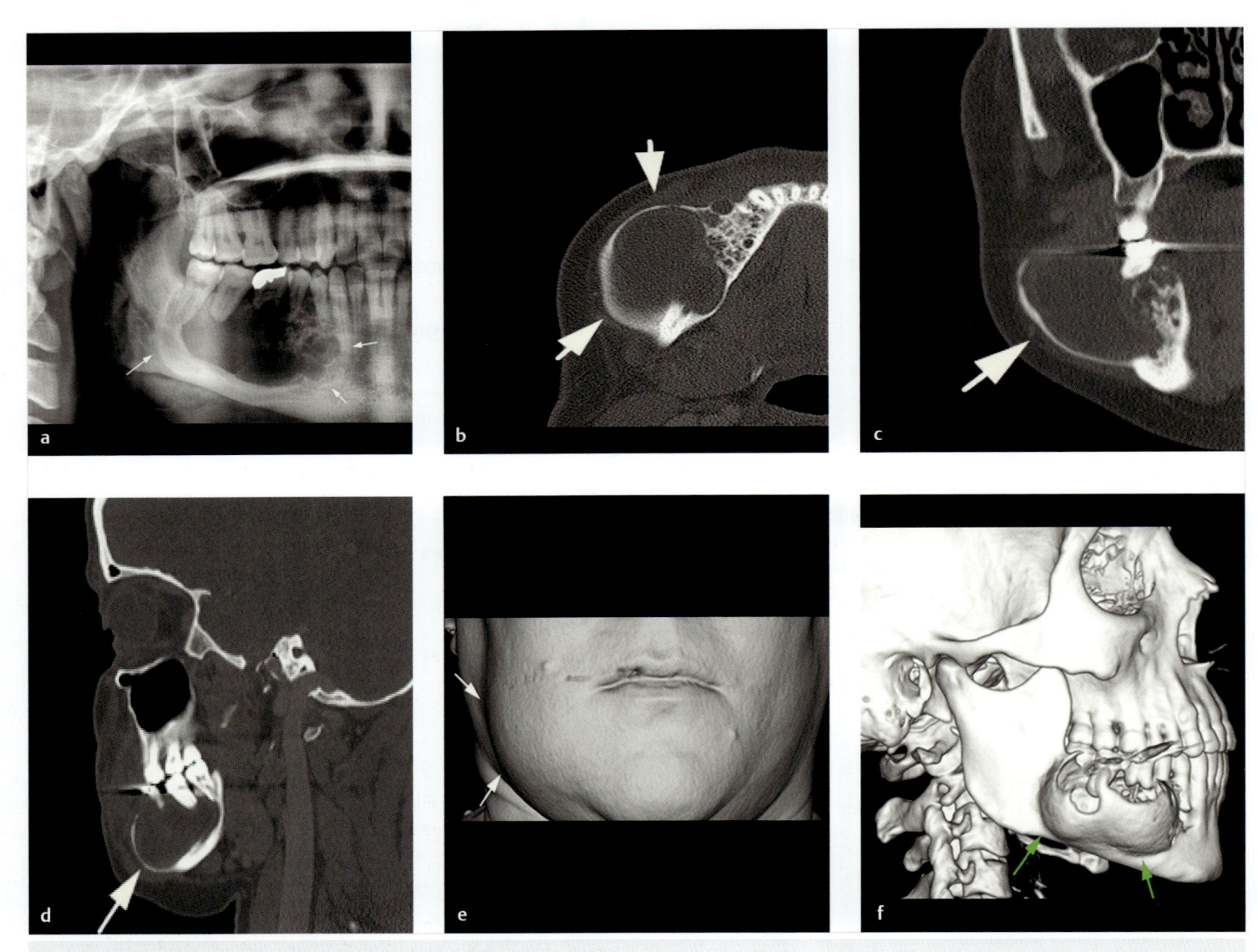

Abb. 10.45 Ameloblastisches Fibrom. 43-jähriger Patient mit einem ameloblastischen Fibrom des rechten Unterkiefers (Pfeile). Im Orthopantomogramm (a) ausgeprägte ovale Aufhellung im Unterkiefer rechts in Regio 43–48 mit Arrosion der Wurzeln der Dentes 44–47. Die Knochendestruktion umschließt kaudal komplett den Canalis mandibularis rechts.
- a Orthopantogrammausschnitt.
- b Axiale CT-Aufnahme.
- c Koronare CT-Aufnahme mit.
- d Sagittale CT-Aufnahme.
- e Volumendarstellung, 3-D-Oberfläche.
- f Volumendarstellung, 3-D-Knochen.

pansives bukkolinguales Wachstum aus und tritt fast nur in zentraler intraossärer Form auf. Eine Knochenexpansion kann in annähernd 80 % der Fälle beobachtet werden. In vielen Fällen findet sich eine Ausdünnung der Kortikalis. Eine Perforation der Kortikalis sowie Wurzelresorptionen treten jeweils in etwas mehr als ⅓ der Fälle auf. In etwa 80 % der Fälle kommt es zu Zahnverdrängungen und/oder Durchbruchstörungen von Zähnen. Besonders bei Assoziation mit nicht durchgebrochenen Zähnen weist der Tumor eine große Ähnlichkeit mit Zysten auf, vor allem mit der follikulären Zyste als wichtigster Differenzialdiagnose. Der Tumor sitzt dabei typischerweise der Okklusalfläche der Zahnkeimanlage auf, während die follikuläre Zyste an der Schmelz-Zement-Grenze ansetzt.

Die 3-D-Diagnostik mittels CT bzw. DVT ermöglicht die Bestimmung der intraossären Tumorausdehnung und die genaue Darstellung und Beurteilung der Kortikalis sowie des Einflusses auf die Weichteile. Zusätzlich lassen sich Informationen über involvierte verlagerte Zähne gewinnen.

Differenzialdiagnose

> **Differenzialdiagnosen**
>
> Radiologische Differenzialdiagnosen des ameloblastischen Fibroms können die follikuläre Zyste, das hyperplastische Zahnfollikel, die odontogene Keratozyste, das zentrale Riesenzellgranulom, das ameloblastische Fibrosarkom, die aneurysmatische Knochenzyste und das odontogene Myxom umfassen.

Komplexes Odontom und Verbundodontom

> **Kernaussagen**
>
> Bei beiden Odontomen handelt es sich um tumorähnliche benigne Fehlbildungen.

Definition

Das komplexe Odontom ist eine tumorähnliche benigne Fehlbildung, die sich aus Schmelz, Dentin und, seltener, auch Zement zusammensetzt. Im Gegensatz zum Verbundodontom sind die Strukturen beim komplexen Odontom eng miteinander vermischt, und kleinere Einheiten sind röntgenologisch und/oder klinisch nicht erkennbar.

Das Verbundodontom ist eine tumorähnliche benigne Fehlbildung, die sich aus kleinen zahnähnlichen Strukturen zusammensetzt. Im Gegensatz zum komplexen Odontom mit seiner charakteristischen Vermischung der Strukturen lassen sich bei einem Verbundodontom die einzelnen Strukturen röntgenologisch und/oder klinisch erkennen.

Pathophysiologie und Ätiologie

Die genaue Ursache ist unbekannt. Es wird von einer ursächlichen Infektion oder einem Trauma ausgegangen. Eine genetische Mutation wird ebenfalls vermutet.

Demografie

Das komplexe Odontom sowie das Verbundodontom gehören zu den häufigsten odontogenen Tumoren. Die in der Literatur angegebene relative Häufigkeit von 5,0–30,0 % beim komplexen Odontom sowie von 4,2–78,8 % beim Verbundodontom schwankt erheblich und lässt sich teils mit dem selbstlimitierenden symptomfreien Wachstum und der Verfügbarkeit medizinischer Behandlungs- und Diagnostikmöglichkeiten erklären. Die Läsion tritt vor allem während der ersten beiden Lebensjahrzehnte auf. Eine Geschlechterpräferenz liegt nicht vor.

Klinik, Therapie und Prognose

Das komplexe Odontom tritt vor allem in der Molaren- und Prämolarengegend des Unterkiefers auf, das Verbundodontom überwiegend im maxillären Frontzahnbereich, wo es eine Schwellung oder einen gestörten Zahndurchbruch verursachen kann. Es ist klinisch meist symptomlos und wächst schmerzlos. In manchen Fällen kann es mit Distorsionen oder Retentionen assoziiert sein. In den meisten Fällen wird es als Zufallsbefund auf Röntgenaufnahmen entdeckt. Ein multiples Auftreten von Odontomen ist selten und wird u. a. im Zusammenhang mit dem Herrmann-Syndrom sowie dem Gardner-Syndrom beobachtet.

Die Therapie liegt in der lokalen Exzision. Die Prognose ist gut, Rezidive sind nicht bekannt.

Bildgebung

Das komplexe Odontom präsentiert sich radiologisch in Abhängigkeit von der Mineralisation in 3 Stadien (▶ Abb. 10.46):
- **Stadium 1:** Im ersten Stadium überwiegt die Radioluzenz und es finden sich kaum Radioopazitäten.
- **Stadium 2:** Das 2. Stadium zeigt eine Zunahme der Kalzifikationen bei zeitgleicher Abnahme der Radioluzenz.
- **Stadium 3:** Im letzten Stadium präsentieren sich die ausgereiften komplexen Odontome als scharf begrenzte, unilokuläre, eiförmige, ungleichmäßige Radioopazitäten. Die Läsionen sind häufig von einem strahlendurchlässigen Saum umgeben.

Radiologisch präsentiert sich das Verbundodontom als scharf begrenzte, unilokuläre Ansammlung von kleinen zahnähnlichen Gebilden (Odontoiden, Dentikeln) mit strahlentransparentem Randsaum (in deutlicherer Ausprägung als beim komplexen Odontom; ▶ Abb. 10.47). Bei beiden Odontomformen kann darüber hinaus neben dem radioluzenten Saum noch eine dem gesunden Knochen angrenzende, scharf abgegrenzte knöcherne Knochenlamelle vorkommen.

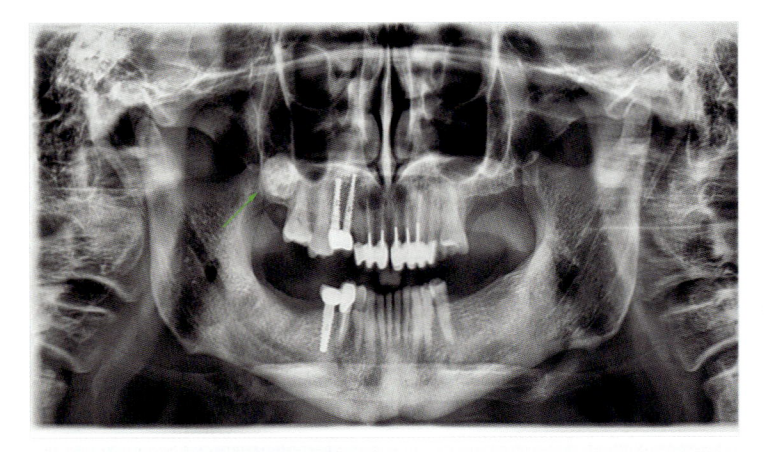

Abb. 10.46 Komplexes Odontom. Orthopantomogramm eines 62-jährigen Patienten mit lokalisiertem hypersklerosiertem Areal im Alveolarkamm in Regio 18 im Sinne eines komplexen Odontoms (Pfeil). Nebenbefundlich kariöse Aufhellungen der Zähne 25, 26 und 47.

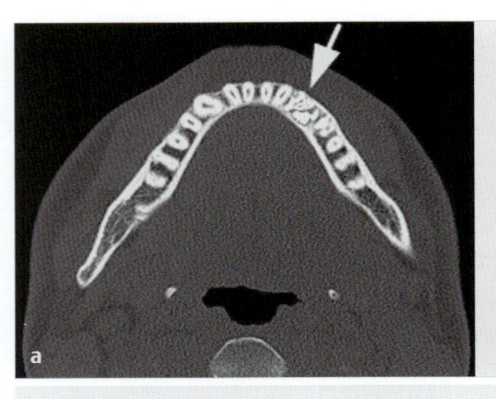

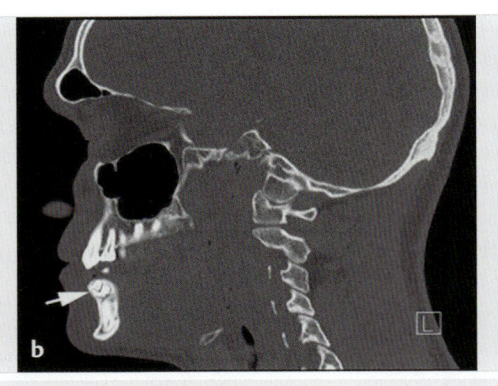

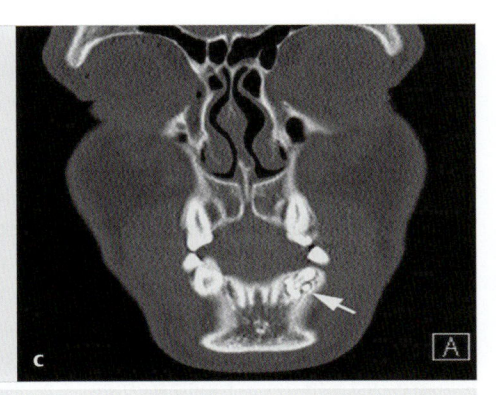

Abb. 10.47 Verbundodontom. 25-jähriger Patient mit wolkigen ossären Veränderungen in Regio 33, die sich als Verbundodontom herausgestellt haben (Pfeile). Die Zahnfächer sind in dem Bereich aufgespreizt. Es lässt sich der retinierte Zahn 33 unter der Raumforderung nachweisen.
a Native axiale CT-Aufnahme.
b Native sagittale CT-Aufnahme.
c Native koronare CT-Aufnahme.

Eine 3-D-Diagnostik mittels CT bzw. DVT ermöglicht die genaue Lagebestimmung des Tumors und die Darstellung seiner Beziehung zu angrenzenden wichtigen anatomischen Strukturen wie z. B. beteiligten verlagerten Zähnen. Zusätzlich lässt sich im Unterkiefer die Beziehung zum Mandibularkanal abschätzen. Im Falle des Verbundodontoms kann darüber hinaus präoperativ zusätzlich die genaue Anzahl der zahnähnlichen Gebilde bestimmt werden.

Im MRT zeigt sich ein Signalverlust in allen Sequenzen.

Differenzialdiagnose

> **Differenzialdiagnosen**
>
> Radiologische Differenzialdiagnosen des Odontoms sind die idiopathische Osteosklerose, die kondensierende Ostitis, der adenomatoide odontogene Tumor, das Osteom, das ossifizierende Fibrom, das Zementoblastom, die Hyperdontie und die periapikale zementoossäre Dysplasie.

Odontogenes Myxom

> **Kernaussagen**
>
> Maxilläre odontogene Myxome können sich in die Schädelbasis ausdehnen und zu Todesfällen führen.

Definition

Das odontogene Myxom ist eine benigne odontogene Neoplasie. Es zeichnet sich durch Spindelzellen aus, die in einer myxoiden extrazellulären Matrix eingebettet sind.

Pathophysiologie und Ätiologie

Es handelt sich um seltene Tumoren unklarer Ätiologie. Eine odontogene Genese aus follikulären oder parodontalen Zellen wird jedoch ätiologisch in Betracht gezogen.

Demografie

Das odontogene Myxom ist mit einer relativen Häufigkeit von ca. 2–5 % der dritthäufigste aller odontogenen Tumoren. Die meisten Fälle werden zwischen der 2. und 4. Lebensdekade beobachtet, mit einem Durchschnittsalter von 32,8 Jahren. Frauen sind häufiger betroffen als Männer.

Klinik, Therapie und Prognose

Charakteristischerweise wächst das odontogene Myxom schmerzlos und kontinuierlich; Zahnlockerungen und Perforationen der Kortikalis sind möglich.

Die Therapie liegt in der radikalen Entfernung. Da Rezidive in ca. 25 % der Fälle auftreten, ist eine Verlaufskontrolle angezeigt, um ein erneutes Auftreten rechtzeitig zu erkennen. Bei maxillären Tumoren kann es zur Ausdehnung in die Schädelbasis und zu Todesfällen kommen.

Bildgebung

Radiologisch präsentiert sich die Läsion als unilokuläre oder, häufiger (in 62,9 % der Fälle), als multilokuläre Osteolyse. Der Tumor ist in den meisten Fällen scharf begrenzt, kann jedoch auch diffus unscharf ausgebildet sein. Innerhalb der Läsionen finden sich in etwas mehr als ⅓ der Fälle zarte, rechtwinklig angeordnete knöcherne Septen mit honigwaben- oder seifenblasenartigem Erscheinungsbild. Selten kann bei großen Tumoren eine sonnenstrahlartige Periostreaktion beobachtet werden, die an ein Osteosarkom oder eine Osteomyelitis erinnert. In fast allen Fällen findet sich eine Knochenexpansion. Im Unterkiefer erfolgt die Expansion des Tumors typischerweise in bukkolingualer Richtung, und es kann zu Verlagerungen des Mandibularkanals kommen. Im Oberkiefer ist in vielen Fällen die Kieferhöhle signifikant beteiligt. Bei großen Läsionen ist eine Anhebung des Orbitabodens möglich. Die Kortikalis ist häufig verdünnt; in einigen Fällen kann eine Perforation oder eine Wurzelresorption der benachbarten Zähne beobachtet werden. In etwa der Hälfte der Fälle kommt es zu Zahnverdrängungen und/oder Durchbruchstörungen von Zähnen.

Da die Tumorexpansion mittels Panoramaschichtaufnahme häufig nur unvollständig erfassbar ist, empfiehlt sich die 3-D-Diagnostik mit CT bzw. DVT (▶ Abb. 10.48 und ▶ Abb. 10.49). Die Verfahren ermöglichen die Bestimmung der intraossären Tumorausdehnung

10.4 Spezifische Befunde

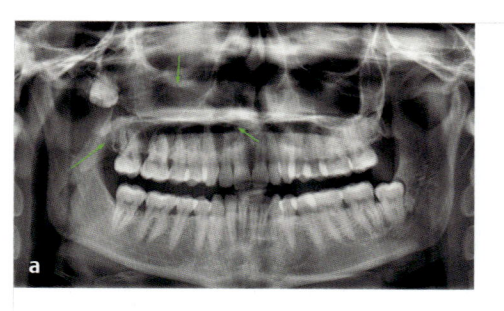

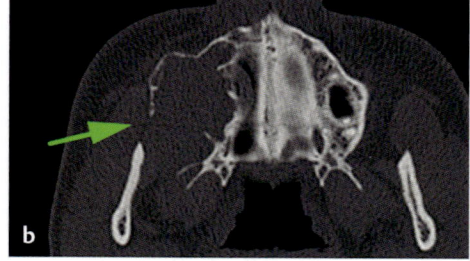

Abb. 10.48 Odontogenes Myxom. 29-jährige Patientin mit odontogenem Myxom in der rechten Kieferhöhle (Pfeile). Es zeigt sich eine Destruktion mit Weichteilschwellung und enger Lagebeziehung zum retinierten Zahn 18.
a Orthopantomogramm.
b Axiale native CT-Aufnahme.
c Koronare native CT-Aufnahme.
d Sagittale native CT-Aufnahme.

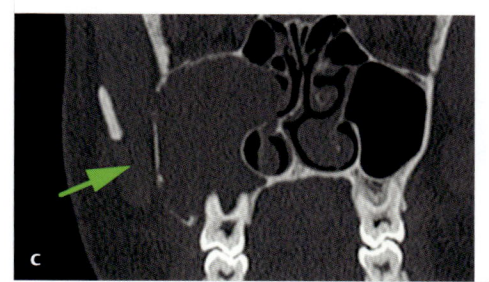

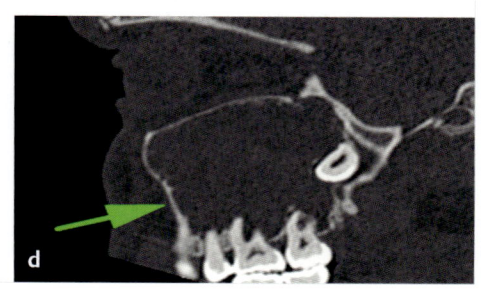

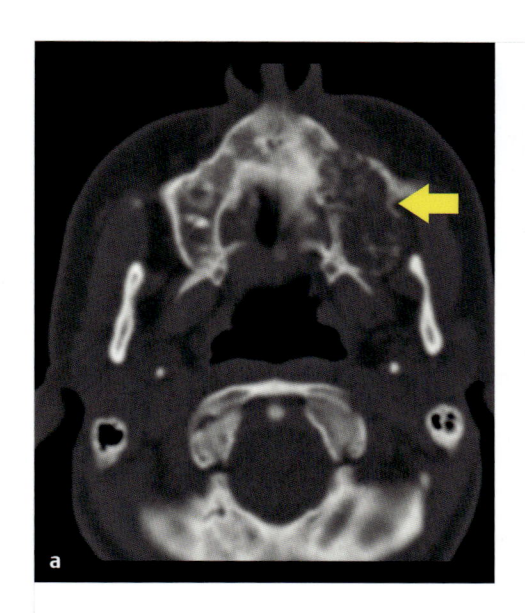

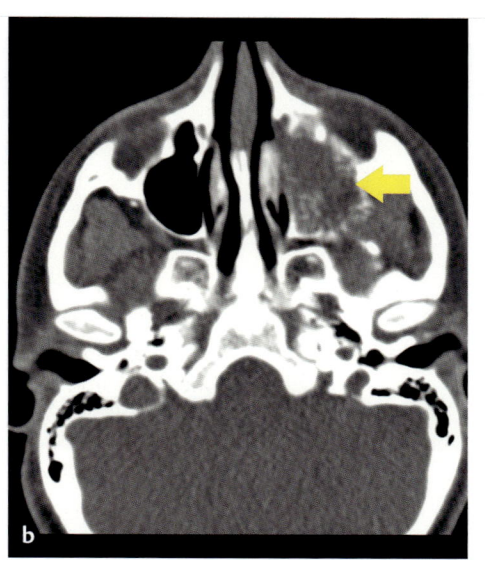

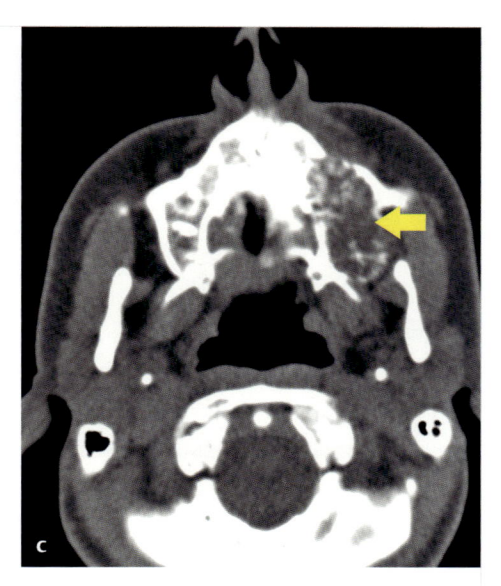

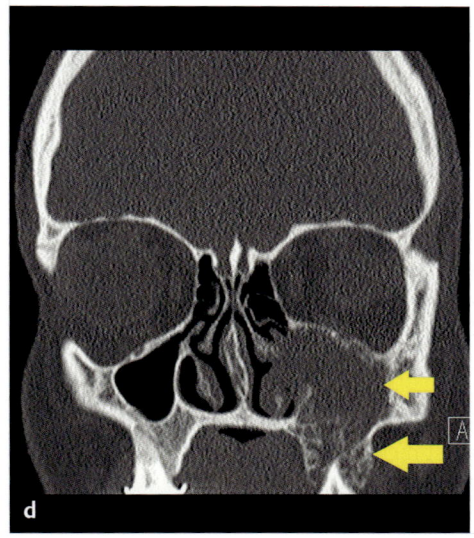

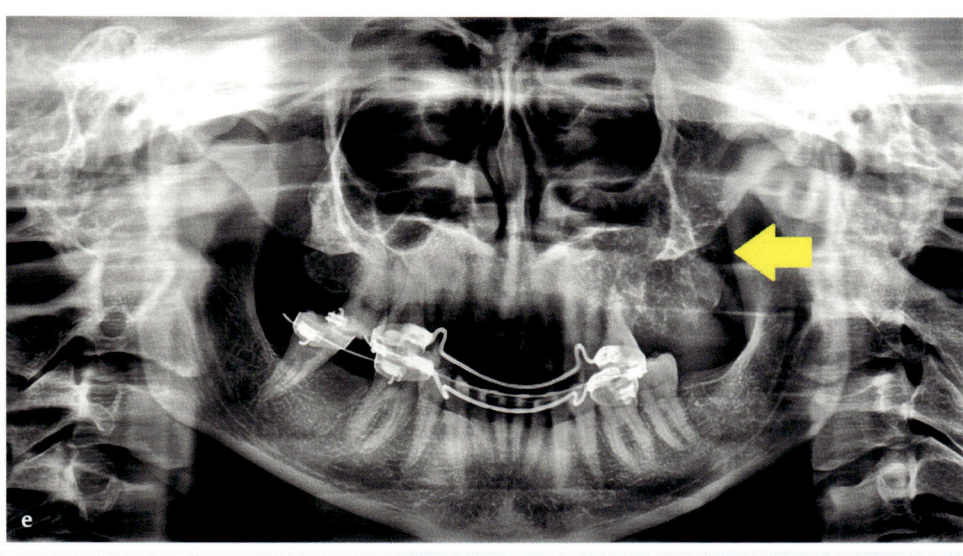

Abb. 10.49 Odontogenes Myxom. In den CT-Abbildungen der Patientin mit odontogenem Myxom der linken Kieferhöhle im Alveolarfortsatz des Oberkiefers links (a–d, Pfeile) zeigt sich eine Raumforderung in der linken Kieferhöhle mit Wachstum in die mediale Nasenhaupthöhle links, mit knöchernen Arrosion der medialen Kieferhöhlenwand links in dieser Höhe. Schleimhautschwellung um die Concha nasalis inferior links. Das Orthopantomogramm zeigt eine inhomogene aufgelockerte Knochenstruktur des Corpus maxillae links und des Processus alveolaris 25–28 (e, Pfeil) bei odontogenem Myxom der Kieferhöhle links.
a Axiale CT-Aufnahme der Nasennebenhöhlen im Knochenfenster.
b Axiale CT-Aufnahme der Nasennebenhöhlen im Weichteilfenster.
c Axiale CT-Aufnahme der Nasennebenhöhlen im Weichteilfenster.
d Koronare CT-Aufnahme der Nasennebenhöhlen im Knochenfenster.
e Orthopantomogramm.

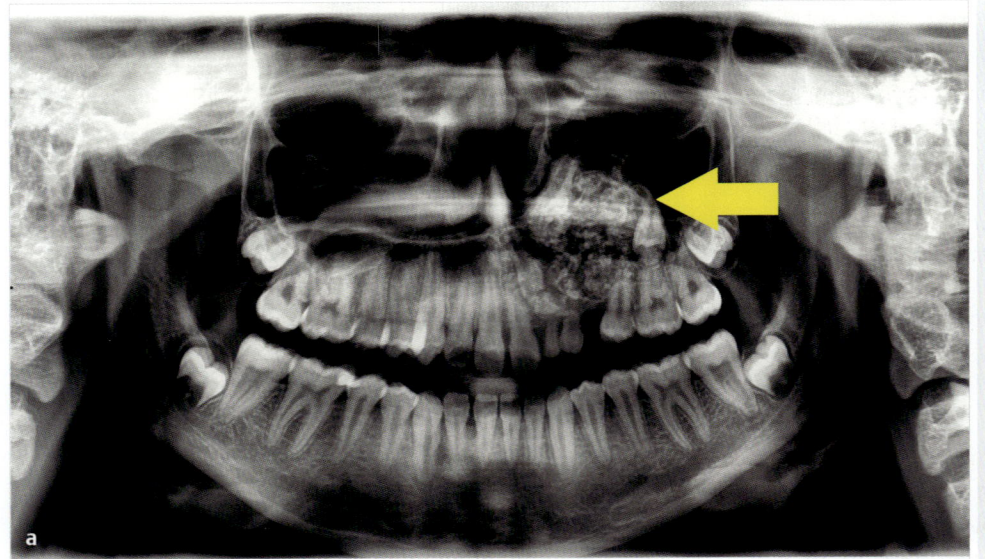

Mund, Kiefer und Gebiss

Abb. 10.50 Odontogenes Myxom: Differenzialdiagnose ameloblastisches Fibrom. Patient mit ameloblastischem Fibroodontom (Pfeile). Im Orthopantomogramm (a) zeigt sich im Oberkiefer links eine partiell verkalkte, inhomogene Raumforderung mit Infiltration der Maxilla sowie des Sinus maxillaris links. Im CT (b, c) stellt sich in der linksseitigen Maxilla eine partiell verkalkte Raumforderung dar, die in den Bereich des Sinus maxillaris links vorwächst. Verdrängendes Wachstum von insgesamt 3 Zähnen des linksseitigen Oberkiefers. Der Weisheitszahn im oberen linken Quadranten zeigt sich dabei retiniert.
a Orthopantomogramm.
b Axiale native CT-Aufnahme im Knochenfenster.
c Koronare native CT-Aufnahme im Knochenfenster.

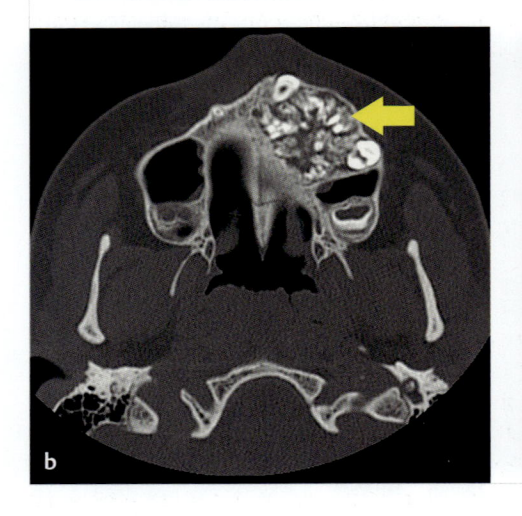

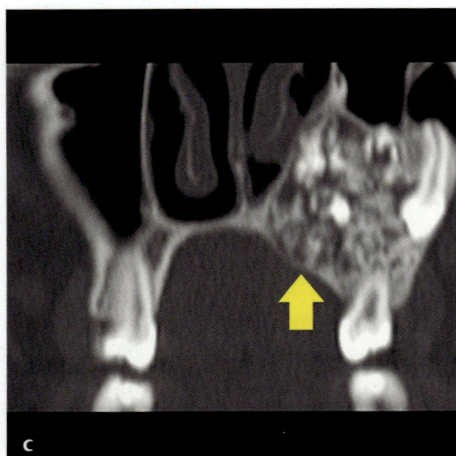

und die Darstellung und Beurteilung der Kortikalis sowie des Einflusses auf die Weichteile.

Im MRT zeigen sich ein gemischtes hypointenses bis intermediäres Signal oder ein homogenes intermediäres Signal in T1w Sequenzen sowie ein heterogenes hyperintenses oder ein homogenes hyperintenses Signal in T2w Sequenzen. In T1w Sequenzen nach Kontrastmittelgabe kommt es zu einer Anreicherung, die entsprechend der unterschiedlichen histologischen Zusammensetzung in den verschiedenen Teilen der Tumoren variiert: keine Anreicherung myxomatöser Anteile und knöcherner Septen, deutliche Anreicherung des Kollagenanteils. Typischerweise findet sich eine hauptsächlich periphere Kontrastmittelanreicherung.

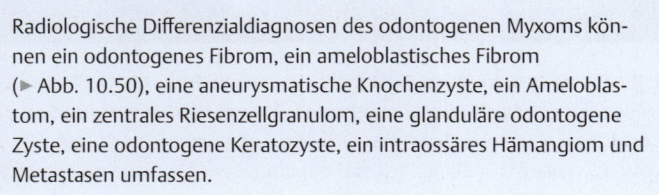

Differenzialdiagnose

Differenzialdiagnosen

Radiologische Differenzialdiagnosen des odontogenen Myxoms können ein odontogenes Fibrom, ein ameloblastisches Fibrom (▶ Abb. 10.50), eine aneurysmatische Knochenzyste, ein Ameloblastom, ein zentrales Riesenzellgranulom, eine glanduläre odontogene Zyste, eine odontogene Keratozyste, ein intraossäres Hämangiom und Metastasen umfassen.

Zementoblastom

Kernaussagen

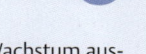

Da das Zementoblastom sich durch ein persistierendes Wachstum auszeichnet, sollte möglichst früh eine chirurgische Therapie erfolgen.

Definition

Das Zementoblastom ist ein benigner odontogener Tumor, der sich durch eine direkte Verbindung mit der Zahnwurzel und dortiger Bildung von verkalkter zementartiger Substanz auszeichnet.

Pathophysiologie und Ätiologie

Die Ätiologie des Tumors ist nicht bekannt.

Demografie

Das Zementoblastom macht ca. 1–6 % aller odontogenen Tumoren aus und wird in den meisten Fällen bei Patienten unter 30 Jahren diagnostiziert. Männer sind häufiger betroffen als Frauen.

Klinik, Therapie und Prognose

Klinisch ist das Zementoblastom in ca. ¾ der Fälle im Unterkiefer lokalisiert und kann als rundliche schmerzhafte Auftreibung des Kiefers imponieren. Der betroffene Zahn ist in der Regel vital. Zusätzlich kann es zu Zahnlockerungen und in ausgeprägten Fällen zu Unterkieferfrakturen kommen.

Da das Zementoblastom sich durch ein persistierendes Wachstum auszeichnet, sollte möglichst früh eine chirurgische Therapie erfolgen. Der Tumor sollte aufgrund seiner Rezidivneigung zusammen mit dem betroffenen Zahn und dem unmittelbar angrenzenden Knochen entfernt werden.

Bildgebung

Das Zementoblastom stellt sich meist als solitäre, gut abgegrenzte, kugelige Radioopazität im periradikulären Bereich eines Zahnes dar (▶ Abb. 10.51). Die Abgrenzung zur Zahnwurzel ist nur selten möglich, da die Zementmasse mit der Wurzel verbacken ist. Häufig ist die Läsion von einer feinen strahlendurchlässigen Zone umgeben. Sowohl die Lamina dura als auch der Periodontalspalt sind aufgelöst. Die involvierten Wurzeln stellen sich infolge der Fusion mit der Zementmasse diffus konturiert und teilweise anresorbiert dar. Zudem kann sich der Tumor im Anfangsstadium röntgenologisch als scharf begrenzte Radioluzenz darstellen, die im weiteren Verlauf zunehmend verkalkt. Ein multifokales Auftreten ist möglich, jedoch sehr selten.

Eine 3-D-Diagnostik mittels CT bzw. DVT empfiehlt sich bei größeren Prozessen. Sie ermöglicht die genaue Größen- und Lagebestimmung des Tumors, stellt die Beziehung zum Mandibularkanal und Foramen mentale dar und erleichtert damit die Operationsplanung. Zusätzlich kann der Grad einer ggf. vorhandenen Wurzelresorption bestimmt werden.

Differenzialdiagnose

> **Differenzialdiagnosen**
>
> Als radiologische Differenzialdiagnosen des Zementoblastoms kommen Osteoblastom, Osteoidosteomodontom, periapikale zementoossäre Dysplasie, idiopathische Osteosklerose, kondensierende Ostitis, Hyperzementose, ossifizierendes Fibrom und Osteosarkom infrage.

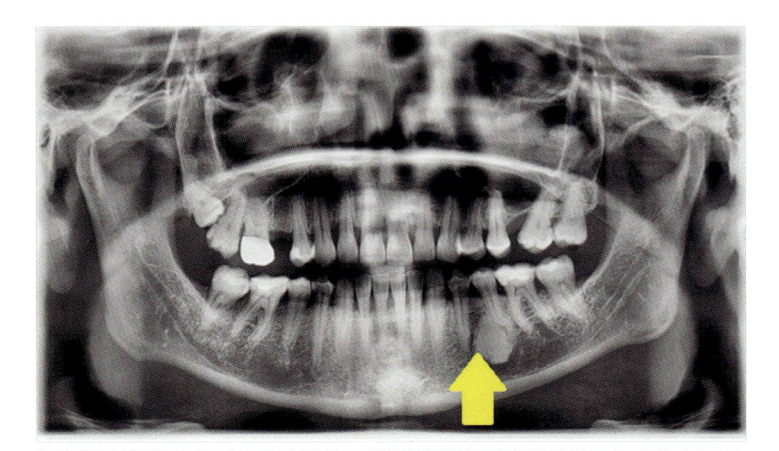

Abb. 10.51 Zementoblastom. Orthopantomogramm einer 41-jährigen Patientin mit fokaler, röntgendichter, ca. 1 cm im Durchmesser großer Formation mesial der Zahnwurzel 35 (Pfeil), vereinbar mit einem Zementoblastom.

Ameloblastisches Karzinom

> **Kernaussagen**
>
> Im weiteren Krankheitsverlauf kommt es typischerweise durch die aggressive Ausbreitung des ameloblastischen Karzinoms zu einer ausgedehnten lokalen Zerstörung. Deshalb muss es komplett reseziert werden.

Definition

Das ameloblastische Karzinom ist eine maligne Läsion, die histologisch durch das Vorliegen von Charakteristika eines Ameloblastoms und eines Plattenepithelkarzinoms gekennzeichnet ist.

Pathophysiologie und Ätiologie

Die genaue Pathophysiologie und Ätiologie sind unklar. Der Tumor kann sich de novo oder aus einem bestehenden Ameloblastom oder einer odontogenen Zyste entwickeln.

Demografie

Die Erkrankung tritt zwischen dem 10. und 84. Lebensjahr auf. Das Durchschnittsalter liegt bei 30,1 Jahren, eine Geschlechtspräferenz wird nicht beschrieben.

Klinik, Therapie und Prognose

Der Unterkiefer ist etwa doppelt so häufig betroffen wie der Oberkiefer. Dabei scheint in beiden Kiefern bevorzugt der hintere Teil betroffen zu sein. Klinisch stellt sich das Karzinom häufig als große, schmerzhafte Schwellung mit Ulzerationen, Knochenresorption und Zahnbeweglichkeiten dar. Im weiteren Krankheitsverlauf kommt es typischerweise durch die aggressive Ausbreitung zu einer ausgedehnten lokalen Zerstörung. Der Tumor kann zu regionalen Lymphknoten oder in die Lunge metastasieren, in seltenen Fällen wurde über Hirn- und multiple Knochenmetastasen berichtet.

Die komplette Resektion ist die Therapie der Wahl. Rezidive werden bei dieser Therapie in weniger als 15 % der Fälle beobachtet.

Bildgebung

Radiologisch präsentiert sich der Tumor in den meisten Fällen als unscharf begrenzte, häufiger multi- als unilokuläre expansive Osteolyse. Gelegentlich kann die Läsion scharf begrenzt erscheinen, in einigen Fällen finden sich irreguläre, dystrophische Verkalkungen. Häufig liegt eine Perforation der Kortikalis vor, in einigen Fällen zusätzlich eine Weichteilinvasion.

Die 3-D-Diagnostik mittels CT bzw. DVT ermöglicht die Bestimmung der intraossären Tumorausdehnung und die genaue Darstellung und Beurteilung der Kortikalis sowie des Einflusses auf die Weichteile.

Im MRT zeigen sich solide Anteile mit intermediärem Signal in T1w Sequenzen und hyperintensem Signal in T2w Sequenzen. Zystische Anteile imponieren mit homogenem intermediärem Signal in T1w Sequenzen und homogenem hyperintensem Signal in T2w Sequenzen. Der solide Tumoranteil reichert in T1w Sequenzen nach Kontrastmittelgabe kräftig Kontrastmittel an, der zystische Tumoranteil dagegen nicht.

Differenzialdiagnose

> **Differenzialdiagnosen**
>
> Radiologische Differenzialdiagnosen des ameloblastischen Karzinoms können Ameloblastom, odontogenes Myxom, odontogene Keratozyste und zentrales Riesenzellgranulom sowie andere maligne odontogene Tumoren wie das metastasierende Ameloblastom und das ameloblastische Fibrosarkom umfassen.

10.4.5 Tumorähnliche Läsionen

Ossifizierendes Fibrom

> **Kernaussagen**
>
> Das ossifizierende Fibrom bevorzugt einen bindegewebig präformierten Knochen und betrifft am Schädel primär den Ober- und Unterkiefer.

Definition

Beim ossifizierenden Fibrom handelt es sich um einen abgekapselten Tumor aus fibrösem Gewebe mit metaplastischen Knochenanteilen und Verkalkungen.

Pathophysiologie und Ätiologie

Die Ätiologie ist unbekannt.

Demografie

Der Tumor tritt vor allem im 3. und 4. Lebensjahrzehnt auf; Frauen sind häufiger betroffen als Männer.

Klinik, Therapie und Prognose

Klinisch ist der Tumor durch eine langsam wachsende, invasive und schmerzlose Schwellung charakterisiert. Im Oberkiefer kann er zur Behinderung der Nasenatmung oder zum Exophthalmus führen, eine Verdrängung und Kippung von Zähnen ist möglich. Die Molarenregion des Unterkiefers ist gehäuft betroffen.

Aufgrund der Tendenz zur Proliferation besteht die Therapie in der kompletten Entfernung des Tumors. Die primäre radikale Resektion ist nicht indiziert, maligne Transformationen wurden bisher nicht beobachtet. Rezidive sind selten, Langzeitkontrollen werden empfohlen.

Bildgebung

Das ossifizierende Fibrom ist normalerweise eine gut umschriebene Masse, die den Knochen erweitert, ohne die Kortikalis zu durchbrechen. Sie erscheint auf dem Röntgenbild durchscheinend; mit zunehmender Reife entwickelt das ossifizierende Fibrom allmählich zunehmende Mengen an Verkalkung bzw. Verknöcherung.

Im CT erscheint es als anreichernde Weichteilmasse mit Bereichen von Verkalkungen (▶ Abb. 10.52 und ▶ Abb. 10.53), obwohl die Raumforderungen aus einer Mischung von kalzifiziertem und nicht kalzifiziertem Weichgewebe bestehen. Da Letzteres überwiegend faserig ist, ist die gesamte Raumforderung im MRT weitgehend von geringer Intensität.

Differenzialdiagnose

> **Differenzialdiagnosen**
>
> Radiologische Differenzialdiagnosen des ossifizierenden Fibroms können Läsionen mit internen Verkalkungen umfassen, wie die kalzifizierende odontogene Zyste, den adenomatoiden odontogenen Tumor, den kalzifizierenden epithelialen odontogenen Tumor, das Zementoblastom und die periapikale zementoossäre Dysplasie.

Langerhans-Zell-Histiozytose (Histiozytose X)

> **Kernaussagen**
>
> „Langerhans-Zell-Histiozytose" ist ein Oberbegriff für eine Gruppe unterschiedlich verlaufender Systemerkrankungen, die gemeinsam haben, dass sie zu einer klonalen Proliferation dendritischer Zellen in verschiedene Gewebe führen.

Definition

Im weiteren Verlauf der Erkrankung bildet sich ein lokalisierter destruktiver Herd mit Verdrängung der Knochen und Infiltration des benachbarten Weichgewebes. Die Erkrankung wird je nach Befall eingeteilt in
- eine monosystemische Form (mit uni- bzw. multilokulären Manifestationen in einem Organ oder Organsystem) und
- eine multisystemische Form (mit Befall zweier oder mehrerer Organe bzw. Organsysteme).

Das eosinophile Granulom (monosystematisch unifokal) weist eine gute Prognose auf, während die Hand-Schüller-Christian-Krankheit (monosystematisch multifokal) einen chronischen Verlauf nimmt. Die Abt-Letterer-Siwe-Krankheit (multisystematisch) zeigt einen akuten Verlauf mit schlechter Prognose.

10.4 Spezifische Befunde

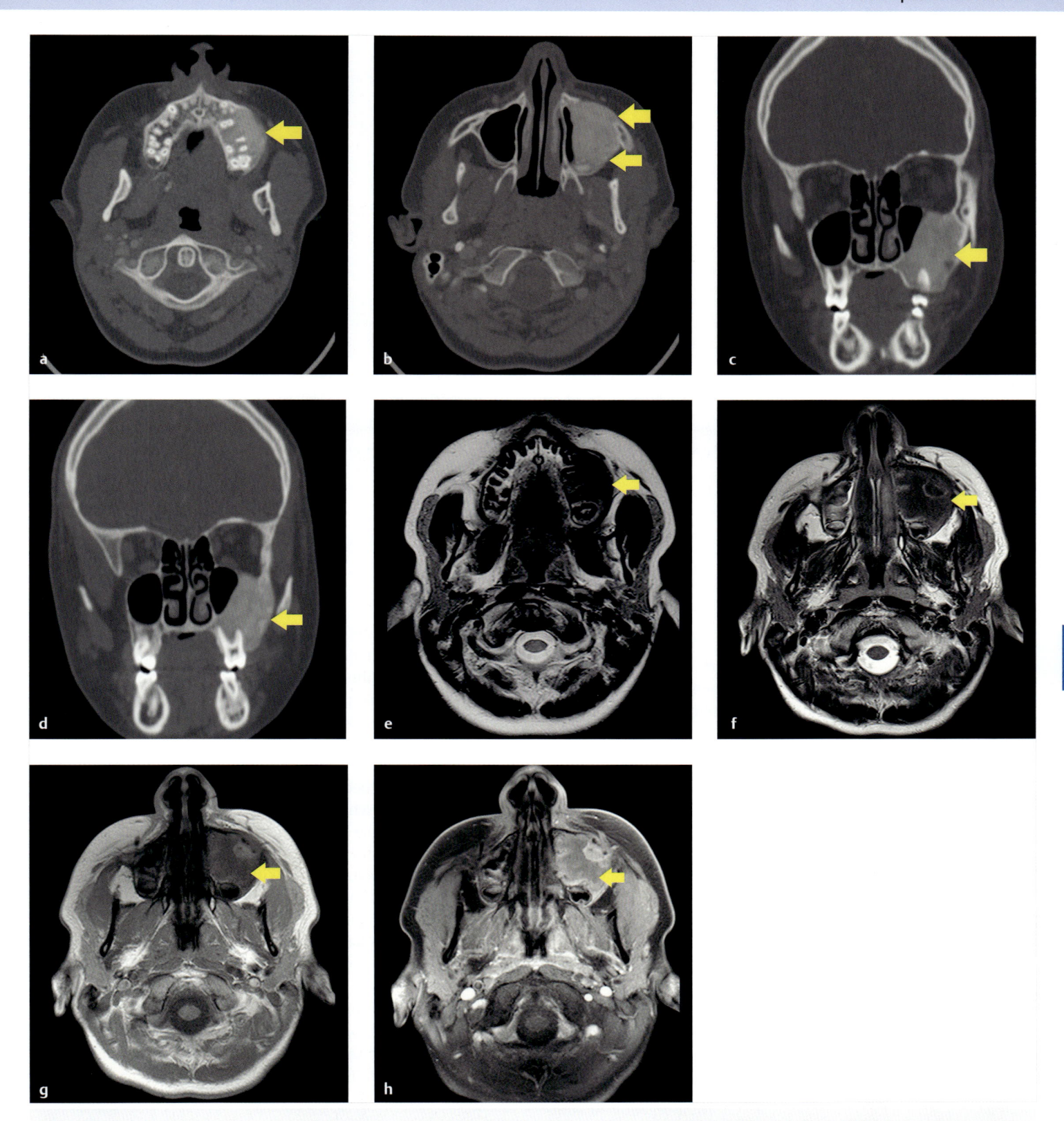

Abb. 10.52 Ossifizierendes Fibrom. CT-Aufnahmen eines Patienten mit ossifizierendem Fibrom in der linken Kieferhöhle (a–d, Pfeile). Es besteht eine glatte, begrenzte Raumforderung mit homogener interner Struktur im linken Oberkiefer und in der linken Kieferhöhle. Nach kaudal ist der Alveolarkamm des Oberkiefers links beginnend von Zahn 2/4 bis 2/7 mit den entsprechenden Zähnen infiltriert. In den MRT-Aufnahmen zeigt sich eine glatte, begrenzte Raumforderung mit hypointensem Signal in der T 2w Sequenz (e, f, Pfeile), isointensem Signal in der T 1w Sequenz (g, Pfeil) und inhomogener Kontrastmittelaufnahme nach Kontrastmittelgabe (h, Pfeil). Im Bereich der Raumforderung vorn befindet sich ein kleiner Bereich mit niedrigem T 2w und hohem T 1w Signal, vereinbar mit diskreten Einblutungen.
a Axiale CT-Aufnahme im Knochenfenster kaudal zu b.
b Axiale CT-Aufnahme im Knochenfenster.
c Koronare CT-Aufnahme im Knochenfenster anterior zu d.
d Koronare CT-Aufnahme im Knochenfenster.
e Axiale T 2w MRT-Aufnahme kaudal zu f.
f Axiale T 2w MRT-Aunahme.
g Axiale T 1w MRT-Aufnahme.
h Axiale T 1w MRT-Aufnahme nach Kontrastmittelgabe.

Mund, Kiefer und Gebiss

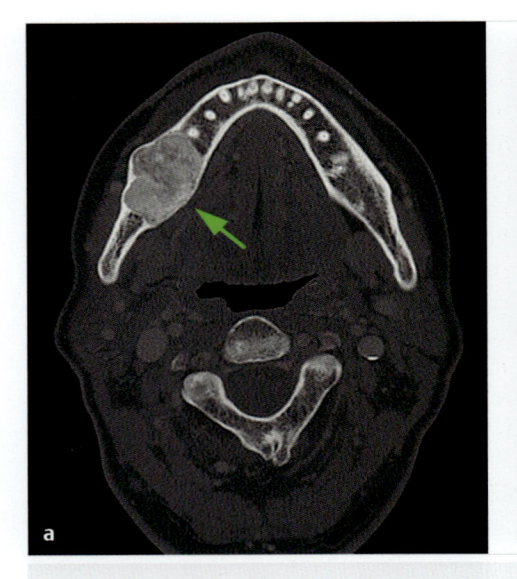

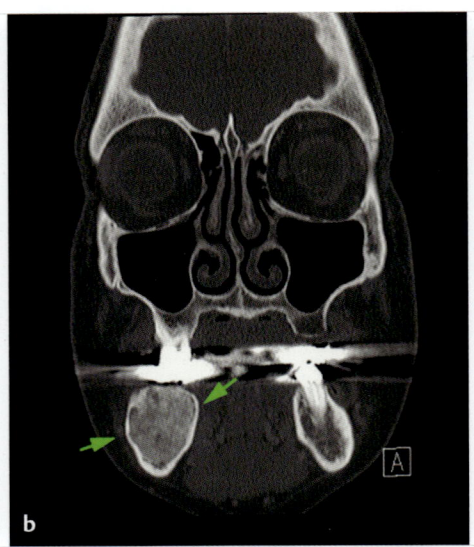

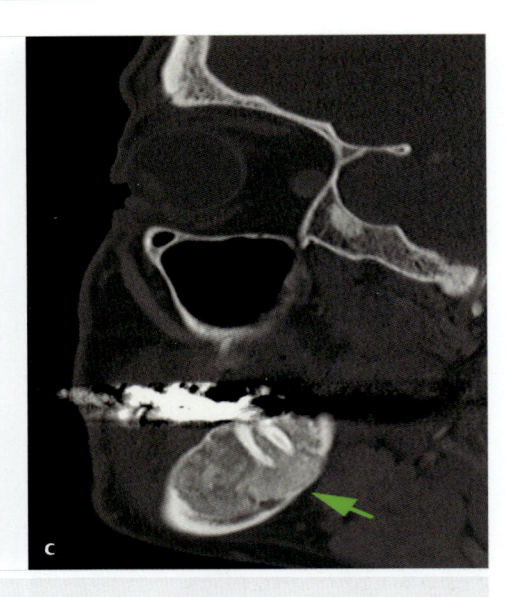

Abb. 10.53 Ossifizierendes Fibrom. 63-jährige Patientin mit ossifizierendem Fibrom in Regio 44–48 (Pfeile). Die Raumforderung zeigt ein knochendichtes, inhomogenes Binnenmuster auf und verdrängt die Kortikalis des rechten Unterkiefers. Dens 47 wird im Wurzelbereich komplett von der Raumforderung umfasst, jedoch nicht destruiert.
a Axiale CT-Aufnahme mit Kontrastmittel.
b Koronare CT-Aufnahme mit Kontrastmittel.
c Sagittale CT-Aufnahme mit Kontrastmittel.

Pathophysiologie und Ätiologie

Die Ätiologie der Erkrankung ist nicht geklärt. Ein Großteil der von der Langerhans-Zell-Histiozytose betroffenen Zellen weist eine BRAF-Mutation auf, sodass eine neoplastische Genese diskutiert wird.

Demografie

Mit einem Anteil von weniger als 1 % aller primären Knochentumoren ist die Langerhans-Zell-Histiozytose sehr selten. Bei Kindern unter 15 Jahren beträgt die Inzidenz 3–6 Erkrankungen pro 1 Mio., bei Jugendlichen über 15 Jahren und Erwachsenen liegt sie bei einer Erkrankung pro 1 Mio. Der Altersgipfel liegt zwischen dem ersten und 4. Lebensjahr. Das männliche Geschlecht ist weitaus häufiger betroffen als das weibliche (etwa im Verhältnis 2:1). Erwachsene Patienten sind meist unter 50 Jahre alt und männlich.

Klinik, Therapie und Prognose

Je nach Anzahl der beteiligten Organe und dem Schweregrad der Erkrankung können diverse klinische Bilder beobachtet werden. So ist das Auftreten einer isolierten knöchernen Läsion möglich, es kann jedoch auch zu einem generalisierten Multiorganbefall kommen. In etwa 80 % der Fälle ist das Skelettsystem betroffen, in 33 % der Fälle die Haut und in 25 % die Hypophyse. Allgemeine Symptome sind Fieber, Gewichtsverlust und Knochenschmerzen. Häufig besteht eine chronische Otitis media. Zusätzlich kann es zu Hautausschlägen und Schleimhautveränderungen kommen. Die Kiefer sind bei Auftreten der Erkrankung im Kindesalter in 7,9 % der Fälle betroffen. Bei Erkrankung im Erwachsenenalter liegt die Häufigkeit einer Beteiligung der Kiefer bei etwa 30 %. Die Erkrankung befällt gehäuft den Unterkiefer. Betroffen sind dabei vor allem der posteriore Abschnitt, der Unterkieferast und der Unterkieferkörper. Bei Befall der Kiefer kann es zu Hyperplasien der Gingiva, Zahnlockerungen und Zahnschmerzen kommen. Die rasch progredienten und extremen Zahnlockerungen können in vielen Fällen zunächst eine marginale Parodontitis vortäuschen. In schweren Fällen kann sich die Knochenstruktur der betroffenen Kiefer vollständig auflösen. Die benachbarten Zähne können in solchen Fällen sehr stark gelockert in den läsionalen Weichteilen liegen bzw. ausfallen. Bei Extraktion der stark gelockerten Zähne kommt es häufig zu einem charakteristischen Nichtabheilen der Extraktionswunden. Pathologische Frakturen der Kiefer kommen vor. Aufgrund der unspezifischen Symptome bedarf die Diagnosesicherung in jedem Fall einer histopathologischen Untersuchung.

Sowohl die Therapie als auch die Prognose hängen in erster Linie von dem Befallsmuster ab. Die Therapie eines unifokalen Kieferbefalls kann mittels Exzision oder Kürettage bei zeitgleicher Entfernung involvierter Zähne erfolgen. Auch die Therapie mittels intraläsionaler Kortisoninjektion ist erfolgversprechend. Als Therapie der Wahl bei multifokalem und multisystemischem Befall hat sich eine systemische Chemotherapie aus einer Kombination von Prednisolon und Vinblastin etabliert. In sehr seltenen Fällen kann bei besonderen Lokalisationen wie z. B. der Wirbelsäule eine Strahlentherapie angewandt werden. Während die Prognose unifokaler Knochenläsionen als sehr gut einzustufen ist, sinkt sie mit zunehmender Zahl der beteiligten funktionsbeeinträchtigten Organe, bei schnellem Fortschreiten der Erkrankung und bei niedrigem Patientenalter.

Bildgebung

Die Langerhans-Zell-Histiozytose der Kiefer findet sich hauptsächlich im Unterkiefer und wird in alveoläre und intraossäre Typen eingeteilt, die das Aussehen eines schwimmenden Zahnes zeigen. Das röntgenologische Merkmal der intraossären Langerhans-Zell-Histiozytose ist eine zentrale, schlecht definierte Osteolyse mit angrenzenden sklerotischen Veränderungen im Orthopantomogramm. Diese Veränderungen können mit einer Ausdehnung des Kiefers, einer Periostreaktion oder einer Fraktur des kortikalen Knochens einhergehen.

CT und MRT bestätigen diese Befunde und können Knochenzerstörung, lamelläre periostale Knochenneubildung, eine Periläsionssklerose und entzündliche Veränderungen im angrenzenden Gewebe zeigen.

Differenzialdiagnose

> **Differenzialdiagnosen**
>
> Radiologische Differenzialdiagnosen der Langerhans-Zell-Histiozytose der Kiefer umfassen Parodontitis, Osteomyelitis, zentrales Riesengranulom, Plattenepithelkarzinom, solitäre Knochenzyste, Metastasen, Osteosarkom, Fibrosarkom, Chondrosarkom, multiples Myelom, Ewing-Sarkom sowie die fibröse Dysplasie und Leukämie.

Zentrales Riesenzellgranulom

> **Kernaussagen**
>
> Charakteristisch für ein zentrales Riesenzellgranulom des Kiefers sind schmerzlose Zahnlockerungen (sog. tanzende Zähne).

Definition

Das zentrale Riesenzellgranulom ist eine benigne, intraossäre Läsion, die sich aus einem vaskulären Stroma mit osteoklastenartigen Riesenzellen zusammensetzt.

Pathophysiologie und Ätiologie

Pathophysiologie und Ätiologie der Erkrankung sind nicht geklärt. Zum jetzigen Zeitpunkt wird von ursächlichen Entzündungen, Infektionen oder neoplastischen Vorgängen ausgegangen.

Demografie

Das zentrale Riesenzellgranulom macht etwa 3,5 % aller benignen Tumoren des Kiefers aus. Prinzipiell kann die Läsion in jedem Alter auftreten, meistens erfolgt die Diagnosestellung jedoch vor dem 30. Lebensjahr. Der Altersgipfel weiblicher Patienten liegt zwischen 15 und 19 Jahren, der männlicher Patienten bevorzugt zwischen dem 10. und 14. Lebensjahr. Frauen sind häufiger betroffen als Männer.

Klinik, Therapie und Prognose

In 67 % der Fälle ist der Unterkiefer betroffen, in der Hälfte der Fälle ist die Läsion im anterioren Abschnitt lokalisiert. Im Oberkiefer finden sich sogar 75 % der Läsionen in anterioren Kieferabschnitten. In den meisten Fällen ist die Erkrankung asymptomatisch, es kann jedoch charakteristischerweise zu schmerzlosen Zahnlockerungen kommen (sog. tanzende Zähne). Zusätzlich können Zahnverdrängungen mit Wurzelresorptionen, Weichteilasymmetrien oder Parästhesien auftreten.

Die Therapie der Wahl ist die gründliche Exkochleation; im Fall von Rezidiven kann eine radikalere chirurgische Methode Anwendung finden. Zusätzlich können eine intraläsionale Injektion von Glukokortikoiden oder Kalzitonin sowie die subkutane Injektion von Interferon eine Besserung erzielen. Radiologische Verlaufskontrollen werden empfohlen.

Bildgebung

Radiologisch präsentiert sich das zentrale Riesenzellgranulom in den meisten Fällen als scharf begrenzte, häufiger uni- als multilokuläre Osteolyse ohne Randsklerosierung. Die Osteolyse kann lobulär konfiguriert oder girlandenförmig begrenzt sein. Gelegentlich sind auch unscharf begrenzte Osteolysen beschrieben. Initial können die Läsionen ein solitäres, zystenähnliches, osteolytisches Erscheinungsbild ohne Trabekel aufweisen. Mit zunehmender Größe können sie sich durch die charakteristischen intraläsionalen Trabekel zu einer seifenblasenähnlichen, multilokulären Radioluzenz entwickeln. Bei Lokalisation im Oberkiefer (besonders im antralen Bereich) kann die Läsion darüber hinaus als milchglasartige Verschattung erscheinen. In etwa 70 % der Fälle ist die Läsion im Unterkiefer lokalisiert. Die Läsionen sind in beiden Kiefern meist anterior der Molaren und bevorzugt im Frontzahnbereich zu finden. Eine Knochenauftreibung wird in etwas über 90 % der Fälle beobachtet, in etwa 84 % kommt es zur Ausdünnung der Kortikalis und in knapp über der Hälfte der Fälle zur Kortikalisperforation. In fast allen Fällen löst sich die Lamina dura auf, in einigen Fällen zusätzlich begleitet von einer partiellen oder vollständigen Auflösung des Periodontalspalts. Zahnlockerungen sind möglich. Bei großer Ausdehnung im zahntragenden Kieferabschnitt und bevorzugt im Seitenzahnbereich des Unterkiefers kann sich das Bild der sog. tanzenden Zähne zeigen: Durch die Auflösung des Knochens im Bereich der Wurzeln und die Auflösung des Periodontalspalts scheinen die Zähne im Granulom zu „schwimmen". Gelegentlich kann eine kaudale Verdrängung des Mandibularkanals beobachtet werden.

Eine 3-D-Diagnostik mittels CT bzw. DVT ermöglicht die genaue Darstellung des Ausmaßes der Läsion sowie der Knochendestruktion. Zusätzlich lassen sich Hinweise zur Beteiligung der benachbarten Strukturen finden (▶ Abb. 10.54).

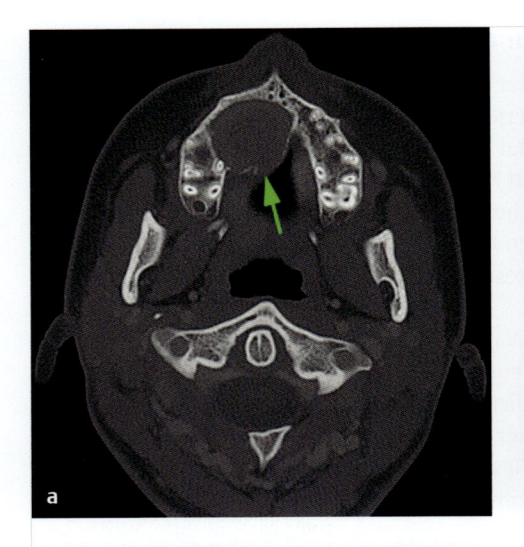

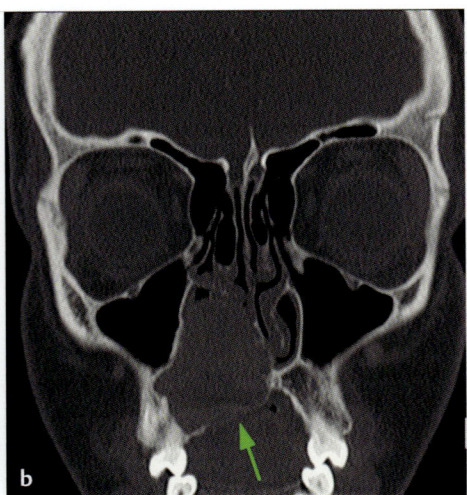

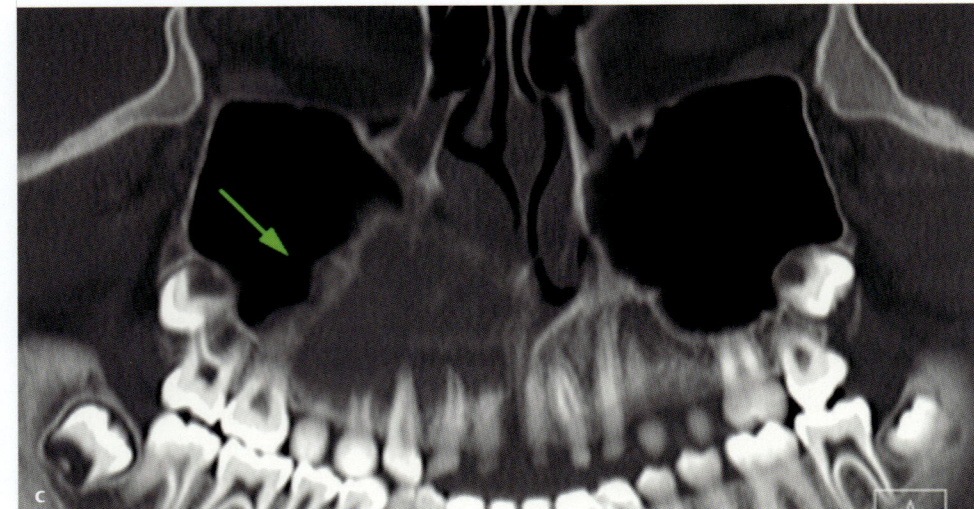

Abb. 10.54 Zentrales Riesenzellgranulom.
13-jährige Patientin mit mittellinienüberschreitender rechtsseitiger Raumforderung der Maxilla im Sinne eines zentralen Riesenzellgranuloms (Pfeile). Die Raumforderung ragt in die rechte Nasenhaupthöhle vor und zeigt eine Kontaktfläche zur Concha nasalis inferior rechts im vorderen Abschnitt. Die Zahnwurzeln der Dentes 11, 12, 13, 14 und 15 sowie die mediale lingualseitige Zahnwurzel des Dens 46 ragen in die Raumforderung vor.
a Axiale CT-Aufnahme.
b Koronare CT-Aufnahme.
c Rekonstruktion eines Orthopantomogramms.

Bei differenzialdiagnostischen Schwierigkeiten ist eine MRT sinnvoll (▶ Abb. 10.55). So lässt sich mittels T2-Wichtung im MRT die Abgrenzung zur aneurysmatischen Knochenzyste vornehmen, da kein Fluid-Fluid-Level nachweisbar ist. Signalintensitäten in den verschiedenen Sequenzen:
- **T1w:** homogenes hypointenses Signal oder homogenes intermediäres Signal,
- **T2w:** homogenes hyperintenses Signal,
- **T1w nach Kontrastmittelgabe:** variable Anreicherung.

Differenzialdiagnose

Differenzialdiagnosen

Radiologische Differenzialdiagnosen des zentralen Riesenzellgranuloms sind der Hyperparathyreoidismus, das Ameloblastom, das odontogene Myxom sowie die aneurysmatische bzw. die solitäre Knochenzyste, das ossifizierende Fibrom, die Langerhans-Zell-Histiozytose, das Hämangiom und das Osteosarkom.

10.4 Spezifische Befunde

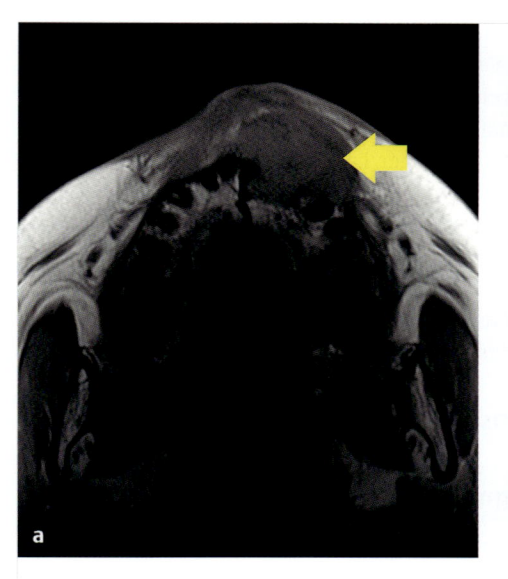

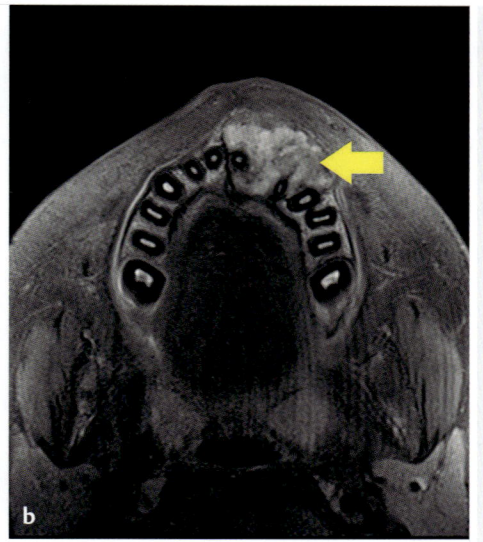

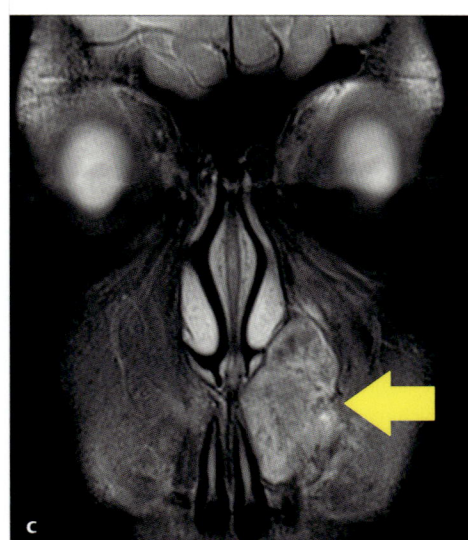

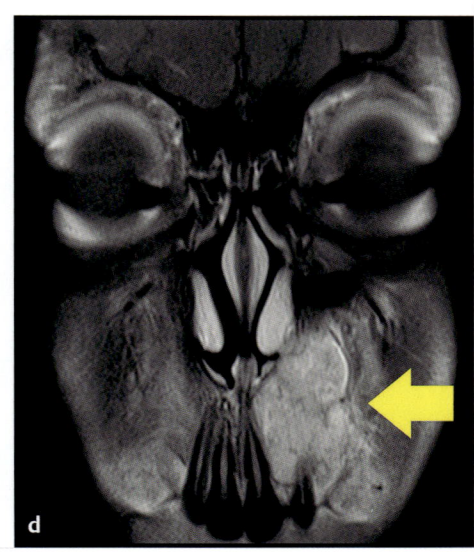

Abb. 10.55 Zentrales Riesenzellgranulom. Zehnjährige Patientin mit lobuliert imponierender Raumforderung des Oberkiefers paramedian linksseitig im Sinne eines zentralen Riesenzellgranuloms (Pfeile). Es zeigt sich eine T 1w (a) hypo- und T 2w (b, c) hyperintense, teils lobuliert imponierende Raumforderung des Oberkiefers paramedian linksseitig. Die Raumforderung infiltriert den Oberkieferknochen semizirkumferent um den Dens 21 und reicht bis an die Regio 23. Dabei tumorbedingte Verdrängung des Dens 21 nach mesial sowie deutliche Verdrängung des Dens 22 nach distal und vestibular. Dadurch wird die Wurzel von Dens 22 nach lingual verdrängt. Nach kranial infiltriert die Raumforderung den Processus frontalis links bis auf die Höhe der unteren Nasenmuschel links, bei Durchbrechen in die untere, laterale ventrale Nasenhaupthöhle links des Befunds. In den kontrastmittelgestützten Sequenzen (d) zeigt sich eine deutliche, teils inhomogene Kontrastmittelanreicherung der Weichteilformation.
a Axiale T 1w MRT-Aufnahme.
b Axiale T 2w MRT-Aufnahme.
c Koronare T 2w MRT-Aufnahme.
d Koronare T 1w MRT-Aufnahme nach Kontrastmittelgabe.

10.4.6 Nicht odontogene Tumoren

Osteom

> **Kernaussagen**
>
> Das Osteom besteht vorwiegend aus Lamellenknochen und kann in eine kompakte und eine spongiöse Form eingeteilt werden.

Definition

Das Osteom ist eine benigne Knochenläsion, die sich aus gut differenziertem, reifem Knochengewebe zusammensetzt. Je nach Lokalisation unterscheidet man verschiedene Typen:
- peripher,
- periostal,
- exophytisch,
- endostal,
- extraossär (zentral im Weichgewebe ohne Knochenbezug).

Pathophysiologie und Ätiologie

Pathogenese und Ätiologie sind noch nicht abschließend geklärt. Neben einem traumatischen Zusammenhang wird eine entzündliche Genese diskutiert. Zudem wird eine reaktive Läsion im Sinne einer Anpassungsreaktion auf mechanische Zugkräfte in Betracht gezogen.

Demografie

Die Gesamtprävalenz beträgt 4 %. Es sind in erster Linie Erwachsene zwischen der 2. und 5. Lebensdekade betroffen, der Tumor kann jedoch in jedem Alter vorkommen. Eine Geschlechterpräferenz liegt nicht vor.

Klinik, Therapie und Prognose

Es werden die ausgehend von der Kompakta (peripher, periostal, exophytisch) auf dem Knochen wachsenden Osteome von den im Bereich der Spongiosa (endostal, zentral) wachsenden unterschieden. Die asymptomatische Läsion fällt häufig als röntgenologischer Nebenbefund auf oder durch eine Asymmetrie des Gesichts. Der Unterkiefer ist häufiger als der Oberkiefer betroffen. In 5 % der Fälle ist das Osteom im Bereich der Kieferhöhle lokalisiert. Dort kann es bei zunehmender Größe zur Behinderung der Nasenatmung und zu einem Exophthalmus kommen. Bei Vorliegen von 3 und mehr Osteomen sollte das seltene Gardner-Syndrom abgeklärt werden. Die autosomal-dominant vererbte Erkrankung zeichnet sich durch das Auftreten von multiplen Osteomen in Kombination mit einer gastrointestinalen Polyposis und Weichteiltumoren aus. Da die extraintestinalen Symptome durchschnittlich 10 Jahre vor der Polyposis coli auftreten und eine frühzeitige Diagnosestellung prognostisch entscheidend ist, sollte das Syndrom stets in differenzialdiagnostische Überlegungen einbezogen werden.

Die Therapie besteht in der operativen Abtragung sowie der histologischen Verifizierung der Diagnose. Eine maligne Transformation wurde bisher noch nicht beobachtet. Rezidive sind sehr selten und die Prognose ist sehr gut.

Bildgebung

Radiologisch präsentieren sich Osteome als gut abgegrenzte, homogene knochendichte, häufig rundlich, oval oder lobulär konfigurierte radioopake Läsionen. Während die peripheren Osteome ihre Basis an der Kortikalis haben, fehlt diese kortikale Assoziation bei der zentralen oder extraossären Form. Periphere Osteome können gestielt oder breitbasig der Kompakta aufsitzen und weisen häufig ein pilzförmiges Aussehen auf. Im Bereich des Gesichtsschädels treten Osteome am häufigsten in der Stirnhöhle auf, gefolgt von der Siebbeinhöhle und der Kieferhöhle. Darüber hinaus sind u. a. der äußere Gehörgang, die Augenhöhle sowie das Schläfenbein als Prädilektionsstellen beschrieben. Der Kieferknochen ist insgesamt nur selten betroffen und die Läsionen treten bevorzugt im Unterkiefer am häufigsten im Bereich des posterioren basalen Unterkieferrands sowie der lingualen Seite des Kiefers auf. In vielen Fällen ist die Diagnosestellung bereits durch das charakteristische Bild in der Panoramaschichtaufnahme möglich.

Im Unterkiefer kann bei enger Lagebeziehung zum Mandibularkanal sowie im Oberkiefer zur Darstellung der Beziehung des Tumors zu Kieferhöhle, Nasenhaupt- und -nebenhöhlen sowie zur Orbita eine 3-D-Bildgebung mittels CT bzw. DVT sinnvoll sein (▶ Abb. 10.56).

Im MRT zeigt sich das Osteom in allen Sequenzen ohne Kontrastmittelanreicherung signalarm.

Differenzialdiagnose

> **Differenzialdiagnosen**
>
> Radiologische Differenzialdiagnosen der peripheren Form des Osteoms können das Osteochondrom, das ossifizierende Fibrom, das Osteoblastom, das Osteoidosteom und Exostosen umfassen. Die Differenzialdiagnosen der zentralen Form können zusätzlich noch Zementoblastom, Odontom, Chondrom, idiopathische Osteosklerose und kondensierende Ostitis einschließen (▶ Abb. 10.57).

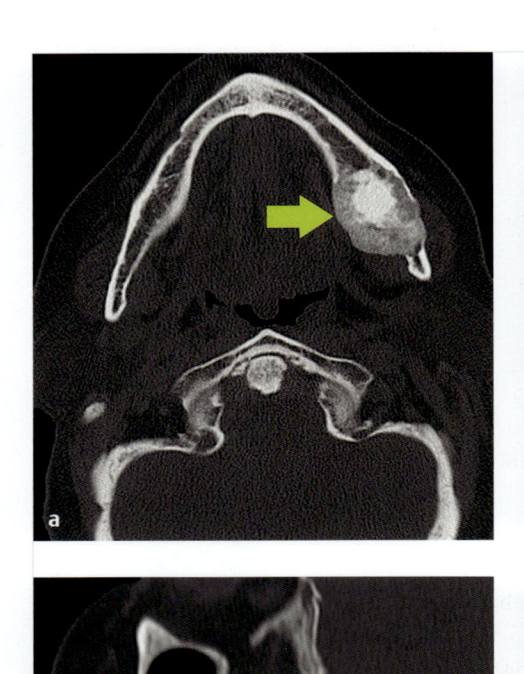

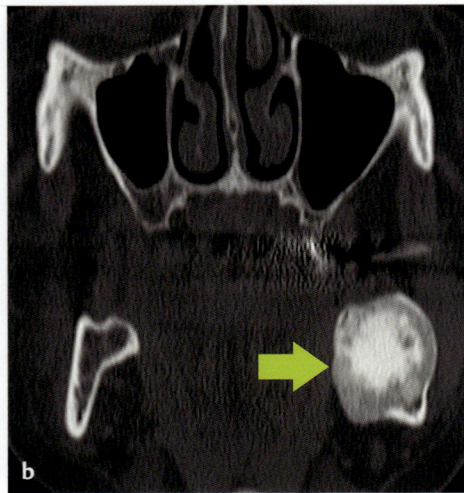

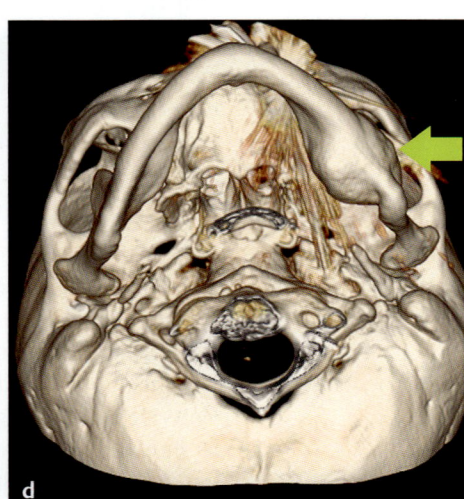

Abb. 10.56 Osteom. 67-jährige Patientin mit deutlicher Auftreibung und Ausdünnung der linksseitigen Kortikalis, im Bereich der Molaren bis zum Kieferwinkel reichend, im Sinne einen Osteoms (Pfeile). Das Zentrum der Raumforderung stellt sich maximal hypersklerosiert, die Peripherie gering hypersklerosiert dar.
a Axiale native CT-Aufnahme.
b Koronare native CT-Aufnahme.
c Sagittale native CT-Aufnahme.
d 3-D-Rekonstruktion, Sicht von unten.

10.4 Spezifische Befunde

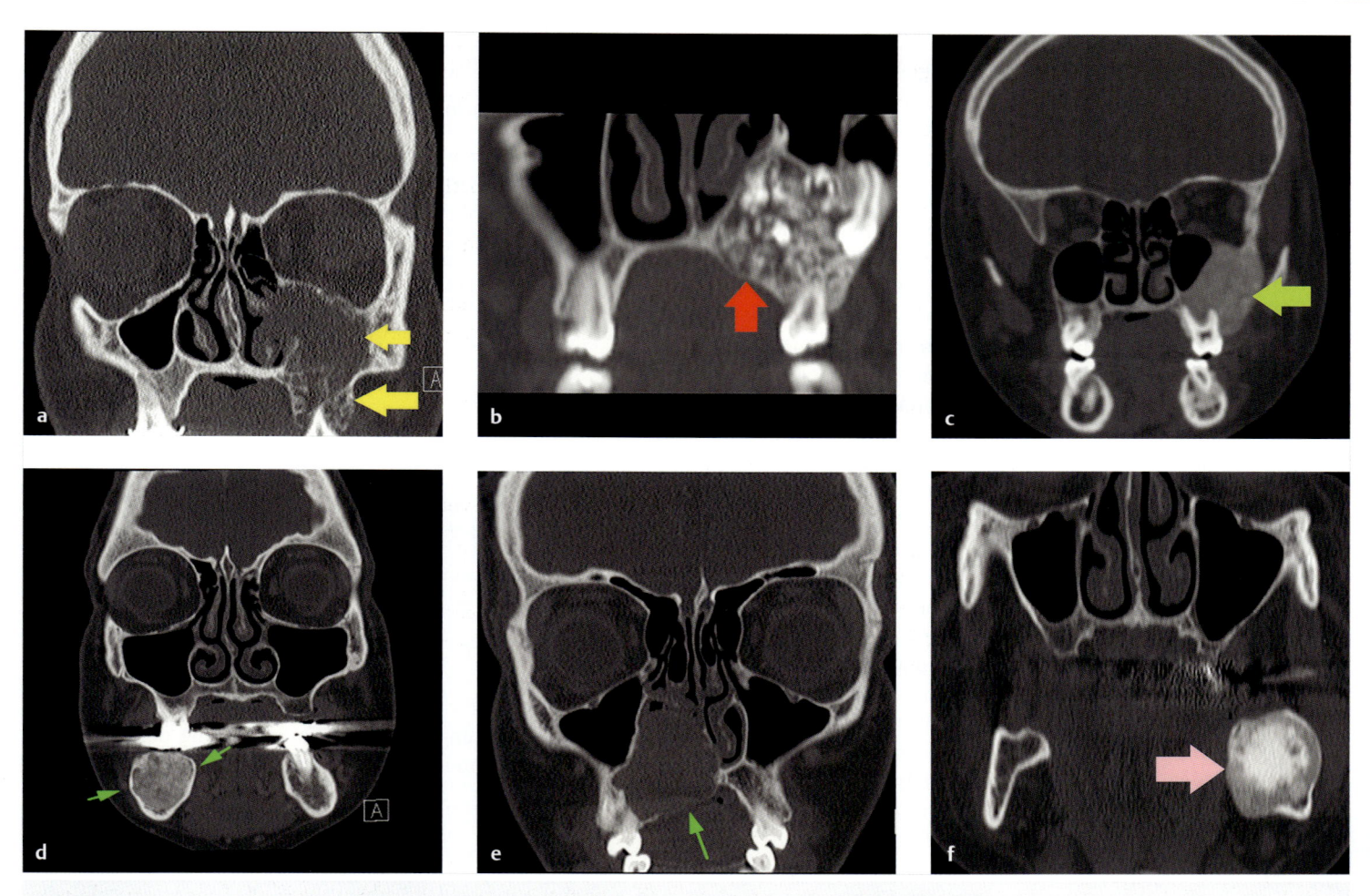

Abb. 10.57 Osteom: verschiedene Differenzialdiagnosen. Koronare CT-Aufnahmen unterschiedlicher Patienten.
a Patientin mit odontogenem Myxom der linken Kieferhöhle im Oberkieferalveolarfortsatz links (Pfeile).
b Patient mit ameloblastischem Fibroodontom in der linken Kieferhöhle im Oberkieferalveolarfortsatz links (Pfeil).
c Patient mit ossifizierendem Fibrom in der linken Kieferhöhle (Pfeil).
d 63-jährige Patientin mit ossifizierendem Fibrom in Regio 44–48 (Pfeile).
e 13-jährige Patientin mit mittellinienüberschreitender rechtsseitiger Raumforderung der Maxilla im Sinne eines zentralen Riesenzellgranuloms (Pfeil).
f 67-jährige Patientin mit deutlicher Auftreibung und Ausdünnung der linksseitigen Kortikalis, im Bereich der Molaren bis zum Kieferwinkel reichend, im Sinne einen Osteoms (Pfeil).

Osteochondrom

Kernaussagen

Das Osteochondrom weist in vielen Fällen in der Bildgebung eine pilzartige Struktur auf.

Definition

Das Osteochondrom ist ein benigner neoplastischer, knorpelbedeckter Auswuchs an einer Knochenoberfläche.

Pathophysiologie und Ätiologie

Die Pathogenese ist noch nicht geklärt, in der Literatur werden Traumata und Entzündungsreaktionen als Auslöser diskutiert.

Demografie

Osteochondrome gehören mit einer Häufigkeit von 35–50 % zu den häufigsten benignen Tumoren des Achsenskeletts. Im Kopf-Hals-Bereich sind sie mit einer Häufigkeit von 0,6 % dagegen nur selten lokalisiert. Sie treten hauptsächlich in der 4. und 5. Lebensdekade auf. Frauen sind häufiger betroffen als Männer.

Klinik, Therapie und Prognose

Zu den sehr seltenen Lokalisationen von Osteochondromen im Mund-, Kiefer- und Gesichtsbereich zählen der Processus coronoideus und der Kaput des Unterkiefers, die posteriore Maxilla, der Sinus maxillaris sowie der Unterkieferkörper und der aufsteigende Unterkieferast. Bei Lokalisierung im Gelenkfortsatz des Unterkiefers kann es zu Asymmetrien, lokalisierten oder ausstrahlenden Schmerzen, Okklusionsstörungen und Behinderung der Mundöffnung kommen. Das langsame Wachstum kann zu einem verzögerten Auftreten der Symptome führen. Differenzialdiagnostisch können die Symptome die Beschwerden einer temporomandibulären Dysfunktion imitieren. Eine bildgebende Abklärung ist bei persistierenden Beschwerden zu empfehlen.

Die Therapie der Wahl besteht in der kompletten Exzision des Befunds. Rezidive sind selten, es sollte jedoch eine engmaschige Nachsorge erfolgen.

Bildgebung

Radiologisch präsentiert sich das Osteochondrom als eine von der Kortikalis ausgehende, lobulierte, knöcherne Struktur mit einem knorpeligen Überzug. Der Tumor weist in vielen Fällen eine pilzartige Struktur auf und kann dem Knochen gestielt oder breitbasig aufsitzen. Die knorpelige Kappe weist üblicherweise eine Dicke von weniger als 2 cm auf und ist in einigen Fällen nicht sichtbar. Bei multiplem Vorliegen der Läsionen oder einer Dicke der Knorpelkappe von mehr als 2 cm bei Erwachsenen und mehr als 3 cm bei Kindern sollte ein malignes Geschehen in Betracht gezogen werden. Im Kopf-Hals-Bereich sind die Tumoren nur sehr selten und betreffen im Kieferbereich besonders den Processus condylaris und den Processus coronoideus des Unterkiefers. Bei Auftreten in der Kondylarregion befinden sich die Läsionen häufiger auf der medialen und der anterioren Kondylusfläche. Darüber hinaus kann der Tumor in seltenen Fällen auch im Bereich der Schädelbasis, der Kieferhöhlen, des Oberkiefers, des Ramus oder Korpus des Unterkiefers sowie im Bereich der Unterkiefersymphyse vorkommen. Da das Osteochondrom gegen die Schädelbasis vorwächst und dort den Unterkiefer nach kaudal abdrängt, führt es progredient zu einem offenen Biss sowie zu einer Gesichtsasymmetrie.

Die Verwendung der 3-D-Bildgebung mittels CT bzw. DVT liefert Informationen über das genaue Ausmaß der Läsion und kann präoperativ bei der Operationsplanung behilflich sein (▶ Abb. 10.58).

In der MRT können sowohl der direkte Kontakt des Knochenmarkraums des normalen Knochens mit der Läsion als auch die knorpelige Kappe nachgewiesen werden. Die Knorpelkappendicke wird auf T2w Bildern gemessen. Zusätzlich kann häufig das die Knorpelkappe umgebende Perichondrium als feiner Saum nachgewiesen werden. Signalintensitäten in den verschiedenen Sequenzen:

- **T1w:** Die Spongiosa stellt sich aufgrund des Fettgehalts des Knochenmarks hyperintens dar, die Kortikalis hypointens. Die Knorpelkappe zeigt ein hypointenses Signal, das Perichondrium ein hypointenses.
- **T2w:** Die Spongiosa stellt sich intermediär bis hyperintens dar, die Kortikalis hypointens. Die Knorpelkappe lässt sich als hyperintense kappenartige Struktur nachweisen. Das Perichondrium zeigt ein hypointenses Signal.
- **T1w nach Kontrastmittelgabe:** Es wird kein Kontrastmittel angereichert.

Differenzialdiagnose

> **Differenzialdiagnosen**
>
> Radiologische Differenzialdiagnosen des Osteochondroms können die kondyläre Hyperplasie, das Osteom, das Chondrom, das Osteoblastom und das Chondroblastom einschließen. Auch maligne Läsionen wie Sarkome (Fibrosarkom, Chondrosarkom) und Metastasen können hinzugefügt werden. Diese sind aber meist destruktive Läsionen, im Gegensatz zu dem gut definierten pilzförmigen Erscheinungsbild des Osteochondroms.

Multiples Myelom (Plasmozytom)

> **Kernaussagen**
>
> Das multiple Myelom ist eine multifokale, aggressive neoplastische Proliferation von Plasmazellen des Knochenmarks.

Definition

Die Neoplasie sorgt für die krankhafte, unkontrollierte Bildung von monoklonalen Immunglobulinen. Die Entstehung des Tumors an einer einzigen anatomischen Lokalisation wird als „Plasmozytom" bezeichnet.

Pathophysiologie und Ätiologie

Die pathogenetischen Ursachen sind noch Gegenstand aktueller Forschung, eine multifaktorielle Genese scheint wahrscheinlich. Chromosomale Translokationen wurden beschrieben. Das multiple Myelom ist darüber hinaus mit ionisierender Strahlung und der Exposition gegenüber Pestiziden und Treibstoffen assoziiert.

Das sog. solitäre Plasmozytom betrifft einen einzelnen Knochen, das extramedulläre Plasmozytom dagegen nur Weichteile. In etwa 95 % der Fälle jedoch betrifft es mehrere Knochen, dann spricht man von einem „multiplen Myelom". Primäre solitäre Plasmozytome im Kiefer sind unüblich und kommen in 12–15 % der Fälle vor. Bei bis zu 30 % der Patienten mit multiplem Myelom kann ein Befall der Kiefer festgestellt werden. Die Kieferbeteiligung deutet auf ein fortgeschrittenes Stadium der Krankheit hin, und in vielen Fällen findet sich ein simultaner Befall des Schädels.

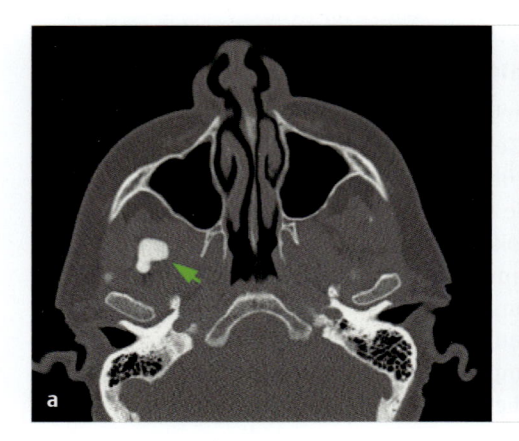

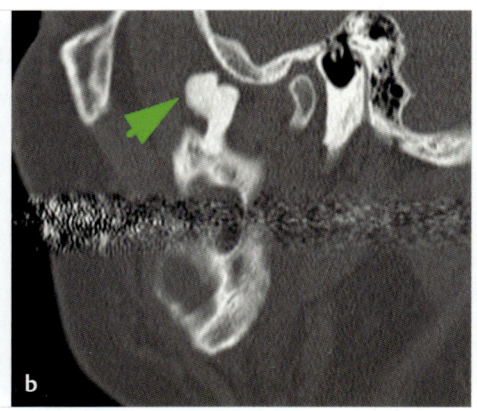

Abb. 10.58 Osteochondrom. 66-jährige Patientin mit pilzartig gestieltem Osteochondrom (Pfeile), mittig der rechtsseitigen Incisura mandibulae aufsitzend. Nebenbefundlich ist in der sagittalen Bildgebung (**b**) eine zystische Raumforderung rechtsmandibulär mit Ausläufern bis in den Angulus mandibulae bzw. das Collum mandibulae dargestellt.
a Native axiale CT-Aufnahme.
b Native sagittale CT-Aufnahme.

Demografie

Das multiple Myelom ist eine Erkrankung des höheren Lebensalters und tritt ab dem 40. Lebensjahr auf. Die Inzidenz steigt typischerweise mit zunehmendem Alter an. Männer erkranken im Vergleich zu Frauen häufiger (im Verhältnis 1,4:1).

Klinik, Therapie und Prognose

Patienten leiden häufig unter unspezifischen Symptomen wie Schläfrigkeit, Schwäche und Gewichtsverlust. In 16 % der Fälle erfolgt die Erstdiagnose aufgrund der Manifestation im Kiefer-Gesicht-Bereich. Klassische Symptome sind schmerzhafte Knochenschwellungen und nicht heilende Infektionen.

Die Therapie erfolgt mittels initialer Chemotherapie und ggf. anschließender Radiotherapie und/oder Knochenmarkstransplantation. Im fortgeschrittenen Krankheitsstadium können zusätzlich Bisphosphonate gegeben werden. Die 5-Jahres-Überlebensrate für Männer beträgt 48 %, die für Frauen 53 %.

Bildgebung

Radiologisch präsentiert sich das Plasmozytom in den meisten Fällen als diffuse oder herdförmige multiple, scharf begrenzte und wie ausgestanzt wirkende, runde Osteolyse ohne Randsklerose (▶ Abb. 10.59). Gelegentlich kann zusätzlich eine generalisierte Osteoporose (vor allem im Unterkiefer) beobachtet werden. Sklerotische Areale sind selten und finden sich in etwa 3 % der Fälle. Periostale Reaktionen sind selten. Die Läsionen treten überwiegend im Unterkiefer auf, hauptsächlich im posterioren Unterkiefer in der Molarenregion, im Bereich des Ramus und des Kieferwinkels sowie im Bereich des Gelenkfortsatzes. Bei Auftreten der Läsionen im Oberkiefer sind diese bevorzugt im posterioren Kiefer lokalisiert. Die einzelnen Läsionen sind meist zwischen 1 und 3 mm klein und werden selten größer als 1 cm. Durch die Verschmelzung von einzelnen Osteolyseherden können die Läsionen größer werden und multilokulär erscheinen. Charakteristischerweise werden die Läsionen bei Zerstörung der Kortikalis unscharf und wachsen in benachbarte Weichteile ein. Knöcherne Auftreibungen sind eher untypisch. Häufig finden sich Auflösungen der Lamina dura der Zähne. Darüber hinaus können Erweiterungen des Periodontalspalts und Wurzelresorptionen beobachtet werden. Im Unterkiefer kann es zum Verlust der Spongiosazeichnung sowie zur Auflösung des Mandibularkanals kommen. Bei größeren Herden können pathologische Frakturen vorkommen.

Die 3-D-Bildgebung mittels CT bzw. DVT liefert Informationen über die Lokalisation sowie das genaue Ausmaß der Knochendestruktion.

Die MRT eignet sich vor allem zur Darstellung der möglichen Tumorausdehnung im Weichgebe und weniger gut zur Darstellung der wie ausgestanzt wirkenden Läsionen. Signalintensitäten in den verschiedenen Sequenzen:
- **T 1w:** hypointenses Signal,
- **T 2w:** hyperintenses Signal,
- **T 1w nach Kontrastmittelgabe:** deutliche Anreicherung.

Differenzialdiagnose

> **Differenzialdiagnosen**
>
> Radiologische Differenzialdiagnosen des multiplen Myeloms (Plasmozytom) können Metastasen, Hyperparathyreoidismus, Langerhans-Zell-Histiozytose, chronische Osteomyelitis, die solitäre Knochenzyste und den Cherubismus einschließen.

Ewing-Sarkom

> **Kernaussagen**
>
> Bei Ewing-Sarkom des Gesichtsskeletts dominieren in der Bildgebung sonnenstrahlartige Periostreaktionen. In einigen Fällen ist darüber hinaus zusätzlich ein Codman-Dreieck nachweisbar.

Definition

Das Ewing-Sarkom ist ein primitiver neuroektodermaler maligner Tumor, der im Knochen und extraskelettal in den Weichteilen entstehen kann.

Pathophysiologie und Ätiologie

Pathogenetisch spielt das Ewing-Sarkom-Gen auf Chromosom 22 eine Rolle. In den meisten Fällen lässt sich eine Translokation auf dem Chromosom nachweisen. Durch sie kommt es zur Bildung eines pathologischen Transkriptionsfaktors, der für die Entwicklung der Tumorzellen verantwortlich ist. Kaukasier erkranken häufiger; Schwarzafrikaner und Chinesen sind relativ selten betroffen.

Demografie

Etwa 8–15 % aller Knochensarkome sind vom Ewing-Typ, die jährliche Inzidenz beträgt 0,6 pro 1 Mio. Einwohner. Der Tumor tritt in 80 % der Fälle bei Patienten unter 20 Jahren auf. Das Prädilektionsalter liegt zwischen dem 5. und 15. Lebensjahr (Durchschnittsalter: 13,5 Jahre). Das männliche Geschlecht ist häufiger betroffen als das weibliche (im Verhältnis 1,5:1).

Klinik, Therapie und Prognose

Der maligne Tumor findet sich nur in 1–2 % aller Fälle im Gesichtsskelett und befällt dort vor allem den Unterkiefer. Klinisch präsentiert sich der Tumor als schnell wachsende, schmerzhaft persistierende Schwellung über dem betroffenen Knochen. Die pralle bis harte Schwellung wird bei ca. 20 % der Patienten von Fieber begleitet. In etwa 10 % der Fälle kann es zur pathologischen Fraktur kommen.

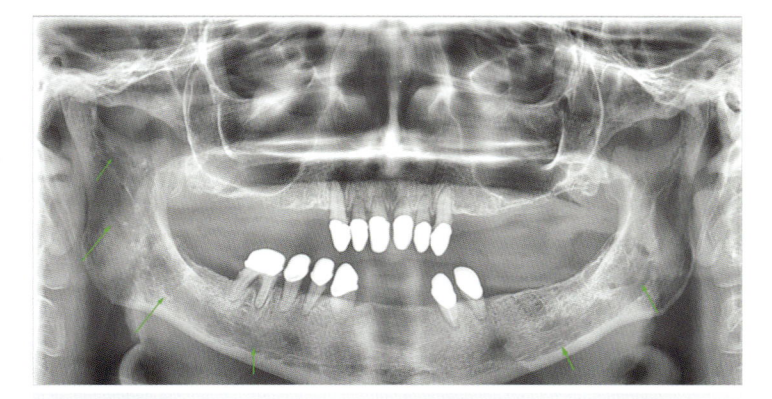

Abb. 10.59 Multiples Myelom. Orthopantomogramm einer 59-jährigen Patientin mit multiplem Myelom und charakteristischen multiplen osteolytischen Herden (Pfeile). Nebenbefundlich generalisierter horizontaler Knochenabbau und periapikale Aufhellung an Dens 13.

Das Ewing-Sarkom ist sehr strahlensensibel. Die Therapie erfolgt mit multimodalem Therapiekonzept mit Radiochemotherapie und einer darauffolgenden chirurgischen Resektion. Die Prognose ist abhängig von Resektionserfolg und Metastasierung. Die 5-Jahres-Überlebensrate bei lokoregionärer Erkrankung wird mit ca. 70 % angegeben, bei weitem Befall von Knochen und/oder Knochenmark nur mit 20 %.

Bildgebung

Radiologisch stellt sich das Ewing-Sarkom meist als unscharf begrenzte Osteolyse dar. Die beschriebenen Destruktionen können dabei entweder unilokulär oder konfluierend multilokulär und mottenfraßähnlich auftreten. Häufig liegt darüber hinaus eine gemischt lytisch-sklerotische Knochendestruktion vor, und es findet sich ein Kortikalisdurchbruch mit Auflösung der Knochenkontur. Zusätzlich zu den genannten Veränderungen bildet der Tumor oft eine Weichteilkomponente aus. Während in den langen Röhrenknochen regelmäßig zwiebelschalenartige periostale Reaktionen beobachtet werden können, finden sich diese bei Beteiligung des Gesichtsskeletts eher selten. Es dominieren sonnenstrahlartige Periostreaktionen. In einigen Fällen ist darüber hinaus zusätzlich ein Codman-Dreieck nachweisbar. Der Tumor ist in etwa ⅔ der Fälle im Unterkiefer lokalisiert. In beiden Kiefern findet sich der Tumor bevorzugt im posterioren Kieferabschnitt, im Unterkiefer ist der aufsteigende Unterkieferast besonders häufig betroffen. Das Ewing-Sarkom kann zu einer Verdrängung benachbarter Zähne und zu einer Erweiterung des Periodontalspalts führen. Zusätzlich kann es zur Auflösung der Lamina dura kommen. Wurzelresorptionen sind untypisch.

Die 3-D-Bildgebung mittels CT bzw. DVT liefert Informationen über das genaue Ausmaß der Knochendestruktion und kann präoperativ bei der Operationsplanung behilflich sein.

Mittels MRT lässt sich im Unterkiefer eine Infiltration der perimandibulären und im Oberkiefer der paramaxillären Weichgewebestrukturen durch die üblicherweise unscharf begrenzten Tumormassen nachweisen (▶ Abb. 10.60). Typische Signalintensitäten in den verschiedenen Sequenzen:
- **T1w:** heterogenes hypointenses Signal,
- **T2w:** heterogenes hyperintenses Signal,
- **T1w nach Kontrastmittelgabe:** inhomogene Anreicherung mit internen hypointensen Nekrosen.

Differenzialdiagnose

> **Differenzialdiagnosen**
>
> Radiologische Differenzialdiagnosen des Ewing-Sarkoms können Osteosarkom, Fibrosarkom, Chondrosarkom, Rhabdomyosarkom, Osteomyelitis (häufig Sequestrierung), Langerhans-Zell-Histiozytose, Neuroblastom, akute lymphoblastische Leukämie und Metastasen umfassen.

Osteosarkom

> **Kernaussagen**
>
> Osteosarkome sind die häufigsten Knochentumoren, aber im Kieferknochen relativ selten.

Definition

Osteosarkome sind maligne Tumoren, deren mesenchymale Zellen Osteoid oder unreife Knochen produzieren.

Pathophysiologie und Ätiologie

Die Ätiologie ist unklar. Ein Großteil der Fälle entwickelt sich spontan. In manchen Fällen bildet sich der Tumor aus einer vorher bestehenden pathologischen Knochenveränderung (z.B. Morbus Paget oder fibröse Dysplasie) oder nach einer Strahlentherapie.

Demografie

Osteosarkome sind die häufigsten Knochentumoren und machen etwa 35–40 % aller Sarkome und 1 % aller malignen Neubildungen des Kopf- und Halsbereichs aus. Mit einem Anteil von etwa 6–8 % aller Osteosarkome und einer Inzidenz von 0,2:1 000 000–0,7:1 000 000 sind Osteosarkome im Kieferknochen relativ selten. Der Altersgipfel der Kieferosteosarkome ist mit 30–36 Jahren deutlich höher als beim peripheren Osteosarkom der Extremitäten (dort Altersgipfel 17 Jahre). Männer sind häufiger betroffen als Frauen.

Klinik, Therapie und Prognose

Klinisch präsentiert sich das Osteosarkom als innerhalb weniger Monate schnell anwachsende, manchmal schmerzhafte Knochenschwellung. In einigen Fällen kann es in Abhängigkeit von der Tumorlokalisation zu Zahnlockerungen oder Parästhesien kommen. Der Unterkieferkörper ist bevorzugt befallen, das Osteosarkom kommt jedoch auch in allen anderen Bereichen des Ober- und Unterkiefers vor.

Die Therapie der Wahl ist die radikale Tumorresektion einschließlich der Entfernung der benachbarten Weichgewebestrukturen mit weitem Sicherheitsabstand. Zusätzlich kann eine Chemo- und Radiotherapie erfolgen. In der Hälfte der Fälle kommt es innerhalb des ersten Jahres zu Tumorrezidiven, in etwa 18 % zur Entwicklung von Metastasen, bevorzugt in die Lunge. Bei Lokalisation im Kieferknochen beträgt die 5-Jahres-Sterblichkeit 20 %, im übrigen Knochensystem etwa 25 %.

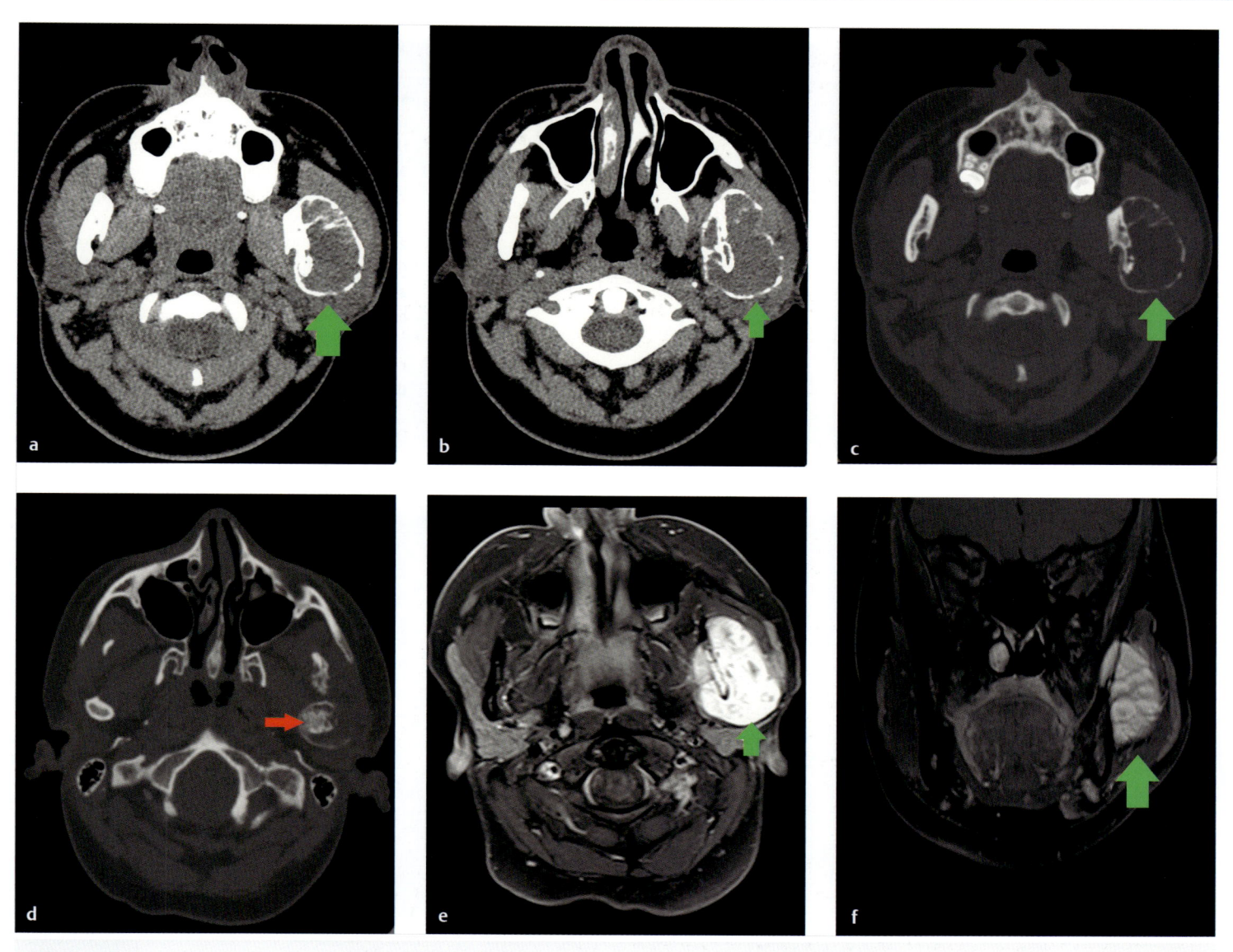

Abb. 10.60 Ewing-Sarkom. Es stellt sich im CT eine Raumforderung links am osteolytischen Collum bzw. Caput mandibulae sowie am Processus condylaris dar (a–d, Pfeile). Die Raumforderung ist aufballoniert, mit zartem inhomogenem Randsaum, Septierung mit hoher Frakturgefahr und Verlegung des M. masseter, der Glandula parotis und der Mm. pterygoidei (e, f, Pfeile). Im MRT zeigt sich eine deutlich kontrastmittelanreichernde Raumforderung linksseitig perifokal am Collum mandibulae, am Caput mandibulae sowie am Processus condylaris.
a Axiale native CT-Aufnahme im Weichteilfenster kaudal zu b.
b Axiale native CT-Aufnahme im Weichteilfenster.
c Axiale native CT-Aufnahme im Knochenfenster kaudal zu d.
d Axiale native CT-Aufnahme im Knochenfenster.
e Axiale T1w MRT-Aufnahme nach Kontrastmittelgabe.
f Koronare T1w MRT-Aufnahme nach Kontrastmittelgabe.

Bildgebung

Radiologisch stellt sich das Osteosarkom als aggressive, schlecht definierte Läsion mit Osteoidmatrix dar, die mit einer Periostreaktion in Form eines sog. Sunburst oder eines Codman-Dreiecks verbunden ist, das bei aggressiveren, schnell wachsenden Läsionen aber auch fehlen kann. Der Tumor zeigt osteolytisches und/oder osteoblastisches Verhalten.

Die MRT wird hauptsächlich zur Beurteilung des Ausmaßes und der Weichteilbeteiligung verwendet (▶ Abb. 10.61 und ▶ Abb. 10.62). Das ist wichtig für die Planung einer Operation oder Biopsie. Die Weichteilanteile des Tumors haben ein isointenses Signal in T1w Bildern und ein hyperintenses Signal in T2w Bildern und zeigen in T1w Aufnahmen eine Kontrastmittelanreicherung nach Kontrastmittelgabe. Dagegen weisen die verknöcherten Teile ein hypointenses Signal in T1w und T2w Sequenzen auf. Die osteolytischen Areale zeigen ein hypointenses Signal in den T1w Bildern und ein hyperintenses Signal in der T2w Sequenz.

Mund, Kiefer und Gebiss

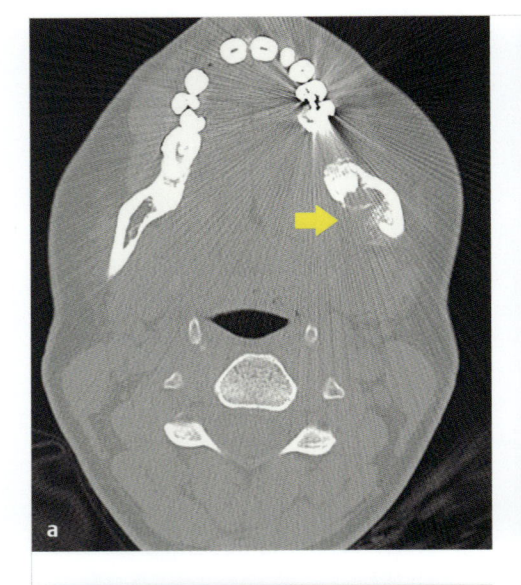

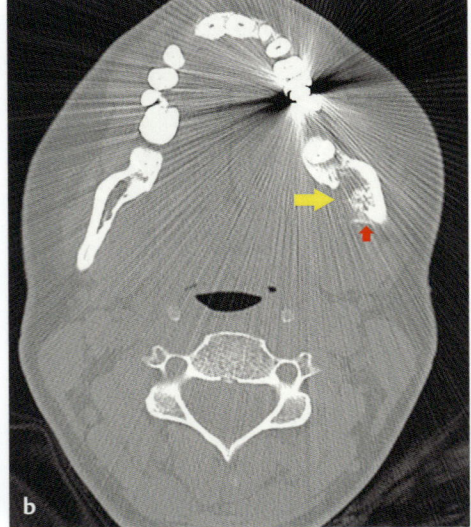

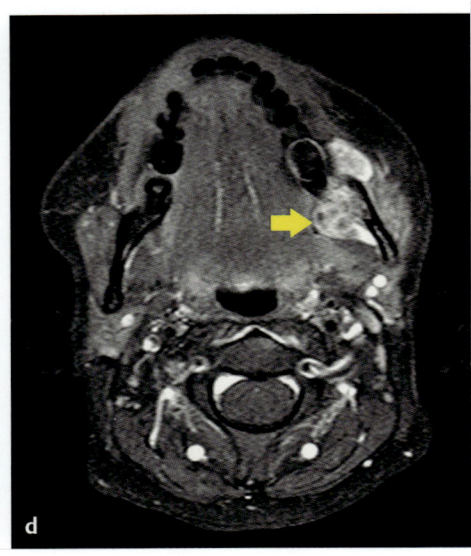

Abb. 10.61 Osteosarkom. 33-jährige Patientin mit chondroblastischem Osteosarkom im Unterkiefer links (**a–d**, gelbe Pfeile). Komplexe osteolytische Destruktion des linken R. mandibulae auf Höhe des Dens 37 mit Infiltration des Canalis alveolaris inferior. Kontrastmittelanreichernde Weichteilinfiltration des M. pterygoideus medialis, des M. buccalis und des M. masseter. Auch eine aggressive Periostreaktion wird im CT festgestellt (**b**, roter Pfeil).
a Axiale native CT-Aufnahme des Schädels.
b Axiale native CT-Aufnahme des Schädels kaudal zu **a**.
c Axiale T2w MRT-Aufnahme des Halses.
d Axiale T1w MRT-Aufnahme des Halses mit Kontrastmittel.

Differenzialdiagnose

Differenzialdiagnosen

Radiologische Differenzialdiagnosen des Osteosarkoms können die Osteomyelitis, das Ewing-Sarkom, das Chondrosarkom, das Fibrosarkom, Metastasen und auch benigne Tumoren wie das ossifizierende Fibrom und die fibröse Dysplasie umfassen.

Chondrosarkom

Kernaussagen

Die 5-Jahres-Überlebensrate von Chondrosarkomen beträgt nur ungefähr 50 %.

Definition

Das Chondrosarkom ist ein maligner Tumor, der sich aus neoplastischen Knorpelzellen zusammensetzt.

Pathophysiologie und Ätiologie

Die Entstehung des primären Chondrosarkoms, das ca. ⅔ aller Fälle ausmacht, ist ungeklärt. Sekundäre Chondrosarkome entwickeln sich aus einer benignen Primärläsion, meistens einem Enchondrom oder Osteochondrom.

10.4 Spezifische Befunde

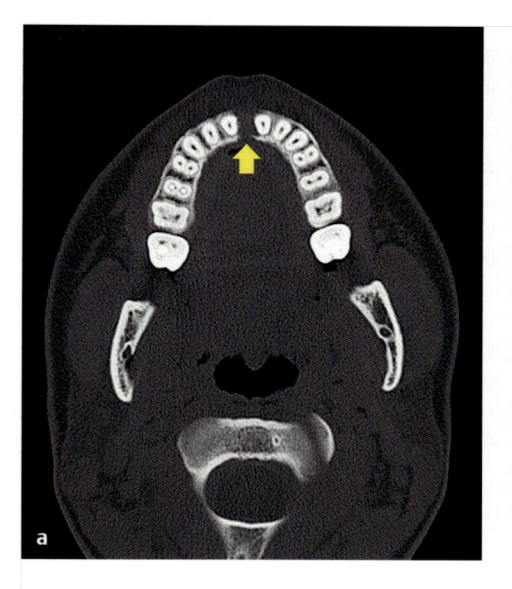

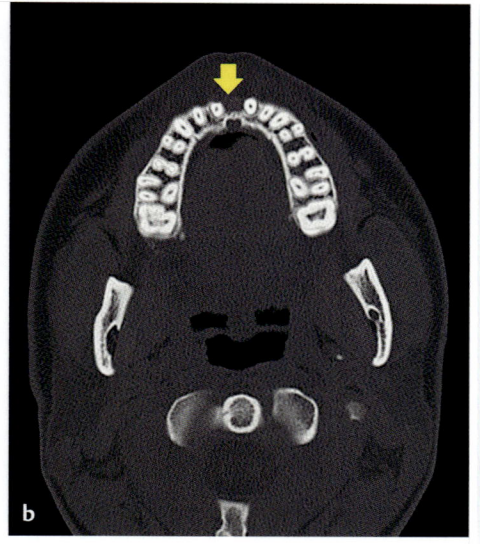

Abb. 10.62 Osteosarkom. Patient mit histologisch gesichertem Osteosarkom im Oberkiefer. Es zeigt sich im Bereich des medialen Oberkiefers zwischen den Dentes Regio 11 und 21 nach ventral das Heraustreten einer Weichteilformation (Pfeile). Diese reichert im MRT nach Kontrastmittelgabe deutlich Kontrastmittel an.
- **a** Axiale CT-Aufnahme.
- **b** Axiale CT-Aufnahme kranial zu **a**.
- **c** Axiale T2w MRT-Aufnahme.
- **d** Axiale T1w MRT-Aufnahme mit Kontrastmittel.

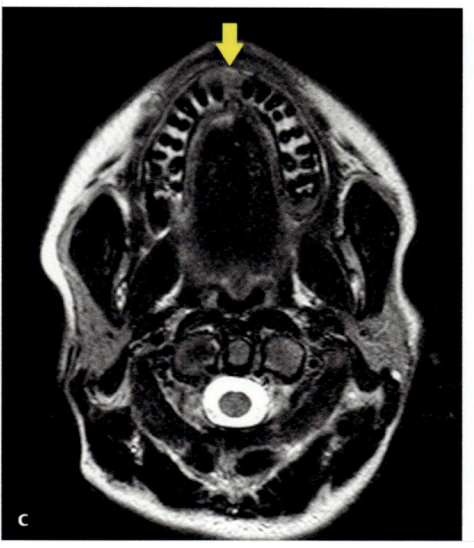

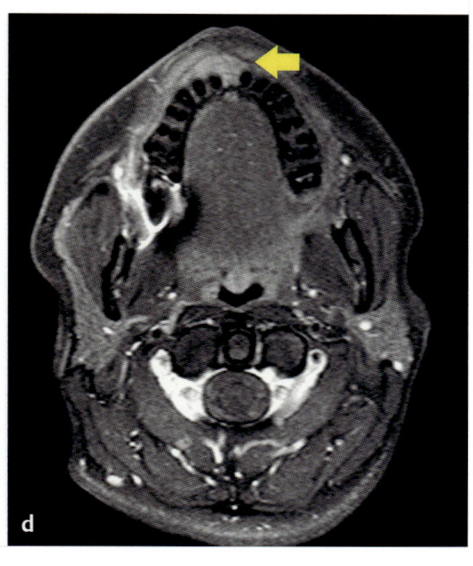

Demografie

Chondrosarkome machen etwa 20–25 % aller Sarkome aus, dabei sind etwa 10 % aller Chondrosarkome im Kieferbereich lokalisiert. Die Patienten erkranken meist zwischen dem 30. und 40. Lebensjahr, das Durchschnittsalter liegt bei 45 Jahren. Männer sind etwas häufiger betroffen als Frauen (im Verhältnis 1,15:1).

Klinik, Therapie und Prognose

Klinisch besteht meist eine langsam wachsende, schmerzlose Schwellung. Prädilektionsstellen sind die Molarenregion des Unterkiefers und die Kiefergelenksregion. Das Wachstum im Knochen ist infiltrativ und destruktiv, die Schleimhäute bleiben intakt. Zahnstellungsänderungen, Zahnlockerungen und das Auftreten von Wundheilungsstörungen nach Zahnextraktion sind typisch. Bei Auftreten im Seitenzahnbereich des Unterkiefers kann es zu Sensibilitätsausfällen im Ausbreitungsgebiet des N. mandibularis kommen, im Oberkiefer können Symptome wie Gesichtsasymmetrien oder eine Behinderung der Nasenatmung auftreten.

Die Therapie liegt in der radikalen Resektion weit im Gesunden. Rezidive sind häufig, die 5-Jahres-Überlebensrate beträgt ungefähr 50 %. In 10–30 % der Fälle bilden sich Fernmetastasen.

Bildgebung

Radiologisch präsentiert sich das Chondrosarkom in den meisten Fällen als unscharf begrenzte, polymorphe Osteolyse, die zu einer Expansion und Zerstörung der Kortikalis führt. Periphere Sklerosierungen sind selten. Kalzifikationen finden sich in 45–80 % der Fälle. Gelegentlich kann der Tumor einen lobulären Aufbau aufweisen und als multilokuläre Radioluzenz einem benignen Prozess ähneln. Die Läsionen können eine Weichteilkomponente aufweisen. In einigen Fällen treten milchglasartige Verdichtungen auf, gelegentlich sind sonnenstrahlartige Periostreaktionen beschrieben. Meist ist der Oberkiefer betroffen, der Unterkiefer seltener. Während der Tumor im Oberkiefer meist anterior lokalisiert ist, findet er sich im Unterkiefer vor allem in der Prämolaren-Molaren-Region sowie im Bereich der Symphyse, des Processus coronoideus oder des Processus condylaris. Als frühes Zeichen eines Chondrosarkoms kann im zahntragenden Kieferabschnitt eine symmetrische Verbreiterung des Periodontalspalts beobachtet werden. Die Lamina dura benachbarter Zähne wird aufgelöst, zusätzlich kann es zur Wurzelresorption oder Zahnverdrängung kommen. Im Oberkiefer können die Kieferhöhlenwände zerstört werden, im Unterkiefer der Mandibularkanal.

Mund, Kiefer und Gebiss

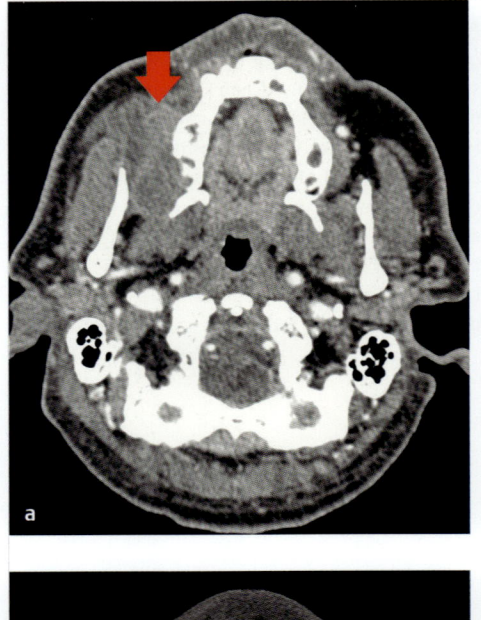

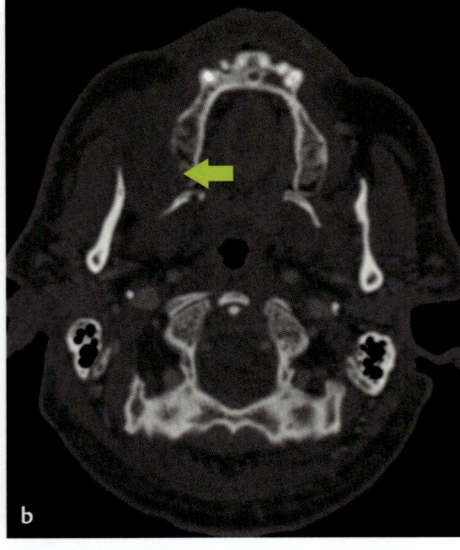

Abb. 10.63 Chondrosarkom. Patient mit histologisch gesichertem Chondrosarkom der rechten Maxilla (rote Pfeile). Es zeigt sich eine Raumforderung, ausgehend von der Maxilla rechtsseitig, die den Bukkinatorraum rechtsseitig sowie Teile des Mastikatorraums infiltriert. Die Raumforderung erstreckt sich nach kranial bis in die Fossa infratemporalis. Die laterale Wand sowie der Boden der Kieferhöhle sind tumorös infiltriert (grüner Pfeil).
- **a** Axiale CT-Aunahme im Weichteilfenster.
- **b** Axiale CT-Aufnahme im Knchenfenster.
- **c** Axiale native T 1w MRT-Aufnahme.
- **d** Axiale T 1w MRT-Aufnahme nach Kontrastmittelgabe.

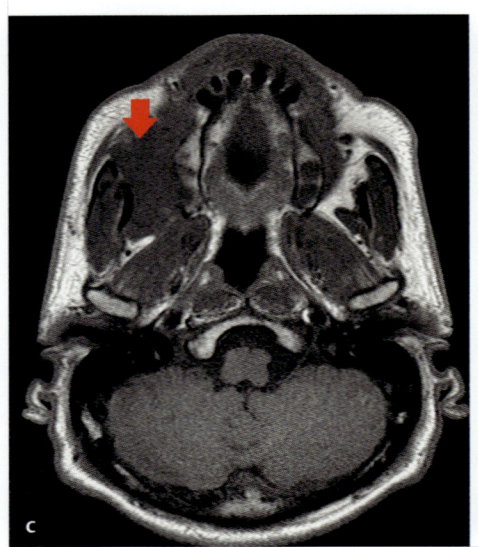

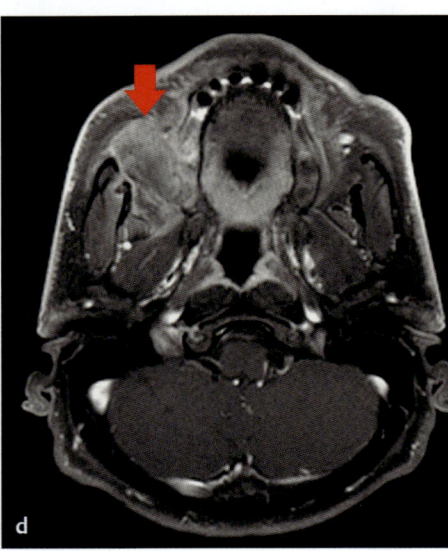

Die 3-D-Bildgebung mittels CT bzw. DVT liefert Informationen über das genaue Ausmaß der Läsion, ihre Knochendestruktion sowie die Beziehung zu anatomischen Nachbarstrukturen (z. B. Nasenhöhle, Kieferhöhle oder Mandibularkanal; ▶ Abb. 10.63 und ▶ Abb. 10.64). Darüber hinaus erleichtert sie die Operationsplanung.

Im MRT zeigen sich ein hypointenses bis intermediäres Signal in T 1w Sequenzen, ein hyperintenses Signal in T 2w Sequenzen und eine heterogene Kontrastmittelanreicherung in T 1w Sequenzen nach Kontrastmittelgabe. Falls Tumorkalzifikationen vorhanden sind, stellen sie sich in der T 1- und T 2-Wichtung hypointens dar.

Abb. 10.64 Chondrosarkom. In den CT-Aufnahmen des Patienten mit histologisch gesichertem Chondrosarkom (a–d, Pfeile) zeigen sich heterogen röntgendichte, teils weichgewebig spikulierte Raumforderungen links, ausgehend vom Kieferköpfchen und mit Durchbrechung der Kortikalis sowie Infiltration des umgebenden Weichgewebes. Ausfüllung des nahezu gesamten Mastikatorraums links durch die Raumforderung mit Verdrängung der Kaumuskulatur und der Glandula parotidea. Nach ventral reicht die Raumforderung bis an den Sinus maxillaris heran, mit Ausdünnung der dorsalen Begrenzung des Sinus. Eine dünne restliche Kortikalis verbleibt. Das Chondrosarkom zeigt im MRT (e, f, Pfeile) eine T 1w nativ hypointense, T 2w heterogen hyperintense, zentral teils T 2w hypointense und heterogen kontrastmittelanreichernde Raumforderung (g, h, gelbe Pfeile) mit zystischen Arealen (g, h, rote Pfeile), ausgehend vom R. mandibulae links im Mastikatorraum. Die Raumforderung medialseitig hat Ausdehnung bis an den Processus pterygoideus. Kranialseitig hat die Raumforderung einen breitbasigen Kontakt zum Os sphenoidale mit Beteiligung des Caput mandibulae. Die Raumforderung hat zudem einen breitbasigen Kontakt und zeigt die Verdrängung der Glandula parotis dorsalseitig.
- **a** Axiale CT-Aufnahme im Weichteilfenster.
- **b** Axiale CT-Aufnahme im Knochenfenster.
- **c** Koronare CT-Aufnahme im Weichteilfenster.
- **d** Koronare CT-Aufnahme im Knochenfenster.
- **e** Axiale native T 1w MRT-Aufnahme.
- **f** Axiale T 2w MRT-Aufnahme.
- **g** Axiale T 1w MRT-Aufnahme nach Kontrastmittelgabe.
- **h** Koronare T 1w MRT-Aufnahme nach Kontrastmittelgabe.

10.4 Spezifische Befunde

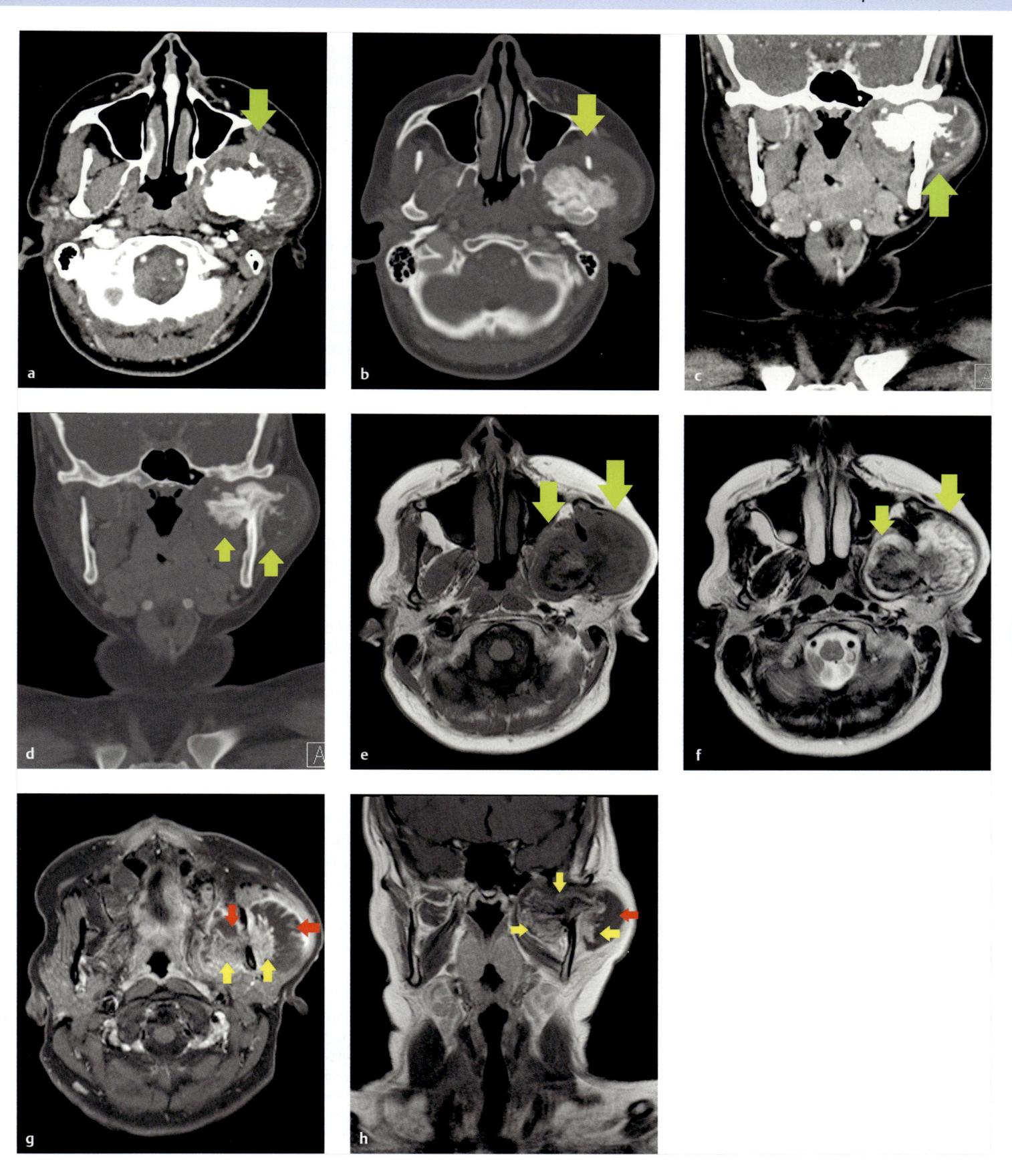

Differenzialdiagnose

> **Differenzialdiagnosen**
>
> Radiologische Differenzialdiagnosen des Chondrosarkoms umfassen das Osteosarkom, die fibröse Dysplasie, das Fibrosarkom, die Osteomyelitis sowie Metastasen.

Fibrosarkom

> **Kernaussagen**
>
> Eine vorausgegangene Strahlentherapie ist als wichtigste Noxe für die Entstehung eines Fibrosarkoms bekannt.

Definition

Das Fibrosarkom ist ein maligner, aus fibroblastischen Zellen bestehender Tumor, der durch die Bildung von Kollagenfasern gekennzeichnet ist.

Pathophysiologie und Ätiologie

Die Ursache ist weitestgehend ungeklärt. Wenn der Tumor in einem ansonsten normalen Knochen entsteht, spricht man von einem primären Fibrosarkom, im Falle einer vorbestehenden Knochenläsion von einem sekundären Fibrosarkom. Zu den prädisponierenden Läsionen gehören fibröse Dysplasie, Morbus Paget oder ein Riesenzelltumor; auch wird das Fibrosarkom scheinbar durch chronische Osteomyelitis oder Bestrahlung induziert. Eine vorausgegangene Strahlentherapie ist als wichtigste Noxe bekannt. Darüber hinaus wurden ameloblastische Fibrome und Myxome als primäre Kiefertumoren dokumentiert, die sich zu einem Fibrosarkom entwickeln können. Bezüglich des Ursprungs wird die zentrale (endostale) Form von der häufigeren peripheren (periostalen) Form unterschieden.

Demografie

Das Fibrosarkom macht etwa 5,7–8,0 % aller malignen Knochentumoren und weniger als 1 % aller Neubildungen im Kopf-Hals-Bereich aus. In etwa 8–16 % der Fälle kommt der Tumor im Gesichtsskelett vor. Es besteht eine gleichmäßige Altersverteilung zwischen dem 20. und 60. Lebensjahr; prinzipiell können alle Altersgruppen betroffen sein. Eine Geschlechterpräferenz wird nicht beobachtet.

Klinik, Therapie und Prognose

Der Unterkiefer ist weit häufiger betroffen als der Oberkiefer. Der Tumor ruft Knochenschmerzen, Schwellungen und Parästhesien hervor. Gelegentlich kann es zu Zahnlockerungen und Ulzerationen kommen, im Oberkiefer zur Behinderung der Nasenatmung und Bulbusverlagerung. Die Symptome bestehen häufig länger als 3 Monate, bevor es zur korrekten Diagnosestellung kommt. Pathologische Frakturen werden bei jedem 4. Patienten vor Diagnosestellung beobachtet.

Therapie der Wahl ist die chirurgische Resektion weit im Gesunden. Bei Metastasierung wird eine adjuvante bzw. neoadjuvante Chemo- oder Radiochemotherapie empfohlen. Abhängig von Tumorgröße, Differenzierungsgrad und Rezidivhäufigkeit liegt die 10-Jahres-Überlebensrate für Fibrosarkome im Gesichtsbereich zwischen 22 und 83 %.

Bildgebung

Radiologisch präsentiert sich das Fibrosarkom in den meisten Fällen als unregelmäßig geformte, unscharf begrenzte Osteolyse (▶ Abb. 10.65). Bei langsam wachsenden Läsionen lässt sich gelegentlich auch ein schärfer definierter Rand beobachten. Die Kompakta ist häufig ausgedünnt und die Kortikalis kann bei fortschreitendem Wachstum des Tumors durchbrochen sein. Die unscharfe Osteolyse kann ein mottenfraßähnliches Erscheinungsbild annehmen. Eine Weichteilinvasion findet sich in bis zu 86 % der Fälle. Bei Kortikalisdurchbruch kann darüber hinaus zudem ein extraossärer Weichteilanteil ausgebildet sein. Üblicherweise finden sich weder Periostreaktionen noch Verkalkungen. Bei Vorliegen einer Periostreaktion zeigen sich ein Codman-Dreieck oder sonnenstrahlartige Spikula. Insbesondere die fehlende Tumorverkalkung kann differenzialdiagnostisch die Abgrenzung von den häufigeren Osteo- und Chondrosarkomen erleichtern. Der Unterkiefer ist deutlich häufiger betroffen als der Oberkiefer. Im Unterkiefer befällt der Tumor bevorzugt die Prämolaren- und Molarenregion. In der sinunasalen Region tritt der Tumor vor allem im Bereich der Kieferhöhle auf. Regelmäßig kommt es zur Auflösung der Lamina dura sowie zur Erweiterung des Periodontalspalts. Während Wurzelresorptionen unüblich sind, finden sich häufig Zahnverdrängungen. Bei großen Osteolysen im bezahnten Kieferabschnitt können die Zähne durch die Auflösung der Alveolarfortsätze wie schwebend erscheinen. Größere Läsionen können darüber hinaus zu pathologischen Frakturen führen.

Die 3-D-Bildgebung mittels CT bzw. DVT liefert Informationen über das genaue Ausmaß der Läsion, ihre Knochendestruktion sowie die Beziehung zu anatomischen Nachbarstrukturen (z. B. Nasenhöhle, Kieferhöhle oder Mandibularkanal). Darüber hinaus erleichtert sie die Operationsplanung.

Die MRT eignet sich zum Nachweis der gut begrenzten parossalen Tumorweichteile. Es zeigen sich in T1w Sequenzen ein hypointenses bis intermediäres Signal, in T2w Sequenzen ein hypointenses Signal und eine heterogene Kontrastmittelanreicherung in T1w Sequenzen nach Kontrastmittelgabe.

Differenzialdiagnose

> **Differenzialdiagnosen**
>
> Radiologische Differenzialdiagnosen des Fibrosarkoms umfassen das Osteosarkom, das Chondrosarkom, das Ewing-Sarkom, das multiple Myelom sowie Metastasen.

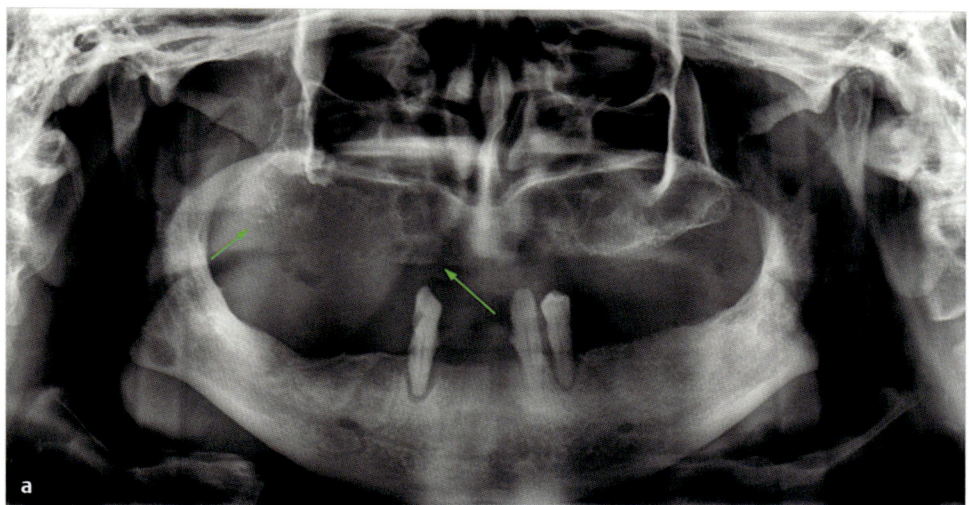

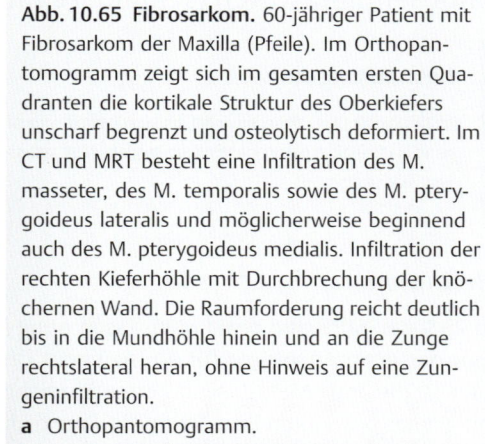

Abb. 10.65 Fibrosarkom. 60-jähriger Patient mit Fibrosarkom der Maxilla (Pfeile). Im Orthopantomogramm zeigt sich im gesamten ersten Quadranten die kortikale Struktur des Oberkiefers unscharf begrenzt und osteolytisch deformiert. Im CT und MRT besteht eine Infiltration des M. masseter, des M. temporalis sowie des M. pterygoideus lateralis und möglicherweise beginnend auch des M. pterygoideus medialis. Infiltration der rechten Kieferhöhle mit Durchbrechung der knöchernen Wand. Die Raumforderung reicht deutlich bis in die Mundhöhle hinein und an die Zunge rechtslateral heran, ohne Hinweis auf eine Zungeninfiltration.

a Orthopantomogramm.
b Axiale CT-Aufnahme mit Kontrastmittel.
c T1w MRT-Aufnahme
d T1w MRT-Aufnahme kranial zu c.
e Koronare T1w MRT-Aufnahme nach Kontrastmittelgabe.

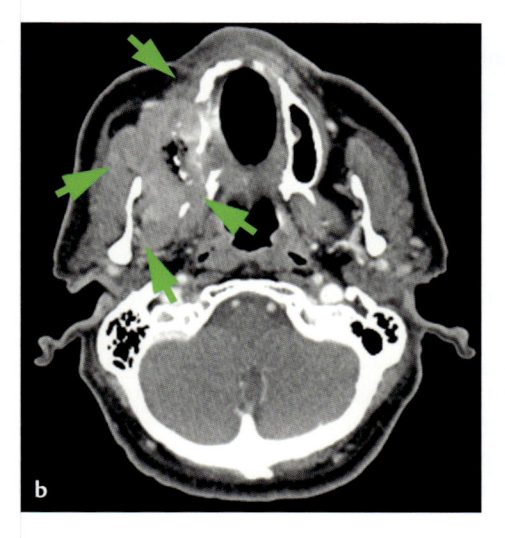

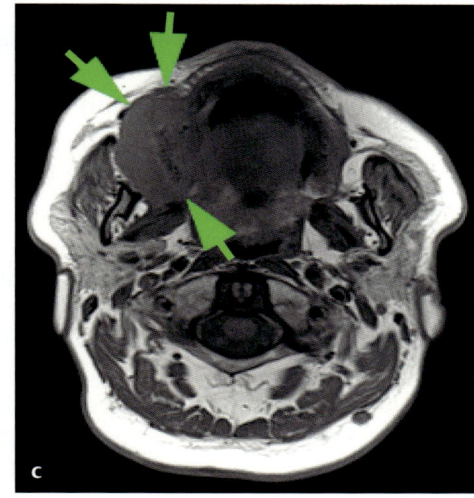

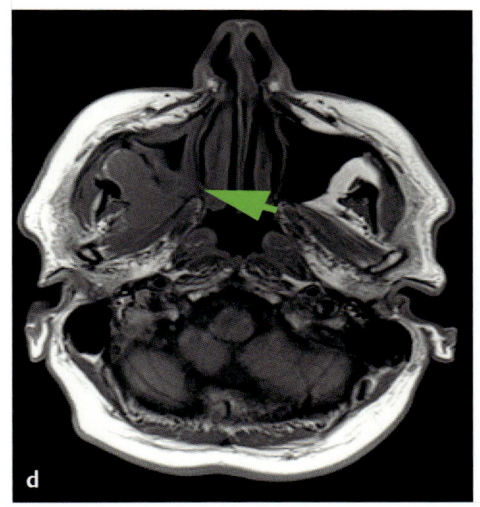

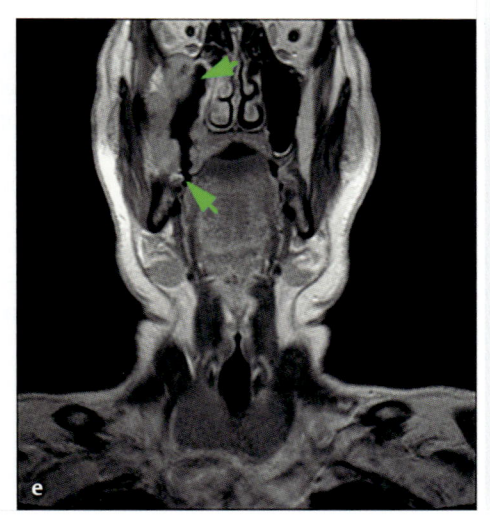

Knochenmetastasen (sekundäre Knochentumoren)

> **Kernaussagen**
>
> In den meisten Fällen handelt es sich bei den in die Kiefer metastasierenden Primärtumoren um Karzinome. Metastasen von Sarkomen treten nur selten auf.

Definition

In 23 % der Fälle sind orale Metastasen ohne bekannten Primärtumor das erste Anzeichen für ein malignes Geschehen. In 25 % der Fälle ist die orale Metastase das erste Anzeichen für die Metastasierung eines bekannten Primärtumors. Eine frühzeitige Diagnosestellung hat daher eine große klinische Relevanz. Es sollte insbesondere bei Vorkenntnis eines Primärtumors bei unklaren Läsionen im Bereich der Mundhöhle an eine Metastasierung gedacht werden. Die Metastasierung kann sowohl im Kieferknochen als auch in den Weichteilen wie befestigter Gingiva oder Zunge stattfinden. Die Kieferknochen sind doppelt so häufig betroffen wie die Weichteile.

Pathophysiologie und Ätiologie

Die Pathogenese der Metastasierung in den Kieferknochen ist komplex und nicht vollständig verstanden. Sie wird dabei sowohl von charakteristischen Merkmalen der involvierten Primärtumoren als auch von der Ortsantwort im Knochenmark bestimmt. Die ossäre Metastasierung erfolgt größtenteils auf hämatogenem Weg und bevorzugt an Stellen mit rotem Knochenmark. Die Hauptlokalisation der Primärtumoren ist geschlechtsabhängig: bei Frauen Mamma, Genitalorgane, Nieren und Gastrointestinaltrakt, bei Männern Lunge, Niere, Leber und Prostata.

Demografie

Metastasen im Kiefer machen nur etwa 1 % aller malignen Tumorerkrankungen der Mundhöhle aus und sind damit relativ selten. Die Patienten erkranken vor allem zwischen dem 5. und 7. Lebensjahrzehnt. Männer und Frauen sind bei ossären Metastasen des Kiefers etwa gleich häufig betroffen. Eine Kieferknochenmetastasierung im Kindesalter ist selten. Meistens handelt es sich bei den Primärtumoren um Neuroblastome, Sarkome (Osteosarkom, Ewing-Sarkom, Angiosarkom und Rhabdomyosarkom), Retinoblastome, Non-Hodgkin-Lymphome sowie Leukämie.

Klinik, Therapie und Prognose

Es sind sowohl symptomatische als auch asymptomatische Verlaufsformen möglich. Die Symptome sind häufig unspezifisch und erfordern eine gründliche Anamnesestellung mit sorgfältiger klinischer Untersuchung. Knochenmetastasen der Kiefer erstrecken sich häufig zusätzlich in die Gingiva und können einem entzündlichen oder benignen Prozess ähneln. Zudem kann eine vorangegangene Weichteilmetastase sekundär den Knochen infiltrieren.

Eine frühzeitige bioptische Sicherung ist bei Unklarheit notwendig für die schnelle Diagnostik und eine frühzeitige adäquate Therapie. Die Manifestation oraler Metastasen im fortgeschrittenen Tumorstadium ist prognostisch sehr ungünstig und häufig mit einer bereits disseminierten Metastasierung assoziiert. In den meisten Fällen erfolgt die Behandlung mittels einer chirurgischen Resektion, ggf. in Kombination mit einer Strahlentherapie und/oder Chemotherapie. Die palliative Therapie ist für gewöhnlich bei multipler Metastasierung indiziert. Die durchschnittliche Lebenserwartung wird mit 7 Monaten angegeben.

Bildgebung

Knochenmetastasen besitzen kein pathognomonisches Röntgenbild und können sich sehr variabel darstellen. Röntgenologisch wird zwischen osteolytischen, osteoplastischen und gemischt osteolytisch-osteoplastischen Metastasen unterschieden:

- **Osteolytische Metastasen:** In den meisten Fällen handelt es sich um rein osteolytische Metastasen, die sich als polymorphe, irreguläre, unscharf begrenzte Osteolysen ohne Randsklerose darstellen. Häufig finden sich kortikale Destruktionen, seltener auch Knochenexpansionen. Die Knochendestruktionen werden häufig als mottenfraßähnlich beschrieben.
- **Osteoplastische Metastasen:** Metastasen mit tumorinduzierter Knochenneubildung (osteoplastische Metastasen) treten in etwa 18 % der Fälle auf und finden sich insbesondere bei Prostata- und Mammakarzinomen. Sie präsentieren sich als Knochenverdichtung mit Verlust der normalen Knochenstruktur.
- **Osteolytisch-osteoplastische Metastasen:** Der Mischtyp bestehend aus osteolytischen Arealen und osteoplastischen Herden zeigt ein fleckförmiges Bild und kommt nur selten vor. Er tritt insbesondere bei Mamma- oder Prostatakarzinomen auf. In solchen Fällen kann eine fibroossäre Läsion vorgetäuscht werden. Bei Metastasen des Prostatakarzinoms können gelegentlich periostale Reaktionen beobachtet werden.

über das Niveau der umgebenden Schleimhaut hinaus und verrukös wachsende) von einer endophytischen (nach innen und ulzerös wachsenden) Form unterschieden werden. Der Verhornungsgrad entscheidet über das Erscheinungsbild des Tumors: Bei geringem Verhornungsgrad erscheint er rötlich, leicht blutend und weich, während stärker verhornende Tumoren von derber, harter Konsistenz sind und eine narbenartige Struktur aufweisen. Bei fortgeschrittenen Tumoren kommt es häufig zu einer Infiltration des umgebenden Gewebes mit tiefen Kratern und Nekrosen im Zentrum. Das Staging wird entsprechend der TNM-Klassifikation durchgeführt.

Die Therapie liegt in der radikalen chirurgischen Entfernung in Verbindung mit Radiotherapie und adjuvanter Chemotherapie. Die Tumorgröße, der Lymphknotenstatus und die Tumorinfiltrationstiefe bestimmen die Prognose.

Bildgebung

Radiologisch kann sich das Mundschleimhautkarzinom mit Knochenbeteiligung in Abhängigkeit von der Wachstumsgeschwindigkeit in 2 Formen darstellen: entweder als relativ scharf begrenzte, schüssel- oder girlandenförmige Osteolyse oder, häufiger, als eher unscharf begrenzte und invasivere mottenfraßähnliche Lyse. Die Osteolyse hat ihren Ursprung an der Oberfläche und wächst in die Tiefe. Periostale Reaktionen werden üblicherweise nicht beobachtet. In folgenden Lokalisationen kommen Plattenepithelkarzinome vor:

- **Lippen:** Plattenepithelkarzinome der Lippe (meist im Bereich der Unterlippe) machen ungefähr 40 % aller Mundhöhlenkarzinome aus. Die knöcherne Tumorausdehnung erfolgt typischerweise im Bereich der bukkalen Alveolarfortsätze des Ober- und Unterkiefers.
- **Zunge:** Weitere Prädilektionsstellen sind die laterale und ventrale Oberfläche der Zunge. Bei Befall des lateralen Zungenrands ist der posteriore linguale Unterkiefer eine Prädilektionsstelle für die Knocheninfiltration durch den Tumor.
- **Anteriorer Unterkiefer:** Mundbodenkarzinome zeigen eine bevorzugte Beteiligung des anterioren Unterkiefers.
- **Retromolares Dreieck:** Plattenepithelkarzinome des retromolaren Dreiecks sind zwar insgesamt selten (5–12 % der Mundhöhlenkarzinome), zeichnen sich jedoch durch ein besonders aggressives Verhalten mit früher knöcherner Tumorausdehnung in den Alveolarkamm des Unterkiefers aus.
- **Alveolarkamm und Gingiva:** Plattenepithelkarzinome des Alveolarkamms bzw. der Gingiva machen weniger als 10 % aller Fälle aus und betreffen überwiegend den (oft posterioren) Unterkiefer. Sie zeigen aufgrund ihrer anatomischen Nähe zum Alveolarkamm bereits früh eine Knocheninvasion und werden regelmäßig als Parodontitis missinterpretiert.

Zähne in der Nachbarschaft des Tumors zeigen eine Auflösung der Lamina dura und eine Verbreiterung des Periodontalspalts. Wurzelresorptionen können vorkommen, sind jedoch im Regelfall nicht tief ausgebildet. Bei großflächiger Lyse im bezahnten Gebiss kommt es infolge der Alveolenauflösung zur Zahnlockerung. Die betroffenen Zähne scheinen in der Läsion zu „schwimmen" und können verdrängt werden. Im Unterkiefer kann es zur Zerstörung des Mandibularkanals und so klinisch zu Parästhesien kommen. Im Oberkiefer kann die Grenzlamelle zum Sinus maxillaris durchbrochen sein. Im eher seltenen Fall einer Ausdehnung des Tumors entlang der neurovaskulären Strukturen kann es zur Aufweitung des Mandibularkanals und des Foramen mentale kommen. Bei fortgeschrittener Destruktion des Unterkiefers können pathologische Frakturen auftreten. Die Frakturränder zeichnen sich häufig durch zugespitzte, verdünnte Knochenenden mit Verschiebungen der Segmente und einer angrenzenden Weichteilmasse aus.

Die bevorzugte Modalität bei der Tumordiagnostik ist die CT. Sie erlaubt die Beurteilung der Knocheninfiltration und bei Kontrastmittelgabe zusätzlich die ausreichende Beurteilung der Weichteile (▶ Abb. 10.68 und ▶ Abb. 10.69).

Die DVT weist zwar eine hohe Sensitivität in der Beurteilung der Knocheninfiltration auf, macht jedoch aufgrund des geringen Weichteilkontrasts eine zusätzliche Bildgebung z. B. mittels MRT notwendig. Darüber hinaus lassen sich mit ihr möglicherweise vorhandene Lymphknotenmetastasen nicht erkennen. Daher wird die DVT in der Praxis nur in Ausnahmefällen eingesetzt.

Die MRT erlaubt die beste Darstellung einer Knochenmarksinfiltration sowie der Tumorausdehnung in den benachbarten Weichteilstrukturen. Typische Signalintensitäten in den verschiedenen Sequenzen:
- **T1w:** muskelisointenses Signal,
- **T2w:** hyperintenses Signal,
- **T1w nach Kontrastmittelgabe:** Kontrastmittelanreicherung.

Differenzialdiagnose

> ⚠️ **Differenzialdiagnosen**
>
> Radiologische Differenzialdiagnosen des Mundschleimhautkarzinoms mit Knocheninfiltration umfassen Osteoradionekrose, Osteomyelitis, Metastasen, Parodontitis, multiples Myelom, Fibrosarkom und primäres intraossäres Kieferkarzinom.

Mund, Kiefer und Gebiss

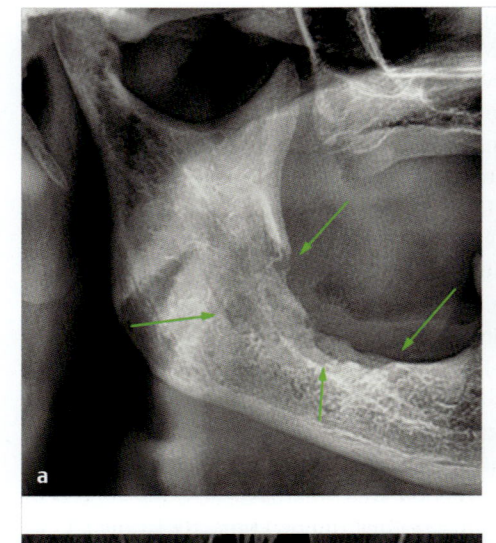

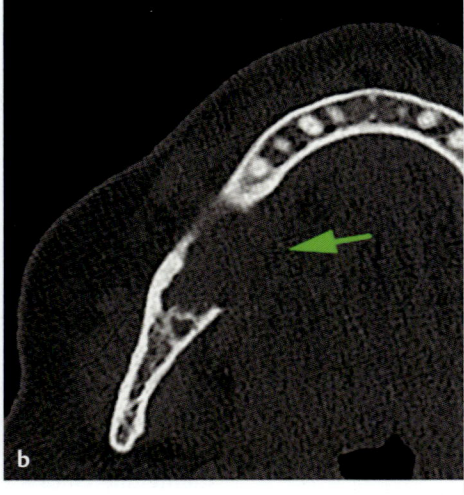

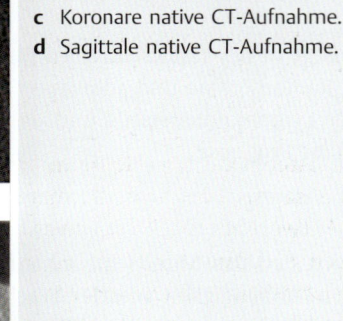

Abb. 10.68 Plattenepithelkarzinom. 82-jährige Patientin mit inhomogener, erosiver Läsion des rechten Unterkiefers im Sinne eines Plattenepithelkarzinoms (Pfeile). Lytisch destruierter Corpus mandibulae, von distal des Dens 36 bis in den Angulus mandibulae reichend. Einbruch in den knöchernen, teils erweiterten Nervenkanal, imponierend, fraglich perinervales Wachstum.
- **a** Orthopantomogrammausschnitt.
- **b** Axiale native CT-Aufnahme.
- **c** Koronare native CT-Aufnahme.
- **d** Sagittale native CT-Aufnahme.

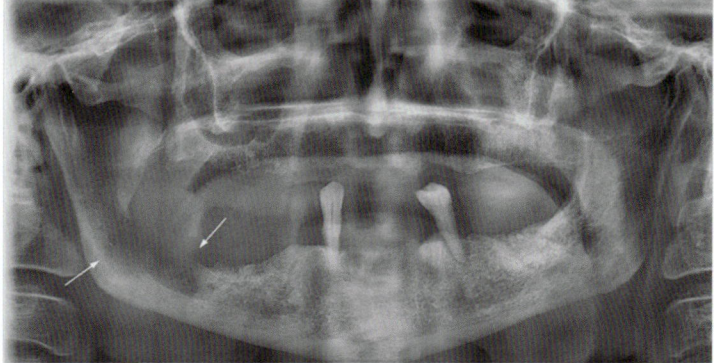

Abb. 10.69 Plattenepithelkarzinom. Orthopantomogramm eines 84-jährigen Patienten mit Plattenepithelkarzinom des rechten Unterkiefers (Pfeile). Im 4. Quadranten inhomogene kortikale Begrenzung mit ossären Defekten. Nebenbefundlich periapikale Osteolysen der verbliebenen Dentes von Regio 33 und 42 sowie eine Alveolarkammatrophie im Bereich der zahnlosen Kieferregionen.

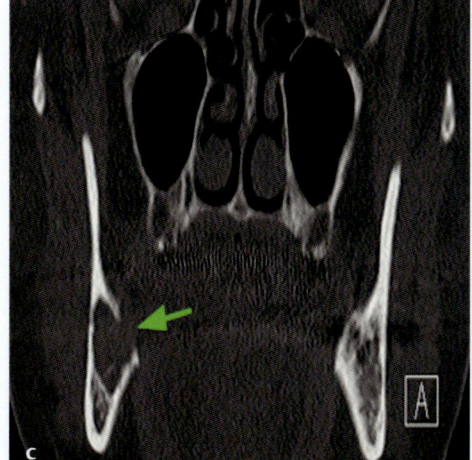

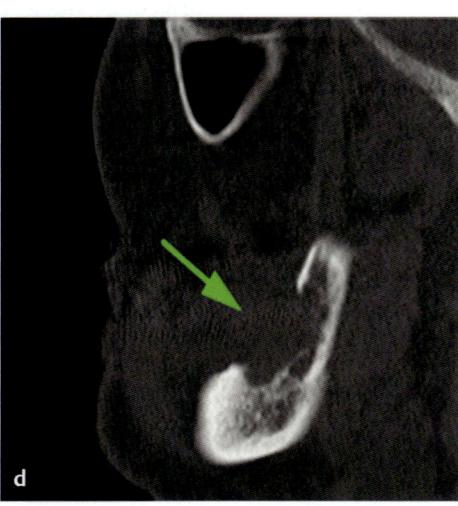

10.4.7 Weitere Erkrankungen der Kieferknochen

Morbus Paget (Ostitis deformans)

> **Kernaussagen**
>
> Der Morbus Paget ist eine mono- oder polyostotische, progrediente Knochenerkrankung.

Definition

Der Morbus Paget ist durch einen lokal erhöhten, schnellen und unkontrollierten Knochenumbau charakterisiert. Als Folge der Erkrankung kommt es zur Bildung hypervaskularisierter Knochen mit verminderter mechanischer Stabilität und Entstehung von Deformitäten.

Pathophysiologie und Ätiologie

Die Ursache der Erkrankung ist nicht bekannt; aufgrund des Nachweises von Paramyxoviren in Osteoklasten und Osteoblasten geht man von einer viralen Genese aus. Zusätzlich scheinen genetische Veränderungen im Sinne von Genmutationen eine Rolle zu spielen. Die positive Familienanamnese in 15–30 % der Fälle weist darüber hinaus auf eine genetische Komponente hin. Die Erkrankung lässt sich in das initiale osteolytische Stadium, das gemischt osteoklastisch-osteoblastische Stadium und das finale osteosklerotische Stadium einteilen:

- **Osteolytisches Stadium:** In diesem Stadium kommt es zum beschleunigten Knochenabbau durch Osteoklasten, die sowohl in Anzahl als auch Aktivität pathologisch verändert sind und als „Riesenosteoklasten" bezeichnet werden.
- **Osteoklastisch-osteoblastisches Stadium:** Im 2. Stadium zeigt sich eine kompensatorische Knochenformationsaktivität der Osteoblasten als Antwort auf den Knochenverlust.
- **Osteosklerotisches Stadium:** Das 3. Stadium ist durch die Bildung eines hypervaskularisierten Knochens gekennzeichnet, der schlecht mineralisiert ist und eine extensive Sklerosierung aufweist. Durch die Beteiligung von Spongiosa und Kortikalis ist eine Differenzierung im fortgeschrittenen Stadium nicht mehr möglich.

Demografie

Da nur etwa 10 % aller radiologisch festgestellten Fälle mit Morbus Paget Beschwerden im Sinne lokaler Schmerzen entwickeln, ist die Dunkelziffer nicht diagnostizierter Fälle hoch und sichere Angaben hinsichtlich der Häufigkeit sind schwierig. Untersuchungen zur Epidemiologie der Erkrankung basieren häufig auf systematischen Auswertungen von Röntgenbildern (meist Beckenübersichtsaufnahmen oder Urogrammen).

Die Knochenerkrankung manifestiert sich meist erst nach dem 40. Lebensjahr mit einer altersabhängigen Zunahme der Prävalenz. Regional existieren große Häufigkeitsunterschiede. So gibt es besonders in Westeuropa (vor allem Großbritannien), Australien und Nordamerika hohe Erkrankungsraten. In Skandinavien, Südeuropa und Osteuropa kommt es selten, in Afrika und Asien sehr selten zu Erkrankungen. Ursächlich könnte die bereits erwähnte genetische Komponente sein.

Die Prävalenz in der britischen Bevölkerung mit einem Alter über 55 Jahren beträgt 5,4 %, in Deutschland wird sie für die über 50-Jährigen mit 1–2 % angegeben. Bei Patienten jenseits des 50. Lebensjahrs verdoppelt sich die Prävalenz etwa in jeder Lebensdekade, in Deutschland wird sie bei über 70-Jährigen mit etwa 10 % beziffert. In mehreren epidemiologischen Studien konnte festgestellt werden, dass die Inzidenz und Prävalenz der Erkrankung in den letzten 3 Jahrzehnten deutlich abgenommen haben. Die Ursachen sind nicht bekannt, dafür verantwortlich könnten Umwelteinflüsse wie z. B. der Rückgang der Masern sein. Die Erkrankung weist eine Geschlechtspräferenz für Männer auf: Männer und Frauen sind im Verhältnis 3:2 betroffen.

Klinik, Therapie und Prognose

Klinisch manifestiert sich die Erkrankung abhängig von der Lokalisation durch Knochen-, Gelenk- und Muskelschmerzen, Deformitäten und Überwärmung (bedingt durch die Bildung neuer Blutgefäße). Infolge des gesteigerten Blutflusses durch den hypervaskularisierten Knochen kann es zusätzlich zu einer kardiovaskulären Volumenbelastung kommen. Weitere mögliche Komplikationen beinhalten pathologische Frakturen, die Ausbildung einer sekundären Arthrose und bei Schädelbefall eine Hirnnervenkompression. Am häufigsten sind das Becken und das Kreuzbein befallen, am zweit- und dritthäufigsten Lendenwirbelsäule und Oberschenkelknochen. Bei Befall der Schädelkalotte kommt es typischerweise zu einer Vergrößerung, die bei bilateralem Befall optisch an einen Löwenkopf erinnert (Leontiasis ossea). Die Kiefer sind in einigen Fällen befallen, der Oberkiefer ist etwa doppelt so häufig betroffen wie der Unterkiefer. Bei Kieferbefall kommt es zu symmetrischen Verbreiterungen des Processus alveolaris, die manchmal von Schmerzen begleitet werden können. Durch die Verbreiterung der Kiefer vergrößert sich der Abstand zwischen den Zähnen bei bezahnten Patienten, unbezahnte Patienten klagen über nicht mehr passende Prothesen. Typischerweise lösen sich bei Kieferbefall die Laminae durae der Kiefer auf und Hyperzementosen treten gehäuft auf. Im Oberkiefer kann es zusätzlich zu einer Abflachung des Gaumens und einer Einengung der Kieferhöhlen kommen.

Die Therapie des Morbus Paget soll in erster Linie eine Schmerzlinderung erzielen und die gesteigerte Osteoklastenaktivität senken. Bei einigen Patienten erfolgt die Therapie rein symptomatisch mittels Analgetika wie Paracetamol und nicht steroidalen Antiphlogistika. Zusätzlich kann bei Bedarf eine antiresorptive Therapie mit Bisphosphonaten durchgeführt werden. In seltenen Fällen wird stattdessen Kalzitonin verwendet. Operative Therapien sind vor allem bei pathologischen Frakturen, sekundären Arthrosen und entstellenden Gesichtsdeformierungen indiziert. Im Kieferbereich können zusätzlich ästhetisch oder prothetisch störende Auftreibungen chirurgisch abgetragen werden. Der Krankheitsverlauf und damit die Prognose sind variabel, in weniger als der Hälfte der Fälle besteht eine Therapieindikation. In seltenen Fällen (weniger als 1 %) kann es zur malignen Entartung von Paget-Knochen kommen. Dabei handelt es sich histologisch meist um ein Osteosarkom. Klinisch kommt es zu einer Zunahme der Beschwerden durch plötzlich und schnell progrediente Osteolysen.

Bildgebung

Röntgenologisch variiert das Erscheinungsbild je nach Entwicklungsgrad und Menge der Knochenmatrix innerhalb der Läsion. Das röntgenologische Erscheinungsbild ist in den frühen Stadien für Röntgenstrahlen durchlässiger und gut definiert (eine dünne Kortikalis mit gut definierten Grenzen und Mattglaserscheinung) und wird mit fortschreitender Krankheit gesprenkelt und undurchlässiger für Röntgenstrahlen.

Die Läsionen können anhand der Dichtemerkmale auf CT-Bildern als sklerotisch, zystisch oder gemischt befundet werden.

In der MRT erscheinen die Läsionen in der Regel homogen hypo- bis isointens in T1w und hypointens in T2w Bildern, mit einer gewissen Verstärkung auf T1w Bildern nach Kontrastmittelgabe.

Differenzialdiagnose

> **Differenzialdiagnosen**
>
> Differenzialdiagnosen der ersten Phase (vorwiegend Osteolysen) umfassen Hyperparathyreoidismus, Marmorknochenkrankheit und multiples Myelom. Zu den Differenzialdiagnosen der 2. Phase (lytisch-sklerotisches Mischbild) zählen die fibröse Dysplasie, die chronische Osteomyelitis, das Osteosarkom, osteoplastische Metastasen und das ossifizierende Fibrom. Die Differenzialdiagnose der 3. Phase (vorwiegend Sklerosierungen) ist die floride zementoossäre Dysplasie.

Fibröse Dysplasie (Morbus Jaffé-Lichtenstein)

> **Kernaussagen**
>
> Die fibröse Dysplasie ist eine benigne Fehlbildung des knochenbildenden Mesenchyms.

Definition

Bei der fibrösen Dysplasie wird der gewöhnliche Knochen durch unreifen und mangelhaft ausgebildeten Knochen und Bindegewebe ersetzt. Ist nur ein Knochen betroffen, spricht man von der „monostotischen Form", bei Beteiligung mehrerer Knochen von der „polyostotischen Form". Das zeitgleiche Auftreten von endokrinen Störungen mit der polyostotischen fibrösen Dysplasie wird als „McCune-Albright-Syndrom" bezeichnet.

Pathophysiologie und Ätiologie

Das auslösende Ereignis ist eine somatische Mutation des GNAS 1-Gens auf Chromosom 20. Die Mutation des signaltransduzierenden Zellmembranproteins führt zur Proliferation fibrösen Gewebes, das unreife Faserknochenbälkchen enthält und eine Auftreibung und Instabilität der betroffenen Skelettanteile hervorruft.

Demografie

Die fibröse Dysplasie macht einen Anteil von etwa 7 % aller benignen Knochentumoren aus. Die Prävalenz liegt bei etwa 1:30 000. Durch die Symptomarmut bleibt die Erkrankung häufig unentdeckt oder wird durch Zufall entdeckt. Die monostotische Form, die meist in der 2.–4. Lebensdekade entdeckt wird, kommt etwa acht- bis zehnmal so häufig vor wie die polyostotische Form, die meist während des ersten Lebensjahrzehnts diagnostiziert wird. Das weibliche Geschlecht ist bevorzugt betroffen (im Verhältnis 1,4:1).

Klinik, Therapie und Prognose

Während die polyostotische Form der fibrösen Dysplasie primär die unteren Extremitäten befällt, kann die monostotische Form jeden Knochen befallen. In 11 % der Fälle ist der Gesichtsschädel betroffen, dort häufiger der Oberkiefer als der Unterkiefer. Die erkrankten Patienten weisen oft eine schmerzlose Schwellung auf, die eine Asymmetrie des Gesichts verursachen kann. In einigen Fällen wurden Zahnfehlstellungen und Malokklusion beobachtet. Zusätzlich können Auftreibungen des Alveolarfortsatzes beobachtet werden.

Aufgrund des selbstlimitierenden Wachstums der Läsion sollte die Therapie bis zum Abschluss des Skelettwachstums primär observierend sein. Anschließend können konturverbessernde Maßnahmen zum Einsatz kommen. Maligne Transformationen sind sehr selten, es werden jedoch langfristige klinische und radiologische Nachkontrollen empfohlen.

Bildgebung

Röntgenologisch variiert das Erscheinungsbild je nach Entwicklungsgrad und Menge der Knochenmatrix innerhalb der Läsion (▶ Abb. 10.70). Das röntgenologische Erscheinungsbild ist in den frühen Stadien für Röntgenstrahlen durchlässiger und gut definiert und wird mit fortschreitender Krankheit gesprenkelt und undurchlässiger für Röntgenstrahlung.

Die Läsionen können anhand der Dichtemerkmale auf CT-Bildern als sklerotisch, zystisch oder gemischt befundet werden.

In der MRT erscheinen die Läsionen in der Regel homogen hypo- bis isointens in T1w und hypointens in T2w Bildern, mit einer gewissen Verstärkung auf T1w Bildern nach Kontrastmittelgabe.

Differenzialdiagnose

> **Differenzialdiagnosen**
>
> Radiologische Differenzialdiagnosen der fibrösen Dysplasie umfassen den Morbus Paget, den Hyperparathyreoidismus, die chronische Osteomyelitis, das zentrale Riesenzellgranulom, das ossifizierende Fibrom und das Osteosarkom.

Cherubismus

> **Kernaussagen**
>
> Der Cherubismus geht mit einer Vergrößerung des Unter- und Oberkiefers einher, die die typische Pausbäckigkeit verursacht.

Definition

Der Cherubismus ist eine benigne, fibroossäre Kiefererkrankung, die zu einer Vergrößerung des Unter- und Oberkiefers mit typischer Pausbäckigkeit führt.

Pathophysiologie und Ätiologie

Ursächlich sind Mutationen des SH3BP2-Gens. Diese werden meist autosomal-dominant vererbt, können jedoch auch Neumutationen sein. Durch den Gendefekt kommt es zur Aktivierung von B-Zellen und Osteoklasten, die als Folge eine aggressive Knochenresorption mit expansivem Wachstum von fibrösem Gewebe bewirken.

Demografie

In der Literatur wurden weltweit bisher lediglich 300 Fälle beschrieben. Bei der Geburt sind die betroffenen Kinder symptomfrei und entwickeln im Regelfall ab dem 2.–7. Lebensjahr Symptome. Jungen und Mädchen sind gleich häufig betroffen.

Klinik, Therapie und Prognose

Klinisch zeigt sich die Erkrankung als schmerzlose und symmetrische Auftreibung der Unterkieferwinkel. Zusätzlich kann es bei Mitbeteiligung des Oberkiefers (in zwischen 20 und 60 % der Fälle) zu einer kranialen Verlagerung des Orbitabodens mit himmelwärts gerichtetem Blick und Auftreibung der Oberkieferknochen kommen. Form- und Stellungsanomalien der Zähne sind typisch, Keimverlagerungen und Wurzelresorptionen häufig. Auch Nichtanlagen der 2. und 3. Molaren kommen gehäuft vor.

Rückbildungen der Gesichtsschwellungen erfolgen weitestgehend bis nach Abschluss der Pubertät, eine Therapie der Erkrankung ist in vielen Fällen nicht notwendig. Nach Ende der Pubertät können anschließend eine Kürettage, eine modellierende Abtragung und/oder eine kieferorthopädische Behandlung vorgenommen werden.

10.4 Spezifische Befunde

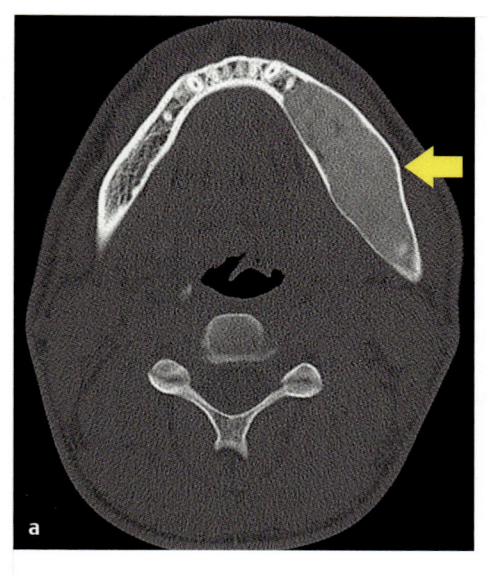

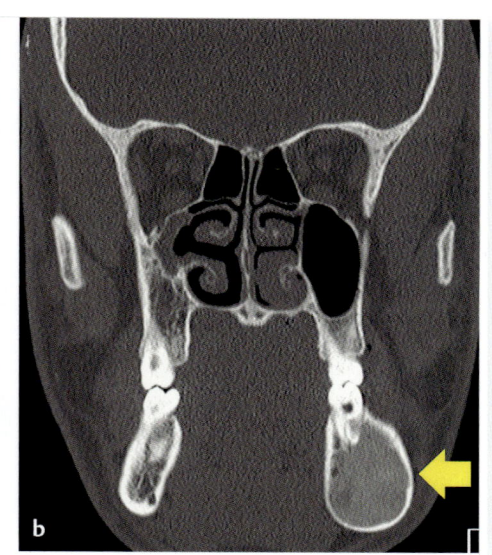

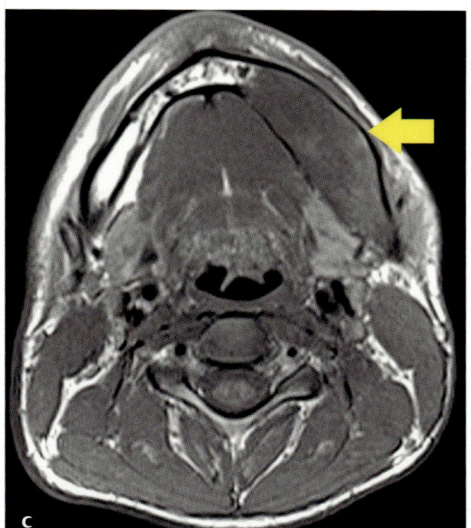

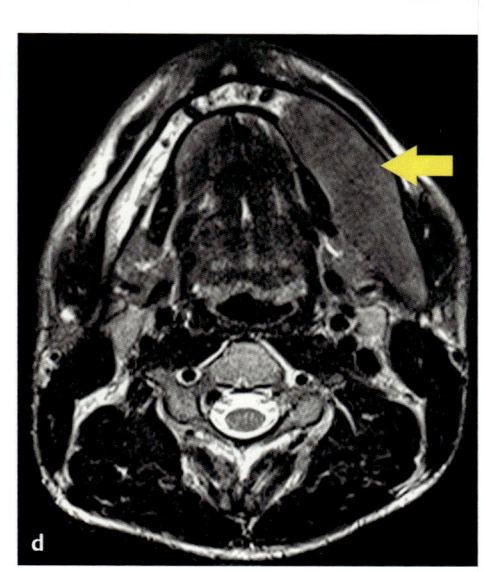

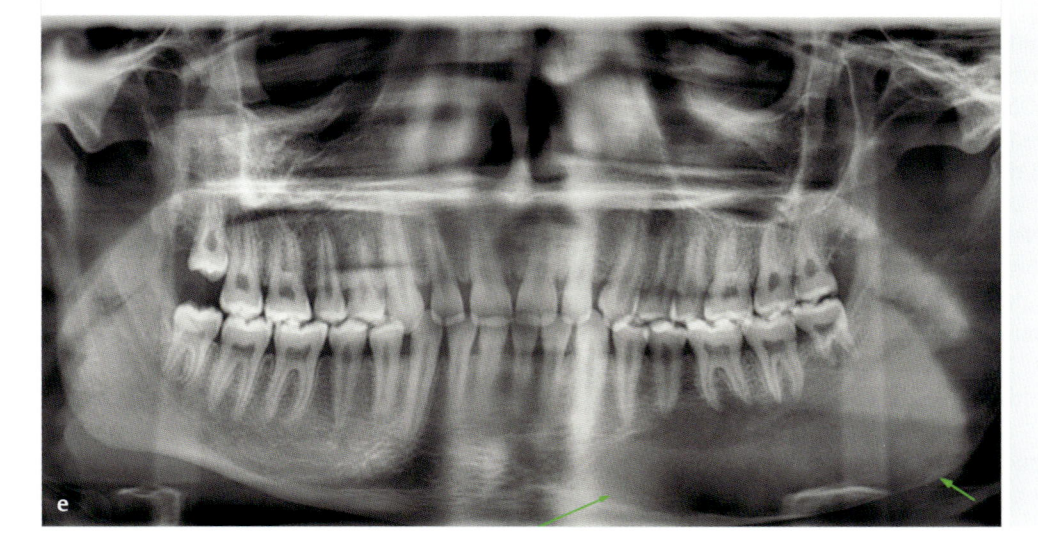

Abb. 10.70 Fibröse Dysplasie. 17-jähriger Patient mit fibröser Dysplasie. Im CT stellt sich der Unterkiefer links (**a**, **b**, Pfeile) versus rechts asymmetrisch dar. Es zeigt sich eine ausgeprägte Raumforderung im R. mandibulae links mit Verlegung der Knochenlamellen. Im MRT zeigt die Läsion sowohl in der T 1w Sequenz als auch in der T 2w Sequenz ein hypointenses Signalverhalten (**c**, **d**, Pfeile). Nach Kontrastmittelgabe (nicht gezeigt) reichert die Läsion inhomogen kräftig Kontrastmittel an. Im Orthopantomogramm stellt sich ein zentral dichter Inhalt dar (**e**, Pfeile), und die Kortikalis ist partiell aufgelöst. Die Wurzeln der Zähne 34–38 werden von der Läsion umschlossen.
a Axiale CT-Aufnahme.
b Koronare CT-Aufnahme.
c T 1w MRT-Aufnahme.
d T 2w MRT-Aufnahme.
e Orthopantomogramm.

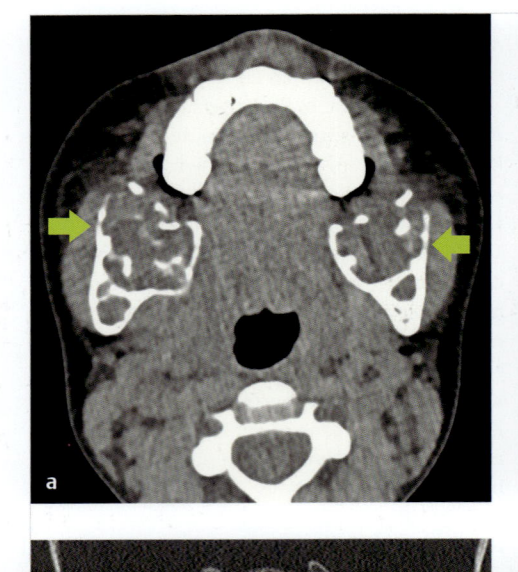

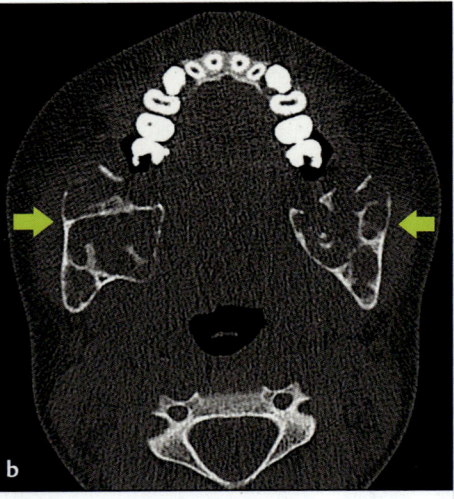

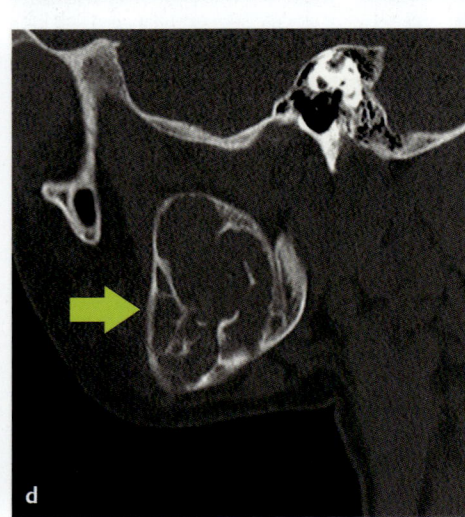

Abb. 10.71 Cherubismus. Patient mit Verdacht auf Cherubismus (Pfeile). Es zeigt sich eine teils septierte Zyste im Bereich des Angulus mandibularis beidseits, mit deutlicher Ausdünnung der angrenzenden Knochenlamelle. Die Differenzialdiagnose kann (weniger wahrscheinlich) eine bilaterale aneurysmatische Knochenzyste oder einen bilateralen odontogenen keratozystischen Tumor umfassen.
a Axiale CT-Aufnahme im Weichteilfenster.
b Axiale CT-Aufnahme im Knochenfenster.
c Koronare CT-Aufnahme im Knochenfenster.
d Sagittale CT-Aufnahme im Knochenfenster.

Bildgebung

Röntgenologisch ist Cherubismus durch strahlendurchlässige, multilokuläre Läsionen gekennzeichnet, die durch kortikalen Knochen begrenzt und bilateral im Unter- und/oder Oberkiefer verteilt sind (▶ Abb. 10.71 und ▶ Abb. 10.72). Knochenveränderungen beginnen normalerweise im Bereich des Winkels und des aufsteigenden Astes des Unterkiefers und setzen sich bis zum Unterkieferkörper und zum Processus coronoideus fort. Im Oberkiefer beginnt der Prozess im Bereich des Tuber maxillae. Die Zähne können verschoben oder impaktiert sein. Auch eine Verschiebung des Mandibularkanals kann auftreten. Die Läsionen des Cherubismus werden nach ihrem Ausmaß eingeteilt:

- **Grad I:** bilaterale Beteiligung des aufsteigenden Astes des Unterkiefers,
- **Grad II:** bilaterale Beteiligung des aufsteigenden Astes des Unterkiefers und des Tuber maxillae,
- **Grad III:** vollständige Beteiligung des Ober- und Unterkiefers mit Beeinträchtigung der Koronoidfortsätze und Kondylen.

Differenzialdiagnose

Differenzialdiagnosen

Radiologische Differenzialdiagnosen des Cherubismus können Hyperparathyreoidismus, zentrales Riesenzellgranulom, fibröse Dysplasie, aneurysmatische Knochenzyste und Gorlin-Goltz-Syndrom beinhalten.

10.4 Spezifische Befunde

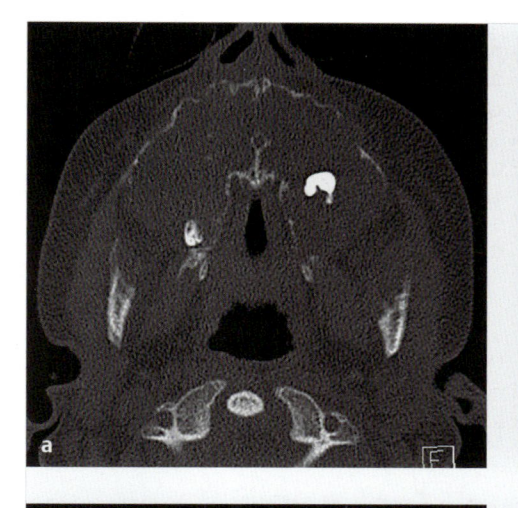

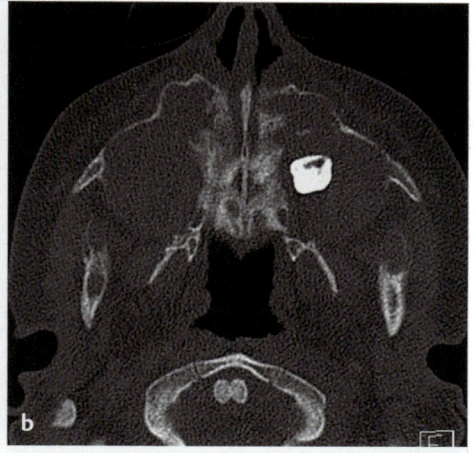

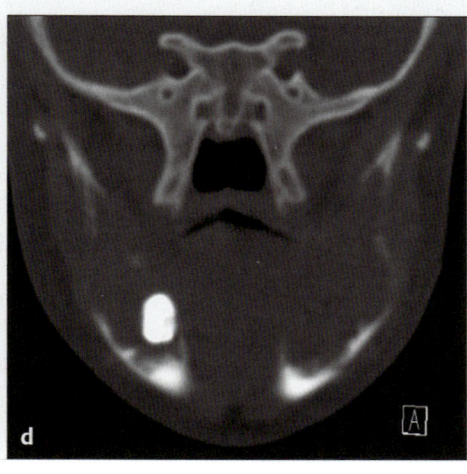

Abb. 10.72 Cherubismus. Fünf Jahre altes Kind mit Cherubismus versus Riesenzellgranulom. Es zeigen sich osteolytische ausgedehnte Läsionen mit großen, inhomogenen begrenzten Knochendefekten des Ober- und Unterkiefers auf beiden Seiten, mit auffällig erhaltener schmaler Unterkante des Unterkiefers. Beidseitig Verdrängung der knöchernen Begrenzung der Kieferhöhlen durch die Läsionen.
- **a** Axiale CT-Aufnahme.
- **b** Axiale CT-Aufnahme.
- **c** Axiale CT-Aufnahme.
- **d** Koronare CT-Aufnahme.

Traumatische Prozesse des Oberkiefers

> **Kernaussagen**
>
> Frakturen des Oberkiefers zählen zusammen mit Jochbein-, Jochbogen-, Nasen-, Nasennebenhöhlenwand- und Orbitawandfrakturen zu den Frakturen des Mittelgesichts.

Definition

Der Chirurg René Le Fort teilte im Jahr 1901 die noch heute gebrauchten und nach ihm benannten Frakturlinien im Mittelgesicht ein. Trümmer- und Mehrfragmentfrakturen werden zwar damit nicht ausreichend erfasst, die Einteilung ist jedoch eingängig und stellt übersichtlich den osteosynthetischen Versorgungsbedarf der Pfeilerstrukturen dar. Oberkieferfrakturen sind klinisch meist eine Kombination von verschiedenen Le-Fort-Typen und können auch nur einseitig oder atypisch auftreten (▶ Abb. 10.73 und ▶ Abb. 10.74).

Pathophysiologie und Ätiologie

Frakturen nach Le Fort I werden durch großflächige, stumpfe Gewalt hervorgerufen, die den zahntragenden Teil des Kiefers von frontal oder lateral trifft. Meist erfolgt die Dislokation in Richtung der Gewalteinwirkung, in der Regel nach lateral oder dorsal. Der Oberkiefer kann in manchen Fällen um eine vertikale Achse rotieren.

Demografie

Ursächlich für Le-Fort-I-Frakturen sind meist Unfälle im Straßenverkehr oder beim Sport (z. B. Kampfsport). Sie machen ca. 2 % aller Frakturen des Gesichtsschädels aus. Männer sind häufiger betroffen als Frauen.

Klinik, Therapie und Prognose

Der Oberkieferknochen besteht aus einer feinen, lamellären Struktur mit ausgeprägter Pneumatisierung und hat damit eine erhöhte Frakturneigung. Meist führt dies zu Frakturen des anterioren Alveolarfortsatzes in Kombination mit einer Traumatisierung der Zähne. Klinisch präsentiert sich die Fraktur durch abnorme Beweglichkeit des ansonsten starren Oberkiefers, Krepitation, Dislokation des Knochenfragments, Hämatome, Sensibilitätsstörungen und Schwellungen.

Die Basisversorgung des Großteils der zentralen oder zentrolateralen Mittelgesichtsfrakturen erfolgt durch eine dentale Schiene oder Schrauben zur mandibulomaxillären Fixation, die der Einstellung der Okklusion dient. Zusätzlich können bei Indikation Miniplattenosteosynthesen zum Einsatz kommen.

Mund, Kiefer und Gebiss

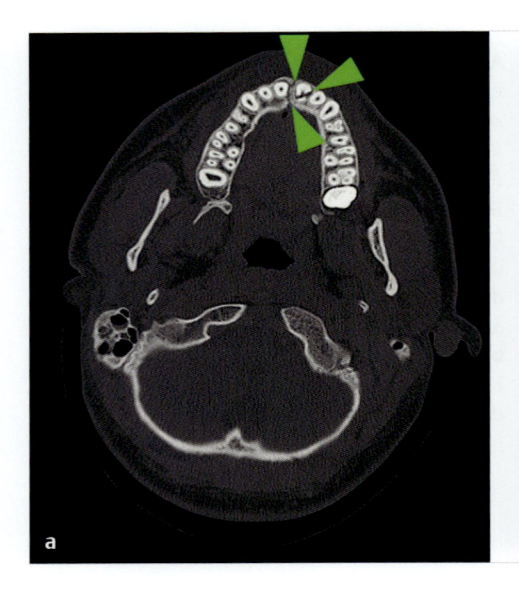

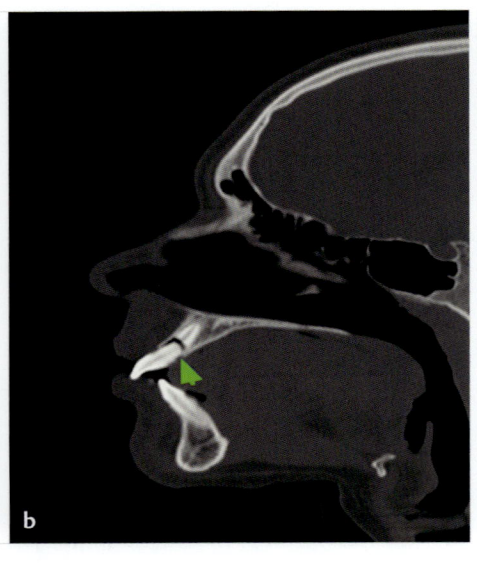

Abb. 10.73 Trauma des Oberkiefers. 18-jähriger Patient mit Zustand nach Verkehrsunfall. Alveolarkammfraktur in Regio 11 und Wurzelquerfraktur des Zahnes 21 (Pfeilspitzen).
a Native axiale CT-Aufnahme.
b Native sagittale CT-Aufnahme.

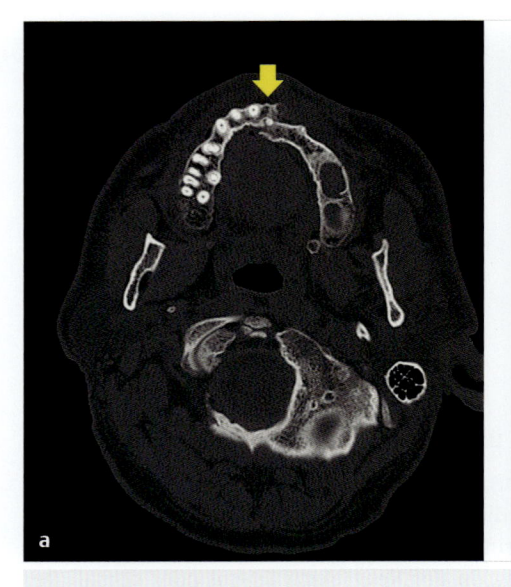

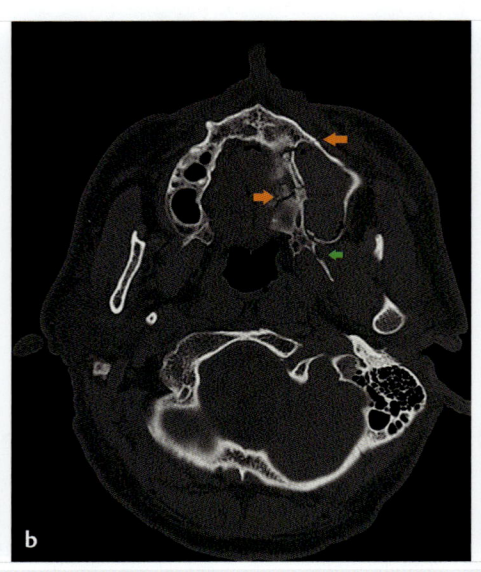

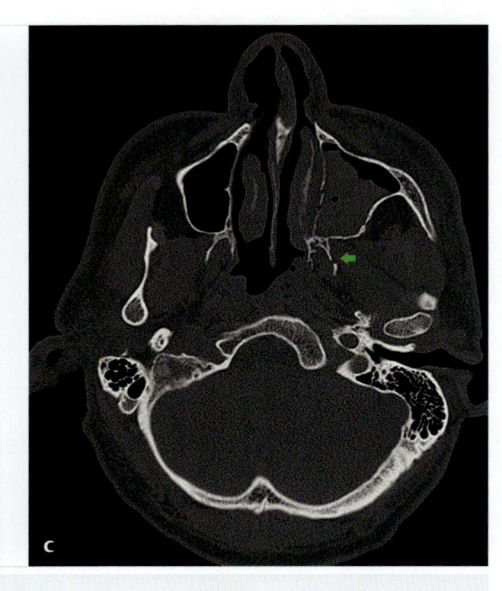

Abb. 10.74 Trauma des Oberkiefers. Le-Fort-1-Fraktur. Es zeigt sich eine imprimierte, verhakt disloziert stehende Maxillafraktur links. Die Fraktur beginnt in der Mittellinie (a, gelber Pfeil) mit Einstrahlung in die Alveole von Dens 21 und läuft dann schräg nach lateral und dorsal (b, orangefarbene Pfeile) durch den harten Gaumen und durch die Seitenwand und mediale Wand des Sinus maxillaris sowie in die Processus pterygoidei medialis und lateralis (b, c, grüne Pfeile). CT-Aufnahmen von kaudal nach kranial.
a Axiale native CT-Aufnahme.
b Axiale native CT-Aufnahme.
c Axiale native CT-Aufnahme.

Traumatische Prozesse des Unterkiefers

Kernaussagen

Bedingt durch die exponierte Lage des Unterkiefers gehören Frakturen dort mit einer Häufigkeit von 65–70 % zu den häufigsten des Gesichtsschädels. Bei 50 % der Gesichtsschädelverletzungen kommt es zu einer alleinigen Fraktur des Unterkiefers. Ursächlich sind meist Rohheitsdelikte, Verkehrsunfälle oder Stürze. Zudem können Einfach-, Mehrfach-, Trümmer- und Defektfrakturen unterschieden werden.

Definition

Unterkieferfrakturen zeichnen sich durch typische Kombinationen von Mehrfachfrakturen aus, wie Kieferwinkel- mit gegenseitiger Korpusfraktur, Medianfraktur mit beidseitigen Gelenkfortsatzfrakturen oder Fraktur der Eckzahn- oder Prämolarenregion mit gegenseitiger Kieferwinkel- oder Gelenkfortsatzfraktur (▶ Abb. 10.75 und ▶ Abb. 10.76).

10.4 Spezifische Befunde

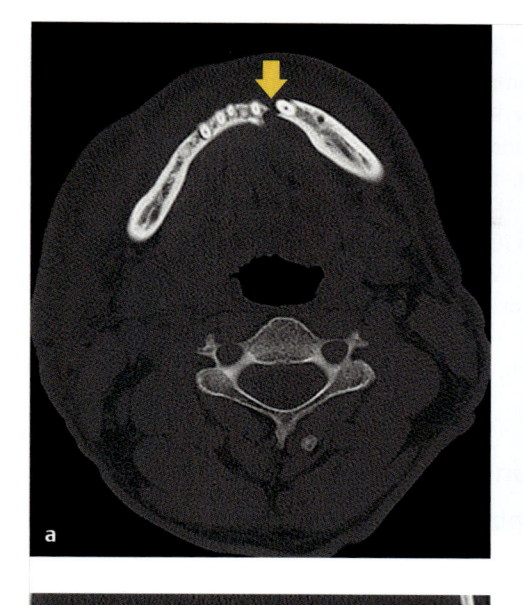

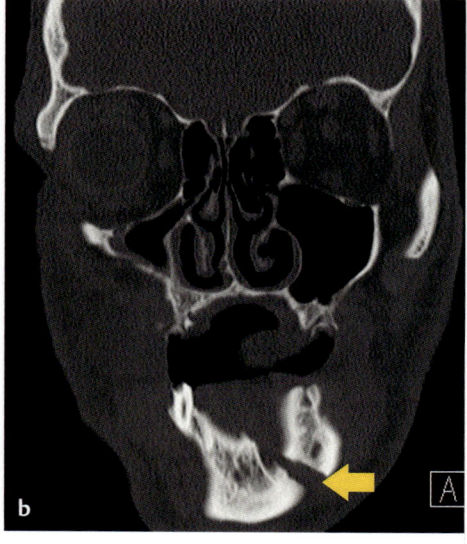

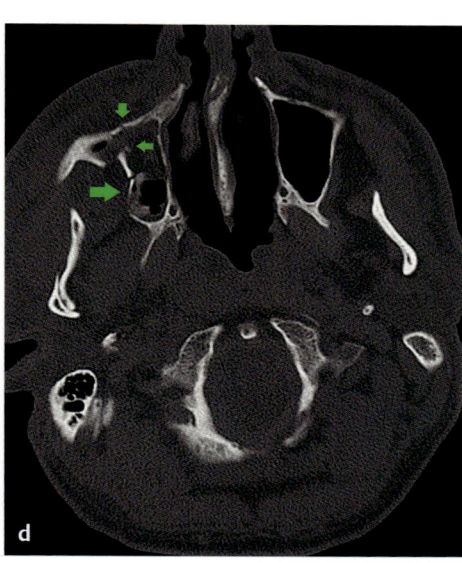

Abb. 10.75 Trauma des Unterkiefers. CT-Aufnahmen eines Patienten nach einem Unfall. Es zeigt sich eine paramediane Unterkieferfraktur links mit Dislokation um Schaftbreite (**a, b**, orangefarbene Pfeile). Die Fraktur strahlt in das Zahnfach von Dens 32/33 ein. Es gibt auch eine kontralaterale Collum-mandibulae-Fraktur rechts mit Dislokation um Schaftbreite (**c**, roter Pfeil) und eine Fraktur der lateralen und anterioren Wand des Sinus maxillaris rechts (**d**, grüne Pfeile).
- **a** Axiale native CT-Aufnahme.
- **b** Koronare native CT-Aufnahme anterior zu **c**.
- **c** Koronare native CT-Aufnahme.
- **d** Axiale native CT-Aufnahme kranial zu **a**.

Pathophysiologie und Ätiologie

Mit einer Häufigkeit von 64% stellen Rohheitsdelikte die häufigste Ursache von Unterkieferfrakturen dar. Verkehrsunfälle sind ebenfalls häufige Ursachen, Sturzverletzungen und pathologische Frakturen kommen seltener vor. Bei Belastung treten Unterkieferfrakturen bevorzugt an Orten der Spannung auf. Dabei hängt die Zugbelastung vom Knochenquerschnitt ab und ermöglicht eine Vorhersage über Lokalisationen, die bevorzugt frakturieren:
- In der Kinnregion kommt es bei frontaler Krafteinwirkung zu einer Entstehung von Zugspannung an der Innenseite und zu Kompressionen an der Außenseite.
- Bei einer paramedian wirkenden Kraft entstehen Zugspannungen vor allem am kontralateralen Gelenkfortsatz und anschließend, bedingt durch die Medialverlagerung, auch am seitengleichen Gelenkfortsatz.
- Bei einer Schwächung des Knochens durch impaktierte Weisheitszähne und zystische Prozesse oder auch im Bereich langer Wurzeln (Eckzähne) können Frakturen an den genannten Lokalisationen anstelle der Gelenkfortsätze auftreten.

Demografie

Der Altersgipfel liegt zwischen dem 20. und dem 30. Lebensjahr; Männer sind geringfügig häufiger betroffen als Frauen.

Klinik, Therapie und Prognose

Klinisch lassen sich unsichere von sicheren Frakturzeichen unterscheiden:
- **Unsichere Frakturzeichen:** Als unsichere Frakturzeichen gelten Schmerzen im Bruchbereich, Stauchungsschmerzen, Ödeme oder Hämatome der Gesichtsweichteile, Okklusionsstörungen, Funktionsstörungen und Sensibilitätsstörungen. Bei Vorliegen unsicherer Frakturzeichen ist eine Fraktur möglich, lässt sich jedoch allein durch die Symptomatik nicht belegen.
- **Sichere Frakturzeichen:** Diese liegen bei sicht- oder tastbarer Dislokation, bei sichtbaren Frakturenden, bei abnormer Beweglichkeit des Knochens und bei Krepitation vor.

Frakturen innerhalb der Zahnreihe gelten definitionsgemäß als offene Frakturen, da über den Parodontalspalt der Zähne eine Verbindung zwischen der Mundhöhle und dem Markraum der Mandibula besteht. Bei Unterkieferfrakturen sind eine schnelle Therapie und eine Antibiose nötig, um das Risiko einer Bruchspaltinfektion zu minimieren. Im Rahmen der Frakturbehandlung sollten Zähne im Bruchspalt mit Infektionszeichen im marginalen oder apikalen Parodont und teilretinierte Weisheitszähne entfernt werden. Klinisch unauffällige Zähne mit Kontakt zum Bruchspalt oder vollständig impaktierten Weisheitszähnen können häufig belassen werden.

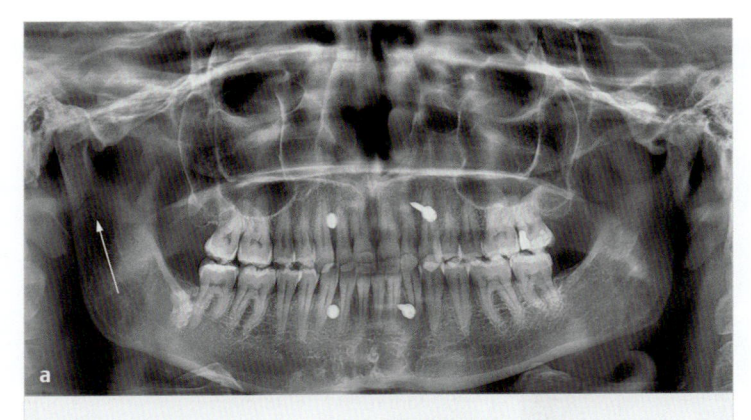

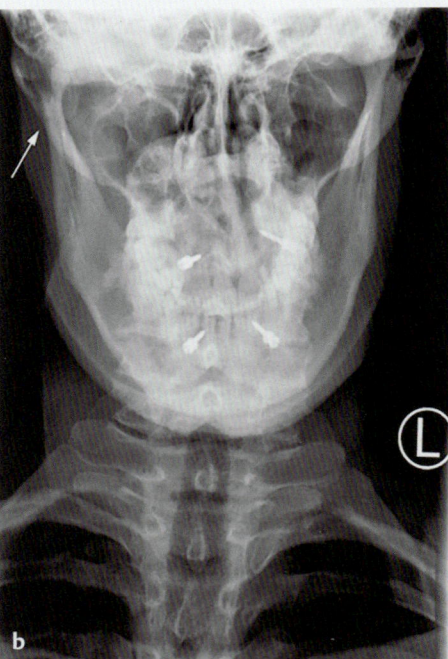

Abb. 10.76 Trauma des Unterkiefers. 43-jährige Patientin mit Zustand nach konservativer Versorgung einer Collum-mandibulae-Fraktur rechtsseitig (Pfeile). Kein Nachweis einer sekundären Dislokation, soweit intermodal vergleichbar. Vier Stellschrauben sind in Projektion auf die 4 Quadranten miterfasst. Nebenbefundlich röntgendichte Formation in Projektion auf das Alveolarfach der Regio 48 (Differenzialdiagnose Zementom) und fehlende Dentes 18, 28, 38 und 48.
a Orthopantomogramm.
b Clementschitsch-Aufnahme.

Die konservative Versorgung ist bei nicht bzw. nur gering dislozierten Unterkieferfrakturen mit ausreichender Bezahnung indiziert. Dabei wird nach manueller geschlossener Reposition und durch Einsatz von Drahtschienen (z. B. kunststoffverstärkte Drahtschienung nach Schuchardt) im Ober- und Unterkiefer eine mandibulomaxilläre Verdrahtung durchgeführt. Die Schienung wird im Regelfall für ca. 4–6 Wochen belassen.

Bei der operativen Behandlung von dislozierten Frakturen, im zahnlosen Unterkiefer oder bei Mehrfachfrakturen kommen in erster Linie Osteosynthesen zum Einsatz. Die operative Therapie ermöglicht eine exakte Reposition und suffiziente Fixation der Knochenfragmente unter Sicht.

10.4.8 Erkrankungen des Kiefergelenks

Die klinische Symptomatik beruht auf dem komplexen Zusammenwirken der verschiedenen Strukturen des menschlichen Kauorgans, wie Ober- und Unterkiefer mit Kiefergelenk, Zahnhalteapparat, Kaumuskeln, mimischer Muskulatur, Zunge und umliegendem Weichgewebe. Als primäre Kiefergelenkserkrankungen werden im Wesentlichen folgende Erkrankungen differenziert:
- Missbildungen und Wachstumsstörungen,
- Arthritis und Arthrose mit entsprechend unspezifischer oder spezifischer Ätiologie,
- Tumorerkrankungen,
- Traumata.

Missbildungen und Wachstumsstörungen

Kondyläre Hyperplasie

> **Kernaussagen**
>
> Die kondyläre Hyperplasie ist die häufigste postnatale Wachstumsanomalie im temporomandibulären Gesichtsbereich.

Definition

Die kondyläre Hyperplasie ist eine im Regelfall einseitige abnorme Konfiguration und Größenzunahme des Processus condylaris.

Pathophysiologie und Ätiologie

Die genaue Ätiologie ist unbekannt. Als Risikofaktoren gelten hormonelle Einflüsse, vorangegangene traumatische Gelenkschädigungen, Operationen am Kiefer sowie lokale und systemische Infektionen. Ursächlich für das Wachstum ist eine autonome Aktivierung der Kambiumschicht im Kondylusbereich. Da diese als übergeordnetes Wachstumszentrum des Unterkiefers wirkt, resultiert durch die Aktivierung eine isolierte Überentwicklung der betroffenen Unterkieferseite. Die Wachstumsphase kann in einigen Fällen länger als 7 Jahre andauern. Im seltenen Fall des Auftretens der Hyperplasie während des Wachstumsalters kann es zu sekundären Adaptationen des restlichen Gesichtsschädels kommen (z. B. Schiefstand der Okklusionsebene).

Demografie

Die kondyläre Hyperplasie ist die häufigste postnatale Wachstumsanomalie im temporomandibulären Gesichtsbereich und tritt vor allem zwischen dem 5. und 30. Lebensjahr auf. Der Altersgipfel liegt am Ende der 2. Dekade. Es existiert eine ausgeprägte Präferenz für das weibliche Geschlecht, Männer können jedoch auch betroffen sein.

Klinik, Therapie und Prognose

Klinisch zeigen sich faziale Deformitäten mit Asymmetrie und Okklusionsstörungen sowie Artikulationsstörungen mit funktioneller Beeinträchtigung beim Kauen und Sprechen. Es kann zu einem langsam auftretenden Kreuzbiss oder einem seitlich offenen Bisse kommen, in einigen Fällen zur Verlagerung der Mittellinie des Unterkiefers zur gesunden Seite hin. Schwellungen treten im Regelfall nicht auf. In einigen Fällen haben die Patienten Gelenkgeräusche und Schmerzen.

10.4 Spezifische Befunde

Die Therapie erfolgt nach kieferorthopädisch-kieferchirurgischer Absprache konservativ durch kieferorthopädische bzw. -prothetische Maßnahmen (z. B. durch Schienentherapie) oder durch operative Verfahren (z. B. Kondylektomie oder orthognathe Chirurgie).

Bildgebung

Radiologisch erscheint die kondyläre Hyperplasie als asymmetrische Vergrößerung des Unterkieferkondylus mit Verlängerung des Halses, verbunden mit einem asymmetrischen Überwachsen des Unterkieferkörpers und -asts.

Differenzialdiagnose

> **Differenzialdiagnosen**
>
> Differenzialdiagnosen der kondylären Hyperplasie können eine Hypoplasie der kontralateralen Seite, eine einseitige fibröse Dysplasie und der Morbus Paget sein.

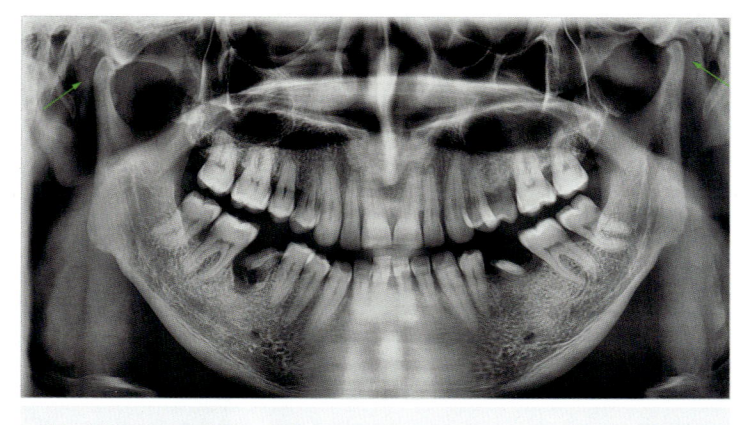

Abb. 10.77 Hypoplasie. Orthopantomogramm eines 42-jährigen Patienten mit beidseitiger Kondylushypoplasie (Pfeile). Der Patient klagte über beidseitige Kiefergelenkschmerzen. Nebenbefundlich Zahnwurzelreste in Regio 36 und 46.

Hypoplasie und Aplasie

> **Kernaussagen**
>
> Es handelt sich bei der Hypoplasie bzw. Aplasie des Kondylus um eine rudimentäre bzw. eine Nichtanlage des Kiefergelenks.

Definition

Zu einer rudimentären Anlage (Hypoplasie) oder einer Nichtanlage (Aplasie) des Kondylus kommt es in erster Linie im Rahmen von Fehlbildungssyndromen wie z. B. bei Dysostosis mandibulofacialis oder dem Franceschetti-Syndrom.

Pathophysiologie und Ätiologie

Die Hypoplasie des Kondylus ist in den meisten Fällen angeboren und hauptsächlich mit Syndromen assoziiert. Sie kann außerdem nach Gelenktraumata im frühen Kindesalter auftreten. Zudem kann sie durch eine Beeinträchtigung der Wachstumszone des Gelenkkopfs durch entzündliche Veränderungen wie z. B. im Rahmen einer Otitis media bedingt sein. Die Aplasie des Kondylus ist in fast allen Fällen mit weiteren Gesichtsfehlbildungen assoziiert und tritt isoliert nur sehr selten auf.

Demografie

Die Kondylushypoplasie ist häufig angeboren. Genauere Aussagen hinsichtlich der Demografie sind aufgrund der geringen Fallzahlen nicht sicher möglich.

Klinik, Therapie und Prognose

Abhängig vom Ausprägungsgrad kann es zu einer erheblichen Minderentwicklung des betroffenen Unterkiefers und zu einer Gesichtsasymmetrie kommen. Zusätzlich können Anpassungsphänomene des übrigen Schädelskeletts beobachtet werden. Klinisch kann ein offener Biss oder eine Laterognathie zur kranken Seite auftreten. Eine Schiefstellung der Okklusionsebene und eine Verkürzung der Gesichtshöhe können bei frühen Störungen beobachtet werden. Die Mundöffnung ist meist nicht eingeschränkt, Schmerzen sind eher untypisch.

Die Therapie erfolgt operativ und meist nach Stillstand des Wachstums nach vorangegangener kieferorthopädischer Therapie.

Bildgebung

Die Orthopantomografie kann ein vollständiges Fehlen des Kondylus (Aplasie) oder einen rudimentären Kondylus (Hypoplasie) zeigen (▶ Abb. 10.77). Die Glenoidfossa fehlt oder ist unterentwickelt. Laterale Schädelansichten können einen retrudierten mikrognathen Unterkiefer darstellen.

Die CT bzw. Conebeam-CT bestätigt die Befunde der Röntgenaufnahmen und liefert weitere Informationen für die chirurgische Planung und Nachsorge (▶ Abb. 10.78).

Differenzialdiagnose

> **Differenzialdiagnosen**
>
> Differenzialdiagnosen der Kondylushypoplasie und -aplasie können eine idiopathische Kondylenresorption, die juvenile Arthritis und eine Hyperplasie der kontralateralen Seite umfassen.

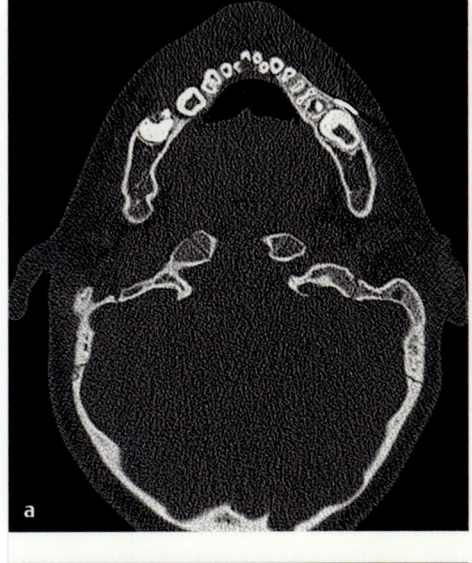

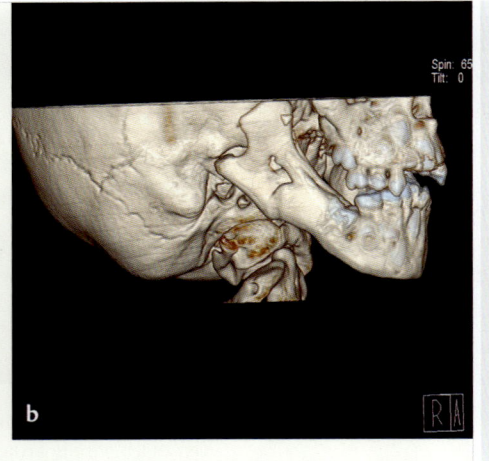

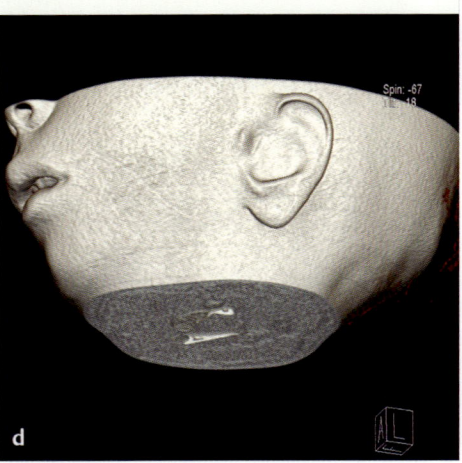

Abb. 10.78 Hypoplasie. Fünfjähriges Kind mit hypoplastischem Unterkiefer und Zustand nach einseitiger Umstellungsosteotomie. Es zeigt sich ein hypoplastischer R. mandibulae; Kollum und Köpfchen sind ebenfalls hypoplastisch. Hyperplastischer Processus coronoideus.
a Axiale CT-Aufnahme.
b CT, 3-D-Reformatierung, laterale Ansicht.
c CT, 3-D-Reformatierung, laterale Ansicht.
d Volumendarstellung der Reformatierung.

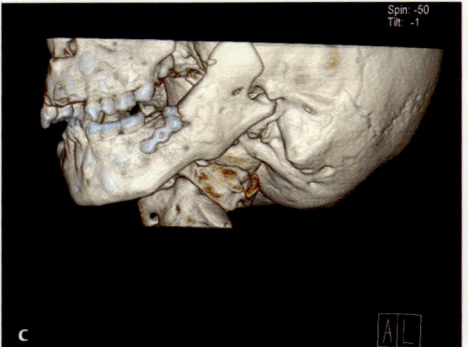

Arthritis

Bei der Arthritis kann das Kiefergelenk wie jedes andere Gelenk ohne Zusammenhang mit der funktionellen Beanspruchung erkranken. Die unspezifische Arthritis weist eine lokale Schwellung, Druckschmerzhaftigkeit und Lateralstellung des Unterkiefers auf. Infolge eines Gelenkergusses kann der Kondylus der kranken Seite nicht vollständig in die Fossa mandibulare eintreten. Damit ist die Mittellinie des Unterkiefers zur gesunden Seite hin verschoben. Ursächlich kommen bakterielle Infekte infrage, z. B. Otitis media und Kieferosteomyelitis, aber auch ein Trauma. Selten finden sich spezifische Arthritiden des Kiefergelenks, wie z. B. im Rahmen einer gonorrhoischen oder tuberkulösen Erkrankung. Auch bei eitrigen Prozessen in der Nachbarschaft, wie der Dentitio difficilis der oberen Weisheitszähne sowie dem Spritzenabszess und einer akuten Parotitis, kann eine Arthritis resultieren. Bei Form- und Strukturveränderungen des Discus articularis und der bilaminären Zone liegen ursächlich häufig schwere Formen der Arthritis zugrunde. Die degenerativen Veränderungen beginnen meist im kaudalen Abschnitt der kranialen Lamelle mit Verdünnung und Zerreißung. Letztendlich kommt es zum Untergang von Grundsubstanz.

Rheumatische Erkrankungen

Kernaussagen
Rheumatische Erkrankungen sind chronisch-entzündliche Multisystemerkrankungen, die sich meist in Form einer Synovialitis manifestieren.

Definition

Bei den rheumatischen Erkrankungen des Skelettsystems findet sich in 5–86 % der Fälle eine Beteiligung des Kiefergelenks. Mögliche Grundkrankheiten sind folgende:
- Erkrankungen des eigentlichen rheumatischen Formenkreises, wie die primär chronische Polyarthritis, der Morbus Still, der Morbus Bechterew sowie der Morbus Reiter,
- andere systemische Erkrankungen, wie die Psoriasis,
- mit Kristallablagerungen einhergehende Stoffwechselstörungen, wie Gicht oder Pseudogicht.

Zusätzlich finden sich häufig Ablagerungen im Knochenmark des Caput mandibulae.

Pathophysiologie und Ätiologie

Bei der rheumatischen Arthritis kommt es zur Einwanderung von Makrophagen und T-Lymphozyten in die Synovialmembran und zur Freisetzung proinflammatorischer Zytokine wie Interleukin-1b und Tumornekrosefaktor α, die maßgeblich zur Gelenkdestruktion beitragen. Die Ursachen für diesen chronisch-entzündlichen Prozess sind noch nicht eindeutig geklärt. Man geht von einer Autoimmunerkrankung aus, allerdings liegt in einigen Fällen auch eine gewisse genetische Prädisposition mit HLA-DR4-Expression vor. Zudem gibt es die Annahme, dass es sich bei der rheumatischen Arthritis um eine Reaktion des Körpers auf die Infektion mit einem noch nicht identifizierten Erreger handeln könnte, wie z. B. dem Epstein-Barr-Virus, dem Zytomegalievirus, dem Parvovirus und dem Rubellavirus.

Demografie

Die Geschlechterverteilung zeigt eine Bevorzugung des weiblichen Geschlechts gegenüber dem männlichen (im Verhältnis ⅔:⅓). Obwohl die rheumatische Arthritis des Kiefergelenks in jedem Alter auftreten kann, sind die meisten Patienten beim Ausbruch der Erkrankung zwischen 55 und 75 Jahre alt. Von den Patienten haben 10 % einen Verwandten ersten Grades mit der gleichen Erkrankung.

Klinik, Therapie und Prognose

Im Rahmen der Kiefergelenksarthritis kommt es zur Zerstörung des Kiefergelenkköpfchens. Dadurch entsteht eine Retrognathie mit einem frontal offenen Biss. Dabei ist die Bewegungsfähigkeit des Unterkiefers schmerzhaft eingeschränkt. Im langfristigen Verlauf der Erkrankung kann es zu massiver Gelenkdestruktion kommen, und es können Reibegeräusche durch die Veränderungen im Gelenk hörbar sein. Die Schmerzen bei Kiefergelenksarthritis sind dauerhaft und nehmen bei Bewegung des Unterkiefers zu. Ein Ausstrahlen der Schmerzen in die Nacken- und/oder Kaumuskulatur ist möglich. Mitunter sind neben dem Kiefergelenk auch noch andere Gelenke von der rheumatoiden Arthritis betroffen. Bei Kindern kann das Gesichtswachstum durch die Erkrankung behindert sein. In schweren Fällen kann sich im Kiefergelenk eine Ankylose ausbilden.

Die Behandlung nach Diagnosestellung erfolgt je nach Ausmaß der Erkrankung zunächst rein konservativ. Eine medikamentöse antirheumatische Therapie wird immer in Zusammenarbeit mit einem Rheumatologen durchgeführt. Intraartikuläre Injektionen können mit verschiedenen Medikamenten durchführt werden, wie z. B. mit einer Kombination aus Dexamethason mit Lidocain bei eher entzündlich bedingter Symptomatik und Hyaluronsäure bei eher arthrotischen Beschwerden. Auch physikalische Therapie und Krankengymnastik werden zur Behandlung der rheumatoiden Arthritis der Kiefergelenke eingesetzt. Für die Entlastung des Kiefergelenks können zudem Aufbissschienen angefertigt und eingesetzt werden. Beim Auftreten einer Ankylose kann eine operative Behandlung notwendig werden, allerdings erst, wenn es zur Remission der Erkrankung gekommen ist. Nach Operation entwickelt sich in 5–8 % der Fälle eine Reankylosierung des Gelenks.

Bildgebung

Zur Diagnostik gehört das Anfertigen einer Röntgenaufnahme des Kopfes bzw. des Kiefergelenks, ggf. kann eine CT oder eine MRT erfolgen, um die Diagnose zu sichern (▶ Abb. 10.79). Radiologisch zeigen sich ein verschmälerter Gelenkspalt und Veränderungen am Kondylus mit erosiven Veränderungen oder einer Abflachung des Kondylus bis hin zu dessen völliger Auflösung. Insgesamt sind die bildgebenden Befunde aber uncharakteristisch zur Differenzierung der Erkrankung.

Differenzialdiagnose

> **Differenzialdiagnosen**
>
> Bei der rheumatischen Arthritis sind differenzialdiagnostisch hämatogene, pyogene, chronisch bakterielle oder psoriatische Ursachen, Gicht, Spondylarthrose, Parotitis und Otitis sowie eine osteomyelitische, eine neurogen-reaktive, eine traumatische, eine rheumatoide oder eine chronisch polyarthritische Entstehung zu berücksichtigen.

Entzündliche und reaktive Veränderungen

> **Kernaussagen**
>
> Die Bildgebung der Wahl ist bei entzündlichen und reaktiven Veränderungen des Kiefergelenks das MRT.

Definition

Entzündliche Veränderungen des Kiefergelenks können bei einer entzündlichen Arthropathie oder sekundär bei einer Kiefergelenksdysfunktion auftreten.

Pathophysiologie und Ätiologie

Als häufigste Ätiologie wird klinisch die reaktive oder entzündliche Arthritis diskutiert, wie die rheumatoide Arthritis, die Spondylitis ankylosans, der systemische Lupus erythematodes, die Kalziumpyrophosphat-Ablagerungskrankheit, die Gicht und die Psoriasisarthritis.

Demografie

Eine Beteiligung des Kiefergelenks tritt bei 22 % der Patienten mit ankylosierender Spondylitis auf. Die Psoriasisarthritis ist nicht mit einem erhöhten Risiko für eine Dysfunktion des Kiefergelenks verbunden.

Klinik, Therapie und Prognose

Entzündliche Arthropathien sind systemische Erkrankungen, die trotz anfänglich erfolgreicher Behandlung zu symptomatischen Verläufen führen können. Klinisch zeigen sich Schmerzen, eingeschränkte Mundöffnung, Gelenkgeräusche, Blockieren und Schwierigkeiten beim Essen. Der Schmerz geht vom Kiefergelenk selbst, von den dazugehörigen Kaumuskeln oder von beiden Bereichen aus und äußert sich durch Druckschmerz beim Abtasten des jeweiligen anatomischen Bereichs.

Immunsuppressive Therapien erfolgen zur Linderung systemischer Entzündungen. Lokale Injektionen oder Kiefergelenksoperationen können in bestimmten Fällen erforderlich sein.

Bildgebung

Die Bildgebung der Wahl ist das MRT. Es zeigt Weichteilschwellungen und Ödeme (am besten in der STIR-Sequenz sichtbar), verbunden mit Synovitis und Pannusbildung (Kontrastverstärkung nach Kontrastmittelgabe), Knochenmarködem, Erosionen, Gelenkspaltverengung und Erguss.

Die Darstellung im CT zeigt ▶ Abb. 10.80.

Differenzialdiagnose

> **Differenzialdiagnosen**
>
> Die Differenzialdiagnose einer entzündlichen Arthritis im Bereich des Kiefergelenks umfasst die Osteoarthritis (gekennzeichnet durch degenerative Veränderungen) und ein Trauma (kann zu Ankylose führen).

Mund, Kiefer und Gebiss

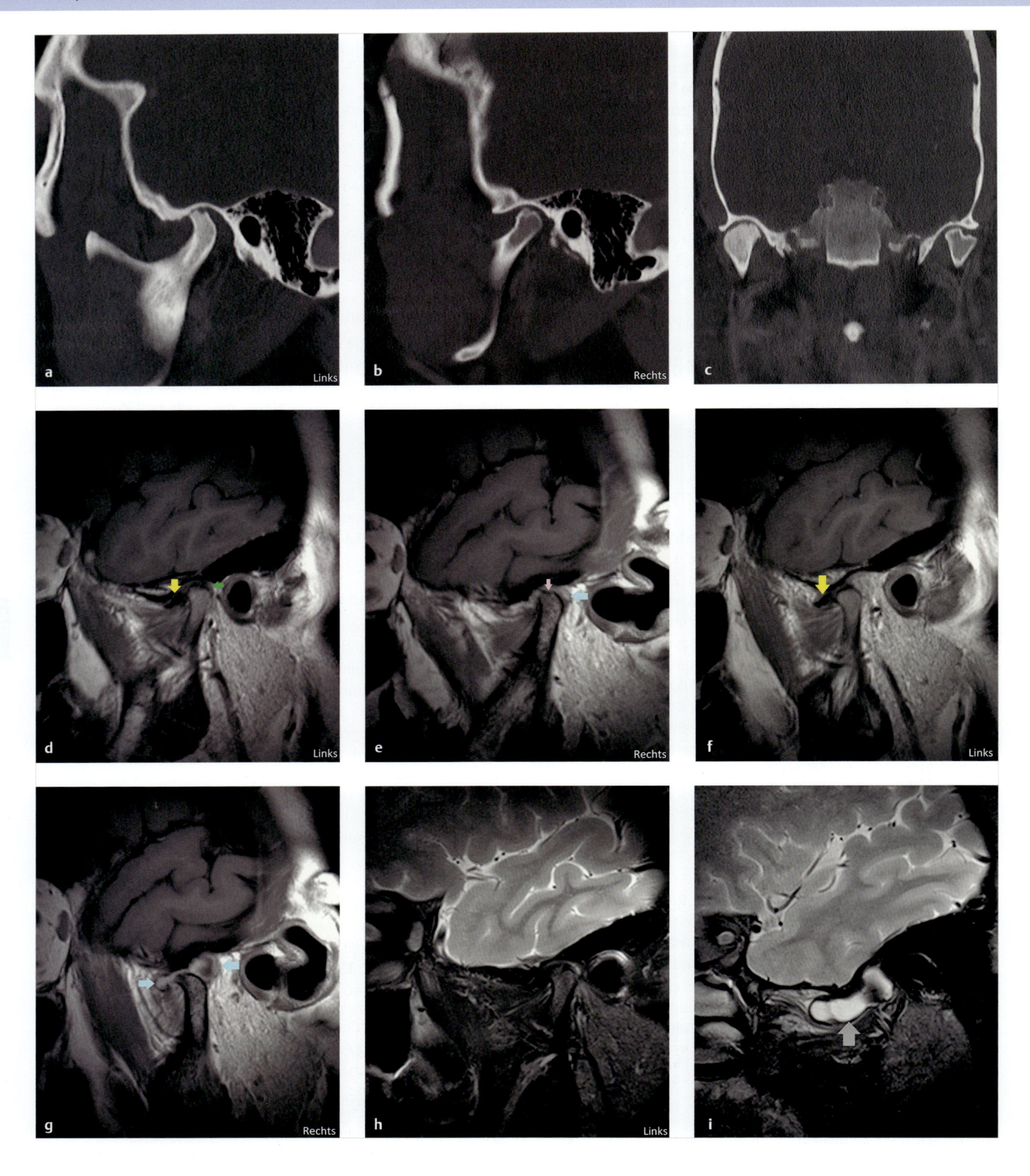

◄ **Abb. 10.79 Rheumatoide Arthritis.** Bei der 47-jährigen Patientin zeigt sich in den CT-Aufnahmen (**a–c**) eine osteosklerotische Veränderung des Caput mandibulae beidseits mit Erosionen und schmalem Gelenkspalt. Die MRT-Aufnahmen der Patientin sind in **d–i** wiedergegeben. Links zeigt sich der Discus articularis anterior luxiert und degeneriert (**d**, gelber Pfeil). In den Sequenzen nach Kontrastmittelgabe ist eine mäßige Synoviaproliferation (**d**, grüner Pfeil) zu sehen. Keine wesentliche signifikante Ergussbildung (**h**). Im Rahmen der Mundöffnung (**f**) zeigt sich linksseitig eine weite Translationsbewegung mit Einschränkung der Rotationsbewegung. Der Discus articularis bleibt anterior luxiert, ohne Reponierbarkeit (**f**, Pfeil). Rechts ist ein deutlicher Signalverlust des Condylus mandibulae mit Arrosion der kortikalen Strukturen des Kondylus zu erkennen (**e**, rosafarbener Pfeil). Nahezu komplette Auflösung des Discus articularis. In der T 2w MRT Sequenz stellt sich eine Flüssigkeitsvermehrung dar (**i**, Pfeil). Die Ergussbildung ist großvolumig, ventral mit einem Durchmesser bis 15 mm. In den Sequenzen nach Kontrastmittelapplikation zeigt sich eine ausgedehnte synoviale Kontrastmittelanreicherung (**e**, **g**, blaue Pfeile) mit Mutilation des Gelenks. Im Rahmen der Mundöffnung (**g**) ist eine eingeschränkte Translations- und Rotationsbewegung zu erkennen. Der Diskus ist aufgelöst mutiliert.
- **a** Sagittale (links) CT-Aufnahme.
- **b** Sagittale (rechts) CT-Aufnahme.
- **c** Koronare CT-Aufnahme.
- **d** T 1w Spin-Echo-MRT-Aufnahme (links) nach Kontrastmittelgabe.
- **e** T 1w Spin-Echo-MRT-Aufnahme (rechts) nach Kontrastmittelgabe.
- **f** T 1w Spin-Echo-MRT-Aufnahme (links) nach Kontrastmittelgabe mit Mundöffnung.
- **g** T 1w Spin-Echo-MRT-Aufnahme (rechts) nach Kontrastmittelgabe mit Mundöffnung.
- **h** Fettgesättigte T 2w Turbo-Spin-Echo-MRT-Aufnahme (links).
- **i** Fettgesättigte T 2w Turbo-Spin-Echo-MRT-Aufnahme (rechts).

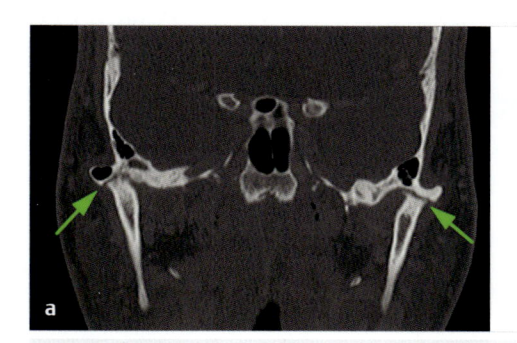

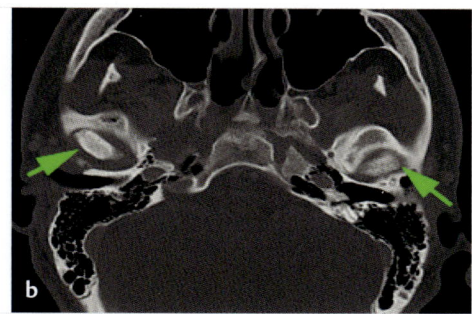

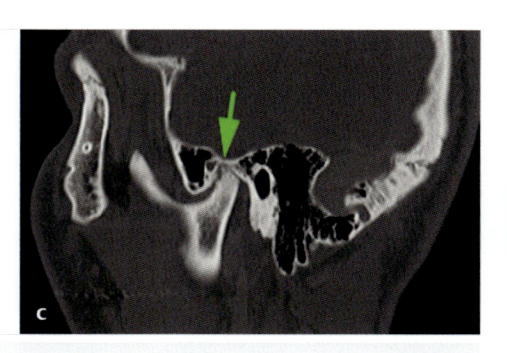

Abb. 10.80 Psoriasisarthritis. 24-jähriger Patient mit Befall der Kiefergelenke im Sinne einer Psoriasisarthritis (Pfeile). Deutlich abgeflachte sowie deformierte Kieferköpfchen beidseits mit nahezu aufgehobenem Gelenkspalt, rechts deutlich führend (**c**). Dort zusätzlich Nachweis kleinster, am ehesten zystischer Aufhellungen zum Gelenkspalt hin.
- **a** Koronare CT-Aufnahme mit Kontrastmittel.
- **b** Axiale CT-Aufnahme mit Kontrastmittel.
- **c** Sagittale CT-Aufnahme mit Kontrastmittel.

Degenerative Erkrankungen

Osteoarthrose

> **Kernaussagen** M!
>
> Die Arthrose ist eine osteodegenerative Verschleißerkrankung und stellt die häufigste pathologische Veränderung am Kiefergelenk dar.

Definition

Abhängig vom Verlauf werden primäre von sekundären Arthrosen unterschieden:
- Primäre Arthrosen treten ohne erkennbare Vorerkrankungen auf,
- sekundäre Arthrosen entstehen als Folge länger bestehender Beschwerden oder traumatischer Ereignisse.

Pathophysiologie und Ätiologie

Ursächlich ist eine Zerstörung des Gelenkknorpels und des Discus articularis infolge einer Überbelastung in Verbindung mit mangelnder Kompensationsfähigkeit des Temporomandibulargelenks. Es kommt zu einem Abbau des Knorpels und der intraartikulären Gewebe, gleichzeitig jedoch auch zu reparativen Prozessen im subchondralen Bereich des Kondylus. Die Folge sind Veränderungen der Kondylusform mit subchondraler Fibrosierung und Zystenbildung. Zusätzlich flacht sich häufig der Kondylus unter Bildung von Randzacken ab. Die Zerstörung kann Folge einer langjährigen Funktionsstörung, einer Infektion oder eines Traumas sein. Diskusverlagerungen und Diskusperforationen wirken prädisponierend. Die veränderte Biomechanik des Gelenks mit Knochen-Knochen-Artikulation führt zu einer Überlastung der Hartgewebe und ist daher ein wichtiger Kausalfaktor.

Mund, Kiefer und Gebiss

Demografie

Fast die Hälfte aller über 40-Jährigen und bis zu 85 % der über 70-Jährigen weisen osteodegenerative Veränderungen am Kiefergelenk auf. Bei etwa 95 % der Arthrosen handelt es sich um den primären Typen, nur etwa 5 % betreffen die sekundäre Form der Arthritis. Die Wahrscheinlichkeit der Entwicklung der primären Form steigt mit zunehmendem Alter. Sie tritt meist bei Menschen ab dem 50. Lebensjahr auf (Durchschnittsalter 53 Jahre), die sekundäre Form häufig bei jüngeren Patienten. Frauen sind sechsmal so häufig betroffen wie Männer.

Klinik, Therapie und Prognose

Aufgrund der Anpassungsfähigkeit des Kiefergelenks an Fehlbelastungen kann die Arthrose auch bei fortgeschrittenen Veränderungen jahrelang asymptomatisch bleiben. Symptomatische Patienten leiden häufig unter einseitigen, präaurikulären und funktionsabhängigen Schmerzen. Es kann zu einer Bissbehinderung oder fehlerhaftem Biss kommen. Zusätzlich können Geräusche während der Gelenkbewegungen auftreten, selten entwickelt sich eine Kieferklemme. Die primäre Form geht häufig nach einer schmerzhaften Phase von etwa 12–15 Monaten in ein schmerzfreies diskusloses Gleitgelenk über. Bei Beschwerdepersistenz über mehr als 15 Monate handelt es sich im Regelfall um eine sekundäre Form. Eine spontane Verbesserung durch Anpassungsvorgänge des Gelenks tritt bei dieser Form in der Regel nicht auf.

Bei der primären Arthrose lässt sich häufig nach konservativer Therapie mit Entlastung der Gelenke durch Aufbissschienen, antiphlogistische Medikation und ggf. krankengymnastische Behandlung eine zufriedenstellende Funktion des Gelenks wiederherstellen. Bei schweren Beschwerden bedarf es im Regelfall eines operativen Eingriffs. Chirurgisch kann mittels Arthroplastik oder Kondylotomie therapiert werden. In vielen Fällen ist das Erreichen eines asymptomatischen Stadiums möglich, bei fortgeschrittenen Veränderungen kann es jedoch bei den Symptomen bleiben.

Bildgebung

Osteoarthritische degenerative Veränderungen sind in Röntgenbildern und Orthopantomogrammen zu sehen, jedoch viel besser in CT bzw. DVT und MRT (▶ Abb. 10.81, ▶ Abb. 10.82 und

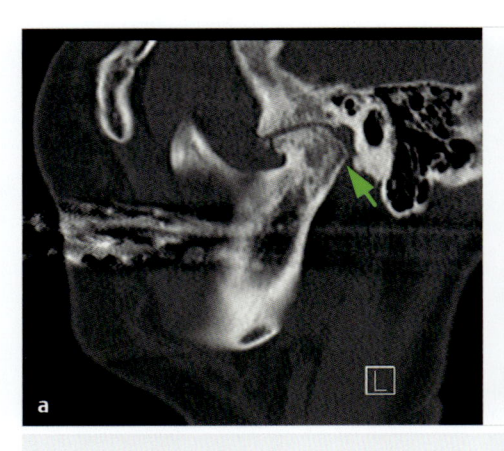

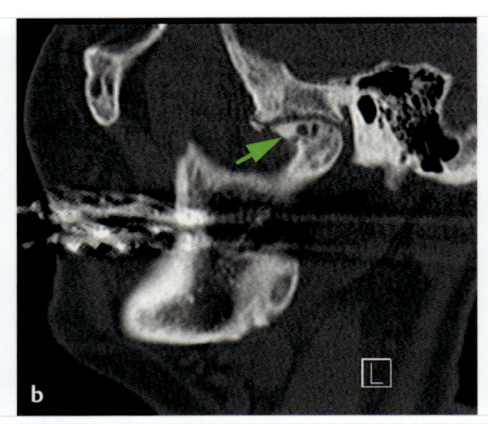

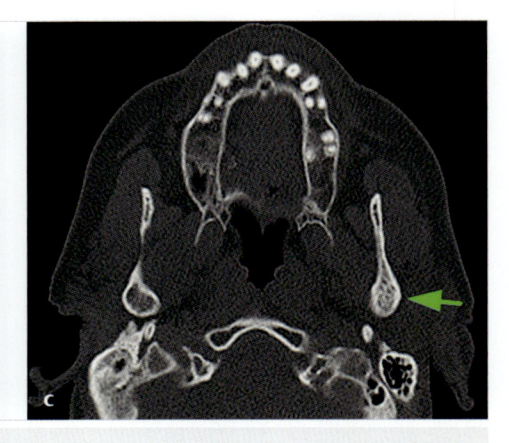

Abb. 10.81 Osteoarthrose. 64-jährige Patientin mit einer linksseitigen Kiefergelenksarthrose (Pfeile). Es liegen eine Deformation des linken Kieferköpfchens sowie vereinzelte Verkalkungen im Gelenkbereich vor. Zusätzlich lassen sich Geröllzysten ausmachen.
- **a** Sagittale native CT-Aufnahme.
- **b** Sagittale native CT-Aufnahme.
- **c** Axiale native CT-Aufnahme.

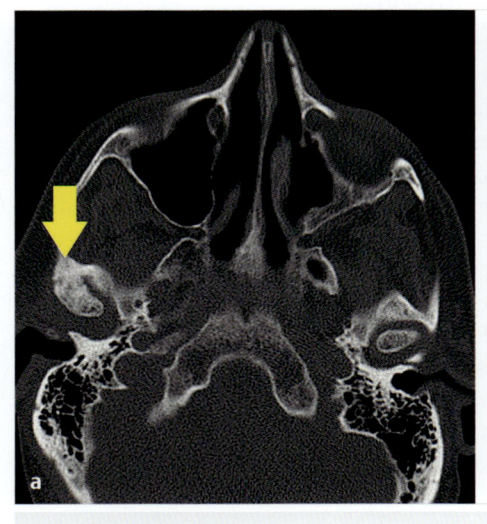

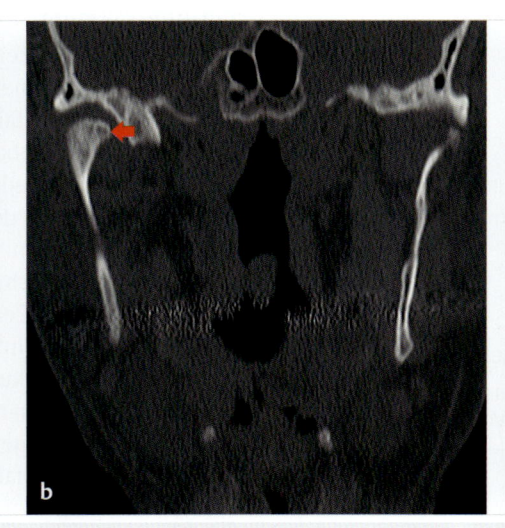

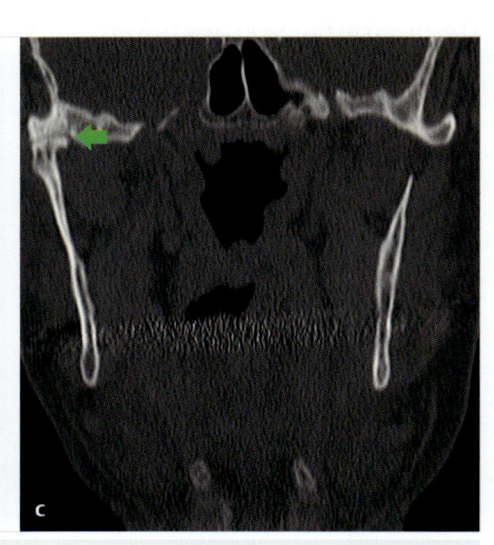

Abb. 10.82 Osteoarthrose.
- **a** In der axialen CT-Aufnahme zeigen sich eine ventrale Subluxation des Kieferköpfchens und eine Sklerosierung des unregelmäßig geformten Kieferköpfchens (Pfeil).
- **b** In der koronaren CT-Aufnahme sind eine Sklerosierung des Tuberculum articulare sowie eine Abflachung des Kieferköpfchens zu sehen (Pfeil).
- **c** In der koronaren CT-Aufnahme ist eine Verschmälerung des Gelenkspalts (Pfeil) zu erkennen.

10.4 Spezifische Befunde

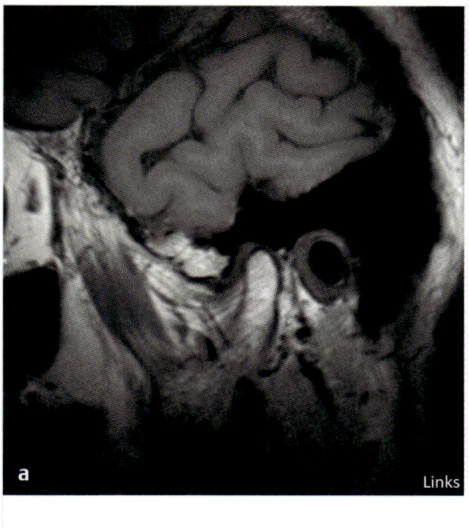

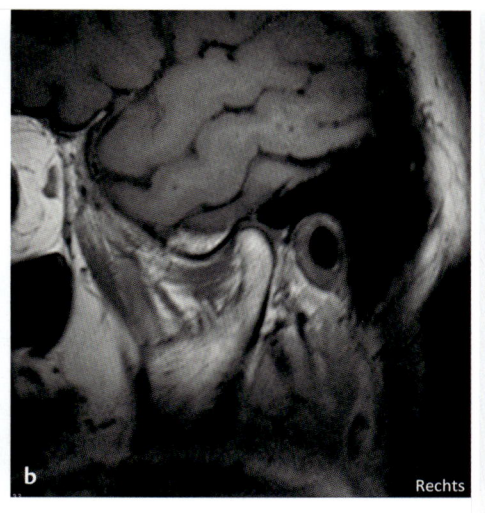

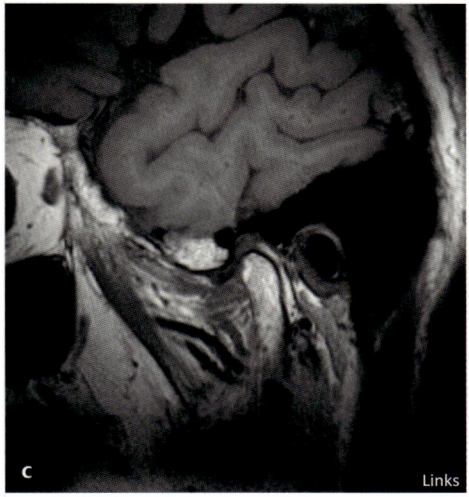

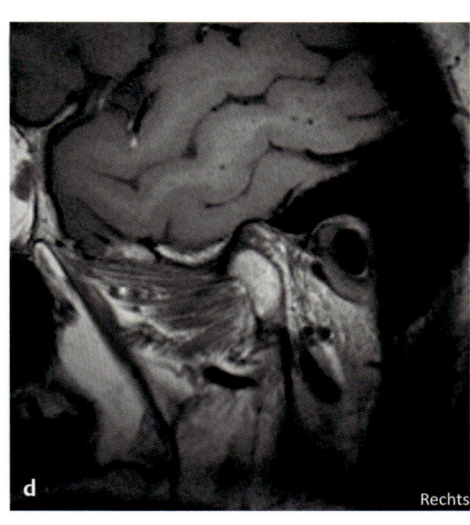

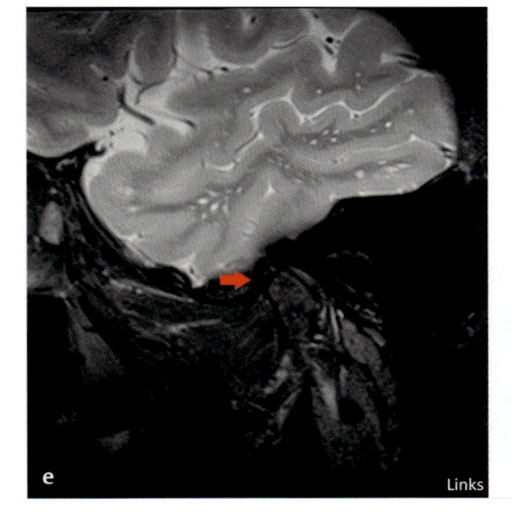

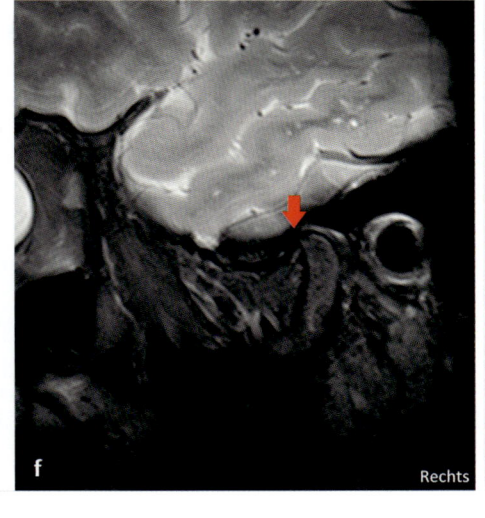

Abb. 10.83 Osteoarthrose. 63-jährige Patientin mit beidseitiger Kiefergelenksarthrose (rechts stärker ausgeprägt). Linkes Kiefergelenk: Der posteriore Pol des Discus articularis ist bei 11 Uhr positioniert (a). Der Diskus ist degenerativ verändert, mit deutlichen Signal- und Dichtealterationen (e, Pfeil). Im Rahmen der Mundöffnung eingeschränkte Translation. Der Discus articularis ist rupturiert, jedoch reponierbar (c). Rechtes Kiefergelenk: Es zeigen sich eine Gelenkspaltverschmälerung und eine ausgeprägte Degeneration im Bereich des Condylus mandibulae (b). Der Discus articularis ist hier kaum mehr abgrenzbar (f, Pfeil). Eingeschränkte Mundöffnung; es findet dabei eine eingeschränkte Translationsbewegung statt. Die noch abgrenzbaren Restdiskusabschnitte sind morphologisch kaum reponierbar (d).

a Sagittale T 1w Spin-Echo-MRT-Aufnahme (links).
b Sagittale T 1w Spin-Echo-MRT-Aufnahme (rechts).
c Sagittale T 1w Spin-Echo-MRT-Aufnahme bei um 2,5 cm geöffnetem Mund (links).
d Sagittale T 1w Spin-Echo-MRT-Aufnahme bei um 2,5 cm geöffnetem Mund (rechts).
e Sagittale fettgesättigte T 2w Turbo-Spin-Echo-MRT-Aufnahme (links).
f Sagittale fettgesättigte T 2w Turbo-Spin-Echo-MRT-Aufnahme (rechts).

▶ Abb. 10.83). Diese Veränderungen sind normalerweise deutlicher auf der kondylären Seite des Gelenks, einschließlich einer Abflachung der Gelenkflächen, neuer Knochenbildung (Osteophyten) und subchondraler Zysten. In einigen Fällen können zusätzliche Erosionen oder Sklerose auftreten.

Differenzialdiagnose

Differenzialdiagnosen

Die Differenzialdiagnose einer Arthrose des Kiefergelenks sollte die rheumatoide Arthritis und ihre Varianten sowie verschiedene Formen der inneren Störung umfassen.

Ankylose

> **Kernaussagen**
>
> Während der Begriff „Kieferklemme" lediglich das Symptom der reduzierten Mundöffnung beschreibt, versteht man unter „Ankylose" die weitgehende Versteifung eines Gelenks.

Definition

Der Gelenkspalt wird bei der fibrotischen Form durch faserreiches, derbes Bindegewebe überbrückt, sodass im Gegensatz zur knöchernen Ankylose noch eine geringe Restöffnung möglich sein kann.

Pathophysiologie und Ätiologie

Ätiologisch führen Prozesse mit Zerstörung des Gelenkknorpels und des Discus articularis zu einer Ankylose. Allen voran stehen dabei das Gelenktrauma und Infektionen, die z. B. bei kindlichen Mittelohrvereiterungen in das Kiefergelenk penetrieren. Ein erhöhtes Risiko findet sich zudem bei infizierten Frakturen, aber auch bei zentralen Luxationsfrakturen mit Einstauchung des Kondylus in die Fossa mandibularis. Eine schwere deformierende Arthropathie des Kiefergelenks kann in eine Ankylose mit totaler Immobilität des Unterkiefers münden.

Demografie

Die Kiefergelenksankylose tritt sowohl bei Kindern als auch bei Erwachsenen auf. Die Inzidenz ist in Europa und Nordamerika aufgrund der guten Frakturversorgung rückläufig. Im Gegensatz dazu ist sie in den Entwicklungsländern durch die suboptimale Frakturversorgung und die schlechte antibiotische Versorgung weiterhin hoch.

Klinik, Therapie und Prognose

Eine Ankylose des Temporomandibulargelenks lässt sich oft auf ein Trauma oder eine Infektion zurückführen, kann jedoch auch angeboren oder das Resultat einer rheumatoiden Arthritis sein. Es zeigt sich eine chronische, schmerzlose Einschränkung der Beweglichkeit. Wenn die Ankylose zu einem Stillstand des kondylären Wachstums führt, resultiert dies häufig in einer Gesichtsasymmetrie, wie z. B. einer Hypoplasie des Kondylus oder einer kondylären Hyperplasie des Unterkiefers.

Die Therapie kann aus einer Kondylektomie bestehen, wenn die Ankylose intraartikulär lokalisiert ist, oder einer Ostektomie eines Teiles des Ramus, wenn der Processus coronoideus und der Jochbogen ebenfalls betroffen sind. Kieferöffnungsübungen müssen monatelang bis jahrelang durchgeführt werden, um die chirurgische Korrektur aufrechtzuerhalten. Aber ein erzwungenes Öffnen der Kiefer ohne Operation ist in der Regel nicht indiziert und wegen der knöchernen Fusion meist unwirksam.

Bildgebung

Ein wichtiges röntgenologisches Merkmal der knöchernen Ankylose des Kiefergelenks ist der fehlende Gelenkspalt. Dabei ist die Fusion des Unterkieferkondylus mit dem entsprechenden Schläfenbein in den 3-D-Bildern deutlicher zu erkennen (▶ Abb. 10.84). In einigen Fällen ist es möglich, einen strahlendurchlässigen Bereich innerhalb der Läsion zu bemerken, der eine übriggebliebene interartikuläre Bandscheibe darstellt.

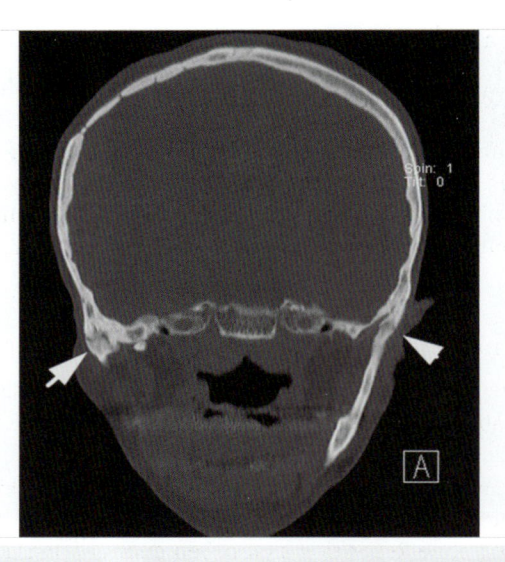

Abb. 10.84 Ankylose. Koronare CT-Aufnahme einer 36-jährigen Patientin mit beidseitig ausgeprägter Ankylose der Kiefergelenke (Pfeile). Deutliche Destruktion der Kiefergelenke und beginnende knöcherne Überbauung (links mehr als rechts).

Die Diagnostik der fibrösen Ankylose ist schwieriger, da die Weichteilfibrose auf konventionellen Röntgenaufnahmen nicht sichtbar ist. Der Gelenkspalt wird in Verbindung mit einer eingeschränkten Öffnungsbewegung des Unterkiefers reduziert. Bei dieser Art von Ankylose liefert die MRT bessere diagnostische Informationen, wenn die Veränderungen in den Weichteilen lokalisiert sind.

Differenzialdiagnose

> **Differenzialdiagnosen**
>
> Die Kiefergelenksankylose sollte von anderen Formen der entzündlichen Arthritis unterschieden werden, wie sie bei rheumatoider Arthritis und Psoriasisarthritis beobachtet werden.

Internal Derangement

> **Kernaussagen**
>
> Das Internal Derangement beschreibt eine strukturelle Läsion des Discus articularis, der Ligamente und der Knochen des Temporomandibulargelenks.

Definition

Maßgeblich an dieser Funktionsstörung des Kiefergelenks ist die Dislokation des Discus articularis.

Pathophysiologie und Ätiologie

Es ist eine Vielzahl somatischer und psychischer Ursachen bekannt, die (häufig kombiniert auftretend) zu einem Internal Derangement führen. So gelten u. a. Schwächen des Bandapparats, Bruxismus (meist stressbedingtes Zahnknirschen), Arthritis und Traumata als wichtige Auslöser.

Demografie

Das Internal Derangement tritt bei etwa 30 % der klinisch asymptomatischen Bevölkerung auf. Bei Personen mit Kiefergelenksbeschwerden lässt sich in bis zu 86 % der Fälle eine Diskusverlagerung (meist mit Reduktion) nachweisen. Frauen sind etwa drei- bis sechsmal häufiger als Männer betroffen. Zwischen 80 und 90 % der betroffenen Frauen befinden sich zwischen dem 25. und 45. Lebensjahr.

Klinik, Therapie und Prognose

Klinisch zeichnet sich die Diskusverlagerung mit Reposition durch funktionsabhängige Schmerzen und Knackgeräusche aus. Die Knackgeräusche können bei Reposition des Diskus bei der Mundöffnung und durch die erneute Vorverlagerung des Diskus beim Mundschluss entstehen. Die wesentlichen Symptome der Diskusverlagerung ohne Reposition sind neben den funktionsabhängigen Schmerzen die Einschränkung der Mundöffnung (Kieferklemme) und zusätzlich bei Mundöffnung die Abweichung des Unterkiefers zur erkrankten Seite hin. Knackgeräusche sind meist lediglich im Anfangszustand auskultierbar. Eine Reposition kann bei länger andauerndem Zustand durch eine Verformung des Diskus unmöglich sein. In Ausnahmefällen kann es zu einer Beeinträchtigung des Mundschlusses kommen. In beiden Fällen können darüber hinaus auch eine Druckschmerzhaftigkeit im Gelenkbereich und Kopfschmerzen hinzukommen.

Für die Therapie der Diskusverlagerungen mit und ohne Reposition wird primär die Aufbissschienentherapie empfohlen. Zusätzlich kann eine physikalische Therapie erfolgen, bei schmerzhaften Zuständen auch eine temporäre medikamentöse Therapie mit Antiphlogistika und Muskelrelaxanzien. Falls die konservativen Maßnahmen nicht erfolgreich sind, kann eine Arthrozentese oder arthroskopische Lavage und Lyse durchgeführt werden. Darüber hinaus kann eine arthroskopische oder offene Diskusrepositionierung erfolgen.

Bildgebung

Die Erkennung und Stadieneinteilung des Internal Derangements erfolgt mit bildgebender Diagnostik und ist zurzeit nur mittels MRT-Untersuchung mit ausreichender Sicherheit möglich. Die Diskuslage kann auf sagittalen MRT-Schnitten anhand der Position des diskobilaminären Übergangs nach dem Grundprinzip der Uhr bestimmt werden. Der Übergang liegt zwischen dem Bereich des signalarmen, dunkleren Diskusgewebes und dem signalreicheren, helleren Gewebe der bilaminären Zone. Die Analyse der Diskusposition muss dabei auf allen sagittalen Schnitten und von lateral nach medial erfolgen, um eine partielle anteriore Verlagerung von Diskusanteilen nicht zu übersehen. Der Diskus ist in den meisten Fällen nach anterior verlagert, kann jedoch prinzipiell auch nach posterior, medial oder lateral verlagert sein. Je nach Ausprägung der Diskusverlagerung kann der Diskus während der Translation über dem Kondylus repositioniert werden (Diskusverlagerung mit Reposition) oder während der Bewegung disloziert bleiben (Diskusverlagerung ohne Reposition). Zur Abklärung der Reponierbarkeit sind zusätzliche Aufnahmen bei geöffnetem Mund erforderlich.

MRT-Referenzpunkte sind das posteriore Ende des Discus articularis (posteriores Band), die höchste superiore Zirkumferenz (S) und die am weitesten anteriore Zirkumferenz (A) des Kondylus. Eine vertikale Linie wird durch S konstruiert. Diese Linie entspricht der sog. 12-Uhr-Position und ist mit einem Winkel von 0° definiert. Eine horizontale Linie wird durch A konstruiert. Diese Linie steht rechtwinklig zur S-Linie. Definition der Lagebeziehungen:
- Bei einer physiologischen Diskusposition liegt das posteriore Band des Diskus in einem Winkelbereich von 0–30°.
- Bei einer partiellen anterioren Diskusverlagerung liegt das posteriore Band des Diskus in einem Winkelbereich von 30–90°.
- Bei einer totalen anterioren Diskusverlagerung liegt das posteriore Band des Diskus in einem Winkelbereich von mehr als 90°.

Anteriore Diskusverlagerung

Die klinisch bedeutendste Form der intraartikulären Funktionsstörungen ist die Verlagerung des Discus articularis nach anterior (▶ Abb. 10.85 und ▶ Abb. 10.86). Differenzialdiagnostisch wird zwischen einer partiellen und einer kompletten anterioren Diskusverlagerung unterschieden:
- **Partielle Diskusluxation:** Bei dieser befindet sich die posteriore Begrenzung des Diskus zwischen einer 11-Uhr- und einer 9-Uhr-Position. In der MRT wird eine 11-Uhr-Position der posterioren Diskusbegrenzung als eine instabile Diskusposition gewertet, die bis zu einer 10-Uhr-Position als partielle Diskusluxation Grad 1 angesehen wird. Bei einer partiellen Diskusluxation Grad 2 liegt die posteriore Begrenzung des Diskus zwischen der 10-Uhr- und der 9-Uhr-Position.

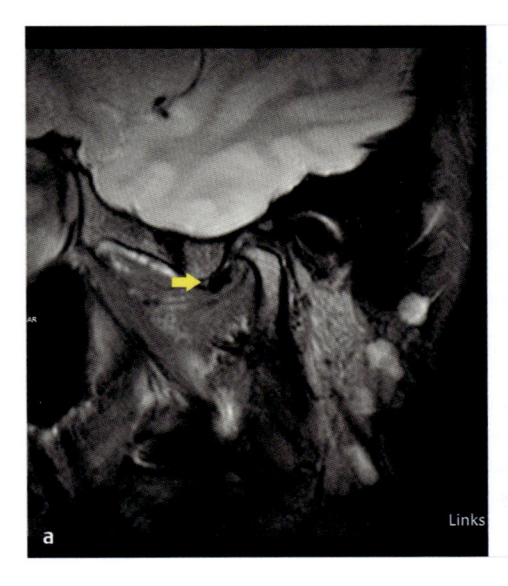

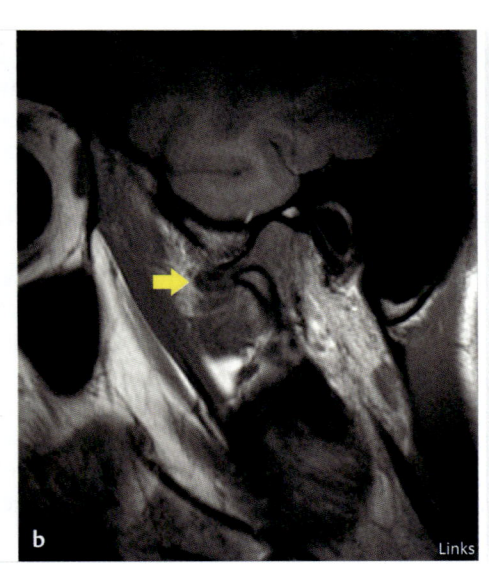

Abb. 10.85 Internal Derangement. 17-jährige Patientin mit anteriorer Diskusverlagerung links (Pfeile). Links zeigt sich der Kondylus unscharf begrenzt. Der Discus articularis ist kaudal-ventral bei 9 Uhr positioniert, mit zentralen Inhomogenitäten. Bei Mundöffnung bleibt der Discus articularis anterior positioniert und rollt sich auf (mit Drehkomponente).
a Sagittale fettgesättigte T 2w Turbo-Spin-Echo-MRT-Aufnahme.
b Sagittale T 1w Spin-Echo-MRT-Aufnahme (Mund um 4,4 cm geöffnet).

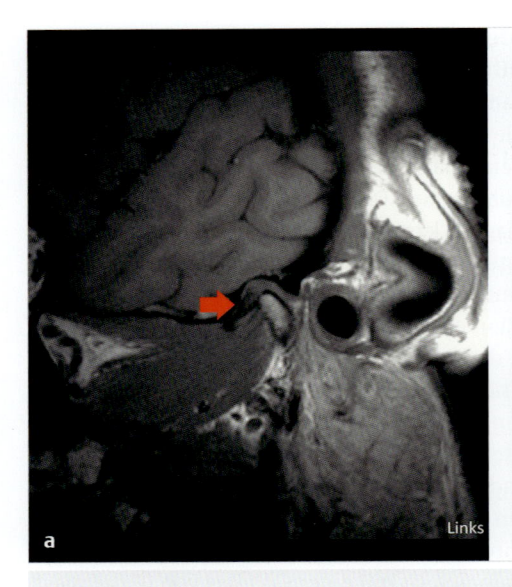

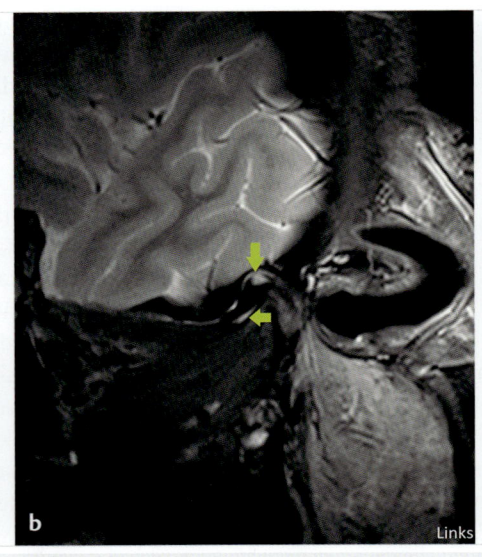

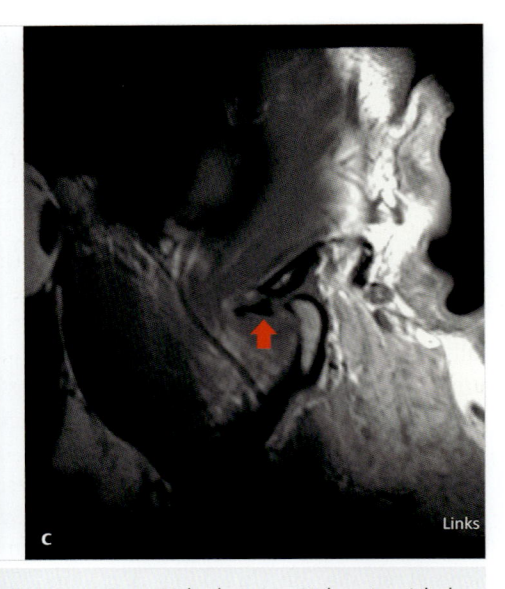

Abb. 10.86 Internal Derangement. 43-jähriger Patient mit Internal Derangement Grad 4 linksseitig mit fixierter anteriorer Diskusluxation. Links zeigt sich der posteriore Pol des Discus articularis bei 11 Uhr positioniert (**a**, Pfeil). Auftreibung des posterioren Poles des Discus articularis, Inhomogenisierung des Gelenkspalts und mäßige Flüssigkeitsvermehrung (**b**, Pfeile). Im Rahmen der Mundöffnung ist linksseitig eine komplette anteriore Luxation des Discus articularis (**c**, Pfeil) zu sehen. Der Discus articularis ist nicht reponierbar.
a Sagittale T1w Spin-Echo-MRT-Aufnahme.
b Sagittale fettgesättigte Turbo-Spin-Echo-MRT-Aufnahme.
c Sagittale T1w Spin-Echo-MRT-Aufnahme bei geöffnetem Mund.

- **Komplette anteriore Diskusluxation:** Bei dieser Form liegt der Diskus vor dem Processus condylaris mandibulae, die posteriore Begrenzung des Diskus hat keinen Kontakt zur Artikulationsfläche des Processus condylaris mandibulae.

Von entscheidender Bedeutung für die Bewertung der Diskopathien ist die Frage der Reponierbarkeit des Discus articularis. Dabei werden die Diskusmobilität, die Funktionalität des diskalen Aufhängeapparats sowie die Rückstellkomponente der bilaminären Zone beurteilt. Durch statische MRT-Aufnahmen in offener und geschlossener Mundposition ist die Diskusposition eindeutig, die Diskusreponierbarkeit aber nur eingeschränkt zu beurteilen. Aus einer anterioren Diskusluxation kann sich eine progrediente intraartikuläre Funktionsstörung mit fortschreitender Störung des Diskus entwickeln. Bei der anterioren, nicht reponierbaren Diskusluxation sind aufgrund unterschiedlicher Genese verschiedene Formen zu differenzieren. Entweder findet sich eine zu weite Vorverlagerung des Diskus oder ein Diskusabriss, der mit der MRT exakt erfasst werden kann.

Posteriore Diskusverlagerung

Insgesamt findet sich eine posteriore Diskusluxation seltener als eine anteriore Diskusverlagerung. Mit der MRT sind 2 Ausprägungsgrade zu unterscheiden:
- **Grad 1:** Bei der posterioren Diskusverlagerung Grad 1 ist die posteriore Begrenzung über den superioren Kondyluspol hinaus auf eine 13-Uhr-Position verlagert.
- **Grad 2:** Bei den posterioren Diskusverlagerungen Grad 2 befindet sich auch der anteriore Diskuspol dorsal der größten superioren Zirkumferenz des Processus condylaris mandibulae. Klinisch imponiert dabei meist eine Kieferklemme.

Die größte superiore Zirkumferenz des Processus condylaris mandibulae dient als diagnostischer Bezugspunkt des anterioren und posterioren Diskuspols in Relation zur temporalen Artikulationsfläche.

Transversale Diskusverlagerung

Transversale Diskusverlagerungen sind in rein mediale, laterale, anteromediale und anterolaterale Verlagerungen zu differenzieren. Zusätzlich kommen Rotationsbewegungen hinzu, die die Diagnostik in der MRT einschränken.

Gelenkgeschwülste

Die einzelnen Bestandteile des temporomandibularen Gleitgewebes, wie synoviale Membran, fibröse Kapsel, Discus articularis und Gelenkknorpel, können zum Muttergewebe einer benignen oder malignen mesenchymalen Geschwulst des Kiefergelenks werden. Klinisch entwickeln sich dabei Schmerzen, eine zunehmende Bewegungseinschränkung sowie eine Anschwellung. Aufgrund der engen topografischen Nachbarschaftsbeziehungen zwischen Processus condylaris mandibulae, Fossa mandibularis, Tuberculum articulare, Processus zygomaticus und Pars tympanica imponieren in der Regel bereits in der Frühphase Zerstörungen an den Knochen.

Knochendestruktionen in der unmittelbaren Umgebung des Kiefergelenks sind am häufigsten durch Karzinome des äußeren Gehörgangs und des Mittelohrs sowie der Wangenschleimhaut bedingt, die auf das Kiefergelenk übergreifen können. Am zweithäufigsten finden sich hämatogene Metastasen, einhergehend mit regelmäßigen oder unregelmäßigen Osteolysen. Benigne oder semimaligne Geschwülste zeigen eine abgegrenzte Knochendestruktion, zystisch oder gekammert. Hinzu kommt bei intraossärem Sitz eine Auftreibung des befallenen Knochenanteils, abhängig von Wachstumsart und -geschwindigkeit. Für die Differenzialdiagnose wesentlich ist die Frage nach Periostreaktionen sowie umschriebenen Verkalkungen im Bereich des Tumors. Als wichtige Leitregel gilt, dass Tumoren, ausgehend von Gleitgeweben, den Knochen zu beiden Seiten des Gelenkspalts arrodieren. Geschwülste, die von benachbarten Knochen ausgehen, zerstören dagegen in der Regel nur das knöcherne Gelenkkompartiment auf der Seite der Gelenkspalte. Weichteilgeschwülste wie ein Wangenschleimhautkarzinom folgen dieser Regel aber nicht.

Der standardisierte Einsatz der MRT zur Diagnostik des Temporomandibulargelenks erfordert auch exakte Kenntnisse benigner und maligner Läsionen mit raumforderndem Charakter. Im Einzelfall muss zusätzlich die Untersuchungstechnik modifiziert werden, um die exakten Infiltrationswege sicher zu erfassen.

Traumafolgen

Kiefergelenkfortsatzfraktur

> **Kernaussagen**
>
> Frakturen des Kiefergelenkfortsatzes gehören zu den häufigsten Frakturen des Gesichtsschädels.

Definition

Es existieren zahlreiche Klassifikationen der Gelenkfortsatzfrakturen. Die in Deutschland bisher gebräuchlichste ist die 1972 entwickelte Einteilung nach Spiessl und Schroll. Sie berücksichtigt sowohl die Höhe der Fraktur als auch den Dislokationsgrad. Da diese Einteilung jedoch keine eindeutige Reproduzierbarkeit bezüglich der Einteilungskriterien von hohen und tiefen Frakturen erlaubte und damit eine wissenschaftliche Standardisierung fehlte, wurden in den letzten Jahrzehnten zahlreiche weitere Klassifikationen entwickelt. Die Arbeitsgemeinschaft für Osteosynthesefragen – Cranio-Maxillo-Faziale Gruppe hat eine Klassifikation entwickelt, die eine reproduzierbare Einteilung erlaubt und sich auf die bildgebenden Verfahren der CT (inklusive 3-D-Rekonstruktion) und DVT stützt. Gelenkfortsatzfrakturen werden danach nach radiologisch-anatomischen Orientierungspunkten und unter Berücksichtigung von klinisch relevanten Aspekten in Kaput-, Kollum- und Basisfrakturen eingeteilt.

Pathophysiologie und Ätiologie

Ursächlich sind meist indirekt auf das Kinn einwirkende Kräfte im Rahmen von Unfällen im Straßenverkehr oder Rohheitsdelikten. Eine lateral einwirkende Kraft führt zu einer direkten Fraktur in der Eckzahn-Prämolaren-Region und einer indirekten Fraktur des Kollums bzw. Kondylus auf der Gegenseite. Dagegen verursacht eine frontal einwirkende Kraft häufig bilaterale Frakturen von Kollum bzw. Kondylus, bedingt durch hohe Biege- und Abscherkräfte.

Demografie

Gelenkfortsatzfrakturen machen einen Anteil von etwa 30% der Unterkieferfrakturen des Erwachsenen aus. Männer sind ungefähr doppelt so häufig betroffen wie Frauen. Dabei entfallen 62% der Gelenkfortsatzfrakturen auf tiefe Frakturen, 24% auf hohe Frakturen und 14% auf Kapitulumfrakturen. Unilaterale Frakturen sind etwa viermal so häufig wie bilaterale Frakturen.

Gesichtsschädelfrakturen im Kindesalter sind mit einer Häufigkeit von 7,7% bei Kindern unter 15 Jahren und 2,9% bei Kindern unter 10 Jahren selten. In 75–90% dieser Fälle ist der Unterkiefer betroffen. Der Anteil der Gelenkfortsatzfrakturen liegt bei Kindern bei etwa 50% der Unterkieferfrakturen und ist damit noch größer als im Erwachsenenalter. Jungen sind sehr viel häufiger betroffen als Mädchen (im Verhältnis 1,7:1–7,3:1).

Klinik, Therapie und Prognose

Klinisch bestehen typischerweise eine Druckschmerzhaftigkeit am Kinn sowie eine Okklusionsstörung mit schmerzhafter, eingeschränkter Mundöffnung. Bei einer einseitigen, dislozierten Kiefergelenkfortsatzfraktur kommt es typischerweise zu einem seitlich offenen Biss auf der nicht betroffenen Seite, zu einem ipsilateralen Frühkontakt im Molarenbereich sowie zu einer Mittellinienverschiebung zur Frakturseite hin. Die doppelseitige dislozierte Fraktur zeichnet sich durch einen frontal offenen Biss mit Rückverlagerung des Unterkiefers aus. Durch Perforation der Haut der Gehörgangswand kann es zu Blutungen aus dem Ohr kommen. Bei Platzierung eines Fingers im äußeren Gehörgang lässt sich eine limitierte Rotation des Gelenkkopfs und bei einer Luxation zusätzlich eine leere Gelenkpfanne ertasten.

Die Therapie ist u. a. vom Alter, vom Zahnstatus und von der Okklusion abhängig. Sie kann fallabhängig eine interdisziplinäre Therapie durch Kieferchirurgie, Prothetik und Kieferorthopädie notwendig machen. Es sind konservative und operative Therapieansätze möglich:

- **Konservativ:** Die konservative Therapie mittels Schienung nach Schuchardt oder mittels mandibulomaxillärer Schrauben dient der Reposition und Ruhigstellung der Fragmente. Die konservative Frakturbehandlung ist primär bei nicht oder minimal dislozierten Frakturen des R. mandibulae einschließlich der Kiefergelenkfortsätze sowie bei Frakturen im Kindesalter indiziert. Nach einer starren Fixierung über 2 Wochen (unilaterale Kollumfraktur) bzw. 4 Wochen (bilaterale Kollumfraktur) folgt eine 2 Wochen andauernde funktionelle Ruhigstellung mittels Gummizügen.
- **Operativ:** Die operative Therapie kann mittels Miniosteosyntheseplatten oder Zugschrauben erfolgen. Als Indikationen für ein operatives Vorgehen gelten stark dislozierte Frakturen mit einem Winkel zwischen 10 und 45°, bei vertikalem Höhenverlust ab 2 mm, fehlendem Kontakt der Frakturenden und bilateralen Kollumfrakturen.

10.5 Literatur

[117] Aldred M, Talacko A, Steyn N. Hypercementosis. In: Slootweg PJ, ed. Dental and oral pathology. New York: Springer International Publishing; 2016: 214–217

[118] Atalar MH, Salk I, Savas R et al. CT and MR imaging in a large series of patients with craniofacial fibrous dysplasia. Pol J Radiol 2015; 80: 232–240. doi:10.12 659/PJR.893 425

[119] Baba A, Ojiri H, Goto TK et al. Symposium: imaging modalities for drug-related osteonecrosis of the jaw, CT and MR imaging findings of antiresorptive agent-related osteonecrosis of the jaws/medication-related osteonecrosis of the jaw (secondary publication). Jpn Dent Sci Rev 2019; 55 (1): 58–64

[120] Baumhoer D. Odontogene Tumoren und Knochentumoren der Kieferregion. Pathologe 2018; 39 (1): 35–41. doi:10.1007/s00 292-017-0398-2

[121] Casanova MS, Tuji FM, Ortega AI et al. Computed tomography of the TMJ in diagnosis of ankylosis: two case reports. Med Oral Patol Oral Cir Bucal 2006; 11 (5): 413–416

[122] Claassen H. Die Mundhöhle. In: Claassen H, Hrsg. Kompaktwissen Kopf- und Halsanatomie. Berlin: De Gruyter; 2018: 105–124

[123] Claassen H. Zähne und Gebiss. In: Claassen H, Hrsg. Kompaktwissen Kopf- und Halsanatomie. Berlin: De Gruyter; 2018: 47–74

[124] Dammann F. Zahn und Kiefer. In: Cohnen M, Hrsg. Kopf-Hals-Radiologie. 1. Aufl. Stuttgart: Thieme; 2012: 289–316

[125] Düker J. Dysplasien und Anomalien der Zähne. In: Düker J, Hrsg. Röntgendiagnostik mit der Panoramaschichtaufnahme. 2. Aufl. Stuttgart: Thieme; 2000: 76–99

[126] Düker J. Odontogene Tumoren. In: Düker J, Hrsg. Röntgendiagnostik mit der Panoramaschichtaufnahme. 2. Aufl. Stuttgart: Thieme; 2000: 220–264

[127] Düker J. Zysten und Pseudozysten der Kiefer. In: Düker J, Hrsg. Röntgendiagnostik mit der Panoramaschichtaufnahme. 2. Aufl. Stuttgart: Thieme; 2000: 179–219

[128] Erlemann R. MRT-Morphologie von Knochentumoren und tumorähnlichen Läsionen. Radiologe 2010; 50 (1): 61–82. doi:10.1007/s00117-009-1845-8

[129] Farmand M. Differentialdiagnostik des Kiefergelenkschmerzes. Bayer Zahnärzteblatt 2007: 46–49

[130] Gujer K, Grätz KW, Jacobsen C. Facharztwissen Mund-, Kiefer und Gesichtschirurgie. Berlin: Springer; 2013

[131] Haßfeld S, Rother U. Röntgendiagnostik in der Mund-, Kiefer- und Gesichtschirurgie. Der MKG-Chirurg 2008; 1 (2): 137–147. doi:10.1007/s12285-008-0035-4

[132] Howaldt HP, Schmelzeisen R. Traumatologie. In: Howaldt HP, Schmelzeisen R, Hrsg. Einführung in die Mund-Kiefer-Gesichtschirurgie. Köln: Deutscher Zahnärzte-Verlag; 2015: 1–57

[133] Howaldt HP, Schmelzeisen R. Tumoren und tumorähnliche Veränderungen. In: Howaldt HP, Schmelzeisen R, Hrsg. Einführung in die Mund-Kiefer-Gesichtschirurgie. Köln: Deutscher Zahnärzte-Verlag; 2015: 117–187

[134] Kim JE, Yi WJ, Heo MS et al. Langerhans cell histiocytosis of the jaw, a mimicker of osteomyelitis on CT and MR images: a retrospective analysis. Medicine (Baltimore) 2019; 98 (27): e16331. doi:10.1097/MD.0000000000016331

[135] Koong B. Fibro-osseous lesions of the jaws. In: Koong B, ed. Atlas of oral and maxillofacial radiology. Hoboken, New Jersey: John Wiley & Sons Ltd; 2017: 140–152

[136] Koos B, Reinert S, Poets CF. Kindliche Fehlbildungen im Kiefer- und Gesichtsbereich: Therapiekonzepte an der Schnittstelle. Zahnarztl Mitt 2018; 108 (23–24): 52–60

[137] Kuperstein AS, Berardi TR, Mupparapu M. Systemic diseases and conditions affecting jaws. Dent Clin North Am 2016; 60 (1): 235–264. doi:10.1016/j.cden.2015.08.008

[138] Lima Gde M, Almeida JD, Cabral LA. Cherubism: clinicoradiographic features and treatment. J Oral Maxillofac Res 2010; 1 (2): e2. doi:10.5037/jomr.2010.1202

[139] Masthoff M, Gerwing M, Masthoff M et al. Dental imaging – a basic guide for the radiologist. RöFo 2019; 191 (3): 192–198. doi:10.1055/a-0636-4129

[140] Mortazavi H, Safi Y, Khalighi HR et al. Floating teeth appearance: a diagnostic radiographic alarm. J Regeneration Reconstr Restoration (Triple R) 2020; 5 (1): e6-e6. doi:10.22037/rrr.v5i1.29629

[141] O'Connor RC, Fawthrop F, Salha R et al. Management of the temporomandibular joint in inflammatory arthritis: involvement of surgical procedures. Eur J Rheumatol 2017; 4 (2): 151–156. doi:10.5152/eurjrheum.2016035

[142] Pasler FA. Aufnahmetechnik und Röntgenanatomie. In: Pasler FA, Hrsg. Zahnärztliche Radiologie. 6. Aufl. Stuttgart: Thieme; 2017: 85–110

[143] Pasler FA, Visser H. Röntgendiagnostik bildgebender Parodontopathien und Entzündungen der Kiefer. In: Pasler FA, Visser H, Hrsg. Taschenatlas der Zahnärztlichen Radiologie. 1. Aufl. Stuttgart: Thieme; 2003: 182–207. doi:10.1055/b-002-11364

[144] Pigatti FM, Mussi MCM, Sedassari BT et al. Radiographic aspects of metastatic tumors of the jaw. Oral Maxillofac Surg Cases 2019; 5 (1): 100097. doi:10.1016/j.omsc.2019.100097

[145] Pinto A, Carvalho M, de Farias A et al. Hypercementosis: diagnostic imaging by radiograph, cone-beam computed tomography, and magnetic resonance imaging YR – 2017/9/1. J Oral Maxillofac Radiol 2017; 5 (3): 90–93

[146] Schön H, Sagheb K, Schiegnitz E. Neue WHO-Klassifikation 2017 „Odontogene und maxillofaziale Knochentumoren". Wissen kompakt 2019; 13 (2): 61–70

[147] Theodorou SJ, Theodorou DJ, Sartoris DJ. Imaging characteristics of neoplasms and other lesions of the jawbones. Part 1. Odontogenic tumors and tumorlike lesions. Clin Imaging 2007; 31 (2): 114–119. doi:10.1016/j.clinimag.2006.12.022

[148] Theodorou SJ, Theodorou DJ, Sartoris DJ. Imaging characteristics of neoplasms and other lesions of the jawbones. Part 2. Odontogenic tumor-mimickers and tumor-like lesions. Clin Imaging 2007; 31 (2): 120–126. doi:10.1016/j.clinimag.2006.12.021

[149] Vogl TJ. Kiefergelenk und Zähne. In: Vogl TJ, Reith W, Rummeny EJ, Hrsg. Diagnostische und interventionelle Radiologie. Berlin: Springer; 2011: 445–454. doi:10.1007/978-3-540-87668-7_15

[150] Yurttutan ME, Öncül AT, Karasu HA. Benign tumors of temporomandibular joint. In: Emes Y, Aybar B, Dergin G. Temporomandibular joint pathology – current approaches and understanding. London, UK: InTech; 2018: 99–123

11 Mundhöhle, Oropharynx und Mundboden

Thomas J. Vogl, Rania Helal

Die Diagnostik und Differenzialdiagnostik der Region Mundhöhle, Oropharynx und Mundboden beschränkt sich im Wesentlichen auf die Erfassung der topografischen Lagebeziehung einer häufig bereits klinisch detektierten Läsion. Die klinischen Fragestellungen an die bildgebenden Verfahren betreffen in der Regel die räumliche Ausdehnung sowie die Erfassung der Infiltration vitaler Weichteil-, vaskulärer und neurogener Strukturen. Nach der orientierenden Untersuchung durch die Sonografie, die im Wesentlichen der Evaluierung des Lymphknotenstatus dient, kommen heute an bildgebenden Verfahren schwerpunktmäßig die MRT sowie auch die CT, möglichst in Spiral-CT-Technik, zum Einsatz. Obwohl bezüglich der Differenzialdiagnose einer pathologischen Läsion bereits die klinische Symptomatik häufig in der Lage ist, wesentliche Hinweise zu liefern, müssen mit den bildgebenden Verfahren entscheidende differenzialdiagnostische Kriterien analysiert werden, um prätherapeutisch die Diagnose einer Läsion möglichst einzuengen und eine entsprechende Therapieplanung einleiten zu können.

11.1 Topografie

Die Mundhöhle (Cavitas oris) beginnt an der Mundspalte (Rima oris) mit den Lippen und reicht bis zur Schlundenge. Die Vorderseitenwand der Mundhöhle wird von Lippen und Wangen, das Dach vom harten und weichen Gaumen, der Boden vom muskulären Mundboden und weiteren, ihm aufgelagerten Organteilen gebildet.

Die Zunge füllt bei geschlossenem Mund die Mundhöhle praktisch aus und liegt am Gaumen an. Sie besteht aus Zungenspitze, -körper und -wurzel (Zungengrund). Das Foramen caecum linguae und die Papillae vallatae bilden die Grenze zwischen Zungenkörper und -wurzel. Zwischen Zungengrund und Epiglottis liegen die Valleculae epiglotticae. Die Muskulatur der Zunge besteht aus der autochthonen Muskulatur sowie den einstrahlenden Mm. genioglossi, hypoglossi, palatoglossi und styloglossi. Vom Mundboden werden beiderseits nach Anheben der Zungenspitze die Plica sublingualis mit der Caruncula sublingualis, der Mündung der Ausführungsgänge der Glandula sublingualis und der Glandula submandibularis (Wharton-Gang) sichtbar. Die Muskulatur des Mundbodens besteht aus den Mm. genioglossi, geniohyoidei und mylohyoidei. Das Zungenbein bekommt seinen Halt durch die am Unterkiefer bzw. an der Unterfläche des Schläfenbeins ansetzenden Mm. geniohyoidei, digastrici und stylohyoidei.

Der Oropharynx (Mundrachen, Mesopharynx) reicht von der Uvula bis zum Rand der Epiglottis und öffnet sich über den Isthmus faucium zur Mundhöhle. Im Oropharynx liegt zwischen den Gaumenbögen die Tonsilla palatina. Die vorderen und hinteren Gaumenbögen laufen oben im spitzen Winkel zusammen und bilden dort die Fossa supratonsillaris. Teile des Zungengrunds und die Valleculae epiglotticae gehören zum Oropharynx.

Zu den oberflächlichen Strukturen zählt hauptsächlich die paarige Tonsilla palatina, die von einer dünnen Ausstülpung der signalarmen Fascia pharyngobasilaris umgeben ist. Die Tonsillen zeigen in der T1w Sequenz eine ähnliche Signalintensität wie Muskelgewebe, im T2w Bild werden sie hyperintens dargestellt.

Das arterielle und das venöse Gefäßsystem kommen aufgrund des Flow-Phänomens signalarm zur Darstellung, im Bereich des Zungenkorpus können stets Äste der A. lingualis identifiziert werden. Die markhaltigen knöchernen Strukturen wie Mandibula und harter Gaumen stellen sich als signalreiche Zonen mit signalarmer Substantia corticalis dar.

11.2 Spezifische anatomische Strukturen

Differenzialdiagnostisch ist es wichtig, die Mundhöhle vom Oropharynx zu differenzieren, da die Ausbreitung von Läsionen bei diesen 2 Regionen sehr unterschiedlich ist. Die Mundhöhle liegt anterior zum Oropharynx und wird von diesem durch einen Ring verschiedenartiger Strukturen wie dem weichen Gaumen, den Papillae circumvalatae sowie den vorderen Tonsillenpfeilern abgetrennt.

Dabei trennt der M. mylohyoideus den sublingualen Raum vom submandibulären Raum, lediglich die posteriore Begrenzung bleibt ausgespart.

Die Mandibula als einziger frei beweglicher Schädelknochen entsteht paarig als Deckknochen lateral des Meckel-Knorpels. Beide Mandibulae sind zunächst syndesmotisch durch die Kinnsymphyse verbunden. Diese synostosiert während des ersten Lebensjahrs. Nach der Verschmelzung der beiden Anlagen unterscheidet man den horizontalen Unterkieferkörper (Corpus mandibulae) und den aufsteigenden Unterkieferast (R. mandibulae).

Für die Differenzialdiagnose und die exakte Operationsplanung ist die Analyse der einzelnen Räume im Bereich der Mundhöhle, des Oropharynx und des Mundbodens wesentlich. Dabei kann zwischen dem Mukosaraum, dem Spatium sublinguale, dem Spatium submandibulare sowie der Mandibula unterschieden werden:

- **Mukosaraum:** Dieser kleidet die gesamte Mundhöhle, den Mundboden sowie den Oropharynx aus und wird nicht durch Faszien abgegrenzt. Der Mukosaraum dehnt sich im Bereich der Mundhöhle nur wenige Millimeter in die Tiefe aus. Bildgebend lässt sich weder in der CT noch in der MRT eine Trennung zwischen dem Mukosaraum und den angrenzenden oropharyngealen Strukturen dokumentieren.
- **Spatium sublinguale:** Dieser Raum ist superomedial des M. mylohyoideus lokalisiert und zeigt ähnlich wie der Mukosaraum keine eigentliche Faszienbegrenzung. Da zwischen dem posterioren Spatium sublinguale und dem Spatium submandibulare keine Faszienbegrenzung verläuft, können tumoröse Raumforderungen leicht vom Spatium sublinguale in das Spatium submandibulare infiltrieren und umgekehrt.
- **Spatium submandibulare:** Das Spatium submandibulare ist inferolateral des M. mylohyoideus und superior des Os hyoideum lokalisiert. Zwischen dem posterioren Spatium submandibulare und dem inferioren Parapharyngealraum besteht keine Faszienbegrenzung; somit können tumoröse Raumforderungen des submandibulären Raumes den Parapharyngealraum mitbeteiligen und umgekehrt.

11.3 Spezifische Untersuchungsverfahren

Der bildgebenden Diagnostik im Bereich der Mundhöhle und des Oropharynx sollten immer eine gründliche Inspektion und Palpation vorausgehen, da dabei Schleimhautunregelmäßigkeiten entdeckt werden können. Erst dadurch wird der gezielte Einsatz der bildgebenden Verfahren möglich. Ebenso kommt der Anamnese eine außerordentlich große Bedeutung zu. Dabei ist besonders nach den klinischen Symptomen zu fragen wie Schluckbeschwerden, Kloßgefühl, Mundgeruch sowie Schmerzcharakteristik und -ausstrahlung.

Erst im Anschluss an Anamnese, Inspektion und Palpation sollten die bildgebenden Verfahren zum Einsatz kommen. Dabei stehen für den Bereich der Mundhöhle und des Oropharynx folgende Verfahren zur Verfügung:
- konventionelle Röntgenaufnahmen einschließlich Funktionsdiagnostik,
- Sonografie (perkutan und enoral),
- CT,
- MRT,
- DSA,
- nuklearmedizinische Methoden.

11.3.1 Konventionelle Röntgenaufnahmen

Sie haben im Bereich der Mundhöhle und des Oropharynx kaum eine Bedeutung und dienen allenfalls der Diagnostik von röntgendichten Speichelsteinen und Zahnerkrankungen oder der Verifizierung eines verlängerten Processus styloideus.

11.3.2 Sonografie

Die Sonografie wird in der Regel vor der CT- und MRT-Untersuchung durchgeführt. Im Bereich des Mundbodens, der Zunge und des Oropharynx ist die B-Scan-Sonografie der A-Scan-Methode eindeutig überlegen. Gut beurteilbar sind in erster Linie die Tiefenausdehnung und Mittellinienüberschreitung von Tumoren der Zunge und des Mundbodens sowie die Abgrenzung von Einschmelzungen im Rahmen entzündlicher Erkrankungen. Dabei wird nach Auftragen eines Kontaktgels auf die Haut mit einem 5-MHz-Sektorschallkopf der interessierende Bereich untersucht (bei kleinen Volumina auch mit einem 7,5-MHz-Linearschallkopf). Dabei dienen das Zungenbein sowie der knöcherne Unterkiefer als Orientierungshilfen. Enoral können sog. Fingertip-Sonden verwendet werden.

11.3.3 Computertomografie

Die CT mit Einsatz neuer diagnostischer Techniken wie der Dual-Energy-Technik und neuer Behandlungstechniken stellt ein bildgebendes Standardverfahren zur Diagnostik von pathologischen Prozessen der Mundhöhle bzw. des Oropharynx dar. Dennoch verliert die CT in den letzten Jahren im Vergleich zur MRT zunehmend an Bedeutung. Gründe dafür sind der mangelnde Weichteilkontrast, die niedrige Spezifität bei der Charakterisierung von Weichteilläsionen sowie die limitierten Darstellungsmöglichkeiten. Im Bereich des Oropharynx, der Mundhöhle sowie des Mundbodens ist die CT noch immer das diagnostische Verfahren der Wahl bei allen tumorösen Prozessen, die auf eine Knochenmitbeteiligung hin überprüft werden sollen.

Für die Diagnostik im Bereich der Mundhöhle, des Mundbodens und Oropharynx sollte heute primär die MRT als diagnostisches bildgebendes Verfahren eingesetzt werden, jedoch nur dann, wenn keine MRT-Kontraindikationen vorliegen. Lediglich bei Verdacht auf entzündliche Prozesse (Peritonsillarabszess, Submandibularabszess) sollte primär auf die CT zurückgegriffen werden.

11.3.4 Digitale Subtraktionsangiografie

Der Einsatz der DSA, die der konventionellen Angiografie weit überlegen ist (geringere Strahlenbelastung, kürzere Untersuchungsdauer), ist nur in Ausnahmesituationen bei Verdacht auf gefäßreiche Tumoren (z. B. Hämangiome) oder andere angiomatöse Prozesse gerechtfertigt. Jedoch kann auch dabei die kontrastverstärkte MRT in Verbindung mit einer MRA die diagnostische DSA heute weitestgehend ersetzen. Im Falle von akuten unstillbaren Blutungen erlaubt der interventionelle Einsatz von angiografischen Embolisationstechniken ein palliativ-symptomatisches Therapiekonzept.

11.3.5 Szintigrafie

Sie eignet sich lediglich zur Untersuchung einer evtl. vorhandenen Zungengrundstruma. Dabei wird 10 min nach intravenöser Injektion von 500 µCi ^{99m}Tc-Pertechnetat (Kinder und Jugendliche) oder 24 h nach oraler Gabe von 10–50 µCi ^{131}J mithilfe eines Scanners der Bereich des Zungengrunds und des Halses abgetastet, um die Aufnahme des Radionuklids darzustellen und gleichzeitig das Vorhandensein von Schilddrüsengewebe am normalen Ort zu überprüfen.

11.3.6 Magnetresonanztomografie

Die MRT-Untersuchung wird in der Regel in der Halsspule durchgeführt. Lediglich bei Patienten mit schlanken langen Hälsen kann die Kopfspule eingesetzt werden. Mit ihr lässt sich ein gegenüber der Helmholtz-Halsspule verbessertes Signal-Rausch-Verhältnis erzielen.

Obwohl im Bereich der Zunge die T2w Sequenz gelegentlich durch Bewegungsartefakte in der Beurteilbarkeit eingeschränkt ist, sollte sie dennoch aufgrund der hohen Sensitivität für pathologische Veränderungen bei kooperativen Patienten eingesetzt werden. Der Einsatz von T2w Turbo-Spin-Echo-Sequenzen kann aufgrund der kürzeren Messzeiten das Problem der Bewegungsartefakte reduzieren. T1w Sequenzen nach Applikation von Gadolinium-DTPA zeigen einen mittleren bis starken Anstieg der Signalintensität. Bei Tumoren des Zungenkörpers bringt Gadolinium-DTPA im Vergleich zu nativen T2-betonten Sequenzen Vorteile bei der genauen Darstellung der Infiltrationstiefe. Besonders Nekrosen und die Vaskularisation einer Raumforderung sind nach Gadolinium-DTPA-Applikation gut erkennbar. Die T2w Sequenzen sind in einigen Fällen zur differenzialdiagnostischen Abklärung von Entzündungen und zystischen Prozessen notwendig.

Als Suchsequenz empfiehlt sich der Einsatz einer T2w Sequenz in transversaler Schichtorientierung, da sie am sensitivsten für pathologische Veränderungen im Bereich des Oropharynx, des Mundbodens und der Mundhöhle ist. Ferner ist der Einsatz der T1w Spin-Echo-Sequenz speziell für die Abgrenzbarkeit von Läsionen von Bedeutung. Dabei lässt sich eine Läsion z. B. im Bereich des Mundbodens mit ihrer niedrigen Signalintensität in der T1w Sequenz sehr gut von den umgebenden Strukturen abgrenzen, die dort aufgrund ihres Fettgehalts primär ein hohes Signal aufweisen.

Der Einsatz unterschiedlicher Schichtorientierungen ist Voraussetzung für die exakte Interpretation einer Tumorinfiltration. Die transversale Schichtführung als Standardprogramm erlaubt die exakte Analyse der Muskelgruppen im Bereich des Mundbodens und die Beurteilung wichtiger Strukturen wie der Glandulae submandibularis und sublingualis. Neben der transversalen Schichtorientierung erweist sich insbesondere die koronare Schichtführung als diagnostisch relevant, da mit ihr exakt die Infiltration der intrinsischen und extrinsischen Muskulatur sowie eine Infiltration des Submandibularraums beurteilt werden können. Zusätzlich erlaubt die koronare Schichtorientierung eine gute Beurteilung aller zervikalen Lymphknotenstationen.

Aufgrund der häufig besseren Abgrenzbarkeit von Tumoren und zervikalen Lymphknoten in den nativen Sequenzen sollte die koronare Schichtebene immer nativ akquiriert werden. Zusätzlich erbringt die koronare Schichtorientierung Zusatzinformationen bei Läsionen im Bereich der Tonsillenloge und bei außerhalb der Mittellinie gelegenen Prozessen. Tumoren im Bereich des Zungenkörpers und Zungengrunds mit Beteiligung des präepiglottischen Raumes sollten durch den kombinierten Einsatz transversaler und sagittaler Schichtbilder diagnostiziert werden. Der Einsatz eines paramagnetischen Kontrastmittels kann aufgrund des unterschiedlichen Kontrastmittelverhaltens der einzelnen Tumoren die Differenzialdiagnose entscheidend beeinflussen und sollte somit zum Routineuntersuchungsprogramm gehören.

11.4 Spezifische Befunde

In der Regel stellt sich ein Patient klinisch aufgrund von Schmerzen, Schwellungen im Bereich des Oropharynx oder Geschmacksstörungen vor. Dabei sprechen ein akuter Beginn von Halsschmerzen mit brennendem Charakter, eine Ausstrahlung in das Ohr und später erhebliche Schluckbeschwerden sowie Fieber für eine entzündliche Ursache wie z. B. Angina, infektiöse Mononukleose oder Pharyngitis. Starke einseitige Beschwerden weisen auf einen Peritonsillarabszess oder Tumor hin, Schmerzen mit Blutbeimengungen im Speichel auf ein Malignom. Bei einer entsprechenden Unfallanamnese sollte auch an eventuelle Verletzungen oder Verätzungen gedacht werden.

Entzündliche Veränderungen können in der Regel klinisch abgeklärt werden, sodass dafür meist keine bildgebende Diagnostik erforderlich ist.

Bei der Evaluierung des Oropharynx, der Mundhöhle sowie des Mundbodens müssen folgende Fragen beantwortet werden:
- Ausdehnung einer Läsion in die tiefen Räume,
- Lagebeziehung der tumorösen Raumforderung zu den neurovaskulären Strukturen,
- Tumorstadium,
- in der Mundhöhle Infiltration des Septum linguae, der Mandibula bzw. des Zungengrunds,
- pathologisch vergrößerte Lymphknoten im Bereich des Spatium submentale bzw. submandibulare.

Zusätzlich ist die Analyse der tiefen zervikalen Lymphknoten wesentlich.

11.4.1 Angeborene Variationen, Missbildungen und liquide Raumforderungen

> **Kernaussagen** M!
>
> Die klinische Verifizierung angeborener Variationen und Missbildungen im Bereich der Mundhöhle, des Mundbodens und des Oropharynx gelingt in der Regel leicht. Die Zuordnung zu einer bestimmten Missbildungsgruppe oder einem Syndrom kann differenzialdiagnostisch jedoch Schwierigkeiten bereiten, zumal viele in dieser Gruppe auftretenden Formveränderungen sehr selten sind. Relativ häufig treten diese Missbildungen kombiniert mit Missbildungen in anderen Körperregionen auf.

Tab. 11.1 Angeborene Variationen und Missbildungen im Bereich der Mundhöhle, des Mundbodens und des Oropharynx.

Variationen und Missbildungen	Beispiele
Spaltbildungen (Dysraphien)	• Oberlippenspalte (Cheiloschisis) • Kieferspalte (Gnathoschisis) • Gaumenspalte (Palatoschisis) • Kombinationen der o. g. Spalten • Uvula bifida • schräge Gesichtsspalte (Meloschisis) • quere Gesichtsspalte oder Wangenspalte
Hypo- und Hyperplasien	• der Lippen • der Zunge • des Ober- und Unterkiefers
Heterotopien	• Zungen(-grund-)struma • Cheilitis glandularis • Morbus Fordyce (heterotope Talgdrüsen) • Dermoidzyste
sonstige Anomalien	• palatolinguale Atresie • Ankyloglossie • Fistelbildungen im Gaumenbereich • Zysten (nasopalatinal, oronasal, nasoalveolär) • mediane und laterale Halszysten

Definition

Im Einzelnen kann zwischen Spaltbildungen, Hyper- und Hypoplasien, Heterotopien und sonstigen Anomalien unterschieden werden (▶ Tab. 11.1). Ferner finden sich im Bereich des Oropharynx und der Mundhöhle kongenitale Hämangiome, Lymphangiome und zystische Hygrome.

Pathophysiologie und Ätiologie

Zystische Raumforderungen sind meist Läsionen embryonalen Ursprungs (Dermoid-, Epidermoidzyste, mediane und laterale Halszysten, Kolloidzyste), Lymphangiome oder Hämangiome. Die Ranula ist als Retentionszyste der Glandula sublingualis definiert, die in der Regel postentzündlich durch eine Stenosierung oder Okklusion des Ausführungsgangs entsteht.

Demografie

Viele in dieser Gruppe auftretenden Formveränderungen sind sehr selten.

Klinik, Therapie und Prognose

Zystische Läsionen im Bereich des Oropharynx, der Mundhöhle und des Mundbodens zeigen gewöhnlich eine langsame Wachstumstendenz und führen meist erst bei einer großen Ausdehnung zu einer Symptomatik. Die genaue Zuordnung der Zyste zur Ursprungsregion sowie die Lagebeziehung zu den Muskeln des Mundbodens sind für die Operationsplanung von entscheidender Bedeutung.

Mundraum

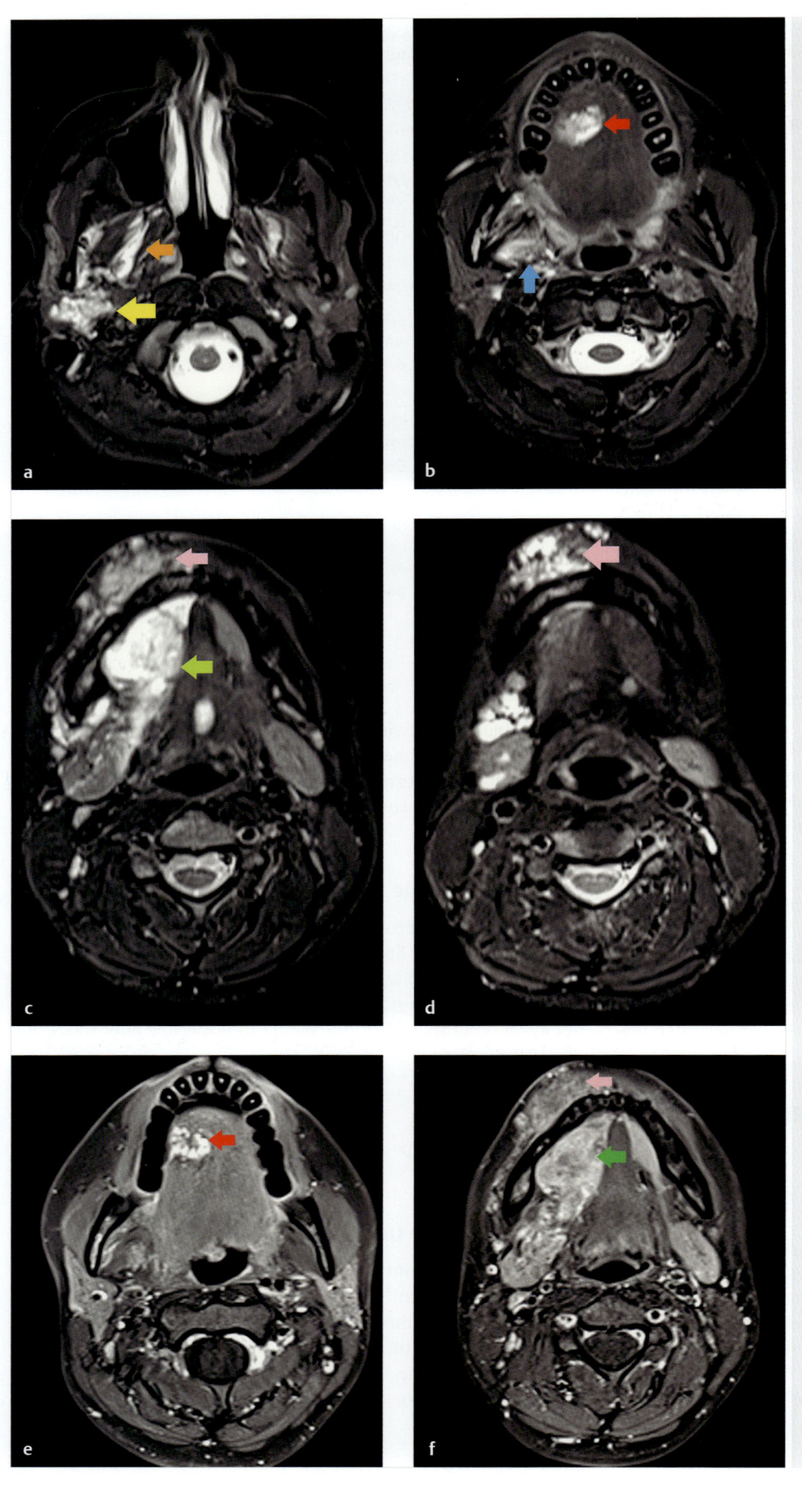

Abb. 11.1 Polygonales Lymphangiom rechts. In den MRT-Aufnahmen zeigt sich eine Ausdehnung von der dorsalen Region des Kiefergelenks rechts über die Parotisloge (**a**, gelber Pfeil), die Mastikatorloge, die Pterygoidloge (**a**, orangefarbener Pfeil), den rechten Parapharyngealraum (**b**, blauer Pfeil), die Zunge (**b**, **e**, rote Pfeile) sowie den rechten Mundboden bis nach submandibulär rechts (**c**, **f**, grüne Pfeile) mit Beteiligung der Kinnweichteile (**c**, **d** und **f**, rosafarbene Pfeile). Das Lymphangiom erscheint auf T 2w STIR-Bildern (**a–d**) heterogen hyperintens und zeigt eine heterogene Kontrastanreicherung nach Kontrastmittelgabe (**e**, **f**). Die zystischen Bereiche nehmen kein Kontrastmittel auf. **a–d** von kranial nach kaudal, **f** kaudal zu **e**.

- **a** Axiale T 2w STIR-MRT-Aufnahme.
- **b** Axiale T 2w STIR-MRT-Aufnahme.
- **c** Axiale T 2w STIR-MRT-Aufnahme.
- **d** Axiale T 2w STIR-MRT-Aufnahme.
- **e** Axial kraniale T 1w MRT-Aufnahme nach Kontrastmittelgabe.
- **f** Axiale T 1w MRT-Aufnahme nach Kontrastmittelgabe.

Bildgebung

Die Kolloidzyste kann bildgebend aufgrund ihrer Positionierung in mittiger Lage und in der MRT zusätzlich anhand des hohen Binnensignals in den T1w Spin-Echo-Sequenzen aufgrund der meist vorhandenen hämorrhagischen Komponente und des proteinreichen Inhalts diagnostiziert werden.

Die submandibuläre Zyste kann in der Regel durch ihre Lokalisation und ihr Signalverhalten sicher diagnostiziert werden. In der CT zeigen diese Zysten eine flüssigkeitsäquivalente Dichte. In der MRT stellen sie sich in der T2w Sequenz homogen hyperintens dar. Nach Applikation von Kontrastmittel (Gadolinium-DTPA) reichern sie randständig Kontrastmittel an. In seltenen Fällen kann die Abgrenzung zur abgetauchten Ranula schwierig sein.

Bei einer sog. einfachen Ranula handelt es sich um eine zystische Raumforderung, die streng auf das Spatium sublinguale begrenzt ist, die Faszienbegrenzungen des Spatiums submandibulare also nicht überschreitet. Erst wenn es zur Ruptur der Kapsel der Ranula kommt, kann sich die zystische Raumforderung in den submandibulären Raum ausdehnen und wird dann als „abgetauchte Ranula" bezeichnet. In diesem Stadium ist die Ranula meist auf die Grenzen des Submandibularraums beschränkt, kann sich jedoch auch in das prästyloidale Kompartiment des Parapharyngealraums ausdehnen. Typischerweise zeigt die abgetauchte Ranula einen schmalen Flüssigkeitssaum um den posterioren Rand des M. mylohyoideus in den sublingualen Raum hinein. Dieser Flüssigkeitssaum verläuft zwischen dem M. mylohyoideus und dem M. hyoglossus bzw. M. geniohyoideus. Der Nachweis dieses Flüssigkeitsbands ist ein sicheres Kriterium zur Differenzierung der Ranula von Epidermoidzysten oder Lymphangiomen. Sehr selten können sich auch einfache Ranulae ohne Ruptur der Kapsel derart vergrößern, dass sie sich in den Submandibularraum hinein ausdehnen und dann ähnlich wie die abgetauchte Ranula in Erscheinung treten. Bei bestehender entzündlicher Affektion oder vorangegangener chirurgischer Intervention zeigt sich häufig eine Wandverdickung.

▶ Abb. 11.1, ▶ Abb. 11.2, ▶ Abb. 11.3, ▶ Abb. 11.4 und ▶ Abb. 11.5 zeigen verschiedene Beispiele angeborener Variationen, Missbildungen und liquider Raumforderungen.

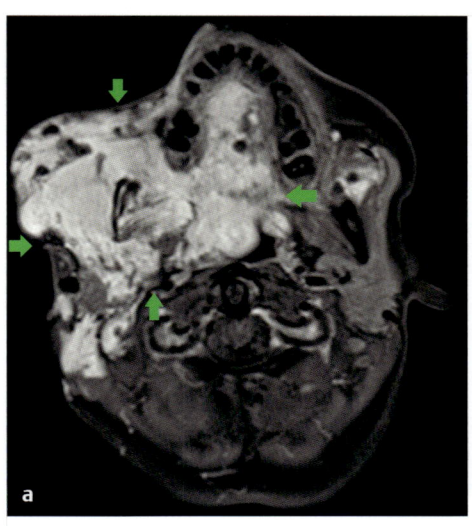

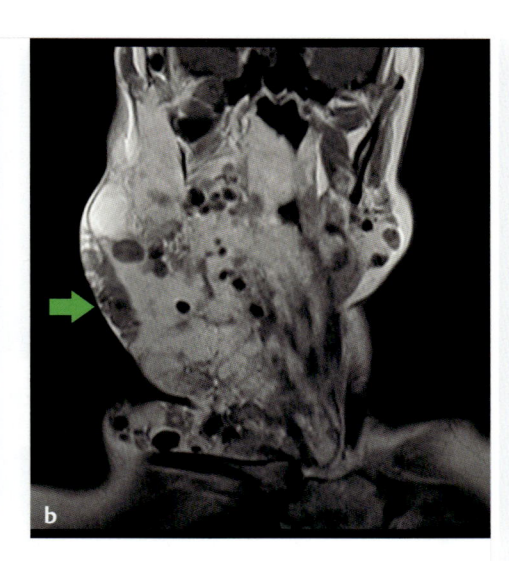

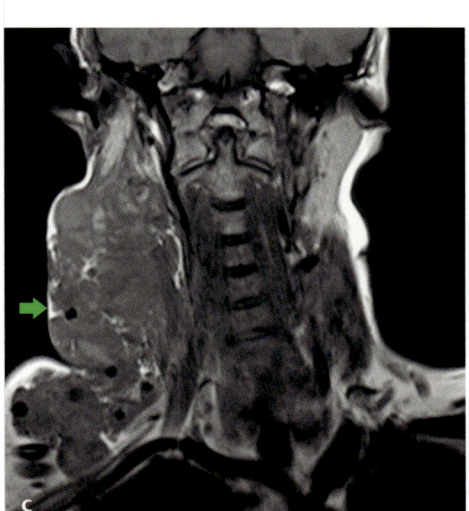

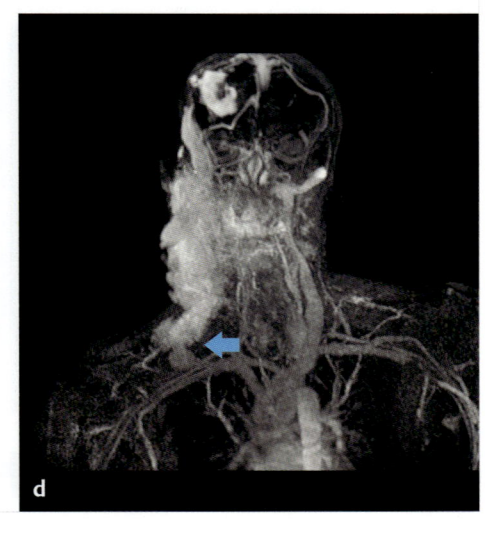

Abb. 11.2 Venös gespeistes Hämangiom. Die Raumforderung zeigt sich als zervikale, subkutan lokalisierte Weichteilraumforderung, rechtsseitig betont, von frontoparietal bis zur oberen Thoraxapertur abgrenzbar. Sie liegt im Bereich des harten und weichen Gaumens, rechtsseitig betont sowie im Bereich des Mundbodens und bis zum kontralateral submandibulären Raum links reichend, mit konsekutiver subtotaler Einengung des Naso- und Oropharynx rechtsseitig durch Anteile der Raumforderung.

a Die Raumforderung weist eine deutliche Kontrastierung in der venösen Phase ohne sicheren Hinweis auf einen arteriellen Feeder auf (Pfeile).
b Korrespondierende Aufnahme zu a.
c Die Raumforderung imponiert in der T1w Sequenz hypointens mit multiplen hypointensen Läsionen (am ehesten Verkalkungsformationen; Pfeil).
d Die Gefäße der Raumforderung zeigen Gefäßverbindungen zur V. subclavia rechtsseitig (Pfeil).

Mundraum

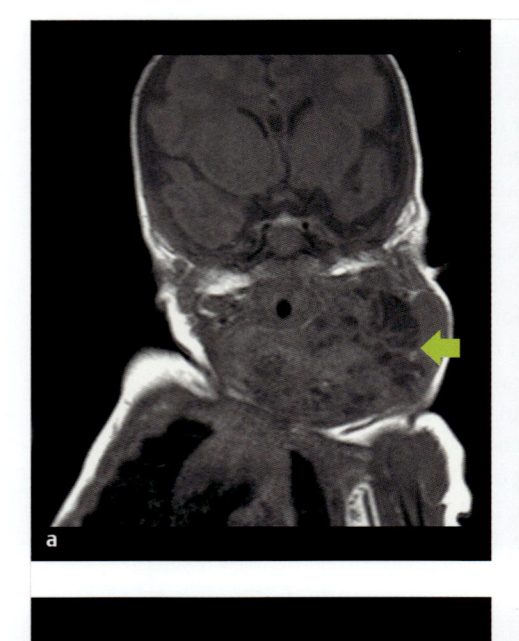

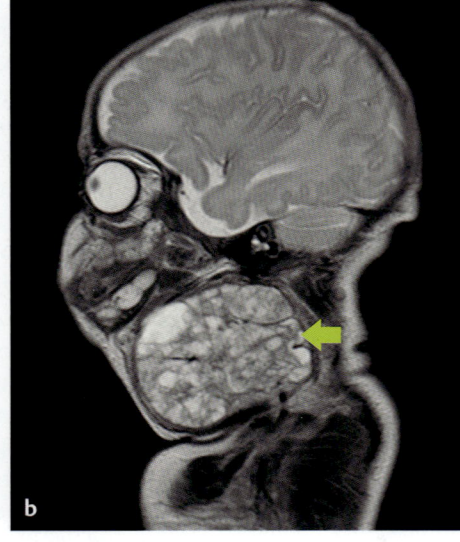

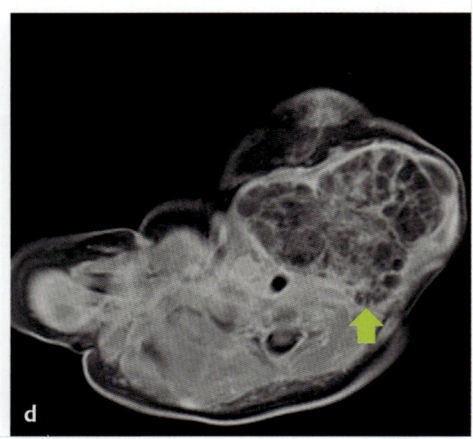

Abb. 11.3 **Zervikalteratom.** Bei dem Neugeborenen zeigt sich eine lobulierte, zu großen Teilen zystische Raumforderung zervikal-links (Pfeile) mit ausgeprägter raumfordernder Komponente sowie Verdrängung der zervikalen Gefäße. Die Septen, die die Raumforderung durchziehen, reichern nach Kontrastmittelgabe deutlich Kontrastmittel an. Direkt lateral stellt sich, an der Raumforderung entlang verlaufend, der M. sternocleidomastoideus dar.
a Koronare native T 1w MRT-Aufnahme.
b Sagittale native T 2w MRT-Aufnahme.
c Axiale native T 2w MRT-Aufnahme.
d Axiale T 1w MRT-Aufnahme nach Kontrastmittelgabe.

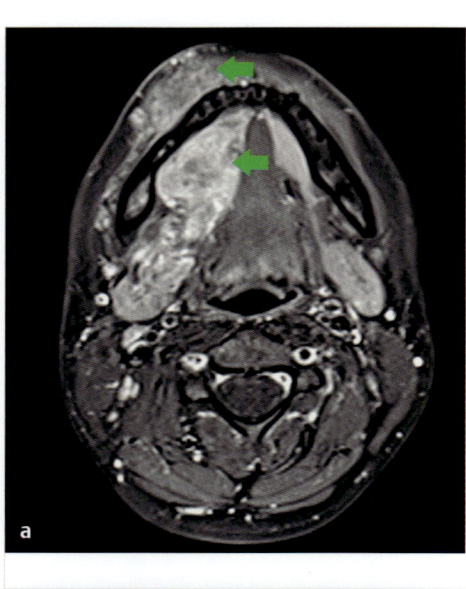

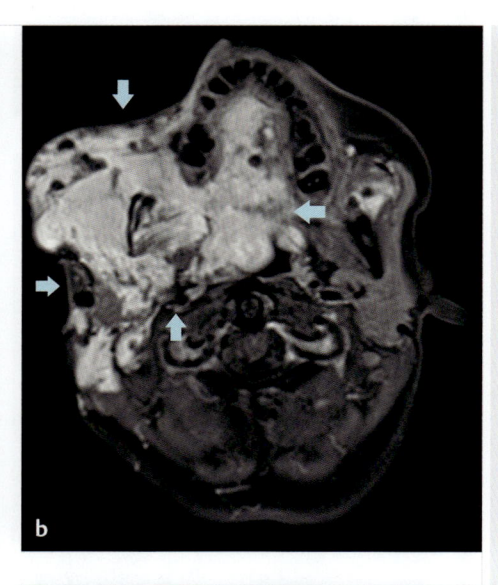

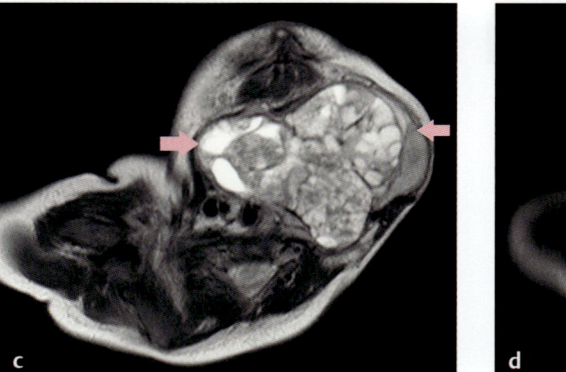

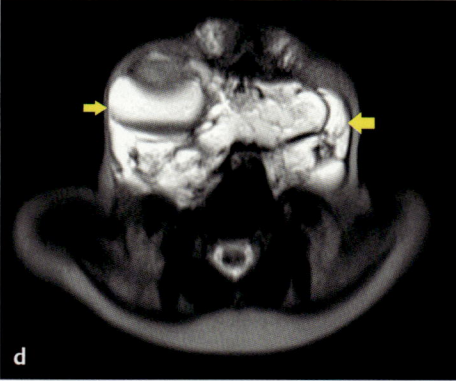

Abb. 11.4 **Verschiedene voluminöse Läsionen der Mundhöhle und des oberen Halses.** MRT-Aufnahmen eines Patienten mit mehreren Läsionen.
a Lymphangiom (Pfeile) in der T 1w MRT-Aufnahme nach Kontrastmittelgabe.
b Hämangiom (Pfeile) in der T 1w MRT-Aufnahme nach Kontrastmittelgabe.
c Zystisches Hygrom (Lymphangiom; Pfeile) in der T 2w MRT-Aufnahme.
d Teratom (Pfeile) in der T 2w MRT-Aufnahme.

11.4 Spezifische Befunde

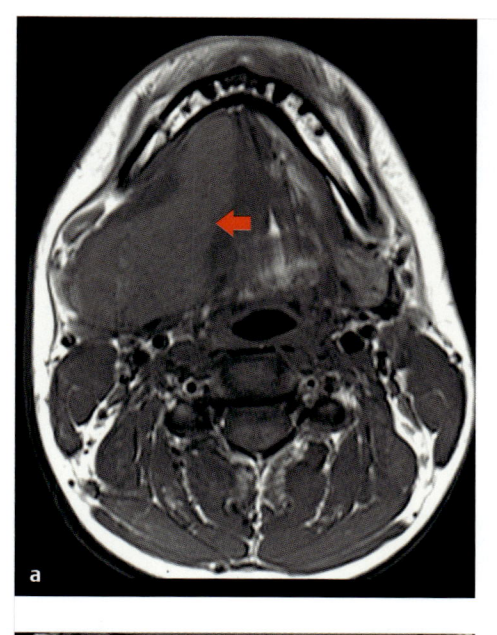

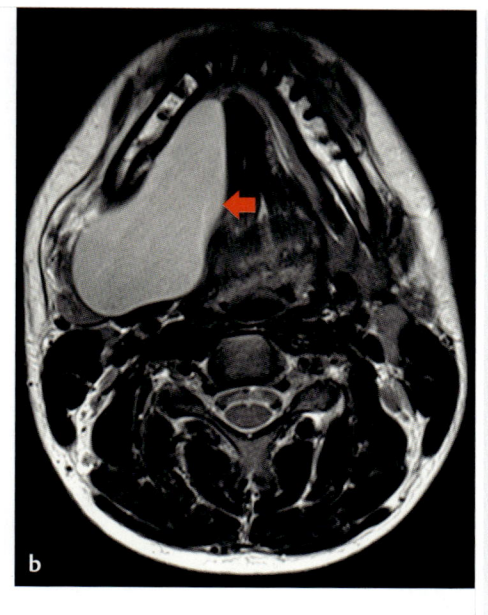

Abb. 11.5 Große Ranula. In den MRT-Aufnahmen des Patienten zeigt sich eine große, nicht kontrastmittelaufnehmende, zystische Raumforderung (Pfeile) mit homogenem Binnensignal im Bereich des rechtsseitigen Mundbodens. Die Raumforderung reicht dorsolateral bis in den Kieferwinkel. Konsekutive Lateralisierung der direkt anliegenden Glandula submandibularis sowie Dorsalverlagerung des rechtsseitigen Zungengrunds mit konsekutiver geringer Verlegung der Luftsäule.
- **a** Axial native T1w MRT-Aufnahme.
- **b** Axiale native T2w MRT-Aufnahme.
- **c** Frontale native T1w MRT-Aufhahme.
- **d** Axiale T1w MRT-Aufnahme nach Kontrastmittelgabe.

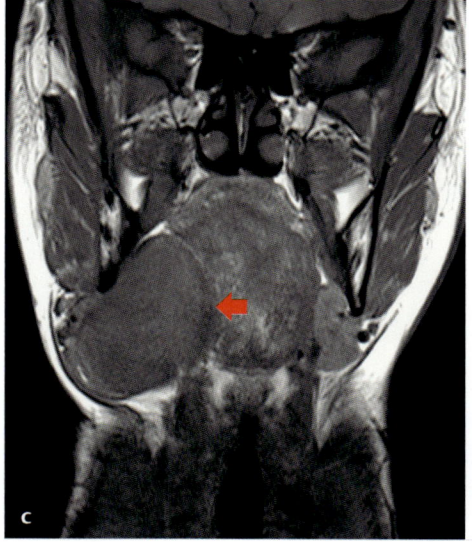

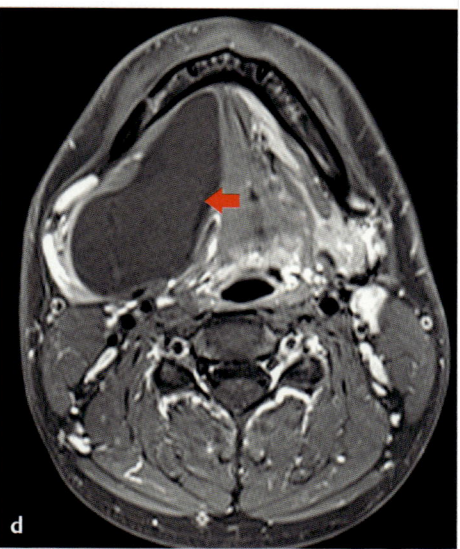

Differenzialdiagnose

> **Differenzialdiagnosen**
>
> Liquide Raumforderungen im Bereich des Oropharynx und der Mundhöhle gehen meist von den Speicheldrüsen aus. Bei einer entsprechenden klinischen Symptomatik kann es sich differenzialdiagnostisch auch um Abszesse oder nekrotisch eingeschmolzene Lymphknotenmetastasen oder Tumoren handeln (▶ Abb. 11.6).

11.4.2 Tumoröse Raumforderungen

Formveränderungen im Bereich der Mundhöhle, des Mundbodens und des Oropharynx führen meist rasch zu funktionellen Störungen (Nahrungsaufnahme, Kauen, Atmung und Sprache). Weichteilschwellungen entzündlicher Genese sind klinisch häufig schwer von Neoplasien zu unterscheiden, da Entzündung und Neoplasie kombiniert vorkommen können. Die Gruppe der Malignome überwiegt in dieser Region im Vergleich zu den benignen Geschwülsten. Die häufiger vorkommenden Geschwülste im Bereich der Mundhöhle, des Mundbodens und des Oropharynx sind in ▶ Tab. 11.2 aufgelistet.

Mundraum

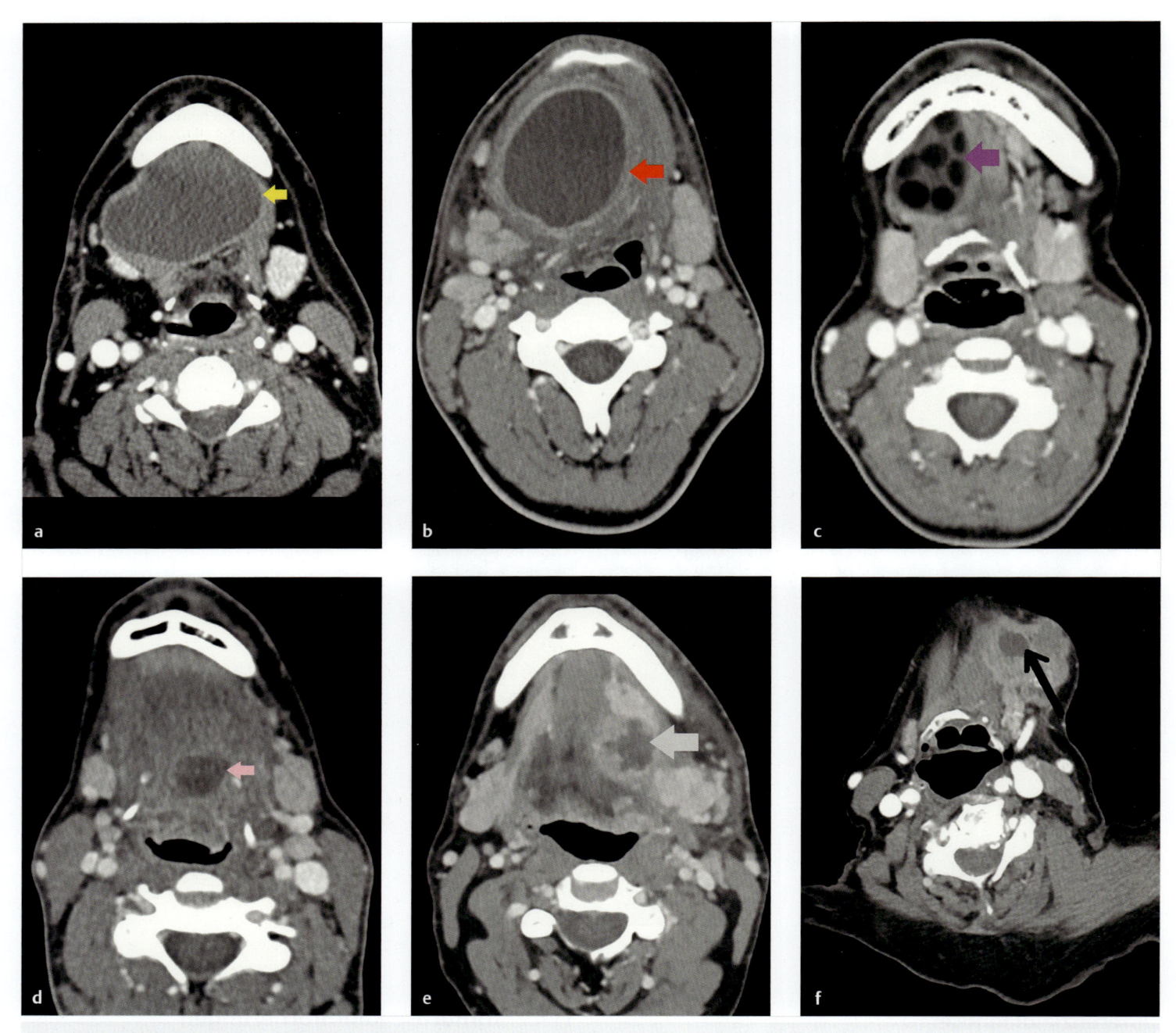

Abb. 11.6 Mundbodenzysten: verschiedene Differenzialdiagnosen. Axiale CT-Aufnahmen unterschiedlicher Patienten.
a Große Ranula (Pfeil).
b Infizierte Ranula als große, rechtsseitig submentale bzw. submandibulare, zystische Struktur mit verdickter, kontrastmittelanreichernder Wand (Pfeil).
c Inhomogene, gut umschriebene, nicht infiltrative Raumforderung (Pfeil) im rechten Mundboden. Innerhalb der Raumforderung zeigen sich multiple hypodense, rundliche Zonen mit einer Dichte von −68 HE (fettdicht). Der erhobene Befund ist vereinbar mit einer Dermoidzyste mit intrazystischen Lipomanteilen.
d Randständig kontrastmittelaufnehmende (Pfeil), zentral einschmelzende Formationen am Mundboden paramedian (Differenzialdiagnosen: Zungengrundabszess, Superinfektion eines Ductus thyreoglossus).
e Linksseitige Infektion mit Abszessbildung (Pfeil).
f Maligne erscheinende Raumforderung mit Bereichen zentraler Nekrose (Pfeil).

Tab. 11.2 Häufiger vorkommende Geschwülste im Bereich der Mundhöhle, des Mundbodens und des Oropharynx.

Tumorgruppen	Beispiele
benigne Tumoren	• Papillom • Keratokanthom • Adenom • pleomorphes Adenom • Fibrom • Lipom • Histiozytom • Rhabdomyom • Leiomyom • Myxom • Häm- und Lymphangiom • Neurinom • Neurofibrom • Granularzelltumor • Chondrom • Osteom • Riesenzelltumor (Osteoklastom) • Myoblastenmyom (Abrikossoff-Tumor)
maligne Tumoren	• Plattenepithelkarzinom • anaplastisches Karzinom (lymphoepithelialer Tumor, Schmincke-Tumor) • adenoidzystisches Karzinom • malignes Lymphom • Melanom • Adenokarzinom • (extramedulläres) Plasmozytom • malignes Chordom • Mukoepidermoidtumoren • Sarkom • Ewing-Sarkom
Pseudotumoren	• ossifizierendes Fibrom • Zungengrundstruma (Heterotopie) • fibröse Dysplasie • Zysten (Dermoid- und Epidermoidzyste, dentogene Zyste, Tornwaldt-Zyste, Speicheldrüsenzyste) • Hamartom • Riesenzellgranulom • brauner Tumor (Hyperparathyreoidismus) • Xanthogranulom • Plasmazellgranulom • Epulis • Fremdkörpergranulom • letales Mittelliniengranulom • Exostose • pyogenes Granulom • Gichtknoten • Sarkoidose • Wegener-Granulomatose • Torus palatinus • Morbus Paget

Karzinome

> **Kernaussagen**
>
> Wenn bei einem Patienten zur Evaluierung einer Raumforderung eine CT oder MRT durchgeführt wird, müssen folgende Fragen beantwortet werden:
> • Wie ist die Ausdehnung der tumorösen Raumforderung in das angrenzende Gewebe?
> • Sine neurovaskuläre Strukturen beteiligt?

Definition

Die häufigste Raumforderung im Bereich des Oropharynx, der Mundhöhle und des Mundbodens ist das Plattenepithelkarzinom.

Pathophysiologie und Ätiologie

Langfristiger übermäßiger Alkohol- und Nikotinabusus sind wichtige Risikofaktoren für die Entstehung eines Plattenepithelkarzinoms der Mundhöhle. Darüber hinaus kann das humane Papillomvirus in einigen Fällen mit der Entwicklung von Plattenepithelkarzinomen in Verbindung gebracht werden.

Die Einteilung der malignen Tumoren im Bereich des Oropharynx, der Mundhöhle und des Mundbodens erfolgt nach dem TNM-System der Union for International Cancer Control. Diese Einteilung stützt sich auf die Größe der Raumforderung und das jeweilige Infiltrationsmuster:

- **T1:** Tumoren des Stadiums T1 sind definitionsgemäß im maximalen Durchmesser kleiner als 2 cm und auf ihren Entstehungsbereich beschränkt.
- **T2:** Weisen die Tumoren eine Größe zwischen 2 und 4 cm auf, werden sie mit dem Stadium T2 klassifiziert.
- **T3:** Tumoren des Stadiums T3 sind im Durchmesser größer als 4 cm, ohne jedoch benachbarte Gewebestrukturen zu infiltrieren.
- **T4:** Eine Tumorinfiltration von benachbarten Strukturen (z. B. Nasopharynx, Epiglottis oder angrenzenden knöchernen Strukturen) wird mit dem Stadium T4 klassifiziert.

Demografie

Rund 10 000 Menschen erkranken pro Jahr in Deutschland an Mundhöhlenkrebs. Männer sind deutlich häufiger betroffen, insbesondere im Alter zwischen 55 und 65 Jahren.

Von den Oropharynxkarzinomen finden sich ca. 80 % an den Tonsillen. Seltener treten sie am weichen Gaumen (ca. 15 %) und an der Rachenhinterwand (ca. 4 %) auf.

Klinik, Therapie und Prognose

Die häufigste Primärlokalisation von Tonsillenkarzinomen ist der anteriore Pol der Tonsillen, gefolgt vom posterioren Pol unter Einbeziehung der posterioren Pharynxwand. Diese Tumoren infiltrieren meist nach kranial in den weichen Gaumen, nach kaudal in die laterale Pharynxwand und den Zungengrund sowie nach lateral in den Parapharyngealraum mit Mandibula zur Gefäßscheide.

Neben Infiltrationen in den Parapharyngealräumen lassen sich bei kleinen schleimhautnahen Tumoren Infiltrationen des Zungenkorpus in mehr als 70 % der Fälle nachweisen. Bei ausgedehntem Befund zeigt sich in 40 % der Fälle eine Infiltration der Mm. longi colli mit Pelottierung des Pharynx. Die regionalen Lymphknoten sind frühzeitig befallen. Auch eine Fernmetastasierung ist nicht selten (Lunge, Skelett und Leber).

Mundraum

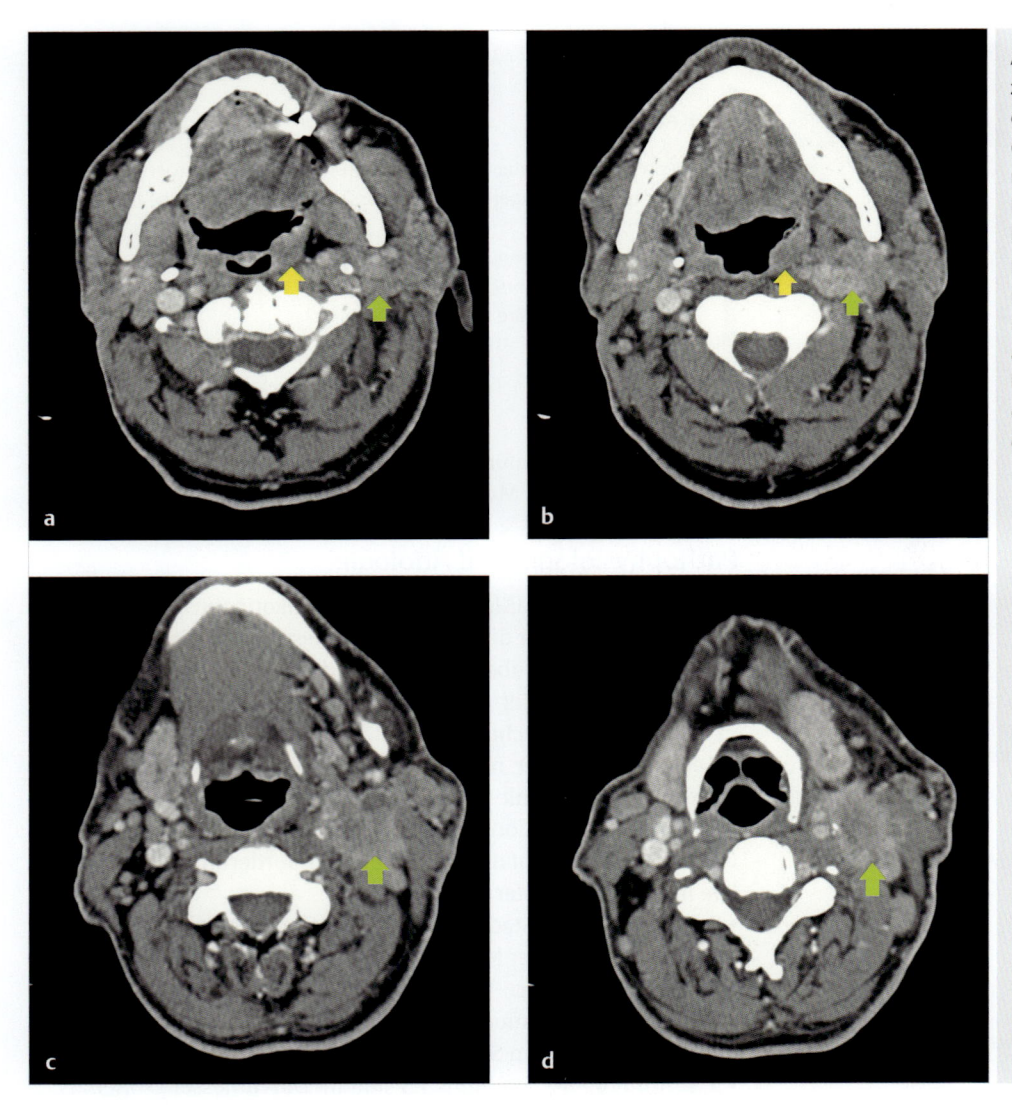

Abb. 11.7 Histologisch gesichertes Tonsillenkarzinom links. Asymmetrien zeigen sich bezüglich des Nasopharynx links und der Tonsillenloge links (**a**, **b**, gelbe Pfeile). Es zeigt sich eine solide, zentral nekrotische, irregulär infiltrierend wachsende Raumforderung linkszervikal auf Höhe 2/3 mit langstreckiger, diffuser Infiltration in den Karotisraum links (anteilig nekrotische Lymphknotenmetastase; **a–d**, grüne Pfeile). **a–d** von kranial nach kaudal.
a Axiale CT-Aufnahme nach Kontrastmittelgabe.
b Axiale CT-Aufnahme nach Kontrastmittelgabe.
c Axiale CT-Aufnahme nach Kontrastmittelgabe.
d Axiale CT-Aufnahme nach Kontrastmittelgabe.

11.4 Spezifische Befunde

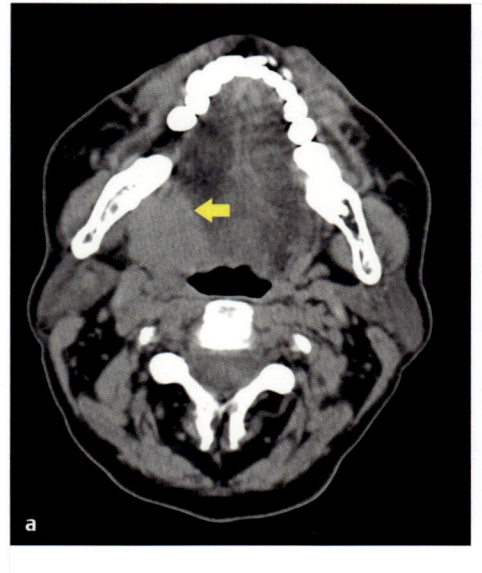

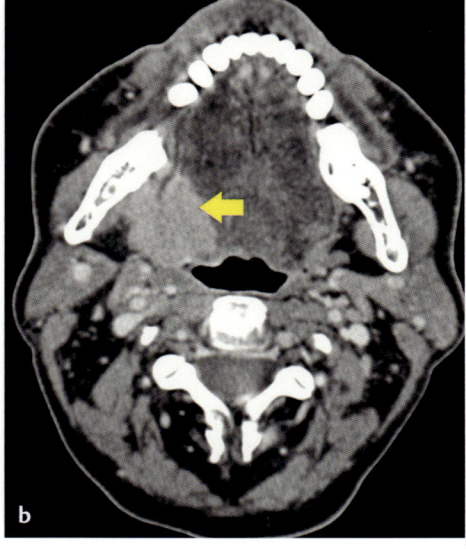

Abb. 11.8 Tonsillenkarzinom rechts. Die CT-Aufnahmen des Patienten zeigen eine Raumforderung (a, b, Pfeile) in der rechten Tonsillenloge mit Anreicherung nach Kontrastmittelgabe. In den MRT-Aufnahmen desselben Patienten nach 2 Monaten stellt sich eine Vergrößerung der bekannten Raumforderung im Bereich der rechten Tonsillenloge (c, d, gelbe Pfeile) im Übergang zum Zungengrund mit einer Infiltration des Unterkiefers auf der rechten Seite (c, d, blaue Pfeile) dar.
a Native CT-Aufnahme.
b CT nach Kontrastmittelgabe.
c T1w MRT-Aufnahme 2 Monate später als a und b.
d T1w MRT-Aufnahme nach Kontrastmittelgabe 2 Monate später als a und b.

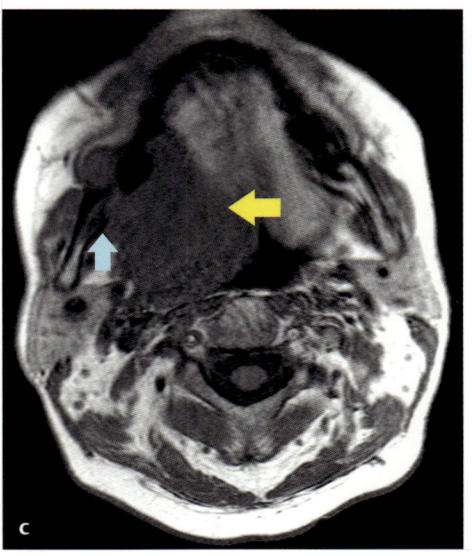

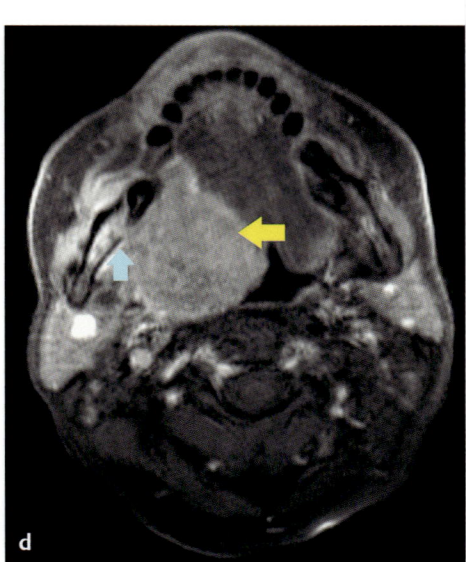

Bildgebung und Differenzialdiagnose

Differenzialdiagnostisch wesentlich ist die Differenzierung von lymphatischem Gewebe in Tonsillenloge und Zungengrund von einer möglichen Tumorinfiltration (▶ Abb. 11.7, ▶ Abb. 11.8, ▶ Abb. 11.9 und ▶ Abb. 11.10). Dabei erfolgt nach gleichartigen Kriterien wie im Bereich des Nasopharynx die Differenzierung zwischen lymphatischer Hyperplasie und Lymphominfiltration:

- **Lymphatische Hyperplasie:** Im Gegensatz zum Karzinom ist eine lymphatische Hyperplasie (Tonsillenhyperplasie) in der Regel schmerzlos. Sie tritt meist im Kindes- und Jugendalter auf und ist durch eine Behinderung der Nasenatmung bei gleichzeitig vermehrter Mundatmung gekennzeichnet. Ursächlich handelt es sich dabei um eine überschüssige reaktive Zunahme des immunkompetenten lymphoepithelialen Gewebes. Im MRT ist die Tonsillenhyperplasie durch das Erscheinungsbild einer weitestgehend symmetrischen Hyperplasie beider Gaumen- und/oder Rachentonsillen gekennzeichnet (▶ Abb. 11.11 und ▶ Abb. 11.12). In der T2w und kontrastverstärkten T1w Sequenz lassen sich regelmäßig hypervaskularisierte Septen abgrenzen. Eine Lymphominfiltration betrifft meistens nur eine Tonsille. Charakteristisch sind dabei die deutliche Signalanhebung in der T2w Sequenz sowie eine deutliche homogene Kontrastmittelanreicherung in der T1w Sequenz.

- **Lymphominfiltration:** Im Gegensatz zur benignen lymphatischen Hyperplasie lassen sich bei einer Lymphominfiltration keine hypervaskularisierten Septen mehr abgrenzen. Nach Kontrastmittelapplikation zeigen Tonsillenlymphome ähnlich wie die Nasopharynxlymphome ein milchglasartiges Erscheinungsbild. Anders als die lymphatische Hyperplasie tritt ein Karzinom oder Lymphom meistens zunächst unilateral auf. Karzinome des Oropharynx oder Mundbodens weisen ab einem Stadium T2–T3

Mundraum

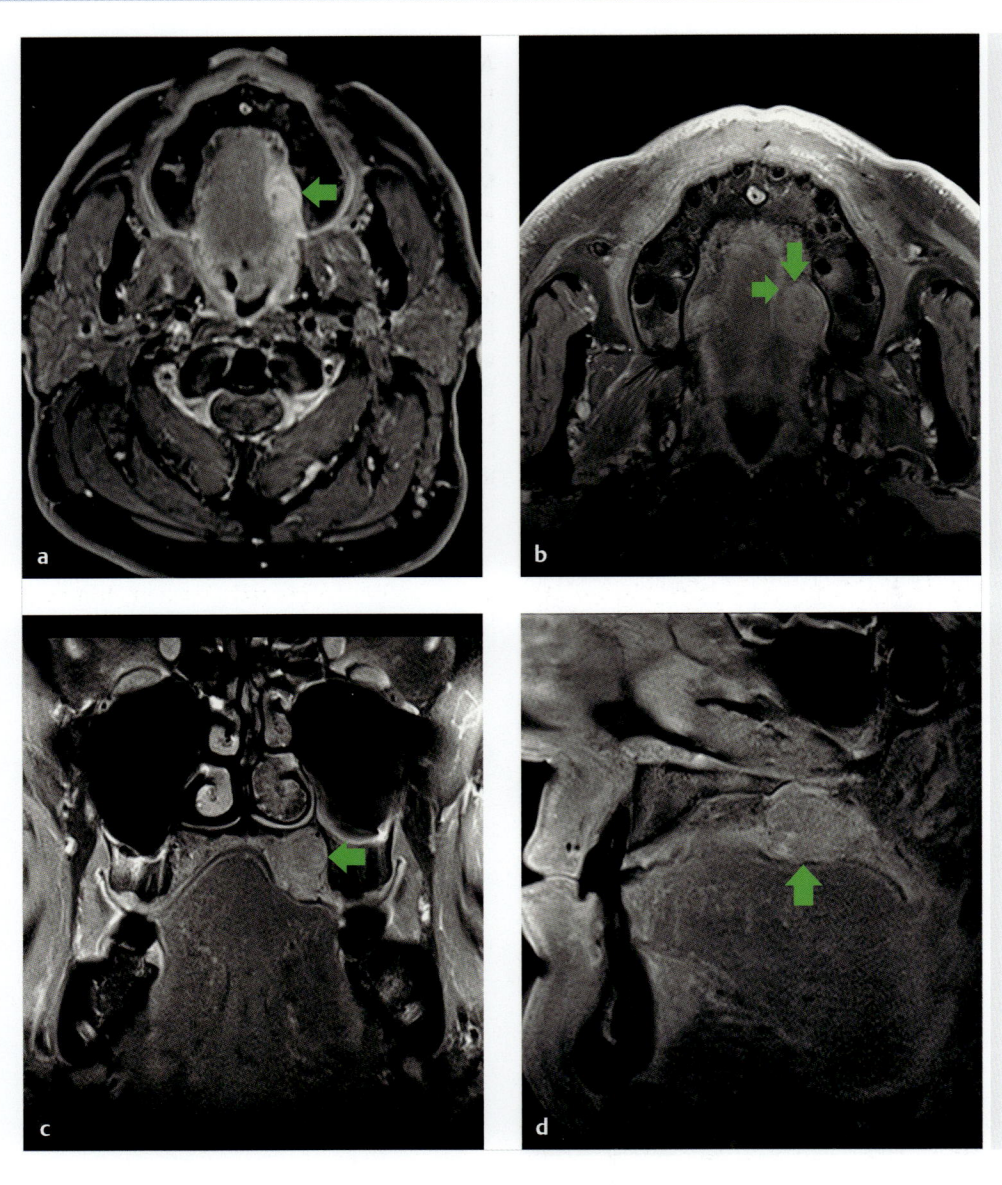

Abb. 11.9 Histopathologisch nachgewiesenes Adenokarzinom am Gaumen links. Es zeigt sich eine scharf umschrieben imponierende raumfordernde, ovalär konfigurierte Läsion palatinal der distalen Region 25–27 (Pfeile). Die Formation liegt im Palatum molle mit fokaler kortikaler Irregularität des angrenzenden Palatum durum. Dort mögliche beginnende Infiltration.
a Axiale T1w MRT-Aufnahme nach Kontrastmittelgabe.
b Axiale T1w MRT-Aufnahme nach Kontrastmittelgabe kaudal zu a.
c Koronare T1w MRT-Aufnahme nach Kontrastmittelgabe.
d Sagittale T1w MRT-Aufnahme nach Kontrastmittelgabe.

häufig zentrale hypointense Abschnitte im Sinne zentraler Nekrosen auf. Diese können bei einer lymphatischen Hyperplasie sowie bei einer Lymphominfiltration der Tonsille normalerweise nicht nachgewiesen werden.

Zur Beurteilung von Läsionen im Bereich der Zunge, der Epiglottis und des Arcus palatoglossus hat sich die additive Durchführung koronarer und sagittaler Schichten bewährt.

Bei HIV-positiven Patienten muss bei einer Raumforderung im Bereich des Oropharynx und der Mundhöhle immer an ein Kaposi-Sarkom gedacht werden. Eine Differenzierung zwischen posttherapeutischen Veränderungen und Rest- bzw. Rezidivtumorgewebe gelingt mit der MRT besser als mit der CT, kann jedoch im Einzelfall schwierig sein.

▶ Abb. 11.13 zeigt die bildgebende Differenzierung zwischen Tonsillenkarzinom und Tonsillenabszess.

11.4 Spezifische Befunde

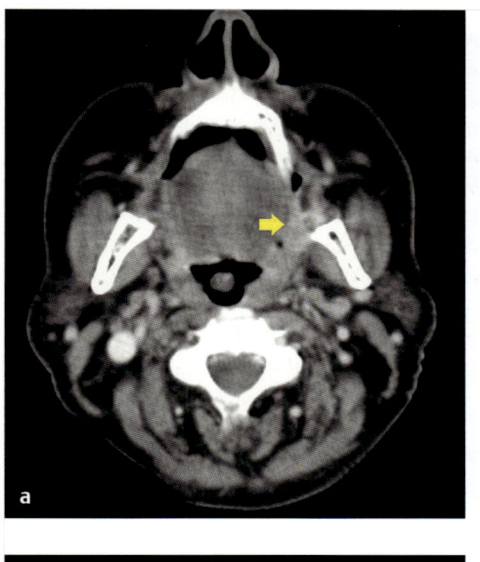

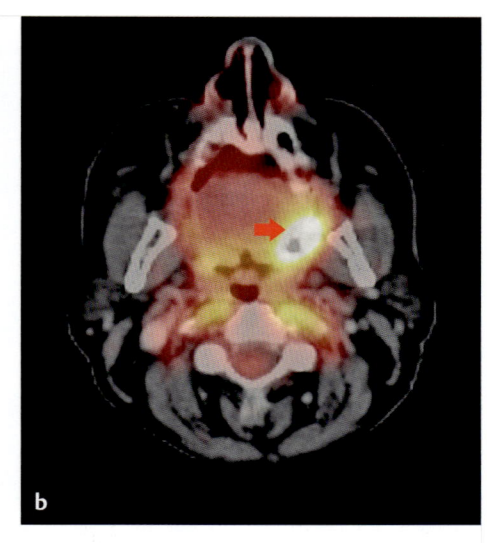

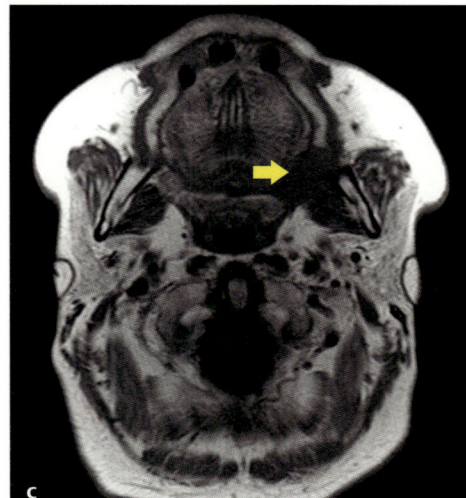

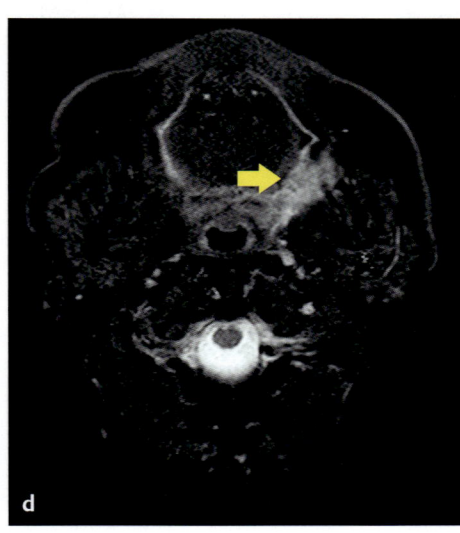

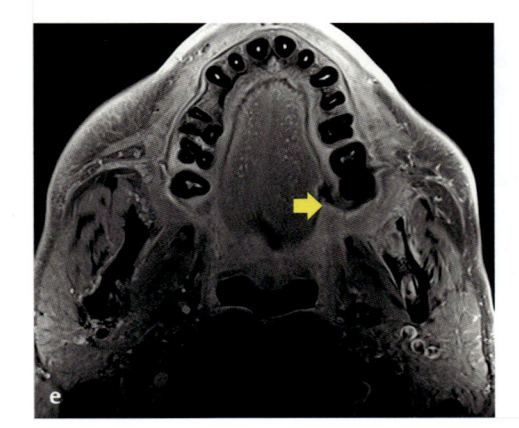

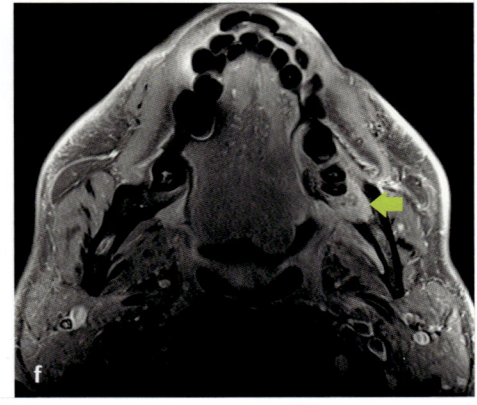

Abb. 11.10 Plattenepithelkarzinom links-retromolar. Das axiale CT- und das axiale PET-CT-Bild zeigen eine deutlich gesteigerte Glukoseutilisation im Bereich des Zungengrunds linksmedial der Mandibula (Standard Uptake Level maximal 10,1; a, b, Pfeile), kontrastmittelanreichernd mit diskreter Weichteilverdrängung nach medial mit Verdacht auf Infiltration des M. velopalatini links. In den MRT-Aufnahmen wird die retromolare Raumforderung linksseitig dargestellt (c–f, Pfeile) und scheint, beim Alveolarkamm beginnend, nach ventral zu infiltrieren. Nach medial dehnt sich die Läsion bis in die Tonsillenloge und den Arcus palatoglossus aus.
- **a** Axiale CT-Aufnahme.
- **b** Axiale PET-CT-Aufnahme.
- **c** T 1w MRT-Aufnahme.
- **d** Fettunterdrükte T 2w MRT-Aufnahme.
- **e** T 1w MRT-Aufnahme nach Kontrastmittelgabe.
- **f** T 1w MRT-Aufnahme nach Kontrastmittelgabe kaudal zu **e**.

Mundraum

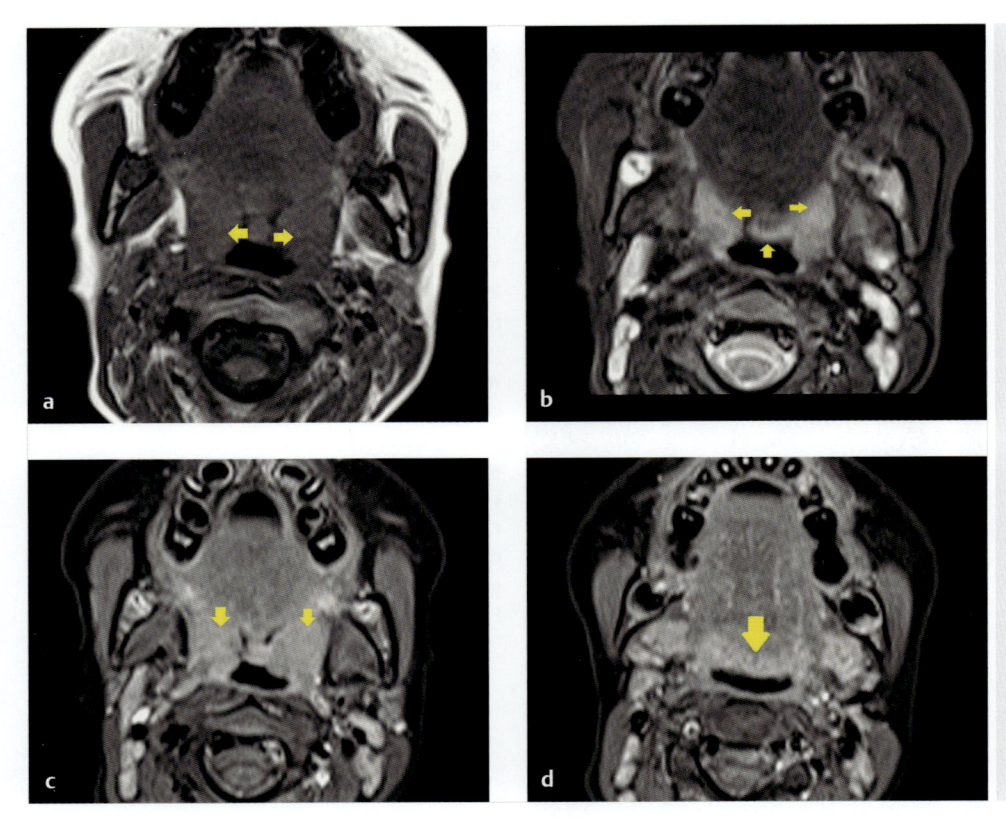

Abb. 11.11 Lymphatische Hyperplasie. Bei dem Kind zeigen sich ein Gewebeplus im Bereich des Zungengrunds sowie eine leichte symmetrische Hyperplasie der Tonsilla palatina beidseits (Pfeile).
a T 1w MRT-Aufnahme.
b T 2w MRT-Aufnahme.
c T 1w MRT-Aufnahme nach Kontrastmittelgabe.
d T 1w MRT-Aufnahme nach Kontrastmittelgabe kaudal zu c.

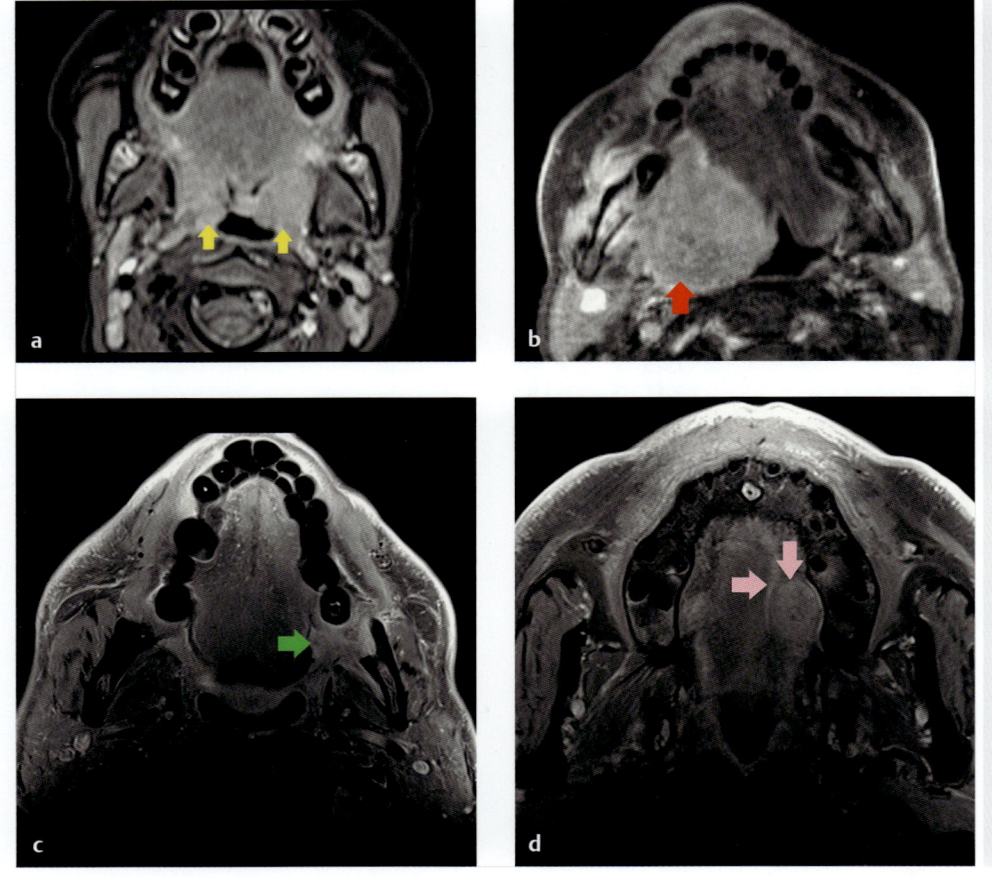

Abb. 11.12 Differenzierung von Karzinomen und lymphatischer Hyperplasie. T 1w MRT-Aufnahmen nach Kontrastmittelgabe verschiedener Patienten.
a Lymphatische Hyperplasie (Pfeile) bei einem Kind.
b Tonsillenkarzinom rechts (Pfeil) mit Infiltration des Unterkiefers auf der rechten Seite.
c Plattenepithelkarzinom links-retromolar (Pfeil).
d Adenokarzinom am Gaumen links (Pfeile).

11.4 Spezifische Befunde

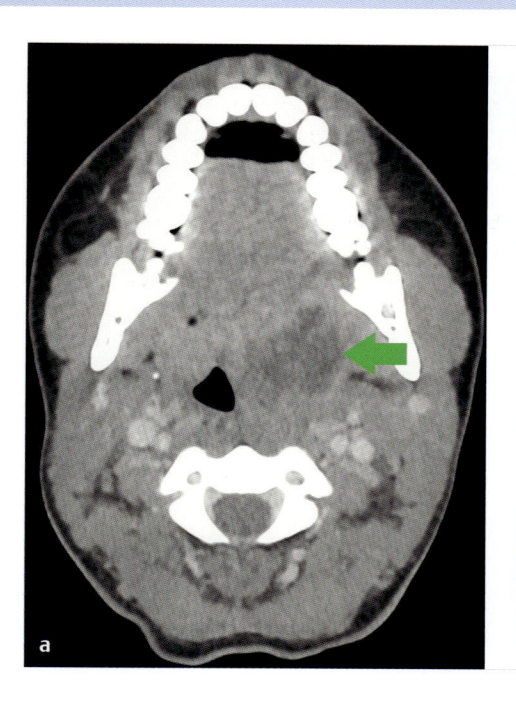

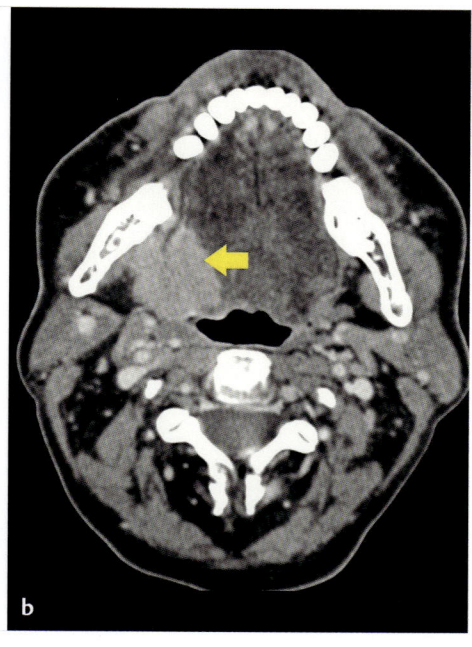

Abb. 11.13 Differenzierung von Tonsillenabszess und Tonsillenkarzinom. CT-Aufnahmen von 2 verschiedenen Patienten.
a Abszess der linken Tonsille (Pfeil).
b Karzinom der rechten Tonsille (Pfeil).

Tumoren in Zungenkorpus und Mundboden

Kernaussagen

Tumoren in Zungenkorpus und Mundboden zählen meistens zu den Plattenepithelkarzinomen und befallen im fortschreitenden Stadium auch benachbarte Strukturen.

Klinik, Therapie und Prognose

Schleimhautveränderungen, eine verminderte Beweglichkeit der Zunge, Blutungen oder Schwellungen im Mundraum sind Symptome von Tumoren im Mundraum. Der Krankheitsverlauf ist abhängig vom Fortschreiten und von der Aggressivität des Tumors.

Kleine Tumoren können operiert oder bestrahlt werden, größere können mit Radiochemotherapie behandelt werden.

Bildgebung

Die erst im fortgeschrittenen Stadium (ab Stadium T2) diagnostizierten Plattenepithelkarzinome des Zungenkorpus wachsen besonders destruierend und infiltrativ (▶ Abb. 11.14) und zeigen häufig einen zentral-nekrotischen Zerfall. Dagegen können Primärtumoren im Bereich der Schleimhaut von Zunge und Mundboden mit dem MRT im Stadium T1 nicht sicher erfasst werden. Auch bei ausgedehnten Tumoren bleibt die raumfordernde Wirkung gering, da ein Ersatz der ursprünglichen Muskulatur durch Tumorgewebe erfolgt. Trotz einer frühen Infiltration von Weichteilgewebe werden die knöchernen Strukturen von Mandibula und Zungenbein erst spät arrodiert.

Für die Diagnostik von Tumorarrosionen der Kompakta- und Spongiosastrukturen der Mandibula sind T1w und T2w Sequenzen vorteilhaft. In der T1w Sequenz zeigen sich diese Tumoren meist hypointens im Vergleich zur Zungenmuskulatur. Durch Zerstörung

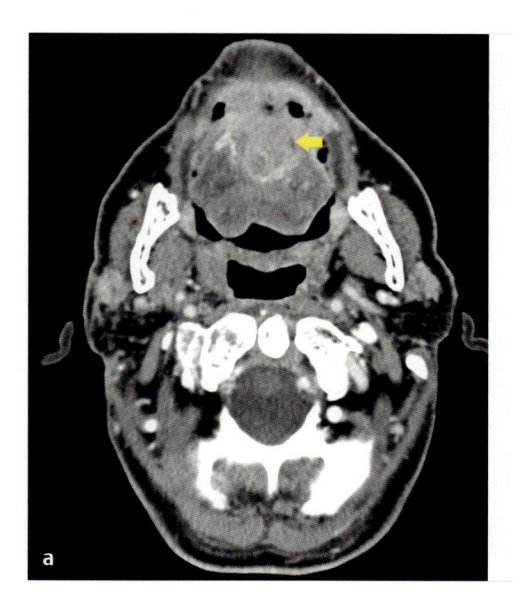

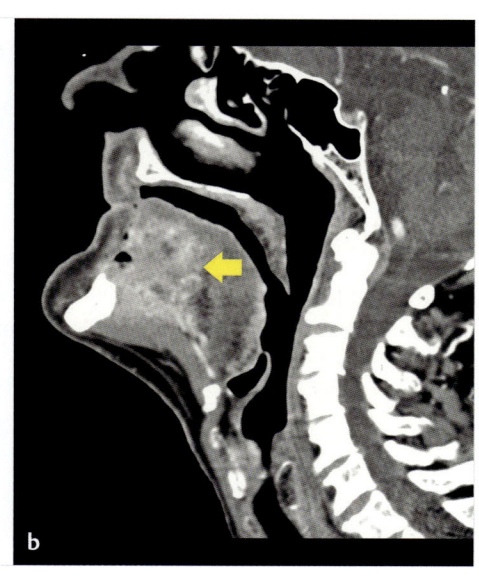

Abb. 11.14 Zungenrandkarzinom. Die CT-Aufnahmen stellen eine inhomogene, kontrastmittelaffine raumfordernde Läsion (Pfeile) mit Mittellinienüberschreitung im Bereich des vorderen Zungenkörpers dar. Die Läsion reicht ventral bis auf den vorderen zahnlosen, atrophen Alveolarkamm apikal. Es besteht zudem der Verdacht auf Infiltration des anterioren Mundbodens.
a Axiale CT-Aufnahme.
b Sagittale CT-Aufnahme.

Mundraum

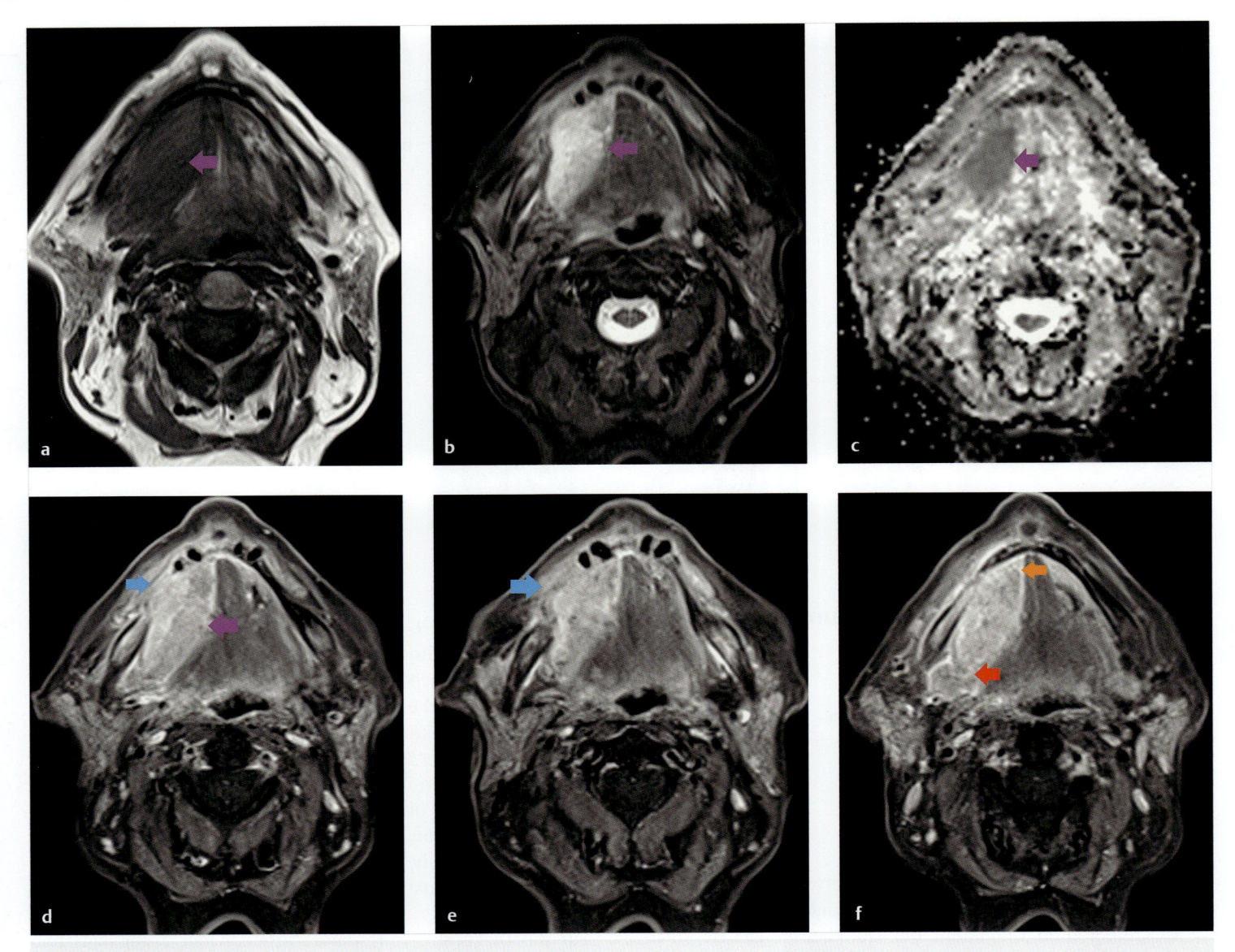

Abb. 11.15 Mundbodenkarzinom. Es zeigt sich eine großflächige hochsuspekte Raumforderung (a–d, lilafarbene Pfeile) im Oropharynx rechts entlang der Mandibula. Entsprechende Volumenasymmetrie im Oropharynx zugunsten der rechten Seite mit Infiltration der Zunge, der Mundbodenmuskulatur rechts und der Mandibula in Region 45–47 (d, e, blaue Pfeile). Direkter Kontakt zur Glandula sublingualis rechts (f, orangefarbener Pfeil) und zur apikalen Glandula submandibularis rechts (f, roter Pfeil), mit Verdacht auf Infiltration. Die Raumforderung zeigt ein hypointenses Signal im T1w Bild (a), ein hyperintenses Signal im T2w Bild (b), einen niedrigen ADC-Wert (c) und eine Kontrastmittelanreicherung nach Kontrastmittelgabe (d–f). d–f von kranial nach kaudal.

- **a** T1w MRT-Aufnahme.
- **b** T2w MRT-Aufnahme.
- **c** ADC-Map.
- **d** T1w MRT-Aufnahme nach Kontrastmittelgabe.
- **e** T1w MRT-Aufnahme nach Kontrastmittelgabe.
- **f** T1w MRT-Aufnahme nach Kontrastmittelgabe.

der charakteristischen Binnenstruktur können Infiltrationen der intrinsischen Muskulatur bereits nativ optimal nachgewiesen werden. In der T2w Sequenz ist abhängig vom Protonengehalt die Signalintensität des Tumors höher als die der Muskulatur.

▶ Abb. 11.15 und ▶ Abb. 11.16 zeigen bildgebende Befunde von Mundbodenkarzinomen.

11.4 Spezifische Befunde

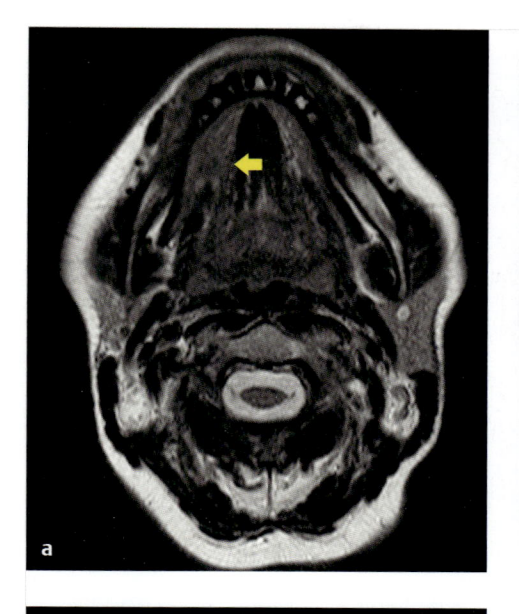

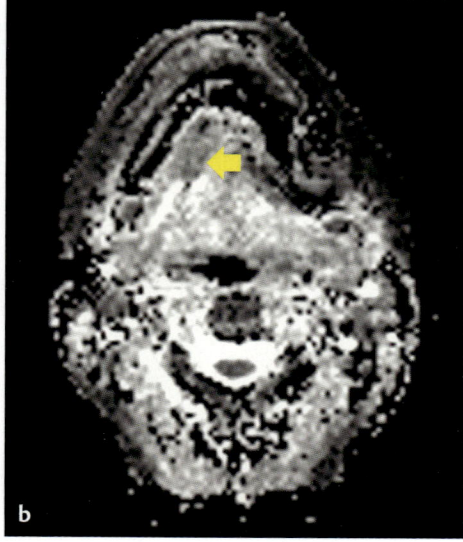

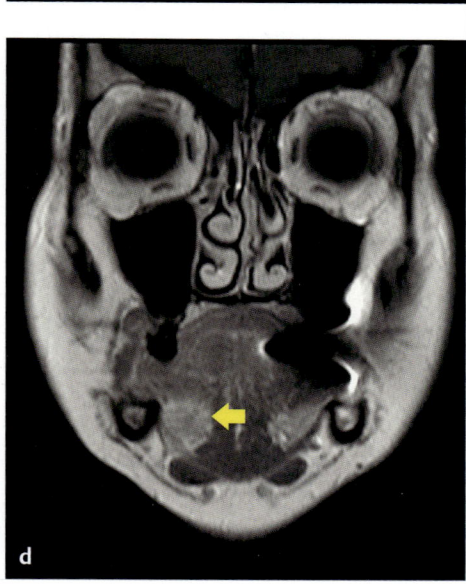

Abb. 11.16 Histologisch gesichertes Mukoepidermoidkarzinom im rechten anterioren Mundboden. In den MRT-Aufnahmen der Patientin stellt sich eine malignomsuspekte Raumforderung (Pfeile) im anterioren rechtsseitigen Mundboden mit Infiltration des M. mylohyoideus und des M. genioglossus rechts dar. Diese Raumforderung zeigt ein heterogenes Signal in der T 2w Sequenz (a), einen niedrigeren ADC-Wert (b) und eine starke Kontrastmittelanreicherung (c, d).
a T 2w MRT-Aufnahme.
b ADC-Map.
c Axiale T 1w MRT-Aufnahme nach Kontrastmittelgabe.
d Koronare T 1w MRT-Aufnahme nach Kontrastmittelgabe.

Tumoren in Vallekula und Zungengrund

Kernaussagen

Zungenkarzinome entstehen am häufigsten im Zungengrund im hinteren Drittel der Zunge.

Klinik, Therapie und Prognose

Schluckbeschwerden und ein Fremdkörpergefühl können Anzeichen eines Zungentumors sein. Eine Biopsie, CT und MRT dienen der Abklärung.

Aus therapeutischer Sicht ist eine operative Entfernung das vorrangige Ziel. Strahlen- und Chemotherapie sind bei fortgeschrittener Erkrankung Mittel der Wahl. Je früher die Erkrankung festgestellt wird, desto günstiger ist die Prognose.

Bildgebung

Karzinome der Vallekula und des Zungengrunds infiltrieren mit zunehmendem Wachstum primär den Zungengrund und zeigen erst in späteren Stadien (T3) ein Übergreifen auf die Zungenbinnenmuskulatur, die Epiglottis und die supraglottischen Larynxanteile. Zunächst imponieren die Karzinome durch ein die Umgebungsstrukturen verdrängendes Wachstum. Erst bei fortgeschrittener Ausdehnung werden Nachbarstrukturen infiltriert. Alle Untersuchungen in dieser Region sollten mit einer individuell adaptierbaren Halsspule durchgeführt werden. T 1w Sequenzen zeigen den besten Kontrast von Tumor zu Umgebung (▶ Abb. 11.17). Für die Differenzierung von Tumor zu Lymphgewebe des Zungengrunds sind zusätzlich T 2w Sequenzen vorteilhaft. Lymphatisches Gewebe zeigt charakteristischerweise bei ähnlichen T 1-Zeiten stärker erhöhte T 2-Zeiten als Tumorgewebe. Nach der Applikation von Gadolinium-DTPA reichern Tumor und lymphatische Hyperplasie deutlich Kontrastmittel an. Die lymphatische Hyperplasie ist jedoch durch relativ homogene Binnenstrukturen mit hypervaskularisierten Septen und fehlende Infiltration charakterisiert.

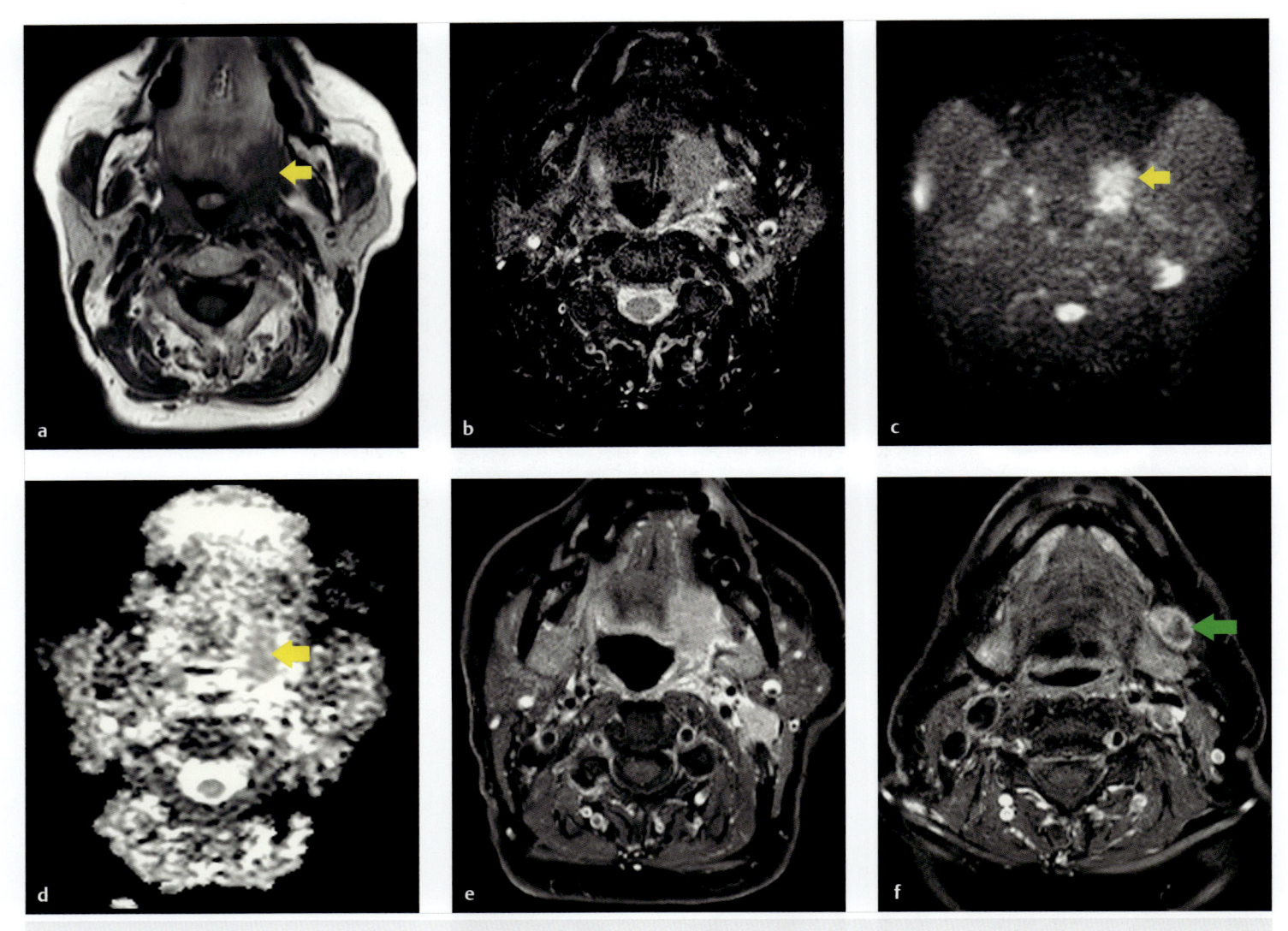

Abb. 11.17 Oropharynxkarzinom in Tonsille bzw. Zungengrund links (Plattenepithelkarzinom). MRT-Aufnahmen. Im Bereich des Zungengrunds (links) im Übergang zur linken Tonsillenloge befindet sich eine Raumforderung (a, c, d, gelbe Pfeile).
a Hypointenses Signal in der T1w Sequenz.
b Hyperintenses Signal in der fettunterdrükten T2w Sequenz.
c Diffusionseinschränkung in der DWI (b = 1000 mm/s²).
d Diffusionseinschränkung in der ADC-Map.
e Starke Anreicherung nach Kontrastmittelgabe in der T1w Sequenz.
f Vergrößerter maligner, metastasierender linker Halslymphknoten mit zentraler Nekrose (Pfeil) in der T1w Sequenz nach Kontrastmittelgabe.

Differenzialdiagnose

Bildgebend stellt sich das linguale Schilddrüsengewebe in der CT oder MRT als Raumforderung dar, die sich von der Schleimhautoberfläche der Zungenbasis in der medialen Linie in den medialen Sublingualraum erstreckt (▶ Abb. 11.18). In der CT imponiert diese Raumforderung sowohl nativ als auch nach intravenöser Kontrastmittelapplikation hyperdens. Bei Vorliegen eines lingualen Schilddrüsengewebes sollte obligat eine nuklearmedizinische Untersuchung durchgeführt werden, um zum einen das Vorhandensein dieses funktionierenden ektopen Schilddrüsengewebes im Bereich der Mundhöhle zu bestätigen, und zum anderen, um den Nachweis zu erbringen, dass eine normale Glandula thyroidea angelegt ist. In diesem Zusammenhang ist es wichtig zu wissen, dass in ca. 80 % der Fälle eine Entfernung des lingualen Schilddrüsengewebes zu einem permanenten Hypothyreoidismus führt.

Ein Zungengrundlymphom ist in ▶ Abb. 11.19 gezeigt.

11.4 Spezifische Befunde

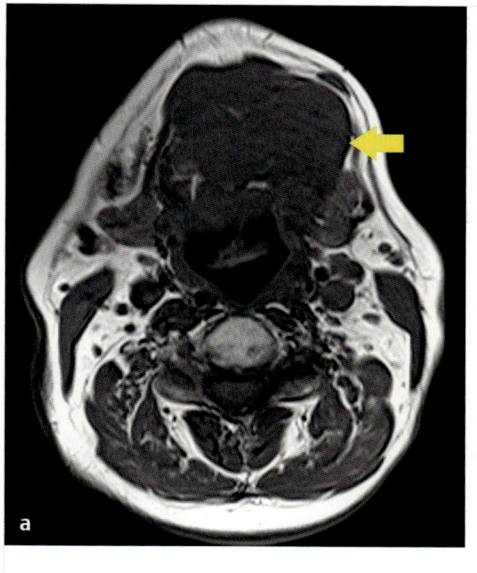

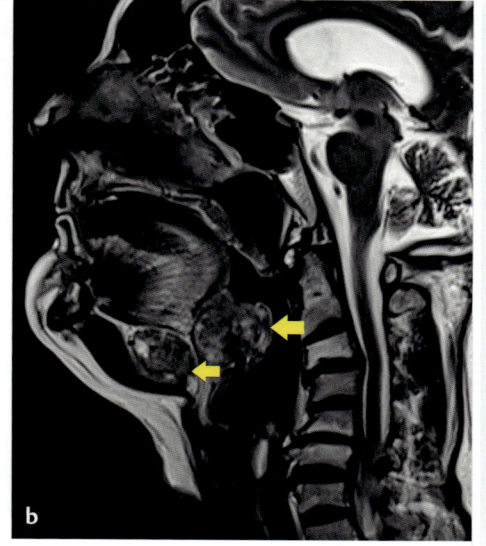

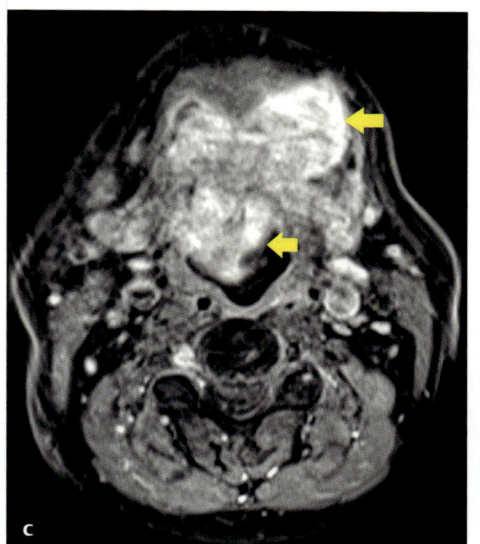

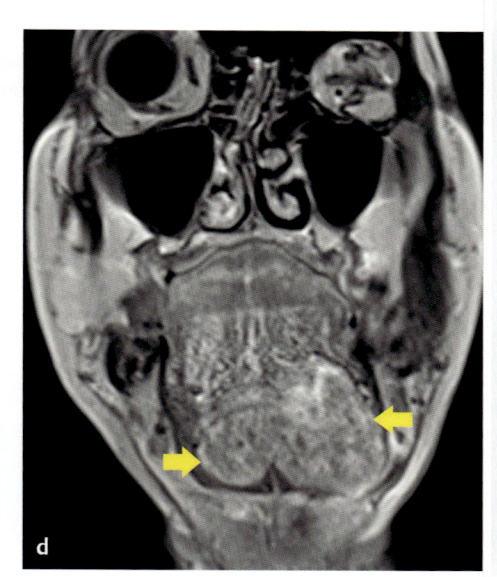

Abb. 11.18 Zungengrundstruma und ektopes Schilddrüsengewebe. Der klinische Aspekt war eine palpable Gewebsvermehrung links-submandibulär. Sonografisch war beidseits kein Schilddrüsengewebe in der Schilddrüsenloge zu entdecken (nicht dargestellt). In der MRT-Bildgebung zeigen sich inhomogene, teils kleinzystische Raumforderungen im anterioren Mundboden sowie am Zungengrund links-submandibulär, konfluierend mit der Raumforderung im Mundboden (a–d, Pfeile). Letztere liegt kranial der Epiglottis auf und verlagert die Luftsäule des Hypopharynx deutlich. Szintigrafisch fanden sich 2 intensiv jodavide Foki am Mundboden, hingegen links-submandibulär keine schilddrüsenjodaviden Foki in der Schilddrüsenloge (f).
a Axiale native T1w MRT-Aufnahme.
b Sagittale T2w MRT-Aufnahme.
c Axiale T1w MRT-Aufnahme nach Kontrastmittelgabe.
d Koronare T1w MRT-Aufnahme nach Kontrastmittelgabe.
e Schilddrüsenszintigrafie mit 69 MBq ^{123}I.

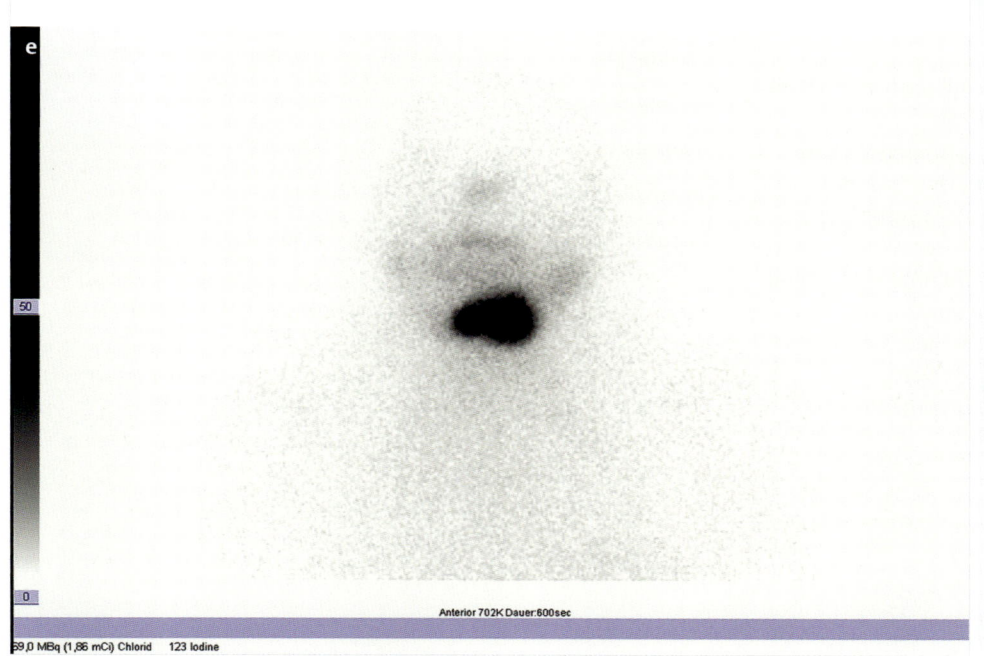

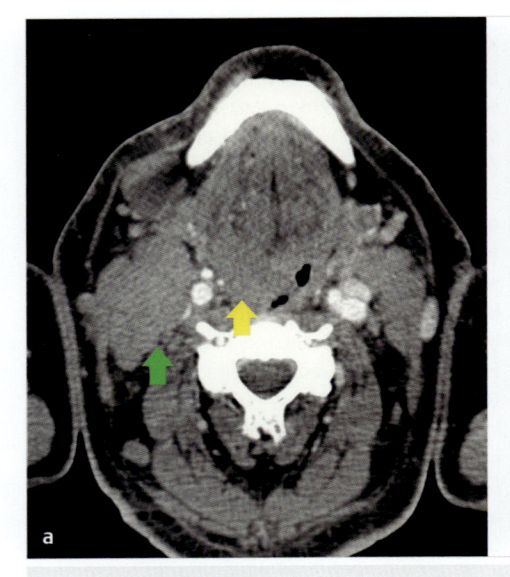

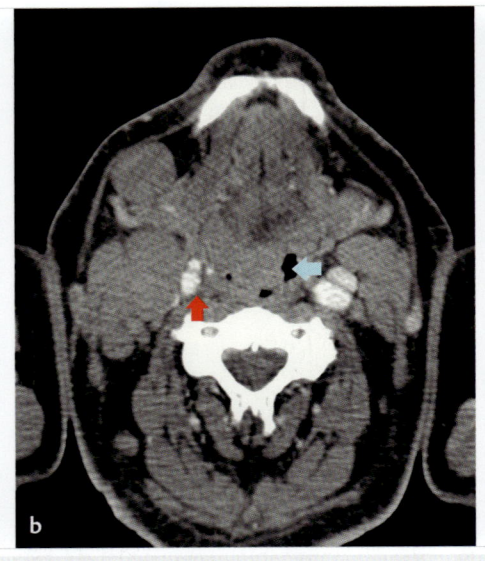

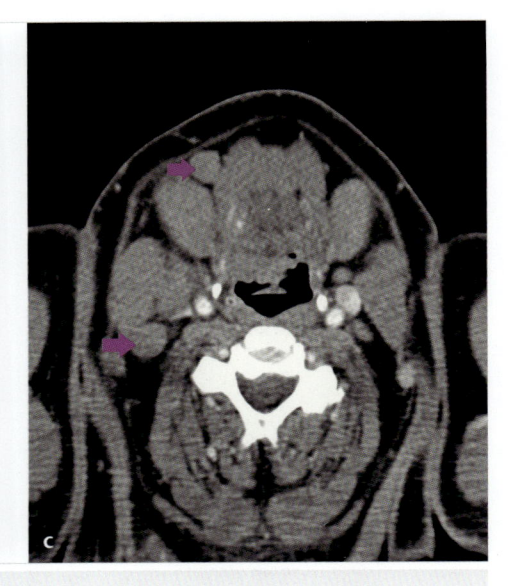

Abb. 11.19 Diffuses B-Zell-Non-Hodgkin-Lymphom. Es zeigen sich zervikal (unter dem M. sternocleidomastoideus rechts; **a**, grüner Pfeil) und parapharyngeal rechts (**a**, gelber Pfeil) große Lymphknotenkonglomerate mit Beteiligung des Zungengrunds sowie submandibuläre bzw. submentale Lymphknoten (**c**, lilafarbene Pfeile), mit einem Durchmesser bis 10 mm. Dies führt zu einer Kompression der Gefäßstrukturen (**b**, roter Pfeil) und einer Verengung der Atemwege (**b**, blauer Pfeil). **a–c** von kranial nach kaudal.
- **a** Axiale CT-Aufnahme.
- **b** Axiale CT-Aufnahme.
- **c** Axiale CT-Aufnahme.

Lymphknotenmetastasen

Es lassen sich häufig bereits Lymphknotenmetastasen nachweisen, wenn ein Patient einen Primärtumor in der Kopf-Hals-Region aufweist (▶ Tab. 11.3 und ▶ Abb. 11.20). Da dies zu einer ca. 50 %igen Reduzierung der Lebenserwartung führt, ist eine genaue Beschreibung und Klassifikation der befallenen Lymphknoten vor der initialen Therapie essenziell. Nach Som zeigen 86–90 % aller malignen Tumoren im Bereich des Nasopharynx bereits zum Zeitpunkt der Erstdiagnose Lymphknotenmetastasen.

Die Einteilung des Lymphknotenbefalls erfolgt nach dem TNM-System der Union for International Cancer Control:
- **N1:** Das Stadium N1 ist ein solitär befallener Lymphknoten auf der ipsilateralen Seite mit weniger als 3 cm im Durchmesser.
- **N2a:** Dieses Stadium ist ein solitärer ipsilateraler Lymphknoten mit Durchmesser zwischen 3 und 6 cm.
- **N2b:** In diesem Stadium liegen mehrere Lymphknoten ipsilateral mit einem Durchmesser von weniger als 6 cm vor.
- **N2c:** Das Stadium N2c bedeutet ipsi- und kontralaterale Lymphknoten mit einem Durchmesser von weniger als 6 cm.
- **N3:** Ein befallener Lymphknoten mit einem Durchmesser von mehr als 6 cm wird als Stadium N3 gewertet.

Tab. 11.3 Inzidenzen von Lymphknotenmetastasen bei Plattenepithelkarzinomen in der Kopf-Hals-Region.

Lokalisation des Primärtumors	Inzidenz einer Lymphknotenmetastase (%)
Nasopharynx	86–90
Oropharynx	50–71
Mundhöhle	30–65
Hypopharynx	50–72
supraglottischer Larynx	31–54
glottischer Larynx	< 10
Nasennebenhöhlen	< 10

11.4 Spezifische Befunde

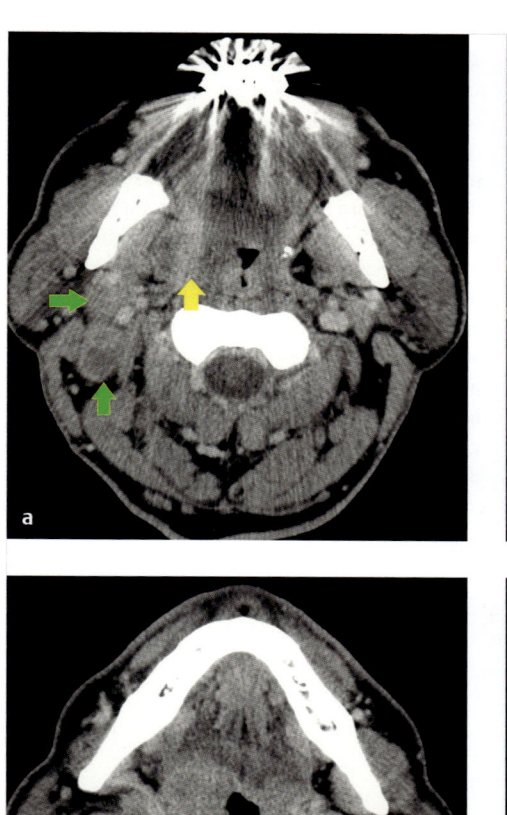

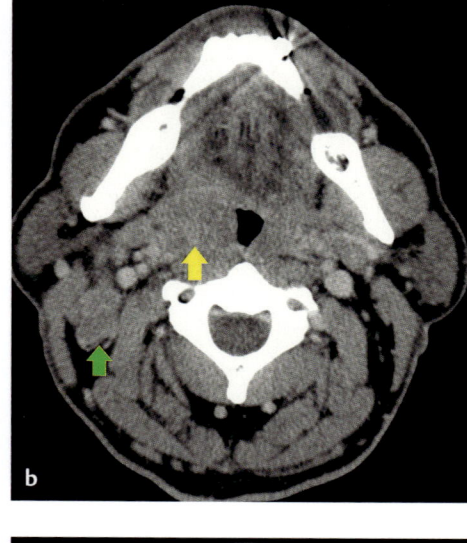

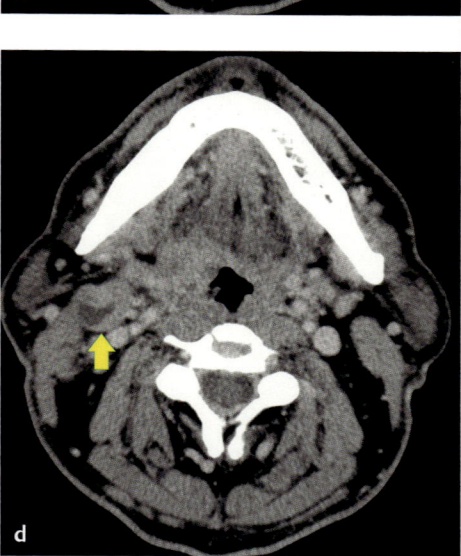

Abb. 11.20 Tonsillenkarzinom rechts mit Lymphknotenmetastasen. Es zeigt sich eine leicht heterogene, vergrößerte Raumforderung im Bereich der rechten Tonsillenloge (a–d, gelbe Pfeile). Es liegen auch mehrfach vergrößerte maligne, metastasierende Lymphknoten (kleiner als 6 cm) rechtszervikal mit zentraler Nekrose (N2b; a–c, grüne Pfeile) vor. a–d von kranial nach kaudal.
a Axiale CT-Aufnahme.
b Axiale CT-Aufnahme.
c Axiale CT-Aufnahme.
d Axiale CT-Aufnahme.

Zur Beschreibung der einzelnen Lymphknoten erfolgt die Einteilung gemäß den Leitlinien des New American Joint Committee on Cancer zur Lymphknotenklassifikation (▶ Tab. 11.4). Dieses Levelkonzept liegt in der Tatsache begründet, dass die Ausdehnung und der Level des Lymphknotenbefalls bei metastasierenden Tumoren prognostisch wichtig erscheinen.

Tab. 11.4 Lymphknotenklassifikation gemäß den Leitlinien des New American Joint Committee on Cancer.

Level	Lymphknoten
I	submentale Lymphknoten submandibulare Lymphknoten
II	obere tiefe Halslymphknoten
III	mittlere tiefe Halslymphknoten
IV	untere tiefe Halslymphknoten
V	spinale Akzessoriuslymphknoten transversale Halslymphknotenkette
VI	prätracheale Lymphknoten prälaryngeale Lymphknoten paratracheale Lymphknoten
VII	obere mediastinale Lymphknoten

Mundraum

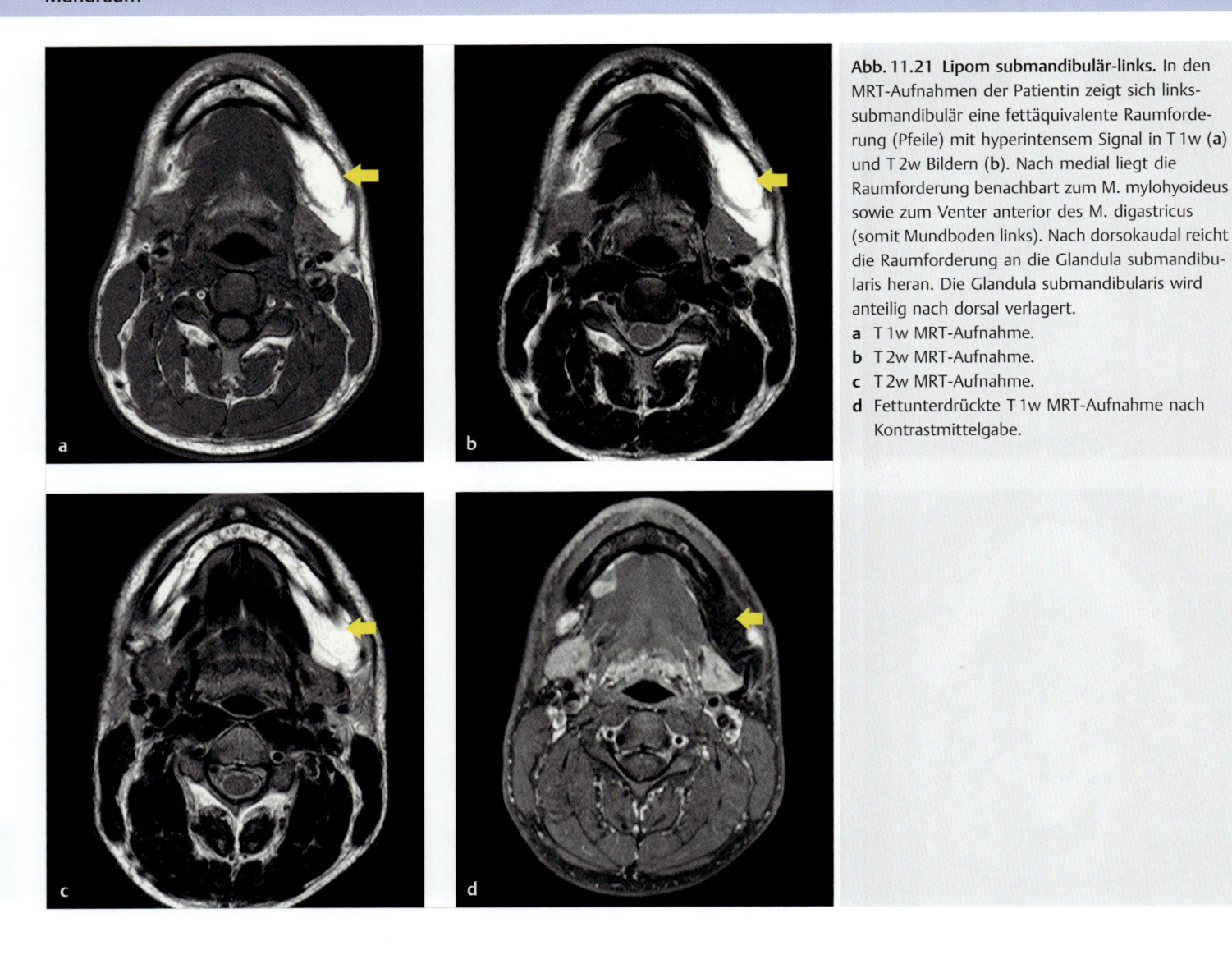

Abb. 11.21 Lipom submandibulär-links. In den MRT-Aufnahmen der Patientin zeigt sich linkssubmandibulär eine fettäquivalente Raumforderung (Pfeile) mit hyperintensem Signal in T 1w (**a**) und T 2w Bildern (**b**). Nach medial liegt die Raumforderung benachbart zum M. mylohyoideus sowie zum Venter anterior des M. digastricus (somit Mundboden links). Nach dorsokaudal reicht die Raumforderung an die Glandula submandibularis heran. Die Glandula submandibularis wird anteilig nach dorsal verlagert.
a T 1w MRT-Aufnahme.
b T 2w MRT-Aufnahme.
c T 2w MRT-Aufnahme.
d Fettunterdrückte T 1w MRT-Aufnahme nach Kontrastmittelgabe.

Benigne Tumoren

Die selten vorkommenden benignen Läsionen dieser Region können mittels MRT in vielen Fällen auch artdiagnostisch zugeordnet werden. Zystische Prozesse können von soliden Tumoren mithilfe von T 2w Sequenzen differenziert werden. Spontane Blutungen oder Blutungen nach Operationen können mittels kombinierter Analyse der T 1- und T 2-Relaxationszeiten von tumorösen Läsionen differenziert werden. Bildgebend stellen sich die benignen Tumoren sowohl in der CT als auch in der MRT als glatt berandete, homogen kontrastmittelaufnehmende Läsionen dar (▶ Abb. 11.21 und ▶ Abb. 11.22). Speichelsteine erscheinen in allen MRT-Sequenzen hypointens, zeigen keine Kontrastmittelanreicherung und stellen sich in der CT meist hyperdens dar. Die benignen Tumoren, ausgehend von den kleinen Speicheldrüsen, bilden die größte Gruppe der benignen Raumforderungen.

11.4 Spezifische Befunde

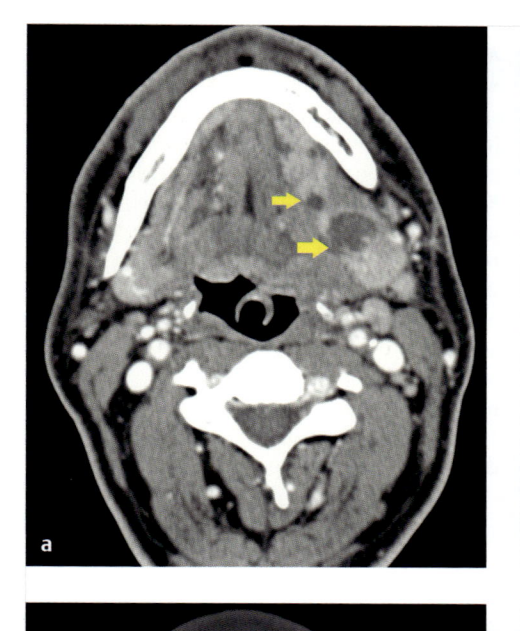

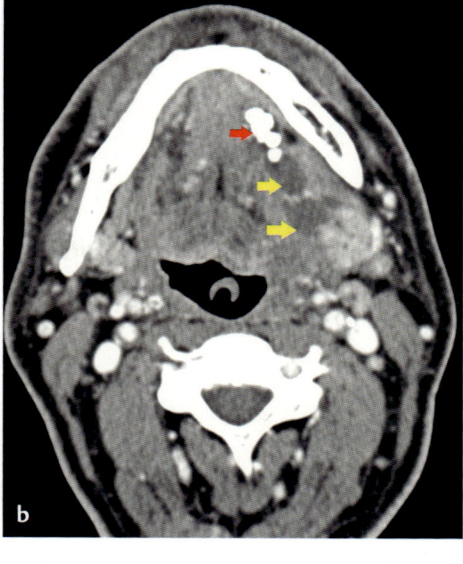

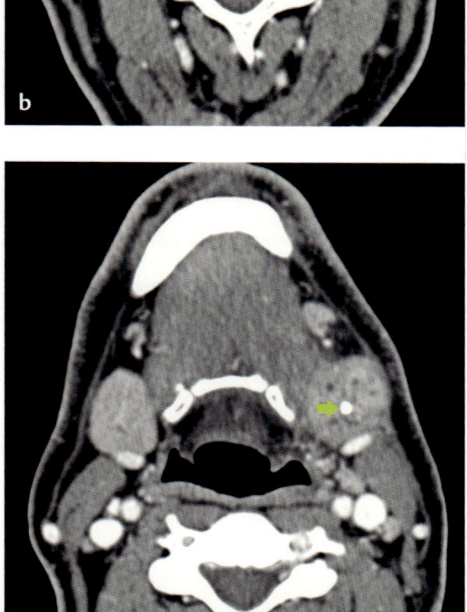

Abb. 11.22 Konkremente. CT-Aufnahmen dokumentieren multiple Konkremente sublingual links (**b**, **c**, rote Pfeile) im Bereich des Ductus submandibularis ventral. Konsekutive Erweiterung des Ductus submandibularis bis auf 1,2 cm mit Erweiterung der intraglandulären Anteile (**a**, **b**, gelbe Pfeile). Nachweis von einem solitären Konkrement intraglandulär (**d**, grüner Pfeil) an der Glandula submandibularis links, die im Seitenvergleich diskret vergrößert ist und eine vermehrte Kontrastmittelaufnahme zeigt. **a–d** von kranial nach kaudal.
a Axiale CT-Aufnahme im Weichteilfenster.
b Axiale CT-Aufnahme im Weichteilfenster.
c Axiale CT-Aufnahme im Knochenfenster.
d Axiale CT-Aufnahme im Weichteilfenster.

11.4.3 Lufthaltige Raumforderungen oder Läsionen

Differenzialdiagnostisch muss bei lufthaltigen Strukturen in erster Linie an entzündliche Komplikationen oder auch posttraumatische oder iatrogene Ursachen gedacht werden (▶ Tab. 11.5). Die häufigsten entzündlichen Veränderungen stellen dabei der Abszess und die phlegmonöse Entzündung dar, die auch durch Aerobier verursacht sein kann.

11.4.4 Entzündliche Veränderungen

Zur Diagnostik entzündlicher Veränderungen im Bereich des Oropharynx, der Mundhöhle sowie des Mundbodens sollte primär die CT eingesetzt werden (▶ Abb. 11.23). Im Gegensatz zur MRT erlaubt die CT eine schnellere und sicherere Identifikation kleinerer Verkalkungen sowie eine exaktere Detektion einer Osteomyelitis der Mandibula.

Bei der Differenzierung einer entzündlichen Läsion von einer tumorösen Raumforderung helfen besonders die T2w und die kontrastmittelverstärkte T1w Sequenz. Dies ist umso wichtiger, als sich lokalisierte entzündliche Prozesse (z. B. Zungenbiss) tumorähnlich darstellen können. Bildmorphologisch zeigt ein entzündlicher Prozess eine eher unscharfe Begrenzung und führt in seltenen Ausnahmen zu einer Verdrängung der angrenzenden Strukturen. So lässt sich bei kleineren Zungenkarzinomen ohne Mittellinienüberschreitung häufig eine Verlagerung des Septum linguae nachweisen. Dagegen kommt es bei einer entzündlichen Läsion eher zu einer diffusen Durchtränkung im Bereich der Zungenmuskulatur mit erhöhter Signalintensität in der T2w Sequenz. In den T1w Aufnahmen stellt sich eine tumoröse Raumforderung meist

Tab. 11.5 Differenzialdiagnose lufthaltiger Raumforderungen oder Läsionen.

Befunde		Differenzialdiagnostische Kriterien
Entzündungen	Abszess (submukös)	Morphologie, Topografie
	Phlegmone (tiefe Kompartimente)	
iatrogen	Biopsie	Topografie
	Operation	
posttraumatisch		Ausbreitung
Emphysem		Ausbreitung

423

Mundraum

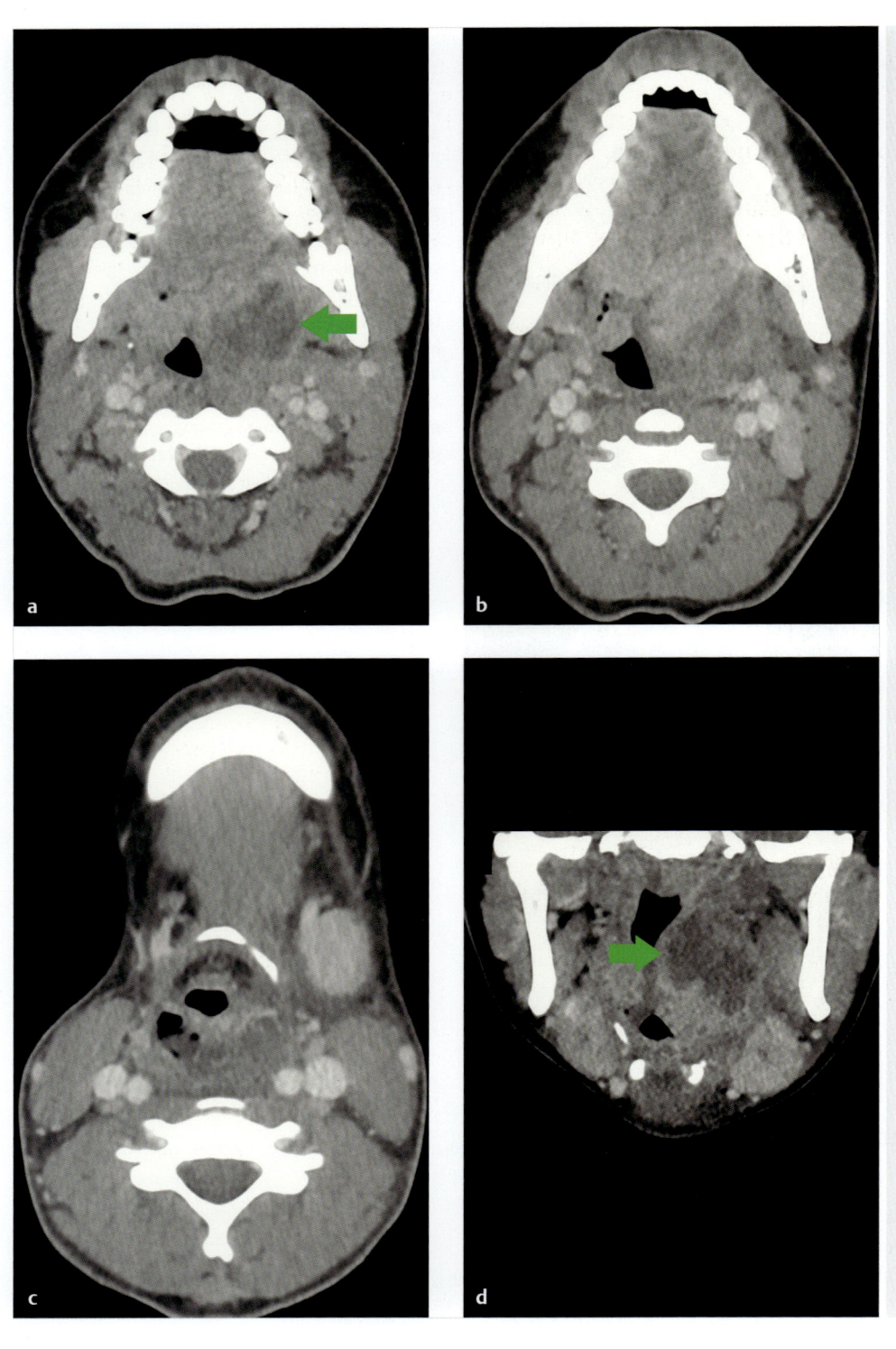

Abb. 11.23 Peritonsillarabszess links. In den CT-Aufnahmen der Patientin nach Kontrastmittelgabe stellt sich ein ausgedehnter Abszess linksseitig dar (**a, d**, Pfeile), von pharyngeal supraglottisch bis am ehesten nasopharyngeal knapp unterhalb des Recessus pharyngeus reichend. Die ventral angrenzende, vergrößerte linksseitige Tonsilla palatina ist nach kontralateral verlagert und bis auf vereinzelte kleine Hypodensitäten weitgehend homogen kontrastiert. **a–c** von kranial nach kaudal.
a Axiale CT-Aufnahme.
b Axiale CT-Aufnahme.
c Axiale CT-Aufnahme.
d Koronare CT-Aufnahme.

relativ scharf abgrenzbar im Vergleich zum normalen Gewebe des Mundbodens und der Mundhöhle und mit deutlich erniedrigter Signalintensität dar.

Die meisten entzündlichen Veränderungen (Cheilitis, Gingivostomatitis, Aphthen, Pharyngitis, Tonsillitis usw.) werden klinisch diagnostiziert und therapiert. Die radiologische Diagnostik spielt erst bei fortgeschrittenen Stadien einer Entzündung eine Rolle. Besonders bei der Erfassung von Peritonsillar- oder Mundbodenabszessen kann die MRT oder CT wertvolle diagnostische Hinweise geben und die Ausdehnung eines Prozesses exakt dokumentieren. Dabei kommt es, meist ausgehend von kleineren Verletzungen durch Fremdkörper (Fischgräten, Knochensplitter), von der Glandula sublingualis, der Tonsilla lingualis oder odontogen zur Abszedierung in der lockeren Zungenmuskulatur oder den Bindegewebsräumen des Mundbodens.

Infektionen des submandibulären oder sublingualen Raumes sind häufig und können leicht mit einem anderen Raum kommunizieren. Infektionen des Submandibularraums gehen meist vom Zahnsystem, vom Mundboden oder von bukkalen Infektionen aus, die in die submandibulären Lymphknoten drainieren. Infektionen, die von der Glandula submandibularis ausgehen, sind meist durch einen Stein im Ausführungsgang bedingt. Zellulitiden und Abszesse können sich leicht nach posterior in das prästyloidale Kompartiment des Parapharyngealraums ausdehnen. Odontogene Infektionen gehen meist von den Wurzeln des 2. oder 3. Molaren neben dem Ansatz des M. mylohyoideus aus und können zu einer direk-

11.4 Spezifische Befunde

ten Beteiligung des Submandibularraums führen. Infektionen der Wurzeln anterior des 2. Molaren dehnen sich in der Regel oberhalb des M. mylohyoideus aus und führen zu einer Infektion des sublingualen Raumes (▶ Abb. 11.24 und ▶ Abb. 11.25). Meist handelt es sich dabei um Streptokokken- oder Staphylokokkeninfektionen, es kommen aber auch häufig Mischinfektionen vor.

Einer potenziell letalen Form der akuten Infektion des sublingualen Raumes, der sog. Ludwig-Angina, muss besondere Beachtung geschenkt werden. Die Ludwig-Angina ist als Zellulitis des Mundbodens definiert und normalerweise durch eine dentale Infektion, ein Trauma oder eine Zahnextraktion bedingt. Definitionsgemäß befällt die Zellulitis immer beide Glandulae sublinguales, dehnt sich rasch durch die suprahyoidalen Weichteilstrukturen des Halses aus und führt zu einem Ödem mit Verlagerung der Zunge nach posterior und superior. Unbehandelt kommt es zu einer raschen Mitbeteiligung des prä- und poststyloidalen Kompartiments des

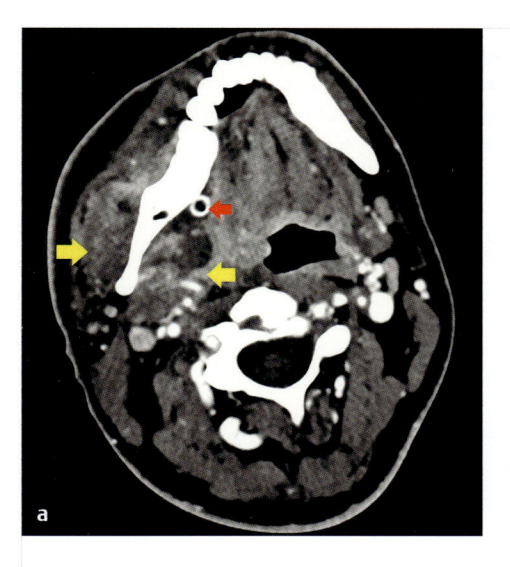

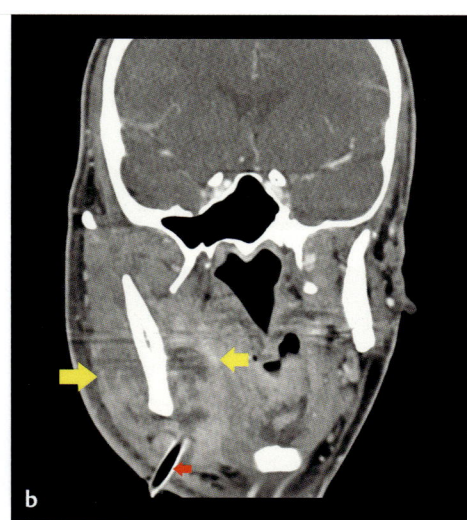

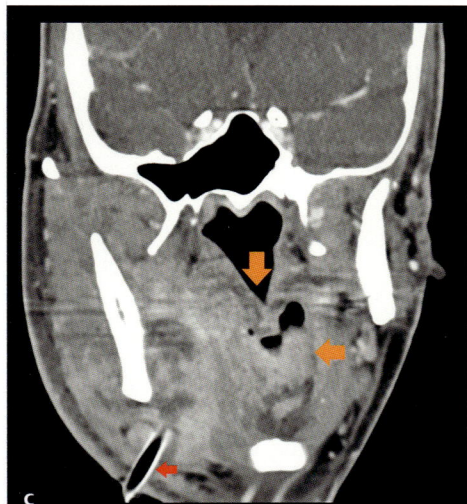

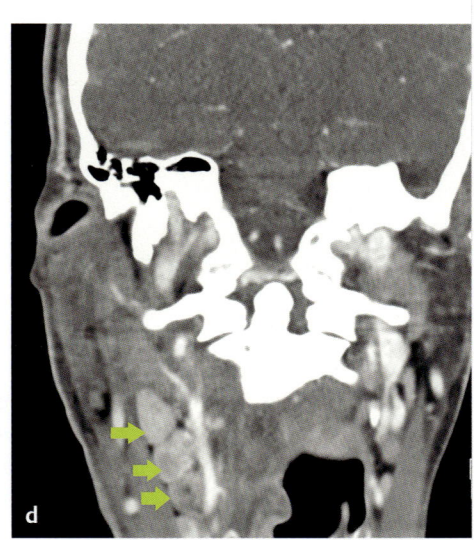

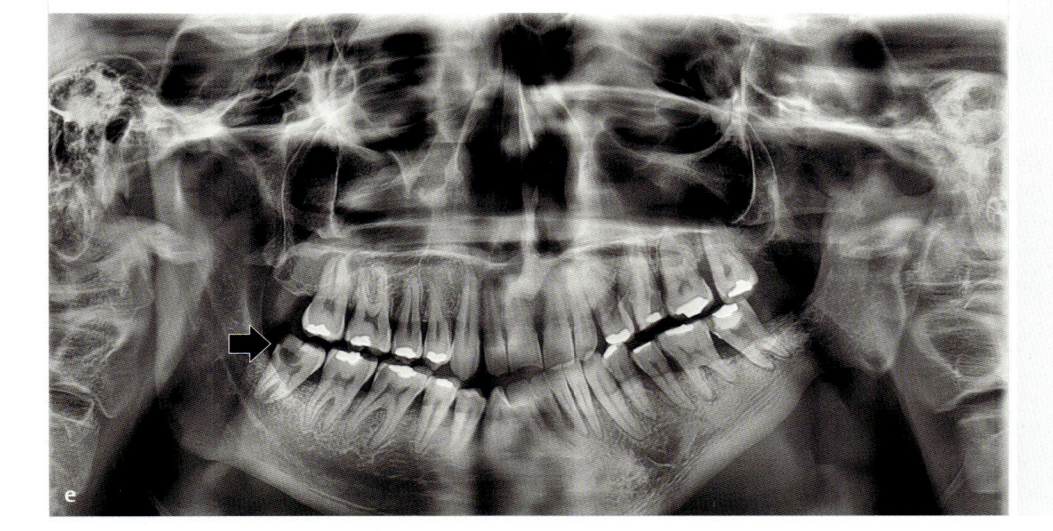

Abb. 11.24 Abszessinzision bei paramandibulärem Abszess rechts. CT-Aufnahmen eines Patienten bei Zustand nach Zahnentfernung von Dens 48. Zwei postoperative Drainagen einliegend im Bereich der Abszessformation (a–c, rote Pfeile).
- **a** In der axialen CT-Aufnahme zeigt sich eine ausgedehnte, randständig kontrastmittelaufnehmende Formation rechtsseitig para- bzw. submandibulär im Bereich des Angulus mandibulae (a, b, gelbe Pfeile).
- **b** Korrespondierende koronare CT-Aufnahme zu a.
- **c** Begleitend zeigen sich bei Zustand nach Inzision perifokale Einblutungen, Weichteilschwellungen sowie eine Ödematisierung mit deutlicher Vorwölbung der Tonsillenloge sowie Einengung und Verschiebung der lufttragenden Säule oropharyngeal von rechts nach kontralateral (orangefarbene Pfeile). Koronare CT.
- **d** Begleitend deutlich vermehrte und vergrößerte Lymphknoten rechtsseitig mit einer Größe bis 1 cm (Pfeile). Koronare CT.
- **e** Die Orthopantomografie vor der Operation zeigt eine kariöse Destruktion der Krone von Dens 48 und eine Fraktur durch die Krone von Dens 48 (Pfeil).

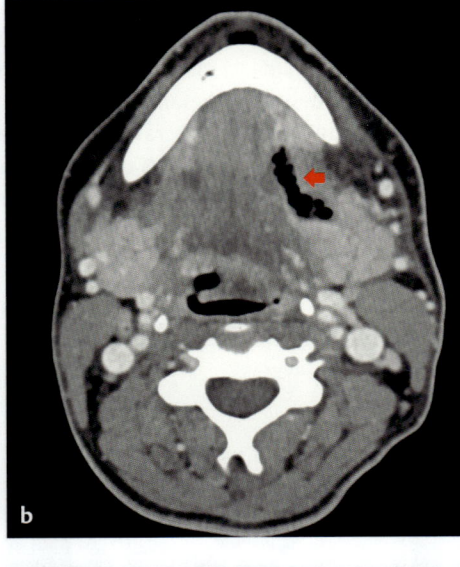

Abb. 11.25 Submandibularabszess. CT-Aufnahmen eines Patienten nach Kontrastmittelgabe bei Zustand nach Zahnextraktion der Regio 38 (**d**, Pfeil). Es zeigen sich Lufteinschlüsse (**a–c**, Pfeile) und eine angrenzende Weichteilimbibierung parapharyngealer Halsweichteile, linksseitig bis zur Höhe des Os hyoideum heranreichend, mit einer medianen Flüssigkeitsansammlung. Der Befund ist vereinbar mit einem Submandibularabszess. **a–c** von kranial nach kaudal.
a Axiale CT-Aufnahme nach Kontrastmittelgabe.
b Axiale CT-Aufnahme nach Kontrastmittelgabe.
c Axiale CT-Aufnahme nach Kontrastmittelgabe.
d Axiale CT-Aufnahme im Knochenfenster.

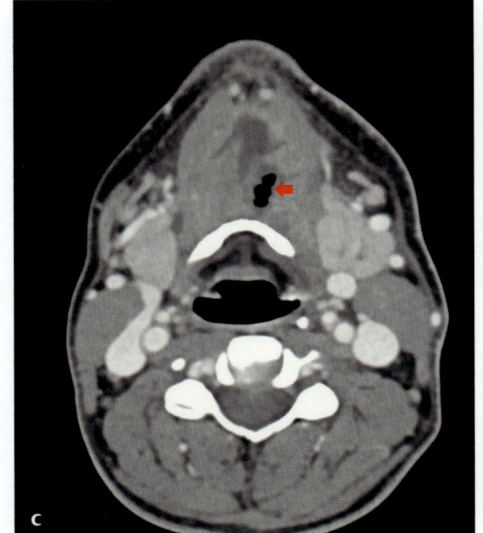

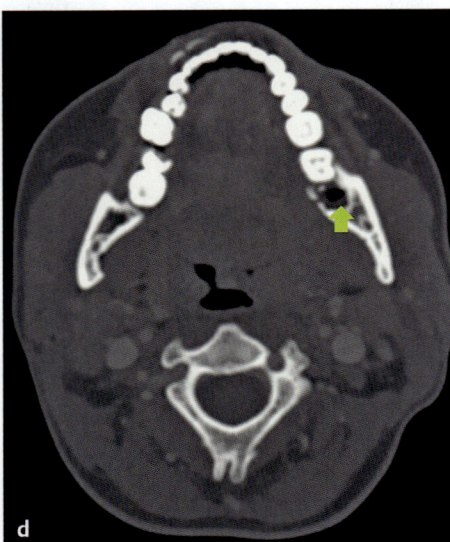

Parapharyngealraums, des Retropharyngealraums und, selten, des Mediastinums sowie der subphrenischen Region. In der bildgebenden Diagnostik imponiert die Auftreibung der Weichteilstrukturen mit phlegmonöser Durchtränkung des subkutanen Gewebes.

11.4.5 Traumatologische Veränderungen

Im Kindesalter kommt es durch akzidentelles Trinken heißer Flüssigkeiten häufig zu Verbrühungen, im Erwachsenenalter entweder durch Verwechslung oder in suizidaler Absicht zu Verätzungen der Lippen, der Mundhöhle und des Oropharynx. Fragestellungen an die bildgebende Diagnostik sind dabei der Ausschluss von Schäden am Ösophagus durch eine Röntgenuntersuchung des Thorax (Mediastinalverbreiterung bei Perforation) und evtl. statische und dynamische Untersuchungen des Ösophagus durch ein Kontrastmittel (kein Barium!).

Fremdkörper kommen in der Mundhöhle und im Oropharynx insgesamt seltener vor als im Hypopharynx, bedürfen in der Regel keiner bildgebenden Diagnostik und sind klinisch meist leicht zu entfernen.

Schuss- und Stichverletzungen bedingen in der Regel eine sofortige Versorgung. Fragestellungen an die Radiologie betreffen meist Verletzungen knöcherner Strukturen sowie den Projektilnachweis.

Ein Beispiel für eine Mundbodenverletzung bei einem Kind zeigt ▶ Abb. 11.26.

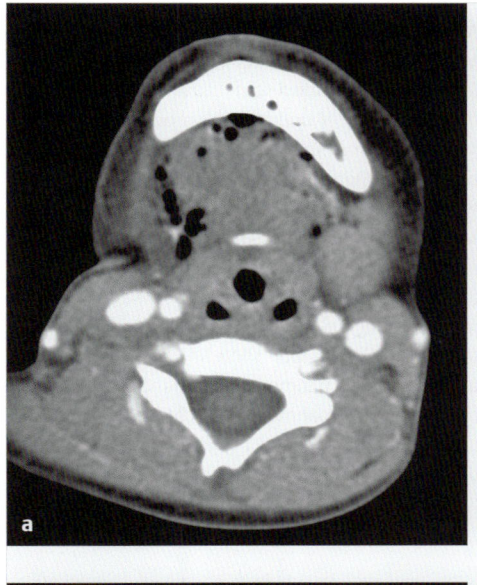

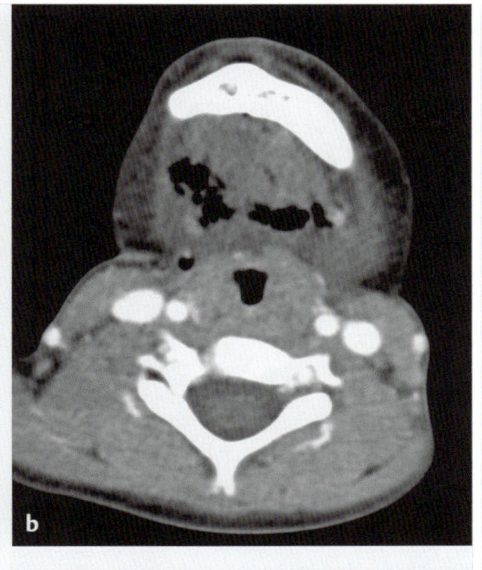

Abb. 11.26 Tiefe anteriore Mundbodenverletzung. In den CT-Aufnahmen des Kindes zeigen sich im gesamten Mundboden eine diffuse Imbibierung der Weichteile und des subkutanen Fettgewebes sowie ein Weichteilemphysem. Eine aktive Blutung lässt sich nicht darstellen. a–c von kranial nach kaudal.
a Axiale CT-Aufnahme im Weichteilfenster.
b Axiale CT-Aufnahme im Weichteilfenster.
c Axiale CT-Aufnahme im Weichteilfenster.
d Axiale CT-Aufnahme im Knochenfenster.

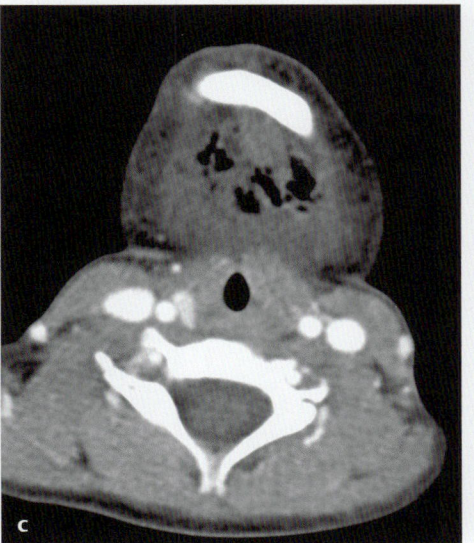

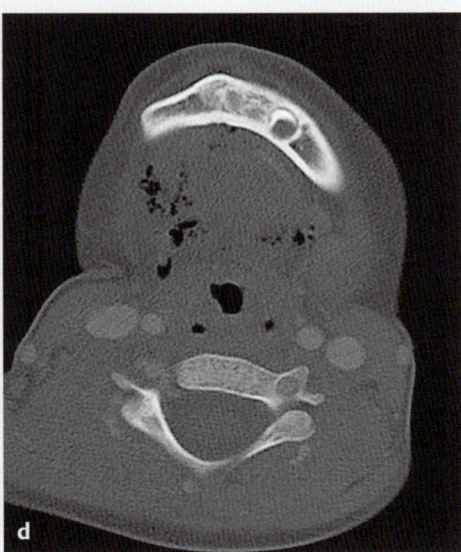

11.4.6 Iatrogene Veränderungen

In diese Gruppe fallen in der Kopf-Hals-Region und speziell im Bereich des Oropharynx, der Mundhöhle und des Mundbodens die Befunde von Patienten, die sich im Rahmen der Nachsorge von Karzinomen im Kopf-Hals-Bereich in regelmäßigen Abständen einer radiologischen Kontrolluntersuchung unterziehen (▶ Abb. 11.27). Dabei sind die Indikationen im Wesentlichen die Abklärung von Komplikationen und der Ausschluss eines Rezidivtumors. Gerade in den letzten Jahren wurden in der rekonstruktiven Chirurgie der Kopf-Hals-Region entscheidende Fortschritte erzielt. Weichteildefekte, die durch Tumorresektionen entstehen, können durch verschiedene Lappenplastiken gedeckt werden. Neben dem gestielten Schwenklappen und dem frei transplantierten Lappen besteht eine weitere Möglichkeit im Einsatz von frei transplantierten, autologen, mikrovaskulär anastomosierten Dünndarminterponaten. Bereits das komplikationslose Transplantat weist morphologisch in den diversen Schnittbildverfahren ein buntes Bild auf.

Des Weiteren sind bei der Beurteilung von posttherapeutischen Aufnahmen auch die durch eine evtl. stattgefundene Radio- und/oder Chemotherapie induzierten Veränderungen zu erkennen und bildmorphologisch richtig zu interpretieren.

Ebenso sind in diesem Zusammenhang posttherapeutische Veränderungen nach operativer Behandlung von benignen Prozessen wie Zustand nach Tonsillektomie oder kongenitalen Missbildungen zu berücksichtigen.

11.4.7 Ossäre Destruktion

Im Rahmen der Diagnostik von Tumoren des Mundbodens und der lateralen Zungenabschnitte müssen Kompakta und Spongiosa der Mandibula genau analysiert werden (▶ Tab. 11.6). T1w Sequenzen axial und frontal erlauben dabei auch die Darstellung diskreter Veränderungen der Substantia compacta, die dann durch erhöhte Signalintensität imponieren. Eine Tumorinfiltration der Substantia spongiosa ist durch den signalarmen Ersatz der Substantia spongiosa charakterisiert.

Mundraum

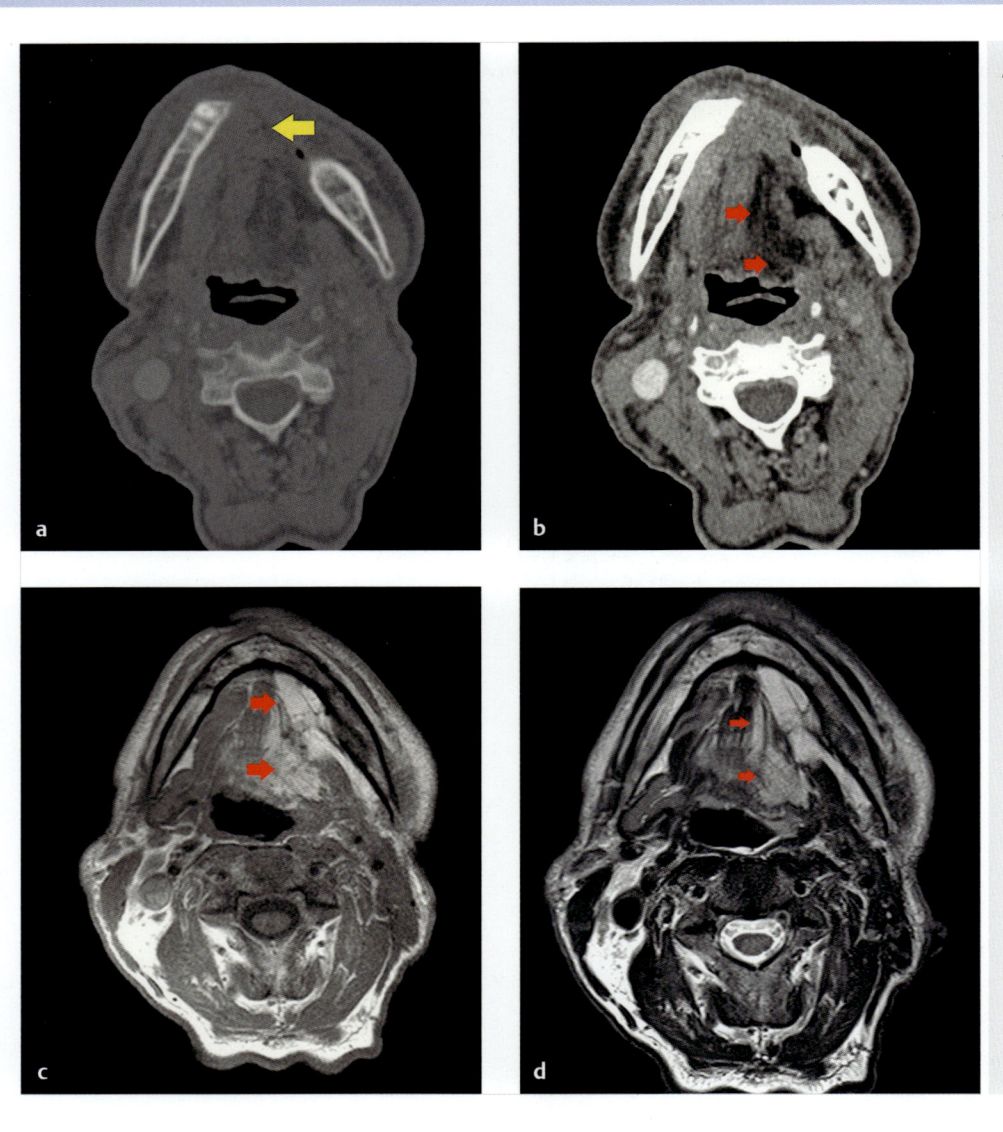

Abb. 11.27 Zustand nach Resektion. Die CT- und MRT-Aufnahmen stellen ein Zungenrandkarzinom links dar, mit Zustand nach Unterkieferteilresektion (gelber Pfeil) und Resektion der Glandulae sublingualis und submandibularis links, gefolgt von anschließender Chemotherapie. Nachweis in einer T1w und T2w Sequenz. Hyperintenser Bereich (rote Pfeile in c, d) mit entsprechend niedrigem CT-Wert (rote Pfeile in b) im Bereich des Mundbodens und der Zunge links. Dabei handelt es sich wohl am ehesten um eine Verfettung der Zunge.
- **a** Axiale CT-Aufnahme im Knochenfenster.
- **b** Axiale CT-Aufnahme im Weichteilfenster.
- **c** Axiale native T1w MRT-Aufnahme.
- **d** Axiale native T2w MRT-Aunahme.

Tab. 11.6 Benigne und maligne Tumoren im Bereich der Mandibula.

Benigne/maligne Tumoren	Beispiele

benigne Tumoren	• vom Kieferknochen ausgehend:
	  ○ Osteom
	  ○ Osteoblastom
	  ○ Osteochondrom
	  ○ Chondrom
	  ○ Chondroblastom
	  ○ Myom
	• vom Zahnsystem ausgehend:
	  ○ Odontom
	  ○ Ameloblastom
	  ○ Adamantinom
	  ○ Dentinom
	  ○ odontogenes Fibrom
	  ○ ameloblastisches Fibrom
	  ○ Zementom
	  ○ u. a.

maligne Tumoren	• Sardom • sekundär: Infiltration eines Plattenepithelkarzinoms

11.5 Zusammenfassung und diagnostische Strategie

Bei der differenzialdiagnostischen Evaluierung von Mundhöhle, Oropharynx und Mundboden sollte nach der klinischen Evaluierung primär die MRT eingesetzt werden. Bei Nichtverfügbarkeit der MRT, unklarer ossärer Tumorinfiltration oder klinischem Verdacht auf Abszedierungen kann auch die kontrastverstärkte CT verwendet werden, möglichst in Spiral-CT-Technik. Die MRT-Diagnostik sollte zunächst mit T2w und T1w Sequenzen in transversaler Schichtorientierung sowie mit T1w Sequenzen in koronarer Schichtorientierung durchgeführt werden. Nach Applikation von Gadolinium-DTPA sollten die T1w Aufnahmen in transversaler Schichtorientierung wiederholt werden. Bildmorphologisch hinweisend auf eine tumoröse Raumforderung sind pathologische Signalintensitätserhöhungen in der T2w Sequenz sowie Bereiche mit erniedrigter Signalintensität, die nach Kontrastmittelapplikation eine Signalanhebung zeigen. Diagnostisch wesentlich sind die exakte Beschreibung der Raumforderung in Relation zu den anatomischen Leitstrukturen und den dazugehörigen Räumen sowie die Differenzierung zwischen benignen und malignen Raumforderungen (▶ Tab. 11.7). Dabei werden mit Ausnahme von Abszedierungen und zystischen Formationen benigne Läsionen äußerst selten weiterführend bildgebend untersucht.

Tab. 11.7 Kompartimente der Mundhöhle, des Oropharynx und der Mundhöhle, deren Inhalt und dort vorkommende Pathologien.

Kompartimente	Kompartimentinhalt	Pathologien

Mukosaraum	• Schleimhaut
	• Plattenepithel
	• kleine Speicheldrüsenreste (besonders Lippeninnenseite, Wangenschleimhaut und Gaumen)
		• kongenital:
		  ○ Hämangiom, Lymphangiom
		  ○ zystisches Hygrom
		  ○ linguales Schilddrüsengewebe
		• maligne Tumoren:
		  ○ Plattenepithelkarzinom
		  ○ maligne Tumoren der kleinen Speicheldrüse
		• benigne Tumoren: benigne Mischtumoren der kleinen Speicheldrüse
		• Entzündungen:
		  ○ Abszess
		  ○ Zellulitis, Ludwig-Angina
		  ○ odontogene Infektion

Spatium sublinguale	• M. hyoglossus
	• N. lingualis
	• Hirnnerven IX–XII
	• A. und V. lingualis
	• Glandula submandibularis (tiefer Anteil)
	• Ausführungsgang der Glandula submandibularis (Wharton-Gang)
		• Pseudotumor: Zungenatrophie bei M.-hyoglossus-Parese
		• kongenital:
		  ○ Hämangiom, Lymphangiom
		  ○ zystisches Hygrom
		  ○ Epidermoid- bzw. Dermoidtumor
		  ○ linguales Schilddrüsengewebe
		• Entzündung:
		  ○ Ludwig-Angina, Zellulitis
		  ○ Abszess
		  ○ erweiterter Ausführungsgang der Glandula submandibularis
		  ○ (einfache oder abgetauchte) Ranula
		• benigne Tumoren: benigne Mischtumoren der kleinen Speicheldrüsen
		• maligne Tumoren:
		  ○ Plattenepithelkarzinom
		  ○ adenoidzystisches Karzinom, Mukoepidermoidkarzinom, Azinuszellkarzinom der Glandula sublingualis

Spatium submandibulare	• Venter anterior des M. digastricus
	• Glandula submandibularis (oberflächlicher Anteil)
	• submandibuläre Lymphknoten
	• submentale Lymphknoten
	• A. und V. facialis
	• Fett
	• N. hypoglossus
		• Pseudotumoren: Muskelatrophie durch Nervenschädigung (M. mylohyoideus, Venter anterior des M. digastricus)
		• kongenital:
		  ○ branchiogene Zyste
		  ○ Zyste des Ductus thyreoglossus
		  ○ zystisches Hygrom bzw. Lymphangiom
		  ○ Hämangiom
		• Entzündung:
		  ○ Ludwig-Angina als Abszess- oder Zellulitisfolge
		  ○ reaktive Adenopathie
		  ○ Entzündung der Glandula submandibularis
		  ○ abgetauchte Ranula
		• benigne Tumoren:
		  ○ Lipom
		  ○ Epidermoid- bzw. Dermoidtumor
		  ○ benigne Tumoren der Glandula submandibularis
		  ○ Speichelstein
		• maligne Tumoren:
		  ○ Lymphknotenmetastase
		  ○ adenoidzystisches Karzinom, Mukoepidermoidkarzinom, Azinuszellkarzinom der Glandula submandibularis
		  ○ direkte Infiltration eines Plattenepithelkarzinoms

Mandibula	–	• Frakturen:
		  ○ einfache lineare Fraktur
		  ○ Fraktur mit Beteiligung des Alveolarkamms
		  ○ Fraktur mit multiplen Fragmenten
		  ○ komplizierte Fraktur: Mitbeteiligung der A. alveolaris oder des N. alveolaris
		  ○ pathologische Fraktur
		• Infektionen: Osteomyelitis
		• benigne Tumoren:
		  ○ Ameloblastom
		  ○ multiple andere odontogene Tumoren
		  ○ Knochenzyste
		  ○ odontogene Zyste
		  ○ nicht odontogene Zyste
		• maligne Tumoren:
		  ○ sekundäre Karzinominfiltration
		  ○ Sarkome
		  ○ Myelom

A. = Arteria, M. = Musculus, N. = Nervus, V. = Vena

11.6 Literatur

[151] Argiris A, Harrington KJ, Tahara M et al. Evidence-based treatment options in recurrent and/or metastatic squamous cell carcinoma of the head and neck. Front Oncol 2017; 7: 72. doi:10.3 389/fonc.2 017 00 073

[152] Chen H, Li Y, Reiber JH et al. Analyses of aerodynamic characteristics of the oropharynx applying CBCT: obstructive sleep apnea patients versus control subjects. Dentomaxillofac Raiol 2018; 47 (2): 20 170 238. doi:10.1259/dmfr.20 170 238

[153] Karantanis D, Allen-Auerbach M, Czemin J. Squamous papilloma of the oral cavity and oropharynx on ^{18}F-FDG PET/CT imaging. Clin Nucl Med 2012; 27 (5): e98–e99. doi:10.1097/RLU.0b013e318 238F52d

[154] Kessler AT, Bhatt AA. Review of the major and minor salivary glands, part 2: neoplasms and tumor-like lesions. J Clin Imaging Sci 2018; 8: 48

[155] Lenz M, Greess H, Baum U et al. Oropharynx, oral cavity, floor of the mouth: CT and MRI. Eur J Radiol 2000; 33 (3): 203–215

[156] Silva DFB, Santos HBP, Leon JE et al. Clinicopathological and immunohistochemical analysis of spindle cell squamous cell carcinoma of the tongue: a rare case. Einstein (Sao Paulo) 2019; 17 (1): eRC 4 610

[157] Tozaki M, Hayashi K, Fukuda K. Dynamic multislice helical CT of maxillomandibular lesions: distinction of ameloblastomas from other cystic lesions. Radiat Med 2001; 19 (5): 225–230

[158] Trotta BM, Pease CS, Rasamny JJ et al. Oral cavity and oropharyngeal squamous cell cancer: key imaging findings for staging and treatment planning. Radiographics 2011; 31 (2): 339–354

[159] Weatherspoon DJ, Chattopadhyay A, Boroumand S et al. Oral cavity and oropharyngeal cancer incidence trends and disparities in the United States: 2000–2010. Cancer Epidemiol 2015; 39 (4): 497–504

12 Hypopharynx und Larynx

Thomas J. Vogl, Rania Helal

Die Primärdiagnostik bei Erkrankungen des Hypopharynx und Larynx basiert auf klinischen Verfahren wie Inspektion und Spiegelung dieser Regionen, gefolgt von endoskopischen Maßnahmen wie der Stütz- und Mikrolaryngoskopie. Mit diesen Methoden gelingt die Beurteilung der Schleimhautverhältnisse gleichzeitig mit der Entnahme von Gewebeproben zur nachfolgenden histologischen Untersuchung. Phonetische Untersuchungen und Messungen wie die Stroboskopie und die Elektromyografie ermöglichen wertvolle Aussagen bezüglich der Beweglichkeit der Stimmbänder. Zur Beurteilung des Schluckakts werden konventionelle Breischluckaufnahmen mit Barium oder wasserlöslichen Kontrastmitteln eingesetzt, ergänzt durch die Videokinematografie oder die Hochfrequenzkinematografie.

Der entscheidende Indikationsbereich für die Schnittbildverfahren CT und MRT liegt in der Diagnostik von Traumafolgen und entzündlichen wie tumorösen Raumforderungen. Insbesondere der MRT kommt wegen ihres hohen Weichteilkontrasts eine entscheidende Bedeutung bei der Rezidivdiagnostik von Tumoren zu. Im Folgenden sollen die wesentlichen diagnostischen und differenzialdiagnostischen Kriterien zum Einsatz der konventionellen Röntgendiagnostik, CT und MRT für die Region des Hypopharynx und Larynx vorgestellt werden.

Die differenzialdiagnostischen Erwägungen müssen auch die klinische Häufigkeit berücksichtigen. Die Detektion einer liquiden Raumforderung im Larynx und Hypopharynx gelingt verlässlich mittels Sonografie, CT und MRT. Die Differenzialdiagnose umfasst das Vorliegen von Zysten, Zelen, entzündlichen Veränderungen und nekrotischen Tumoren. Topografisch ist die Lagebeziehung ausgehend vom laryngealen Ventrikel charakteristisch für die Laryngozele, während Zysten oder Abszesse ubiquitär auftreten können.

Die Differenzialdiagnostik lufthaltiger Raumforderungen umfasst die wesentlichen lufthaltigen Zysten und die Laryngozele. Bei lufthaltigen Zysten liegt ursächlich häufig eine vorausgegangene Punktion zugrunde, Luft kann jedoch auch spontan in Zysten auftreten. Auch bei Abszessen können oft im Rahmen der Einschmelzung gashaltige Blasen nachgewiesen werden.

Bei den soliden tumorösen Raumforderungen steht, angeordnet nach der Häufigkeit, das Plattenepithelkarzinom weit im Vordergrund. Andere maligne und benigne Tumoren finden sich weit seltener. Die primäre Aufgabe der bildgebenden Diagnostik liegt in der Erfassung der Topografie, dem Tumorstaging und der Differenzierung von primären und sekundär infiltrierenden Tumoren in dieser Region.

Die Differenzialdiagnosen reichen bei Knorpeldestruktionen des Larynx von der Tumorinfiltration und dem Chondrom bzw. Chondrosarkom über entzündliche Prozesse wie die Wegener-Granulomatose, die Perichondritis, die Osteosklerose und die Arthritis des Krikoarythenoidgelenks bis hin zur Schildknorpelfraktur und der physiologisch auftretenden Ossifizierung.

Eine unilaterale Stimmbandparese tritt meist als Folge einer N.-recurrens-Parese auf. Die Ursachen für die unilaterale Stimmbandparese können primäre Neoplasien sein, wie etwa das Bronchialkarzinom, das Schilddrüsenkarzinom oder das Ösophaguskarzinom. Ebenso können sekundäre Neoplasien, lokale Tumoren oder eine Entzündung an der Plica vocalis, mediastinale Prozesse, postoperative Folgen oder Traumata als Ursachen infrage kommen. Diese Differenzialdiagnosen müssen aufgrund eines CT- oder MRT-Befunds evaluiert werden.

12.1 Topografie

Der Larynx gliedert sich topografisch in einen supraglottischen, einen glottischen und einen subglottischen Anteil:
- Der supraglottische Teil reicht dabei von den kranial gelegenen Taschenfalten nach kaudal bis zu den Stimmbändern. Nach ventral wird er durch den Schildknorpel abgegrenzt, nach lateral und dorsal durch die aryepiglottischen Falten.
- Der glottische Anteil des Larynx beinhaltet die Stimmbänder mit den Mm. vocales und den laryngealen Ventrikeln (Sinus Morgagni). Die ventralen und dorsalen Verbindungen werden als „vordere" und „hintere Kommissur" bezeichnet.
- Die unteren Pole von Schild- und Ringknorpel begrenzen die topografische Region des subglottischen Larynx, an die sich kaudal die Trachea anschließt.

Der Hypopharynx reicht kranial bis zum Oropharynx und kaudal bis zum supraglottischen Anteil des Larynx. Die Grenzen nach kranial sind der freie Rand der Epiglottis und die lateralen pharyngoepiglottischen Falten, die die Valleculae epiglotticae bilden. Ventral der Epiglottis liegt der präepiglottische Raum, der mit Fettgewebe ausgefüllt ist. Der linke und rechte Sinus piriformis und der Ösophagus stellen die dorsalen Grenzstrukturen des Hypopharynx dar. Die aryepiglottischen Falten erstrecken sich von den Cartilagines arythaenoidei bis zur Epiglottis und bilden einen dreieckförmigen Luftweg. Die Spitze dieses Dreiecks wird von der vorderen Kommissur gebildet, die beiden Ecken an der Basis von den paarigen hinteren Kommissuren.

In der MRT stellen sich die Stimmbänder mit den Mm. vocales mit niedriger Signalintensität dar, während sich die kranial liegenden Taschenfalten durch Einlagerungen von Fett mit höherer Signalintensität abbilden (frontale Schichtführung). Die den Larynx auskleidende Mukosa ist normalerweise weniger als 1 mm dick; lokale oder diffuse Verdickungen sind stets verdächtig für ein pathologisches Geschehen. Der präepiglottische und der paralaryngeale Raum werden hauptsächlich von Fett ausgefüllt. Der mediale präepiglottische Raum erstreckt sich vom Os hyoideum bis zur vorderen Kommissur. Ohne morphologische Grenze schließt sich seitlich der paralaryngeale Raum an.

Die Muskulatur erscheint im MRT mit niedriger Signalintensität im Kontrast zum signalintensiven Fettgewebe. Die superiore Muskelgruppe besteht aus aryepiglottischen und thyroepiglottischen Muskeln. Sie bildet ein Schutzschild für die Atemwege, indem sie die Epiglottis während des Schluckakts den laryngealen Luftraum verschließen lässt. Der Conus elasticus stellt eine fibröse Membran zwischen Ring- und Aryknorpel dar und bildet die freie Begrenzung der Stimmbänder, die Ligg. (Ligamenta) vocales. Der Conus elasticus ist damit eine wichtige Struktur für die laterale Tumorbegrenzung und bestimmt die Tumorausbreitung nach supraglottisch oder subglottisch.

12.2 Spezifische anatomische Strukturen

Die klinische Symptomatologie bei Patienten mit Erkrankungen des Hypopharynx und Larynx weist 3 verschiedene Hauptmanifestationen auf:
- Schluckbeschwerden (Dysphagie),
- Heiserkeit,
- Dyspnoe.

In unterschiedlicher Ausprägung wird häufig zusätzlich eine uncharakteristische Schmerzsymptomatik beobachtet. Dabei stehen in der Regel bei Patienten mit Raumforderungen im Hypopharynx die Schluckbeschwerden im Vordergrund, während im Larynxbereich Heiserkeit und Atembeschwerden dominieren. Die Heiserkeit kann sowohl durch eine Infiltration der nervalen Strukturen, meist des N. laryngeus recurrens, hervorgerufen werden als auch durch eine direkte Bewegungseinschränkung der intrinsischen laryngealen Muskulatur oder der angrenzenden Ligamente oder Knorpelstrukturen. Bildgebend kann in diesen Fällen häufig eine paramediane Stellung eines Stimmbands dokumentiert werden. Eine konsekutive Pelottierung des Respirationstrakts an dieser Stelle kann darüber hinaus zu Atembeschwerden und einem inspiratorischen Stridor führen.

12.3 Spezifische Untersuchungsverfahren

12.3.1 Computertomografie

Die CT kommt im Bereich des Hypopharynx und Larynx hauptsächlich bei Tumoren, traumatischen Läsionen und postoperativen Komplikationen zum Einsatz. Im Vergleich zur MRT ist bei der CT insbesondere die bessere Beurteilbarkeit von knöchernen und knorpeligen Arrosionen und Destruktionen bei einer tumorösen Infiltration von Bedeutung. Des Weiteren ist eine CT-Untersuchung wesentlich schneller durchführbar und dementsprechend für nicht kooperationsfähige Patienten weniger belastend. Insbesondere bei Patienten mit Tumoren im Stadium T4 ist die Bildqualität bei einer MRT-Untersuchung durch Bewegungsartefakte oft so stark eingeschränkt, dass eine CT-Untersuchung adäquate Ergebnisse bei kürzerer Untersuchungsdauer zu liefern vermag.

Technisch wird die CT-Untersuchung im Einzelschichtbetrieb oder mittels Spiral-CT durchgeführt. Die Vorteile der Spiral-CT-Untersuchung (Schichtdicke, Tischvorschub und Inkrement von jeweils 5 mm) liegen dabei in der kürzeren Untersuchungszeit, dem geringeren benötigten Kontrastmittelvolumen und den beliebigen Nachbearbeitungsmöglichkeiten. Die Verwendung von 100 ml eines jodhaltigen Kontrastmittels mit Druckinjektion (z. B. 1,0 ml/s Fluss, 30 s Vorlaufzeit) verbessert die Abgrenzbarkeit von Gefäßen und Tumoren vom umgebenden Weichteilgewebe. Auf eine native Untersuchung kann in der Regel verzichtet werden. Durch die Festlegung eines geeigneten „Fensters" kann die Bildausspielung der Fragestellung angepasst werden (sog. Knochen- oder Weichteilfenster).

Limitationen bestehen hauptsächlich im Bereich des Unterkiefers, da dort Metallartefakte nach Zahnsanierung die Beurteilbarkeit der Untersuchung einschränken, sowie in der oft mangelhaften Weichteildifferenzierung. Deshalb erfordern Fragestellungen bezüglich maligner oder entzündlicher Infiltrationen oftmals eine zusätzliche MRT-Untersuchung. Zudem ist es für ca. 5 % der zu untersuchenden Patienten unmöglich, die erforderliche Hyperextension des Kopfes während der gesamten Untersuchungszeit zu tolerieren. Bei speziellen Fragestellungen, die das laryngeale Skelett betreffen, kann die hochauflösende Dünnschicht-CT zur Anwendung kommen.

12.3.2 Magnetresonanztomografie

Native T1w Sequenzen in der MRT ermöglichen keine ausreichende Beurteilung von glottischen und hypopharyngealen Läsionen. Allerdings sind sie bei der Unterscheidung zwischen Tumor und Fettgewebe in der supraglottischen Region sehr hilfreich. Eine optimale Bildqualität wird mit T1w Bildern und dem paramagnetischen Kontrastmittel Gadolinium-DTPA erreicht; vor allem der Kontrast zwischen Tumor und Muskulatur wird dadurch entscheidend verbessert. Nach Kontrastmittelgabe zeigen alle Tumoren aufgrund der stärkeren Vaskularisation eine signifikante Signalanhebung im Vergleich zu verschiedenen Umgebungsstrukturen. Zu beachten ist jedoch die Tatsache, dass zusätzlich die normale Mukosa in einer Breite von mehreren Millimetern in der gesamten Larynx- und Hypopharynxregion eine Signalanhebung nach Kontrastmittelgabe aufweist und dadurch die Erkennung kleiner Mukosaläsionen erschwert. Zentral nekrotische Tumoren oder flüssigkeitsgefüllte Laryngozelen zeigen nativ Zonen niedriger Signalintensität. Nach Kontrastmittelgabe findet sich dann ein Signalanstieg lediglich im Tumorrandbereich oder in der Zystenwand. In Einzelfällen führt die MRT zu einer Überschätzung der Tumorgröße, wenn im Randbereich von Tumoren entzündliches Granulationsgewebe liegt.

T2w und protonendichtegewichtete MRT-Sequenzen haben Vorteile bei der Beurteilung einer Invasion in das Knorpelgewebe. Zudem imponieren lymphatisches und glanduläres Gewebe sowie flüssigkeitsgefüllte Zysten in T2w Sequenzen mit hoher Signalintensität. Diese T2w Sequenzen sind jedoch durch eine lange Messzeit charakterisiert und liefern oft eine eingeschränkte Bildqualität. Denn gerade Patienten mit Larynxtumoren leiden häufig an Atemnot und Schluckbeschwerden, die zu Artefakten durch Atembewegungen und Husten führen.

Die Vorteile der MRT gegenüber der CT liegen in einer verbesserten Differenzierbarkeit von Weichteilstrukturen und der Darstellbarkeit anatomischer Befunde in der Bildgebung.

12.4 Spezifische Befunde

12.4.1 Variationen und Missbildungen

Formanomalien

Klinisch bedeutsam sind das Diaphragma laryngis, eine segelartige Verbindung zwischen den Stimmbändern, die Kehlkopfspalte bei Fusionsstörung der Knorpellamellen und die Laryngomalazie. Bei Letzterer handelt es sich um eine Reifestörung des Kehlkopfskeletts, die zur Atembehinderung mit Stridor führt. Bei allen genannten Krankheitsbildern hat die endoskopische Abklärung Vorrang vor der bildgebenden Diagnostik.

Laryngozele und Pharyngozele

> **Kernaussagen**
>
> In den meisten Fällen sind Laryngozele und Pharyngozele einseitig lokalisiert.

Definition

Unter Laryngozelen versteht man schleim- oder luftgefüllte Aussackungen der Schleimhaut des Ventriculus laryngis. Entsprechende Aussackungen können auch weiter kranial als Pharyngozele auftreten.

Pathophysiologie und Ätiologie

Eine Laryngozele entsteht durch eine Dilatation des laryngealen Ventrikels, die entweder bereits bei der Geburt vorhanden ist oder im Erwachsenenalter erworben wird.

Demografie

Laryngozelen treten häufig bei Glasbläsern oder Blasinstrumentspielern auf.

Klinik, Therapie und Prognose

Innere Laryngozelen verursachen bei Größenzunahme Beschwerden in Form von Heiserkeit, Schluckstörungen oder Atemnot, äußere hingegen zeigen sich durch eine Weichteilschwellung des Halses. Aufschluss geben bildgebende Verfahren.

Mit der Erkrankung geht eine positive Prognose einher, in den meisten Fällen kann sie vollständig geheilt werden. Mittel der Wahl ist dabei häufig eine chirurgische Entfernung.

Bildgebung

Beide Läsionen, sowohl Laryngozele als auch Pharyngozele, sind mit Luft oder Flüssigkeit gefüllt und weisen eine scharfe Begrenzung auf (▶ Abb. 12.1, ▶ Abb. 12.2 und ▶ Abb. 12.3). Abhängig vom Füllungszustand einer Zele resultiert eine unterschiedliche Dichte in der CT. Der kombinierte Einsatz von CT und MRT erhöht die diagnostische Aussagekraft und verbessert das Ergebnis der Bildgebung.

Differenzialdiagnose

> **Differenzialdiagnosen**
>
> Zu den Differenzialdiagnosen von Laryngozele und Pharyngozele zählen die endolaryngeale Zyste, der Abszess und zentral nekrotische Tumoren.

12.4.2 Tumoren

Benigne Tumoren

Die bildgebende Diagnostik benigner Tumoren ist wesentlich zum Erstellen einer präzisen Differenzialdiagnose und Therapieplanung.

Papillom und Polyp

> **Kernaussagen**
>
> Ein Papillom ist der häufigste benigne Tumor des Larynx.

Definition

Als „Papillom" wird ein benigner epithelialer Tumor bezeichnet. Tumoren dieser Art weisen eine glatte Begrenzung mit zum Teil blumenkohlartiger Morphologie und eine typische Lokalisation anterior an der Plica vestibularis oder vocalis, bis in den subglottischen Raum reichend, auf. Eine Papillomatose ist ein Krankheitsbild mit diffuser papillomatöser Auskleidung des Larynx. Definitionsgemäß stellt ein Polyp eine Schleimhautwucherung dar.

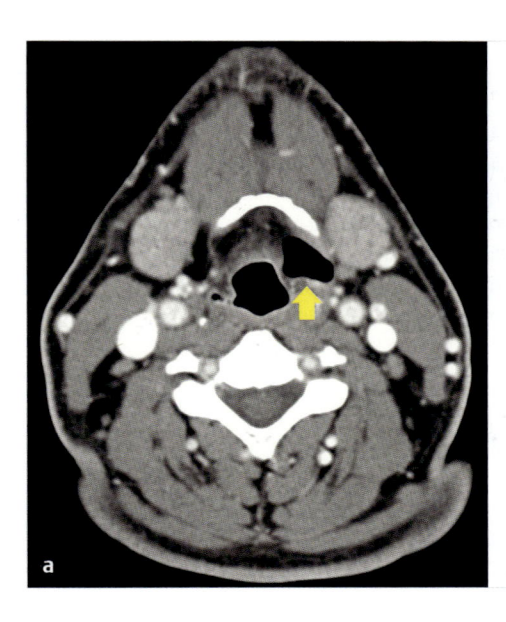

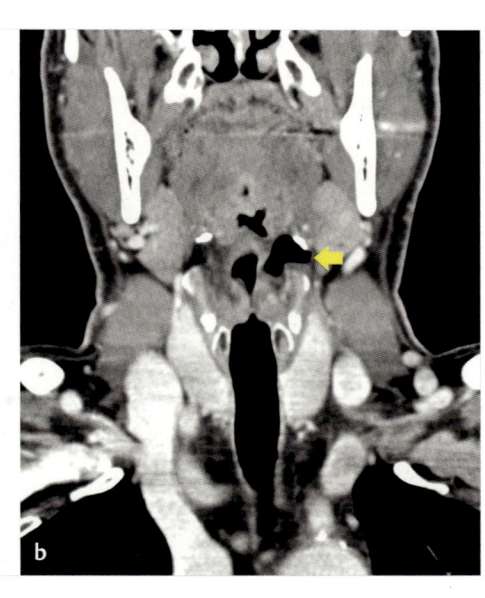

Abb. 12.1 Laryngozele links. Es zeigt sich eine innere und diskret beginnende äußere Laryngozele links (Pfeile) ohne Spiegelbildung oder entzündliche Veränderung.
a Axiale CT-Aufnahme.
b Koronare CT-Aufnahme.

Hypopharynx/Larynx

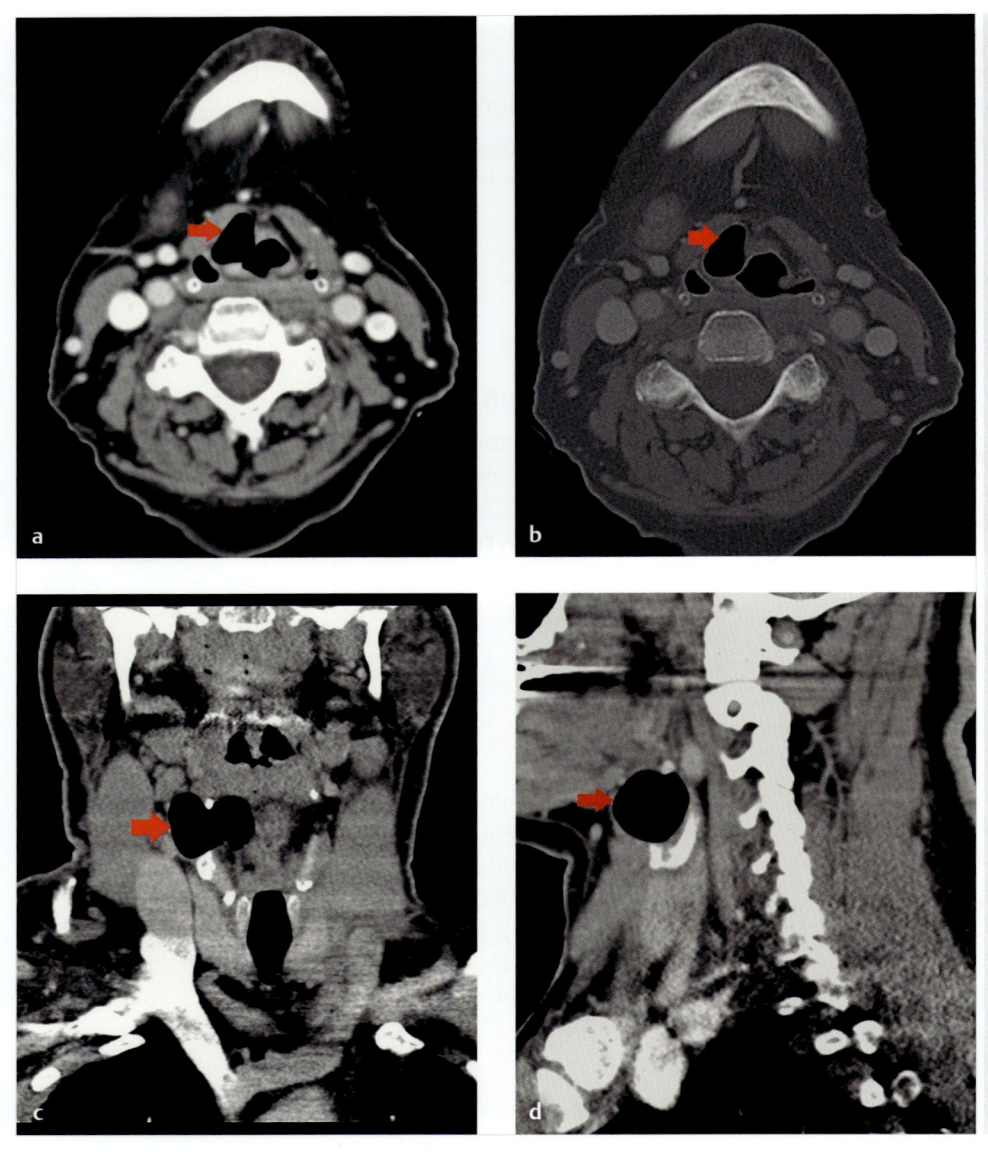

Abb. 12.2 Große luftgefüllte Laryngozele rechts.
Die Pfeile kennzeichnen die Laryngozele.
a Axiale CT-Aufnahme im Weichteilfenster.
b Axiale CT-Aufnahme im Knochenfenster.
c Koronare CT-Aufnahme.
d Sagittale CT-Aufnahme.

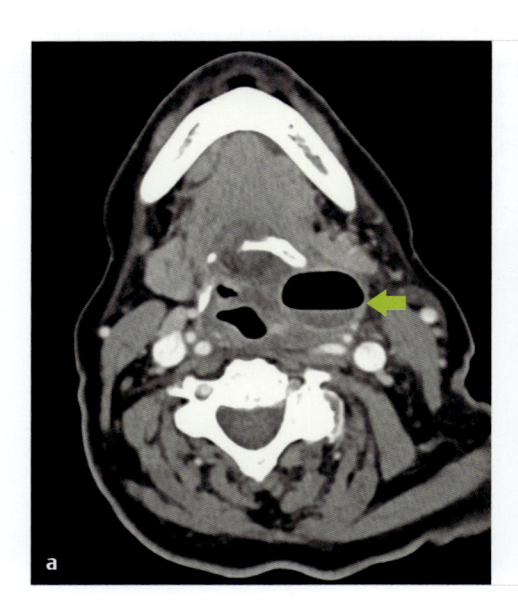

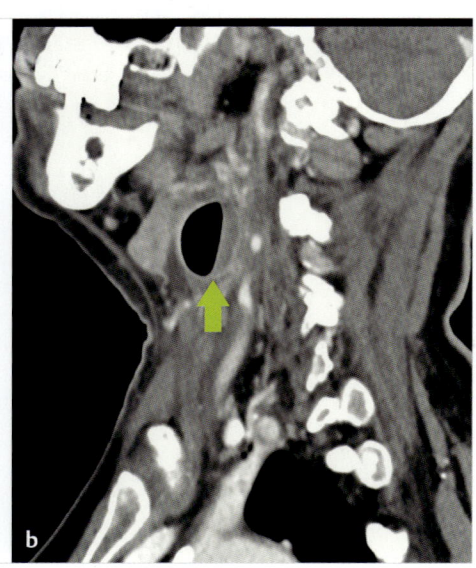

Abb. 12.3 Laryngozele mit Flüssigkeitsspiegel links. Es zeigt sich eine teils liquide, teils luftgefüllte Läsion im linken paraglottischen Raum (Pfeile) mit schwacher wandständiger Kontrastmittelaufnahme.
a Axiale CT-Aufnahme.
b Sagittale CT-Aufnahme.

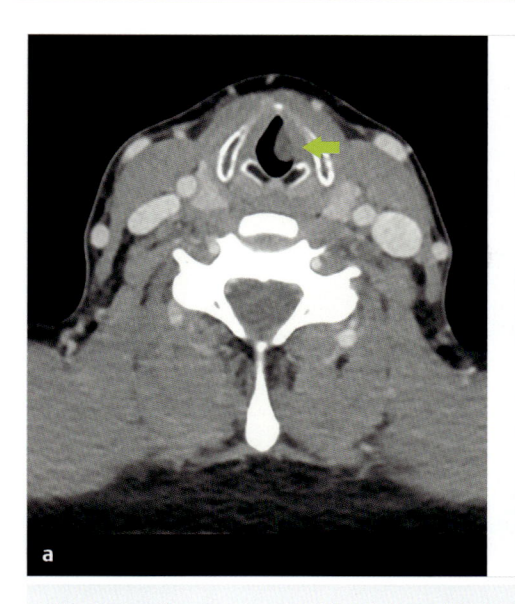

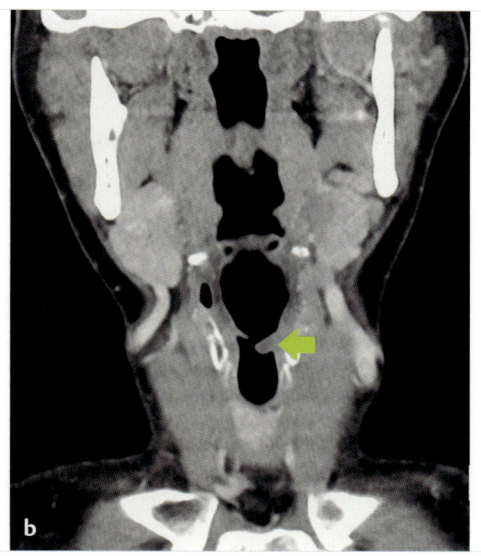

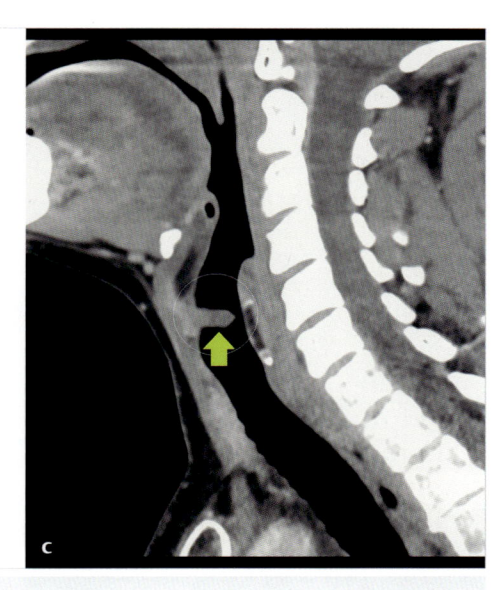

Abb. 12.4 Polypenartiges Weichteilplus auf Höhe der linken Stimmlippe.
a Axiale CT-Aufnahme nach Kontrastmittelgabe.
b Koronare CT-Aufnahme nach Kontrastmittelgabe.
c Sagittale CT-Aufnahme nach Kontrastmittelgabe.

Pathophysiologie und Ätiologie

Mögliche Auslöser können Infektionen durch humane Papillomviren sein.

Demografie

Häufig findet man diese Läsionen bei Kindern. Beim männlichen Geschlecht treten sie vergleichsweise häufiger auf. Papillome machen über 80 % der benignen Larynxtumoren aus.

Klinik, Therapie und Prognose

Papillome sind meist symptomlos.
Als Therapie bietet sich eine Entfernung mittels Laser an. Ein Rezidiv nach der Resektion ist jedoch nicht auszuschließen und birgt damit langfristig ein geringes Risiko einer malignen Zellentartung.

Bildgebung

CT und MRT der Kopf-Hals-Region geben Aufschluss über die Ausdehnung und die Lokalisation des Tumors (▶ Abb. 12.4).

Differenzialdiagnose

> **Differenzialdiagnosen**
>
> Die Differenzialdiagnose des Papilloms umfasst hypervaskularisierende wie entzündliche Veränderungen oder Neoplasien.

Chondrom

> **Kernaussagen**
>
> Beim Chondrom sollte eine sorgfältige Abgrenzung von einem niedriggradigen Chondrosarkom vorgenommen werden.

Definition

Das Chondrom ist ein seltener Tumor in der Kopf-Hals-Region, der vom knorpeligen Larynxskelett ausgeht.

Pathophysiologie und Ätiologie

Die Ätiologie ist unbekannt. Das Chondrom ähnelt der Histologie von normalem Knorpel, aber mit erhöhter Anzahl von Zellen, die kein infiltratives Muster zeigen.

Demografie

Knorpelige Tumoren machen insgesamt weniger als 1 % aller Larynxtumoren aus.

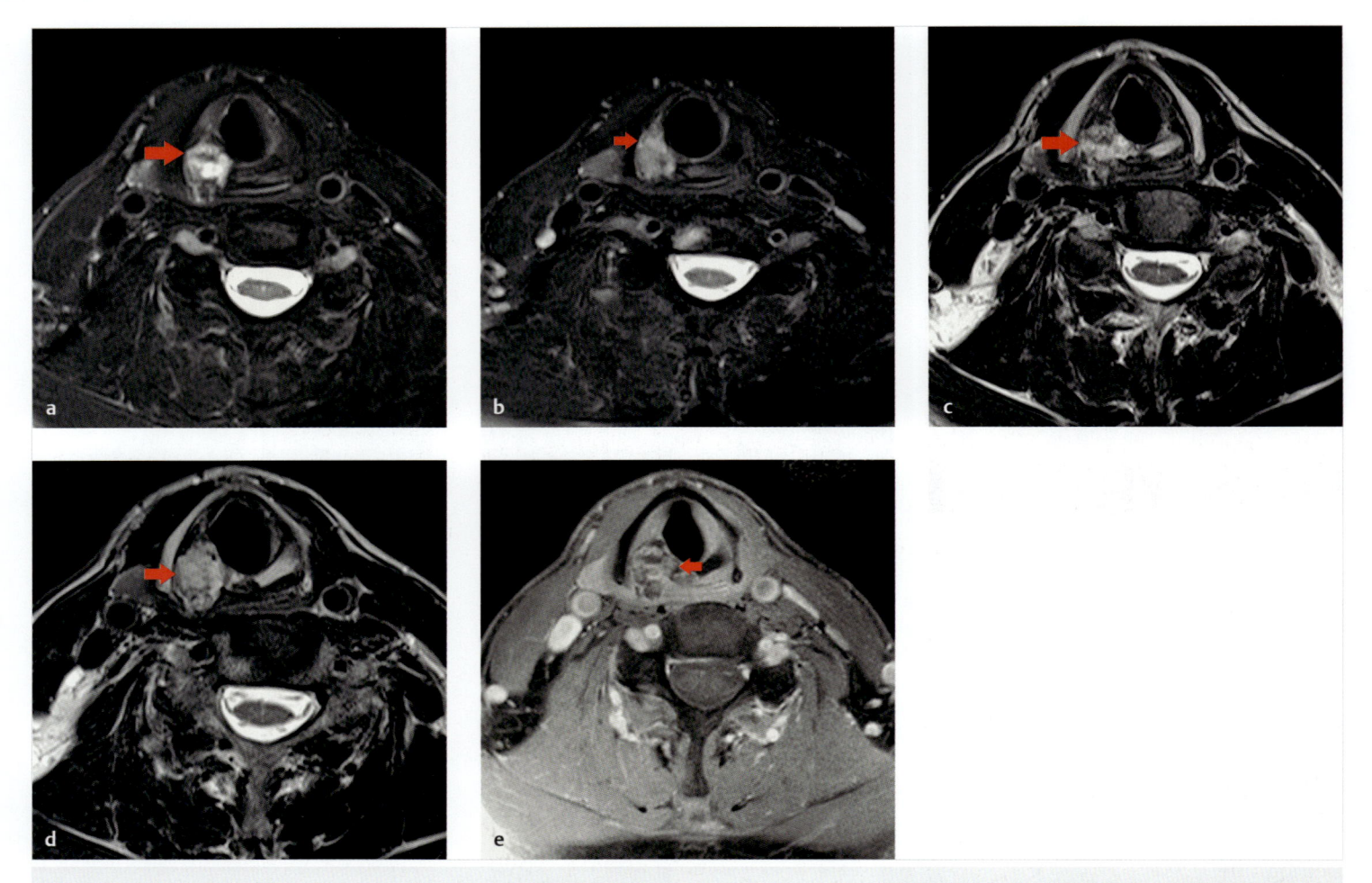

Abb. 12.5 Subglottisches Chondrom. Es stellt sich eine scharf abgrenzbare Raumforderung nach subglottisch-rechts dar, vom rechten Aryknorpel ausgehend. Die Raumforderung zeigt ein heterogenes hyperintenses Signal in T 2w Bildern (**a–d**, Pfeile) mit inhomogener Kontrastmittelaufnahme (**e**, Pfeil).
a   Fettunterdrückte T 2w MRT-Aufnahme.
b   Fettunterdrückte T 2w MRT-Aufnahme kaudal zu **a**.
c   T 2w MRT-Aufnahme.
d   T 2w MRT-Aufnahme kaudal zu **c**.
e   T 1w MRT-Aufnahme nach Kontrastmittelgabe.

Klinik, Therapie und Prognose

Der Ringknorpel ist am häufigsten der Ursprungsort des Kehlkopfchondroms, gefolgt von Schildknorpel, Epiglottis und Arytenoid. Entscheidend für eine zuverlässige Diagnosestellung ist der Nachweis einer Knorpelmatrix.

Eine Resektion ist in diesem Fall das Mittel der Wahl; auch beim Chondrom treten häufig Rezidive auf, die malignen Charakter aufweisen können.

Bildgebung

Meist ausgehend vom Ringknorpel, weist ein Chondrom eine charakteristische amorph verkalkte Matrix auf, die am besten mittels CT nachgewiesen wird. Weitere Kennzeichen sind eine glatte Begrenzung mit Pelottierung des Respirationstrakts und eine geringe Kontrastmittelaufnahme (▶ Abb. 12.5).

12.4 Spezifische Befunde

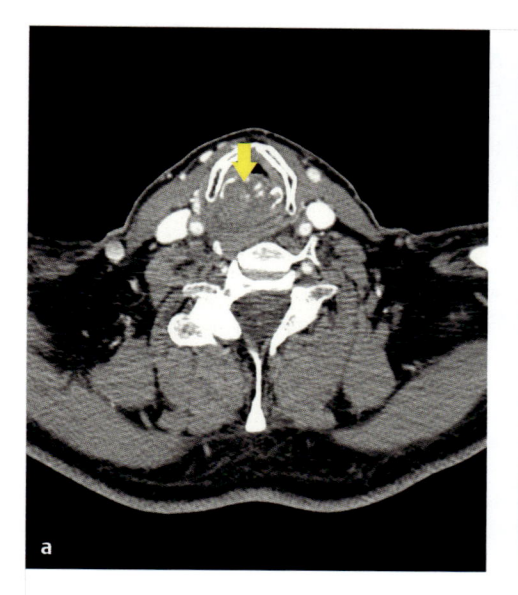

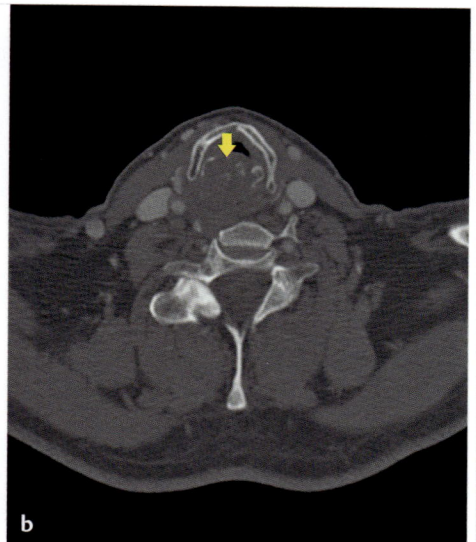

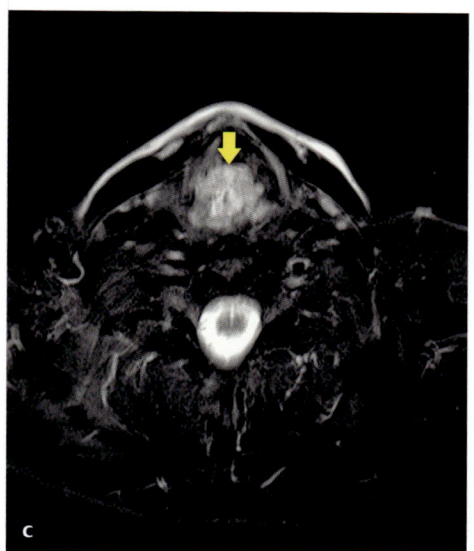

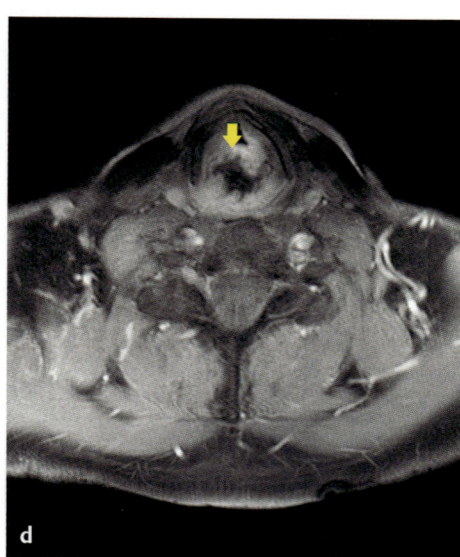

Abb. 12.6 Chondrom: Differenzialdiagnose Larynxchondrosarkom. Im Bereich der Cartilago cricoidea zeigt sich im CT eine Raumforderung (a, b, Pfeile) mit Infiltration der Supraglottis. Die Raumforderung überschreitet, von rechtsseitig kommend, die Mittellinie nach links. Nach Kontrastmittelgabe nur mäßige Kontrastmittelanreicherung. Insgesamt erscheint die Raumforderung relativ glatt begrenzt. In MRT zeigen sich im T1w Bild nach Kontrastmittelgabe (d, Pfeil) zentral hypointense Areale im Sinne einer zentralen Einschmelzung und ein hyperintenses Signal im T2w Bild (c, Pfeil).
- **a** Axiale CT-Aufnahme im Weichteilfenster nach Kontrastmittelgabe.
- **b** Axiale CT-Aufnahme im Knochenfenster nach Kontrastmittelgabe.
- **c** Fettunterdrückte T2w MRT-Aufnahme.
- **d** T1w MRT-Aufnahme nach Kontrastmittelgabe.

Differenzialdiagnose

Differenzialdiagnosen

Eine Abgrenzung des Chondroms vom Chondrosarkom mit seinem invasiv-destruierenden Wachstumsmuster ist als Differenzialdiagnose entscheidend (▶ Abb. 12.6 und ▶ Abb. 12.7).

Amyloidbefall

Kernaussagen

Der Larynx ist der häufigste Ort einer fokalen Amyloidose im Kopf-Hals-Bereich.

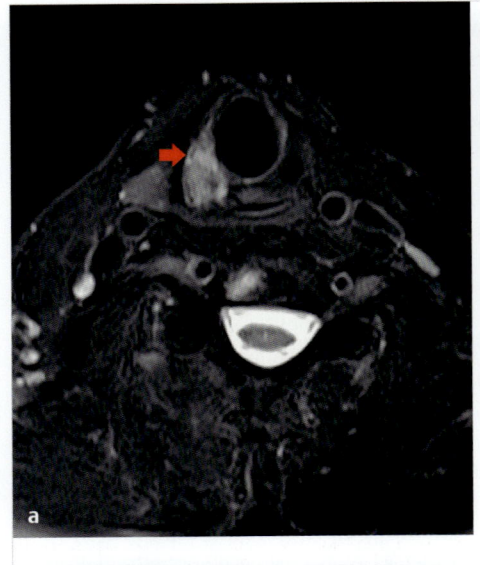

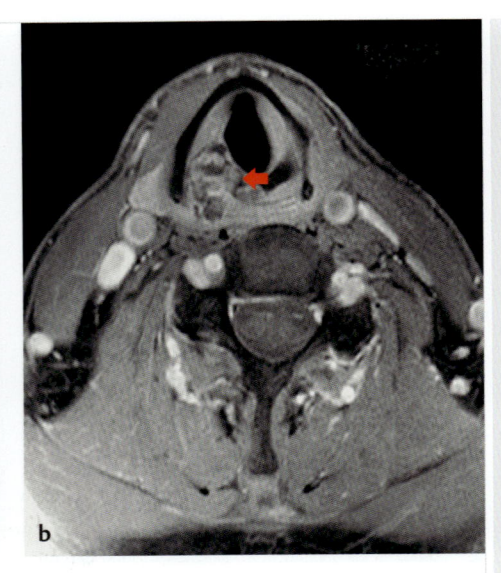

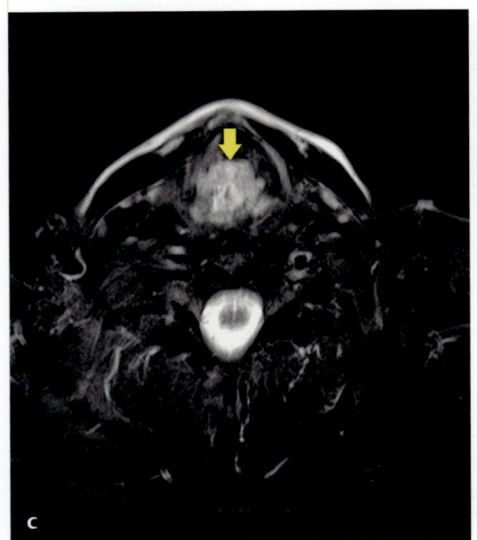

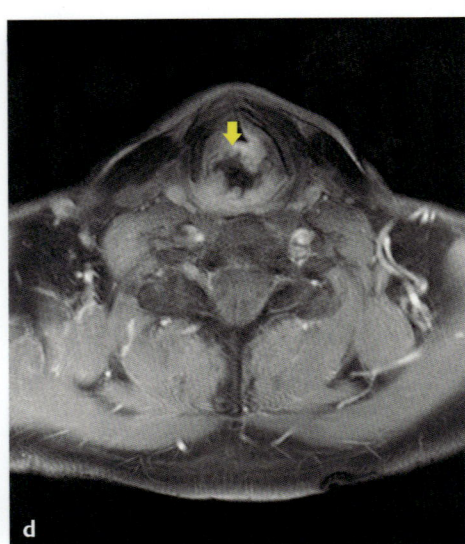

Abb. 12.7 Chondrom: Differenzialdiagnose Chondrosarkom. Es werden die MRT-Aufnahmen eines Patienten mit Chondrom denen eines Patienten mit Chondrosarkom gegenübergestellt. In den Aufnahmen des Patienten mit subglottischem Chondrom zeigt sich eine scharf abgrenzbare Raumforderung (a, b, Pfeile), nach subglottisch-rechts vom rechten Aryknorpel ausgehend. In den Aufnahmen des Patienten mit Larynxchondrosarkom ist im Bereich der Cartilago cricoidea eine Raumforderung (c, d, Pfeile) mit Infiltration der Supraglottis und zentralen Einschmelzung zu sehen.
- **a** Patient mit Chondrom, fettunterdrückte T 2w MRT-Aufnahme.
- **b** Patient mit Chondrom, T 1w MRT-Aufnahme nach Kontrastmittelgabe.
- **c** Patient mit Chondrosarkom, fettunterdrückte T 2w MRT-Aufnahme.
- **d** Patient mit Chondrosarkom, T 1w MRT-Aufnahme nach Kontrastmittelgabe.

Definition

Ein Amyloidbefall der Larynxschleimhaut ist ein seltener Befund und zeigt eine umschriebene Kontrastmittelaussparung bei entzündlich verdicktem umgebendem Schleimhautgewebe.

Pathophysiologie und Ätiologie

Es handelt sich um genetisch bedingte Strukturveränderungen der Antikörpereiweiße oder krankhafte Vermehrung eines einzelnen Klons von antikörperbildenden Plasmazellen.

Demografie

Ein Amyloidbefall stellt eine sehr seltene Differenzialdiagnose dar.

Klinik, Therapie und Prognose

Symptome sind etwa Heiserkeit und Atemnot.
Mittel der Wahl ist therapeutisch meist die Resektion. Minimal-invasive Therapieverfahren wie die Lasertherapie stellen weitere Optionen dar.

Bildgebung

In der CT imponiert der Amyloidbefall als amorphe Masse mit mittlerer Dichte, in der MRT oft signalreich in der T 1w Spin-Echo-Sequenz und mit mittlerem Signal in der T 2w Sequenz.

Differenzialdiagnose

> **Differenzialdiagnosen**
>
> Die Differenzialdiagnose des Amyloidbefalls umfasst weitere Stoffwechselerkrankungen wie Uratablagerungen oder Kalzifikationen.

Adenom

> **Kernaussagen**
>
> Da ein Adenom maligne entarten kann, sind eine histologische Abklärung und eine vollständige Resektion gefordert.

Definition

Das Adenom ist ein benigner, aus dem unter der Schleimhaut befindlichen Epithelgewebe entstandener Tumor.

Pathophysiologie und Ätiologie

Es handelt sich um eine spontane Entstehung; genetische Faktoren sind nicht bekannt.

Demografie

Das Adenom ist sehr selten.

Klinik, Therapie und Prognose

Adenome sind oftmals Zufallsbefunde in der CT. Bei Raumforderungen können sie Schluckbeschwerden und Atemnot verursachen.
Da eine maligne Entartung möglich ist, ist eine vollständige Resektion auch beim Adenom gefordert.

Bildgebung

Ein Adenom weist eine glatte Begrenzung bei homogener Binnenstruktur auf. Bildgebend zeigt sich ein langsames und verdrängendes Wachstum mit mittlerer Kontrastmittelaufnahme.

Differenzialdiagnose

> **Differenzialdiagnosen**
>
> Eine histologische Abklärung des Adenoms ist notwendig zum Ausschluss einer malignen Veränderung.

Endolaryngeale Zyste

> **Kernaussagen** M!
>
> Eine endolaryngeale Zyste kann in jedem Teil des Kehlkopfs gefunden werden, ist aber häufiger supraglottisch lokalisiert.

Definition

Es handelt sich dabei um eine mit Schleimhaut ausgekleidete zystische Raumforderung an den Stimm- oder Taschenbändern oder den aryepiglottischen Falten.

Pathophysiologie und Ätiologie

Die Ätiologie ist nicht eindeutig geklärt.

Demografie

Angeborene Kehlkopfzysten sind sehr selten, ihre Inzidenz beträgt etwa 1,8:100 000.

Klinik, Therapie und Prognose

Angeborene Kehlkopfzysten sind häufig lebensbedrohlich und erfordern einen Noteingriff. Die Diagnose kann anhand einer Laryngoskopie gestellt werden, ein bildgebendes Verfahren hilft bei der Beurteilung der genauen Lokalisation.

Bildgebung

Endolaryngeale Zysten zeichnen sich durch niedrige Dichte in der CT-Untersuchung bzw. ein hohes Signal in der T2w MRT-Sequenz aus.

Differenzialdiagnose

> **Differenzialdiagnosen**
>
> Die Differenzialdiagnose endolaryngealer Zysten umfasst sehr selten das Vorliegen zystischer Tumoren oder flüssigkeitsgefüllter Laryngozelen.

Maligne Tumoren

Die wesentliche Aufgabe der Diagnostik von Malignitäten des Larynx umfasst die Detektion, das lokale Staging und die multiparametrische Therapieplanung.

Plattenepithelkarzinom

> **Kernaussagen** M!
>
> Bei Plattenepithelkarzinomen handelt es sich um maligne Tumoren, die vom Deckgewebe der Schleimhäute des Kehlkopfs oder Rachens ausgehen.

Definition

Plattenepithelkarzinome sind maligne Tumoren, die vom Deckgewebe der Schleimhäute des Kehlkopfs oder Rachens ausgehen. Die Grundlage für die Stadieneinteilung bei Plattenepithelkarzinomen stellt das international gültige Klassifikationsschema nach dem TNM-System der Union for International Cancer Control dar:

- **T1:** Die derzeit gültige TNM-Klassifikation legt für das Stadium T1 fest, dass der Tumor auf einen Unterbezirk einer topografischen Region begrenzt ist, also Supraglottis, Glottis, Subglottis bzw. Hypopharynx nicht überschreitet. Bei glottischen Tumoren wird weiter untergliedert in T1a bei Beschränkung des Tumors auf ein Stimmband und T1b bei Tumorbefall beider Stimmbänder.
- **T2:** Tumoren dieses Stadiums überschreiten bereits den Entstehungsbereich, bleiben aber auf die Larynx- bzw. Hypopharynxregion beschränkt. Supra- und subglottische Tumoren erreichen also die Glottisebene und glottische Tumoren breiten sich auf Supra- und Subglottis aus. Dabei sind die Stimmbänder entweder normal oder eingeschränkt beweglich. Bei Hypopharynxtumoren ist der Tumor nicht am Larynx fixiert.
- **T3:** Tumoren im Stadium T3 sind weiter fortgeschritten und zeigen bei supraglottischen Tumoren eine Infiltration des Sinus piriformis oder des präepiglottischen Gewebes. Bei glottischen Tumoren ist ein Stimmband oder sind beide Stimmbänder fixiert.
- **T4:** Tumoren in diesem Stadium haben sich bereits auf Nachbarregionen wie Oropharynx oder Halsweichteile mit infrahyoidaler Muskulatur ausgebreitet. Bei glottischen und supraglottischen Tumoren sind Schildknorpel und/oder Ringknorpel infiltriert, bei Hypopharynxtumoren die Epiglottis.

Pathophysiologie und Ätiologie

Als Risikofaktoren, die Plattenepithelkarzinome begünstigen, gelten Zigaretten- und Alkoholkonsum.

Demografie

Plattenepithelkarzinome des Larynx machen bis zu 95 % aller Kehlkopfmalignome aus. Die Inzidenz liegt bei etwa 14 000 neuen Fällen pro Jahr, ist jedoch rückläufig. Männer sind im Schnitt fünfmal häufiger betroffen als Frauen, meist zwischen dem 50. und 70. Lebensjahr.

Klinik, Therapie und Prognose

Bei Hypopharynxkarzinomen sowie supra- und subglottischen Larynxkarzinomen gelingt die Diagnosestellung häufig erst durch primär detektierte zervikale Lymphknotenmetastasen. Beim glottischen Larynxkarzinom ist die Heiserkeit initiales Leitsymptom, erst im späteren Verlauf wird ein regionaler Lymphknotenbefall beobachtet.

Hypopharynx/Larynx

Das glottische Karzinom weist im Frühstadium eine 5-Jahres-Überlebensrate von 85–95 % auf. Generell liegt die 5-Jahres-Überlebensrate bei Patienten mit Larynxkarzinom bei etwa 60 %, bei regionalem Lymphknotenbefall bei 43 % und bei Fernmetastasen bei 30 %.

Bildgebung

Bildgebende Kriterien eines malignen Tumors sind asymmetrisches und infiltratives Wachstum, unscharfe Begrenzung und inhomogene Binnenstruktur (▶ Abb. 12.8, ▶ Abb. 12.9, ▶ Abb. 12.10 und ▶ Abb. 12.11). Im CT können Knochen- und Knorpeldestruktionen nachgewiesen werden, in CT und MRT zeigen sich eine signifikante Kontrastmittelaufnahme des Tumors und eine mögliche Pelottierung des Respirationstrakts.

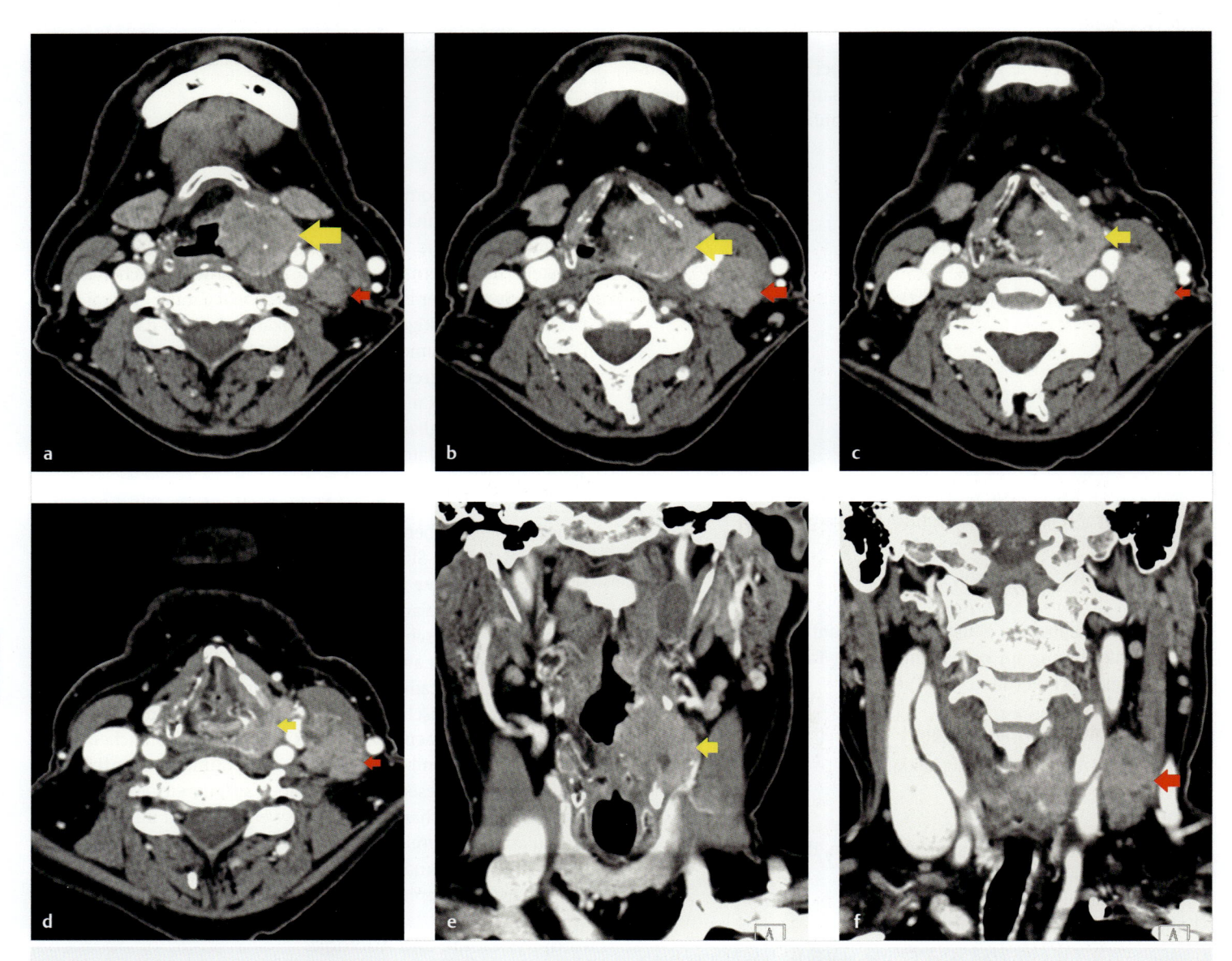

Abb. 12.8 T 4-Oropharynx-Larynx-Karzinom links. Es zeigt sich ein Mehretagentumor links, vom unteren Oropharynx bzw. Hypopharynx bis zum Larynx reichend (a–e, gelbe Pfeile). Die Tumorformation nimmt deutlich Kontrastmittel auf, weist teils kleine hypodense Areale als Hinweis auf Nekrosen auf und überschreitet die Mittellinie. Unter anderem findet sich eine semizirkuläre Ummauerung des linken Schildknorpels durch die Raumforderung, mit lokaler ossärer Destruktion des linken Schildknorpels (betont am dorsalen Anteil; dort Nekroseareal). Zudem stellen sich eine Infiltration der aryepiglottischen Falte links mit tumoröser großvolumiger Verlegung des Recessus piriformis links sowie eine Teilverlegung der Vallecula epiglottica links dar. Der Tumor bricht über die Schildknorpelbegrenzung unter Destruktion nach links in den Parapharyngealraum aus. Inhomogen kontrastmittelaffiner, hochgradig metastasensuspekter Lymphknoten in Level 3 links (a–d und f, rote Pfeile) mit subtotaler Pelottierung der V. jugularis links. Randständig kontrastmittelaffine hypodense Formation an der dorsalen Nasopharynxwand im Perivertebralraum angrenzend an Lymphknotenlevel 2a links, hochgradig metastasensuspekt, am ehesten nekrotische Lymphknotenmetastase. a–d von kranial nach kaudal, f posterior zu e
a Axiale CT-Aufnahme nach Kontrastmittelgabe.
b Axiale CT-Aufnahme nach Kontrastmittelgabe.
c Axiale CT-Aufnahme nach Kontrastmittelgabe.
d Axiale CT-Aufnahme nach Kontrastmittelgabe.
e Koronare CT-Aufnahme nach Kontrastmittelgabe.
f Koronare CT-Aufnahme nach Kontrastmittelgabe.

12.4 Spezifische Befunde

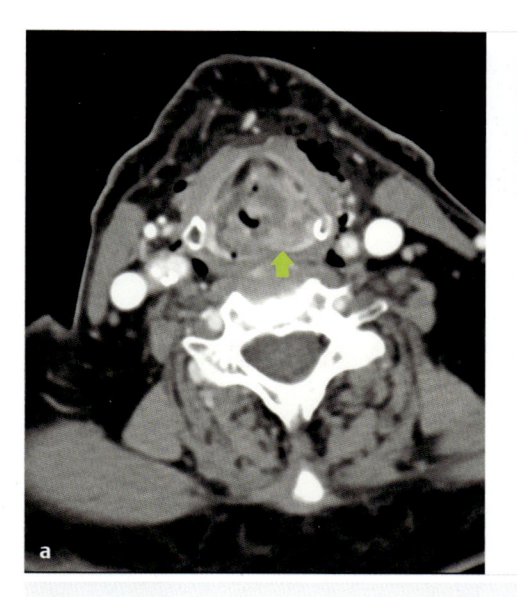

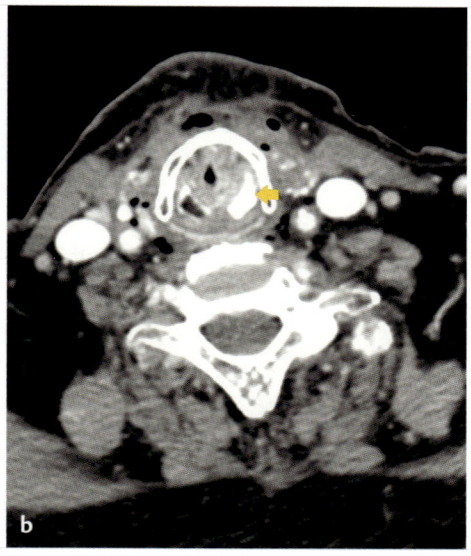

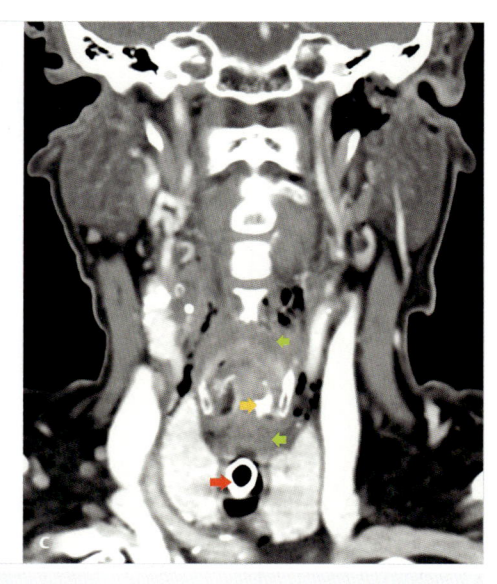

Abb. 12.9 T 3-Larynxkarzinom. Zustand nach Tracheotomie (c, roter Pfeil). Es zeigt sich eine ausgedehnte Raumforderung (a, c, grüne Pfeile) im Bereich des Hypopharynx mit deutlich kontrastmittelaufnehmendem Areal linksglottisch, Infiltration der linken Stimmlippe, Mittellinienüberschreitung mit subtotaler Verlegung der Luftsäule und semizirkulärer glottischer sowie supra- und subglottischer Komponente. Inhomogene, hypersklerosierte Darstellung des linken Aryknorpels (b, c, gelbe Pfeile).
a Axiale CT-Aufnahme nach Kontrastmittelgabe.
b Axiale CT-Aufnahme nach Kontrastmittelgabe kaudal zu a.
c Koronare CT-Aufnahme nach Kontrastmittelgabe.

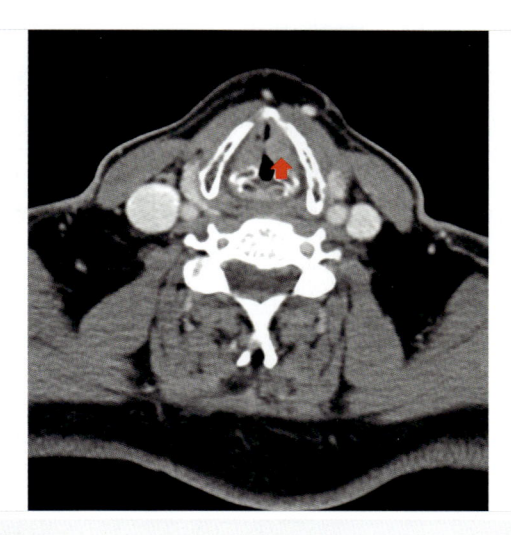

Abb. 12.10 Karzinom der linken Stimmlippe. In der CT-Aufnahme nach Kontrastmittelgabe zeigt sich eine raumfordernde Auftreibung (Pfeil) der linken Stimmlippe im mittleren bis vorderen Abschnitt mit irregulärer, zerklüfteter umgebender Oberfläche und vermehrter Kontrastmittelaffinität.

Differenzialdiagnose

> **Differenzialdiagnosen**
>
> Die Differenzialdiagnose des Plattenepithelkarzinoms umfasst weitere benigne und maligne Tumoren, entzündliche Veränderungen wie auch granulomatöse Entzündungen.

Rhabdomyosarkom, Fibrosarkom und adenoidzystisches Karzinom

> **Kernaussagen**
>
> Bildmorphologisch sind Rhabdomyosarkom, Fibrosarkom und adenoidzystisches Karzinom in der Regel nicht vom Plattenepithelkarzinom zu differenzieren.

Definition

Das Rhabdomyosarkom bezeichnet einen Tumor der Muskulatur, das Fibrosarkom hat seinen Ursprung im Bindegewebe. Das adenoidzystische Karzinom leitet sich von den Drüsengeweben ab.

Pathophysiologie und Ätiologie

Bei malignen Tumoren werden ätiologische Faktoren wie Zustand nach Radiotherapie oder nach Chemotherapie diskutiert.

Hypopharynx/Larynx

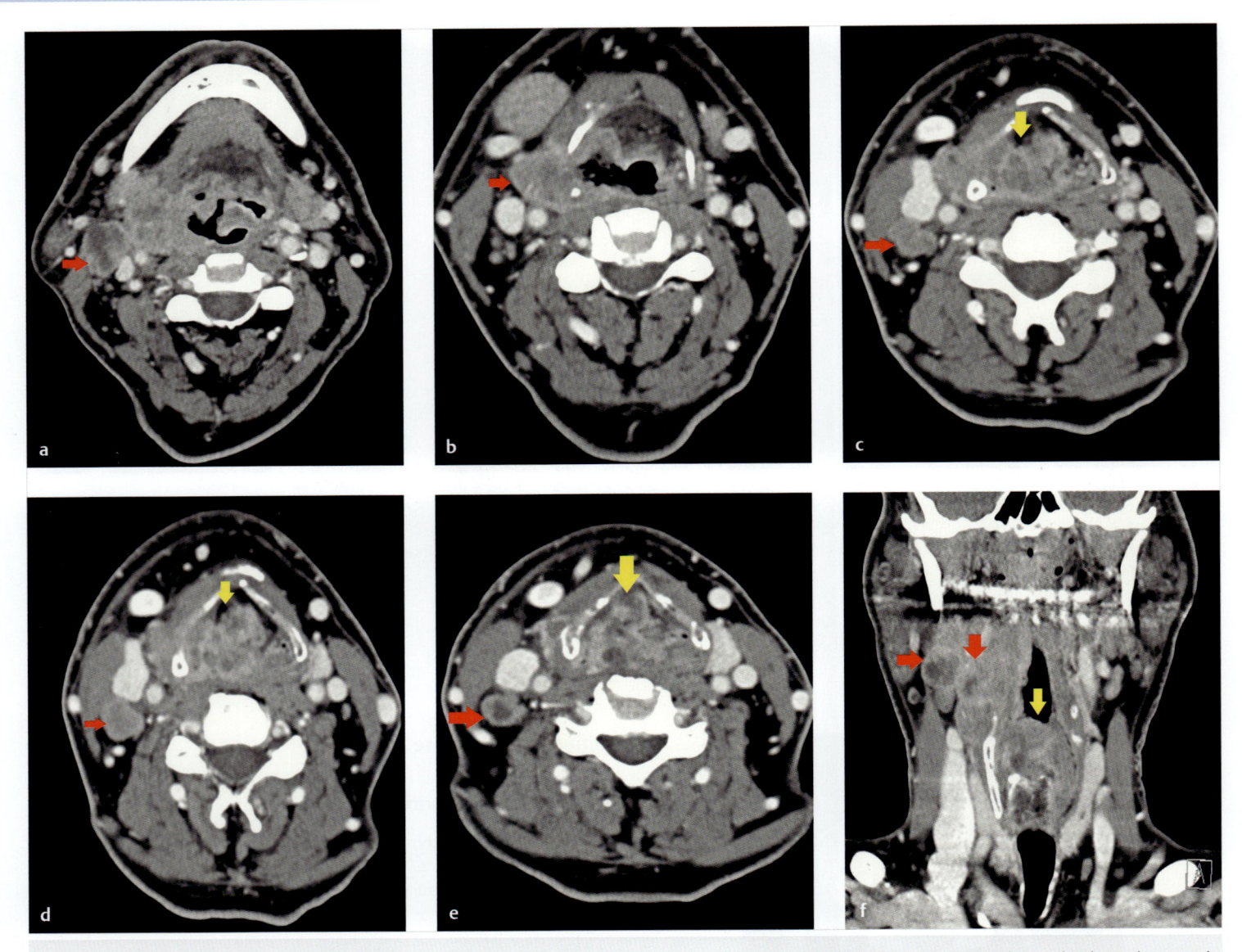

Abb. 12.11 Hypopharyngealkarzinom rechts. Es zeigt sich ein Mehretagen-T 4-Pharynxtumor (**c–f**, gelbe Pfeile) mit Haupttumorlast rechts-hypopharyngeal (Sinus piriformis und oropharyngeal). Begleitend Infiltration der Glottis- bzw. Supraglottisregion sowie Mittellinienüberschreitungen. Partiell hochgradige Einengungen der Luftsäule betont supraglottisch, enge Lagebeziehung zur rechtsseitigen zervikalen Gefäß-Nerven-Achse. Multiple metastasensuspekte Lymphknotenvergrößerungen rechtszervikal (**a–f**, rote Pfeile). **a–e** von kranial nach kaudal.
- **a** Axiale CT-Aufnahme nach Kontrastmittelgabe.
- **b** Axiale CT-Aufnahme nach Kontrastmittelgabe.
- **c** Axiale CT-Aufnahme nach Kontrastmittelgabe.
- **d** Axiale CT-Aufnahme nach Kontrastmittelgabe.
- **e** Axiale CT-Aufnahme nach Kontrastmittelgabe.
- **f** Koronare CT-Aufnahme nach Kontrastmittelgabe.

Demografie

Rhabdomyosarkome des Larynx sind sehr selten und können in jedem Alter auftreten. Männer ab 50 Jahren sind in der Regel häufiger betroffen.

Fibrosarkome machen bei Erwachsenen etwa 2 % der Krebserkrankungen aus, bei Kindern sind es etwa 10 %.

Das adenoidzystische Karzinom macht weniger als 1 % aller malignen Tumoren im Kopf-Hals-Bereich aus und weist eine jährliche Inzidenz von 3:1 000 000 auf.

Klinik, Therapie und Prognose

Die submuköse Lokalisation des adenoidzystischen Larynxkarzinoms führt zu einer verzögerten Präsentation. Das häufigste Symptom ist Dyspnoe, gefolgt von Heiserkeit der Stimme.

12.4 Spezifische Befunde

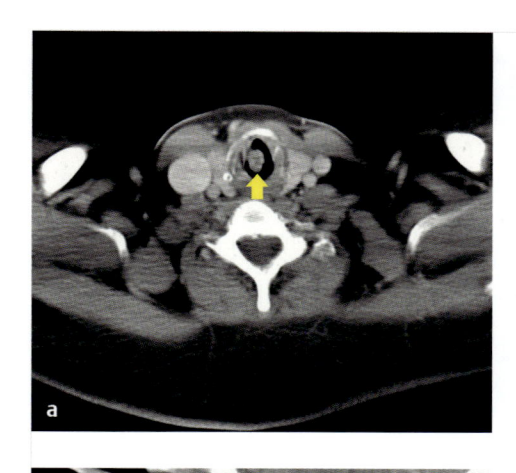

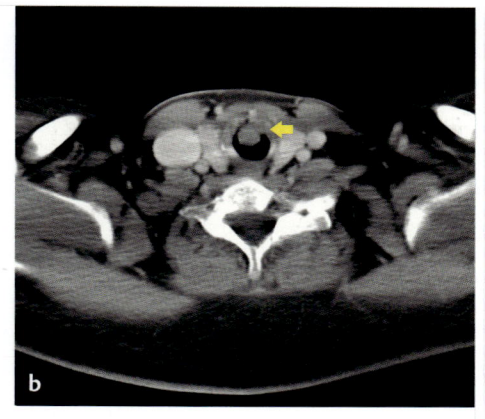

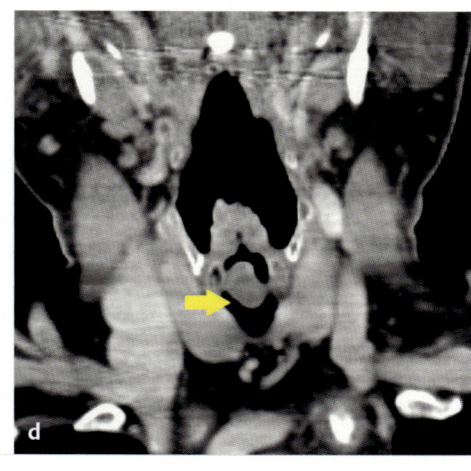

Abb. 12.12 Subglottisch-adenoidzystisches Karzinom. Es zeigt sich ein ca. 5 mm infraglottisch-rechts gelegener, gestielter und gelappter Tumor (Pfeile).
- **a** Axiale CT-Aufnahme nach Kontrastmittelgabe.
- **b** Axiale CT-Aufnahme nach Kontrastmittelgabe kaudal zu **a**.
- **c** Sagittale CT-Aufnahme nach Kontrastmittelgabe.
- **d** Koronare CT-Aufnahme nach Kontrastmittelgabe.

Bildgebung

Bildmorphologisch sind diese Tumoren in der Regel nicht vom Plattenepithelkarzinom zu differenzieren (▶ Abb. 12.12). Hinweise geben uncharakteristische Lokalisationen und Wachstumsrichtungen der Läsionen, ausgehend und entlang von Muskelstrukturen oder Sehnenansätzen, sowie die Infiltrationsmuster.

Differenzialdiagnose

> **Differenzialdiagnosen**
>
> Die Differenzialdiagnose von Rhabdomyosarkom, Fibrosarkom und adenoidzystischem Karzinom umfasst weitere neoplastische Tumoren (▶ Abb. 12.13) sowie metabolische oder entzündliche Prozesse.

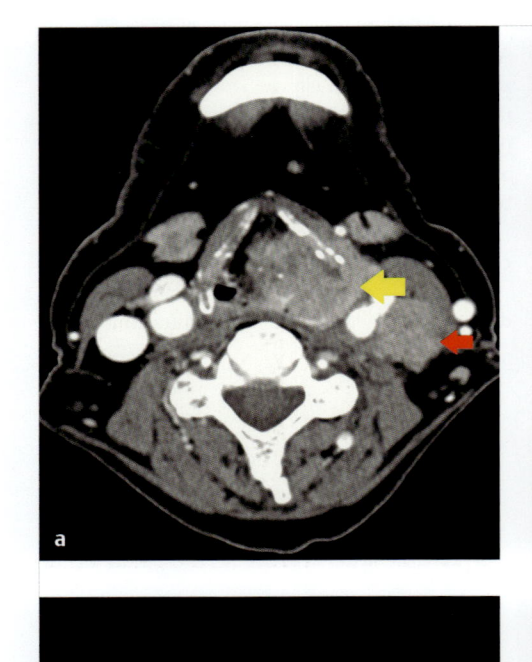

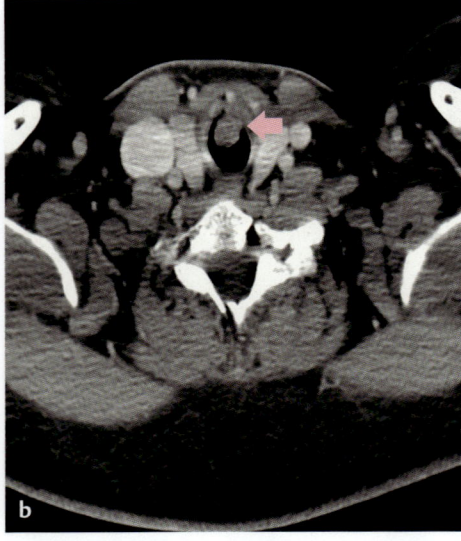

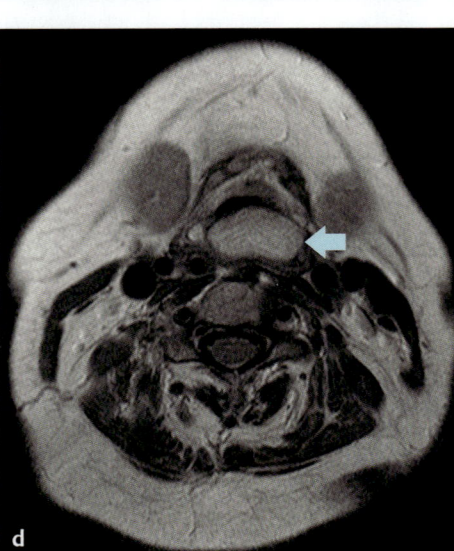

Abb. 12.13 Rhabdomyosarkom, Fibrosarkom und adenoidzystisches Karzinom: Differenzialdiagnose maligne Kehlkopfläsionen. CT- und MRT-Bilder verschiedener Patienten.
- **a** CT-Aufnahme eines Patienten mit Larynxkarzinom (gelber Pfeil) mit metastasensuspekten Lymphknotenvergrößerungen linkszervikal (roter Pfeil).
- **b** CT-Aufnahme eines Patienten mit adenoidzystischem Karzinom des Larynx (Pfeil).
- **c** CT-Aufnahme eines Patienten mit Chondrosarkom des Larynx (Pfeil).
- **d** T 1w MRT-Aufnahme eines Patienten mit supraglottischem Liposarkom (Pfeil).

Semimaligne Tumoren

Semimaligne Tumoren des Larynx und Hypopharynx sind selten und umfassen viele verschiedene Pathologien.

Kaposi-Sarkom

> **Kernaussagen**
>
> Das Kaposi-Sarkom ist die häufigste maligne Erkrankung im Zusammenhang mit einer Infektion mit HIV.

Definition

Das Kaposi-Sarkom ist ein Tumor, der vor allem auf der Haut auftritt, aber auch die Schleimhaut des Larynx befallen kann.

Pathophysiologie und Ätiologie

Die Ursache ist mit großer Wahrscheinlichkeit auf das humane Herpesvirus Typ 8 in Verbindung mit Kofaktoren zurückzuführen.

Demografie

Betroffen sind in erster Linie Menschen mit stark geschwächtem Immunsystem, Männer dabei deutlich häufiger als Frauen. Oft tritt das Kaposi-Sarkom in Verbindung mit HIV auf.

Klinik, Therapie und Prognose

Eine Strahlentherapie ist das häufige Mittel der Wahl beim klassischen Kaposi-Sarkom. Eventuell kommen auch Therapien wie Kryo- oder Chemotherapie infrage. Das Kaposi-Sarkom neigt zu Rezidiven.

Bildgebung

Ein Kaposi-Sarkom weist ein flächiges Wachstum ohne ossäre Destruktionen auf. In der CT und der MRT zeigt sich eine starke Kontrastmittelaufnahme durch gute Vaskularisation ohne regionalen Lymphknotenbefall oder Fernmetastasierung. Kennzeichnend sind des Weiteren die relativ scharfe Begrenzung bei schnellem Wachstum und die Assoziation mit HIV (▶ Abb. 12.14).

12.4 Spezifische Befunde

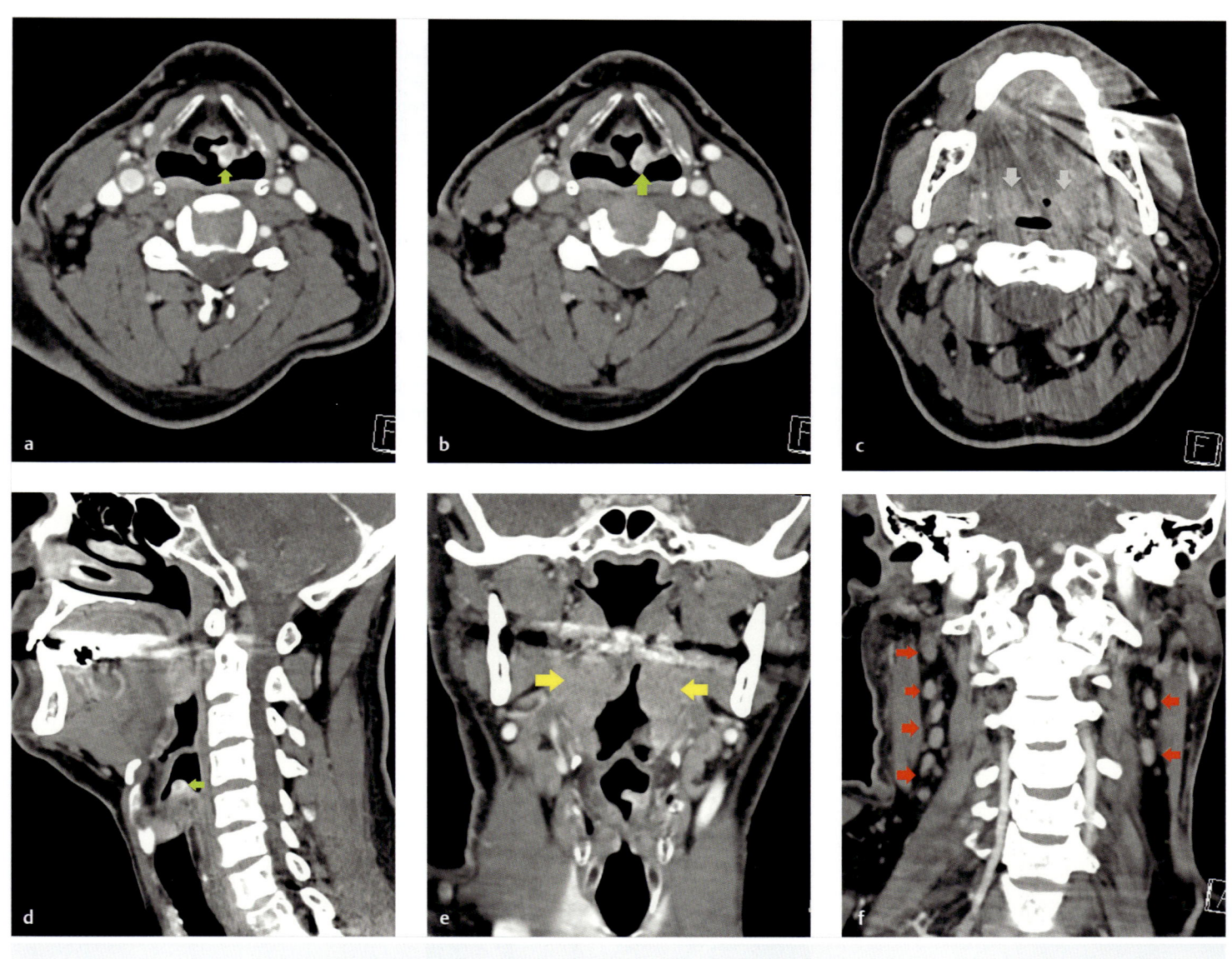

Abb. 12.14 Kaposi-Sarkom. In den CT-Aufnahmen eines Patienten mit HIV und Kaposi-Sarkom zeigt sich ein ausgeprägt kontrastmittelaufnehmendes lymphatisches Gewebeplus am Zungengrund (c, graue Pfeile) sowie in der Tonsillenloge (e, gelbe Pfeile) beidseits, mit vereinzelter Verkalkung rechtsseitig. Kontrastmittelaufnehmende Raumforderung im Übergangsbereich vom Hypopharynx zum Larynx linksseitig mit einer Größe von 0,8 × 0,9 cm (a, b, d, grüne Pfeile). In der Anzahl leicht akzentuierte Lymphknotenlevel 1–3 beidseits (f, rote Pfeile), diese nicht pathologisch vergrößert; exemplarisch Level 2 links bis 0,7 cm sowie Level 1 rechts bis 0,7 cm vergrößert.
a Axiale CT-Aufnahme nach Kontrastmittelgabe.
b Axiale CT-Aufnahme nach Kontrastmittelgabe kranial zu a.
c Axial kraniale CT-Aufnahme nach Kontrastmittelgabe.
d Sagittale CT-Aufnahme nach Kontrastmittelgabe.
e Koronare CT-Aufnahme nach Kontrastmittelgabe.
f Koronare CT-Aufnahme nach Kontrastmittelgabe dorsal zu e.

Differenzialdiagnose

> **Differenzialdiagnosen**
>
> Die Differenzialdiagnose des Kaposi-Sarkoms beinhaltet weitere entzündliche Reize wie eine bakterielle oder virale Laryngitis und Autoimmunerkrankungen.

12.4.3 Entzündliche Veränderungen

In der Routine und im Regelfall ist bei Vorliegen einer entzündlichen Erkrankung des Larynx eine Schnittbildgebung wie CT oder MRT nicht indiziert.

Akute Epiglottitis

> **Kernaussagen**
>
> Bei der akuten Epiglottitis handelt es sich um einen lebensbedrohlichen Zustand, der zu einer akuten Atemwegsobstruktion führen kann.

Definition

Die akute Epiglottitis ist eine lebensbedrohliche, schnell voranschreitende Entzündung des Kehldeckels.

Pathophysiologie und Ätiologie

Vor Einführung der Schutzimpfung gegen Haemophilus influenzae Typ b war dieses Bakterium meist Auslöser der plötzlich eintretenden Erkrankung. Mittlerweile sind auch andere Bakterien wie Streptokokken und Staphylokokken als Auslöser denkbar.

Demografie

Eine Epiglottitis tritt in der Regel häufig bei Kindern im Vorschulalter auf.

Klinik, Therapie und Prognose

Typische Symptome der Epiglottitis sind Atemnot, hohes Fieber und erhöhter Speichelfluss.

Stationäres Monitoring und eine intravenöse Antibiotikatherapie sowie systemische Glukokortikoide und Adrenalin, inhalativ verabreicht, sind dabei angebracht. Bei frühzeitiger Therapie tritt eine Besserung der Symptome bereits nach wenigen Tagen ein, bei einer zu späten Erkennung kann es zur Erstickung kommen. In 10–20 % der Fälle endet die Krankheit daher tödlich.

Bildgebung

Bei einer akuten Epiglottitis findet man klinisch eine ballonartig geschwollene Epiglottis mit verdickter Mukosa und eingeengtem Respirationstrakt. Häufig sind diese Veränderungen bereits auf einer konventionellen Röntgenaufnahme in lateraler Projektion erkennbar. Da bei diesem Krankheitsbild in der Akutsituation eine sofortige klinische Intervention erforderlich ist, besteht primär keine Indikation zum Einsatz eines bildgebenden Verfahrens.

Bei komplizierten Verläufen ist die Durchführung einer CT oder MRT zur Interventionsplanung gerechtfertigt (▶ Abb. 12.15).

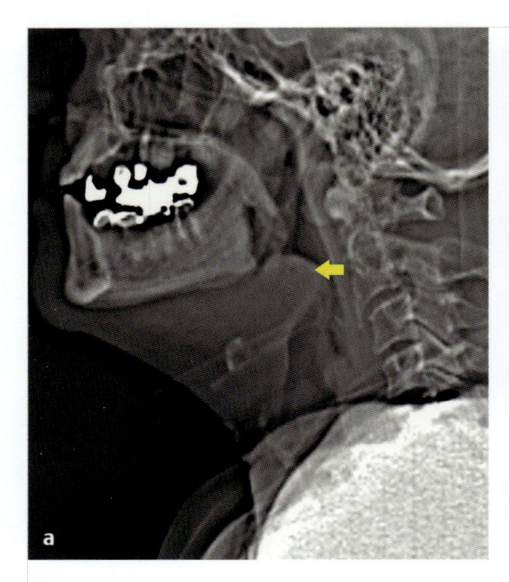

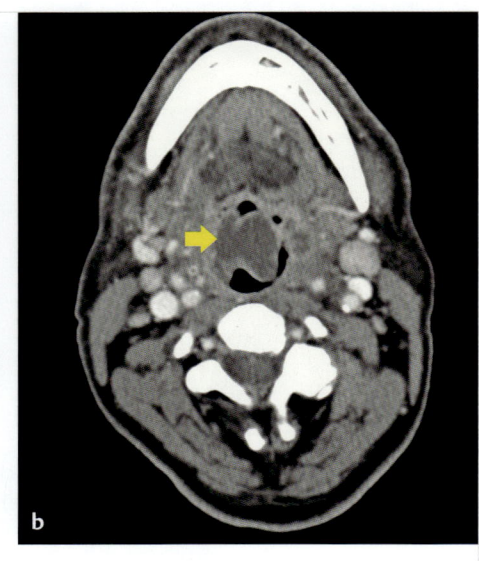

Abb. 12.15 Abszedierende Epiglottitis unter Mitbeteiligung des Parapharyngealraums links. Die Epiglottis stellt sich beidseits massiv vergrößert und zentral einschmelzend dar (Pfeile). Am Übergang von Oro- zu Hypopharynx lassen sich links-parapharyngeal weitere Einschmelzungen abgrenzen. Diese scheinen von der linken Seite der Epiglottis per continuitatem nach kranial aufzusteigen. Insgesamt phlegmonöse Infiltration des Parapharyngealraums beidseits.
a Scout View.
b Axiale CT-Aufnahme.
c Sagittale CT-Aufnahme.
d Koronare CT-Aufnahme.

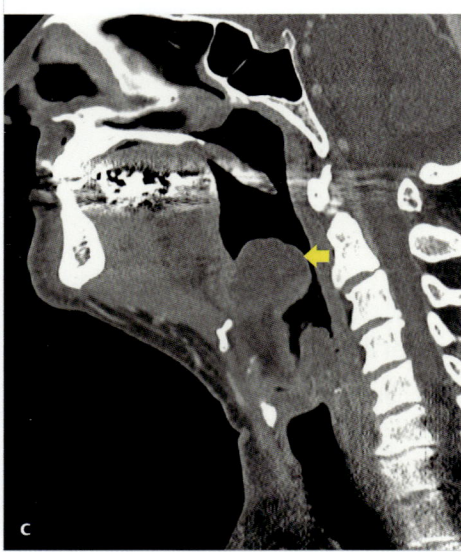

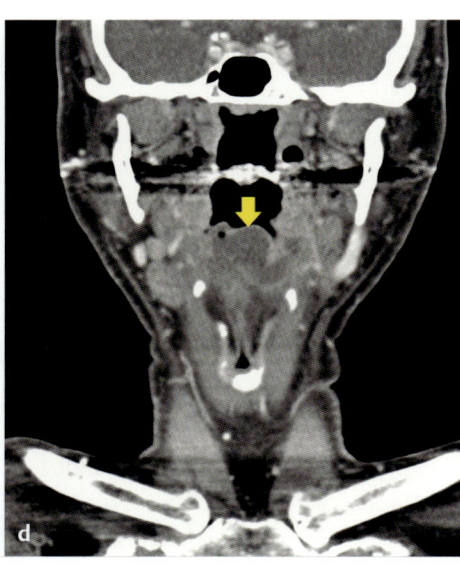

12.4 Spezifische Befunde

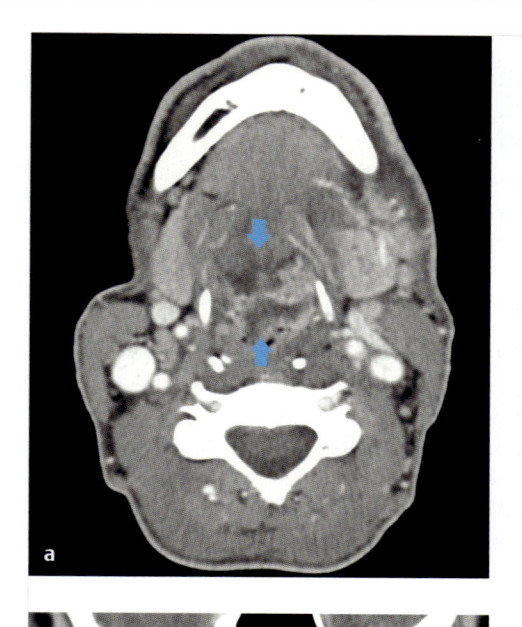

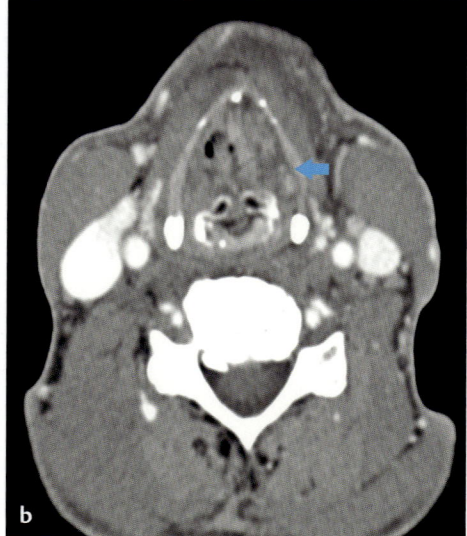

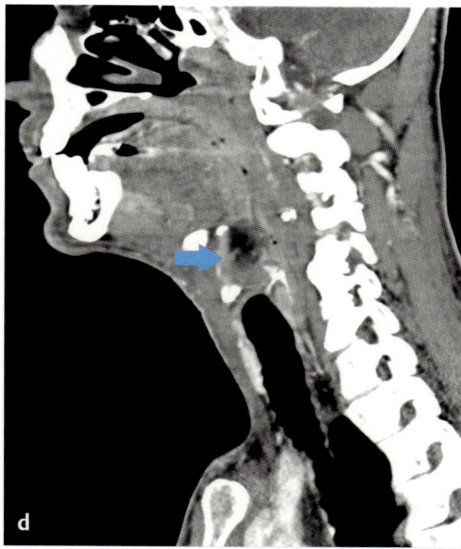

Abb. 12.16 Akute Epiglottitis: Differenzialdiagnose Abszess. Vom Dens 37 ausgehende Abszessformation an der medialen Zirkumferenz des R. mandibulae (c, gelber Pfeil) mit einem liquiden Anteil, die sich nach kaudal über den Arcus palatoglossus bis in die Epiglottis fortsetzt, mit CT-morphologischer Epiglottitis und fraglicher Abszessbildung im Bereich des Kehldeckels (a, b und d, blaue Pfeile).
a Axiale CT-Aufnahme nach Kontrastmittelgabe.
b Axiale CT-Aufnahme nach Kontrastmittelgabe kaudal zu a.
c Koronare CT-Aufnahme nach Kontrastmittelgabe.
d Sagittale CT-Aufnahme nach Kontrastmittelgabe.

Differenzialdiagnose

Differenzialdiagnosen

Alle Arten entzündlicher Veränderungen des Larynx und der Leitstrukturen sind mögliche Differenzialdiagnosen der akuten Epiglottitis (▶ Abb. 12.16 und ▶ Abb. 12.17).

Laryngitis

Kernaussagen

Wichtig ist insbesondere die akute subglottische stenosierende Laryngitis des Kindes (Pseudokrupp).

Definition

„Laryngitis" bezeichnet eine akute oder chronische Entzündung der Kehlkopfschleimhaut.

Pathophysiologie und Ätiologie

Ursächlich für eine akute Laryngitis ist meist eine vorhergehende Virusinfektion. Auch Bakterien, mechanische oder chemische Reize können eine Rolle spielen.

Hypopharynx/Larynx

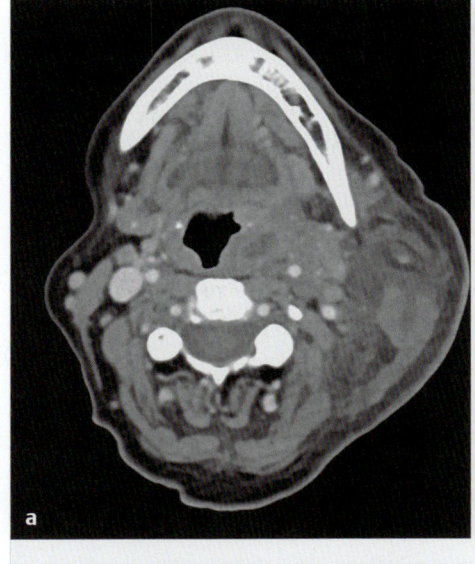

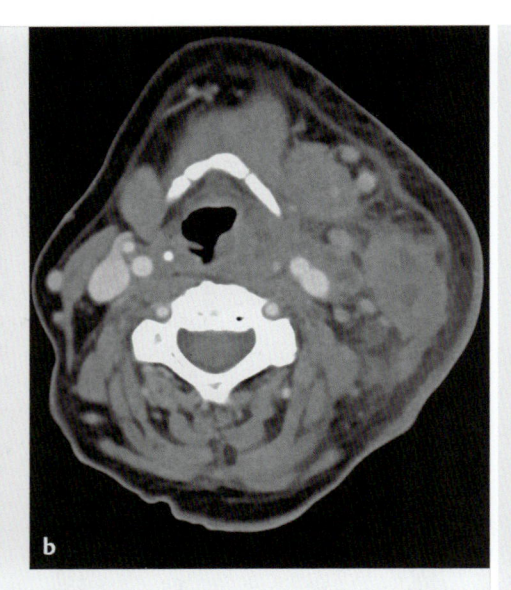

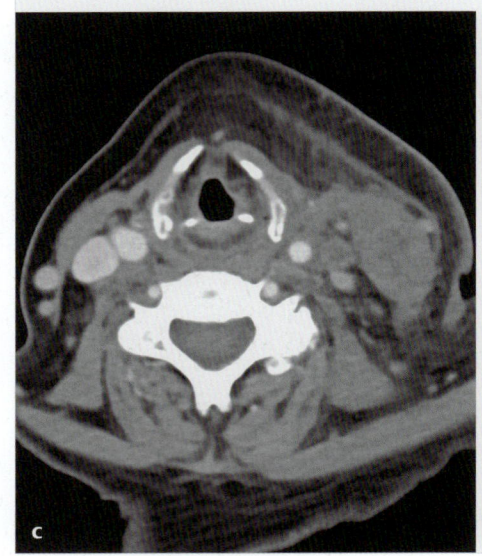

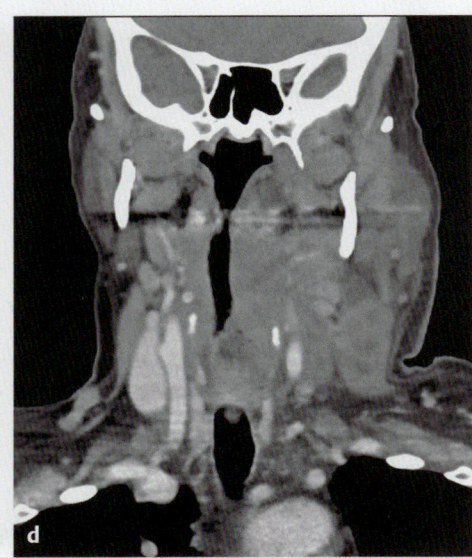

Abb. 12.17 Akute Epiglottitis: Differenzialdiagnose Abszess. Die CT-Aufnahmen der 69-jährigen Patientin zeigen Zervikal-, Parapharyngeal-, Laryngeal-, Peritonsillar- und Mundbodenabszesse links mit Ausbreitung in die zervikale Gefäßscheide bis auf Höhe des unteren Halslevels. Gefäßbeteiligung bei Verlagerung der A. carotis interna links und langstreckige Thrombosierung der V. jugularis sinistra. Einengung der supraglottischen Luftsäule bei Weichteilverlagerung bis zur Mittellinie. Beteiligung des M. sternocleidomastoideus bei langstreckiger intramuskulärer Einschmelzung und auch Beteiligung der Parotis links mit einschmelzenden Formationen der Parotisloge sowie seitendifferenter Volumenvermehrung zugunsten der linken Seite. a–c von kranial nach kaudal.
a Axiale CT-Aufnahme nach Kontrastmittelgabe.
b Axiale CT-Aufnahme nach Kontrastmittelgabe.
c Axiale CT-Aufnahme nach Kontrastmittelgabe.
d Koronare CT-Aufnahme nach Kontrastmittelgabe.

Demografie

Eine akute Laryngitis betrifft häufig Kinder.

Klinik, Therapie und Prognose

Die strikte Schonung der Stimme ist maßgeblich, um eine Linderung der Laryngitis zu erzielen. Unterstützend kann eine Inhalationstherapie wirken, ebenso wie schleimlösende und entzündungshemmende Medikamente.

Bildgebung

Analog zur Epiglottitis findet man eine verdickte Mukosa mit eingeengtem Respirationstrakt. Zu beachten ist insbesondere die akute subglottische stenosierende Laryngitis des Kindes (Pseudokrupp).

Differenzialdiagnose

> **Differenzialdiagnosen**
>
> Die Perichondritis ist eine wichtige Differenzialdiagnose der Laryngitis.

Larynxperichondritis

> **Kernaussagen**
>
> Trauma, Bestrahlung, Vorhandensein eines Fremdkörpers oder Krebs kann bei immungeschwächten Patienten zu Perichondritis führen.

Definition

Die Larynxperichondritis bezeichnet eine Entzündung der Knorpelhaut des Kehlkopfs.

Pathophysiologie und Ätiologie

In den meisten Fällen ist eine Perichondritis bakteriell bedingt, oft durch Staphylokokken.

Demografie

Eine Primärinfektion des Kehlkopfknorpels ist selten, die Inzidenz steigt jedoch bei immungeschwächten Patienten.

Klinik, Therapie und Prognose

Symptome sind Schmerzen und Schwellungen, die bei noch nicht weitem Fortschreiten der Erkrankung oral mit Antibiotika gelindert werden können. Ist die Perichondritis weiter fortgeschritten, ist eine intravenöse Antibiose besser geeignet. Bei der Bildung von Nekrosen müssen diese chirurgisch entfernt werden.

Bildgebung

Prädilektionsstellen einer Perichondritis sind die Aryknorpel und die posteriore Kommissur. Dort kann eine Verdickung der Schleimhäute mit diffuser Ödematisierung und Kontrastmittelaufnahme in CT und MRT nachgewiesen werden.

Differenzialdiagnose

> **Differenzialdiagnosen**
>
> Die exakte Differenzierung einer radiogen induzierten Perichondritis von einem Tumorrezidiv ist von entscheidender klinischer Bedeutung und sollte mittels MRT durchgeführt werden.

Arthritis des Krikoarythenoidgelenks

> **Kernaussagen**
>
> Eine krikoarythenoide Arthritis sollte bei Patienten mit rheumatoider Arthritis mit submuköser Raumforderung dringend in Erwägung gezogen werden.

Definition

Eine ödematöse Gelenkregion mit eingeschränkter Beweglichkeit oder Fixation des Aryknorpels ist Kennzeichen einer arthritischen Veränderung in dieser Region.

Pathophysiologie und Ätiologie

Ätiologisch kommen akute entzündliche Reize oder rheumatologische Systemerkrankungen infrage.

Demografie

Die Erkrankung weist eine jährliche Inzidenz von 1:1 000 000 auf.

Klinik, Therapie und Prognose

Allgemeine Symptome sind Heiserkeit und Schluckbeschwerden. Die Behandlung erfolgt in der Regel medikamentös.

Bildgebung

Diagnostik der Wahl ist die CT-Diagnostik; diese zeigt eine Aufhellung der Gelenkstrukturen des Krikoarythenoidgelenks.

Differenzialdiagnose

> **Differenzialdiagnosen**
>
> Von einer Arthritis des Krikoarythenoidgelenks ist differenzialdiagnostisch eine akute Laryngitis abzugrenzen.

Larynxödem

> **Kernaussagen**
>
> Das Larynxödem ist eine häufige akute Nebenwirkung der Strahlentherapie beim Larynxkarzinom.

Definition

Ein Larynxödem ist eine flüssigkeitsbedingte Schwellung im Kehlkopfbereich, die entweder akut oder chronisch auftreten kann. Betroffen sind Kehldeckel, Aryhöcker und die Plica aryepiglottica. Auch auf subglottische Strukturen kann das Larynxödem einwirken.

Pathophysiologie und Ätiologie

Entzündungen, Infektionen, Traumata, Allergien, Tumoren sowie Strahlentherapie können Auslöser eines Larynxödems sein.

Demografie

Die Inzidenz des Larynxödems liegt bei 1:150 000–1:300 000.

Klinik, Therapie und Prognose

Eine Laryngoskopie zeigt das Ödem als eine gelblich-rote Schwellung des Kehlkopfeingangs mit einer möglichen Auftreibung des Kehldeckels.

Konservativ werden Glukokortikoide verabreicht. Darüber hinaus ist eine Adrenalininhalation möglich. Koniotomie bzw. Tracheotomie werden im Falle einer akuten Atemnot durchgeführt.

Bildgebung

Ein Ödem der laryngealen Mukosa imponiert bildmorphologisch als Verdickung, die entweder lokal auf die Stimmbänder begrenzt ist (Reinke-Ödem) oder diffus den gesamten Larynx betrifft (Quincke-Ödem).

Differenzialdiagnose

> **Differenzialdiagnosen**
>
> Die Differenzialdiagnose des Larynxödems umfasst posttraumatische und iatrogene Veränderungen.

Wegener-Granulomatose

> **Kernaussagen**
>
> Die Wegener-Granulomatose ist eine multisystemische Vaskulitis, die kleine bis mittelgroße Gefäße betrifft, mit bevorzugtem Befall des Atmungssystems und der Nieren.

Definition

Die Wegener-Granulomatose ist eine zu den Kollagenosen gehörende chronische Erkrankung mit multipler Granulombildung, ausgehend von der Nase und dem oberen Respirationstrakt. Im Verlauf kann es zu einer Mitbeteiligung des Hypopharynx, des Larynx und der Trachea kommen sowie zu einer röntgenologisch nachweisbaren Granulombildung innerhalb der Lunge.

Pathophysiologie und Ätiologie

Die Ätiologie ist nicht bekannt. Es wird vermutet, dass Inhalationsallergene, von Staphylococcus aureus befallene Nasenschleimhäute oder eine genetische Disposition Einfluss nehmen könnten.

Demografie

Die Inzidenz beträgt etwa 5:100 000–7:100 000. Männer erkranken in der Regel häufiger, mit einem Altersgipfel um das 50. Lebensjahr.

Klinik, Therapie und Prognose

Diagnostisch wegweisend sind der otorhinolaryngoskopische Befund mit Probeexzision sowie der Nachweis von Autoantikörpern gegen zytoplasmatische Antigene in Granulozyten.

Bildgebung

In der MRT können entzündliche Schleimhautveränderungen und eine Knorpeldestruktion nachgewiesen werden.

Differenzialdiagnose

> **Differenzialdiagnosen**
>
> Die akute oder chronische Laryngitis ist bei Wegener-Granulomatose differenzialdiagnostisch zu berücksichtigen.

12.4.4 Degenerative Veränderungen

Die unterschiedliche bildmorphologische Darstellung des Schildknorpels ist vom Grad der Ossifizierung abhängig (hyaliner Knorpel, Fettmark, Osteosklerose). Daraus resultiert ein variables Kontrast- bzw. Signalverhalten in der CT und der MRT in Abhängigkeit vom Alter. Die Kenntnis dieser physiologischen Umbauprozesse ist zur Diagnose einer tumorösen Infiltration von essenzieller Bedeutung. Kriterien einer tumorösen Infiltration sind asymmetrisches Wachstum oder Kontrastmittelaufnahme, eine Substantia-corticalis-Unterbrechung sowie der Nachweis extralaryngealen Tumorgewebes.

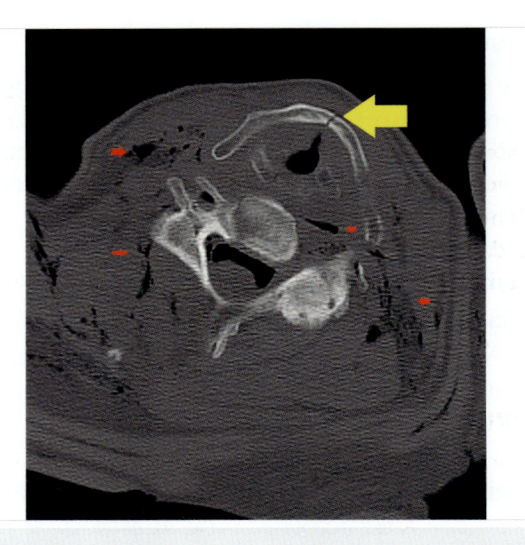

Abb. 12.18 Schildknorpelfraktur. Die CT-Aufnahme eines Patienten im posttraumatischen Zustand zeigt die Frakturlinie (gelber Pfeil) zentral im Schildknorpel. Die roten Pfeile kennzeichnen Luft in den Weichteilen.

12.4.5 Traumatologische Veränderungen

Bei traumatologischen Veränderungen differenziert man klinisch Verletzungen von außen wie bei Schuss-, Stich- und Würgeverletzungen sowie innere Verletzungen durch Verätzung, Fremdkörperaspiration oder iatrogene Traumatisierungen. In den akuten Situationen dienen konventionelle Röntgenaufnahmen in 2 Ebenen der Lokalisation primär röntgendichter Fremdkörper oder begleitender Weichteilveränderungen. Eine Ausschlussdiagnostik ist dabei nicht möglich, da sich nicht schattengebende Materialien (Holz, Glas, Plastik usw.) dem konventionellen röntgenologischen Nachweis entziehen. In Einzelfällen empfiehlt sich der Einsatz der CT. Im subakuten Stadium müssen eingebrachte Fremdkörper von entzündlichen oder tumorösen Erkrankungen der Hypopharynx- und Larynxregion differenziert werden.

Schildknorpelfraktur

Die Frakturlinie ist in der Regel mittels CT nachweisbar, ebenso ein umgebendes Hämatom oder eine Weichteilschwellung (▶ Abb. 12.18). Zusätzlich beobachtet man eine Verdrängung und Pellotierung der Trachea.

Luxation eines Aryknorpels

Eine Luxation ist definiert als Dislokation eines Aryknorpels aus seiner anatomischen Position oder eine unphysiologische Rotation des Aryknorpels. Der Nachweis muss mit der CT erfolgen.

12.4.6 Iatrogene und posttherapeutische Veränderungen

Die Gruppe von iatrogen induzierten Veränderungen bzw. posttherapeutischen Folgezuständen stellt ein wesentliches Element differenzialdiagnostischer Erwägungen in der Kopf-Hals-Region dar.

Operative Veränderungen

Plastische Rekonstruktionen unter Verwendung von Rolllappenplastiken, Muskelinterponaten und Metallimplantaten haben klinisch große Bedeutung und müssen bei der Befundung berücksichtigt werden. Eine exakte Befunddokumentation, insbesondere der Vergleich mit Voraufnahmen, sowie die interdisziplinäre Rücksprache sind dabei die wichtigsten differenzialdiagnostischen Hilfen. Aufgrund ihrer hohen Weichteilauflösung eignet sich die MRT zur Darstellung dieser Rekonstruktionen und zur Differenzierung von narbigen Veränderungen oder rezidivierendem Tumorwachstum.

Veränderungen nach Radiatio

Diffuse entzündliche und ödematöse Veränderungen im Bereich eines Bestrahlungsfelds sind typische Kennzeichen während oder unmittelbar nach Abschluss einer Radiatio. Monate bis Jahre nach einem Bestrahlungszyklus können im Rahmen chronischer Veränderungen narbige Retraktionen und eine Osteosklerose der Knorpelgewebe auftreten. Diese sind von Tumorrezidiven mittels CT und MRT zu differenzieren.

Intubationsverletzungen

Akut findet sich dabei ein Hämatom mit Verdrängung des Respirationstrakts. Nach mehreren Wochen kann als Ausdruck einer chronischen Veränderung ein sog. Intubationsgranulom auftreten, meist ausgehend vom dorsalen Anteil der Stimmbänder.

12.5 Zusammenfassung und diagnostische Strategie

Bereits die klinische Beurteilung und Untersuchung erlauben eine grobe Zuordnung von möglichen Differenzialdiagnosen bei krankhaften Prozessen des Larynx und Hypopharynx. Bei Traumata dienen konventionelle Röntgenaufnahmen und die CT der Therapieplanung, bei Missbildungen die Bestimmung des Ausprägungsgrads. Differenzialdiagnostische Einengungen sind besonders bei der Unterscheidung entzündlicher von tumorösen Prozessen wichtig. Bei den tumorösen Prozessen findet man in dieser Region am häufigsten das Plattenepithelkarzinom. Mithilfe moderner Schnittbildverfahren sollte jedoch in der Regel die Differenzierung von seltenen Tumormanifestationen wie dem Chondrom bzw. Chondrosarkom, dem Kaposi-Sarkom, dem Polyp bzw. Papillom oder anderen seltenen Läsionen mithilfe der angeführten Kriterien gelingen.

12.6 Literatur

[160] Booth R, Tilak AM, Mukherjee S et al. Thyroglossal duct cyst masquerading as a laryngocele. BMJ Case Rep 2019; 12 (3): e228 319. doi:10.1136/bcr-2018-228 319

[161] Ferlito A, Devaney KO, Mäkitie AA. Differing characteristics of cartilaginous lesions of the larynx. Eur Arch Oto Rhino Laryngology 2019; 276 (10): 2635–2647

[162] Hackenberg S, Kraus F, Scherzad A. Rare diseases of larynx, trachea and thyroid. Laryngorhinootologie 2021; 100 (Suppl. 1): S 1–S 36. doi:10.1055/a-1337–5 703

[163] Kivekäs I, Rautiainen M. Epiglottitis, acute laryngitis, and croup. Infections Ears Nose Throat Sinuses 2018: 247–255. doi:10.1007/978-3-319-74 835-1_20

[164] López F, Mäkitie A, de Bree R et al. Qualitative and quantitative diagnosis in head and neck cancer. Diagnostics (Basel) 2021; 11 (9): 1526. doi:10.3 390/diagnostics11 091 526

[165] Marchiano E, Chin OY, Fang CH et al. Laryngeal adenoid cystic carcinoma: a systematic review. Otolaryngol Head Neck Surg 2016; 154 (3): 433–439. doi:10.1177/019 459 9 815 621 884

[166] Ramalingam WVBS, Nair S, Ramesh AV et al. Combined laryngocele secondary to localized laryngeal amyloidosis. Indian J Otolaryngol Head Neck Surg 2012; 64 (2): 193–196. doi:10.1007/s12 070–012–0497–6

[167] Strutz J, Mann WJ, Hrsg. Praxis der HNO-Heilkunde, Kopf- und Halschirurgie. 3. Aufl. Stuttgart: Thieme; 2017

[168] Sun J, Li B, Li CJ et al. Computed tomography versus magnetic resonance imaging for diagnosing cervical lymph node metastasis of head and neck cancer: a systematic review and meta-analysis. Onco Targets Ther 2015; 8: 1291–1313. doi:10.2147/OTT.S 73 924

13 Halsweichteile

Thomas J. Vogl, Rania Helal

13.1 Topografie

Die anatomische Region des Halses wird kranial vom unteren Rand der Mandibula und vom Os occipitale sowie kaudal von einer gedachten Ebene zwischen dem Jugulum sterni und dem VII. Halswirbel begrenzt. Verschiedene Faszien unterteilen den Hals in unterschiedliche Kompartimente, die für die Beurteilung in transversalen Schichtaufnahmen bedeutsam sind:
- viszerales Kompartiment,
- posteriores Kompartiment,
- laterales Kompartiment.

13.2 Spezifische anatomische Strukturen

13.2.1 Viszerales Kompartiment

Das viszerale Kompartiment liegt am weitesten ventral und beinhaltet den Aerodigestivtrakt einschließlich Larynx, Trachea und Ösophagus. Auch die Schilddrüse und die Nebenschilddrüsen liegen innerhalb dieses Kompartiments. Die normale Glandula thyroidea imponiert in der MRT als homogenes und symmetrisches Weichteilgewebe anterior und lateral der Trachea. Unter Verwendung von T2w Sequenzen zeigt das normale Schilddrüsengewebe eine höhere Signalintensität als der M. sternocleidomastoideus und der M. sternothyroideus.

13.2.2 Posteriores Kompartiment

Das posteriore Kompartiment beinhaltet die Halswirbel, die Extensor- und Flexormuskulatur einschließlich der Mm. scaleni, longus capitis und longus colli. Diese Muskelgruppen zeigen Signalintensitäten, die denen der Zungenbinnenmuskulatur vergleichbar sind. Das fibröse Fasziengewebe weist ähnlich wie kortikaler Knochen eine niedrige Signalintensität auf. Dagegen stellt sich blutbildendes Mark oder Knochenmark mit hoher Signalintensität in T1w Aufnahmen dar. Eine signifikante Kontrastmittelaufnahme findet sich lediglich in der Mukosa, die den Larynx und Pharynx auskleidet, im lymphatischen Gewebe oder in stark vaskularisierten Neoplasien.

13.2.3 Laterales Kompartiment

Das laterale Kompartiment enthält als wichtigste Struktur das Gefäß- und Nervenbündel um die A. carotis communis. Die Karotiden und die Vv. jugulares können leicht von umgebendem Fett- oder Muskelgewebe unterschieden werden, da sie sich aufgrund des Flussphänomens in Spin-Echo-Sequenzen mit sehr niedriger Signalintensität darstellen. Auf diese Weise lassen sich auch kleinere Gefäße in transversalen Schichten nachweisen und dem jeweiligen Hauptgefäß zuordnen. Zur besseren topografischen Übersicht sind zusätzliche frontale Aufnahmen hilfreich. Diagnostisch ist diese Region besonders bedeutsam für die Beurteilung des Lymphknotenstatus. Normale Lymphknoten zeigen Signalcharakteristika vergleichbar mit Schilddrüsen- und Thymusgewebe.

Voraussetzung zur Analyse der normalen topografischen Anatomie des Halses ist die Kenntnis der klassischen Einteilung der Halslymphknoten (s. ▶ Tab. 11.4). Die kontinuierliche Analyse axialer Schichten in der MRT erlaubt dabei das Erfassen aller topografischen wesentlichen Lymphknotenstationen.

Für die bildgebende Diagnostik ist die Differenzierung der submentalen, submandibulären und tiefzervikalen Lymphknotengruppen wesentlich. Die tiefzervikale Lymphknotengruppe wird durch die Mm. thyrohyoideus, cricothyroideus und digastricus in 3 Etagen gegliedert. Die obere Etage wird dabei auch als „jugulodigastrische Region" bezeichnet und liegt zwischen dem Venter posterius des M. digastricus und dem Hyoid. In der unteren Etage kommt als wichtige Lymphknotenstation die jugulomoohyoide Gruppe zu liegen. Zusätzlich sind als weitere Gruppe die retropharyngealen Lymphknoten sowie die tiefviszeralen, paratrachealen und paraösophagealen Lymphknoten für die Diagnostik wesentlich. Im Normalfall kommen in der Halsregion lediglich Lymphknoten kleiner 5 mm zur Darstellung. Aufgrund häufiger entzündlicher Veränderungen können submandibulär sowie jugulodigastrisch auch beim gesunden Lymphknoten variierend in einer Größe von 5–10 mm nachgewiesen werden. Die Lymphknotendiagnostik in der MRT gelingt durch den hervorragenden Weichteilkontrast von Lymphknoten zu Muskulatur und Fettgewebe. Zusätzlich können Gefäße durch das Flow-Phänomen (Signal Void) gut von angrenzenden Lymphknotenstationen differenziert werden.

13.3 Spezifische Untersuchungsverfahren

Die radiologische Diagnostik pathologischer Prozesse der Halsweichteile muss streng nach der klinischen Untersuchung erfolgen. Bereits der klinischen Palpation kommt eine entscheidende Bedeutung im Hinblick auf die Differenzierung von weichen und derben, verschiebbaren oder fixierten Läsionen sowie bei der Beurteilung ihrer Schmerzhaftigkeit zu. Das primäre bildgebende Verfahren in der Halsregion stellt in der Regel die Sonografie dar, insbesondere zur Unterscheidung von zystischen und soliden Raumforderungen. Für die komplexe differenzialdiagnostische Abklärung stehen heute die CT und die MRT zur Verfügung, in einzelnen Fällen auch evtl. die PET-CT und der FDG-Tracer, bei vaskulärer Fragestellung die diagnostische Angiografie und die vaskuläre MRA (arteriell und venös). Interventionelle Optionen sind Embolisationen und auch vaskuläre onkologische Therapieverfahren wie die transarterielle Chemoperfusion und -embolisation.

13.3.1 Sonografie

Die Sonografie ermöglicht eine schnelle und problemlose Primärdiagnostik von tumorösen Läsionen des Halses. In der Regel wird heutzutage ein 7,5-MHz- oder auch 10-MHz-Linearschallkopf verwendet. Damit gelingt insbesondere die sichere Differenzierung von zystischen und soliden Prozessen sowie von echodichten Strukturen wie z. B. lithogenen Veränderungen innerhalb der Speicheldrüsen.

Ein weiteres Einsatzgebiet liegt in der Abklärung der Flussverhältnisse in den Karotiden. Zunächst erfolgt die Darstellung der Anatomie und von arteriosklerotischen Wandveränderungen mittels konventioneller Sonografie der großen Halsgefäße im B-Mode-Verfahren mit Ausmessung von Länge und Dicke der gefundenen Plaques. Anschließend werden die Karotiden mittels farbkodierter Duplexsonografie und einem 7,5-MHz-Linearschallkopf im Hinblick auf Stenosierungen untersucht. Die Duplexsonografie zieht anhand der Spektralkurven die maximale systolische Flussgeschwindigkeit als Bewertungskriterium für den Stenosegrad heran. Ergänzende diagnostische Maßnahmen sind die MRA, die CTA sowie als prätherapeutische Maßnahme die DSA und interventionelle Verfahren.

13.3.2 Computertomografie

Bei weiteren diagnostischen Unklarheiten ist die CT das weiterführende diagnostische Mittel der Wahl. Mit der CT sollte in jedem Fall die Diagnose einer Fraktur oder eines Diskusprolapses gelingen. Des Weiteren ermöglicht die CT die Beurteilung des Lymphknotenbefalls bei malignen Tumoren und entzündlichen Läsionen in axialen Schichten von der Schädelbasis bis zur apikalen Thoraxapertur in einem Untersuchungsgang. Die Schichtdicke sollte in jedem Fall zwischen 2 mm (zur Beurteilung der einzelnen Knochenlamellen) und 5 mm (bei der Frage nach Raumforderungen oder Lymphknoten) liegen. Insbesondere mit Spiral-CT-Untersuchungen lässt sich bei entsprechender Wahl der Parameter zur Kontrastmittelapplikation sowie bei Schichtdicke, Tischvorschub und berechnetem Inkrement von höchstens 5 mm ein optimaler Kontrast zwischen Gefäßen und Lymphknoten erreichen. Zur Beurteilung der kraniokaudalen Ausdehnung der Lymphknoten oder verschiedener anderer Läsionen sind frontale Rekonstruktionen äußerst hilfreich.

13.3.3 Magnetresonanztomografie

Anders als der Ultraschall ermöglicht die MRT die gleichzeitige artefaktfreie Darstellung der Halsregion und des Mediastinums. Im Gegensatz zur CT können Weichteilprozesse ohne die Applikation intravenöser Kontrastmittel von Gefäßstrukturen differenziert werden. Dabei stellen diese jodhaltigen Kontrastmittel immer eine Kontraindikation vor geplanter Radiojodtherapie dar. Die Untersuchungsparameter der MRT wie die Protonendichte und die Relaxationszeiten T1 und T2 erlauben verschiedene ortdiagnostische Zuordnungen. Für die MRT ist stets die Unterscheidung zwischen jeder Art von Neoplasie und Narbengewebe nach Therapie von Bedeutung. Wesentliche dargestellte Informationen liefern heute die Gradienten- und Echo-planar-Imaging-basierte Bildgebung zur DWI mit verschiedenen b-Werten und ADC-Gradienten. Die Möglichkeit, Bilder in transversaler und frontaler Schichtorientierung herzustellen, lässt die MRT auch als geeignetes Untersuchungsverfahren zur Beurteilung pathologischer Lymphknotenprozesse und ihrer topografischen Beziehung erscheinen. Pathologisch vergrößerte Lymphknoten sind ab einem Durchmesser von 5–10 mm gut vom umliegenden Fett- bzw. Muskelgewebe differenzierbar. Normales Lymphknotengewebe zeigt relativ lange T1- und T2-Relaxationszeiten. Daher weisen normale sowie pathologische Lymphknoten eine geringe Signalintensität in T1w Sequenzen auf und lassen sich gut von Nachbarstrukturen in der Gefäß-Nerven-Scheide abgrenzen. In T1w Sequenzen ist die Abgrenzung zum Muskelgewebe ähnlicher Signalintensität schwierig.

13.3.4 Digitale Volumentomografie

Derzeit kommt die DVT nur selten für die Abklärung bei Halsprozessen zum Einsatz, wie z. B. beim Verdacht auf Larynxfraktur.

13.4 Spezifische Befunde

13.4.1 Variationen und Missbildungen

Mediane und laterale Halszyste

> **Kernaussagen** M!
>
> Die Abklärung von Halszysten stellt eine häufige klinische Fragestellung dar.

Definition

Eine laterale Halszyste beschreibt eine seitlich am Hals lokalisierte zystische Schwellung des Halses, während die mediane Form als benigner, zystisch aufgebauter Halstumor definiert wird.

Pathophysiologie und Ätiologie

Halszysten entstehen aufgrund zweier verschiedener pathologischer embryonaler Grundlagen als mediane oder laterale Halszysten und weisen eine entsprechend typische Lokalisation und glatte Begrenzung auf:
- **Mediane Halszysten:** Die häufigere mediane Zyste entsteht aus Resten des Ductus thyroglossalis und kann überall zwischen dem Foramen caecum der Zunge und dem Lobus pyramidalis der Schilddrüse auftreten. Diese Zysten findet man zu 65 % infrahyoidal, 15 % sind in der suprasternalen Region lokalisiert. Meist sind die Zysten mit Plattenepithel ausgekleidet und mit lymphatischem Gewebe ausgefüllt.
- **Laterale Halszysten:** Diese stellen Relikte des 2. oder, selten, des 3. Kiemengangs dar. Die kaudalen Fistelöffnungen liegen meist entlang des mittleren oder unteren medialen Randes des M. sternocleidomastoideus. Nach kranial verläuft der Fistelgang zwischen der A. carotis interna und der A. carotis externa und mündet seitlich in den Oropharynx. Halszysten größeren Ausmaßes können sich unterhalb des M. sternocleidomastoideus ausdehnen und somit die Gefäß-Nerven-Bahn der A. carotis communis verdrängen.

Demografie

Rund 75 % der medianen Halszysten treten bereits vor dem 6. Lebensjahr auf, meist schon im ersten Lebensjahr. Im Gegensatz dazu zeigen sich laterale Halszysten üblicherweise erst im 2.–3. Lebensjahrzehnt.

Klinik, Therapie und Prognose

Klinisch imponieren eine Schwellung und ein Druckgefühl. In der Regel werden die Zysten exstirpiert.

Halsweichteile

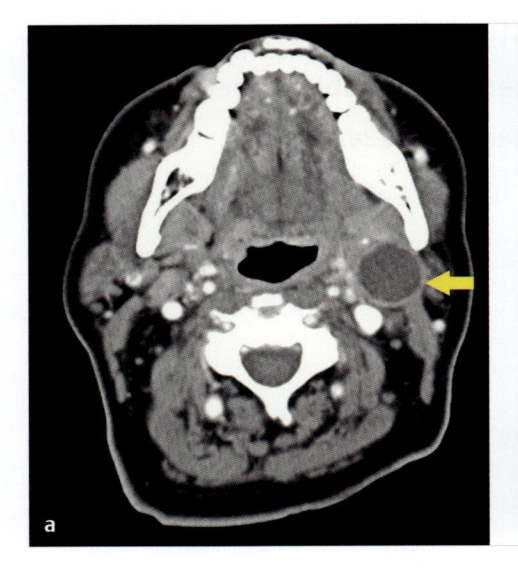

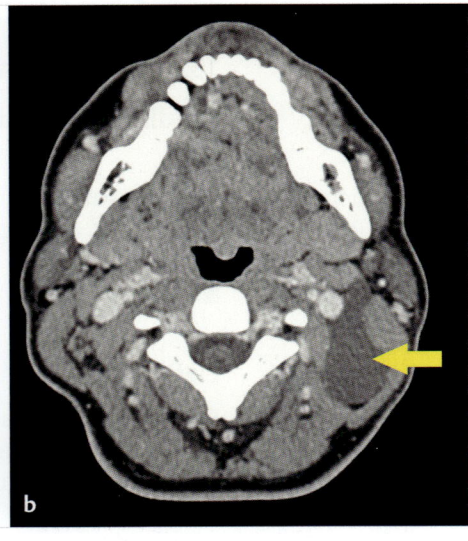

Abb. 13.1 Laterale Halszysten. Die axialen CT-Aufnahmen zeigen laterale zystische Halsläsionen ventral und medial des M. sternocleidomastoideus sowie lateral der Gefäß-Nerven-Scheide auf der linken Seite mit einer marginalen Kontrastmittelaufnahme (nur in **a**), die 2 branchiale Zysten darstellen (Pfeile).
a Zystische Halsläsionen ventral des M. sternocleidomastoideus.
b Zystische Halsläsionen medial des M. sternocleidomastoideus.

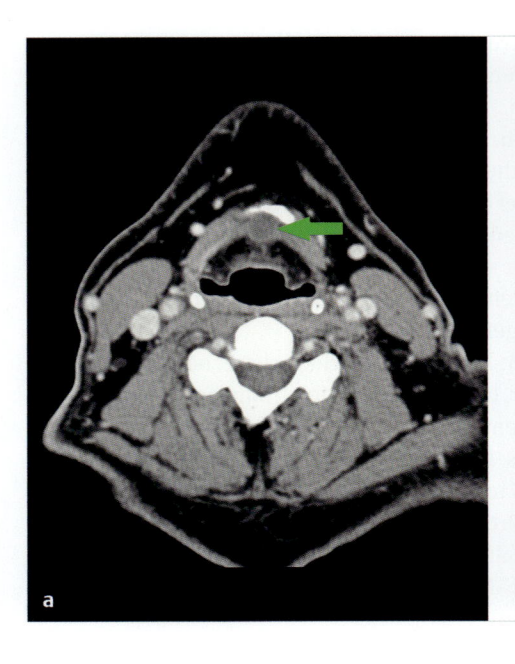

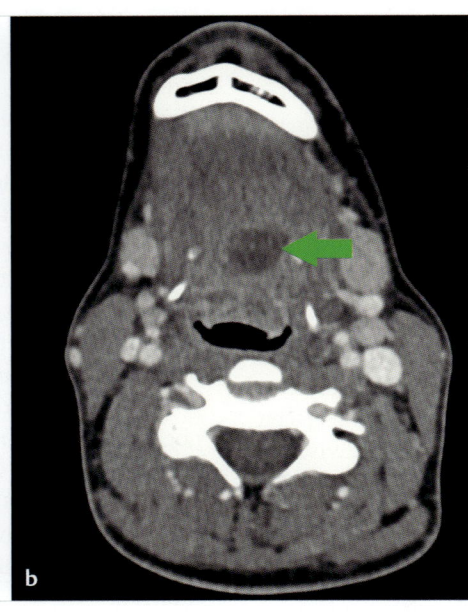

Abb. 13.2 Mediane zystische Halsläsionen.
a Zyste kaudal des Os hyoideum (Pfeil), die an die ventrale Kommissur des Schildknorpels heranreicht und in der präpharyngealen Muskulatur endet (Differenzialdiagnosen: mediane Halszyste, Ductus-thyreoglossus-Rest).
b Randständige kontrastmittelaufnehmende (Pfeil), zentral einschmelzende Formationen am Mundboden paramedian (Differenzialdiagnosen: Zungengrundabszess, Superinfektion eines Ductus thyreoglossus).

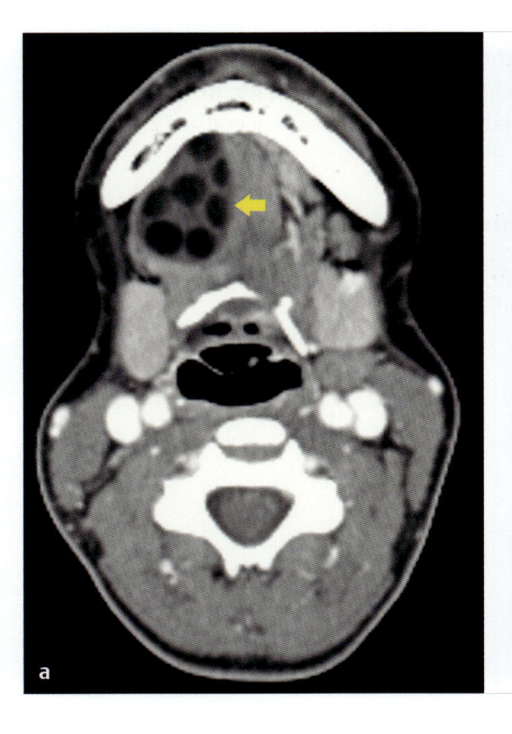

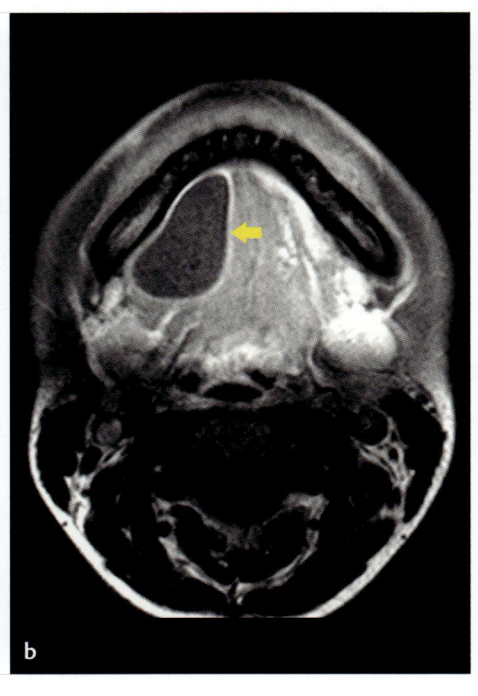

Abb. 13.3 Dermoidzyste.
a Die CT-Aufnahme zeigt eine inhomogene, gut umschriebene, nicht infiltrative Raumforderung (Pfeil) im rechten Mundboden (Loge der Glandula sublingualis). Innerhalb der Raumforderung finden sich multiple hypodense, rundliche Zonen mit HE-Werten von –68 (fettdicht). Die Raumforderung verdrängt den angrenzenden rechten M. genioglossus nach medial. Der erhobene Befund ist vereinbar mit einer Dermoidzyste mit intrazystischen Lipomanteilen.
b Im T1w MRT-Bild nach Kontrastmittelgabe ist die zystische Raumforderung deutlich talg- bzw. fetthaltig mit einer umgebenden Kapsel. Weitgehend dünnwandig, nimmt sie Kontrastmittel auf (Pfeil).

13.4 Spezifische Befunde

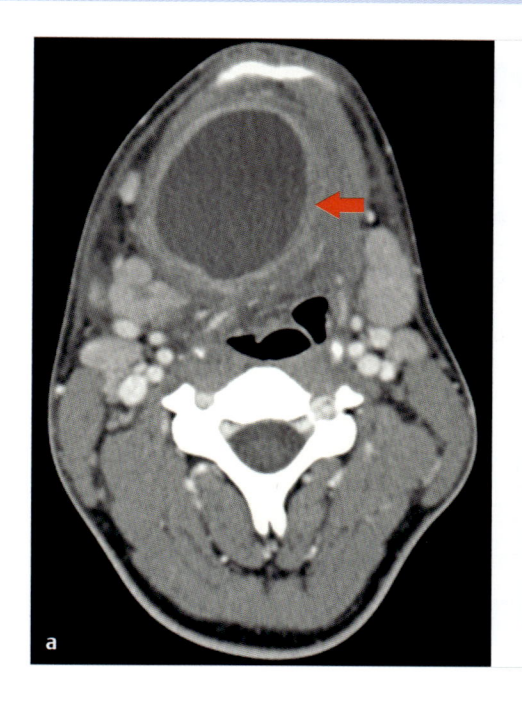

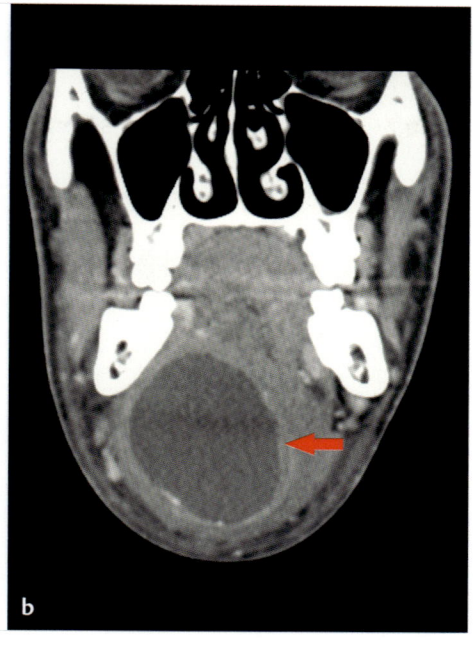

Abb. 13.4 Infizierte Ranula. Rechtsseitig submental bzw. submandibular gelegene, große zystische Struktur mit verdickter kontrastmittelanreichernder Wand (Pfeile).
a Axiale CT-Aufnahme.
b Koronare CT-Aufnahme.

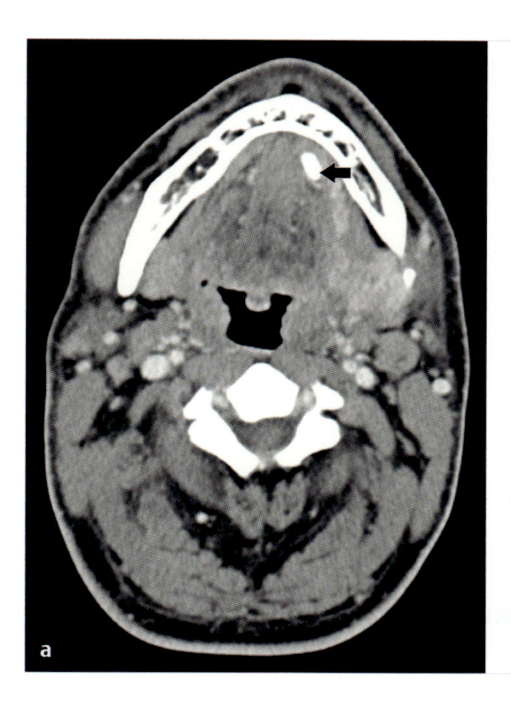

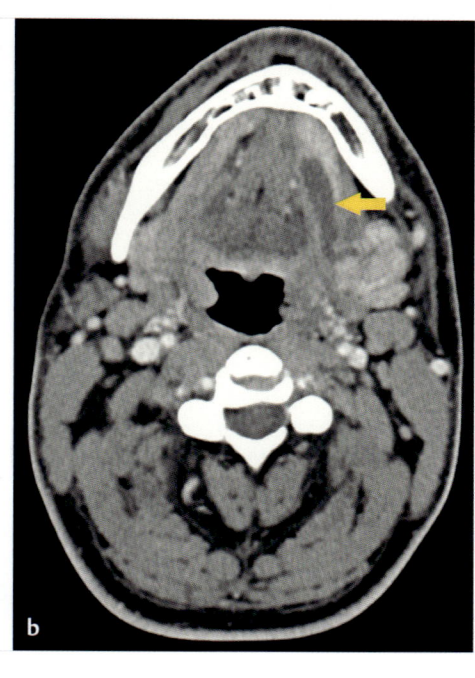

Abb. 13.5 Konkrement im Spatium sublinguale links. Röntgendichtes Konkrement im Spatium sublinguale links im Ductus submandibularis (a, Pfeil). Konsekutive Duktektasie (b, Pfeil) mit kontrastmittelaffiner Glandula submandibularis links im Sinne einer entzündlichen Mitreaktion.
a CT-Aufnahme.
b CT-Aufnahme kaudal zu a.

Bildgebung

Durch eine Sonografie lässt sich die Zyste als echoarme, meist symmetrische Raumforderung erkennen.

Im Anschluss an die Sonografie erlaubt die MRT eine präzise topografische Zuordnung der Zyste, der Zystenwand und der beteiligten Strukturen (▶ Abb. 13.1, ▶ Abb. 13.2, ▶ Abb. 13.3, ▶ Abb. 13.4 und ▶ Abb. 13.5).

Halsweichteile

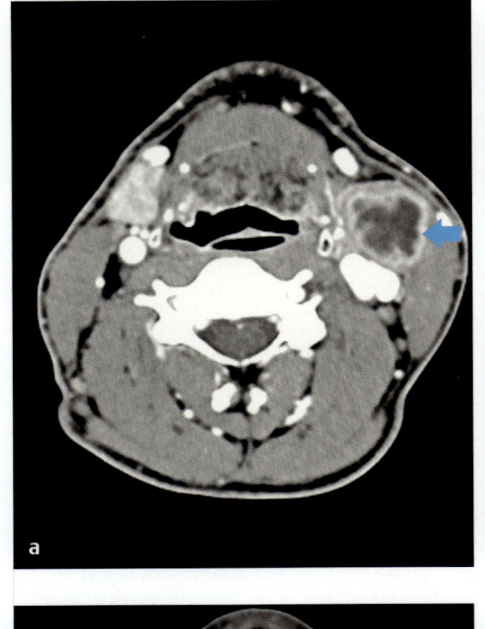

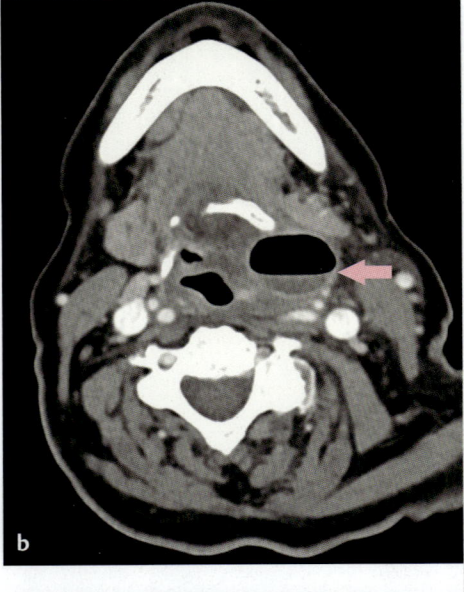

Abb. 13.6 **Mediane und laterale Halszysten: verschiedene Differenzialdiagnosen.** Axiale CT-Aufnahmen unterschiedlicher Patienten.
a Linksseitiger nekrotischer zervikaler Lymphknoten (Pfeil).
b Linke Laryngozele mit Luft-Flüssigkeit-Spiegel (Pfeil).
c Linksseitige Infektion mit Abszessbildung (Pfeil).
d Maligne aussehende Raumforderung mit Bereichen zentraler Nekrose (Pfeil).

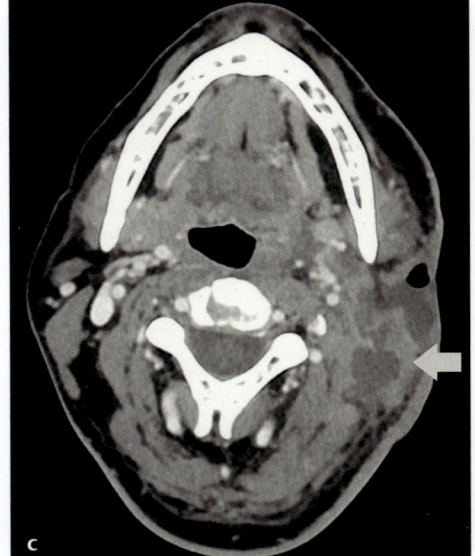

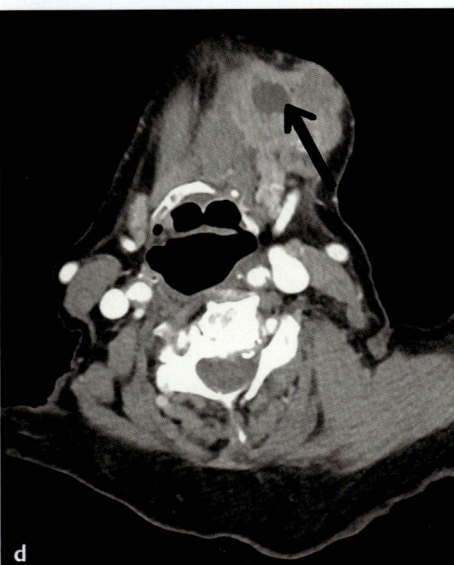

Differenzialdiagnose

Differenzialdiagnosen

Die Differenzialdiagnose von medianen und lateralen Halszysten umfasst zystische, nekrotische Tumorformationen, nekrotische Lymphknotenmetastasen und primäre Lymphommanifestationen (▶ Abb. 13.6).

Hygroma colli congenitum

Kernaussagen

Die Pathologie eines Hygroma colli congenitum kommt in der pädiatrischen Radiologie vor.

Definition

Beim Hygroma colli congenitum handelt es sich um ein zystisches bis kavernöses Lymphangiom des Neugeborenen mit subkutaner Lage und Verdrängung des umgebenden Gewebes.

Pathophysiologie und Ätiologie

Kongenitale Faktoren sind nicht bekannt.

13.4 Spezifische Befunde

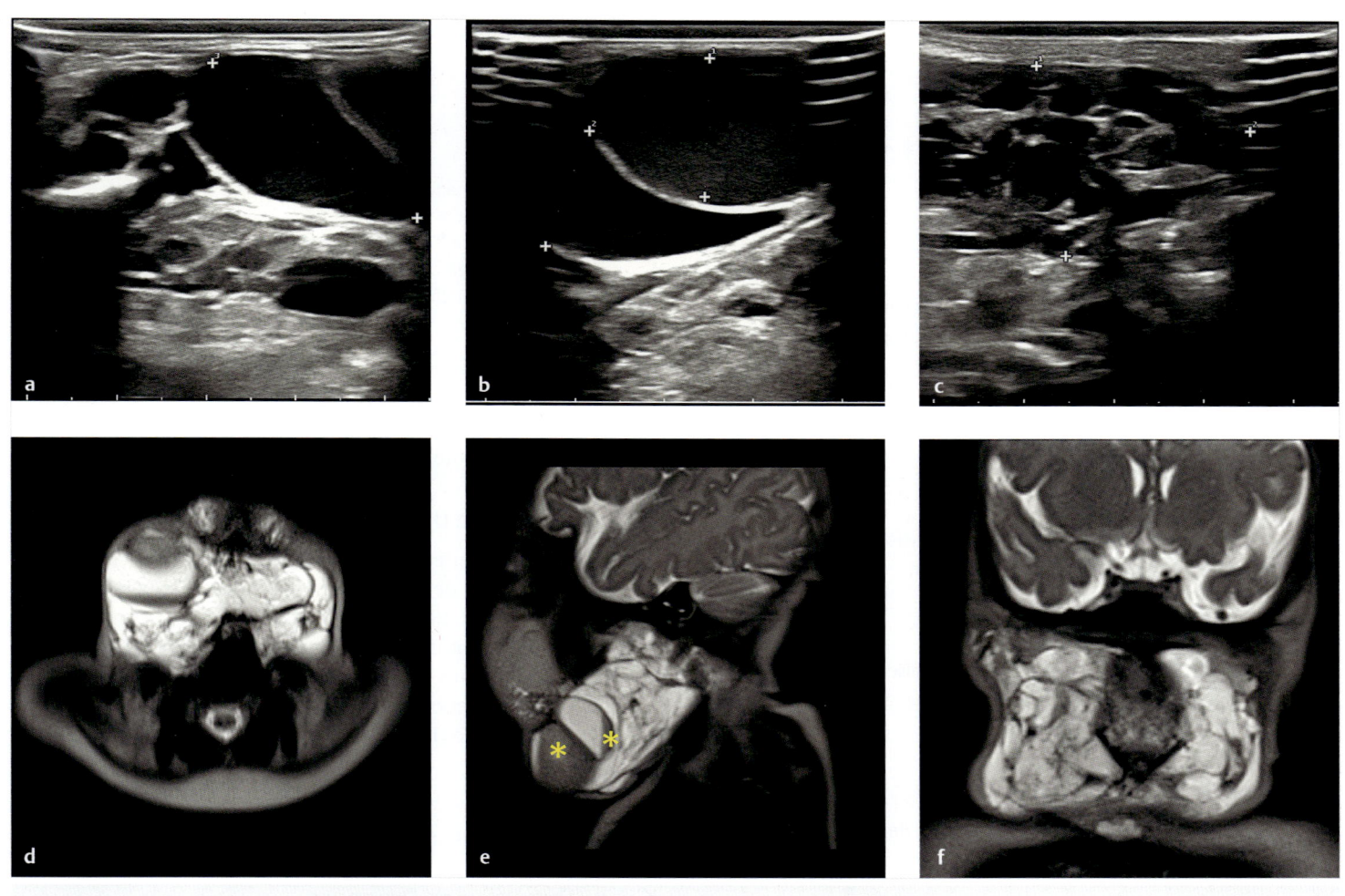

Abb. 13.7 Hygroma colli congenitum. Zwei Tage altes Neugeborenes mit Nackenschwellung. Die Ultraschalluntersuchung zeigt 2 größere zystische Strukturen (**a**, **b**), direkt dem Unterkiefer rechts von kaudal anliegend, mit Flüssigkeitsspiegel. Ansonsten finden sich in den oberen Halsleveln im Bereich des Kieferwinkels, beidseits (rechts ausgeprägter als links) auch die Mittellinie ventral im Bereich des kranialen Halses überschreitend, kleinzystische Strukturen (**c**), teils linienartig verlaufend. MRT-Aufnahmen (**d–f**) zeigen eine ausgedehnte, T 2w hyperintense Raumforderung, insbesondere im Bereich der oberen Halslevel lokalisiert, unter Beteiligung auch weiterer Teile des Unterkiefers sowie sich bis nach prävertebral ausbreitend. In Zusammenschau mit dem Ultraschallbefund ist in diesem Fall insgesamt von einem Lymphangiom auszugehen, im Sinne einer Low-Flow-Malformation; aufgrund der eingebluteten Areale (**e**, Sterne) ist auch von einigen Hämangiomanteilen auszugehen.
- **a** Ultraschallbild direkt kaudal des Unterkiefers rechts.
- **b** Ultraschallbild direkt kaudal des Unterkiefers rechts.
- **c** Ultraschlallbild (Mittellinie ventral im Bereich des kranialen Halses).
- **d** Axiale T 2w MRT-Aufnahme.
- **e** Sagittale T 2w MRT-Aufnahme.
- **f** Koronare T 2w MRT-Aufnahme.

Demografie

Das Hygroma colli congenitum ist geschlechtsunspezifisch verbreitet. In 50–65 % aller Fälle liegt es bereits bei Geburt vor.

Klinik, Therapie und Prognose

Die Therapieverfahren hängen von der Größe und der Morphologie ab und reichen von chirurgischen Verfahren bis zum Abwarten einer spontanen Remission.

Bildgebung

Eine sonografische Bestimmung der Ausmaße der Läsion ist meist ausreichend. Zur weiteren artdiagnostischen Bestimmung sollte die Läsion mittels MRT abgeklärt werden (▶ Abb. 13.7).

Differenzialdiagnose

> **Differenzialdiagnosen**
>
> Primäre und sekundäre Halszysten sind in der Differenzialdiagnose des Hygroma colli congenitum zu berücksichtigen.

Halsweichteile

Haematocele colli

> **Kernaussagen**
>
> Die Haematocele colli ist eine dem Hygroma colli congenitum ähnliche Läsion.

Definition

Die Hämatozele des Halses ist eine dem Hygroma colli congenitum analoge Läsion, die jedoch von Blutgefäßen ausgeht.

Pathophysiologie und Ätiologie

Kongenitale Faktoren sind nicht bekannt.

Demografie

Die Haematocele colli ist geschlechtsunspezifisch verbreitet. In 50–65 % aller Fälle liegt es bereits bei Geburt vor.

Klinik, Therapie und Prognose

Die Therapieverfahren hängen von der Größe der Hämatozele ab und reichen von chirurgischen Verfahren bis zum Abwarten einer spontanen Remission.

Bildgebung

In der Bildgebung imponieren die Raumforderungen mit großem Gefäßreichtum sowohl im Ultraschall als auch im MRT.

Differenzialdiagnose

> **Differenzialdiagnosen**
>
> Hämangiom, Aneurysma, Lipom, Zystenkropf, kalter Abszess und maligner Tumor zählen zu den Differenzialdiagnosen der Haematocele colli.

13.4.2 Entzündliche Veränderungen

Abszess

> **Kernaussagen**
>
> Kennzeichnend für einen Abszess ist die scharfe Begrenzung der Raumforderung mit dünnwandiger Kapsel und serös-exsudativem Inhalt (signalintensiv in T 2w MRT-Aufnahmen, Dichte um 30 HE in der CT). Gasblasen innerhalb der Wand mit Spiegelbildung der Flüssigkeit sind pathognomonisch für den Abszess.

Definition

Der Abszess der Halsweichteile entspricht einer abgekapselten eitrigen Ansammlung, die meist in lateralen Regionen auftritt.

Pathophysiologie und Ätiologie

Ätiologisch muss bei einer Abszedierung der Halsweichteile stets eine Fokussuche in den angrenzenden Zähnen erfolgen. Weitere potenzielle Foki sind die Tonsillen und der Oropharynx nach vorangegangener Sialadenitis oder Glossitis. Häufige Entzündungsursache ist das Bakterium Staphylokokkus. Abszesse bilden sich aber auch aus Weichteilentzündungen oder Lymphknotenveränderungen. Ein geschwächtes Immunsystem begünstigt ihre Entwicklung.

Demografie

Die Inzidenz liegt bei 1:100 000.

Klinik, Therapie und Prognose

Es handelt sich um eine schmerzhafte Schwellung mit Umgebungsreaktion.

Bildgebung

Tieferliegende Abszesse lassen sich mithilfe bildgebender Verfahren wie Ultraschall oder CT feststellen (▶ Abb. 13.8 und ▶ Abb. 13.9).

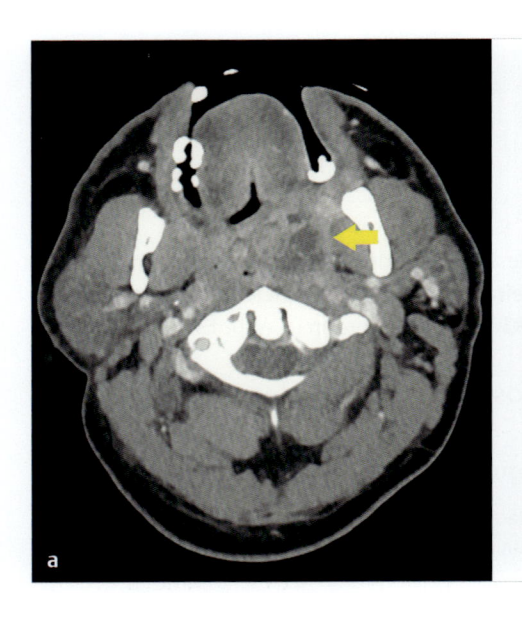

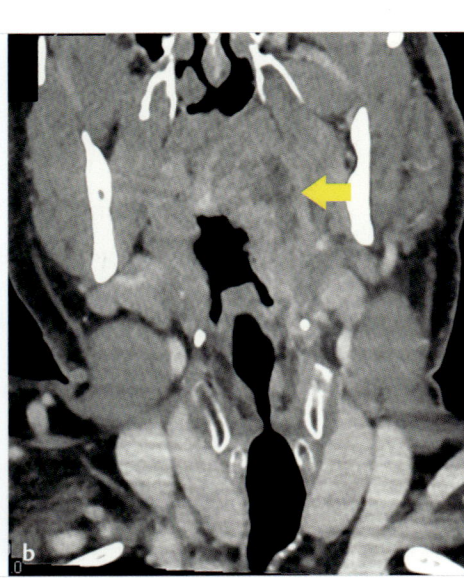

Abb. 13.8 Paratonsillärer Abszess links.
Der Abszess (Pfeile) verursacht eine Verengung der pharyngealen Bahn.
a Axiale CT-Aufnahme.
b Koronare CT-Aufnahme.

13.4 Spezifische Befunde

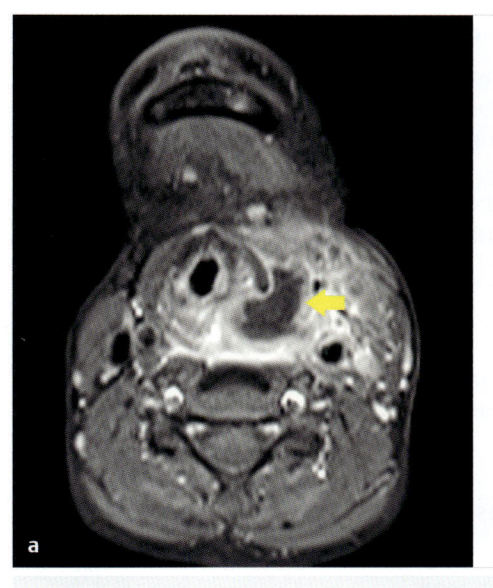

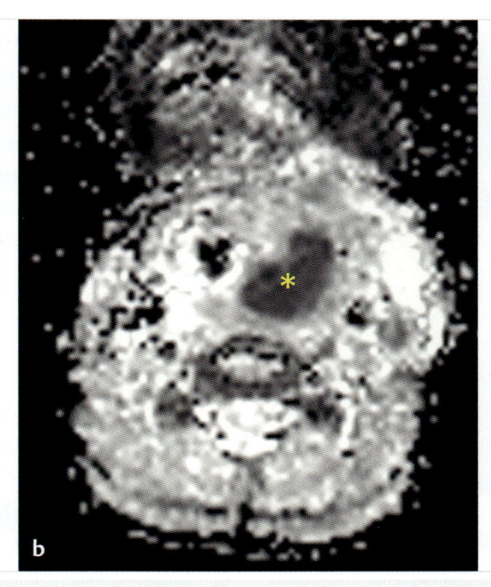

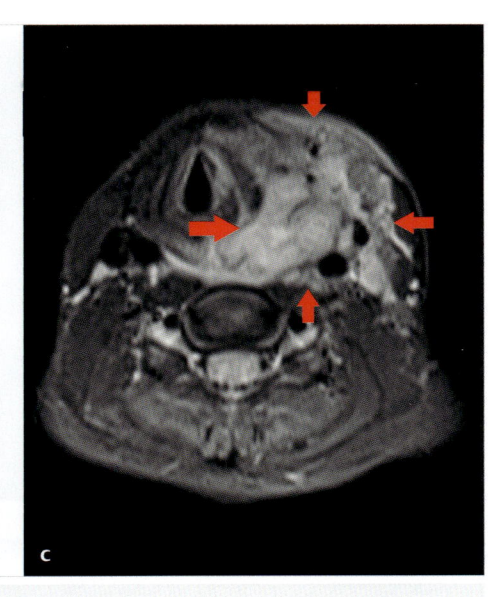

Abb. 13.9 Paratracheale parapharyngeale Abszessformation, von der linken Tonsilla palatina ausgehend. Der Pfeil in **a** markiert die Abszessformation. Darüber hinaus zeigt sich entzündlich verändertes und imbibiertes, inhomogen kontrastmittelanreicherndes Gewebe (**c**, Pfeile; Phlegmone). Der Inhalt der Abszesshöhle weist eine Diffusionseinschränkung bei niedrigem ADC-Wert (**b**, Stern) auf (Eiter).
- **a** T1w MRT-Aufnahme nach Kontrastmittelgabe.
- **b** ADC-Map.
- **c** T2w TIRM-MRT-Aufnahme.

Differenzialdiagnose

> **Differenzialdiagnosen**
>
> Abszesse können mitunter mit anderen entzündlichen Veränderungen verwechselt werden.

Phlegmone

> **Kernaussagen**
>
> Die Phlegmone ist eine häufige Form zervikaler Entzündungen.

Definition

Phlegmone sind diffuse eitrige Infektionserkrankungen des interstitiellen Bindegewebes.

Pathophysiologie und Ätiologie

Auslöser sind meist Erreger wie Staphylokokken oder Streptokokken, die sich nach einer Verletzung im Gewebe ausbreiten.

Demografie

Phlegmone treten häufig im fortgeschrittenen Alter auf. Geschlechtsspezifische Häufungen lassen sich nicht feststellen.

Klinik, Therapie und Prognose

Eine unverzügliche Antibiotikabehandlung ist in der Regel das Mittel der Wahl.

Bildgebung

Phlegmonöse Veränderungen zeigen eine unscharfe Abgrenzung der anatomischen Strukturen durch entzündliche bzw. ödematöse Durchtränkung bei starker Kontrastmittelaufnahme und diffuser Schwellung (s. ▶ Abb. 13.9). Bei fortschreitender Entzündung besteht die Gefahr der akuten Mediastinitis, diagnostisch evaluierbar anhand eines verbreiterten Mediastinums in der Röntgenthoraxaufnahme und kontrastmittelaufnehmendes Weichteilgewebe mediastinal in der CT.

Differenzialdiagnose

> **Differenzialdiagnosen**
>
> Das Erysipel ist die wichtigste Differenzialdiagnose der Phlegmone. Es grenzt sich im Gegensatz zur Phlegmone deutlicher gegen die Umgebung ab. Ein Erysipel kann jedoch in eine Phlegmone übergehen.

Thyreoiditis

> **Kernaussagen**
>
> Bei der Thyreoiditis handelt es sich um eine diffuse Anschwellung der Schilddrüse, die häufig differenzialdiagnostische Fragen aufwirft.

Definition

Die Bezeichnung „Thyreoiditis" beschreibt eine entzündliche Erkrankung der Schilddrüse, die in akuter, subakuter und chronischer Form auftreten kann.

Halsweichteile

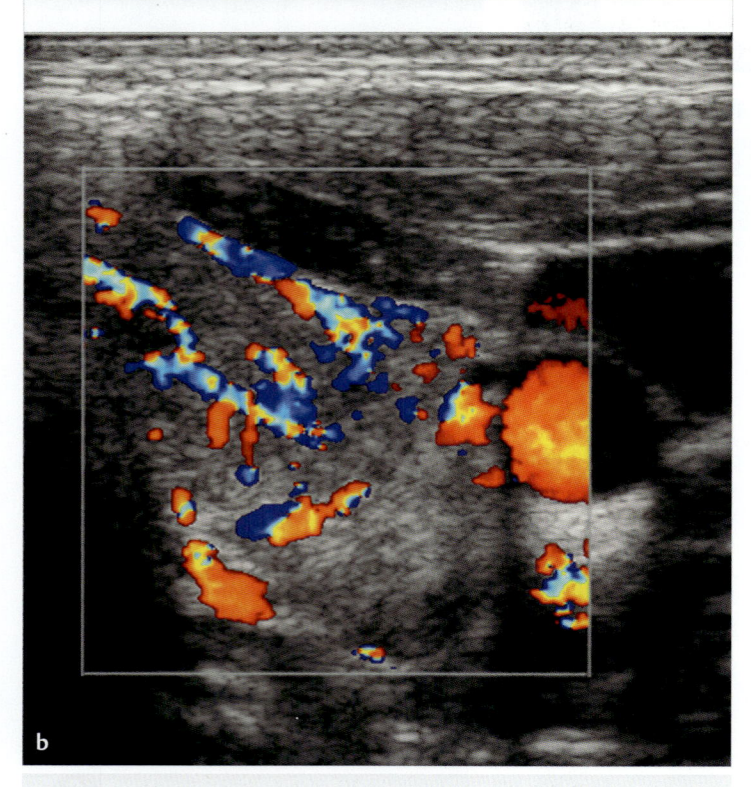

Abb. 13.10 Hashimoto-Thyreoiditis. Die Ultraschalluntersuchung der Patientin zeigt einen vergrößerten, heterogenen linken Schilddrüsenlappen mit erhöhter Vaskularität im Doppler-Fluss.
a Ultraschallbild.
b Farbdoppler-Sonografie.

Pathophysiologie und Ätiologie

Die Thyreoiditis kann verschiedene Ursachen haben. Häufig ist eine Autoimmunerkrankung der Auslöser. Virale, seltener auch bakterielle Infektionen können jedoch auch eine Rolle spielen.

Demografie

Die Erkrankung tritt meist zwischen dem 30. und 50. Lebensjahr mit einer Häufigkeit von 5:100 000 Einwohnern auf. Sie macht 1–3 % aller Schilddrüsenerkrankungen aus. Frauen sind in der Regel fünfmal häufiger betroffen als Männer.

Klinik, Therapie und Prognose

Kennzeichen einer Thyreoiditis ist eine schmerzhafte und druckempfindliche Schwellung der Schilddrüse, oft in Kombination mit Schluckbeschwerden und Hautrötung im Halsbereich.

Die Therapie richtet sich nach der zugrunde liegenden Ursache und den Symptomen. Im Falle einer Schilddrüsenunterfunktion bietet sich eine Behandlung mit Thyroxintabletten an. Die Prognose ist allgemein positiv.

Bildgebung

In bildgebenden Verfahren sind eine ödematöse Schwellung der Schilddrüse sowie eine vermehrte Kontrastmittelaufnahme nachweisbar (▶ Abb. 13.10).

Differenzialdiagnose

> **Differenzialdiagnosen**
>
> Diagnostisch sind bei einer Thyreoiditis neben der klinischen Untersuchung die entsprechenden Laborparameter wegweisend, die eine Differenzierung einer akuten, eitrigen Thyreoiditis von den subakuten Verlaufsformen nach de Quervain oder Hashimoto ermöglichen.

Lymphadenitis

> **Kernaussagen**
>
> Die Lymphadenitis ist eine häufige Differenzialdiagnose von reversiblen Lymphknotenschwellungen.

Definition

Sind die Lymphknoten durch eine akute oder chronische Infektion entzündet, spricht man von einer Lymphadenitis.

Pathophysiologie und Ätiologie

Als Ursache kommen zum einen Infektionen mit pathogenen Mikroorganismen, zum anderen bakterielle oder Virusinfektionen infrage.

Demografie

Die Inzidenz liegt bei 1–2 Patienten pro Jahr. Eine Häufung wird besonders bei Kindern und Jugendlichen beobachtet.

Klinik, Therapie und Prognose

Bei tastbar vergrößerten Lymphknoten sowie Druckschmerz sollten Blutbild, Sonografie und Lymphknotenpunktion für weiteren Aufschluss sorgen.

Bildgebung

Entzündlich veränderte Lymphknoten sind glatt begrenzt und zeigen eine homogene Binnenstruktur mit nachweisbarem zentralem Sinus (▶ Abb. 13.11). In den bildgebenden Verfahren (CT, MRT und PET-CT) weisen sie eine intensive Kontrastmittelaufnahme auf.

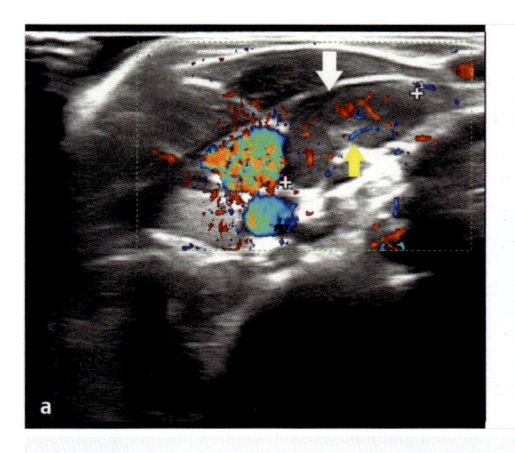

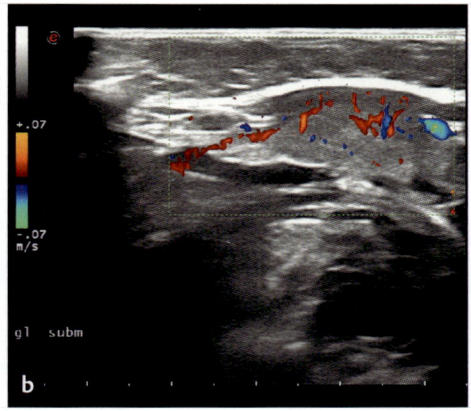

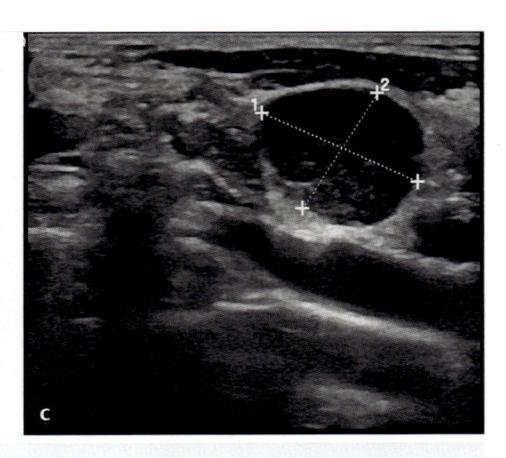

Abb. 13.11 Lymphadenitis. Patient mit Epstein-Barr-Virusinfektion, Ultraschalluntersuchung des Halses. Die Lymphknoten weisen allesamt einen Fetthilus auf (a, gelber Pfeil), sind ovalär konfiguriert und deutlich hyperperfundiert.
a Farbdoppler-Sonografie. Vergrößerte und vermehrte entzündliche Lymphknoten zervikal (weißer Pfeil).
b Farbdoppler-Sonografie. Entzündlich hyperperfundierte Glandulae submandibulares.
c Ultraschallbild eines anderen Patienten mit pathologischem Lymphknoten mit abgerundeter Form, verlorenem Hilus.

Differenzialdiagnose

> **Differenzialdiagnosen**
>
> Lokalisation und Dauer einer Lymphadenitis sind für die differenzialdiagnostische Abklärung entscheidend.

13.4.3 Tumoren

Maligner Lymphknotenbefall

> **Kernaussagen**
>
> Ein maligner Lymphknotenbefall ist eine häufige Differenzialdiagnose von zervikalen Raumforderungen.

Definition

Definitionsgemäß gelten als Kriterien eines malignen Lymphknotenbefalls folgende Parameter:
- Durchmesser von mehr als 10 mm,
- zentrale Nekrosen,
- mehr als 3 gruppierte Lymphknoten,
- infiltratives Wachstum,
- Fixation an umgebende Strukturen.

Ein weiteres Kriterium stellt der sog. M/Q-Quotient dar, der ein Maß für den Maximaldurchmesser eines Lymphknotens im Verhältnis zu seinem transversalen (Quer-)Durchmesser darstellt. Ein Wert unter 2 ist dabei als malignitätsverdächtig zu werten. Dennoch sind diese Kriterien wie auch die Berechnung des M/Q-Quotienten nur als relative Anhaltspunkte für die Beurteilung einer malignen Infiltration eines Lymphknotens anzusehen. Wichtig sind die Klassifikation des Lymphknotenbefalls gemäß dem TNM-System sowie die Beschreibung der Lokalisation von Lymphknoten nach Level 1–7.

Pathophysiologie und Ätiologie

Genaue Ursachen für einen malignen Befall der Lymphknoten sind nicht bekannt.

Demografie

Primärer oder sekundärer Lymphombefall ist relativ häufig, besonders beim Morbus Hodgkin oder bei Non-Hodgkin-Lymphomen als Differenzialdiagnose.

Klinik, Therapie und Prognose

Eine Biopsie des vergrößerten Lymphknotens ist aufschlussgebend. Die daraufhin ergriffenen Therapiemethoden hängen vom jeweiligen Lymphomtyp ab.

Bildgebung

Bildgebend kommen Röntgenaufnahmen, MRT, PET und Knochenszintigrafie zum Einsatz (▶ Abb. 13.12 und ▶ Abb. 13.13).

Differenzialdiagnose

> **Differenzialdiagnosen**
>
> Die Differenzialdiagnose des malignen Lymphknotenbefalls umfasst zervikale Befundmuster verschiedenster Primärtumoren, Lymphome oder entzündlicher Rosen.

Halsweichteile

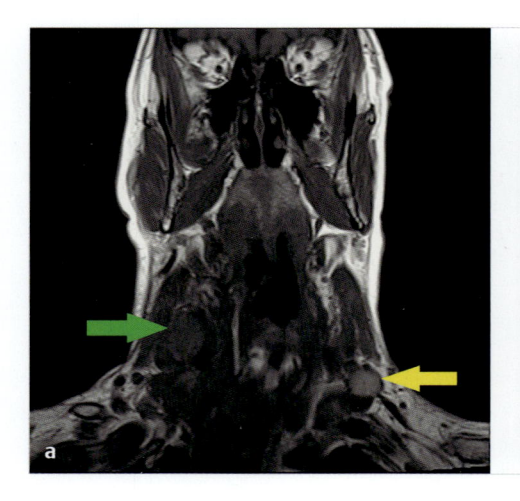

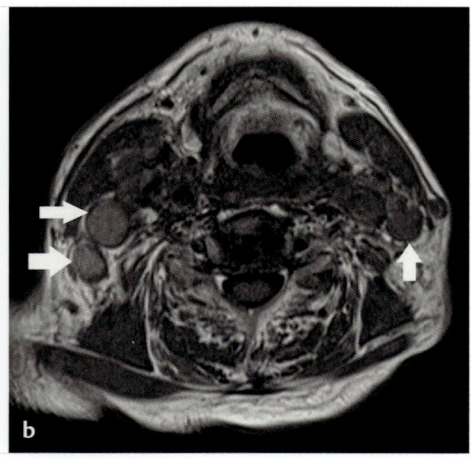

Abb. 13.12 Pathologisch vergrößerte, hochgradig malignomsuspekte Lymphknoten, zervikal betont, in Level 2–4 beidseits. Die Pfeile in **b** markieren diese Lymphknoten. Exemplarisch ein Lymphknoten in Level 3 rechts (**a**, grüner Pfeil), axial 1,7 cm messend, sowie in Level 4 links (**a**, gelber Pfeil), axial 1,5 cm messend.
a Koronare T 1w MRT-Aufnahme.
b Axiale T 1w MRT-Aufnahme.

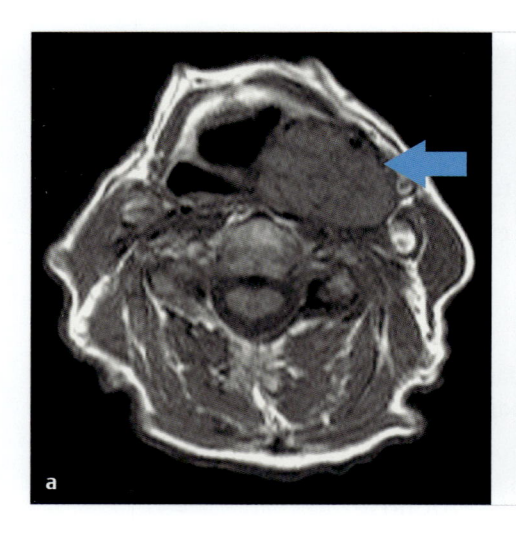

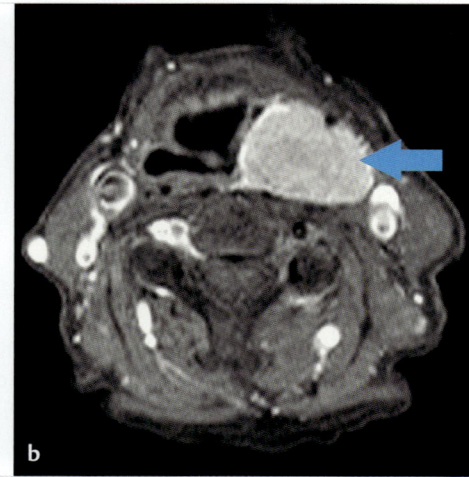

Abb. 13.13 Zustand nach Thyroidektomie bei follikulärem Schilddrüsenkarzinom. Die MRT-Bilder zeigen eine kontrastmittelaufnehmende (**d**), glatt begrenzte Raumforderung linkspharyngeal (Pfeile) mit Verlegung des Recessus piriformis links, vereinbar mit einer Lymphknotenmetastase.
a Native T 1w MRT-Aufnahme.
b MRT-Aufnahme nach Kontrastmittelgabe.

Lymphom

Kernaussagen

Beim primären oder sekundären Lymphknotenbefall muss jeweils eine Abklärung mit den bildgebenden Verfahren Sonografie, CT, MRT oder PET-CT erfolgen.

Definition

Lymphome sind Tumoren des Lymphgewebes in benigner oder maligner Ausprägung.

Pathophysiologie und Ätiologie

Trotz eines gehäuften familiären Auftretens lassen sich keine Rückschlüsse auf eine genetische Ursache ziehen.

Demografie

Es lässt sich eine erhöhte Wahrscheinlichkeit des Auftretens mit fortschreitendem Alter feststellen.

Klinik, Therapie und Prognose

Prognose und Therapie sind für Morbus Hodgkin und Non-Hodgkin-Lymphome jeweils unterschiedlich.

Bildgebung

Bildgebende Kriterien sind eine clusterförmige Morphologie sowie eine randständige Kontrastmittelaufnahme in CT und MRT (▶ Abb. 13.14).

Differenzialdiagnose

Differenzialdiagnosen

Bei Vorliegen eines multiplen Lymphknotenbefalls mit Konglomeratbildung, extranodalem Mitbefall und homogener Binnenstruktur der einzelnen Lymphknoten muss eine systemische Lympherkrankung vom Hodgkin- oder Non-Hodgkin-Typ differenziert werden. Des Weiteren findet sich auch ein Morbus-Hodgkin-Befall der Glandula submandibularis oder ein extranodales Lymphom der Glandula parotis. Bei Patienten mit AIDS (erworbenem Immunschwächesyndrom) kommt es zu Lymphominfiltrationen des Gesichtsschädels oder multiplem Lymphknotenbefall auf beiden Halsseiten. Im vorderen oberen Mediastinum zeigt sich oft ein flächiges Wachstum, bei dem eine Differenzierung zwischen Hodgkin- und Non-Hodgkin-Lymphomen nicht möglich ist.

13.4 Spezifische Befunde

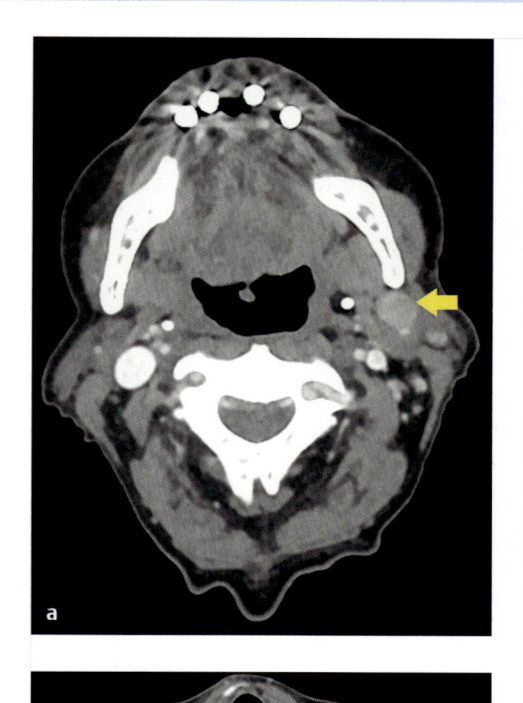

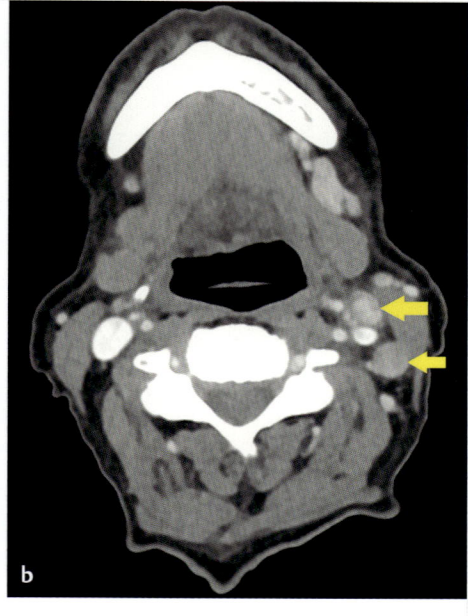

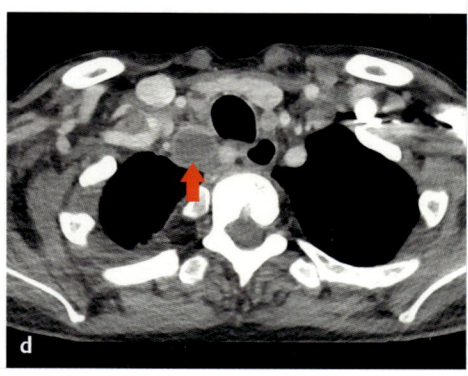

Abb. 13.14 Lymphome. In der Anzahl vermehrte, teils pathologisch vergrößerte Lymphknoten zervikal mit Punctum maximum in Level 3/4 links und teilweise stark kontrastmittelaffinen Lymphknoten (a–c, gelbe Pfeile). Einige Lymphknoten zeigen eine zentrale Hypodensität im Sinne einer zentralen Nekrose bzw. Einschmelzung (c, d, rote Pfeile). a–d von kranial nach kaudal.
a CT-Aufnahme nach Kontrastmittelgabe.
b CT-Aufnahme nach Kontrastmittelgabe.
c CT-Aufnahme nach Kontrastmittelgabe.
d CT-Aufnahme nach Kontrastmittelgabe.

Lipom bzw. Liposarkom

Kernaussagen

Die bildgebenden Verfahren CT und MRT ermöglichen eine präzise Diagnostik von Lipomen und Liposarkomen mit hoher Sensitivität und Spezifität.

Definition

Lipome sind benigne Tumoren, die sich aus Adipozyten entwickeln. Sie treten in den meisten Fällen subkutan auf. Seltener kommen sie intramuskulär oder in den inneren Organen vor. Liposarkome stellen die deutlich seltener auftretende maligne Entartung dar.

Pathophysiologie und Ätiologie

Die Ätiologie der Lipome ist unbekannt. Eine genetische Veranlagung kann jedoch nicht ausgeschlossen werden.

Demografie

Lipome bilden sich meistens zwischen dem 40. und 50. Lebensjahr. Männer sind in der Regel minimal häufiger betroffen als Frauen.

Klinik, Therapie und Prognose

Das Lipom hat eine gute Prognose und stellt in den meisten Fällen allenfalls ein kosmetisches Problem dar, das chirurgisch entfernt werden kann. Auch Liposarkome haben grundsätzlich eine gute Prognose, sofern sie gut differenziert sind.

Bildgebung

Als bildmorphologische Kriterien für das Lipom gelten eine hohe Signalintensität in T1w Sequenzen in der MRT (▶ Abb. 13.15) bzw. eine niedrige Dichte in der CT. Das Lipom ist scharf begrenzt, während eine unscharfe Begrenzung mit soliden Anteilen als Kriterium für das Vorliegen eines Liposarkoms zu werten ist.

Eine diffuse, zirkuläre Fettgewebshypertrophie findet sich beim Madelung-Fetthals mit typischer Einkerbung nuchal.

Differenzialdiagnose

Differenzialdiagnosen

Die Differenzialdiagnose von Lipomen umfasst im Wesentlichen die Diagnostik von Hamartomen, Dermoidtumoren oder Fibromatose.

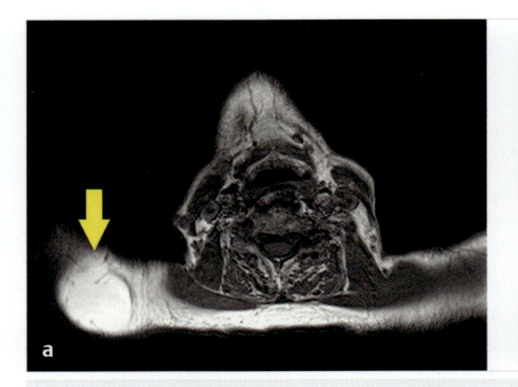

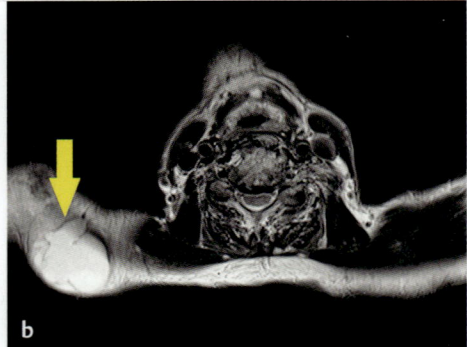

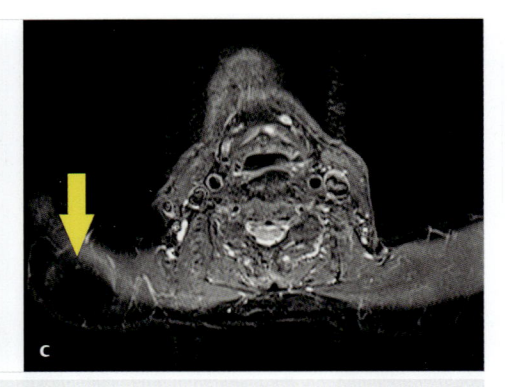

Abb. 13.15 Lipom im subkutanen Fettgewebe dorsal des M. trapezius rechts. Das Lipom (Pfeile) zeigt hyperintense Signale in den T 1w und T 2w Sequenzen und einen kompletten Signalverlust in den fettunterdrückten Sequenzen.
a T 1w MRT-Aufnahme.
b T 2w MRT-Aufnahme.
c Fettunterdrückte MRT-Aufnahme.

Fibromatose

Kernaussagen

Die Fibromatose ist eine seltene Differenzialdiagnose zervikaler Raumforderungen.

Definition

Bei den Fibromatosen handelt es sich um Bindegewebswucherungen unterschiedlicher Dignität. Von benignen, fibrösen Gewebestrukturen muss die semimaligne aggressive Fibromatose differenziert werden. Im Kopf-Hals-Bereich sind die nuchalen Muskel- und Bindegewebslogen die wichtigsten Prädilektionsstellen.

Pathophysiologie und Ätiologie

Die genauen Ursachen für Fibromatosen sind ungeklärt. An der Entstehung der Wucherung sind häufig Myofibroblasten beteiligt.

Demografie

Fibromatose tritt selten auf, die Inzidenz liegt bei 1:100 000, gehäuft im mittleren Alter.

Klinik, Therapie und Prognose

Charakteristisch für die Fibromatose ist eine nicht scharfe Abgrenzung des veränderten Gewebes vom umliegenden Gewebe. Eine Biopsie gibt Aufschluss über den Malignitätsgrad der Wucherung. Nach operativer Entfernung besteht eine hohe Rezidivwahrscheinlichkeit.

Bildgebung

Bildgebend steht die MRT im Vordergrund, die je nach Malignitätscharakter durch entsprechende Kontrastmittelaufnahme einen unterschiedlichen Infiltrationsgrad nachweist (▶ Abb. 13.16).

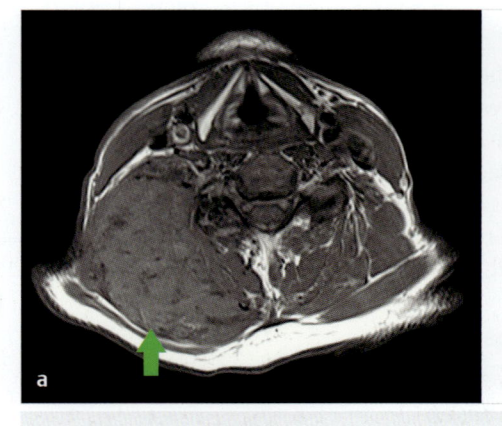

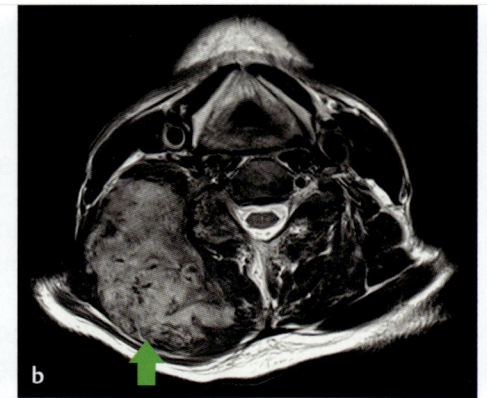

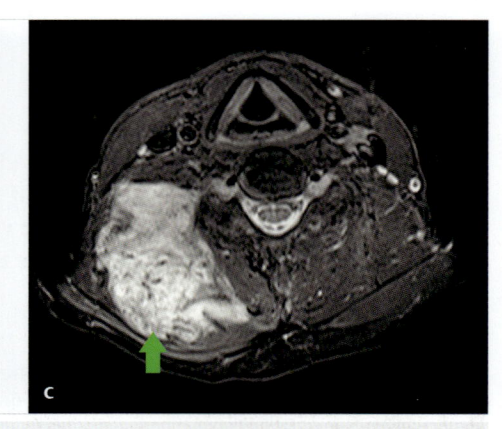

Abb. 13.16 Desmoidfibromatose. Die Fibromatose (Pfeile) imponiert als Masse in der Hals-Nacken-Muskulatur, rechts. Diese Läsion zeigt ein isointenses Signal in der T 1w Aufnahme, ein heterogenes hyperintenses Signal in der T 2w Aufnahme und ein signifikant hyperintenses Signal in der Fettsuppressionssequenz.
a T 1w MRT-Aufnahme.
b T 2w MRT-Aufnahme.
c Fettunterdrückte MRT-Aufnahme.

Differenzialdiagnose

> **Differenzialdiagnosen**
>
> Zu den Differenzialdiagnosen der Fibromatose zählen entzündliche oder neoplastische zervikale Raumforderungen.

Neurinom, Neurofibrom und malignes Schwannom

> **Kernaussagen**
>
> Die wichtigste Differenzialdiagnose von Raumforderungen der Halsregion stellen neurogene Prozesse dar.

Definition

Ein Neurinom bzw. Schwannom ist ein benigner Nervenzellentumor, der seinen Ursprung in den Schwann-Zellen hat. Die Tumoren wachsen nur langsam und verdrängen im späteren Verlauf gesundes Gewebe. Das kann zur Lähmung oder zu Schmerzen des betroffenen Nervs führen.

Pathophysiologie und Ätiologie

Häufig treten Neurinome in Zusammenhang mit einer Neurofibromatose Typ II auf.

Demografie

Neurinome lassen sich in allen Altersgruppen finden.

Klinik, Therapie und Prognose

Neurinome weisen allgemein eine gute Prognose auf. In weniger als 1 % der Fälle kommt es zur Bildung eines malignen Neurofibrosarkoms.

Bildgebung

Als effiziente Bildgebung bietet sich zur Darstellung des Tumors ein MRT an (▶ Abb. 13.17, ▶ Abb. 13.18, ▶ Abb. 13.20 und ▶ Abb. 13.22). Typisch ist die Lokalisation entlang der Gefäß-Ner-

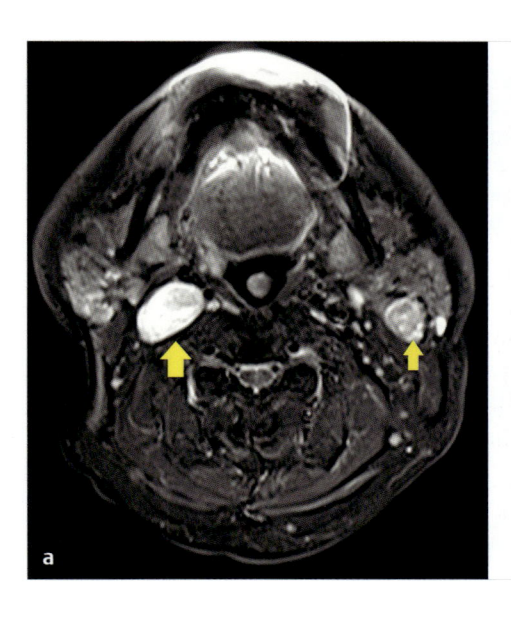

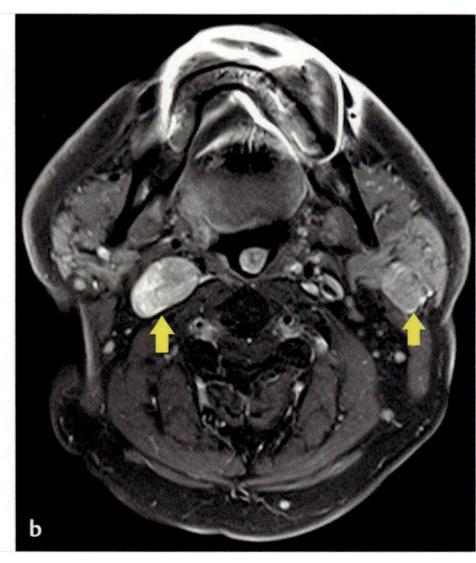

Abb. 13.17 Neurinom (histologisch gesichert). Die gelben Pfeile in den MRT-Aufnahmen zeigen eine glatt berandete kontrastmittelaufnehmende Raumforderung rechts parapharyngeal (histologisch gesichert: Neurinom) und auch eine andere Läsion (gutartig aussehend) am Unterpol der Glandula parotidea links (nicht histologisch gesichert).
a Fettunterdrückte T 2w MRT-Aufnahme.
b T 1w MRT-Aufnahme nach Kontrastmittelgabe.

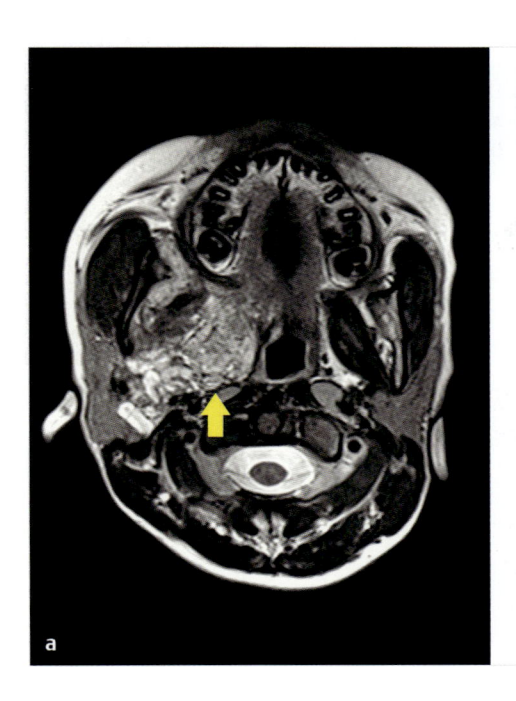

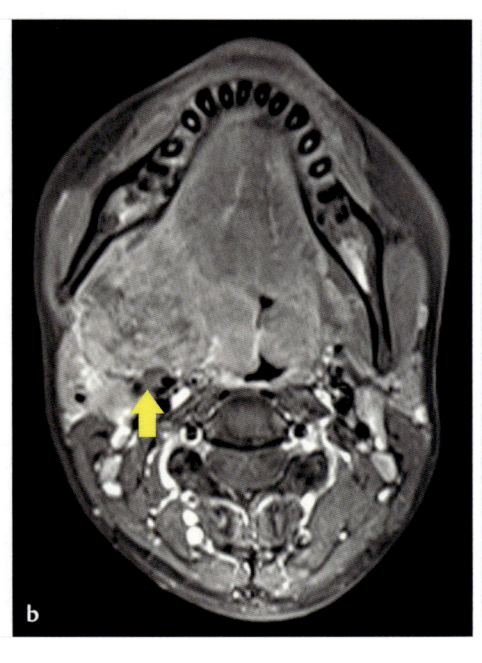

Abb. 13.18 Großes plexiformes, nicht resektables Neurofibrom parapharyngeal-rechts. Bei Neurofibromatose I zeigt sich eine kleinzystische signalangehobene Raumforderung in der T 2-Wichtung im Parapharyngealraum rechts mit inhomogener Kontrastmittelanreicherung (Pfeile). Nach ventral Beteiligung der Mm. hyoglossus, genioglossus und mylohyoideus. Dorsale Anteile des M. digastricus erscheinen auch infiltriert. Die prävertebrale Muskulatur rechts erscheint komprimiert, aber nicht infiltriert. Hyperplastische Gaumenmandel und Rachenmandel mit komprimierter Tuba auditiva rechts sowie Einengung des Oro- und Nasopharynx von rechts.
a T 2w MRT-Aufnahme.
b T 1w MRT-Aufnahme nach Kontrastmittelgabe.

Halsweichteile

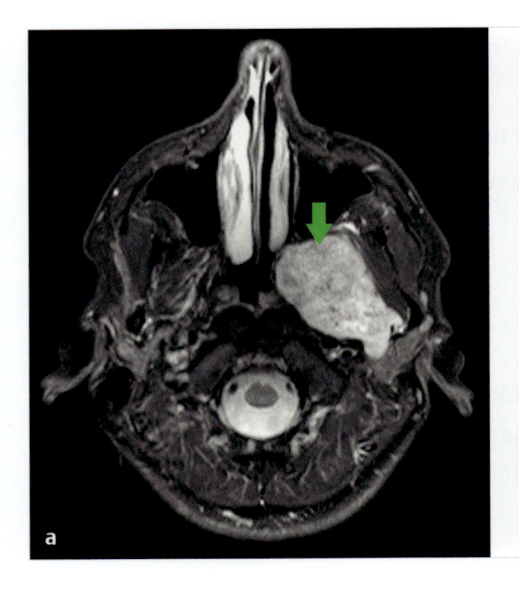

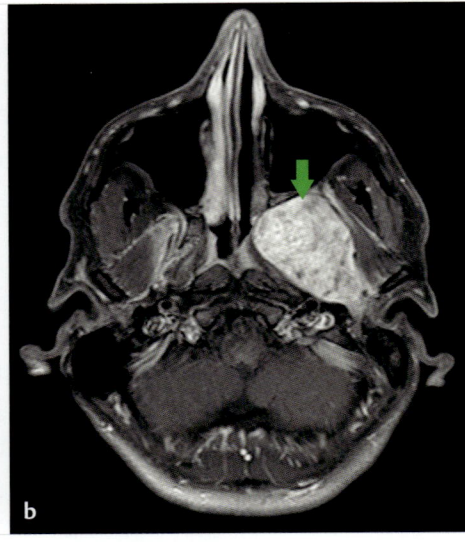

Abb. 13.19 Großes Schwannom. Die MRT-Aufnahmen zeigen eine inhomogen kontrastmittelaufnehmende Raumforderung (Pfeile) in der Fossa infratemporalis bzw. im Mastikatorraum links. Ventromedial reicht der Tumor an die laterale Nasopharynx- und Oropharynxwand heran und breitet sich innerhalb des parapharyngealen Raumes aus. Ventral reicht der Tumor bis unmittelbar an die linke Hinterwand der Kieferhöhle sowie knapp an die hintere linke Choanenebene. Nach dorsolateral grenzt der Tumor an die Parotis.
a T 2w TIRM-MRT-Aufnahme.
b T 1w MRT-Aufnahme nach Kontrastmittelgabe.

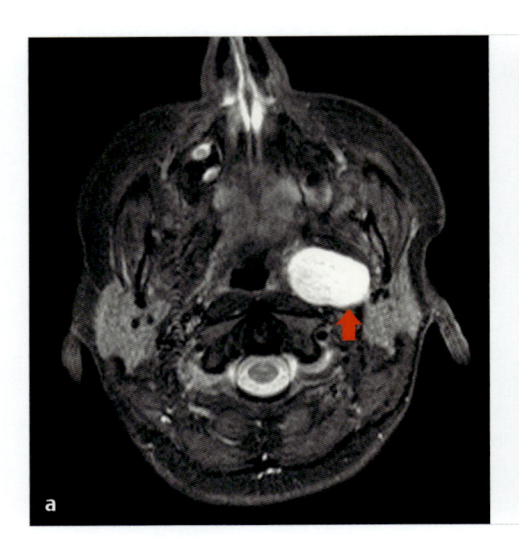

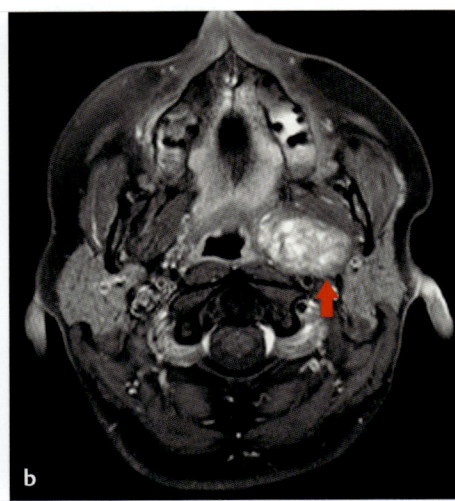

Abb. 13.20 Myoepithelialer Mischtumor. Bei der Patientin zeigt sich im MRT eine inhomogen kontrastmittelaufnehmende, glattrandig begrenzte Raumforderung (Pfeile) mit Hyperintensität in T 2w Sequenzen, parapharyngeal-links auf Höhe des Oropharynx dorsal der verdrängten Pterygoidmuskulatur und ventral der zervikalen Gefäßstraße linksseitig.
a Fettunterdrückte T 2w MRT-Aufnahme.
b T 1w MRT-Aufnahme nach Kontrastmittelgabe.

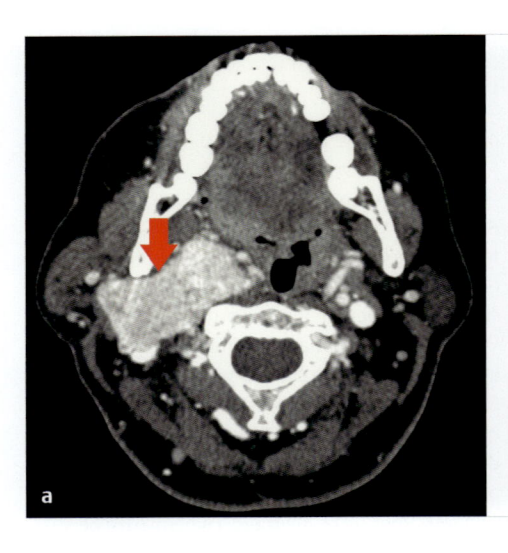

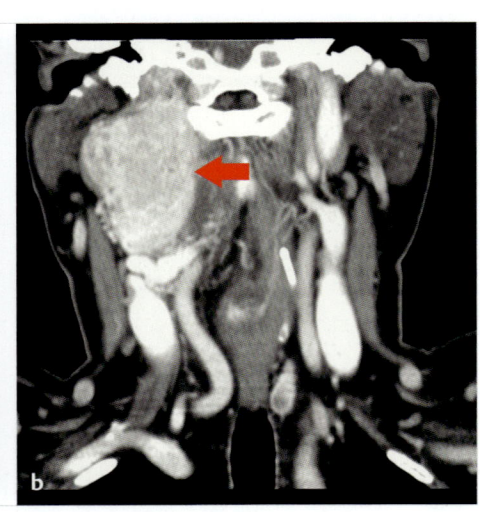

Abb. 13.21 Glomustumor im rechtsseitigen Karotisraum. Soweit beurteilbar, zeigt sich der Tumor (Pfeile) der Patientin direkt der Schädelbasis anliegend. Im Bereich des Foramen jugulare scheint eine diskrete ossäre permeative Infiltration rechts vorzuliegen. Kein Hinweis auf eine ossäre Destruktion.
a Axiale CT-Aufnahme nach Kontrastmittelgabe.
b Koronare CT-Aufnahme nach Kontrastmittelgabe.

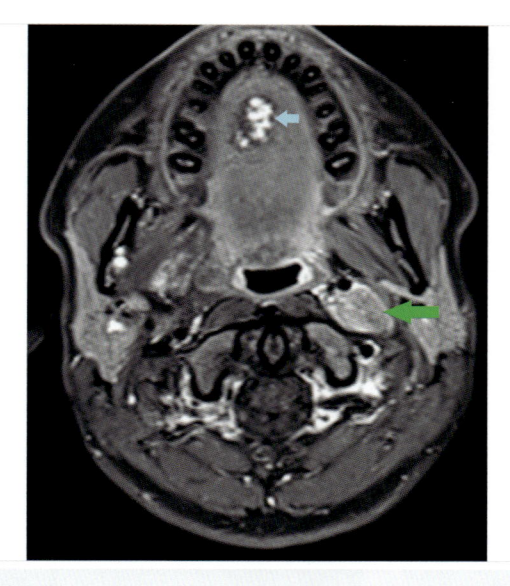

Abb. 13.22 Glomus-vagale-Tumor. T1w MRT-Aufnahme nach Kontrastmittelgabe eines Patienten mit Glomus-vagale-Tumor auf Level 2 links (grüner Pfeil), im Karotisraum bzw. dorsal der A. carotis interna und ventral der V. jugularis interna angrenzend. Die A. carotis interna und die V. jugularis interna sind auseinandergespreizt, mit lokaler Kompression der V. jugularis interna links. Zufallsbefund Lymphangiom (blauer Pfeil).

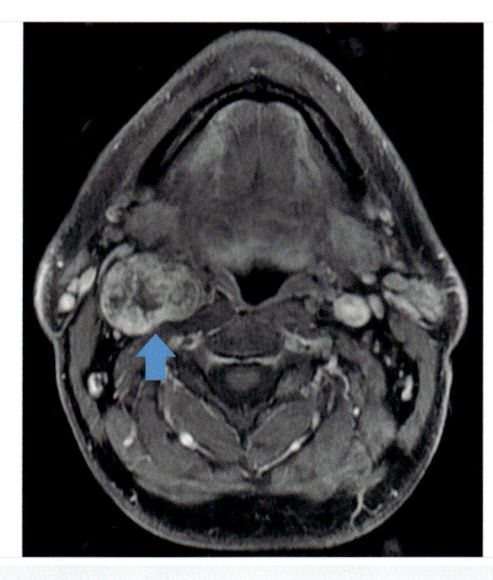

Abb. 13.23 N.-vagale-Schwannom. T1w MRT-Aufnahme nach Kontrastmittelgabe. Es stellt sich eine inhomogen kontrastmittelaufnehmende Raumforderung (Pfeil) mit zystischen Teilen dar.

ven-Scheide. Häufig vorkommende Neurinome im Halsbereich sind das N.-vagus-Neurinom und das N.-hypoglossus-Neurinom. Morphologisch zeigen sich eine inhomogene Binnenstruktur mit starker, randständiger Kontrastmittelaufnahme sowie infiltratives Wachstum beim malignen Schwannom (▶ Abb. 13.19, ▶ Abb. 13.21 und ▶ Abb. 13.23).

Differenzialdiagnose

> **Differenzialdiagnosen**
>
> Typisch für neurogene Tumoren ist die Lokalisation entlang der Gefäß-Nerven-Scheide. Häufig vorkommende Neurinome im Halsbereich sind das N.-vagus-Neurinom und das N.-hypoglossus-Neurinom. Morphologisch zeigt sich eine inhomogene Binnenstruktur mit starker, randständiger Kontrastmittelaufnahme sowie infiltrativem Wachstum beim malignen Schwannom.

Rhabdomyom und Rhabdomyosarkom

> **Kernaussagen**
>
> Rhabdomyom und Rhabdomyosarkom sind seltene Differenzialdiagnosen von Halsprozessen.

Definition

Rhabdomyome sind benigne Tumoren der muskulären Querstreifen, die in Form eines Rhabdomyosarkoms auch als maligner Weichteiltumor auftreten können.

Pathophysiologie und Ätiologie

Die Ätiologie gilt als ungeklärt.

Demografie

Das Rhabdomyosarkom gilt als häufigster Weichteiltumor von Kindern und Adoleszenten.

Klinik, Therapie und Prognose

Die 5-Jahres-Überlebensrate liegt beim Rhabdomyosarkom bei über 60 %.

Bildgebung

Die Raumforderung nimmt ihren Ursprung von der Halsmuskulatur. Eine sichere artdiagnostische Aussage ist bildgebend meist nicht möglich (▶ Abb. 13.24). Die exakte Diagnosestellung erfolgt in der Regel durch die histopathologische Abklärung, ggf. auch sonografisch oder CT-gesteuert.

Differenzialdiagnose

> **Differenzialdiagnosen**
>
> Differenzialdiagnosen des Rhabdomyoms und des Rhabdomyosarkoms sind klein- und rundzellige Tumoren. Sie werden immunhistochemisch voneinander differenziert.

Halsweichteile

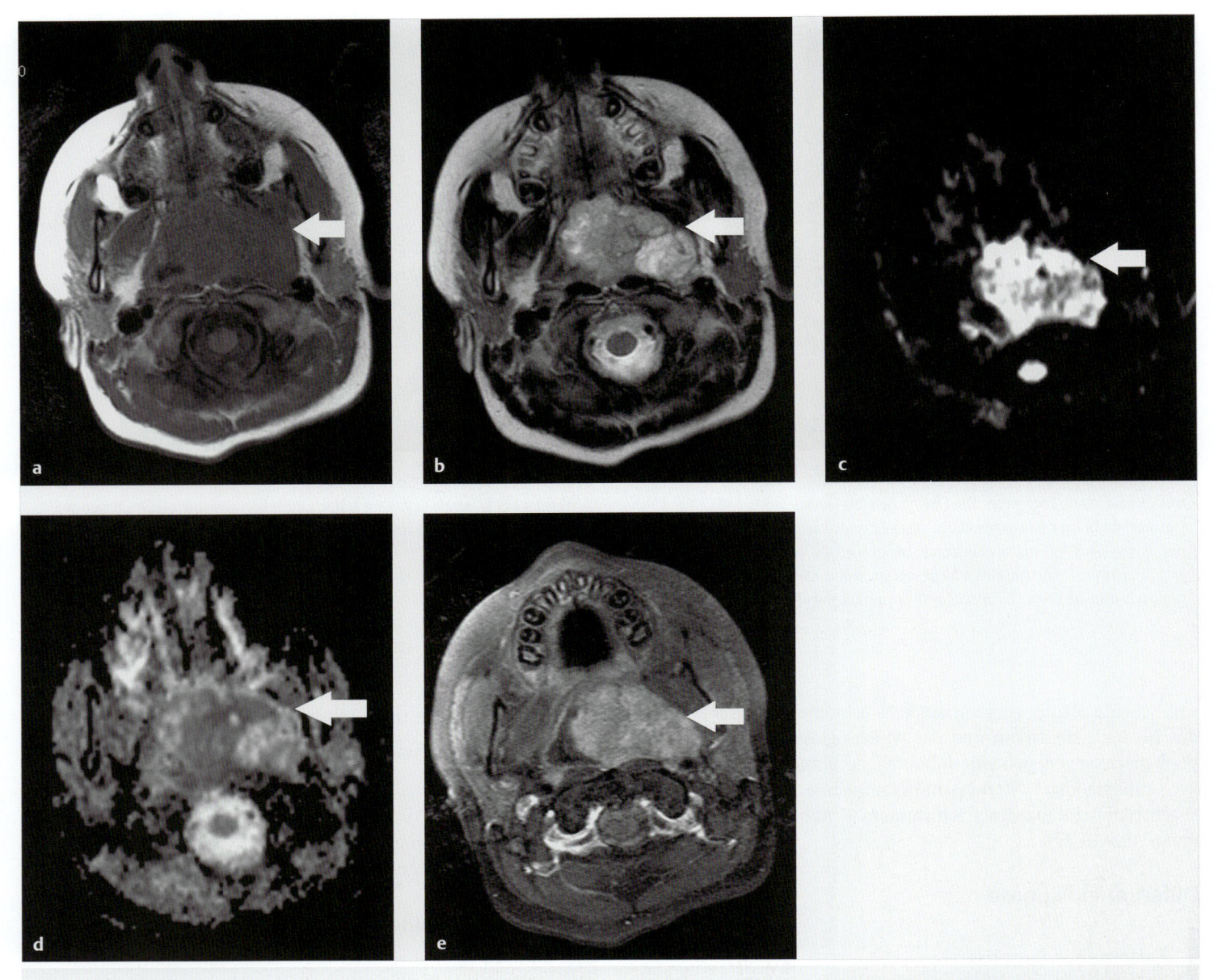

Abb. 13.24 Rhabdomyosarkom im Naso- und Epipharynx. Die MRT-Aufnahmen der Patientin zeigen einen exophytisch wachsenden Tumor im Nasopharynx (Pfeile), der den ganzen Epipharynx ausfüllt. Der Tumor erstreckt sich beidseitig lateral in den Parapharyngealraum, in den linken Mastikatorraum mit Infiltration in den M. pterygoideus medialis und kranial auch in den M. pterygoideus lateralis sowie in den linken Karotisraum mit Ummauerung der A. carotis interna um ca. 160°. Der Tumor reicht links bis zum Kieferköpfchen an die Glandula parotis heran, bis in den Parotisraum. Dorsale Infiltration des Tumors in den M. constrictor pharyngis (Pars superior) und in den Retropharyngealraum mit Infiltration in die knöcherne Schädelbasis. Der Tumor zeigt ein iso- bis hypointenses Signal in der T1w Sequenz und ein heterogen hyperintenses Signal in der T2w Sequenz. Es zeigen sich Bereiche mit Diffusionsrestriktion mit niedrigem ADC-Wert und Anreicherung nach Kontrastmittelgabe.
a   Axiale T1w MRT-Aufnahme.
b   Axiale T2w MRT-Aufnahme.
c   Axiale DWI-Aufnahme.
d   Axiale ADC-Map.
e   Axiale T1w MRT-Aufnahme nach Kontrastmittelgabe.

Chordom

Kernaussagen

Bildgebende Kriterien bei der Abklärung von Chordomen basieren auf der Mitbeteiligung der vertebralen Strukturen.

Definition

Chordome sind äußerst seltene maligne Tumoren entlang der Neuralachse.

Pathophysiologie und Ätiologie

Die Ätiologie der Chordome ist unbekannt.

Demografie

Chordome treten vor allem bei Erwachsenen auf, in der Regel ab dem 30. Lebensjahr. Es sind doppelt so viele Männer wie Frauen betroffen.

Klinik, Therapie und Prognose

Ein Chordom führt in der Regel zur Zerstörung eines Wirbelkörpers. Es ist langsam wachsend, metastasiert aber in 10–20 % der Fälle. Die 5-Jahr-Überlebensrate beträgt 50 %.

Bildgebung

Bildgebend lässt sich tumoröses Gewebe in den angrenzenden Weichteillogen nachweisen. Es zeigen sich interne Septierungen, eine bindegewebige Pseudokapsel, amorphe Verkalkungen und eine mäßige Kontrastmittelaufnahme. Zur Bildgebung bieten sich Röntgen, CT und MRT an (▶ Abb. 13.25).

Differenzialdiagnose

> **Differenzialdiagnosen**
>
> Entzündliche oder neoplastische Prozesse mit vertebraler bzw. paravertebraler Ätiologie sind mögliche Differenzialdiagnosen des Chordoms.

Struma

> **Kernaussagen**
>
> Die Struma ist die häufigste klinisch relevante zervikale Raumforderung im vorderen Kompartiment.

Definition

Die Struma stellt definitionsgemäß eine Vergrößerung der Schilddrüse dar, unabhängig vom Hormonhaushalt (serologische und szintigrafische Abklärung erforderlich). Dabei wird eine diffuse, homogene Hypertrophie von der Bildung solitärer bis multipler nodulärer Strukturen (heiße oder kalte Knoten) differenziert. Eine Verdrängung und Pelottierung von Trachea und Ösophagus ist möglich.

Pathophysiologie und Ätiologie

Der chronische Mangel an Spurenelementen (insbesondere Jod, aber auch Selen oder Eisen) gilt als mögliche Krankheitsursache, ebenso wie entzündliche Schilddrüsenerkrankungen und strumigene Medikamente. Pathophysiologisch bewirkt Jodmangel eine erhöhte Thyreotropinfreisetzung und hat damit Einfluss auf die Vergrößerung des Schilddrüsengewebes. Wachstumsfaktoren wie der

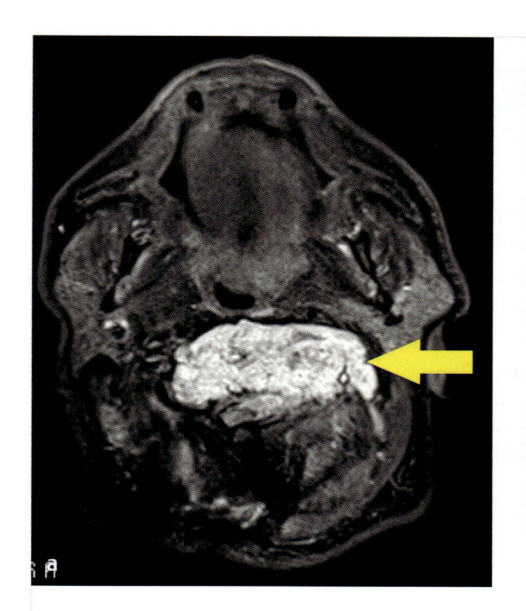

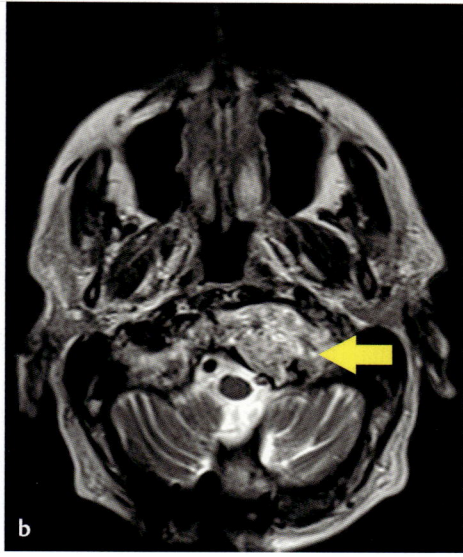

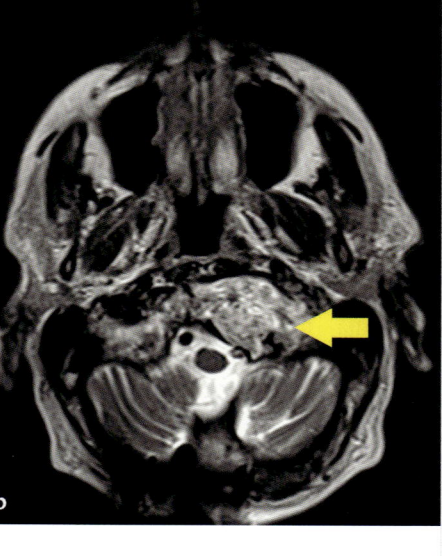

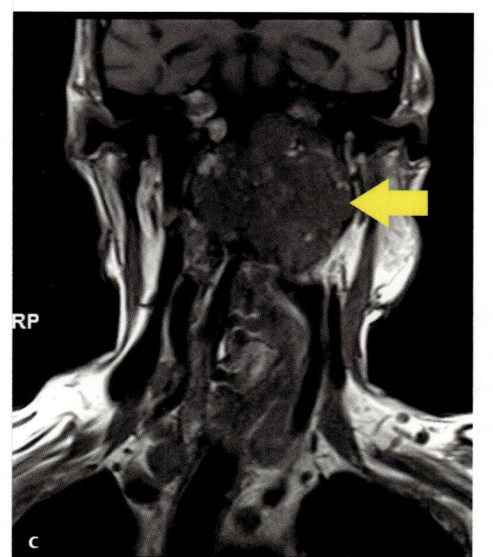

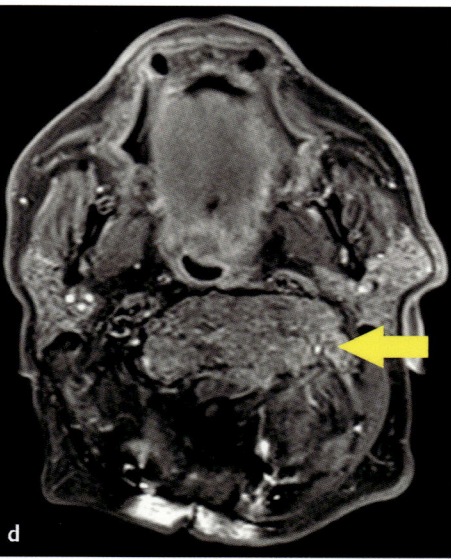

Abb. 13.25 Chordom. In den MRT-Aufnahmen ist eine tumoröse Weichteilraumforderung (Pfeile) im Bereich der Schädelbasis um den Dens zu sehen. Es zeigen sich ein heterogenes, hyperintenses Signal in T 2w Sequenzen und ein hypointenses Signal in T 1w Sequenzen mit Kontrastanreicherung nach Kontrastmittelgabe.
- **a** Axiale fettunterdrückte T 2w MRT-Aufnahme.
- **b** Axiale T 2w MRT-Aufnahme kranial zu **a**.
- **c** Koronare T 1w MRT-Aufnahme.
- **d** Axiale T 1w MRT-Aufnahme nach Kontrastmittelgabe.

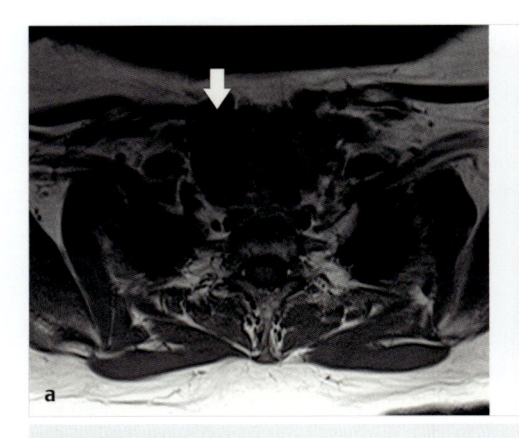

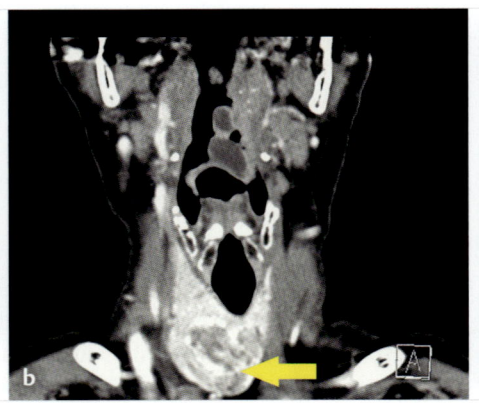

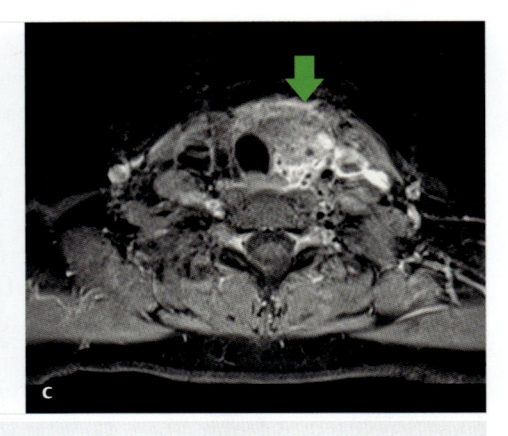

Abb. 13.26 Struma.
a Die T1w MRT-Sequenz zeigt einen inhomogen nodulär vergrößerten, rechts imponierenden Schilddrüsenlappen mit Ausdehnung bis in den Schilddrüsenisthmus (Struma; Pfeil).
b In der koronaren CT-Aufnahme ist ein großer heterogener Knoten im rechten Schilddrüsenlappen (Pfeil) zu sehen.
c Die T1w MRT-Aufnahme nach Kontrastmittelgabe stellt eine phlegmonöse Entzündung im Bereich des linken Schilddrüsenlappens mit Umgreifen um die Trachea sowie den Larynx (Pfeil) dar.

epidermale Wachstumsfaktor und der insulinähnliche Wachstumsfaktor 1 werden ebenfalls als mögliche Auslöser in Erwägung gezogen.

Demografie

Männer sind im Verhältnis 4:1 häufiger von einer Struma betroffen als Frauen.

Klinik, Therapie und Prognose

Eine Struma ist eine langsam progrediente Raumforderung. Problematisch ist die Differenzierung kalter und warmer Knoten.

Bildgebung

Die sonografische Untersuchung ist meist ausreichend. Bei unscharfer Begrenzung des Organs folgt eine weitere Abklärung mit der CT und MRT zum Ausschluss einer Struma maligna (▶ Abb. 13.26).

Differenzialdiagnose

> **Differenzialdiagnosen**
>
> Strumadiagnose mit nuklearmedizinischem Testverfahren zu evaluieren.

Schilddrüsenkarzinom

> **Kernaussagen**
>
> Das Schilddrüsenkarzinom ist eine häufige Neoplasie mit schwieriger Abgrenzung gegenüber Strumaknoten.

Definition

Das Schilddrüsenkarzinom ist eine maligne Neoplasie des Schilddrüsenepithels. Histologisch unterscheidet man bei den malignen Schilddrüsentumoren folgende Formen:

- folliculäres und papilläres Schilddrüsenkarzinom,
- Plattenepithelkarzinom,
- medulläres Karzinom ausgehend von den sog. C-Zellen,
- anaplastisches Karzinom mit besonders schlechter Prognose.

Pathophysiologie und Ätiologie

Erbliche Mutation sowie ionisierende Strahlung im Kindesalter gelten als mögliche Auslöser für das Schilddrüsenkarzinom.

Demografie

Das Schilddrüsenkarzinom ist eine seltene Erkrankung, die rund 1 % der deutschlandweiten Krebsfälle ausmacht. Männer sind seltener davon betroffen als Frauen. Eine Häufung ist zwischen dem 30. und 60. Lebensjahr festzustellen.

Klinik, Therapie und Prognose

Die Prognose ist hauptsächlich von 2 Faktoren abhängig: zum einen von dem histologischen Subtyp des Karzinoms, zum anderen vom Diagnosezeitpunkt.

Bildgebung

Bei szintigrafisch nachgewiesenen kalten Knoten sollte immer eine weiterführende Diagnostik bis zur Probeexzision angestrebt werden, um diese malignen Tumoren abzuklären. Bildgebende Verfahren wie die CT und die MRT erlangen Bedeutung zum Nachweis eines infiltrativen Wachstums oder der Verdrängung von Trachea und Ösophagus sowie der großen mediastinalen Gefäße. Zusätzlich muss exakt der lokale Lymphknotenbefall evaluiert werden, insbesondere eine benigne Lymphknotenhyperplasie gegenüber einer malignen Lymphknoteninfiltration.

Differenzialdiagnose

> **Differenzialdiagnosen**
>
> Differenzialdiagnostisch sind beim Schilddrüsenkarzinom benigne kalte und warme Knoten zu berücksichtigen.

13.4 Spezifische Befunde

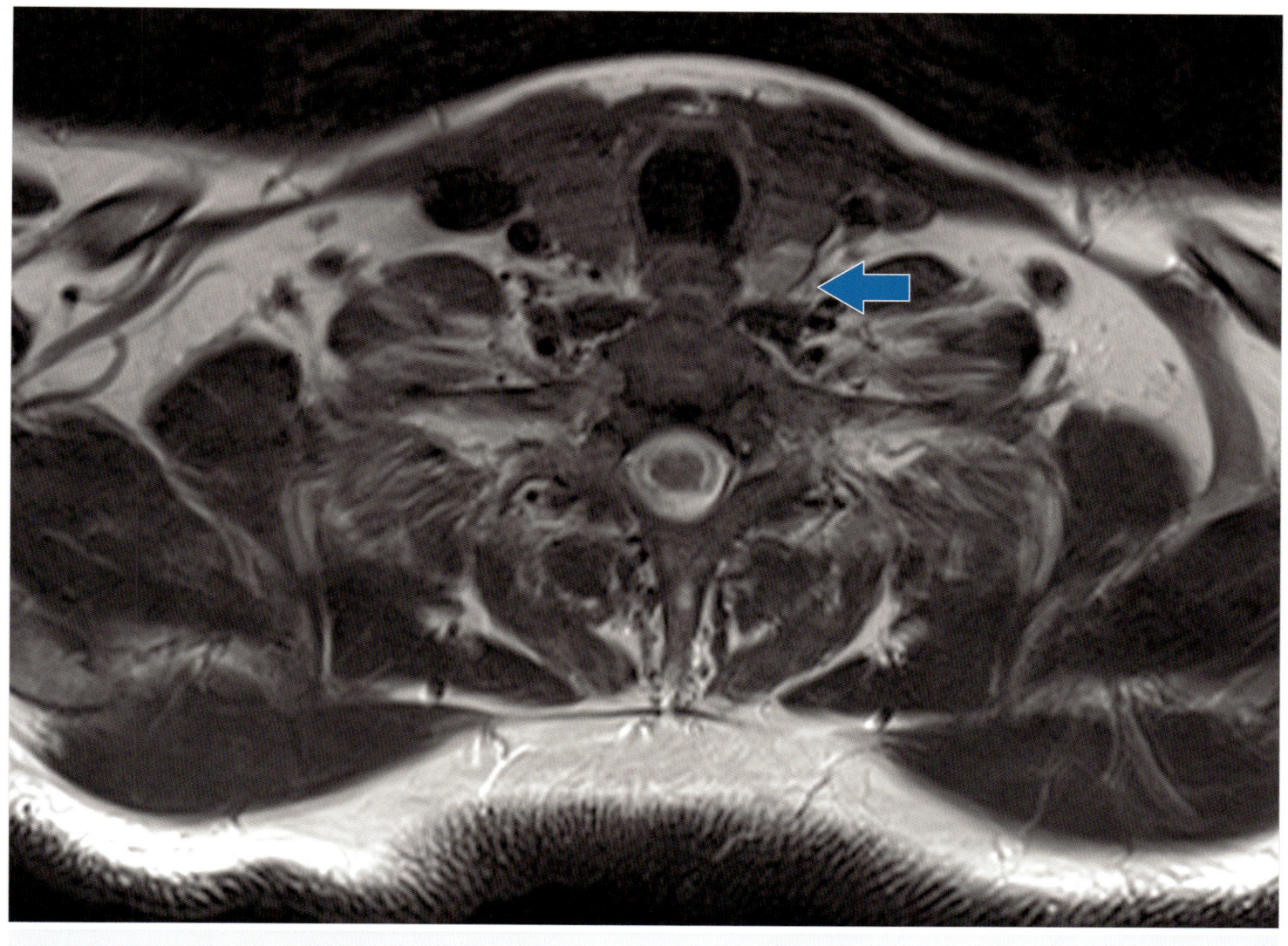

Abb. 13.27 Epithelkörperchenadenom links. Die T 2w MRT-Sequenz des Patienten zeigt dorsal der Schilddrüse im Bereich des inferioren Poles eine ovaläre, konfluierende, unscharf begrenzte Raumforderung (Pfeil). Die Läsion stellt sich hyperintens in T 2w Sequenzen dar, mit deutlicher Kontrastmittelrestanreicherung in der venösen Phase nach Kontrastmittelgabe (nicht gezeigt).

Epithelkörperchenhyperplasie

> **Kernaussagen** M!
>
> Zur Abklärung des primären Hyperparathyreoidismus werden in der Regel sonografisch die Epithelkörperchen evaluiert, selten mittels MRT.

Definition

Die Epithelkörperchenhyperplasie bezeichnet die Vergrößerung einer oder mehrerer Nebenschilddrüsen.

Pathophysiologie und Ätiologie

Keine auslösenden Faktoren bekannt.

Demografie

Die Inzidenz liegt bei 1:40 000.

Klinik, Therapie und Prognose

Typische klinische Symptome entsprechen denen des primären Hyperparathyreoidismus mit Hyperkalzämie.

Bildgebung

Bildgebende Verfahren zur Diagnostik und Lokalisation von Epithelkörperchen kommen nur beim primären oder tertiären Hyperparathyreoidismus sowie für die Rezidivdiagnostik bei bekanntem Malignom zum Einsatz. Aufgrund der topografischen Verhältnisse mit bis zu 20 % abnorm gelegenen Epithelkörperchen hat sich die zu untersuchende Region vom Os hyoideum bis zum Aortenbogen in kontinuierlicher Schichtlage zu erstrecken. Bei untergeordneter Bedeutung der Sonografie bietet die MRT im Fall einer notwendigen Lokalisationsdiagnostik Vorteile gegenüber anderen bildgebenden Verfahren (▶ Abb. 13.27).

Differenzialdiagnose

> **Differenzialdiagnosen**
>
> Strumaknoten, Lymphknoten und Zysten müssen bei der Epithelkörperchenhyperplasie differenzialdiagnostisch bedacht werden.

13.4.4 Vaskuläre Veränderungen

Vaskuläre Leitstrukturen des Halses sind die A. carotis communis bis zur A.-carotis-Bifurkation auf Höhe des Os hyoideum und die V. jugularis interna. Als diagnostische Methode der ersten Wahl empfiehlt sich die farbkodierte Duplexsonografie zur morphologischen Darstellung der Gefäßwand und der Flussverhältnisse. Als weiterführende Maßnahmen stehen die CTA (zur exakten Abklärung von verkalkten Plaques), die MRA (zur Beurteilung der kranialen Flussverhältnisse bis zum Circulus Willisii) und bei weiter bestehenden Unklarheiten präoperativ die DSA zur Verfügung. Zur Differenzierung der von den Gefäßen ausgehenden tumorösen Läsionen weist die MRT die höchste Sensitivität und Spezifität auf.

Hämangiom, Hämangiosarkom und Hämangioperizytom

> **Kernaussagen**
>
> Hämangiom, Hämangiosarkom und Hämangioperizytom sind wichtige Differenzialdiagnosen in der pädiatrischen Radiologie.

Definition

Hämangiome sind embryonale Tumoren der Blutgefäße. Die sog. Blutschwämmchen finden sich häufig in der Kopf- und Nackenregion, in der malignen Form im Gesicht, am Kopf oder auf der weiblichen Brust. Hämangioperizytome treten in den Weichteilen und Hirnhäuten auf.

Pathophysiologie und Ätiologie

Die Ätiologie des Hämangioms ist bislang ungeklärt; in Betracht gezogen werden eine hamartomatöse Gefäßanomalie sowie neoplastische Ursachen. Der Zelltyp, der eine Entartung verursacht, ist bislang nicht bekannt.

Demografie

Drei Viertel der Hämangiome sind bereits bei der Geburt vorhanden oder bilden sich kurz danach. Bei 10–12 % der Kinder kommen sie im ersten Lebensjahr vor. Betroffen sind häufig Frühgeborene. In der malignen Form tritt die Erkrankungen hingegen selten und meist im höheren Lebensalter auf, Hämangioperizytome bevorzugt bei Männern im Alter zwischen dem 40. und 50. Lebensjahr.

Klinik, Therapie und Prognose

Wichtig ist die Diagnose eines maligne entarteten Tumors ausgehend von den Gefäßendothelien. Prinzipiell weist ein Hämangiosarkom oder ein Hämangioperizytom eine dem Hämangiom vergleichbare Dichte oder ein vergleichbares Signal auf. Entscheidende Differenzierungsmerkmale sind zentrale Inhomogenitäten und ein infiltratives Wachstum.

Die Behandlung der Hämangiome richtet sich nach Art, Lokalisation, Ausdehnung und Verlauf. Kryo- und Lasertherapie, chirurgische Entfernung oder medikamentöse Therapien mit Propranolol oder Kortisonpräparaten sind Therapiemöglichkeiten. Die Prognose ist gut, einige Hämangiome bilden sich von selbst zurück.

Die Diagnose des Hämangiosarkoms wird anhand der Histopathologie gestellt. Bei Inoperabilität bietet sich eine fraktionierte Radiotherapie mit eventueller anschließender Chemotherapie an.

Hämangioperizytome sprechen kaum auf Chemotherapie kaum an, eine präoperative Embolisierung ist empfehlenswert. Die 5-Jahres-Überlebensrate nach operativer Entfernung beträgt 60 %.

Bildgebung

Hämangiome zeigen eine flächige Ausdehnung ohne infiltratives Wachstum mit hoher Signalintensität in T2w Aufnahmen in der MRT. Inhomogenitäten durch Phlebolithen oder fibrotische Anteile sowie häufig geschlängelte zu- oder abführende Gefäße sind bildgebend nachweisbar (▶ Abb. 13.28).

Differenzialdiagnose

> **Differenzialdiagnosen**
>
> Wichtig ist die Diagnose eines maligne entarteten Tumors ausgehend von den Gefäßendothelien. Prinzipiell weist ein Hämangiosarkom oder ein Hämangioperizytom eine dem Hämangiom vergleichbare Dichte oder ein vergleichbares Signal auf. Entscheidende Differenzierungsmerkmale sind zentrale Inhomogenitäten und ein infiltratives Wachstum.

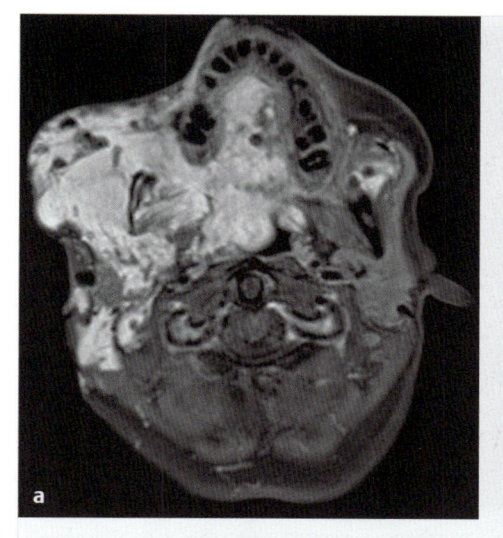

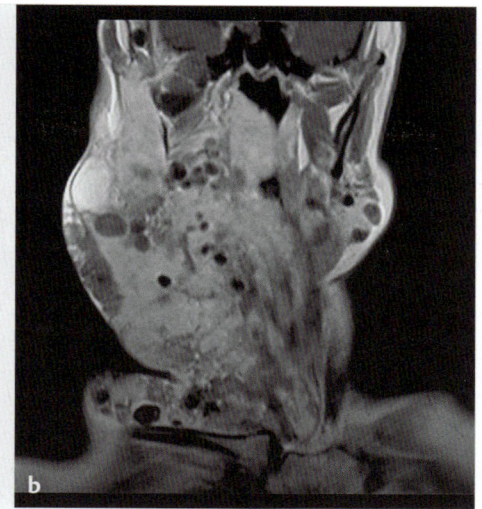

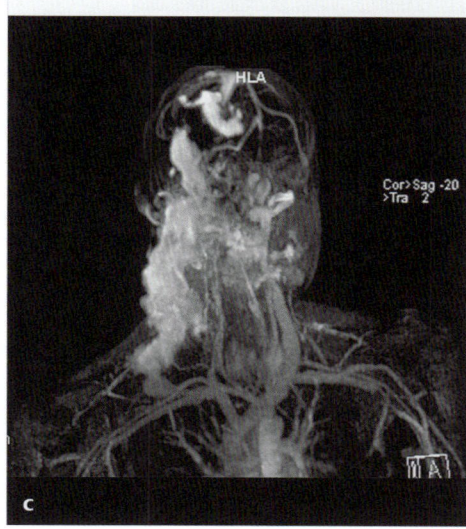

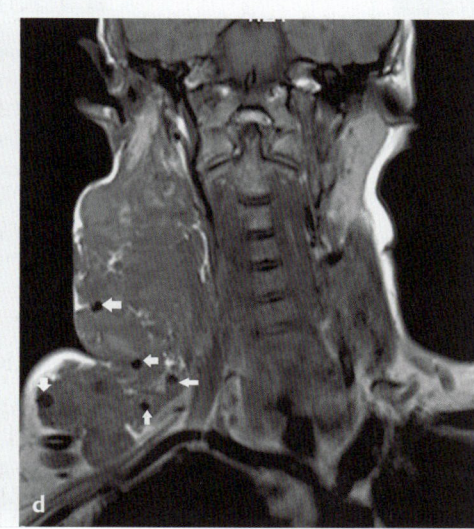

Abb. 13.28 Venös gespeistes Hämangiom. Die Raumforderung stellt sich als zervikale, subkutan lokalisierte Weichteilraumforderung dar, rechtsseitig betont von frontoparietal bis zur oberen Thoraxapertur abgrenzbar. Die Raumforderung zeigt sich in der T1w Sequenz hypointens mit multiplen hypointensen Läsionen, am ehesten Verkalkungsformationen entsprechend. Deutliche Kontrastierung in der venösen Phase ohne sicheren Hinweis auf arterielle Feeder. Die Vv. jugulares interna und externa rechts lassen sich von dem Hämangiom nicht abgrenzen. Die Gefäße der Raumforderung weisen Gefäßverbindungen zur V. subclavia rechtsseitig auf. Es zeigt sich eine ausgeprägte Deformität der rechten Halsseite sowie des Gesichts, und die Halsmuskulatur ist rechtsseitig kaum abgrenzbar. Die Raumforderung im Bereich des harten und weichen Gaumens reicht rechtsseitig betont im Bereich des Mundbodens bis zum kontralateral submandibulären Raum links, mit konsekutiv subtotaler Einengung des Naso- und Oropharynx rechtsseitig durch Anteile der Raumforderung.
a Axiale T1w MRT-Aufnahme nach Kontrastmittelgabe.
b Koronare T1w MRT-Aufnahme nach Kontrastmittelgabe.
c Angio-MIP-Bild.
d Koronare T1w MRT-Aufnahme.

Glomus-caroticum-Tumor

> **Kernaussagen**
>
> Der Glomus-caroticum-Tumor ist eine wichtige Differenzialdiagnose zervikaler Raumforderungen.

Definition

Glomus-caroticum-Tumoren sind seltene, meist benigne Paragangliome mit langsamem Wachstum, die häufig in der Adventitia der Karotisgabel gelegen sind.

Pathophysiologie und Ätiologie

Über die Ätiologie ist wenig bekannt.

Demografie

Die Inzidenz wird mit 0,012 % angegeben. Männer und Frauen sind im Verhältnis 1:3 betroffen.

Klinik, Therapie und Prognose

Heiserkeit, Schluckbeschwerden sowie Kopfschmerzen und Sehstörungen sind häufige Symptome. Diagnostisch sind radiologische Verfahren (MRT, CT und Angiografie) das Mittel der Wahl.

In der Regel ist der Tumor gut operabel.

Bildgebung

Typisch ist die Lage in der A.-carotis-Bifurkation bei charakteristischer starker Kontrastmittelaufnahme und scharfer Begrenzung ohne infiltratives Wachstum. Die bildgebende Diagnostik basiert auf dem Einsatz der Multislice-CT, der MRT mit MRA und in Einzelfällen der DSA bei Interventionen (▶ Abb. 13.29 und ▶ Abb. 13.30; s. auch ▶ Abb. 13.22).

Differenzialdiagnose

> **Differenzialdiagnosen**
>
> Die Differenzialdiagnose des Glomus-caroticum-Tumor umfasst das Hämangiom und Metastasen.

Halsweichteile

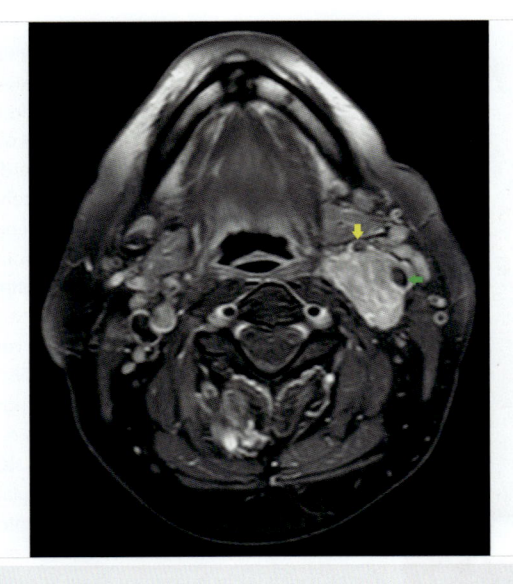

Abb. 13.29 Glomus-caroticum-Tumor in der linken Karotisgabel. Der in der T1w MRT-Aufnahme nach Kontrastmittelgabe deutlich kontrastmittelanreichernde Tumor liegt in der A.-carotis-Bifurkation. Die A. carotis interna (gelber Pfeil) und die A. carotis externa (grüner Pfeil) sind auseinandergespreizt.

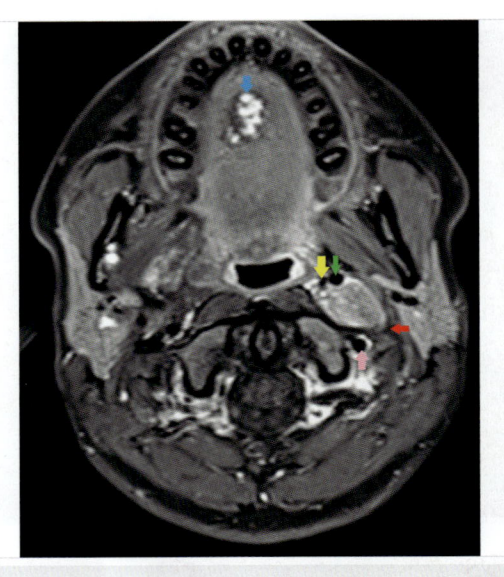

Abb. 13.30 Glomus-vagale-Tumor auf Level 2 links im Karotisraum, dorsal der A. carotis interna und ventral der V. jugularis interna angrenzend. T1w MRT-Aufnahme nach Kontrastmittelgabe. Die A. carotis interna (gelber Pfeil) und die V. jugularis interna sind auseinandergespreizt, mit lokaler Kompression der V. jugularis interna links (roter Pfeil). A. carotis externa (grüner Pfeil), A. vertebralis links (rosafarbener Pfeil), Zufallsbefund Lymphangiom (blauer Pfeil).

Arteria-carotis-Stenose und -Aneurysma

> **Kernaussagen** M!
>
> Die A.-carotis-Stenose und das A.-carotis-Aneurysma sind wichtige internistisch und angiologisch abzuklärende Pathologien.

Definition

Die Stenose stellt eine Engstelle der A. carotis dar, beim Aneurysma handelt es sich um eine Ausweitung oder auch Aussackung.

Pathophysiologie und Ätiologie

Ursächlich ist für die A.-carotis-Stenose die Verkalkung der Gefäße an hirnversorgenden Arterien. Arterielle Hypertonie, Diabetes mellitus und Rauchen zählen zu den Risikofaktoren, die zu einer Verengung beitragen. Degenerative Gefäßwanderkrankungen wie die Atherosklerose sind häufig Ursache für die Bildung eines Aneurysmas.

Demografie

Etwa 8% der über 65-Jährigen weisen eine hochgradige Stenose auf. Bei den über 80-Jährigen (7,5% aller Männer und 5% aller Frauen) liegt eine mindestens 50%ige Verengung der vorderen und hinteren Halsschlagader vor. Männer machen im Schnitt ⅔ der Betroffenen aus. Rund 30 000 Schlaganfälle werden jährlich durch eine Stenose ausgelöst. Von einem Aneurysma der A. carotis sind lediglich 1–2% der Bevölkerung betroffen, Männer viermal so häufig wie Frauen.

Klinik, Therapie und Prognose

Beide Erkrankungen verlaufen zunächst asymptomatisch. Die A.-carotis-Stenose kann gänzlich ohne Symptome bleiben oder aber für vorübergehende Ausfallerscheinungen bis hin zum Schlaganfall führen. Die Größe des Aneurysmas hat Einfluss auf das Risiko einer möglichen Ruptur und einer damit verbundenen Einblutung in das Gehirn.

Therapeutisch kommen die Desobliteration, ein Stent oder die perkutane, transluminale Angioplastie infrage.

Bildgebung

Am einfachsten gelingt die Darstellung und Quantifizierung von Stenosierungen mit der farbkodierten Duplexsonografie durch die Bestimmung der Flussgeschwindigkeiten in der Stenose sowie proximal und distal davon. Ein weiteres Kriterium ist der transversale Durchmesser des Lumens der A. carotis communis im Verhältnis zu dem der A. carotis interna und der A. carotis externa bei Stenosen im Bulbusbereich. Allerdings kann Doppler-sonografisch nicht die gesamte Verlaufstrecke der Karotiden erfasst werden. Auch ein Aneurysma der A. carotis ist Doppler-sonografisch meist gut erfassbar. Eine kraniale Lokalisation bis zur Schädelbasis muss jedoch mit angiografischen Techniken verifiziert werden.

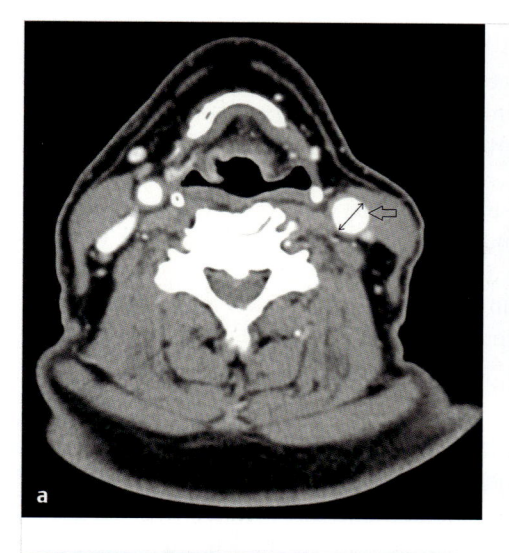

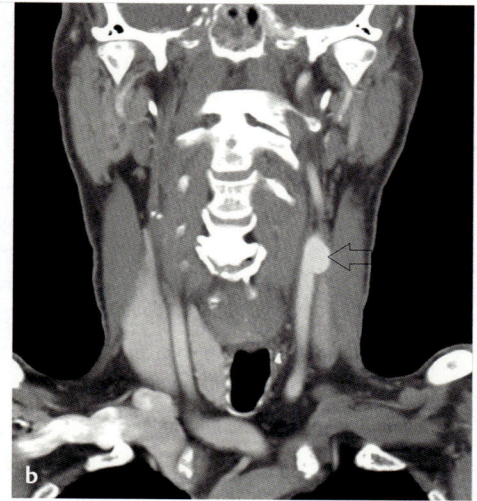

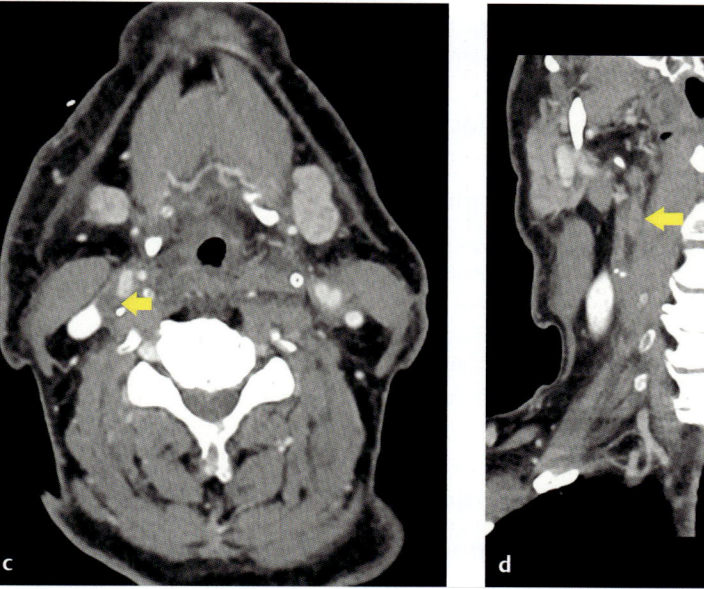

Abb. 13.31 A.-carotis-Aneurysma. Die CT-Aufnahmen des Patienten zeigen ein Aneurysma der A. carotis interna links am Übergang der Karotisgabel, mit ca. 1,3 cm Weite (a, b, offene Pfeile), und Verschluss der A. interna rechts in Höhe der Karotisgabel bis in den Canalis caroticus rechts im Verlauf des Felsenbeins (c, d, Pfeile).
a Axiale CT-Aufnahme nach Kontrastmittelgabe.
b Koronare CT-Aufnahme nach Kontrastmittelgabe.
c Axiale CT-Aufnahme nach Kontrastmittelgabe kranial zu a.
d Koronare CT-Aufnahme nach Kontrastmittelgabe dorsal zu b.

CT und CTA ermöglichen die beste Darstellung arteriosklerotischer Plaques an der Gefäßwand mit entsprechenden Verkalkungen und weisen eine exzellente Sensitivität und Spezifität bei der Bestimmung des Stenosegrads auf (▶ Abb. 13.31 und ▶ Abb. 13.32). Nachteile sind die Röntgenexposition und die Notwendigkeit der Verwendung eines jodhaltigen Kontrastmittels.

Demgegenüber ist die MRA ein elegantes Verfahren zur Darstellung der Karotiden in ihrem gesamten Verlauf ohne Strahlenexposition oder Verwendung von Kontrastmittel. Allerdings können die Stenosen in ihrem Ausmaß wegen des poststenotischen turbulenten Flusses überbewertet werden.

Als präoperatives Verfahren ist jedoch weiterhin die arteriell-invasive DSA als diagnostischer Goldstandard anzusehen.

Eine vollständige Okklusion der Karotiden sollte mit allen genannten Methoden mit ausreichender Sicherheit darstellbar sein.

Differenzialdiagnose

Differenzialdiagnosen

Differenzialdiagnostisch sind bei A.-carotis-Stenosen und -Aneurysmen arteriosklerotische Veränderungen gegen eine Vaskulitis bzw. therapieinduzierte Veränderungen abzugrenzen.

Halsweichteile

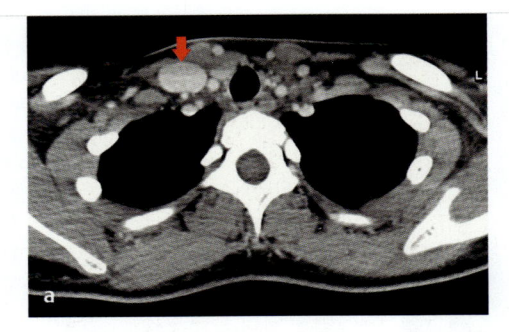

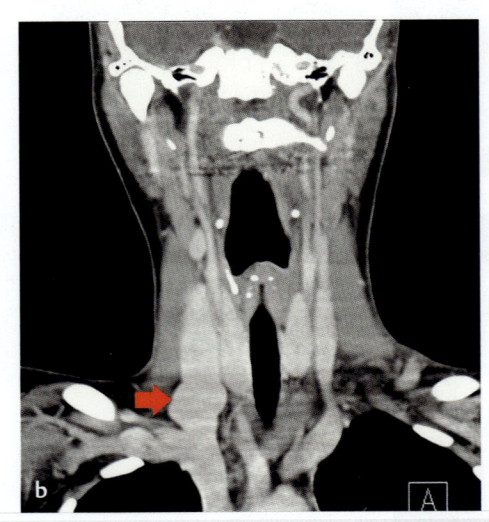

Abb. 13.32 Dilatierte V. jugularis. Die CT-Bilder zeigen ein dilatiertes Segment der rechten Jugularvene (Pfeile). Differenzialdiagnose.
a Axiale CT-Aufnahme.
b Koronare CT-Aufnahme.

Thrombophlebitis und Thrombose der Vena jugularis interna

> **Kernaussagen**
>
> Thrombophlebitis und Thrombose der V. jugularis interna werden normalerweise durch eine verlängerte zentralvenöse Katheterisierung, tiefe Kopf-Hals-Infektionen oder ein Trauma verursacht.

Definition

Bei der Thrombose und/oder Thrombophlebitis der V. jugularis interna handelt es sich um eine nicht infektiöse, lokal begrenzte, oberflächliche Entzündung der Venen mit unterschiedlichsten Ursachen, mit Verlegung des Lumens durch einen Thrombus.

Pathophysiologie und Ätiologie

Ursächlich ist meist die Fortleitung einer bakteriellen Entzündung in das venöse Abflusssystem. Raumforderungen wie Tumoren können zudem Auslöser für die Thrombusbildung sein.

Demografie

Diese Erkrankungen sind häufig. In den USA wird von 125 000 Neuerkrankungen pro Jahr berichtet. Die Thrombosen der V. jugularis interna machen weniger als 5 % aller tiefen Venenthrombosen aus.

Klinik, Therapie und Prognose

Rötungen, Schwellungen und Druckschmerzen sowie hohes Fieber können mögliche Symptome sein. Seltene Komplikationen sind eine Sepsis, Lungenembolie oder funktionelle Ausfälle des zentralen Nervensystems.

Ohne medizinische Behandlung ist die Prognose ungünstig. Auch bei frühzeitiger Behandlung besteht die Möglichkeit eines Wiederauftretens. Wichtige Therapieoptionen sind die Antikoagulation und ggf. die Entfernung des Port-Systems oder die Evaluation der Flussverhältnisse in der V. cava.

Bildgebung

Die Darstellung einer Thrombose sollte mit CT oder MRT sowie mit CTA oder MRA erfolgen. Dabei kann in kontrastmittelverstärkten MRT-Schichtaufnahmen die V. jugularis interna durch verlangsamten Fluss mit hoher Signalintensität imponieren. Zum Ausschluss eines falsch-positiven Befunds kann in diesen Fällen eine venöse MRA durchgeführt werden.

Differenzialdiagnose

> **Differenzialdiagnosen**
>
> Zum Ausschluss eines falsch-positiven Befunds kann bei einer Thrombose eine venöse MRA durchgeführt werden, die eine Differenzierung von Flussphänomenen und echten pathologischen Veränderungen erlaubt. Bei der Thrombophlebitis zeigt sich oftmals auch eine paravasale Kontrastmittelaufnahme bei entzündlicher Mitreaktion.

13.4.5 Traumatologische Veränderungen

Scharfe Verletzung von außen oder stumpfes Trauma

> **Kernaussagen**
>
> Zu einem Trauma des Halses kommt es häufig bei Verkehrsdelikten oder bei Würgetrauma.

Definition

Halstraumata sind posttraumatische Veränderungen der Weichteile und der vertebralen Leitstrukturen des Halses.

Pathophysiologie und Ätiologie

Ursächlich ist ein Trauma.

Demografie

Scharfe und stumpfe Halsverletzungen sind häufig.

Klinik, Therapie und Prognose

In der Regel ist ein konservatives Vorgehen angebracht. Komplikationen sind Blutungen und Infektionen.

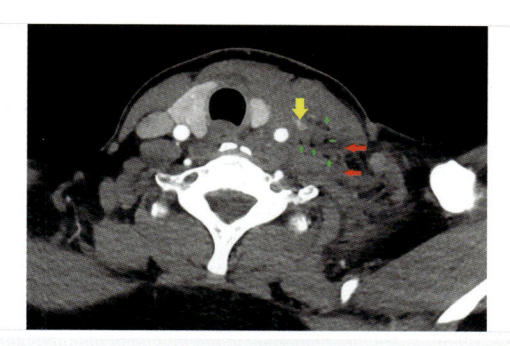

Abb. 13.33 Messerstich in der linken Halsseite. CT-Aufnahme der Patientin. Im Seitenvergleich filiforme Kontrastierung der V. jugularis links (gelber Pfeil) bei Imbibierung des Fettgewebes dorsal der V. jugularis und des M. sternocleidomastoideus, am ehesten persistierte Blutung (rote Pfeile). Lufteinschlüsse sind zwischen den Weichteilen zu sehen (grüne Pfeile).

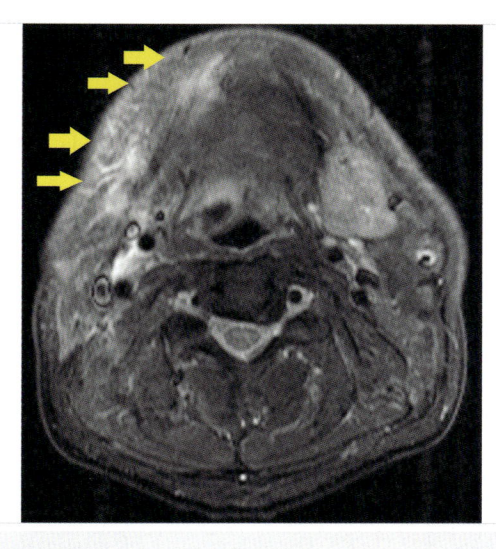

Abb. 13.34 Zustand nach selektiver Halsdissektion. T 2w TIRM-MRT-Aufnahme eines Patienten mit Zustand nach selektiver Halsdissektion Level 1–4 rechts inklusive der Glandula submandibularis und Radiochemotherapie bei Adenokarzinom des Speicheldrüsengangs. Geringe diffuse TIRM-Signalsteigerung der rechten Glandula parotidea und der rechtsmedialen zervikalen Halsweichteile (postradiogene Veränderungen; Pfeile).

Bildgebung

Eine mögliche Verletzung des Zungenbeins oder des laryngealen Skeletts ist in der CT nachweisbar, ebenso die Darstellung eines Fremdkörpers mit Lufteinschlüssen oder eines Weichteilhämatoms. Bei einer Eröffnung der V. jugularis interna besteht die Gefahr einer Luftembolie (▶ Abb. 13.33).

Differenzialdiagnose

> **Differenzialdiagnosen**
>
> Blutungen, Infektionen und therapieinduzierte Veränderungen sind von traumatischen Halsverletzungen abzugrenzen.

13.4.6 Iatrogene oder posttherapeutische Veränderungen

Postoperative Veränderungen

> **Kernaussagen**
>
> Die Bildgebung ist von großer Bedeutung bei der Therapiekontrolle nach Operationen im Halsbereich.

Definition

Die bildmorphologischen Veränderungen reichen von sekundären Implantaten bis zu chronischen Weichteilveränderungen.

Pathophysiologie und Ätiologie

In Abhängigkeit von dem eingesetzten Therapieverfahren imponieren in der Bildgebung narbige Strukturen oder Weichteildestruktionen.

Demografie

Postoperative Veränderungen sind am Hals häufig.

Klinik, Therapie und Prognose

Bei Komplikationen ist entweder ein konservatives Vorgehen oder die chirurgische Sanierung indiziert.

Bildgebung

Operative Rekonstruktionen wie Rolllappenplastik, Muskelinterponate, plastische Rekonstruktionen und Metallimplantate erschweren die bildgebende Diagnostik und müssen stets von primären Prozessen differenziert werden. Die überlegene Weichteildarstellung der MRT macht dieses Verfahren zur Methode der ersten Wahl. Die exakte Analyse der Signalstrukturen in den T 1w, T 2w und kontrastverstärkten T 1w Sequenzen erlaubt eine verlässliche Differenzierung von einem Tumorrezidiv und von postoperativen Veränderungen (▶ Abb. 13.34).

Differenzialdiagnose

> **Differenzialdiagnosen**
>
> Diffuse entzündliche und ödematöse Veränderungen sowie narbige Retraktionen sind typische radiogene Veränderungen. Am besten sind sie mit der MRT von rezidivierendem Tumorwachstum zu differenzieren.

13.5 Spezielle Differenzialdiagnosen

13.5.1 Liquide Raumforderungen

Bei Identifikation einer liquiden Raumforderung des Halses in der Sonografie, CT oder MRT müssen im Wesentlichen entzündliche Läsionen wie ein Abszess oder eine Halsphlegmone, eine Halszyste sowie ein nekrotischer Tumor oder Lymphknoten differenzialdiagnostisch berücksichtigt werden.

13.5.2 Lufthaltige Raumforderung

Dem Nachweis von luft- bzw. gashaltigen Strukturen und Raumforderungen in den Halsweichteilen liegt in der Regel eine entzündliche traumatische oder iatrogene Ätiologie zugrunde.

13.6 Zusammenfassung und diagnostische Strategie

Inspektion und Palpation der Halsweichteile ermöglichen oftmals bereits präzise Verdachtsdiagnosen. Als primäres bildgebendes Verfahren sollte in jedem Fall die Sonografie zum Einsatz kommen. Dadurch gelingt im Regelfall die Differenzierung eines zystischen von einem soliden Prozess. Bei anhaltendem Verdacht auf einen tumorösen Prozess im Bereich der Halsweichteile sollte aufgrund der hohen Weichteildifferenzierung einer MRT der Vorzug gegenüber einer CT gegeben werden. Demgegenüber bleibt umstritten, welches der angebotenen bildgebenden Verfahren den größten Beitrag zur Lymphknotendiagnostik zu liefern vermag. Weder die Sonografie noch die CT oder die MRT können derzeit mit ausreichender Spezifität einen entzündlich veränderten von einem metastatisch befallenen Lymphknoten mit einem Durchmesser von weniger als 10 mm differenzieren.

13.7 Literatur

[169] Franzen A, Günzel T, Buchali A et al. Cystic lateral neck lesions: etiologic and differential diagnostic significance in a series of 133 patients. Anticancer Res 2019; 39 (9): 5047–5052. doi:10.21873/anticanres.13696

[170] Hermans R. Extranodal lymphoma – neck. Cancer Imaging 2004; 4: 15

[171] Kappeler H. Hypothyroidism in chronic thyroiditis. Praxis (Bern 1994) 2001; 90 (25–26): 1155

[172] Sheikh Z, Yu B, Heywood E et al. The assessment and management of deep neck space infections in adults: a systematic review and qualitative evidence synthesis. Clin Otolaryngol 2023. doi:10.1111/coa.14064 [online ahead of print]

[173] Toniato A, Brusoni M, Mirabella M et al. Papillary thyroid carcinoma with fibromatosis-like stroma: a case report and review of the literature. BMC Endocr Disord 2023; 23 (1): 80. doi:10.1186/s12902-023-01337-y

[174] Van den Brekel MW, Stel HV, Castelijns JA et al. Cervical lymph node meastasis assessment of radiologic criteria. Radiology. 1990; 177 (2): 379–384. doi:10.1148/radiology.177.22217772

[175] Vogl TJ. Larynx, Hypopharynx und Weichteile. In: Vogl TJ, Reith W, Rummeny E, Hrsg. Diagnostische und Interventionelle Radiologie. Berlin: Springer; 2011: 474–483

[176] Widder S, Pasieka JL. Primary thyroid lymphomas. Curr Treat Options Oncol 2004; 5: 307–313

Sachverzeichnis

A

Abrissfraktur 251
Abszess, Halsweichteile 458
Abszess, intraorbitaler 196
Abszess, odontogener
– Bildgebung 277
– Spatium buccale 285
Abszess, parapharyngealer 459
– Bildgebung 265
Abszess, paratonsillärer 458
Abszess, paratrachealer 459
Abszess, retropharyngealer, Bildgebung 283
Abszess, subperiostaler 198
– Bildgebung 239
Abszess, tonsillärer, Bildgebung 260
Abt-Letterer-Siwe-Krankheit 358
ADC (apparenter Diffusionskoeffizient) 26
Adenitis 258
Adenoidektomie 258
Adenoidhypertrophie 258
Adenokarzinom
– Bildgebung 57, 62, 270, 306, 308, 412, 414
– Nervus-facialis-Parese 306
– Speicheldrüsen 306
Adenom
– Gesichtsschädel 224
– Hypopharynx 438
– Larynx 438
– Nasennebenhöhlen 224
Adenom, pleomorphes 224, 265
– Bildgebung 267, 270, 295, 297
– Speicheldrüsen 294
Aderhautmelanom, Bildgebung 179, 181
Aderhautmetastase, Bildgebung 180
Aditus orbitalis 172
Aerodigestivtrakt 452
Agenesie 314
– Bildgebung 314
Agger-nasi-Luftzellen, Bildgebung 218
Akromegalie 93
Akrozephalosyndaktylismus 97
Ala major 30
Ala minor 30
Alendronsäuremedikation 277
Aliasing-Artefakt 91
Alveolarkamm 255, 311
Alveolarkammfraktur, Bildgebung 386
Alveolus dentalis 311
Ameloblastom
– Bildgebung 349, 351
– desmoplastisches 350
– Differenzialdiagnosen 351
– extraossäres 350
– follikuläre Variante 350
– klassisches intraossäres 349
– konventionelles 349
– MRT-Erscheinungsbild 349
– multizystisches 349
– Orthopantomografie 349
– peripheres 350
– solides 349
– Subtypen 348
– unizystisches 350
– WHO-Klassifikation 348
A-Modus 14
Amotio retinae 175
Amplitudenmodus 14
Amyloidbefall, Larynx 438
Amyloidose, Larynx 437
Anamneseerhebung 13
Aneurysma, Arteria carotis interna 271
Angiofibrom, Bildgebung 262
Angiofibrom, juveniles 225
– Mukosaraum 261
Ankyloglossie 403
Ankylose
– Bildgebung 396
– fibrotische 396
– Kiefergelenk 396
– knöcherne 396
Anodontie 314
Anotie 97
Antrochoanalpolyp, Bildgebung 224, 227
Antrum Highmori 213
Antrum mastoideum 88
Apert-Syndrom 97
Apertura piriformis 213
Apex dentis 312
Apex orbitae 173
Apex partis petrosae 87
Apex-orbitae-Syndrom 67
Aphthen 424
Aquädukt, kochleärer 134
– Aufbau 134
Aquäduktsyndrom, vestibuläres 138
– Bildgebung 138
Arachnoidalzyste
– Bildgebung 40, 147–148, 221
– CT-Morphologie 36
– innerer Gehörgang 145, 167
– Kleinhirnbrückenwinkel 167
– Kleinhirnmedullarwinkel 147
– MRT-Morphologie 36
– Schädelbasis 37
Arcus zygomaticus 255, 311
Arnold-Nerv 89
Arteria alveolaris 311–312
Arteria carotis 286
– communis 452, 472
– interna 32, 89, 96, 253
– Sinus-cavernous-Fistel 206
– Sonografie 452
Arteria cerebellaris anterior inferior 133
Arteria facialis 254, 286
Arteria hypophysialis 32
Arteria infraorbitalis 312
Arteria lingualis 286, 312, 401
Arteria maxillaris 312
Arteria meningea
– accessoria 32
– media 32
Arteria ophthalmica 173
Arteria palatina 312
Arteria pharyngea ascendens 32, 253
Arteria stapedis, persistierende 89
Arteria tympanica 88
Arteria Vidii 32
Arteria-carotis-Aneurysma 474
– Bildgebung 475
Arteria-carotis-Bifurkation 472–473
Arteria-carotis-Sinus-cavernosus-Fistel
– Angiografie 205
– Bildgebung 205, 207
Arteria-carotis-Sinus-cavernosus-Syndrom 67
Arteria-carotis-Stenose 474
– Doppler-Sonografie 474
Arthritis
– Bildgebung 393
– entzündliche 391
– Kiefergelenk 390
– krikoarythenoide 449
– reaktive 391
– rheumatische 390
– rheumatoide 391, 449
Arthroplastik 394
Arthrozentese 397
Articulatio temporomandibularis 311
Aryknorpelluxation 450
Ästhesioneuroblastom 231
– Bildgebung 64, 232, 236
– CT-Morphologie 48
– Differenzialdiagnosen 236
– MRT-Morphologie 48
– MRT-Signalverhalten 49
– Schädelbasis 62
Astrozytom
– Bildgebung 150, 153
– Innenohr 149
– pilozytisches 153
Atherosklerose 474
Atresie, palatolinguale 403
Attiksporn 87
Audiometrie 13
Aufbissblock 313
Aufbisskeil 313
Aufbissschiene 391
Aufhärtungsartefakt 182
Aufnahmespannung 16
Augenspule 174
Azinuszellkarzinom 301
– Bildgebung 302, 308
– Formen 301

B

Basalzellkarzinom 339
– äußerer Gehörgang 104
Basalzellkarzinomsyndrom 338
Baum, entlaubter 292
Bell-Parese 88
Bell's Palsy 159
Bewegungsartefakt 20, 174, 402, 432
Bill's Bar 88
Bisphosphonattherapie 330
Bissebene 313
Blow-out-Fraktur 204, 251
– Bildgebung 204
Blut-Hirn-Schranke, pathologische 34
Blutschwämmchen 472
– Nase 226
B-Modus 15
Bogengänge, fehlende 136
Bogengangssystem, Aufbau 133
BOR-Syndrom 97
Brachyzephalus 36
Branchialspaltanomalie 263
Branchialzyste 289
Breischluckaufnahme 431
Brightness-Modus 15
Bruchspaltinfektion 387
Bruxismus 275, 396
Bulbus venae jugularis 89
– Variante 93
Bulbusaufbau 172
Bulbusaufspaltung, Bildgebung 95
Bulbushochstand 94
– Bildgebung 95
Bulbusläsionen, Differenzialdiagnosen 209
Bulbuslateralisierung 94
Bulbusperforation, Bildgebung 181, 204
Bulbusverletzung, Bildgebung 181

C

Camurati-Engelmann-Syndrom 97
Canalis caroticus 89, 133
– Nerven/Gefäße 31
Canalis craniopharyngeus, Persistenz 41
Canalis incisivus 213
Canalis mandibulae 311
Canalis nervi hypoglossi 89
Canalis opticus 172–173
– Bildgebung 31
– Nerven/Gefäße 31
Canalis pterygoideus
– Aufbau/Lage 32
– Bildgebung 31
– Nerven/Gefäße 31
Canalis semicircularis 133
Canalis semicircularis lateralis, Dysplasie 136
Capsula articularis 311
Caput mandibulae 311
Carnoy-Lösung 339
Cartilago arythaenoideus 431
Cartilago septi nasi 213
Caruncula sublingualis 401
Cavitas nasi 213
Cavitas oris 401
Cavum tympani 87
– Missbildungen 99
Cellula ethmoidalis 213
Cerumen obturans, Bildgebung 109
Cervix dentis 312
Cheilitis 424
– glandularis 403
Cheiloschisis 403
Chemical-Shift-Artefakt 173
Cherubismus 382
– Bildgebung 384
– Grading 384
Chiasma opticum 172–173
Choana 213
Choanalatresie, Bildgebung 217
Cholesteatom
– ausgebranntes 118
– Bildgebung 111, 118–119
– erworbenes 118
– Kleinhirnbrückenwinkel 145
– kongenitales 120
– murales 118

479

Sachverzeichnis

Cholesteringranulom 93
Cholesterinzyste 93
Cholesterolgranulom 93
– Bildgebung 94
Cholesterolzyste 93
Chondrom
– Bildgebung 436, 438
– CT-Morphologie 48
– Larynx 435
– MRT-Morphologie 48
– MRT-Signalverhalten 49
– Schädelbasis 74
– subglottisches 436
Chondrosarkom
– Bildgebung 75, 108, 372, 378, 438, 444
– CT-Morphologie 48
– Kiefer 370
– Mastikatorraum 278
– MRT-Morphologie 48
– MRT-Signalverhalten 49
– Schädelbasis 74
Chorda tympani 88
Chordom
– Bildgebung 60, 469
– chondroides 61
– CT-Morphologie 48
– Differenzialdiagnosen 62
– Halsweichteile 468
– MRT-Morphologie 48
– MRT-Signalverhalten 49
– Schädelbasis 55
– Wachstumsverhalten 59
Choroidea 172
Clementschitsch-Aufnahme 388
Coca-Cola-Bottle-Zeichen 201
Codman-Dreieck 367, 369, 374
Collum-mandibulae-Fraktur 250
– Bildgebung 387
Concha bullosa, Bildgebung 218
Cone-Beam-CT 21
Contergan 99
Conus elasticus 431
Corona dentis 311
Corpus adiposum buccae 286
Corpus mandibulae 311
Corpus maxillae 311
Corpus sphenoidale 30
Crista falciformis 88, 133
Crouzon-Syndrom 97
CT (Computertomografie)
– anteriore Schädelbasis 34
– Cone-Beam- 21
– Dichtemessungen 19
– Dual-Source- 20
– Dünnschicht- 19
– dynamische kontrastmittelverstärkte 20
– Fächerstrahl- 21
– Flächendetektor- 21
– Gebiss 313
– Gerätegenerationen 19
– Hals 20
– Halsweichteile 453
– High-Resolution- 19
– Hypopharynx 432
– Indikationen 19
– Innenohr 134
– innerer Gehörgang 134
– Kiefer 313

– Kleinhirnbrückenwinkel 134
– Kontrastmittel 19
– Larynx 432
– Mehrzeilen- 19
– Multidetektor- 19
– multiplanare Rekonstruktionen 89
– Mund 313
– Mundhöhle 402
– Nase 214
– Nasennebenhöhlen 214
– Nasopharynx 256
– Niedrigdosistechnik 313
– Orbita 174
– Oropharynx 402
– Parapharyngealraum 256
– Perfusions- 20
– Schläfenbein 89
– Speicheldrüsen 287
CTA (computertomografische Angiografie) 20
– Halsgefäße 21

D

Dakryoadenitis 196
Dakryozystografie, Orbita 174
Dakryozystoplasie 174
Dalrymple-Zeichen 200
2-D-Echtzeitmodus 15
Denervierungsatrophie
– Bildgebung 276
– chronische 276
Dens caninus 311
Dens incisivus 311
Dens molaris 311
Dental-CT-Software 313
Dentikel 353
Dentin 312
Dentitio difficilis 390
Dentition 311
Dermalsinus
– Bildgebung 219
– nasaler 219
Dermoid, Orbita 175
Dermoidtumor, Nase 245
Dermoidzyste 175, 287
– Bildgebung 45–46, 408, 454
– Schädelbasis 45
Desmodontalspalt 315
Desmoidfibromatose, Bildgebung 464
Desobliteration 474
Detektorzeilen 19
Diagnostikaufgaben 12
Diaphragma laryngis 432
Dipolmoment, magnetischer 23
Discus articularis 311
– MRT-Referenzpunkte 397
Diskusluxation
– anteriore 398
– komplette anteriore 398
– partielle 397
– posteriore 398
Diskusposition
– partielle anteriore 397
– physiologische 397
– totale anteriore 397
Diskusreponierbarkeit 398
Diskusrepositionierung 397
Diskusverlagerung
– anteriore 397

– Bildgebung 397
– posteriore 398
– Reponierbarkeit 397
– transversale 398
Distomolar 315
Dolichozephalus 37
Doppler-Sonografie, farbkodierte 15
Dosiskontroll-Software 20
Drahtschienung nach Schuchardt 388
Dreh-Gleit-Bewegung 311
Dreifußfraktur 251
Dritte Windung 160
Drop-out-Effekt 273
DSA (digitale Subtraktionsangiografie) 27
– Hirngefäße 27
– Mundhöhle 402
– Nase 214
– Oropharynx 402
– unstillbares Nasenbluten 214
DTPA (Diethylentriaminpentaessigsäure) 26
Dual-Energy-Modus 20
Dual-Source-CT 20
– Parameter 20
Dualspirale 19
Ductus cochlearis 133
Ductus craniopharyngealis 53
Ductus endolymphaticus 133
Ductus nasolacrimalis 172
Ductus parotideus 254, 286
Ductus perilymphaticus 134
Ductus submandibularis 286
Ductus thyroglossalis 453
Dünndarminterponat 427
Dünnschicht-CT 432
Duplexsonografie 15
Dural-Tail-Zeichen 47, 50, 143
DVT (digitale Volumentomografie) 21
– Felsenbein 21
– Gebiss 314
– Halsweichteile 453
– Kiefer 314
– Kiefergelenk 22
– Mund 314
– Schläfenbein 91
DWI (diffusionsgewichtete Bildgebung) 26
Dyke-Davidoff-Masson-Syndrom 93
Dyschylie 286
Dysostose, kraniofaziale, Bildgebung 245
Dysostose, kraniomandibulofaziale 245
Dysostosis cleidocranialis, Zahnretention 316
Dysostosis craniofacialis 97
Dysostosis mandibulofacialis 389
Dysostosis otomandibularis 97
Dysphagie 431
Dysplasie, fibröse 129, 368
– Bildgebung 70, 162, 247, 383
– Felsenbein 162
– Gesichtsschädel 246
– Kiefer 382
– monostotische Form 382
– polyostotische Form 382
– Schädelbasis 68, 163
Dysplasie, floride zementoossäre 347
– Bildgebung 325

Dysplasie, fokale zementoossäre, Bildgebung 322
Dysplasie, kleidokraniale 315
Dyspnoe 431
Dysraphie 403

E

Echolotprinzip 14
Echo-Planar-Imaging-Sequenz 24
Echozeit 23
Eckzahn 311
Eigendrehimpuls 23
Eisbergtumor 265, 294
Elastografie 15
Eminentia arcuata 133
Enchondrom 370
Endolymphe 134
Entzündungen
– Kiefergelenk 391
– Nasopharynx 258
– Parapharyngealraum 258
– Retropharyngealraum 281
– Schädelbasis 80
Enukleation 341, 351
Enzephalozele 216
– CT-Morphologie 36
– MRT-Morphologie 36
Ependymom
– Bildgebung 152–153
– Innenohr 149
Epidermoid
– Bildgebung 59, 62
– Kleinhirnbrückenwinkel 145–146
Epidermoidzyste 175, 287
– Bildgebung 146, 148
Epiglottis 431
Epiglottitis 445
– Bildgebung 446
Epistaxis 63
– Ursachen 215
Epithelkörperchenadenom, Bildgebung 471
Epithelkörperchenhyperplasie 471
Epitympanon 87, 133
Epstein-Barr-Virus 280
Erdheim-Tumor 53
Eruptionszyste 336
Erythroleukoplakie 378
Erythroplakie 378
Ewing-Sarkom
– Bildgebung 279, 369, 378
– Gesichtsskelett 367
– Mastikatorraum 279
– MRT-Erscheinungsbild 368
– Unterkiefer 367
Exkochleation 361
Exostose 49
– Bildgebung 319
– Kiefer 318
Extrakonalläsionen, Differenzialdiagnosen 210
Extravasationszyste 347

F

Falte, aryepiglottische 431
Farb-Doppler-Ultraschall 16
Fascia pharyngobasilaris 253, 401
Fazialisknie 88

Sachverzeichnis

Fazialisneurinom, Bildgebung 105, 109, 142
Fazialisparese 159
– Bildgebung 159
– Ursachen 88
Felsenbein
– Aufbau 133
– DVT-Untersuchungsprotokolle 91
– Mehrpneumatisation 92
Felsenbeinosteomyelitis, Bildgebung 126
Fernröntgenaufnahme 313
Fettband 268
Fibrocartilago basalis 32
Fibrom, ameloblastisches 351
– Bildgebung 352, 356
Fibrom, ossifizierendes
– Bildgebung 228, 325, 359, 365
– Kiefer 358
– Kieferhöhle 359
– Nasennebenhöhlen 228
Fibromatose
– Bildgebung 464
– Halsweichteile 464
Fibroodontom
– ameloblastisches 356
– Bildgebung 356, 365
Fibrosarkom 279
– Bildgebung 375
– endostales 374
– Kiefer 374
– Larynx 442
– periostales 374
– primäres 374
– radiogenes 374
– sekundäres 374
Field of View 19
Filialisierung, ossäre, Bildgebung 79
Film-Folien-System 16
Fissura orbitalis 30, 172
Fissura orbitalis superior
– Bildgebung 31
– Nerven/Gefäße 31
Fissura petrooccipitale 33
Fissura-orbitalis-Syndrom 67
Flachnase 251
FLAIR (Fluid-attenuated Inversion-Recovery) 24
Flügelgaumengrube 172
Flügelmuskel
– äußerer 312
– innerer 312
Flüssigkeit-Flüssigkeit-Spiegel 127, 345
Flüssigkeitsspiegel 345, 434, 457
Foetor e naso 63
Foramen caecum linguae 401
Foramen caroticoclinoidale 30
Foramen ethmoidale 172
Foramen incisivum, Bildgebung 327
Foramen infraorbitale 172
Foramen jugulare 88–89
– Nerven/Gefäße 31
– Pars nervosa 88
– Pars vascularis 88
– Substantia corticalis 89
– Variante 93
Foramen lacerum
– Aufbau/Lage 32
– Bildgebung 31
– Nerven/Gefäße 31

Foramen mandibulae 311
Foramen mentale 311
– Bildgebung 327
Foramen ovale
– Aufbau/Lage 32
– Bildgebung 31
– CT-Kriterien 171
– MRT-Kriterien 171
– Nerven/Gefäße 31
– Raumforderungen 171
Foramen rotundum
– Aufbau/Lage 31
– Bildgebung 31
– Nerven/Gefäße 31
Foramen spinosum
– Aufbau/Lage 32
– Bildgebung 31
– Nerven/Gefäße 31
Foramen stylomastoideum 286
Fossa cranii media 87
Fossa geniculata 88
Fossa infratemporalis 255, 275
Fossa mandibularis 311
Fossa pterygoidea 30
Fossa pterygopalatina 30, 172
Fossa Rosenmüller 256
Fossa sublingualis 286
Fossa submandibularis 286
Fossa supratonsillaris 401
Fossa suprazygomatica 275
Fossa temporalis 275
Foster-Kennedy-Syndrom 67
Frakturzeichen
– sichere 387
– unsichere 387
Franceschetti-Syndrom 389
Franceschetti-Treacher-Collins-Syndrom 97
Fremdkörper, Orbita 204
Frontobasalfraktur 82
Frontobasisabszess 81
Functional Sinus Surgery 213
Fünf D, Bildinterpretation 12
Fusobacterium nucleatum 81

G

Ganglion cervicale superius 253
Ganglioneuroblastom, Nasennebenhöhlen 225
Ganglioneurom, Nasennebenhöhlen 225
Gardner-Syndrom 196, 315, 353, 363
Gasblasen 458
Gaumenbogen 401
Gaumenspalte 325
Gebiss 311
Gefäß-Nerven-Scheide 255, 467
Gefäßwandtumor 187
Gehörgang, äußerer 87
– Atresie 98
– Missbildungen 98
– tumoröse Raumforderungen 100
Gehörgang, innerer 88, 134
Gehörgangsatresie, Bildgebung 98
Gehörgangscholesteatom, Bildgebung 111
Gehörgangsentzündung 110
Gehörgangsexostose, Bildgebung 102, 109

Gehörgangskarzinom, Bildgebung 104
Gehörgangspolyp, Bildgebung 102
Gehörgangssegel 111
Gehörgangstumoren 100
– benigne 100
– Bildgebung 102
– Differenzialdiagnosen 109
– maligne 101
Gehörknöchelchenkette 87
Geröllzysten 394
Gesichtsbereich
– benigne Tumoren 220
– maligne Tumoren 220
Gesichtsfeldausfälle 173
Gesichtsformveränderung, Ursachen 35
Gesichtsschädel
– Nasendysplasie 245
– Spaltbildungen 245
Gesichtsschädelfrakturen 248
Gicht 391
– Kiefergelenk 390
Gingiva 312
Gingivostomatitis 424
Glandula parotis 286
– akzessorische 275
– Bildgebung 275
– Sonografie 286
Glandula sublingualis 286
Glandula submandibularis 286
Glandula thyroidea 452
Glandula-parotis-Pol, medialer 255
Glandula-submandibularis-Aplasie, Bildgebung 287
Glaskörper 172
Glomus-caroticum-Tumor 473
– Bildgebung 474
Glomus-jugulare-Tumor
– Bildgebung 107, 109, 155
– MRA 90
Glomustumor, Bildgebung 466
Glomus-tympanicum-Tumor
– Bildgebung 106, 109
– MRA 90
Glomus-vagale-Tumor 271
– Bildgebung 272, 467, 474
Gnathoschisis 403
Goldenhar-Syndrom 97, 136
Gonadendosis 16
Gorlin-Choudry-Moss-Syndrom 246
Gorlin-Goltz-Syndrom 338
Gorlin-Zyste 341
– Bildgebung 342
Gradenigo-Syndrom 123, 157
– Bildgebung 158
Gradienten-Echo-Sequenz 24
Graef-Zeichen 200
Granulom 326
– eosinophiles 71–72, 129, 358
– nicht verkäsendes 202
Guerin-Fraktur 251

H

Haematocele colli 458
Haller-Zellen, Bildgebung 218
Halsabszess 458
– Bildgebung 456
Halsdissektion, Bildgebung 477
Halslymphknoten 452

Halsspule 402
Halstrauma 476
Halsverletzung
– Bildgebung 477
– Messerstich 477
– scharfe 476
– stumpfe 476
Halsweichteile
– Kompartimente 452
– laterale 452
– posteriore 452
– viszerale 452
Halswirbel 452
Halszyste 287, 453
– Bildgebung 454
– Differenzialdiagnosen 456
– laterale 263, 453–454
– mediane 453–454
Hämangioblastom
– Bildgebung 153
– Von-Hippel-Lindau-Syndrom 187
Hämangiom
– Bildgebung 227, 405–406, 473
– Differenzialdiagnosen 227
– Halsweichteile 472
– Nase 226
– Therapie 226
Hämangiom, juveniles, Bildgebung 249
Hämangiom, kapilläres
– Bildgebung 193
– Orbita 192
Hämangiom, kavernöses
– Bildgebung 191–192
– Differenzialdiagnosen 192
– Orbita 190
Hämangiom, seniles 226
Hämangioperizytom
– Bildgebung 188, 192
– Halsweichteile 472
– Nasennebenhöhlen 233
Hämangiosarkom, Halsweichteile 472
Hämatosinus 82, 250–251
Hämatozele, Hals 458
Hämotympanon, Bildgebung 132
Hamulus pterygoideus 30
Hand-Schüller-Christian-Syndrom 71, 358
Hashimoto-Thyreoiditis, Bildgebung 460
Heerford-Syndrom 292
Heiserkeit 431
Helmholtz-Halsspule 402
Helmholtz-Oberflächenspule 34
Hemianopsie 173
Herpesvirus 444
Herrmann-Syndrom 353
Hirnödem 82
Hirnstammläsionen, Differenzialdiagnose 153
Hirnstammraumforderung, Differenzialdiagnose 169
Hirnverletzung
– gedeckte 82
– offene 82
Histiozytosis X
– Bildgebung 72
– Kiefer 358
– Schädelbasis 71
Hochfrequenzkinematografie 431
Hochstetter-Epithelmauer 344

Hodgkin-Lymphom 307
Hoeve-Syndrom 162
Hörsturz 135
Hörverlust 164
– Differenzialdiagnosen 165
– konduktiver 134, 160
– sensorineuraler 134, 160
Hounsfield-Einheit 19
Hounsfield-Skala 19
Hybridtumor 350
Hydrografie 171
Hygrom, zystisches, Bildgebung 406
Hygroma colli congenitum 456
– Bildgebung 457
Hyperdontie 315
– Bildgebung 315–316, 318
Hyperkalzämie 471
Hyperostose, Bildgebung 80, 319
Hyperparathyreoidismus 471
Hyperplasie
– kondyläre 388
– lymphatische 411, 414
Hypertrophie, adenoide 258
– Bildgebung 258
Hyperzementose 319
– Bildgebung 320, 324
– untypische 320
Hypodontie 314
Hypopharynx, Aufbau 431
Hypopharynxkarzinom, Bildgebung 442
Hypophyse 32
Hypophysenadenom, Bildgebung 56, 62, 236
Hypotympanon 87

I

Immunszintigrafie, anteriore Schädelbasis 35
Impressionsfraktur 248
Infundibulum ethmoidale 213
Inkus 87
Innenlappentumor 294
Innenohr
– Aufbau 133
– Entwicklungsstadien 135
Innenohrentzündung 156
Innenohrfehlbildung, Bildgebung 137
Innenohrprothese 163
Innenohrschwerhörigkeit
– akute 135
– chronische 135
– traumatische 135
Inspektion 13
Internal Derangement 396
– Bildgebung 397
Intrakonalläsionen, Differenzialdiagnosen 210
Intubationsgranulom 451
Intubationsverletzung 451
Isthmus faucium 401
Ivory-Osteom 196

J

Jacob-Kanal 88
Jacob-Nerv 88–89
Jacob-Syndrom 67
Jochbeinfraktur 251
– Bildgebung 249
Jochbogenfraktur 251
Jochbogenmyxom, Bildgebung 248
Jodmangel 469
Jugulum sterni 452

K

Kalottenfraktur, frontale 248
Kalziumpyrophosphat-Ablagerungskrankheit 391
Kaposi-Sarkom
– Bildgebung 445
– Larynx 444
Karotisloge 89
Karzinom, MRT-Signalverhalten 49
Karzinom, adenoidzystisches 269
– Bildgebung 301, 308, 443–444
– glanduläres 299
– Larynx 442
– solid-basaloides 299
– Speicheldrüsen 299
– Subtypen 299
– tubuläres 299
Karzinom, ameloblastisches 357
Karzinom, hepatozelluläres, Bildgebung 378
Karzinom, klarzelliges
– Bildgebung 303
– Speicheldrüsen 302
Karzinom, lymphoepitheliales 269
– Bildgebung 233, 236
Karzinom, mukoepitheliales, Bildgebung 268, 270
Karzinom, myoepitheliales
– Bildgebung 270, 304, 308
– Speicheldrüsen 303
Karzinom, spinozelluläres, Bildgebung 73
Kaumuskulatur 255, 312
Kehlkopfchondrom 436
Kehlkopfmalignome 439
– Differenzialdiagnose 444
Kehlkopfspalte 432
Kehlkopfzyste 439
Keilbeinflügel 172
Keilbeinflügelsyndrom 67
Keilbeinhöhle 213
Keratozyste
– Bildgebung 339
– Kiefer 338
– MRT-Erscheinungsbild 339
Keratozyste, odontogene 338
– Bildgebung 351
Kieferbogensyndrom 245
Kieferexostose 318
Kiefergelenk 311
– Funktion 311
Kiefergelenkfortsatzfraktur
– Klassifikationen 399
– konservative Therapie 399
– operative Therapie 399
Kiefergelenkgeschwülste 398
Kiefergelenksankylose 396
– Bildgebung 396
Kiefergelenksapoplasie 389
Kiefergelenksarthritis 390
Kiefergelenksarthrose, Bildgebung 394–395
Kiefergelenkserkrankungen 388

Kiefergelenkshypoplasie 389
Kiefergelenkstumoren 398
Kieferhöhle 213, 311
Kieferhöhlenabszess, Bildgebung 239
Kieferhöhlenfensterung, Bildgebung 242
Kieferhöhlenfraktur, Bildgebung 250
Kieferklemme 394, 396–397
Kieferknochen, freiliegender 332
Kieferläsionen, tumorähnliche 358
Kiefermetastasen 376
– Bildgebung 377
Kiefernekrose
– antiresorptivaassoziierte 328–329
– Bildgebung 329, 334
– Prävention 329
– Prophylaxe 329
– therapieassoziierte 329
Kieferöffner 312
Kieferosteom 363
Kieferosteomyelitis 327, 390
– akute 327
– Bildgebung 328
– Haupttypen 327
– primär-chronische 327
– sekundär-chronische 327
Kieferosteosarkom 368
Kieferschließer 312
Kieferzyste
– entwicklungsbedingte 336
– entzündungsbedingte 333
– nicht odontogene 342
– odontogene 333, 336
Kiemengang 453
Kilian-Operation, Bildgebung 242
Kinnstütze 313
Kinnsymphyse 401
Klarzellkarzinom, Bildgebung 270, 308
Kleeblattschädel 245
Kleinhirnbrückenwinkel
– erhöhtes T 1w Signal 168
– Lufteinschlüsse 167
– solide Kontrastmittelaufnahme 167
– zystische Raumforderung 167
Kleinhirnläsionen, Differenzialdiagnose 153
Klippel-Feil-Syndrom 97
Klivus 213
– Aufbau/Lage 33
– Raumforderungen 169
Klivusosteitis, Bildgebung 124
Knackgeräusche 397
Knochenalgorithmus 34
Knochenaufhärtungsartefakt 20
Knocheneindellung, linguale 347
Knochenfenster 19
Knochenhöhle, latente 347
– Bildgebung 348
Knochen-Knochen-Artikulation 393
Knochenmarksinfektion 327
Knochenmarkstransplantation 367
Knochenmetastasen
– Bildgebung 377
– Differenzialdiagnosen 378
– Kiefer 376
– osteolytische 376
– osteolytisch-osteoplastische 376
– osteoplastische 376
Knochenperle 69
Knochentumoren, sekundäre 376

Knochenzyste
– einfache 347
– hämorrhagische 347
– latente 347
– solitäre 347
– traumatische 347
Knochenzyste, aneurysmatische
– Bildgebung 128, 346, 351
– Kiefer 345
– MRT-Erscheinungsbild 345
– Schädelbasis 125
Kochlea
– Aufbau 134
– MRT-Kriterien 135
– ovales Fenster 134
– rundes Fenster 134
Kochleaaplasie 135
Kochleadysplasie, Bildgebung 137
Kochleahypoplasie, Bildgebung 136
Kochleaimplantat
– Bildgebung 137, 164
– Funktion 163
– präinterventionelle Diagnostik 170
Kochleatumoren 168
Kollagenose 291, 450
Kolloidzyste 288, 405
Kollumfraktur, Therapie 399
Kommissur 431
Kompartiment, poststyloidales
– tumoröse Raumforderungen 271
– vaskuläre Läsionen 270
Kompartiment, prästyloidales
– Bildgebung Tumoren 270
– Differenzialdiagnose 265
– indirekte Tumorzeichen 268
– tumoröse Raumforderungen 265
– Ursachen Entzündungen 264
Kondylektomie 389, 396
Kondylotomie 394
Kondylusapoplasie 389
Kondylushypoplasie 389
– Bildgebung 389
Koniotomie 449
Kontrastmittelsonografie 15
Kopf-Hals-Läsionen, Ausgangspunkte 13
Kopfschmerzursachen 215
Kopfspeicheldrüsen 286
Kopfspule 174, 402
Kraniopharyngeom
– Bildgebung 54, 62
– CT-Morphologie 48
– MRT-Morphologie 48
– MRT-Signalverhalten 49, 55
– Schädelbasis 53
Kraniostenose 35
– CT-Morphologie 36
– MRT-Morphologie 36
– primäre 36
– sekundäre 36
Kraniosynostose 35
– Bildgebung 37, 246
Krepitation 385
Kreuzbiss 388
Kürettage 345

L

Labyrinth
– häutiges 168

– knöchernes 133
– Kontrastmittelaufnahme 168
– membranöses 133
Labyrinthblutung, Ursachen 168
Labyrinthfehlbildung, Bildgebung 136
Labyrinthitis 168
– Bildgebung 160
Labyrinthitis, ossifizierende 156
– Bildgebung 139, 157
Lamina cribrosa
– Bildgebung 31
– Nerven/Gefäße 31
Langerhans-Zell-Histiozytose 72
– Formen 358
– Kiefer 358
– monosystemische 358
– multisystemische 358
Längsfraktur, Prognose 82
Lappenplastik 427
Laryngitis 447
– subglottische stenosierende 448
Laryngomalazie 432
Laryngoskopie 13
Laryngozele 433
– äußere 433
– Bildgebung 433, 456
– innere 433
Larynx 452
– Aufbau 431
– glottischer 431
– subglottischer 431
– supraglottischer 431
Larynxabszess, Bildgebung 447–448
Larynxchondrosarkom, Bildgebung 437
Larynxkarzinom
– Bildgebung 440, 444
– Strahlentherapie 449
Larynxmalignome 439
Larynxödem 449
Larynxperichondritis 448
Laserlinien 313
Laterognathie 389
Le-Fort-1-Fraktur, Bildgebung 386
Le-Fort-Klassifikation 385
Leontiasis ossea 71, 381
Letterer-Siwe-Syndrom 71
Leukokorie 174
– Differenzialdiagnose 173
Leukoplakie 378
Leukozytenszintigrafie 81
Ligamentum vocalis 431
Linearschallkopf 402, 452
Linse 172
Lipodystrophie 93
Lipom
– Bildgebung 297–298, 422, 464
– Halsweichteile 463
– prästyloidales Kompartiment 267
– Speicheldrüsen 298
Lipomatosis dolorosa 267
Liposarkom 267
– Bildgebung 444
– Halsweichteile 463
Lippen 311, 401
Lippen-Kiefer-Gaumen-Spalte 315, 325
– Abortivform 344
– Bildgebung 218, 326
– Zahnretention 316
Lippen-Kiefer-Spalte 325
Lippenspalte 325

Liquor-Cleft-Zeichen 143
Liquorfistel 82
Liquorraumszintigrafie, anteriore Schädelbasis 35
Ludwig-Angina 425
Luft-Flüssigkeit-Spiegel 456
Luftzellen, infraorbitale ethmoidale 218
Luftzisternografie 139
Lupenlaryngoskopie 13
Lupus erythematodes 391
Lymphadenitis 460
– Bildgebung 461
Lymphadenopathie 260
Lymphadenose 309
Lymphangiom
– Bildgebung 196, 404, 406, 467
– Hals 456
– Orbita 195
Lympherkrankung
– Hodgkin-Typ 462
– Non-Hodgkin-Typ 462
Lymphknoten 253
– nekrotischer 456
Lymphknotenbefall
– Bildgebung 462
– Einteilung 420
– maligner 461
– Malignitätskriterien 461
– M/Q-Quotient 461
Lymphknotenfiliae 268
– Bildgebung 270
Lymphknotengruppen 452
Lymphknotenklassifikation 421
Lymphknotenmetastasen
– Bildgebung 410, 421, 462
– Inzidenzen 420
Lymphom
– AIDS 462
– Auge 188
– Bildgebung 189, 280, 307–308, 463
– B-Zell- 307
– Differenzialdiagnosen 308
– Halsweichteile 462
– Infiltration 411
– Non-Hodgkin- 462
– Speicheldrüsen 307
– T-Zell- 307

M

Madelung-Fetthals 463
Malassez-Epithelrest 333
Malformation, arteriovenöse, Bildgebung 208
Malignomkriterium 231
Malleus 87
Malokklusion 314
MALT-Lymphom
– Bildgebung 234, 236
– Kieferhöhle 234
Mandeln, küssende 259
Mandibula 253, 311, 401, 452
– benigne Tumoren 428
– maligne Tumoren 428
– Pathologien 429
Mantelzelllymphom, Bildgebung 307
Manubrium 87
Marginalzonenlymphom 307
– Bildgebung 280

Margo orbitalis 172
Mastikatorraum
– Aufbau 274
– Pathologien 253
– suprazygomatischer 274
– tumoröse Raumforderungen 278
Mastoid
– Aufbau 88
– Pneumatisation 88
Mastoiditis 118
– Bildgebung 114, 124
– chronische 124
Mastoidzellen 134
Maxilla 172
– Aufbau 311
– Knochenfortsätze 311
Maxillafraktur, Bildgebung 250, 386
McCune-Albright-Syndrom 382
MDP (Methyldiphosphonat) 35
Meatus acusticus externus 87
– Missbildungen 98
Meatus acusticus internus
– asymmetrische Dilatation 165
– Aufbau 133
– Entzündungen 165
– erhöhtes T 1w Signal 168
– erworbene Läsionen 165
– knöcherne Erosion 170
– Leitstrukturen 133
– lineare Kontrastmittelaufnahme 166
– Lufteinschlüsse 167
– Neoplasien 165
– Pseudotumoren 165
– Röntgenaufnahme nach Stenvers 165
– solide Kontrastmittelaufnahme 165–166
– Tumoren 165
– zystische Raumforderung 167
Meckel-Höhle 32
Mediastinitis 459
Medulloblastom
– Bildgebung 151, 153
– Innenohr 149
Megabulbus 93
Mehretagentumor 440
Mehrzeilen-Scanner 19
Melanom
– amelanotisches 178
– melaninhaltiges 178
– Sklerainfiltration 177
– Uvea 177
Meloschisis 403
Membrana tympani 87
Meningeom
– Bildgebung 50, 143–144, 184, 273–274
– CT-Charakteristika 47
– CT-Morphologie 48
– Innenohr 141
– innerer Gehörgang 141
– Keilbeinflügel 51
– Kleinhirnbrückenwinkel 143
– MRT-Charakteristika 47
– MRT-Morphologie 48
– MRT-Signalverhalten 49
– Nasennebenhöhlen 228
– Olfaktoriusrinne 50
– Parapharyngealraum 273
– Schädelbasis 47

– Topografie 53
Meningeosis carcinomatosa 165
Meningoenzephalozele
– Bildgebung 43, 46, 121
– Schädelbasis 43
Meningozele 216
– Bildgebung 42, 46
– CT-Morphologie 36
– MRT-Morphologie 36
– Schädelbasis 42
Mesiodens 315–316
Mesopharynx 401
Mesotympanon 87
Metallartefakt 20, 432
Metallauslöschungsartefakt 91
Metallimplantat 451, 477
Metastasen
– CT-Morphologie 48
– MRT-Morphologie 48
– MRT-Signalverhalten 49
– Schädelbasis 77
– Speicheldrüsen 309
Metopic-Naht 39
MIBG (Metajodbenzylguanidin) 35
Michel-Dysplasie 138
Mikrolaryngoskopie 13, 431
Mikulicz-Syndrom 309
Milchgebiss 311
Milchmolar 311
Miniplattenosteosynthese 385, 399
MIP (Maximumintensitätsprojektion) 24
Mischtumor 294
– Speicheldrüsen 265
Mischtumor, myoepithelialer
– Bildgebung 266, 466
– Parapharyngealraum 266
Missbildungssyndrom 92
Mittelgesichtsfraktur 248
– Bildgebung 83, 249–250
– laterale 251
– Le-Fort-Klassifikation 251
– mediale 251
Mittelohr 87
Mittelohrcholesteatom 118
– Formen 118
Mittelohrentzündung 112, 157
– Bildgebung 113
Mittelohr-Mastoid-Komplex 87
Mittelohrtumoren
– benigne 101
– Bildgebung 102
– Differenzialdiagnose 109
– Kontrastmittelverhalten 108
– maligne 101
M-Modus 15
Möbius-Zeichen 200
Modiolus 133
– fehlender 137
Moiré-Muster 91
Molar 314
Mondini-Malformation 136
– Bildgebung 137
Monokelhämatom, Bildgebung 204
Monospirale 19
Morbus Bechterew, Kiefergelenk 390
Morbus Boeck 292
Morbus Coats
– Netzhautkonfiguration 176
– Ursachen 175

Sachverzeichnis

Morbus Fordyce 403
Morbus Hodgkin 461–462
Morbus Jaffé-Lichtenstein 382
Morbus Paget 129, 161, 319, 328, 368
– Kiefer 380
– osteoklastisch-osteoblastisches Stadium 381
– osteolytisches Stadium 381
– osteosklerotisches Stadium 381
– Schädelbasis 71
Morbus Recklinghausen 167, 180, 184
Morbus Reiter, Kiefergelenk 390
Morbus Sjögren 307
Morbus Still, Kiefergelenk 390
Morbus Tornwaldt 257
Morbus Wegener, Bildgebung 242
Motion-Modus 15
M/Q-Quotient 461
MRA (Magnetresonanzangiografie) 25
– Hirngefäße 25
– kontrastmittelgestützte 25
– native 25
– Phasenkontrast- 25
– Schläfenbein 90
– Time-of-Flight- 25
MRT (Magnetresonanztomografie) 23
– anteriore Schädelbasis 34
– Basissequenzen 26
– Einflussfaktoren 23
– Fettsuppression 26
– frontale Schicht 286
– Gebiss 313
– Gefäßsequenzen 26
– Geweberparameter 23
– Gewichtungsparameter 23
– Halsweichteile 453
– Hypopharynx 432
– Innenohr 134
– innerer Gehörgang 134
– Kiefer 313
– Kleinhirnbrückenwinkel 134
– Kontraindikationen 23
– Kontrastmittel 26
– koronare Schicht 402
– Larynx 432
– Mund 313
– Mundhöhle 402
– Nasenhaupthöhle 214
– Nasennebenhöhlen 214
– Nasopharynx 256
– Orbita 174
– Oropharynx 402
– Parapharyngealraum 256
– Perfusionssequenzen 26
– Schläfenbein 90
– Sequenzen 24, 26
– Speicheldrüsen 286
– Spulentechnologie 23
– Suchsequenz 402
– transversale Schicht 286, 402
– untere Halsregion 25
Mukoepidermoidkarzinom
– Bildgebung 300, 308, 417
– Differenzialdiagnose 270
– Grading 299
– High-Grade- 299
– Low-Grade- 299
– Speicheldrüsen 268, 299
Mukosa 452
Mukosaraum 401

– Aufbau 256
– Inhalt 429
– Pathologien 253, 429
– pharyngealer 256
– Strukturen 256
Mukozele 81
– Bildgebung 44, 46, 200, 240
– Ductus nasolacrimalis 200
– Ethmoidalzellen 200
– frontoethmoidale 240
– Orbita 200
– Schädelbasis 44
– Sinus frontalis 200
Multidetektor-CT, Kontrastmittelapplikation 20
Mumps 290
Mund-Antrum-Verbindung 335
Mundboden 311
– benigne Tumoren 409
– maligne Tumoren 409
– Missbildungen 403
– Pseudotumoren 409
– Variationen 403
Mundbodenabszess 424
– Bildgebung 448
Mundbodenkarzinom 415
– Bildgebung 416
Mundbodenverletzung, Bildgebung 427
Mundbodenzellulitis 425
Mundbodenzysten, Differenzialdiagnosen 408
Mundhöhle 311
– Aufbau 401
– benigne Tumoren 409
– maligne Tumoren 409
– Missbildungen 403
– Pseudotumoren 409
– Variationen 403
Mundhöhlenkarzinom 378, 409
Mundrachen 401
Mundschleimhautkarzinom 378
– endophytisches 379
– exophytisches 378
Mundspalte 401
Musculus buccinator 254
Musculus cricothyroideus 452
Musculus digastricus 286, 401, 452
Musculus genioglossus 401
Musculus geniohyoideus 401
Musculus hyoglossus 401
Musculus longus
– capitis 452
– colli 452
Musculus masseter 253, 286, 312
Musculus mylohyoideus 286, 401
Musculus obliquus inferior 173
Musculus palatoglossus 401
Musculus pterygoideus
– lateralis 312
– medialis 253, 255, 312
Musculus rectus 173
Musculus scalenus 452
Musculus stapedius 87
Musculus sternocleidomastoideus 286
Musculus styloglossus 401
Musculus temporalis 253, 312
Musculus tensor tympani 87
Musculus thyrohyoideus 452
Musculus vocalis 431

Musculus-masseter-Hypertrophie 275
– Bildgebung 276
Muskelinterponat 451, 477
Myelom, multiples 127
– Bildgebung 58, 62, 367
– Kiefer 366
– MRT-Erscheinungsbild 367
Myoepitheliom 303
Myom, Nasennebenhöhlen 228
Myositis
– Augenmuskulatur 196
– Orbita 201
Myxom, odontogenes
– Bildgebung 229, 355, 365
– Kiefer 354
– Kieferhöhle 355

N

Nase, trockene, Ursachen 215
Nasenatmung, behinderte, Ursachen 214
Nasenbeinfraktur 251
Nasenbeintrümmerfraktur, Bildgebung 250
Nasengliom 245
Nasenhämangiom, Bildgebung 227
Nasenhaupthöhle 311
– Aufbau 213
– Häufigkeit Pathologien 216
– tumoröse Raumforderungen 243
Nasenhöhlen
– Häufigkeit Asymmetrien 243
– Häufigkeit Deformierung 243
– Häufigkeit Opazifikation 243
Nasenhöhlenkarzinom, Bildgebung 233
Nasennebenhöhlen 213
– Aplasie 216
– Asymmetrie 244
– benigne Tumoren 220
– Deformierung 244
– Differenzialdiagnose 215
– Entwicklung 213
– Flimmerepithel 213
– Häufigkeit Missbildungen 216
– Häufigkeit Pathologien 216
– Häufigkeit Tumoren 220
– Häufigkeit Variationen 216
– Hypoplasie 216
– Leitsymptome 214
– liquide Raumforderungen 244
– maligne Tumoren 220
– Operation 243
– Röntgen 33
– tumoröse Raumforderungen 243
– Vergrößerung 216
– Verletzung 242
Nasenoperation 243
Nasen-Rachen-Raum 213
Nasenscheidewand 213
Nasenscheidewandverkrümmung, Bildgebung 218
Nasenseptumdeformierung 243
Nasenverletzung 242
Nasopharynx
– Kompartimente 253
– maligne Tumoren 280
– Pathologien 253
– zystische Läsionen 254

Nasopharynxkarzinom
– Bildgebung 282
– ICD-10-Klassifikation 281
– Subtypen 280
Nebenschilddrüsen 452
– Vergrößerung 471
Nervenscheidentumor
– Bildgebung 186, 225
– maligner 225
– Nasennebenhöhlen 225
– peripherer 225
Nervenzellentumor 465
Nervus abducens 32, 173
Nervus alveolaris 312
– inferior 253, 311
Nervus buccalis 312
Nervus canalis pterygoidei 32
Nervus cochlearis 133
Nervus facialis 133, 286
– Kerngebiete 88
– Segmente 88
Nervus glossopharyngeus 88
Nervus hypoglossus 286
Nervus infraorbitalis 312
Nervus intermedius 133
Nervus laryngeus recurrens 432
Nervus lingualis 286, 312
Nervus mandibularis 32, 253, 275, 312
Nervus maxillaris 31–32, 312
Nervus mentalis 311–312
Nervus nasopalatinus 312
Nervus oculomotorius 32, 173
Nervus ophthalmicus 32, 172
Nervus opticus 173
Nervus petrosus
– major 32
– profundus 89
Nervus trigeminus 312
Nervus trochlearis 32, 173
Nervus tympanicus inferior 88
Nervus vagus 89
Nervus vestibularis 133
Nervus Vidii 32
Nervus-cochlearis-Aplasie 135
– Bildgebung 137
Nervus-cochlearis-Hypoplasie, Bildgebung 137
Nervus-facialis-Neurinom, Bildgebung 105, 142
Nervus-facialis-Parese
– Bildgebung 159
– Indikation Bildgebung 159
– Ursachen 159
Nervus-hypoglossus-Neurinom, Bildgebung 155
Nervus-olfactorius-Neuroblastom 62, 231
Nervus-olfactorius-Syndrom 67
Nervus-vagale-Schwannom, Bildgebung 467
Neurilemmom 139
Neurinom 139
– Bildgebung 142, 155, 274, 465
– Differenzialdiagnosen 297
– Halsweichteile 465
– Nervus-hypoglossus- 467
– Nervus-vagus- 467
– Parapharyngealraum 274
– Speicheldrüsen 296
Neuritis nervi optici 196

Sachverzeichnis

Neuroblastom, Nasennebenhöhlen 225
Neurofibrom
– Bildgebung 186, 192, 225, 270
– Nasennebenhöhlen 225
– Orbita 184
Neurofibromatose 140, 180, 189, 296, 465
– Bildgebung 150, 185
Neuroforamina, Bildgebung 31
Neurom 139
Neurosarkoide 202
Neurosarkoidose, Bildgebung 185
Nierenzellkarzinom, klarzelliges 302
Non-Hodgkin-Lymphom 188, 307, 461–462
– Bildgebung 260, 420
– Mastikatorraum 279
Noonan-Syndrom 136
Notochord 55

O

Oberflächenspule 174
Oberkiefer
– Gefäßversorgung 312
– Nerven 312
Oberkieferfraktur 251, 385
– Bildgebung 386
Odontodysplasie, Bildgebung 323
Odontoid 353
Odontom
– Bildgebung 324, 353
– Exzision 317
– komplexes 353
– Stadien 353
– Verbund- 353
Ohrmuschel 87
Ohrmuschelkarzinom, Bildgebung 103
Okklusionsebene 313
Olfaktoriusneuroblastom 231
Oligodontie 314
Ophthalmopathie, endokrine, Bildgebung 201
Ophthalmoplegie 198
Optikusgliom
– Ausbreitungsmuster 182
– Bildgebung 182, 185
– Differenzialdiagnose 211
– Neurofibromatose 180
– prognostische Faktoren 182
Optikusmeningeom
– Bildgebung 184
– Differenzialdiagnosen 185
Optikusscheidenmeningeom 183
– Bildgebung 185
– Differenzialdiagnose 211
Orbita
– Aufbau 172
– generalisierte Ausdünnung 212
– geografische Ausdünnung 212
– Infektion 197
– Knochenauftreibung 212
– Kompartimente 207
– liquide Raumforderungen 211
– lufthaltige Raumforderungen 211
– Muskulatur 173
– ossäre Destruktion 212
– ossäre Läsionen 212
– Schrägaufnahme nach Rhese 174
– Tumorlokalisationen 176
– tumoröse Raumforderungen 211
– Wände 172
Orbitaabszess 198
Orbitaaffektion, Symptome 173
Orbitabodenfraktur 204
– Bildgebung 204, 249, 251
Orbitaentzündungen 196–197
Orbitainfektion 197
Orbitaläsion
– Differenzialdiagnose 209
– intrakonale 205
Orbitalymphom, Manifestationsorte 188
Orbitametastasen 179
– Differenzialdiagnosen 181
Orbitamukozele 200
Orbitaoberflächenspule 172
Orbitaphlegmone 196
– Bildgebung 199
Orbitarahmenfrakturen 204
Orbitasyndrom 201
Orbitawandfraktur, Bildgebung 250
Orbitomeatallinie 34, 134
Orbitopathie, endokrine 200
– Bildgebung 201
– Morbus Basedow 200
– Muskelverdickung 200
– Stadien 201
Oropharynx
– Aufbau 401
– benigne Tumoren 409
– maligne Tumoren 409
– Missbildungen 403
– Pseudotumoren 409
– Variationen 403
Oropharynxkarzinom 409
– Bildgebung 418, 440
Orthopantomografie 313
Orthopantomogramm 22, 313
Os ethmoidale 172
Os frontale 172
Os hyoideum 255
Os lacrimale 172
Os mastoideum 133
Os occipitale 89, 452
Os palatinum 172
Os petrosum 133
Os sphenoidale 30
– knöcherne Erosion 170
Os squamosum 133
Os temporale 87, 133
Os tympanale 133
Os zygomaticum 172, 311
Ösophagus 431, 452
Ossikelkette 87
– Fehlbildungen 99
Osteitis deformans 161
Ostektomie 396
Osteoarthrose
– Bildgebung 394
– Kiefergelenk 393
– primäre 393
– sekundäre 393
Osteochondrom 370
– Bildgebung 366
– Knorpelkappe 366
– MRT-Erscheinungsbild 366
– Pilzform 366
– Unterkiefer 365
Osteodystrophie 129
– Schläfenbein 160
Osteogenesis imperfecta 129
– mittlere Schädelbasis 162
Osteohyperplasie 318
Osteoidosteom
– Schädelbasis 79
– Schmerzsymptomatik 79
Osteom
– Bildgebung 80, 197, 222, 227, 325, 364–365
– Differenzialdiagnosen 365
– Gardner-Syndrom 196
– Kiefer 363
– kompaktes 363
– Lokalisationen 363
– Nasennebenhöhlen 219
– Orbita 195
– peripheres 364
– Prädilektionsstellen 364
– Schädelbasis 79
– spongiöses 363
– Stirnhöhlen 222
– zentrales 364
Osteomyelitis 81, 327, 330
– Bildgebung 81, 277, 334
– Felsenbein 158
– Kiefer 327
– Mandibula 276
– Oberkiefer 277
– Schädelbasis 276
– Unterkiefer 278
Osteopathie, Schädelbasis 66
Osteopetrose
– Bildgebung 68
– fokale periapikale 320
Osteopetrosis Albers-Schönberg, Schädelbasis 67
Osteophyten 395
Osteoporose 79, 328
Osteoradionekrose
– Bildgebung 332, 334
– Differenzialdiagnosen 334
– Kiefer 331
Osteosarkom
– Bildgebung 370, 378
– chondroblastisches 370
– Kiefer 368
– Mastikatorraum 278
Osteosklerose
– Differenzialdiagnosen 324
– Kiefer 320
Osteosklerose, idiopathische 320
– Bildgebung 321, 324–325
Ostitis deformans 71
– Kiefer 380
Ostitis, kondensierende 323
– Bildgebung 321, 324
Ostitis, sklerosierende 323
Otitis externa
– Bildgebung 115
– maligna 110
– necroticans 110
Otitis media 88, 390
– Bildgebung 115, 124
– chronische 112, 117, 360
Otosklerose 129
– Bildgebung 130, 156
– fenestrale 160
– Formen 160
– kochleäre 160
– Labyrinth 160
– Schläfenbein 160
Otoskopie 13
Otospongiose 168
– Bildgebung 156

P

Palatoschisis 403
Palpation 13
– Halsweichteile 452
Panoramaröntgenaufnahme 22
Panoramaschichtaufnahme 22, 313–314
– Kiefer 23
Papilla circumvalata 401
Papilla vallata 401
Papillom
– Bildgebung 222, 227
– fungiformes 221
– invertiertes 221–222, 227
– Larynx 433
– Nasennebenhöhlen 221, 223
– Zylinderzell- 221
Papillomatose 433
Papillomvirus 221, 268
Paragangliom
– Bildgebung 272, 274
– Differenzialdiagnosen 274
– Halsweichteile 473
– Kopf-Hals- 271
– parapharyngeales 272
– poststyloidales Kompartiment 271
Paramandibularabszess, Bildgebung 425
Paramolar 315
Paramyxovirus 381
Parapharyngealabszess, Bildgebung 265, 448
Parapharyngealraum
– Aufbau 255
– benigne Raumforderungen 252
– benigne Tumoren 264
– Entzündungen 252
– Kompartimente 253, 255
– maligne Raumforderungen 252
– maligne Tumoren 268
– neoplastische Läsionen 252
– nicht neoplastische Läsionen 252
– Pathologien 253
– poststyloidales Kompartiment 253, 270
– prästyloidales Kompartiment 253, 263
– Primärtumoren 252
– zystische Läsionen 254
Paratonsillarabszess, Bildgebung 458
Parodontitis
– apikale 326
– Bildgebung 315, 327
– marginale 326, 360
Parodontium 312
Parotiskarzinom, adenoidzystisches, Bildgebung 76
Parotislipom, Bildgebung 298
Parotistumoren, Bildgebung 297, 308
Parotitis 390
– epidemica 290
Partialvolumeneffekt 172
Paukenhöhle, Missbildungen 99

Sachverzeichnis

Paukenröhrchen 112
Pausbäckigkeit 382
Perfusions-CT (-computertomografie) 20
Perichondritis, Larynx 448
Perilymphfistel 168
Periostitis 328
Periostreaktion, sonnenstrahlartige 354, 368, 374
Peritonsillarabszess 424
– Bildgebung 424, 448
PET (Positronenemissionstomografie) 23
PET-CT (Positronenemissionstomografie-Computertomografie) 23
– Glukosestoffwechsel 24
– Schilddrüsenkarzinom 24
Petrositis 123
– Bildgebung 124
Pharyngitis 424
Pharyngozele 433
Phlegmone
– Bildgebung 459
– Halsweichteile 459
Pilzsinusitis, Bildgebung 241
Pitch-Faktor 20
Plagiozephalus 36
Plaque, otospongiöser 129
Plasmozytom 127
– Kiefer 366
– solitäres 366
Plattenepithelkarzinom
– Alveolarkamm 379
– anteriorer Unterkiefer 379
– Bildgebung 230, 236, 305, 308, 334, 380, 413–414
– Einteilung 409
– Gingiva 379
– Hypopharynx 439
– Infiltrationsmuster 409
– Kieferhöhle 230
– Klassifikation 439
– Larynx 439
– Lippe 379
– Lokalisationen 379
– Lymphknotenmetastasen 420
– Mastikatorraum 279
– MRT-Erscheinungsbild 379
– Mundboden 409
– Mundhöhle 409
– Nasennebenhöhlen 230
– Ohrmuschel 103
– orales 378
– Oropharynx 409
– retromolares Dreieck 379
– Speicheldrüsen 304
– Stadieneinteilung 439
– Zunge 379
Platysma 311
Plexus basalis 32
Plica sublingualis 401
Pneumozephalus 82
Polyarthritis, primär chronische, Kiefergelenk 390
Polyp
– Bildgebung 109, 435
– Larynx 433
Polyposis
– coli 364
– gastrointestinale 363

– nasi 223, 227
Porus acusticus internus 133
Prämolar 315
Prävertebralraum
– Aufbau 285
– Pathologien 254
Processus alveolaris
– mandibulae 311
– maxillae 311
Processus frontalis 311
Processus palatinus 311
Processus pterygoideus 30
Processus styloideus 133, 286
Processus zygomaticus 311
Projektionsradiografie 16
– Indikationen 16
– Kopf-Hals-Region 17
Protonentherapie 74
Protrusio bulbi 193
Prussak-Raum 87
Pseudoaneurysma, Arteria carotis interna 271
Pseudogicht, Kiefergelenk 390
Pseudokapsel 469
Pseudokrupp 447
Pseudopneumatisation 241
Pseudotumor
– Bildgebung 203
– Mastikatorraum 275
– Mukosaraum 256
– Orbita 201–203
– vaskulärer 271
Pseudozyste 345, 347
– Kiefer 342
Psoriasis, Kiefergelenk 390
Psoriasisarthritis 391
– Bildgebung 393
Pterygoidmuskulatur 286
Pulpanekrose 323, 333
Pulpitis 323
Pulsed-Wave-Doppler-Ultraschall 15
Pyozele 81
Pyramide, petröse 133
Pyramidenfraktur 251
Pyramidenspitze
– Entzündung 157
– knöcherne Arrosion 169

Q

Querfraktur, Prognose 82
Quincke-Ödem 449

R

Radiatio 309
Radiochirurgie, stereotaktische 233
Radix dentis 311
Raeder-Syndrom 67
Ramsey-Hunt-Syndrom 88
Ramus mandibulae 311
Randzacken 393
Ranula 287
– abgetauchte 405
– Bildgebung 288–289, 407–408, 455
– einfache 405
– infizierte 408, 455
– Zwerchsack- 287
Rathke-Taschen-Tumor 53
Raumforderung, liquide

– Bildgebung 84
– Differenzialdiagnose 84–85
– Schädelbasis 84
Raumforderung, lufthaltige
– Differenzialdiagnose 85, 423
– Schädelbasis 85
Recessus pharyngeus, posterolateraler 256
Recessus superior 87
Reinke-Ödem 449
Repetitionszeit 23
Retentionszyste 200, 287
Retina 172
Retinoblastom
– Bildgebung 178, 181
– Verkalkungen 177
– Wachstumsformen 176
Retrobulbärneuritis, Bildgebung 185
Retrognathie 391
Retropharyngealabszess 283
– Bildgebung 283
Retropharyngealraum
– Aufbau 281
– Pathologien 254
Rhabdomyom, Halsweichteile 467
Rhabdomyosarkom
– Bildgebung 194, 235–236, 468
– Halsweichteile 467
– Larynx 442
– Nasenbluten 194
– Nasennebenhöhlen 235
– Orbita 193–194
– skelettales 194
Rhinophonia clausa 63, 226
Rhinorrhö 63
– Ursachen 215
Rhinoskopie 35
Rhinotomie 261
Riechstörung, Ursachen 215
Riesenosteoklasten 381
Riesenzellen 345
Riesenzellgranulom
– Bildgebung 362–363, 365
– Kiefer 361
– MRT-Erscheinungsbild 362
Riesenzelltumor, Nasennebenhöhlen 228
Rima oris 401
Ringartefakt 91
Röhrenstrom 16
Rolllappenplastik 451, 477
Röntgen
– anteriore Schädelbasis 33
– Gebiss 313
– Innenohr 134
– innerer Gehörgang 134
– Kiefer 313
– Kleinhirnbrückenwinkel 134
– Mund 313
– Mundhöhle 402
– Nasennebenhöhlen 33, 214
– Orbita 174
– Oropharynx 402
– Schläfenbein 89
Röntgenaufnahme
– extraorale 313
– intraorale 313
– nach Rhese 33
– nach Schüller 17, 89
– nach Stenvers 17, 89, 134, 165

– nach Welin 33
– okzipitofrontale 214
– okzipitomentale 214
Röntgendiagnostik, konventionelle 16
Röntgenopazität 320

S

Saccus-endolymphaticus-Tumor 152
– Bildgebung 154
Sakkulus 133
Salz-Pfeffer-Muster 155
Sandbrennen 201
Sarkoidose
– Bildgebung 202
– Orbita 202
– Speicheldrüsen 292
Sarkom
– Mastikatorraum 278
– Nasennebenhöhlen 225
– neurogenes 279
Satellitenzyste 339
Schädelaufnahme
– posteroanteriore 17
– seitliche 17
Schädelbasis, anteriore 30
– Anatomie 30
– Bildgebung 33
– Fettunterdrückungssequenz 34
– Immunszintigrafie 35
– Indikation Röntgen 33
– Klinik bei Beteiligung 63
– klinische Untersuchung 30
– Kontrastmitteldynamik 34
– Liquorraumszintigrafie 35
– Missbildungen 36
– MRA 34
– native T 1w MRT 34
– Neuroforamina 31
– ossäre Destruktion 66
– Pathologien 35
– Skelettszintigrafie 35
– Strukturdefekte 86
– Syndrome 67
– T 1w Postkontrast-MRT 34
– T 2w MRT 34
– Tumoren 49
– tumoröse Raumforderungen 48
– Volumenauftreibung 66
– Vorteile CT 34
– Weichteiltumoren 48
Schädelbasis, mittlere 87
– Pneumatisationsstörungen 92
Schädelbasisaufnahme, axiale 17
Schädelbasischolesteatom, intrakranielle Komplikationen 118
Schädelbasisläsionen
– intrinsischer Ursprung 66
– kranialer Ursprung 35
Schädelbasismetastasen, Bildgebung 78
Schädelbasisosteomyelitis 124
– Bildgebung 125
Schädelbasisraumforderungen, Differenzialdiagnose 48
Schädelbasistrauma 82
Schädelbasistumoren, Differenzialdiagnose 211
Schädelgrube, hintere
– Entzündungen 168

486

– Missbildungen 168
– nekrotische Raumforderungen 168
– ringförmige Kontrastmittelaufnahme 169
– Tumoren 168
– zystische Raumforderungen 168
Schädelgrube, mittlere 87
– ossäre Destruktion 170
Schädel-Hirn-Trauma 82
Schädelkalotte
– Ausdünnung 66
– multiple ossäre Destruktion 66
– solitäre ossäre Destruktion 66
Schallleitungsschwerhörigkeit 63
Scheidewandknorpel 213
Schienentherapie 389
Schienung nach Schuchardt 399
Schilddrüse 452
Schilddrüsengewebe, ektopes 419
Schilddrüsenkarzinom, Formen 470
Schilddrüsenknoten
– heißer 469
– kalter 469
Schildknorpel 431
Schildknorpeldegeneration 450
Schildknorpelfraktur, Bildgebung 450
Schläfenbein
– Aufbau 87
– Belüftungsasymmetrie 92
– Bildgebung 89
– CT-Darstellungstechnik 90
– CT-Kontrastmittelgabe 90
– CT-Standardalgorithmen 89
– CT-Untersuchungsprotokolle 89
– Differenzialdiagnose 161
– diploetisches 92
– erhöhte CT-Dichte 170
– erhöhte Röntgendichte 170
– Evaluationsschema 100
– Längsfraktur 131
– Leitstrukturen 87
– MRT-Basisprotokolle 90
– MRT-Darstellungstechnik 91
– otosklerotische Prozesse 129
– Pars petrosa 87
– Pars squamosa 87
– Pars tympanica 87
– pneumatisiertes 92
– Processus mastoideus 87
– Processus styloideus 87
– Querfraktur 131
– sklerosiertes 92
– tumoröse Raumforderungen 161
Schläfenbeinanomalien, Einteilung 96
Schläfenbeinaufnahme nach Mayer 17
Schläfenbeindestruktion, Differenzialdiagnose 123
Schläfenbeinerosion, Differenzialdiagnose 123
Schläfenbeinfraktur
– Begleitpathologien 131
– Bildgebung 132
– Canalis caroticus 163
– knöchernes Labyrinth 163
– Lokalisationen 163
– Nervus facialis 163
Schläfenbeinpneumatisation 122
– betroffene Regionen 122
– vermehrte 122
Schläfenmuskel 312

Schläfenstütze 313
Schluckbeschwerden 431
Schlundenge 401
Schmelz-Zement-Grenze 336
Schmincke-Regaud-Tumor 280
Schmincke-Tumor 280
Schneidezahn 311, 315
Schwannom
– Bildgebung 140, 144, 190, 192, 466
– Halsweichteile 465
– Hirnnerven außer Nervus vestibularis 140
– Innenohr 138
– innerer Gehörgang 138
– intraorbitales 190
– Kleinhirnbrückenwinkel 138
– labyrinthäres 168
– malignes 279
– Mastikatorraum 279
– Nasennebenhöhlen 225
– Nervus vestibularis 139
– Orbita 189
– paranasales 225
– Speicheldrüsen 296
Schwindel
– Formen 135
– pathologischer 135
Sehnervläsionen, Differenzialdiagnosen 209
Sektorschallkopf 402
Sella turcica, Aufbau/Lage 32
Sellazielaufnahme 33
Septum interfrontale 213
Septum nasi 213
Septumdeviation, Bildgebung 218
Serotympanon, Differenzialdiagnose 112
Shaded Surface Display 20
Sialadenitis 290, 292
– Bildgebung 290
Sialadenose 292
– Bildgebung 289, 292
Sialografie
– Kontraindikation 290
– Parapharyngealraum 256
– Speicheldrüsen 286
Sialolithiasis 293
– Bildgebung 293
– Glandula parotis 294
– Glandula submandibularis 293
Sialorrhö 286
Siebbeinzellen 213
Signal-Void-Phänomen 271, 273
Single Shot 24
Sinus cavernosus 32
– Aufbau/Lage 32
Sinus ethmoidalis 213
Sinus frontalis 213
Sinus intercavernosus 32
Sinus maxillaris 213, 311
Sinus Morgagni 431
Sinus petrosus 32–33, 88
Sinus piriformis 431
Sinus sigmoideus, Varianten 93
Sinus sphenoidalis 30, 213
Sinus transversus 32
Sinus-cavernosus-Syndrom 67
Sinus-frontalis-Aplasie, Bildgebung 217

Sinus-frontalis-Hypoplasie, Bildgebung 217
Sinusitis 213
– Nasennebenhöhlen 237
Sinusitis, akute 237
– Bildgebung 237
Sinusitis, chronische 237
– Bildgebung 240
Sinus-maxillaris-Hypoplasie, Bildgebung 217
Sinusthrombose, Bildgebung 115
Sjögren-Syndrom 291
– Bildgebung 289, 291
Skelettszintigrafie 35
– anteriore Schädelbasis 35
– 3-Phasen- 81
Sklera 172
Skutum 87
Sonografie
– A-Modus 14
– B-Modus 15
– 2-D-Echtzeitmodus 15
– Halsweichteile 452
– Kieferhöhle 214
– konventionelle Techniken 14
– Motion-Modus 15
– Mundboden 402
– Nasennebenhöhlen 33
– Oropharynx 402
– Speicheldrüsen 286
– Stirnhöhle 214
– Time-Motion-Modus 15
– Tissue harmonic Imaging 15
– vorderes Siebbein 214
– Zunge 402
Spatium buccale
– Aufbau 285
– Pathologien 254
Spatium sublinguale 401
– Inhalt 429
– Pathologien 429
– Speichelsteine 455
Spatium submandibulare 401
– Inhalt 429
– Pathologien 429
Speicheldrüsen 253
– Aufbau 286
– postradiogene Veränderungen 309
– Therapiefolgen 309
Speicheldrüsenaplasie 287
– Bildgebung 287
Speicheldrüsenläsionen, Leitsymptome 286
Speicheldrüsenmetastasen 309
Speicheldrüsenreste, primordiale 253
Speicheldrüsensteine 290
Speicheldrüsentumoren
– benigne 294
– maligne 298
– prästyloidales Kompartiment 265
– sekundäre 306
Speicheldrüsenzysten 287
– Bildgebung 289
Speichelgangszyste 287
Speichelsteine 290, 293, 422
– Bildgebung 293, 423
Spiegelbildung 239
Spiegeluntersuchung 13
Spin 23
Spin-Echo-Sequenz 24

Spondylitis ankylosans, Kiefergelenk 391
Spondylodiszitis
– Bildgebung 284
– tuberkulöse 284
Spritzenabszess 390
Stafne-Zyste 347
– Bildgebung 348
Stapes 87
Steinschatten 286
Stellwag-Zeichen 200
Stimmbänder 431
Stimmbandparese 431
Stimmlippenkarzinom, Bildgebung 441
STIR (Short-Tau Inversion-Recovery) 24
Stirnbeinfraktur 248
Stirnhöhle 213
Stirnhöhlenosteom, Bildgebung 222, 227
Stridor 432
Stroboskopie 431
Struma 469
– Bildgebung 470
– maligna 470
Stützlaryngoskopie 431
Submandibularabszess, Bildgebung 289, 426
Substantia compacta 67
Sunburst 369
Sympathikus 253
Synovialitis 390
Szintigrafie 23
– Zungengrund 402

T

Taschenfalten 431
Taubheit 164
Tegmen tympani 133
Teratom, Bildgebung 406
Therapiefolgen
– Halsweichteile 477
– Schädelbasis 83
– Speicheldrüsen 309
Thrombophlebitis
– Bildgebung 209
– Vena jugularis interna 476
Thrombose, Vena jugularis interna 476
Thrombus 476
Thyreoiditis 459
– de Quervain 460
– eitrige 460
– Hashimoto- 460
Thyroidektomie, Bildgebung 462
Time-Motion-Modus 15
Tinnitus 135
Tissue harmonic Imaging 15
TM-Modus 15
Tolosa-Hunt-Syndrom 198
– Bildgebung 199
Tomografie, konventionelle 313
Tonsilla palatina 401
Tonsillektomie 258
Tonsillen 401
Tonsillenabszess, Bildgebung 259, 415
Tonsillenhyperplasie 411
– Bildgebung 414
Tonsillenkarzinom 409

Sachverzeichnis

– Bildgebung 261, 410, 414–415, 418, 421
Tonsillenpfeiler 401
Tonsillitis 258, 424
– Bildgebung 259
– rezidivierende 258
Tonus tubarius 253
Tornwaldt-Zyste 257
– Bildgebung 257
Torus mandibularis 318
– Bildgebung 319
Torus palatinus 318
– Bildgebung 319
Trachea 452
Tracheotomie 449
– Bildgebung 441
Trajektorien 22
Tram-Track-Zeichen 183
Tränendrüse 173
Tränennasengang 172
Transversalbruch 251
Treacher-Collins-Syndrom 325
Trigonozephalus 39
Trisomie 97
Trommelfell 87
Tuba Eustachii 253
Tuben-Mittelohr-Katarrh 112
Tuberculum articulare 311
Tuberositas masseterica 312
Tumor, adenomatoid-odontogener 351
Tumor, epithelialer 228
Tumor, kalzifizierender zystischer odontogener, Bildgebung 342
Tumor, keratozystischer odontogener 338
– Bildgebung 339
Tumor, neurogener, Nasennebenhöhlen 225
Tumor, nicht odontogener 363
Tumor, odontogener 348
Tumor, primitiver neuroektodermaler, Bildgebung 65
Turbo-Spin-Echo-Sequenz 24

U

Ultraschallechografie, Orbita 174
Ultraschallelastografie 15
Ultraschallfrequenzen in der Medizin 14
Ultraschallkontrastmittel 15
Ultraschalluntersuchung 14
– Arteria carotis 16
– Eindringtiefe 14
– Frequenzbereich 14
– Schallintensität 14
– Schallkopf 14
– Schilddrüse 15
Umstellungsosteotomie, Bildgebung 390
Unterkiefer
– Gefäßversorgung 312
– Nerven 312
Unterkieferdefekt, kongenitaler 347
Unterkieferfrakturen 386
– Bildgebung 387
– Lokalisationen 387

Unterkieferhöhle, linguale 347
Unterkieferteilresektion, Bildgebung 428
Unterlidabszess, Bildgebung 198
Untersuchung, bildgebende 14
Untersuchung, klinische
– Gesichtsregion 13
– Gleichgewichtserkrankungen 13
– Hörstörungen 13
– Hypopharynx 13
– Larynx 13
– Nasenraum 13
– Otologie 13
– Schädelbasis 13
– Speicheldrüsen 13
– Sprachstörungen 13
– Stimmstörungen 13
Utrikulus 133
Uvea 172
Uvula bifida 403

V

Vallecula epiglottica 401, 431
Varix, Bildgebung 209
Vaskulitis 450
Vena alveolaris inferior 311
Vena emissaria 31
Vena facialis 254, 286
Vena jugularis 452
– interna 32, 253, 286
Vena lingualis 286
Vena meningea media 32
Vena ophthalmica 32, 173
Vena retromandibularis 286
Vena-jugularis-Dilatation, Bildgebung 476
Verätzung 426
Verbrühung 426
Verbundodontom 353
– Bildgebung 325, 354
Verschlusshydrozephalus 53
Vestibularapparat, MRT-Kriterien 135
Vestibularisschwannom 138
– Bildgebung 141, 144
Vestibulum 133
– labyrinthi 133
– oris 312
Vestibulumdysplasie 136
Videokinematografie 431
Vincent-Symptom 328
Viszerokranium 311
Volume Rendering 20
Volumenauftreibung
– Differenzialdiagnose 86
– Schädelbasis 85
Vomer 213
Von-Hippel-Lindau-Syndrom 187
Vorsättigungspuls 25
Voxel 23
– Isotopie 19

W

Waldeyer-Rachenring 253
Wangen 311, 401
Warthin-Tumor 295

– Bildgebung 296–297
Warzenfortsatz 87
Wegener-Granulomatose
– Hypopharynx 450
– Larynx 450
Weichteilfenster 19
Weisheitszahn 317
– Extraktion 285
Wharton-Gang 401
Wildervanck-Syndrom 97
Würgetrauma 476
Wurzelgranulom 277
Wurzelkanalbehandlung 323
Wurzelquerfraktur, Bildgebung 386
Wurzelresorption 315, 343, 345, 357

X

Xerostomie 309
Xgevatherapie 331

Z

Zahn
– Aufbau 311
– Hartsubstanzen 312
– Komplettretention 316
– marktoter 326
– retinierter 316
– Teilretention 316
Zahnaberration 316
Zahnalterung 319
Zahnartefakt 214
Zahnbein 312
Zahndurchbruchsstörungen 315, 353
Zahndystopie 316
Zähne, schwimmende 361, 379
Zähne, tanzende 361
Zähneknirschen 275
Zahnfächer 311
Zahnfilmaufnahme 313, 327
Zahnfleisch 311
Zahnform
– Doppelgebilde 316
– Mehrfachbilde 316
Zahngenerationen 311
Zahnhals 312
Zahnhalteapparat 312
Zahnhöhle 312
Zahnimpaktion 316, 341
Zahnkrone 311
Zahnnichtanlage 314
Zahnostitis 323
Zahnpulpa 312
Zahnretention 316, 336
– Bildgebung 317–318, 337
Zahnschmelz 312
Zahnverdrängung 353, 374
Zahnverlagerung 316
Zahnverlust 315
Zahnwurzel 311
Zahnwurzelreste, Bildgebung 389
Zellulitis, Mundboden 425
Zementoblastom 356
– Bildgebung 323–324, 357
Zephalozele 41
– anteriore 216

– Bildgebung 221
– Differenzialdiagnosen 46
– frontoethmoidale 221
– Nasennebenhöhlen 216
– spenopharyngealer Typ 41
Zerebellum, multiple Raumforderungen 169
Zervikalabszess, Bildgebung 448
Zervikalteratom, Bildgebung 406
Zinn-Annulus 173
Zisterne, präpontine, Raumforderungen 169
Zunge, Aufbau 401
Zungenbein 401
Zungenbinnenmuskulatur 452
Zungenbiss 423
Zungengrund 401
Zungengrundabszess, Bildgebung 408
Zungengrundkarzinom, Bildgebung 418
Zungengrundlymphom, Bildgebung 418
Zungengrundstruma, Bildgebung 419
Zungenkarzinom 417
Zungenkörper 401
Zungenkorpuskarzinom 415
Zungenrandkarzinom, Bildgebung 415, 428
Zungenspitze 401
Zungenwurzel 401
Zürich-Klassifikation 327
Zwerchsackranula 287
Zwillingszahn 316
Zylinderzellpapillom 221
Zystadenokarzinom 152
Zystadenolymphom
– Bildgebung 296
– Speicheldrüsen 295
Zystadenom, Bildgebung 289
Zyste, branchiogene
– Bildgebung 264
– prästyloidales Kompartiment 263
Zyste, dentogene 288
Zyste, dysontogenetische 287
Zyste, endolaryngeale 439
Zyste, epidermale 287
Zyste, folliküläre 336
– Bildgebung 317, 337, 351
– Zahnretention 336
Zyste, globulomaxilläre 344
Zyste, kalzifizierende odontogene 341
Zyste, lymphoepitheliale 287
Zyste, nasopalatinale 342
– Bildgebung 343
Zyste, odontogene, Bildgebung 229
Zyste, radikuläre
– Bildgebung 335
– Zahn 333
Zyste, subchondrale 395
Zyste, submandibuläre 405
Zystektomie 334, 336, 339
Zystostomie 334
Zytokeratin 230, 304